当代中医专科专病诊疗大系

消化系统疾病诊疗全书

主 审　李佃贵　林天东

主 编　闫清海　庞国明

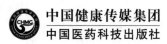

中国健康传媒集团

中国医药科技出版社

内 容 提 要

消化系统疾病是专科专病建设的重要组成部分，也是中医临床优势病种。本书是广集消化系统疾病诊疗精华的基础上，荟萃当代临床实践和最新研究进展，系统编撰而成的学术专著。全书共分基础篇、临床篇、附录三部分。基础篇分别从中医、西医、中西医结合三方面论述消化系统疾病的病理特点、诊疗思路与方法、治则治法及用药规律。临床篇分别对各种消化系统疾病从中、西医两方面论述其病因病机、临床诊断、鉴别诊断、临床治疗等。对新经验、新成果特设"新疗法选粹""名医治疗特色""研究进展""专方专药"进行专题介绍。本书内容新颖，全面系统，荟萃当今临床经验，反映当代研究水平。是从事中医、西医、中西医结合临床、教学、科研工作者的必备参考书，也是医科高等院校高年级同学的良师益友。

图书在版编目（CIP）数据

消化系统疾病诊疗全书/闫清海，庞国明主编.—北京：中国医药科技出版社，2024.1
（当代中医专科专病诊疗大系）
ISBN 978-7-5214-4186-4

Ⅰ.①消…　Ⅱ.①闫…②庞…　Ⅲ.①消化系统—中医诊断学②消化系统—中医治疗法　Ⅳ.① R256.3

中国国家版本馆 CIP 数据核字（2023）第 200773 号

美术编辑　陈君杞
版式设计　也　在

出版　**中国健康传媒集团** │ 中国医药科技出版社
地址　北京市海淀区文慧园北路甲 22 号
邮编　100082
电话　发行：010-62227427　邮购：010-62236938
网址　www.cmstp.com
规格　787×1092mm $\frac{1}{16}$
印张　31 $\frac{1}{4}$
字数　778 千字
版次　2024 年 1 月第 1 版
印次　2024 年 1 月第 1 次印刷
印刷　三河市万龙印装有限公司
经销　全国各地新华书店
书号　ISBN 978-7-5214-4186-4
定价　**268.00 元**

获取新书信息、投稿、为图书纠错，请扫码联系我们。

《当代中医专科专病诊疗大系》
编委会

朱恪材	朱章志	朱智德	乔树芳	任 文	刘 明
刘 洋	刘 辉	刘三权	刘仁毅	刘世恩	刘向哲
刘杏枝	刘佃温	刘建青	刘建航	刘树权	刘树林
刘洪宇	刘静生	刘静宇	闫金才	闫清海	闫惠霞
许凯霞	孙文正	孙文冰	孙永强	孙自学	孙英凯
纪春玲	严 振	苏广兴	李 军	李 扬	李 玲
李 洋	李 真	李 萍	李 超	李 婷	李 静
李 蔚	李 慧	李 鑫	李小荣	李少阶	李少源
李永平	李延萍	李华章	李全忠	李红哲	李红梅
李志强	李启荣	李昕蓉	李建平	李俊辰	李恒飞
李晓雷	李浩玮	李燕梅	杨 荣	杨 柳	杨 楠
杨克勤	连永红	肖 伟	吴 坚	吴人照	吴志德
吴启相	吴维炎	何庆勇	何春红	冷恩荣	沈 璐
宋剑涛	张 芳	张 侗	张 挺	张 健	张文富
张亚军	张国胜	张建伟	张春珍	张胜强	张闻东
张艳超	张振贤	张振鹏	张峻岭	张理涛	张琼瑶
张攀科	陆素琴	陈 白	陈 秋	陈太全	陈文一
陈世波	陈忠良	陈勇峰	邵丽黎	武 楠	范志刚
林 峰	林佳明	杭丹丹	卓 睿	卓进盛	易铁钢
罗 建	罗试计	和艳红	岳 林	周天寒	周冬梅
周海森	郑仁东	郑启仲	郑晓东	赵 琰	赵文霞
赵俊峰	赵海燕	胡天赤	胡汉楚	胡穗发	柳忠全
姜树民	姚 斐	秦蔚然	贾虎林	夏淑洁	党中勤
党毓起	徐 奎	徐 涛	徐林梧	徐雪芳	徐寅平
徐寒松	高 楠	高志卿	高言歌	高海兴	高铸烨
郭乃刚	郭子华	郭书文	郭世岳	郭光昕	郭欣璐
郭泉滢	唐红珍	谈太鹏	陶弘武	黄 菲	黄启勇
梅荣军	曹 奕	崔 云	崔 菲	梁 田	梁 超
寇绍杰	隆红艳	董昌武	韩文朝	韩建书	韩建涛
韩素萍	程 源	程艳彬	程常富	焦智民	储浩然
曾凡勇	曾庆云	温艳艳	谢卫平	谢宏赞	谢忠礼

靳胜利　雷　烨　雷　琳　鲍玉晓　蔡文绍　蔡圣朝

臧　鹏　翟玉民　翟纪功　滕明义　魏东华

编　　　委（按姓氏笔画排序）

丁　蕾　丁立钧　于　秀　弓意涵　马　贞　马玉宏

马秀萍　马青侠　马茂芝　马绍恒　马晓冉　王　开

王　冰　王　宇　王　芳　王　丽　王　辰　王　明

王　凯　王　波　王　珏　王　科　王　哲　王　莹

王　桐　王　夏　王　娟　王　萍　王　康　王　琳

王　晶　王　强　王　稳　王　鑫　王上增　王卫国

王天磊　王玉芳　王立春　王兰柱　王圣治　王亚莉

王成荣　王伟莉　王红梅　王秀兰　王国定　王国桥

王国辉　王忠志　王育良　王泽峰　王建菊　王秋华

王彦伟　王洪海　王艳梅　王素利　王莉敏　王晓彤

王银姗　王清龙　王鸿燕　王琳樊　王瑞琪　王鹏飞

王慧玲　韦　溪　韦中阳　韦华春　毛书歌　孔丽丽

双振伟　甘陈菲　艾春满　石国令　石雪枫　卢　昭

卢利娟　卢桂玲　叶　钊　叶　林　田丽颖　田静峰

史文强　史跃杰　史新明　冉　靖　丘　平　付　瑜

付永祥　付保恩　付智刚　代立媛　代会容　代珍珍

代莉娜　白建乐　务孔彦　冯　俊　冯　跃　冯　超

冯丽娜　宁小琴　宁雪峰　司徒小新　皮莉芳　刑益涛

邢卫斌　邢承中　邢彦伟　毕宏生　吕　雁　吕水林

吕光霞　朱　保　朱文胜　朱盼龙　朱俊琛　任青松

华　刚　伊丽娜　刘　羽　刘　佳　刘　敏　刘　嵘

刘　颖　刘　熠　刘卫华　刘子尧　刘红灵　刘红亮

刘志平　刘志勇　刘志群　刘杏枝　刘作印　刘顶成

刘宗敏　刘春光　刘素云　刘晓彦　刘海立　刘海杰

刘继权　刘鹤岭　齐　珂　齐小玲　齐志南　闫　丽

闫慧青　关运祥　关慧玲　米宜静　江利敏　江铭倩

汤建光　汤艳丽　许　亦　许　蒙　许文迪　许静云

农小宝　农永栋　阮志华　孙　扶　孙　畅　孙成铭

孙会秀	孙治安	孙艳淑	孙继建	孙绪敏	孙善斌
杜 鹃	杜云波	杜欣冉	杜梦冉	杜跃亮	杜璐瑶
李 伟	李 柱	李 勇	李 铁	李 萌	李 梦
李 霄	李 馨	李丁蕾	李又耕	李义松	李云霞
李太政	李方旭	李玉晓	李正斌	李帅垒	李亚楠
李传印	李军武	李志恒	李志毅	李杨林	李丽花
李国霞	李钍华	李佳修	李佩芳	李金辉	李学军
李春禄	李茜羽	李晓辉	李晓静	李家云	李梦阁
李彩玲	李维云	李雯雯	李鹏超	李鹏辉	李满意
李增变	杨 丹	杨 兰	杨 洋	杨文学	杨旭光
杨旭凯	杨如鹏	杨红晓	杨沙丽	杨国防	杨明俊
杨荣源	杨科朋	杨俊红	杨济森	杨海燕	杨蕊冰
肖育志	肖耀军	吴 伟	吴平荣	吴进府	吴佐联
员富圆	邱 彤	何 苗	何光明	何慧敏	佘晓静
辛瑶瑶	汪 青	汪 梅	汪明强	沈 洁	宋震宇
张 丹	张 平	张 阳	张 苍	张 芳	张 征
张 挺	张 科	张 琼	张 锐	张大铮	张小朵
张小林	张义龙	张少明	张仁俊	张欠欠	张世林
张亚乐	张先茂	张向东	张军帅	张观刚	张克清
张林超	张国妮	张咏梅	张建立	张建福	张俊杰
张晓云	张雪梅	张富兵	张腾云	张新玲	张燕平
陆 萍	陈 娟	陈 密	陈子扬	陈丹丹	陈文莉
陈央娣	陈立民	陈永娜	陈成华	陈芹梅	陈宏灿
陈金红	陈海云	陈朝晖	陈强松	陈群英	邵玲玲
武 改	苗灵娟	范 宇	林 森	林子程	林佩芸
林学英	林学凯	尚东方	呼兴华	罗永华	罗贤亮
罗继红	罗瑞娟	周 双	周 全	周 丽	周 剑
周 涛	周 菲	周延良	周红霞	周克飞	周丽霞
周解放	岳彩生	庞 鑫	庞国胜	庞勇杰	郑 娟
郑 程	郑文静	郑雅方	单培鑫	孟 彦	赵 阳
赵 磊	赵子云	赵自娇	赵庆华	赵金岭	赵学军

赵晨露　胡　斌　胡永昭　胡欢欢　胡英华　胡家容
胡雪丽　胡筱娟　南凤尾　南秋爽　南晓红　侯浩强
侯静云　俞红五　闻海军　娄　静　娄英歌　宫慧萍
费爱华　姚卫锋　姚沛雨　姚爱春　秦　虹　秦立伟
秦孟甲　袁　玲　袁　峰　袁帅旗　聂振华　栗　申
贾林梦　贾爱华　夏明明　顾婉莹　钱　莹　徐艳芬
徐继国　徐鲁洲　徐道志　徐耀京　凌文津　高　云
高美军　高险峰　高嘉良　高韶晖　郭士岳　郭存霞
郭伟杰　郭红霞　郭佳裕　郭晓霞　唐桂军　桑艳红
接传红　黄　姗　黄　洋　黄亚丽　黄丽群　黄河银
黄学勇　黄俊铭　黄雪青　曹正喜　曹亚芳　曹秋平
龚长志　龚永明　崔伟峰　崔凯恒　崔建华　崔春晶
崔莉芳　康进忠　阎　亮　梁　伟　梁　勇　梁大全
梁亚林　梁增坤　彭　华　彭丽霞　彭贵军　葛立业
葛晓东　董　洁　董　赟　董世旭　董俊霞　董德保
蒋　靖　蒋小红　韩圣宾　韩红卫　韩丽华　韩柳春
覃　婕　景晓婧　嵇　朋　程　妍　程爱俊　程常福
曾永蕾　谢圣芳　靳东亮　路永坤　詹　杰　鲍陶陶
解红霞　窦连仁　蔡国锋　蔡慧卿　裴　晗　裴琛璐
廖永安　廖琼颖　樊立鹏　滕　涛　潘文斌　薛川松
魏　佳　魏　巍　魏昌林　瞿朝旭

编撰办公室主任　高　泉　王凯锋

编撰办公室副主任　王亚煌　庞　鑫　张　侗　黄　洋

编撰办公室成员　高言歌　李方旭　李丽花　许　亦　李　馨
　　　　　　　　　　李亚楠

5

《消化系统疾病诊疗全书》
编 委 会

坚持中医思维　彰显特色优势
提高临床疗效　服务人民健康

王　序

中医药学是中华民族的伟大创造，是中国古代科学的瑰宝，也是打开中华文明宝库的钥匙，为中华民族的繁衍生息作出了巨大贡献。党和政府历来高度重视中医药工作，特别是党的十八大以来，以习近平同志为核心的党中央把中医药工作摆在了更加突出的位置，中医药改革发展取得了显著成绩。2019 年 10 月 20 日发布的《中共中央　国务院关于促进中医药传承创新发展的意见》指出，传承创新发展中医药是新时代中国特色社会主义事业的重要内容，是中华民族伟大复兴的大事，对于坚持中西医并重，打造中医药和西医药相互补充协调发展的中国特色卫生健康发展模式，发挥中医药原创优势、推动我国生命科学实现创新突破，弘扬中华优秀传统文化、增强民族自信和文化自信，促进文明互鉴和民心相通、推动构建人类命运共同体具有重要意义。

传承创新发展中医药，必须发挥中医药在维护和促进人民健康中的重要作用，彰显中医药在疾病治疗中的独特优势。中医专科专病建设是坚持中医原创思维，突出中医药特色优势，提高临床疗效的重要途径和组成部分。长期以来，国家中医药管理局高度重视和大力推动中医专科专病的建设，从制定中长期发展规划到重大项目、资金安排，都将中医专科专病建设作为重要任务和重点工作进行安排部署，并不断完善和健全管理制度与诊疗规范。经过中医药界广大专家学者和中医医务工作者长期不懈的努力，全国中医专科专病建设取得了显著的成就。

实践表明：专科专病建设是突出中医药特色优势，遵循中医药自身发展规律和前进方向的重要途径；是打造中医医院核心竞争力，实现育名医、建名科、塑名院之"三名"战略的必由之路；是提升临床疗效和诊疗水平的重要手段；是培养优秀中医临床人才，打造学科专科优秀团队的重要平台；是推动学术传承创新、提升科研能力水平、促进科技成果转化的重要途径；是各级中医医院、中西医结合医院提升社会效益和经济效益的有效举措。

事实证明：中医专科专病建设的学术发展、传承创新、经验总结和推广应用，对建设综合服务功能强、中医特色突出、专科优势明显的现代中医医院和中医专科医院，建设国家中医临床研究基地，创建国家和区域中医（专科）诊疗中心及中西医结合旗舰医院，提升基层中医药特色诊疗水平和综合服务能力等方面都发挥着不可替代的基础保障和重要支撑作用。

《中共中央 国务院关于促进中医药传承创新发展的意见》对彰显中医药在疾病治疗中的优势，加强中医优势专科专病建设作出了规划和部署，强调要做优做强骨伤、肛肠、儿科、皮科、妇科、针灸、推拿以及心脑血管病、肾病、周围血管病、糖尿病等专科专病，要求及时总结形成诊疗方案，巩固扩大优势，带动特色发展，并明确提出用3年左右时间，筛选50个中医治疗优势病种和100项适宜技术等任务要求。2022年3月国务院办公厅发布的《"十四五"中医药发展规划》也强调指出，要开展国家优势专科建设，以满足重大疑难疾病防治临床需求为导向，做优做强骨伤、肛肠、儿科、皮肤科、妇科、针灸、推拿及脾胃病、心脑血管病、肾病、肿瘤、周围血管病、糖尿病等中医优势专科专病。要制定完善并推广实施一批中医优势病种诊疗方案和临床路径，逐步提高重大疑难疾病诊疗能力和疗效水平。可以说《当代中医专科专病诊疗大系》（以下简称《大系》）的出版，是在促进中医药传承创新发展的新形势下应运而生，恰逢其时，也是贯彻落实党中央国务院决策部署的具体举措和生动实践。

《大系》是由享受国务院政府特殊津贴专家、全国第六批老中医药学术继承指导老师、全国名中医，第十三届和十四届全国人大代表庞国明教授发起，并组织全国中医药高等院校和相关的中医医疗、教学科研机构1000余名临床各科专家学者共同编著。全体编著者紧紧围绕国家中医药事业发展大局，根据国家和区域中医专科医疗中心建设、国家重点中医专科建设，以及省、市、县中医重点与特色专科建设的实际需要，坚持充分"彰显中医药在疾病治疗中的优势"，坚持"突出中医思维，彰显特色主线，立足临床实用，助提专科内涵，打造品牌专科集群"的编撰宗旨。《大系》共30个分册，由包括国医大师和院士在内的多位专家学者分别担任自己最擅长的专科专病诊疗全书的主审，为各分册指迷导津、把关定向。由包括全国名中医、岐黄学者在内的100多位各专科领域的学科专科带头人分别担任各分册主编。经过千余名专家学者异域同耕，历尽艰辛，寒暑不辍，五载春秋，终于成就了《大系》。《大系》的隆重出版不仅是中医特色专科专病建设的一大成果，也是中医药传承精华，守正创新进程中的一件大事，承前启后，继往开来，难能可贵，值得庆贺！

在 2020 年"全国两会"闭幕后，庞国明同志将《大系》的编写大纲、体例及《糖尿病诊疗全书》等书稿一并送我，并邀我写序。我不是这方面的专家，也未能尽览《大系》的全稿，但作为多年来推动中医专科专病建设的参与者和见证人，仅从大纲、体例、样稿及部分分册书稿内涵质量看，《大系》坚持了持续强化中医思维和中医专科专病特色优势的宗旨，突出了坚持提高临床疗效和诊疗水平及注重实践、实际、实用的原则。尽管我深知中医专科专病建设仍然不尽完善，做优做强专科专病依然任重道远。但我相信，《大系》的出版必将为推动我国的中医专科专病建设和进一步彰显中医药在疾病治疗中的独特优势，为充分发挥中医药在维护和促进人民健康中的重要作用，产生重大而深远的影响。

故乐以此为序。

国家中医药管理局原局长
第六届中华中医药学会会长

2023 年 3 月 18 日

陈　序

由我国优秀的中医学家、全国名中医庞国明教授等一批富有临床经验的中医药界专家们共同协力合作，以传承精华、守正创新为宗旨，以助力国家中医专科医学中心、专科医疗中心、专科区域诊疗中心、优势专科、重点专科、特色专科建设为目标，编撰并将出版的这套《当代中医专科专病诊疗大系》丛书（以下简称《大系》），是在 2000 年、2016 年由中国医药科技出版社出版《大系》第一版、第二版的基础上，以服务于当今中医专科专病建设、突出中医特色、强化中医思维、彰显中医专科优势为出发点和落脚点，对原书进行了修编补充、拾遗补阙、完善提升而成的，丛书名由第一版、第二版的《中国中西医专科专病临床大系》更名为《当代中医专科专病诊疗大系》。其内容涵盖了内科、外科、妇科、儿科、急诊、皮肤以及骨科、康复、针灸等 30 个学科门类，实属不易！

该丛书的特点，主要体现在学科门类较为齐全，紧密结合专科专病建设临床实际需求，融古贯今，承髓纳新，突出中医特色，既尊重传统，又与时俱进，吸收新进展、新理论和新经验，是一套理论联系实际、贴合临床需要，可供中医、中西医结合临床、教学、科研参考应用的一套很好的工具书，很是可贵，值得推荐。

今国明教授诚邀我在为《大系》第一版、第二版所写序言基础上，为新一版《大系》作序，我认为编著者诸君在中华中医药学会常务理事兼慢病分会主任委员、中国中医药研究促进会专科专病建设工作委员会会长庞国明教授的带领下，精诚团结、友好合作，艰苦努力多年，立足中医专科专病建设，服务于临床诊疗，很接地气，完成如此庞大巨著，实为不可多得，难能可贵，爱乐为之序。

中国科学院院士
国医大师　陈可冀

2023 年 9 月 1 日

王　序

　　传承创新发展中医药，是新时代中国特色社会主义事业的重要内容，《中共中央 国务院关于促进中医药传承创新发展的意见》明确指出"彰显中医药在疾病治疗中的优势，加强中医优势专科建设"。因此，对中医专科专病临床研究进行系统整理、加以提高，以窥全貌，就显得十分重要。

　　2000 年，以庞国明主任医师、林天东国医大师等共同担任总主编，组织全国1000 余位临床专家编撰的《中国中西医专科专病临床大系》发行海内外，影响深远。二十年过去，国明主任医师再次牵头启动《大系》修编工程，以"传承精华，守正创新"为宗旨，以助力建设国家、省、市、县重点专科与特色专科为目标，丰富更新了大量内容和取得的成就，反映了中医专科研究与发展的进程，具有较强的时代性、实用性，并将书名易为《当代中医专科专病诊疗大系》，凡三十个分册，每册篇章结构，栏目设计令人耳目一新。

　　学无新，则无以远。这套书立意明确，就其为专科专病建设而言，无疑对全国中医、中西医结合之临床、教学、科研工作，具有重要的参考意义。编书难，编大型专著尤难，编著者们在繁忙的医疗、教学、科研工作之余，倾心打造的这部巨著必将功益杏林，更希望这部经过辛勤汗水浇灌的杏林之树（书）"融会新知绿荫蓬，今年总胜去年红"。中医之学路迢迢，莫负春光常追梦，当惜佳时再登高。

中国工程院院士

国医大师　王琦

北京中医药大学终身教授

2023 年 7 月 20 日于北京

打造中医品牌专科　带动医院跨越发展

——代前言

　　"工欲善其事，必先利其器。"同样，肩负着人民生命健康和健康中国建设重任的中医、中西医结合工作者，也必当首先要有善其事之利器，即过硬的诊疗技术和解除亿万民众病痛的真本领。《当代中医专科专病诊疗大系》丛书（以下简称《大系》），就是奉献给广大中医、中西医结合专科专病建设和临床诊疗工作者"利器"的载体。期望通过她的指迷导津、方向引领，把专科建设和临床诊疗效果推向一个更加崭新的阶段；期望通过向她的问道，把自己工作的专科专病科室，打造成享誉当地乃至国内外的品牌专科，实施品牌专科带动战略、促助医院跨越式发展，助力中医药事业振兴发展。

　　专科专病科室是相对于传统模式下的大内科、大外科等科室名称而言的。应当指出的是，专科专病科室亦不是当代人的发明，早在《周礼·天官冢宰》就有"凡邦之有疾病者……则使医分而治之"。"分而治之"就是让精于专科专病研究的医生去分别诊疗。因此，设有"食医""疾医""疡医"等专科医生，只不过是没把"专科专病"诊疗分得那么细和进行广泛宣传罢了。从历代医家著述和学术贡献看，亦可以说张仲景、华佗、叶天士等都是专科专病的诊疗大家。因仲景擅伤寒、叶天士擅温病、华佗擅"开颅术"等，后世与近代的医学家们更是以擅治某病而誉满华夏，如焦树德擅痹病、任继学擅脑病等。因此，诸多名医先贤大家们多是专科专病诊疗的行家里手。

　　那么，进入 21 世纪以来，为什么说加强中医专科专病建设的呼声一浪高过一浪呢？究其原由大致有四：

　　首先是振兴中医事业发展、突出中医特色优势的需要。20 世纪 80 年代以后的中医界提出振兴中医的口号，国家也制定了相应的政策，中医事业得到了快速发展。但需要做的事还有很多很多。通过专科专病建设，可以培育、造就一大批高水平的中医、中西医结合专业人才，突出中医特色，总结实用科学的临床经验，推动中医、中西医结合专科专病的深入研究，助力中医药事业振兴发展！

第二是促进中西医协同、开拓医疗新领域的需要。中医、西医、中西医结合是健康中国建设中的三支主要力量，尽管中西医结合在某些领域和某些课题的研究方面取得了一些重大成就和进展，但仍存在着较浅层次"人为"结合的现象，而深层次的基础医学、临床医学等有机结合方面还有大量工作要做。同时，由于现在一些医院因人、财、物等条件的限制，也很难全面开展中西医结合的研究和临床实践。而通过开展专科专病建设，从某些病的基础、临床、药物等系统研究着手，或许将成为开展中西医协同、中西医结合的突破口，逐步建立起基于实践、符合实际的中西医协同、中西医结合的诊疗新体系，以开拓中医、中西医结合临床、教学、科研工作的新领域，实现真正意义上的中西医协同、中西医结合。

第三是服务于健康中国建设和人民大众对中医优质医疗日益增长新要求的需要。随着经济社会的发展和现代科学技术的进步，传统的医疗模式已满足不了人民群众医疗保健的需要，广大民众更加渴望绿色的、自然的、科学的、高效的和经济便捷的传统中医药。因此，开展中医专科专病诊疗，可以引导病人的就医趋向，便于病人得到及时、精准、有效的诊治；专科专病科室的开设，易于积累临床经验、聚焦研究方向、多出研究成果，必将大大促进中医医疗、医药、器械研发的进程，加快满足人民群众对中医药日益增长的医疗保健需求的步伐。

第四是提高两个效益的需要。目前有不少中医、中西医结合医院，尤其是市、县（区）级中医院，在当代医疗市场的激烈竞争中显得"神疲乏力"、缺少建设与发展中的"精气神"，竞争不强的原因虽然是多方面的，但没有专科特色、没有品牌专科活力是其重要的原因之一。"办好一个专科，救活一家医院，带动跨越发展"，已被许许多多中医、中西医医院的实践所证实。可以说，没有品牌专科的医院，是不可能成为快速发展的医院，更不可能成为有特色医院的。加强专科专病建设的实践表明：通过办好专科专病科室，能够快速彰显医院的专业优势与特色优势；能够快速提高医院的知名度，形成品牌影响力；能够快速带动医院经济效益和社会效益的提升；能够快速带动和促进医院的跨越式发展。

有鉴于上述四点，《大系》丛书，应运而生、神采问世，冀以成为全国中医、中西医结合专科专病建设工作者的良师益友。

《大系》篇幅宏大，内容精博，内涵深邃，覆盖面广，共30个分册。每分册分基础篇、临床篇和附录三大部分。基础篇主要对该专科专病国内外研究现状、诊疗进展以及提高临床疗效的思路方法等进行了全面阐述；临床篇是每分册的核心，以病为纲，分列条目，每个病下设病因病机、临床诊断、鉴别诊断、临床治疗、预后转归、预防调护、专方选要、研究进展等栏目，辨证论治、理法方药一线贯穿，使中医专科专病的诊疗系统化、规范化、特色化；附录介绍临床常用检查参考值和专科建设的注意事项（数字资源），对读者临床诊疗具有重要参考价值。

《大系》新全详精，实用性强。参考国内外书籍、杂志等达十万余册，涉及方药数万种，名医论点有出处，方药选择有依据，多有临床验证和研究报告，详略有序，条理清晰，充分反映了当代中医、中西医结合专科专病的临床实践和研究成果概况，其中不乏知名专家的精辟论述、新创方药和作者的独到见解。为了保持其原貌，《大系》各分册中所收集的古方、验方等凡涉及国家规定的稀有禁用中药没有做删改，特请读者在实际使用时注意调换药物，改换替代药品，执行国家有关法规。

本《大系》业已告竣，她是国内 1000 余位专家、学者、编者辛苦劳动的成果和智慧的结晶。她的出版，必将对弘扬祖国中医药学，开展中医、中西医结合专科专病建设，深入开展中医、中西医结合之医疗、教学、科研起到积极的推动作用，并为中医药事业的传承精华、守正创新和人类的医疗卫生保健事业做出积极贡献。

鉴于该《大系》编著带有较强的系统性、艰巨性、广泛性以及编者的认知差别，书中难免存在一些问题，真诚希望读者朋友不吝赐教，以便修订再版。

庞国明

2023 年 7 月 20 日于北京

编写说明

　　消化系统疾病系临床常见病、多发病，且相当一部分属于疑难病。中医药治疗消化系统疾病具有明显的优势，发挥中医、中西医结合之优势，提高消化系统疾病的诊断水平和临床疗效，是每位医务工作者的当务之急。近年来，我国消化系统疾病专家在该领域的研究虽然做了很大的努力，但迄今为止尚缺乏一部全面系统介绍中西医诊疗消化系统疾病的专籍，鉴于此，我们怀着强烈的事业心和责任感在积极开展医疗、教学、科研的基础上，编撰了本书。

　　该书分基础、临床、附录三部分，囊括了消化系统四十余种疾病。全书以中西医并重为原则，重视科学性，体现系统性，突出实用性。概括起来有以下几个特点：一是中西医并重，融会贯通。基础篇分别从中、西医不同的角度，将国内外对消化系统疾病的生理病理、诊疗思路、治疗用药规律等进行重点论述。临床篇详细论述常见病的病因、病机、临床诊断、鉴别诊断、临床治疗等。将西医之辨病与中医之辨证相结合，将西医的微观诊断与中医之宏观整体辨证有机结合，使两者相互渗透、互为补充。二是全面系统，内容新颖。资料翔实，纲目分明，略于理论而详于方治，对新观点、新经验、新技术广泛精采，务求其详，以显示时代特征，反映最新动态，展示最新研究成果。三是实用性强。本书既揭示消化系统疾病辨证论治规律性，又反映其灵活性和特殊性，力求从中医、西医、中西结合三方面拓展诊疗思路，提高诊疗效果。特别在治法上，除中西医结合外，将药物治疗与其他疗法相结合，局部治疗与全身治疗相结合，更增医家经验、专方选要等专栏，广集博采，荟萃当代中医名家对消化系统疾病的治疗经验和切身体会。

　　本书系集体编写，各章节在行文风格上未能强求一致，加之我们水平有限、时间仓促，书中漏误在所难免，敬请读者指正。

编委会

2023 年 6 月

目　录

基础篇

临床篇

附录

数字资源

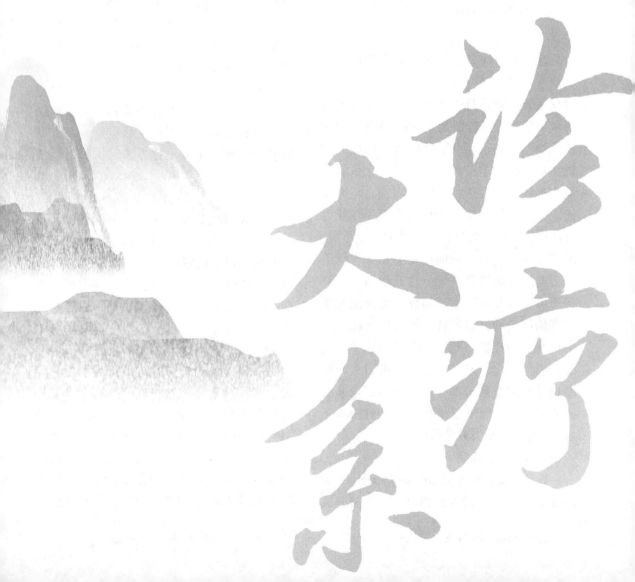

基础篇

第一章　国内外研究现状与前景

消化系统疾病学是中西医结合医学研究的一个重要组成部分，在科学技术迅猛发展的今天，近年来该领域的中西医结合取得了长足的发展。尤其是通过中西医结合的途径，使我国在消化系统疾病方面的研究得到了长足发展，取得了举世瞩目的成就，大大缩短了与世界先进水平的距离。现就目前国内外对消化系统疾病研究的现状及前景作一简略综述。

一、现状与成就

（一）西医对消化系统疾病研究的现状与成就

近年来，许多消化病专家着重从分子生物学、细胞学、免疫学和药理学角度对消化系统疾病进行了深入的研究。最突出的例子是质子泵抑制剂（PPI）的问世，使消化性溃疡的治疗及其预后有了彻底的改观。在生物医学工程方面，对消化系病的研究推动更为显著，如电子内镜、超声内镜、激光技术、CT 和 MRI 发展到不仅能为诊断提供依据，而且也是重要的治疗手段。随着胃肠内窥镜检查的广泛应用，胃肠道动力学、胃肠道免疫学、胃肠道激素、胃肠道屏障以及胃肠道微循环和血液流变学等理论研究的日趋发展，使消化系统疾病的诊断和治疗提高到了一个新的水平。此外，现代消化专家不仅重视微观研究，同时也开始注意到宏观方面，指出在未来的研究中，应在宏观整体指导下，对微观领域进行更深入而有效的研究。

1. 胃食管反流病

胃食管反流病（gastroesophageal reflux disease，GERD）的发病机制主要为防御机制削弱和食管酸清除能力下降，主要表现为食管下括约肌压力降低、一过性食管下括约肌松弛过度等。GERD 的主要损伤因素为过多的胃内容物（主要是胃酸）反流入食管，引起食管黏膜损伤，胆汁和消化酶也可造成食管黏膜损伤。目前本病在国内外日益受到重视，一般认为，食管黏膜的损伤与临床症状相关，但不一定平行。症状是诊断 GERD 的重要依据，质子泵抑制剂（PPI）试验、食管反流监测及内镜检查是常用的 GERD 诊断手段。共识意见指出，PPI 试验简便有效，可作为 GERD 酸反流的诊断试验。内镜的观察和组织学检查仍为诊断该病最为特异和灵敏的检查方法。此外，食管测压和 24 小时 pH 监测来评价酸暴露于食管的各种参数值已用作诊断 GERD 的"金标准"。GERD 的治疗目标是缓解症状、治愈食管炎、提高生活质量、预防复发和并发症。主要治疗方法包括以下五个方面。

（1）改变生活方式是本病的基础治疗　抬高床头、睡前 3 小时不再进食、避免高脂肪食物，戒烟酒、减少摄入可以降低食管下段括约肌压力的食物（如巧克力、薄荷、咖啡、洋葱、大蒜等）。体重超重是 GERD 的危险因素，减轻体重可减少患者反流症状。

（2）抑制胃酸分泌是目前治疗 GERD 的主要措施　包括初始与维持治疗两个阶段。多种因素参与 GERD 的发病。反流至食管的胃酸是 GERD 的主要致病因素。抑制胃酸的药物包括 H_2 受体拮抗剂（H_2RA）和质子泵抑制剂（PPI）等。初始治疗的目的是尽快缓解症状，治愈食管炎。常用药物主要包括：① H_2RA：仅适用于轻至中度 GERD 治疗。H₂RA（雷尼替丁、尼扎替丁、罗沙替丁、拉呋替丁等）治疗反流性GERD 的食管炎愈合率为 50%~60%，胃灼热症状缓解率为 50%。②PPI 抑酸能力强，是 GERD 治疗中最常用的药物。目前国内共有五种 PPI（奥美拉唑、兰索拉唑、泮托拉唑、雷贝拉唑）可供选用。在标准剂量下，新一代 PPI 具有更强的抑酸作用。维持治疗是巩固疗效、预防复发的重要措施，争取用最小的剂量达到长期治愈的目的，治疗应个体化。③钾离子竞争性酸阻滞剂（P-CAB）：2020 版《中国胃食管反流专家共识》推荐富马酸伏诺拉生用于难治性胃食管反流病患者。

（3）对 GERD 可选择性使用促动力药物　在 GERD 的治疗中，抑酸药物治疗效果不佳时，考虑联合应用促动力药物，特别是对于伴有胃排空延迟的患者。

（4）黏膜保护剂的应用　硫糖铝可以保护食管黏膜，这种物质易黏附于蛋白丰富的溃疡或糜烂的表面，如溃疡底面，在溃疡或糜烂面上形成一层膜，这样黏膜就有机会自我修复，促进病变部位愈合。

（5）手术与内镜治疗应综合考虑，慎重决定　对内科治疗无效的部分患者行手术或内镜抗反流治疗可以提高患者的生活质量。

2. 幽门螺杆菌感染

幽门螺杆菌（H.pylori，Hp）是已知的唯一一种可以在人类胃部生存的细菌。近年来对幽门螺杆菌的研究取得了长足进展，认为幽门螺杆菌是消化性溃疡、慢性胃炎、胃癌等多种胃肠道疾病的主要致病因素。Hp 在我国成人中的感染率为 40%~60%，高发地区更可高达 80% 以上。现已发现 Hp 的脂多糖、尿素酶、空泡样变毒素、黏附素与受体等是重要的定植致病因子；宿主出现的胃泌素 / 生长抑素分泌紊乱、炎性介质释放、氧自由基形成、胃黏膜疏水性

下降、胃上皮增殖与凋亡失衡、癌基因与抑癌基因突变等是重要的病理改变。业已证实 Hp 的持续存在是溃疡复发的基本原因之一，根除 Hp 成为治疗 Hp 阳性消化性溃疡的重要手段，彻底清除 Hp 有利于根治溃疡病。一些能杀灭 Hp 的药物，不但能使溃疡愈合，还能降低溃疡的复发率，且可避免发生各种并发症和手术治疗，使绝大多数消化性溃疡不再是一种慢性复发性疾病，而是可以彻底治愈。但也有人认为"一旦感染、终生存在"，这主要是因为此菌可深藏于腺体隐窝内，很难清除干净。既往采用的短程、低剂量三联疗法 Hp 的根治率在 90% 左右，但随着 Hp 耐药率上升，标准三联疗法（PPI+ 克拉霉素 + 阿莫西林或 PPI+ 克拉霉素 + 甲硝唑）根除率已低于或远低于 80%。标准三联疗法的疗程从 7 天延长至 10 天或 14 天，根除率仅能提高约 5%。在 Hp 高耐药率背景下，含铋剂的四联方案又受重视：经典的铋剂四联方案（铋剂 +PPI+ 四环素 + 甲硝唑）的疗效再次得到确认。在最新的共识中，仍首先推荐铋剂四联方案作为一线方案，近些年来国际上又推荐了一些根除方案，包括序贯疗法（sequential therapy）（前 5 天 PPI+ 阿莫西林，后 5 天 PPI + 克拉霉素 + 甲硝唑，共 10 天）、伴同疗法（concomitant therapy）（同时服用 PPI + 克拉霉素 + 阿莫西林 + 甲硝唑）和左氧氟沙星三联疗法（PPI+ 左氧氟沙星 + 阿莫西林）。但左氧氟沙星三联疗法在我国多中心随机对照研究中未显示优势，这与我国氟喹诺酮类药物耐药率高有关。对于 Hp 阳性的慢性活动性胃炎患者，Hp 根治后，中性粒细胞的浸润和上皮细胞异常很快消失，但是慢性炎症和肠腺化生的消失却很缓慢，一般需要数月或一年以上，腺体萎缩也需很长一个时期才会改善。最新研究表明 Hp 感染与胃癌的发生也有一定的关系，Hp 感染者中最终有 < 1% 的人

发生肠型胃癌，萎缩和肠化生是从非萎缩性胃炎向胃癌演变过程中重要的病变阶段。目前认为 Hp 感染是大多数胃癌发生的必要因素，Hp 是最终向胃癌发展的多步骤过程中主要诱发因子。据保守估计，发达国家中大约 30% 和发展中国家中大约 50% 的胃癌患者归因于 Hp 的感染。Hp 感染引起的胃黏膜炎症，在部分患者中引起胃黏膜萎缩也与胃癌的发生相关。其原因在于 Hp 感染和胃黏膜萎缩使胃内丧失了两个重要的保护因素，即胃酸和抗氧化剂，胃酸分泌低下或缺乏可使胃内细菌过度生长，加上抗氧化剂的缺乏，促使胃内亚硝胺化合物形成，后者已被证实具有明显的致癌性。Hp 感染可引起胃黏膜上皮细胞动力学改变，即细胞过度增殖和凋亡，这亦为 Hp 感染在胃癌发病中的作用提供了一些可靠线索。

3. 胃癌及其癌前病变

胃癌是危害人类健康最常见的恶性肿瘤之一，2019 年我国国家癌症中心的数据表明，胃癌发病率和死亡率分别位于所有恶性肿瘤的第二位和第三位，远高于世界平均水平。随着细胞和分子生物学研究的进展，现已认为胃癌的发生发展是一个多因子、多步骤的生物学过程。近年来国内外学者一致认为，提高胃癌早期诊治率的关键在于早期发现及早期治疗，并在这方面取得了一系列重要研究成果。随着内镜检查经验不断丰富及各项新技术与内镜的结合，使早期胃癌内镜检出率进一步提高，电子内镜的临床应用大大提高了早期胃癌内镜诊断率。超声内镜（EUS）、色素内镜、放大内镜、红外线电子内镜、内镜窄带成像技术（NBI）、内镜智能分光比色技术（FICE）、共聚焦激光显微内镜（CLE）等技术的发展使对微小病变的观察更为清晰，大大提高了活检的准确性。同时，人们观察到在癌与正常组织之间存在着有发展成癌的倾向而又非癌的一种组织学状况即癌前病变。从胃黏膜慢性炎症到胃癌，大约需要十多年乃至几十年的时间，现已认为有两种胃黏膜病变与胃癌的发生关系密切，即胃黏膜异型增生和肠上皮化生。晚近又有学者提出胃黏膜异型腺体囊状扩张亦具有癌前病变的性质。有资料报道胃癌前状态患者的血清、胃液和胃黏膜中维生素 A、E、C 和 β- 胡萝卜素水平降低，美国 RM. Russell 指出适当增加 β- 胡萝卜素的摄入可降低胃癌发生的危险性。据统计，经手术或内镜下治疗后早期胃癌的总体复发率为 1.5%~13.7%，5 年生存率可达 90% 以上；而进展期胃癌总体复发率为 50%~70%，5 年生存率仅为 16.6%，因此，早期胃癌的诊断和治疗与预后密切相关。早期胃癌的治疗研究成就主要体现在内镜的治疗方面。随着内镜的不断改善和改进，内镜的用途越来越宽阔，早期胃癌的内镜治疗得到迅速发展。胃镜下清除早期胃癌的技术方法主要有两类，一类是可以清除癌肿但不能得到病例标本的方法，如激光照射、热探头凝固、微波凝固、高频电凝、氩气刀凝固、局部注射抗癌药物等；另一类是可以得到切除标本的方法，主要包括内镜下黏膜切除术（EMR）和内镜下黏膜下剥离术（ESD）。

目前我国对早期胃癌的诊断与治疗也做了深入研究，内镜对早期胃癌诊断率在逐年提高，有关资料报道某些消化病专科医院对早期胃癌检出率达 18% 以上，其中小胃癌和微小胃癌占早期癌的比例达 14.1% 和 10%，胃镜下能正确判断早期癌的达到 80%。并加强了对有癌前病变患者的定期胃镜随访，对胃黏膜浅表糜烂灶也有高度认识。同时，要提高对特殊类型早期胃癌的认识，如浅表扩大型胃癌、多发性胃癌、类早癌的进展期胃癌和残胃癌等。除内镜治疗外，在药物治疗方面，上海市消化病研究所选择部分伴有肠化生或异型增生的慢性萎缩性胃炎患者给叶酸治疗，半年后复查腺体萎缩和肠化明显改善。此外，免疫靶向治疗及抗血管生成治疗等药物有可能成为临床上有效的抗癌制剂。

4. 炎症性肠病

炎症性肠病（inflammatory bowel disease，IBD）是一种病因尚不十分清楚的慢性非特异性肠道炎症性疾病，包括溃疡性结肠炎（ulcerative colitis，UC）和克罗恩病（Crohn's disease，CD）。在过去的十年里，对炎症性肠病做了大量深入细致的研究工作，使人们对 IBD 发病机制的认识有了很大的提高，虽然目前对 IBD 确切的病因和肠炎发生的特殊机制尚未有更准确的了解，但近期一些新的观点具有明显的重要性和权威性。首先，建立了用免疫遗传学的观点对 IBD 的易感性、起病或调节机制的认识，并对参与 IBD 发病的基因数以及导致发病的基因与环境之间的相对平衡进行了研究。其次，肠道环境，特别是肠道菌群的作用较以前所预期的更强。缺少无菌的 IBD 动物模型，用全部或部分肠道菌群可重建 IBD 炎症，以及抗生素可改变疾病的严重程度等情况，均说明肠腔内正常寄生的微生物是 IBD 的主要调节因子。第三，黏膜免疫系统是介导肠道炎症和损伤发生的重要效应器。以上结论表明肠黏膜的所有成分都在一定程度上参与了 IBD 炎症的病理过程，但仅有一小部分是真正关键的因子。换言之，细胞、可溶性介质和免疫异常是导致疾病的关键因素。大量证据表明，肠腔抗原所致的异常免疫激活，在 IBD 的发病中起关键作用，TGF-α 和 IL-1 是 IBD 炎症过程的重要始动因子。英国学者近来一系列研究结果表明克罗恩病发病主要是由于肠血供异常，这种异常与肠壁血管内皮细胞内麻疹病毒的持续存在有关，后者导致血管肉芽肿炎症，这一发现为克罗恩病的病因研究开创了一条新途径。目前用高特异性的细胞因子阻滞剂和调节剂来调控 IBD 的炎症，为进一步治疗这种疾病迈出了可喜的一步。传统的 SASP 已被肠溶 5-ASA 所替代，布地奈德作为局部灌肠或肛栓剂已在临床广泛应用，其作用优于泼尼松龙。生物制剂：常用的有英夫利西单抗和阿达木，英夫利西单抗（infliximab，IFX）是我国目前唯一批准用于 CD 治疗的生物制剂。IFX 用于激素及上述免疫抑制剂治疗无效或激素依赖者，或不能耐受上述药物治疗者。这些药物提高了疗效，去除了 SASP 的不良反应，改善了患者对药物的耐受性。此外，IBD 患者合理应用肠内及肠外营养，也是一种积极的治疗方法。

5. 大肠癌

大肠癌（结直肠癌）是我国的常见恶性肿瘤，其在西方国家的发病率也非常高。近年来，在许多亚洲国家有迅速上升的趋势，大规模人群普查资料表明，35 岁以上的人群中，结直肠癌的发病率为（24~32）/10 万，死亡率已居第 4~5 位。这可能与饮食成分改变有关，主要是脂肪和蛋白质摄入增多而膳食纤维减少。晚近结肠癌的遗传学研究显示，结肠癌可在同一家族中发生。目前研究表明，大肠癌的发生发展是一个多因素、多阶段、多基因变异所致的病理过程和结果。通过对结肠癌的分子生物学研究发现结肠癌细胞有基因的异常，在家族性腺瘤息肉病（FAP）有 APC 基因，另一种遗传性非息肉病结直肠癌（HNPCC）有基因修复的缺陷，对这二种遗传性的结肠癌患者可以在症状出现前做出基因诊断。此外，证实结肠癌的发生过程中有体细胞的突变，如在某些早期凹陷型结肠癌没有 K-ras 基因突变，或某些早期结肠癌的 P53 基因的突变早于 APC 基因的突变。另外有广泛病变的溃疡性结肠炎患者，经随访认为是结肠癌的高危人群，因此需长期随访观察，对高危人群筛查及定期检查是发现早期患者的重要方式。电子纤维结肠镜仍是目前结直肠癌诊断的主要手段。在我国大约82%大肠癌位于脾曲以下，因此，有医生推荐在我国人群中普查选用60cm纤维乙状结肠镜替代全结肠镜较为合适。亦有部分学者通过基因诊断的方法来早期诊断大肠癌。结肠癌的根治在于早期诊断、早期治疗，尤其对腺瘤样息肉应及时进行治疗，一般经单纯内镜下息肉切除即可。早期大肠癌可采用手术切除，这是唯一的根治方法。近年来研究表明，阿司匹林及其他非甾体类抗炎药（NSAIDs）可以降低大肠癌的发生或进展。其预防作用机制可能为多因素的。对于低危人群，NSAIDs可能是通过提高肿瘤免疫监测机制；而对中度危险人群，NSAIDs则可直接阻止大肠黏膜恶性病变。对于中高危人群，NSAIDs可能是通过上述综合作用来阻止癌变发生。因此，可以看出这类药物是很有前途的化学性预防癌变药物。

6. 功能性胃肠疾病与功能性消化不良

胃肠道运动功能是消化生理的重要环节，胃肠道运动功能障碍导致的胃肠动力疾病是目前国内外消化病领域内一项引人注目的研究课题。随着胃肠动力学理论研究和检测方法的发展以及新型胃肠动力药物的研制成功，对功能性胃肠疾病（FGID）的认识日渐深入。诊断治疗技术方面取得了很大进展。所谓FGID，一般是指由于胃肠道功能异常而产生的一系列胃肠道症状，如恶心、呕吐、腹泻、便秘等，其成因不仅是由于胃肠道疾病，全身其他器官的疾病也常引起胃肠道功能异常。临床上若能排除代谢、感染、肿瘤或其他器质性疾病则可将以上这组症状归属FGID。功能性消化不良（FD）是一种常见的证候群，是指持续性或复发性的上腹部疼痛和不适，如餐后饱胀、胀气、早饱、嗳气、恶心、呕吐、胃灼热、厌食等消化功能障碍的症状，临床上应用胃镜、钡餐胃肠造影、腹部超声和各项化验检查若能排除器质性或生化性疾病，经定期随诊一个时期后，患者仍无新的异常发现，可归属为FD。

FGID多发生于年轻患者，是导致社会缺勤和直接卫生保健花费最大的疾病之一，据初步统计在发展中国家至少有1/2的人因FGID而就医，因此这类疾病已成为社会问题之一。FGID的发病机制虽然尚未完全阐明，但已明确认为与胃肠动力学密切相关，其调节则与胃肠道分泌激素、胃肠神经网络、精神心理因素影响和胃肠局部免疫等因素有关；FD的病因和发病机制可能涉及多种因素，已明确的是FD患者胃酸分泌并不增多，FD与动力障碍关系密切。在治疗方面，由于其病因和发病机制还不十分清楚，所以目前主要是对症治疗。总的治疗原则是：保持精神状态平衡、纠正不良饮食习惯、减少刺激因素加上适当药物治疗，强调分析发病因素、对症下药、注重个体化原则及综合治疗。对有明显精神或情绪抑郁者，抗抑郁剂将有所帮助。

（二）中医对消化系统疾病研究的现状与成就

近现代中医在消化系统疾病方面的研究进展较快，大量的古医籍文献整理、临床与实验研究和诸多专著的编写，使本学科的学术水平进入了一个新的历史阶段。

中医是以消化系统的胃肠实体脏器及其病变作为主要研究对象，从中医的传统理论与临床角度来探讨消化系统疾病的病因病机、辨证施治的一种学说。它是中医脾胃学说的基本内容，中医脾胃学说概括甚广，现代研究发现中医的脾不仅是指西医学的整个消化系统，而且包括多个系统、多个功能单位，它与神经、内分泌、血液循环、免疫、泌尿、生殖、运动等各系统均有密切联系。虽然消化系统疾病与脾胃学说在概念上有所不同，但消化系统疾病又与脾关系密切，故古人有"大小肠……皆属于胃"之说，以脾胃来概括大小肠的生理病理。实际上大小肠亦有其独特的生理病理特点，如《素问·灵兰秘典论》云："大肠者，传导之官，变化出焉；小肠者，受盛之官，化物出焉。"明确指出了大小肠的生理功能。这里重点阐述近年来有关消化系统疾病研究的新成就。

1. 理论研究

近30年来，当代中医学家对历代有关消化系统疾病的文献进行了系统归纳总结。指出《黄帝内经》奠定了脾胃学说的理论基础，对胃肠的解剖、生理、病理、治疗原则做了较全面的论述；《难经》充实和发展了《内经》中的脾、胃、大肠、小肠经脉和脏腑理论，并且在消化系统疾病的辨证上也有新的发挥；《伤寒杂病论》确定了脾胃学说临床诊治的基础，制定了脾胃病一系列辨证纲要和治法方药；唐宋金元时期从不同方面促进了消化系统疾病的发展，尤其是李东垣独树一帜，创立了"脾胃论"，形成了较系统的脾胃学说，对后世医家产生了巨大影响；明清时期对消化系统疾病的发病机制与治疗又进行了精辟的论述和发挥，使脾胃学说进一步充实完善，尤其是叶天士对阐发脾胃之阴的证治有卓越的贡献，使脾胃学说逐步发展成为一个完整理论体系。在病因研究方面，对消化系统疾病进行了流行病学观察，经大宗病历的调查研究、统计初步总结出某些易发病因素，如对上消化道出血病因学的研究，有些学者认为外感（寒邪）是引起上消化道出血的主要因素，指出该病的发病时间具有明显的季节性。还有人认为随着时代发展同时又出现了许多新的致病因素，如偏嗜咖啡、饮料，环境污染，过度

吸烟、饮酒，吸毒、误服药物或有毒之品等，这些都是导致消化系统疾病发生不可忽视的因素。在病机研究上，张海峰根据胃的生理特点，将脾胃病病机归纳为纳化、升降、润燥失常三类，可谓纲举目张；李恩复结合临床提出胃喜"凉、降、润、通"的生理特点，认为慢性胃病多有化热、伤阴、胃气失降、久病入络的病机转化趋向。也有人认为慢性胃病日久，易损伤脾胃之阳气，从而可致寒凝气滞、痰饮内停之证。晚近有人对脾阴虚证进行了一系列探讨研究，如方药中提出要注意区别"脾阴"与"脾湿"的概念；脾阴为生理活动不可缺少的物质，"湿"为阴邪，是病理产病因子，并提出脾阴虚与胃阴虚的临床表现各有侧重不同。还有人对"久痛入络"的本质进行了研究以及对气虚导致血瘀机制进行了探讨等。有关消化系统疾病病机转化和虚实传变规律的研究也越来越深入，大多医家认为本病日久，不仅可使本脏腑发生气血、阴阳、虚实转化，而且也可累及它脏它腑致病。如李聪甫关于脾胃病与四脏相关虚实传变的研究，提出"脾胃久病，必及他脏，他脏受病，必累脾胃。新病乍起，防伤脾胃，及病绵延，先理脾胃"的观点，逐渐形成了"理脾胃、调气血、保津液"的学术思想。此外，还有吴少怀、江杨清等对胆胃相关理论的研究以及脾胃与"阴火"关系的研究等，都从各个不同的角度阐发了脾胃的生理病理特点。在诊断方面，对腹诊的研究可谓之热点，近年来许多学者进一步阐明了腹诊的基本原理，明确指出与脏腑、气血津液、经络的相互关系，并探讨了腹部划区，制定了20多个常见腹证及其类证的诊断标准，从表现部位、诊断要点、兼症方面提出了诊断依据，为腹诊的客观化、规范化打下了基础。在治疗原则上，结合大量临床资料进行不断探索，使之有了很大发展，如蒲辅周熔李、叶二

家之长于一炉，取法于东垣而不失于保胃阴，效法叶天士而有助于存脾阳，其邃密医理已臻炉火纯青的境界；赵金铎认为脾胃之治，皆当区分阴阳，因脏腑皆具阴阳，岂能脾孤阴，胃独阳哉？故在"升脾阳""养胃阴"的基础上，还应确立"温胃阳""滋脾阴"的法则；张海峰将脾胃病治法归纳为温、清、攻、补四大类；江育人根据脾健不在补而贵在运之说，提出"运脾法"；安效光提出调节脾胃升降八法，调节脾胃燥湿九法等。至于活血化瘀法、通补结合法、行气理气法、治脾胃以安五脏法及临床用药处处顾护脾胃的原则，更为临床广泛应用和推崇。这些治则治法，用之临床指导治疗胃肠疾病，确实取得了较好的临床效果。

2. 临床研究

多年来根据大量的临床研究资料证实，中医药在治疗消化系统疾病方面确有独到之处。如对慢性胃炎的治疗，尤其是对慢性萎缩性胃炎的治疗，在目前西医无特殊治疗手段的情况下，采用中药进行治疗取得显著疗效。有人以"虚痞"立论，运用通降养胃并举的方法治疗效果甚佳；黄一峰认为此类病例虽有脾胃阳气虚损的见证，但痰气浊饮郁结，尤为癥积所在，故在治疗上首先不是补益脾胃之阳气，而是着重于升清降浊，对萎缩性胃炎颇有效验。实践证明中药对萎缩性胃炎临床症状的缓解、炎证的增退、萎缩腺体的恢复、胃腺异型增生及肠上皮化生等均有较好效果。经诸多病例治疗说明萎缩性胃炎黏膜腺体萎缩是可逆的，而且对肠腺化生有效，这就为癌前病变的防治开辟了新的途径。对消化性溃疡的治疗经临床观察其疗效与西药 H_2 受体拮抗剂疗效近似。如河南省安阳市中医院在中医基本理论指导下，结合多年的临床实践，研制出了具有辛开苦降、升清降浊功效的健胃消胀颗粒及健脾和胃、制

酸止痛功能的溃疡宁胶囊，有明显抑制胃酸和保护胃黏膜的作用，进一步促进了溃疡面的愈合，弥补了西药的某些不良反应及易复发的缺点，且价格低廉，基本上解决了西医不能彻底治愈及防止复发的问题。特别是开展宏观辨证与微观辨病相结合的方法，通过内镜对胃黏膜观察与中医证型关系研究，丰富了辨证论治内容，提高了消化系统疾病的诊疗水平。近年来，溃疡性结肠炎的中医治疗水平也在不断提高，目前中医治疗的主要方法是辨证施治，根据不同的类型采用口服中药或加中药保留灌肠，或中西医结合治疗等，其疗效满意，引起了西医界的广泛关注。同时，中医对消化系统疾病急证的治疗也取得了很大成绩。如对上消化道出血的治疗近来出现了许多高效的新药和新制剂，有医者用单味生大黄粉及其醇提片或大黄、白及两味药物同用治疗溃疡及胃炎出血效果满意。据药理研究发现，大黄内含有鞣酸，有局部收敛及收缩血管作用；大黄粉有增加血小板、促使血凝作用。白及内含白及胶，质极黏腻，性极收涩，有收敛止血及生肌作用，并能促使红细胞凝集，形成人工血栓而局部止血。也有人用柴地合剂治疗该病同样取得了较好疗效。在治疗门脉高压引起的上消化道出血方面，采用三腔管压迫并配合中药止血药物治疗取得良好效果，如南开医院用白及粉、三七粉调成糊剂，将三腔管插入后，先将胃气囊充气，牵引固定，口服中药糊剂，其有效率从单纯用三腔管压迫控制止血的 45% 增加到 75%。此外，采用中西医结合方法，在治疗急性阑尾炎、肠梗阻、溃疡病穿孔等急腹症方面也大大提高了临床疗效，使患者避免了手术之苦。在治疗食管癌、胃癌、肠癌方面也有长足的进步，尤其对中晚期病变，中药更有其独到之处。大量病例证明，中医药在治疗食道、胃肠癌症方面具有明显

缓解症状，延长患者生命，提高生存质量等作用。如河南用冬凌草制剂治疗不宜手术和放疗的食管癌、贲门癌患者，有效率达40%左右，1年以上存活率达30%。实验证实，中药冬凌草对癌细胞有细胞毒作用，并可抑制实验动物食管上皮增生，防止癌变。又如某些健脾补肾中药配合化疗，不仅可减轻化疗药物的毒副作用，还可提高远期生存率。也有个案报道单纯用中药治愈癌症者，如上海曙光医院报道，6例晚期胃癌患者未做手术，经中医药治疗，存活达7年以上，其中3例癌灶消失，3例明显好转，存活最长者已超过13年。但如此类情况尚属少数，有待今后进一步观察、整理、总结。

3. 实验研究

近30年来，许多学者应用现代科学方法对脾本质及脾虚证开展了深入实验研究，他们在中医理论的基础上，先后从不同角度复制成6种类似脾虚证的动物模型，观察过的实验指标有70多个，涉及消化系统、自主神经、能量代谢、免疫、内分泌、肌肉及造血功能各个方面。临床和实验观察的重点，有的侧重脾主运化，有的侧重脾主肌肉，对脾主统血、脾主思以及脾开窍于口等方面也都进行了不同程度的探索。从研究结果看，中医的脾胃不等同于西医所谓的消化系统、更不等同于西医器官的胃、脾、大小肠等。从其所描述的生理功能、病理变化和临床证治的表现看，又与消化系统及所属的器官有着极其密切的联系和许多相似之处。因此，到目前为止脾胃实质的研究虽从多个系统或领域在诸多方面进行了探索，但是从消化系统方面做的实验工作最多。对脾虚证患者，近年来做了许多客观指标的检测，其中木糖吸收试验代表小肠吸收功能，唾液淀粉酶定量测定代表口腔消化腺的分泌，作为反映脾虚证本质的指标，受到全国脾胃病专家认

可。其他较常用的尚有胃酸分泌功能试验，胃泌素含量测定，胃电测定、胃肠动力学测定等，这些作为实验研究的客观指标，在临床上确有很大的实用价值。如人们发现脾胃虚弱者，往往胃酸分泌功能低下，尤以胃阴不足者较著，而无脾虚者，则胃酸分泌功能偏高，脾胃虚弱的患者胃泌素分泌功能明显下降，胃蛋白酶活性降低等等。在脾胃病的代表方药研究方面更是硕果累累，有关文献报道日益增多，研究内容涉及天然药物化学、药物化学、药理学、制剂及药材等各个方面。方剂研究最多的是补中益气汤、四君子汤、参苓白术散、理中丸等。中药如党参、黄芪、黄精、甘草、枳壳、厚朴、大黄等。在研究方法上，广泛利用了多学科的新技术和新方法，如同位素、电镜、生物化学、免疫学和组织培养技术，从整体、器官、组织、细胞和分子水平探讨了脾胃复方的配伍组成和作用机制。经过大量科学研究业已证明这些复方具有调整、提高机体免疫功能，加强中枢神经活动、改善机体物质代谢、促进血液循环、增强机体造血功能和调节内分泌代谢等多种作用。如对补中益气汤的药理和配伍研究，有关专家发现该方组成在有柴胡、升麻二味的情况下，有增强肠蠕动和提高子宫肌张力的作用，去掉此二味药物则作用明显减少而不持久，单用柴胡、升麻二药则无此作用。四君子汤能增强腹腔巨噬细胞的吞噬指数和吞噬率，提高机体免疫功能。这些研究结果为进一步阐明升阳补气药的药性，提供了现代药理学依据。如单味中药黄芪，具有显著增强免疫功能作用，该药有诱生干扰素的能力，并能增强自然杀伤细胞毒活性，从而对病毒感染有一定防治作用。总之，有关脾胃病方药的研究取得了很大的进展，深刻阐明了脾胃方药的药理、药性及其确切疗效，进一步推动了脾胃方药在临床上的广泛运

用，为深入探讨胃肠疾病的治疗，提高疗效做出了积极的贡献。

二、问题与对策

胃肠道疾病属常见病、多发病，近年来西医在消化系统疾病的病因、发病机制和诊断治疗等方面的研究均取得了较大的进展，但还有许多问题有待进一步澄清和解决。如慢性胃炎和消化性溃疡，自1910年Schwarz提出"无酸即无溃疡"后，对壁细胞泌酸的研究已进入细胞和分子水平。20世纪70年代以来H_2受体拮抗剂的相继问世，使内科治疗消化性溃疡的愈合率大大提高，手术率明显下降，可以说是内科治疗消化性溃疡的一个飞跃。尤其是质子泵抑制剂奥美拉唑的研究成功，使消化性溃疡的抗酸治疗达到鼎盛的时期。随着对幽门螺杆菌研究日趋深入，大量研究结果表明Hp是慢性胃炎和消化性溃疡的主要病原菌。但究竟是病因还是阻止溃疡愈合，这一点尚未最后定论。因此，虽然在诊断治疗方面较前有很大进步，但就其病因和发病机制而言仍不十分明确。到目前为止，溃疡病的复发率并没有完全解决，溃疡病的自然复发率为每月8.5%，一年内约有80%以上患者会复发。因此，如何防止复发，提高长期治愈率是一个至关重要的问题。同时，加强对胃黏膜屏障的研究也是一个不可忽视的问题。消化道肿瘤的病因仍不清楚。如胃癌的致病因素是极为复杂的，而且在各不同国家或地区的胃癌病因也有所不同。在我国胃癌是主要的恶性肿瘤之一，由于胃癌的发病率及死亡均较高，因此，胃癌病因学的研究是当前一个迫切的问题。早在1994年世界卫生组织已把Hp列为一类致癌原，但迄今为止Hp致癌的机制，感染所致相关基因的变化及细胞增殖和凋亡的改变等方面研究较少。一般认为Hp感染是慢性胃炎向萎缩性胃炎、肠上皮化生、不典型增生及胃癌发展的主要启动因子。但这一过程被启动后，在一定时期内应是可逆的，通过根除Hp就可能阻止或逆转这一过程。如果在量变的时候这种治疗是有效的，那么到发生质变时治疗就可能会失去意义，但目前这种逆转关系研究很少，且何时会发生不可逆改变也属未知，解决这一问题意义重大，如果这一逆转关系被否定，那么根除Hp来预防胃癌将毫无意义，所以需要多中心、大样本随机化的前瞻性研究。再者，早期发现胃癌并予以及时治疗是胃癌防治工作中的另一重要方向，目前实施针对病因的一级预防尚有很多困难，所以对胃癌普查是早期发现胃癌的一个重要经验，至于中晚期消化道肿瘤则预后极差。手术后5年存活率仅为20%，故国内外学者一致认为如何早期发现、及早诊治是提高消化道肿瘤早期治愈率的关键。炎症性肠病是目前国内外学者关注的热点之一，虽然有许多新的理论和假说，但在很多方面仍处在实验研究阶段。无论在病因、发病机制以及治疗方面都有待进一步深入细致的探讨。FD是一个十分常见的证候群，发病率高，有1/2~1/3人群患过此病，其病因不明，发病机制亦不十分清楚。目前治疗主要采取对症处理，尚缺乏满意疗效。因此，如何进一步阐明其发病机制，广泛深入开展各项临床实用胃肠功能检查技术，提高胃肠动力学及功能性疾病的诊断水平，提高临床疗效是当前亟待解决的问题。

中医有关消化系统疾病学说的理论和临床研究，虽然起步很早，可追溯到《黄帝内经》，而且一直密切结合临床实际。但由于历史条件的限制及种种客观原因，在漫长的岁月里，大都由医生个人总结研究，积累临床经验，比较关门闭守，因此基本上还是停留在经验认识及逻辑推理阶段。近现代无论在理论研究方面，还是在临床实验研究方面均取得了很大的成就，从而开创了我国消化系统疾病学说的新阶段。目前不仅对传统理论进行了系统的整理发掘，而且在临床预防诊断、治疗疾病方面都取得了显著疗效，对脾虚证的研究，开拓了新的思路和方法，取得了初步成果。然而，从总体情况看，许多理论研究仍停留在较低水平，且重复现象繁多，在消化系统疾病的中医基础理论研究方面缺少突破性的进展。在临床方面，尽管中医方药对许多消化系统疾患有很好疗效，并且有大宗临床病例研究报道，但由于诸多条件限制，如研究角度、观察方法、病例选择的不同，加之各持己见，出现结论难以统一等现象。此外，也有一些少见病或难治性疾病中医报道较少，难以确定疗效等。总结起来有以下几点：①多中心临床研究及随机双盲研究不够，实验设计规范化尚显不足。从目前的临床研究报告看，入选实验的诊断标准及疗效评价标准还未完全统一，在治疗方法上有的采用单纯中药治疗，有的在中药治疗过程中停减或加用西药作为疗效参考评定标准，方法的多样性给中医药治疗消化系统疾病的疗效评价带来了一定的困难。②中医药对消化系统疾病疗效机制、病理生理特征的认识及系统研究相对不足。③中西医治疗方法的有机结合不够。目前治疗消化系统疾病大都是西医采用对症治疗，中医则主要是根据辨证施治的原则治疗。如何将两种方法有机结合起来，合理地配合应用，在积极提高临床疗效的基础上，进一步阐明中药的药理机制，开发有效的中药制剂，是今后一定时期的重要任务。由此可见，目前对消化系统疾病的研究还不尽如人意，还有许多摆在我们面前的问题需要解决。有关消化疾病的研究越来越引起世界各国的重视，迄今为止，有些疾病西医尚缺乏疗效较好的药物，中医药治疗这方面的疾病表现出来的优势已经日趋明显，为更多的人所接受。因此，今后中医治疗消化系统疾病的研究需要更加科学合理的实验设计，更加重视中医药治疗的疗效，对发病机制进行深入研究，使中医药在治疗胃肠道疾病方面有新的突破。

三、前景与思考

近年来，人们对消化系统疾病的认识更深刻了，并因此取得了可喜的成绩。随着科学技术的发展，消化系统疾病学正处在一个自身发展的转折点上，一方面是大量实验数据呈爆炸性增长，另一方面是新的理论概念和高层次的生物学方法正在被揭示。同时，随着许多边缘科学的迅速发展，加深了人们对消化系统的生理以及多种疾病的病因学和病理生理学的认识、提高了诊断和治疗的水平，消化系统疾病学正在形成一个发展高峰。目前消化系统疾病关注的热点有幽门螺杆菌的基础与临床，胃肠道细胞的凋亡、功能性消化系统疾病、胃食管反流性疾病的长期治疗、消化道肿瘤的病因探讨等等，这些将是今后一个时期研究的方向。胃肠动力障碍性疾病是临床常见病，在日常医疗工作中约有50%患者有消化道症状，其中相当一部分最终确诊为胃肠动力障碍性疾病。晚近人们对胃肠动力的机制及其调控的认识有了重大的发展，消化道动力学及其功能障碍疾病的研究已成为消化系统疾病研究领域中的重要课题。关于消化性溃疡如何进一步阐明其发病机制、提高疗效，防止复发、减少不良反应、降低药品价格、寻求新的符合我国情况的有效治疗方法，仍是今后研究的重大课题。

运用中医研究消化系统疾病，首先要保持中医自身特色和优势，对中医理论和疾病的研究要科学规范，使疾病研究与国际接轨，正确处理继承与发扬的关系。在机遇与挑战面前，注重挑战，重视内涵建设，发挥学术优势，促进中医学自身发展，揭示其本质，探索其规律，拓宽科学领域，培植学科新生长点，使中医学术成为更先进的科学体系。应在总结前人及当代中医临床有效经验基础上，花大力气研究中医消化系统疾病的理论，其中包括传统中医的研究方法及结合现代科学的研究方法，因为在理论上有所突破，将对临床治疗起到超前性的指导作用。从正邪两方面探索消化系统疾病的发病机制，应是今后研究的主要方向，而在这方面，中医的扶正祛邪观念提供了较全面的理论依据，大有作为。再者，消化系统疾病理论在临床上的应用应走向规范化、标准化、常规化，不断总结发展并加以推广验证。在临床研究方面，既要认真继承总结前人及当代名中医的临床经验精华，又要尽量运用科学的研究手段，采取中西医两种方法，辨证与辨病相结合，深入开展实验研究，制定出最佳综合治疗方案，进一步提高临床疗效。尤其是加强中医辨证施治规律的探索，是提高疗效的关键，是当前消化系统疾病学领域内中医和中西医结合临床研究的一个重要课题。中医在治疗消化系统疾病方面确有其优越性，不仅疗效较为综合全面，稳定可靠，而且不良反应少，价格低廉、服用方便，符合我国国情。同时，要重视医药结合，开展临床药理学和药效学研究，阐明其治愈疾病的机制，研制新药物，并在给药途径、剂型改革等方面进行不懈地努力，加强有效方剂的临床药代动力学研究，以充实、丰富和提高整体研究水平。

近年来，我国中医消化系统疾病领域的成就不断涌现，随着现代科学的发展和中医消化系统疾病学理论的整理和提高，中医消化系统疾病临床必将发生深刻的变化。中医诊断和辨证规范化，客观化研究的深入及现代诊断技术和手段的引进，将为中医消化系统疾病的诊断和辨证准确性提高做出新的贡献。辨证论治理论的深入研究，必将对中医脾虚理论研究的深入和对一些慢性、难治性消化系统疾病的治疗产生深远的影响。可以预见，在人类医学科学及现代科学技术飞速发展的今天，中医消化系统疾病学也必将得到前所未有的发展和完善。运用中西医结合的方法诊治各种消化系统疾病，已经展现出广阔的前景。我们相信在不远的将来，随着研究的不断深入，消化系统疾病的治疗将有突破性进展。

第二章　诊断思路与方法

一、诊断思路

（一）明病识证，病证结合

随着中西医结合这一新的医学模式的不断发展，其明显的临床优势和社会价值已得到医学界和社会的充分认识和重视。由于中、西医是在不同的医学理论指导下形成和发展起来的两种医学理论体系，对疾病的诊断有着不同的思路和方法。在诊断中，虽然都离不开患者的症状和体征，但西医重视辨"病"，在认识上注重疾病的局部病理变化对全身的影响；中医则重视辨"证"，多从整体观出发，重视整体病理变化对疾病局部的影响。因此，西医在对疾病的诊断过程中，为了查清"病"之所在，则充分利用现代科学技术手段进行检查，注重从局部器官的功能变化，来揭示疾病的病理解剖和病理生理方面的本质，运用先进的技术手段对疾病的病原、病因、诊断做出定量、定性乃至定位分析。并能根据某种疾病的发生和发展的一般规律，说明其内部的普遍矛盾，以反映疾病的共性，即局部的病理改变和典型体征。

比如对慢性胃炎的诊断，是以胃黏膜的非特异性炎症这一病理变化为诊断依据，并可根据胃黏膜的组织学改变，将其分为浅表性、萎缩性、肥厚性。并可查明病变的部位是在胃体还是在胃窦。且根据局部的病理变化指出，浅表性胃炎可演变为萎缩性胃炎，少数萎缩性胃炎又可演变为胃癌等。而对消化性溃疡，不仅能对病变的部位、程度做出明确诊断，而且指出消化性溃疡易并发出血、穿孔、幽门梗阻和癌变。而中医对这类病证，只能以胃痛的寒、热、虚、实及在气在血方面予以认识和辨证，无法从病理生理学和病理解剖学角度阐明疾病具体的发生和演变过程。所以，辨病诊断具有对"病"的观察细致、深入、具体、准确、客观和特异性较强的优势。这正可弥补中医诊断对局部病理变化缺乏认识和了解，容易夹杂医生主观感觉的不足，对中医的临床辨证与治疗，具有一定的指导意义和参考价值。

而中医在诊断过程中，虽然对疾病的局部病理变化缺乏客观的认识和了解。但它能从整体观念出发，把四诊所搜集到的资料，按一定的规律分别归类为各种证候，运用八纲、脏腑、经络等辨证方法，结合体质、环境等因素进行综合分析，从而掌握疾病的病因、病性、病位、病理变化及发展趋势，进而揭示疾病的本质。因中医所说的"证"是在综合、归纳、分析各种因素和条件为"证据"而做出的诊断，是以体现临床病机变化为主的"整体定型反应形式"，是局部与整体病变的综合体现。"证"还可反映一种疾病在某一患者个体或疾病发展过程中某一阶段的具体表现，以说明病种的特殊矛盾。

如在临床中，常遇到一些经检查各项指标均正常，但又有明显主观感觉的患者，西医常因无法确诊而感到治疗无从着手。例如不明原因的低热和体液不足的口渴等。可运用中医注重整体观的诊断特长，根据患者的主观感觉，结合季节、地域、个人体质等进行综合分析，辨证为暑热、气虚、阴虚等，分别采用清暑化湿、甘温除热、滋阴清热等法，常可获得满意的疗效。

又如经镜检和粪便细菌培养为阴性，胃肠钡透未发现明显炎症表现的长期慢性腹泻患者，西药治疗效果往往较差，而这类病多表现出明显的脾胃虚弱或脾肾阳虚症状，若分别采用参苓白术散或附子理中丸和四神丸加减治疗，以振奋胃肠功能，可取得良好的止泻效果。

可见，辨证与辨病相结合，不仅可充分发挥各自在诊断中的特长，而且两者之间又表现出明显的互补性。如能正确地处理好辨病与辨证的关系，使两种诊断方法有机地结合起来，互补合参，是提高临床诊断质量和治疗效果的必然途径。因此，在诊断思路上，既不能单凭辨证而忽视各项检查所见对中医辨证的指导作用。但也不能单纯依赖检查结果，或被西医的病名所局限而放弃辨证，使本来注重"整体观念、辨证论治"的中医辨证流于简单地对号入座。如对已恶变的消化性溃疡的患者，仍按一般的胃痛辨证治疗，就难免造成不良后果。若对经检查属胃肠道炎症的病证，便不辨寒热虚实，竟用苦寒清热之药，岂无"伤胃"之虞！

辨病与辨证相结合，不仅表现在一些慢性病的诊断与治疗方面，而且对急性病证亦显示出它的独特价值和优势。如急性胰腺炎的治疗，西医的治疗措施在于减少胰腺分泌，减慢胃肠蠕动，并禁食或配合胃肠减压，以使胰腺、胃肠绝对休息。但疗效往往并不理想，且患者痛苦较大。若按中医辨证，胰腺炎属"腹痛"的范畴，根据"痛则不通，通则不痛"的原则，采用辛开苦降之法加以疏通攻下，既不禁食，亦不插胃管，而是积极主动地加速胃肠排空，以利宿滞排出，减少对胰腺的反射性刺激，并可使已激活的胰酶得以及早排出。这样，不仅可使病情缓解快，治疗效果好，并且可大大缩短整个病程。既减少了患者的痛苦，又有利于机体的康复。充分体现出辨病与辨证相结合的实际临床价值和优越性。

但应指出的是，中医虽然着重辨证，但也重视"辨病"，只不过中医的病名如痢疾、胃痛、泄泻等都是概念性的，有证的含义，是从"证"的发生、发展、体征等方面综合而来的。因此，中医的病名与西医的病名虽然有相同之处，但其实质与含义并不完全一致，应与区别。如中医的"痢疾"与细菌性痢疾在症状与体征上虽大致相似，但中医的痢疾所包括的病种，并不单是细菌性痢疾。所以在诊断思路上，应避免将中医的病证名与西医的病名对等，或用西医的病名套中医的病名或证名。应根据病与证的特点及疾病发展的不同阶段所表现的症状与体征，结合全身与局部检查结果，具体分析，在"辨病"的基础上"辨证"，根据二者对某一疾病或疾病不同发展阶段在诊断和治疗上的优势，合参互补，融会贯通。以提高对疾病的诊断和治疗效果。

（二）审度病势，把握演变规律

病势，是指病证发生、发展、演变的趋势。疾病是一个动态的发展演变过程，在不同的发展阶段，就会有不同的病机证候。审度病势，就是根据疾病在发生、发展的演变过程中，邪正的消长和阴阳盛衰所处的态势，对证候病机的发展和演变趋向做出客观的判断和估计。如气虚可致血虚；气郁易致化火或血瘀形成；见肝之病，知肝传脾等等。因此，正确地审视病势，把握疾病的演变规律，不但可使治疗措施始终符合证候病机，还可根据其演变趋势，截断其传变途径，防止病情的发展和传变，在临床辨证中具有十分重要的意义。

疾病的发生与发展，都有其相应的、固有的演变规律，疾病在发展过程中，一般按其固有的演变规律，不断地发展和演变。如伤寒病按其六经传变规律，由太阳经传入阳明，递次传入三阴经；温病则按卫气营血或三焦的传变特点，由浅入深或由上焦传入中焦、下焦；而内伤杂病多按脏腑所属五行之间的生克乘侮关系进行演变。比如《金匮要略》云"见肝之病，知肝传脾，当先实脾"；《素问·玉机真脏论》云"五脏相通，移皆有次，五脏有病，各传其所胜"等。但疾病的发展与演变规律并不是一成不变的，因此在传变过程中，伤寒与温病又有越经传、合病、并病及"逆传心包""内陷心营"和脏腑五行之间的反侮等异常传变现象。因此，必须详审病势，知常达变，才能防止传变。

由于疾病的发生与发展受内外各种因素和条件的影响，可有不同的演变趋势。或病情趋向好转，或不断发展而变生他病。而疾病的这种演变趋势，主要取决于邪正斗争的形势和阴阳盛衰的程度。疾病在演变过程中，随着邪正力量的消长和阴阳盛衰的转化，证候和病机也随之而变，若正不胜邪，则病势可由表入里，由实转虚，或阳证转阴，或由热转寒而病情加重；反之则病情趋向好转。如寒邪犯胃证初起多属实证，因寒为阴邪，易伤阳气，若失治或反复感寒，必致中阳受损，其证由实转虚而成胃气虚寒证；又如肝胃不和引起的呕吐，初起属实，由于呕吐致胃津被耗，正气大伤，病机可由实转虚，演变成胃阴不足证；又可因胃之阴液亏虚，肠道失润，传导失常而发展成津亏便秘之本虚标实证等。可见，在把握消化系统疾病的演变特点上，除着重消化系统自身的病机演变规律外，还应重视消化系统与其他脏腑之间在病理上的相互影响。由于消化系统与其他脏腑之间存在着广泛的生理和病理关系，因此，消化系统疾病常可影响到其他脏腑，其他脏腑之病，亦可影响到消化系统，所以，熟练掌握各种致病因素的性质和特点及胃肠与各脏腑之间的生理、病理关系，是对消化系统疾病审度病势，把握其演变

规律的根本前提。

在消化系统疾病的演变规律中，以胃肠与脾、肝、肾的关系最为密切。胃与脾互为表里，纳运结合，共同完成对饮食物的消化与吸收，化生气血津液以濡养全身。如胃病而不能受纳，必致脾的运化失常，久之脾胃同病则纳运失职，后天化源乏绝，致脏腑失养或变生痰饮、水湿、食滞、血瘀、出血等证。

胃病还可影响肝的正常疏泄，肝之疏泄失职，又可影响胃的受纳，在演变特点上，二者常相互影响而致肝胃不和。肝失条达及胃气郁滞，又常郁而化火，或由气及血，演变成肝胃郁热证或瘀血停胃等证；或郁火灼津成痰而致痰气郁结或痰火内扰，变生梅核气等证。

消化系统疾病变不但与肝脾之间可互为影响，而胃与肾的关系亦很密切，因"肾为胃之关"，又职司二便，故胃肠的功能正常，除需脾的健运功能正常外，还有赖于肾阳的温煦。若下元亏损，命门火衰，肾关不固，每致胃肠功能失常而发展成为五更泄泻或肠虚滑脱等证。而滑泻日久，又可损及肾阳而发展演变成脾肾阳衰之证。

此外，西医疾病的局部病理改变对判断疾病的发展与演变亦不可忽视。如胃溃疡可发展演变成上消化道出血、胃癌及幽门梗阻。浅表性胃炎可演变成萎缩性胃炎，少数萎缩性胃炎又可演变成胃癌。故在把握疾病的演变规律，判断疾病的发展趋势时，既要重视现阶段的病情，又要考虑到疾病的发展；既要考虑脏腑组织器官本身的病理变化，又要考虑脏腑之间的相互影响，才能准确地审度病势，把握演变规律，防微杜渐，从而掌握论治的主动权。

（三）审证求因，把握病机

审证求因，亦即对疾病证候辨证分析的过程。求因的"因"字，其含义有二：

一是探寻疾病发生的具体病因；二是通过辨证，判明疾病发生的根本原因和癥结所在，从而确定证候病机，为临床治疗提供确切的依据。病机即疾病发生、发展、变化的机制，对证候的病因、病性、病位、病势综合分析的结果和总的概括，它全面而具体地反映了疾病在不同发展阶段的特征、性质和主要矛盾，在一定程度上揭示了疾病的本质。因此，求因是辨证的进一步深化，是确定病机的基础和前提；而病机的确立，又是立法的前提和依据。临证若辨证不清，求因不明，就会使立法施治流于盲目性，甚至造成误诊误治。所以，详审病因，细辨病机，是临证辨证施治过程中关键的环节之一。

然而疾病的发生与发展，往往是多种因素作用的结果，因此，会产生多种复杂的生理病理变化和临床特征；而不同的证候，相同的临床表现有很多，相同的临床表现，可因不同的原因所引起，且在疾病的发展过程中，又常见寒热错杂、虚实相杂等现象，使证候表现错综复杂，给临床诊断带来一定的难度。故在临床辨证时，必须对证候进行全面分析，既要查清疾病发生的原因，又要辨明疾病发生发展的机制，方能对证候做出正确的诊断。

就消化系统疾病而言，引起消化系统疾病发生的原因虽然有多种，但归纳起来不外外感六淫之邪和疫疠秽浊之气的侵袭及内伤饮食，情志，劳倦等对胃肠的影响，其次则为食滞、虫积及痰饮、水湿、瘀血等病理产物所引起的临床病变；其发病形式可因消化系统自病引起，或由其他脏腑有病影响消化系统而成。从病机而论，因胃肠以和降为顺，职司对饮食物的受纳、消化吸收和传导，故无论何因导致消化系统疾病的发生，受纳、消化吸收功能的紊乱和传导失常均为其基本病机。

由于消化系统与其他脏腑之间存在广泛表里和生克乘侮关系，因此在对消化系统疾病审证求因时，还应注意有关脏腑对胃肠的影响，消化系统疾病的所涉脏腑，以脾、肝（胆）、肾三脏为主，胃与脾互为表里，在病理上常相互影响；肝属木，脾胃同属中土，若情志失调，肝失条达，最易横逆克犯中土而致脾胃功能失常而发病。"肾为胃之关"，职司二便开合，为先天之本，若肾虚命门火衰，或阴精不足，均可影响胃肠功能而发病。

对具体病证的审证求因，关键要抓住证候的主症及病位所在，逐步分析其病变机制。如消化系统疾病中常见的胃痛和腹痛，二者均以"痛"为主症，而致痛之因虽有多种，但可根据四诊所见，结合痛的性质和特点，逐步分析其致病之因。如脘腹冷痛，得热痛减，遇寒加剧，可知属寒痛，若进一步检查，其冷痛暴作而且拒按，便可知证属寒凝实证；如冷痛势缓，按之则舒，则知其证当属阳气不足的虚寒证了；若疼痛暴作，嗳腐吞酸，食后加重，或吐泻后痛减，则知证属饮食不节，食滞胃肠，壅遏胃气而成；如症见脘腹胀痛，连及两胁或冲攻走窜，伴急躁易怒，其致痛之因可辨为肝郁气滞所致。他如血瘀、虫扰、热结、阴虚等所引起的疼痛，可依其各自的疼痛性质和特点，逐一审因辨证，则寒热虚实，在气在血便可了然在胸。

此外，西医在辨病中的检查所见以及对疾病发生的病因、病原学和病变机制的分析，对中医审证求因亦有一定指导意义。如溃疡性结肠炎与机体免疫能力低下有关，在中医辨证求因时，可考虑为正气不足，在治疗时可适当加用党参、黄芪之类药物，以补益正气，提高机体的抗病能力，增加免疫力，以利疾病的治疗和恢复。

（四）注重引进诊断新技术

随着社会的进步和人们对健康水平的

要求不断提高，中医传统的诊断方法已远远满足不了临床需要，必须注重引进新知识、新技术，以适应临床需求。由于新的诊断技术的不断发展和在医学领域中的普遍推广和应用，使临床中许多疑难问题得以解决并使人们对其有了新的认识，同时也使诊断手段大大增多，因此，注重引进诊断新技术，是提高临床诊断水平的重要途径之一。

病理检查技术虽然是一种比较古老的诊断技术，但直至进入分子病理学的今天，仍在疾病的诊断方面具有独特的实用价值，在临床实际中，许多胃肠道病变，特别是肿瘤和一些胃肠道非特异性炎症病变，虽然可以通过各种实验室检查及 X 线等检查方法进行诊断，但对病变的性质，往往无法确定，其最后确诊多需病理组织学检查的支持。正确的病理组织学检查，对于明确病变性质，确定治疗方案，衡量治疗效果以及估计其预后等，都具有很大的实际意义。

内镜检查可以直接观察消化道内腔病变，采取活组织进行病理检查，并可摄影留做记录。纤维内镜检查技术的日臻完善和迅速推广，成为诊断食管、胃、十二指肠和结肠黏膜病变最有效的手段，其应用范围已从诊断向治疗方面发展，为胃肠疾病的诊断和治疗开辟了广阔的前景。

电子显微镜的应用，使胃肠道上皮细胞和肝脏的亚微结构及其功能的研究得以深入，大大促进了消化道疾病的病理生理和诊断的研究与提高。

电子计算机 X 线断层摄影（CT）诊断消化系统疾病的技术正在发展，特别对消化道肿瘤的诊断与鉴别诊断具有较大的价值。CT 对肿瘤分期的准确度可高达 95%，特别是肿瘤超出食管、胃壁与肠壁部分的大小和程度的探查，优于纤维内镜和钡剂造影检查，只有 CT 才能诊断，并对了解胃肠道肿瘤是否复发，有无其他脏器和部位的转移等，有极大的帮助。正电子发射断层 –X 线计算机断层组合系统（PET-CT）可广泛应用于健康体检和肿瘤诊断、疗效评估与监测，是目前全球最高端的医学影像设备，对消化系统疾病形态学和病理生理的变化非常敏感，可以提供新的技术手段。

彩超的临床应用，对肝、胆、胰、脾及腹水和腹腔内实质肿块的诊断有很高的价值，对已确诊为胃肠道肿瘤的患者，了解有无其他部位的转移，亦有很高的诊断价值，其图像可检出直径为 1.5~2cm 的转移灶；电子计算机处理的超声显像技术更具有分辨率高、成像清晰、报告迅速、使用方便的优点。

放射线核素检测技术用于消化系统疾病的诊断项目日渐增多，尤其对肝、胆；胰等脏器病变的诊断和鉴别诊断，了解其功能状态等都有一定的参考价值；电子计算机处理和放射性核素体层扫描（ECT）也进一步提高了检查的灵敏度和准确性。

有关细胞免疫功能测定，对了解胃肠疾病的免疫功能和发病原理有很大帮助，如通过免疫学检查证实溃疡性结肠炎的病因与自体免疫功能下降有关。

胃液分析与十二指肠引流等消化系统的功能检查，对了解胃肠的功能状态及慢性胃炎、消化性溃疡的诊断亦有一定的意义。

此外，用选择性的血管造影，对了解不明原因的肠道出血和用同位素免疫测定了解胃泌素分泌情况，对消化系统疾病的诊断亦有很大的参考价值等。

（五）预后与转归

疾病的发展变化与转归是多方面因素的综合作用，是多种矛盾斗争的结果。不同的病证，会有不同的演变与转归，在疾病的发展过程中，邪正斗争双方力量的消长与转化，决定了疾病的预后与转归，而其中起关键作用的则是正气的盛衰。正气未虚，正能抗邪，则发病虽急，病情虽重，但治之较易，预后较好；若正气不足，抗病能力低下，虽病情不急，但治之较难，预后也差。

病势的传变趋向，对判断病情的预后与转归亦有重要的指导意义。大体而言，病由表入里，由实转虚，由阳转阴，由热转寒，则提示邪盛正衰，病情加重，预后较差；反之，则是邪退正复，病情好转的佳兆。而诊断是否正确，治疗用药是否合理、及时，可直接影响疾病的预后与转归。

医护人员的责任心，技术水平的高低及医疗设备的状况，是影响疾病预后与转归的又一重要因素。就消化系统疾病而言，只要做到早期诊断，及时治疗，坚持用药及合理调整生活和饮食习惯，除恶性肿瘤晚期外，大多预后良好。疾病的性质与种类，病变的部位及有无并发症等，对疾病的预后与转归亦有很大关系。如胃的良性溃疡与恶性溃疡，良性肿瘤与恶性肿瘤的预后截然不同，早期发现，及时治疗与发现较晚的病变的预后亦有很大差异。发生在食管下段的肿瘤比发生在食管中上段的肿瘤预后为好。又如出血坏死型急慢性胰腺炎与水肿型急性胰腺炎的预后明显不同，出血坏死型急性胰腺炎的病死率可高达70%以上，而水肿型急性胰腺炎的预后大都良好。

判断疾病的预后与转归，还应注意"胃气"的存亡，"人以胃气为本"，中医非常重视"胃气"的存亡。如患者病情虽重，但胃纳尚好，说明"胃气"尚存，正气未衰，预后较好；若食欲全无，食入即吐或吐泻物完谷不化，则属"胃气"衰败，化源将绝，预后大多不良。

精神因素对消化系统疾病的预后与转归亦有很大影响，如患者思想开朗，情绪乐观，有利于提高机体的抗病能力，促使病情向好的方面转化；若情绪不宁，急躁易怒，忧愁焦虑，甚至对所患疾病失去治疗信心，则可使病情加重或向不利方面发展。

此外，体质状态、年龄以及气候变化、居处环境、劳逸失度、生活与饮食习惯不良等，对消化系统疾病的预后与转归亦可产生一定的影响。

二、诊断方法

消化系统疾病临床涉及范围较广。其他系统的疾病皆可有胃肠症状出现。同时，由于西医学的迅速发展，各专业间的相互联系、渗透以及各种边缘学科的出现，很难将各系统的疾病截然分开。因此，在诊断消化系统疾病时，不可忽视与其他系统疾病的鉴别诊断，并应注意其他系统疾病对消化系统的影响。

疾病的主要临床表现多包括症状和体征两方面。对患者症状和体征的详尽分析，是临床诊断的基本过程，包括病史的采集、体格检查和实验室检查。完整的病史及正确的体格检查和实验室检查，是诊断疾病最根本、最重要的手段。消化系统疾病的诊断和其他系统疾病诊断一样，亦离不开这些最根本、最重要的手段，然而一些消化系统疾病的早期，患者可能仅有自觉症状而缺乏客观体征，此时体格检查、仪器和实验室检查可能得不到诊断依据，而在病史采集过程中常可获得诊断线索，从而使疾病得以初步诊断或确诊。若不注意对病史的采集，或内容不全、资料不确切，常会造成漏诊或误诊。因此，诊断中应对患者的症状、病史进行详尽的了解、细心的检查和全面的分析，以便做出正确的诊断。

（一）辨病诊断

1.消化系统疾病的分类

消化系统疾病有多种分类方法。这里

按通常的器官分类方法予以分类，并就各器官的常见症状及各类症状的常见病种作以简要介绍。

（1）食管疾病　主要症状有吞咽困难、胸骨后灼热感、食物反流。常见病种有食管炎、食管憩室、食管癌、食管－贲门失弛缓症。

（2）胃、十二指肠疾病　主要症状为上腹部不适或疼痛、厌食、恶心呕吐：嗳气、胃灼热、反酸等。常见病种有急慢性胃炎、消化性溃疡、胃癌、十二指肠炎、功能性消化不良等。

（3）小肠疾病　主要表现为脐周疼痛、腹胀、腹泻、大便软溏或如水下注，或便中有未完全消化的食物，可同时伴有全身性营养缺乏表现。常见病种有急性肠炎（包括病毒性）、肠结核、急性出血性坏死性肠炎、克罗恩病等。

（4）结肠疾病　主要表现为腹部一侧或双侧腹痛、腹泻或便秘、黏液或脓血便。常见病种有各种结肠炎、肠易激综合征、结肠癌、痢疾和阑尾炎等。

（5）直肠、肛门疾病　主要表现为肛周瘙痒、排便时疼痛或局部压痛、便血、黏液便或脓血便、里急后重等。主要病种有痔疮、肛裂、肛周脓肿、直肠癌等。

（6）胰腺疾病　主要表现为上腹痛（可向腰背部放射）和胰腺分泌障碍所引起的小肠吸收不良和代谢紊乱症状，如消化不良、恶心、呕吐、脂肪泻、食欲不振等。常见病种有急慢性胰腺炎、胰腺癌等。

（7）腹膜、肠系膜疾病　主要表现为腹痛与压痛、腹肌抵抗感和腹水等。常见病种有急慢性腹膜炎、腹腔脓肿、肠系膜淋巴结核、腹膜转移癌等。

2. 消化系统疾病的病因与发病

引起消化系统疾病发生的原因十分复杂，一般有感染，外伤，物理及化学因素，精神、神经因素，营养缺乏，饮食不节或不洁，代谢紊乱，吸收障碍，肿瘤，自体免疫功能下降，变态反应，先天性畸形，遗传和医源性因素等。还有一些消化系统疾病的发病机制尚不十分清楚。每一种疾病可因单个或多种病因而引起发病除消化系统各器官本身功能失常而发生疾病外，常可因其他系统的病变累及消化系统，引起消化系统功能失常而发病。

3. 病史

病史是诊断疾病的基本资料。在消化系统疾病的诊断中尤其重要，往往是诊断的主要依据。采集病史要尽可能耐心、细致、客观，并需作出系统的分析、归纳。应了解疾病发生的全部病程，包括起因与起病情况，发病经过及发病的诱因等。要抓住患者的主诉和主要症状，深入了解其性质、程度、时间、部位、加剧和缓解的规律性以及伴随症状等。女性患者还应了解其月经史、婚育及带下等情况。此外，患者的年龄、性格特点、职业、籍贯、生活经历、饮食习惯、烟酒嗜好及遗传因素等，对一些胃肠疾病的诊断也有一定的意义。

对消化系统疾病的病史采集，应重点了解患者的饮食质量、饮食习惯、食欲和有无偏嗜等。同时还应注意以下情况：有无吞咽困难（开始的时间、对流质与固体食物的反应、发生部位等）、咽下疼痛及胸骨后疼痛；腹痛时的部位、性质、特点及与进食、寒热、体位、精神因素的关系，有无压痛拒按等；有无呕血及便血史，出血时的伴发症状，出血量的大小、颜色及出血诱因等；有无恶心、呕吐、胃灼热及反酸，与饮食有无关系，发生的时间，呕吐量的大小及所含物质等；排便有无异常，大小便的次数、性质、有无黏液及脓血，有无腹痛及里急后重等伴发症状；有无腹胀，体位对腹胀有无影响；腹中有无包块，包块的部位、质地、大小、表面是否光滑、边缘是否整齐、活动情况及有无压痛，发现的时间、生长的快慢等；有无痔瘘及肛裂等。其次要进一步了解患者的全身情况和其他系统的病变可能对消化系统的影响以及治疗、用药情况等。

4. 症状

任何脏器发生疾病，都有其特殊的症状，这些特殊症状，往往是诊断疾病的主要依据。消化系统疾病多有以下胃肠系统症状，但也有病变在消化系统，而症状却是全身性的，临床应注意诊断与鉴别。

（1）食欲不振　食欲减退或消失称食欲不振，严重者称厌食。由食欲中枢调节功能障碍，或胃肠及全身性疾病所引起。食欲不振在消化系统疾病中，主要见于功能性消化不良、各种胃炎、消化性溃疡、消化道肿瘤、炎症性肠病，胃切除术后、肠道寄生虫病等。但也常见于全身性感染性疾病和其他系统疾病如肺结核、垂体功能减退症及精神性障碍等。

食欲不振与厌食为临床极常见的症状，胃肠疾患及全身病变均可引起。但临证中必须分清是厌食还是畏食。畏食者并非无食欲，而是恐惧进食，如因口腔、咽喉疾病，在吞咽时发生疼痛而不敢进食。

（2）恶心与呕吐　二者可单独发生，而多数情况为相继出现，多是先恶心后呕吐。恶心往往是呕吐的先兆。恶心与呕吐是由中枢神经系统传来的刺激，或化学感受器触发区。传来的刺激作用于呕吐中枢而导致。临床有中枢性呕吐与反射性呕吐之分。消化系统病变所引起的呕吐属反射性呕吐的范畴。常见于胃肠道炎症、幽门梗阻、胃黏膜脱垂症、急慢性胃炎、肠梗阻、胰腺炎、腹膜急性炎症等。其他系统疾病亦常引起恶心与呕吐，如神经性呕吐、颅内压增高、迷路炎、尿毒症、酮症酸中毒、心力衰竭、早期妊娠等。此外，特殊气味和情景及一些药物等亦可作用于呕吐

中枢而引起呕吐。

（3）嗳气与反酸　嗳气是指进入胃内的过多空气自口腔溢出的现象。频繁嗳气多因神经精神因素、饮食过急、吞咽动作过多（如口涎过多或过少时）等引起，也可由消化道疾病，特别是胃、十二指肠病变引起。反酸是指由于贲门功能失常或胃的反蠕动致酸性胃液反流到食管、口腔的现象。多因食物、激素或某些药物的作用，影响食管下端括约肌的活力而使胃内容物反流至食管、口腔而致，如胰泌素、多巴胺、巧克力、咖啡及吸烟等。常见于反流性食管炎、消化性溃疡、不完全性幽门梗阻、慢性胃炎、胃肠功能紊乱等。

（4）吞咽困难　是指咽下饮食时感到费力或梗阻不顺。在消化系统疾病中，多由食管炎症、梗阻所致。常见于食管炎、食管良性狭窄、食管良性或恶性肿瘤、食管裂孔疝等。亦可因参与吞咽动作的神经肌肉发生障碍而致，如贲门失弛缓症、神经官能症等。其他系统的病变如口腔、咽喉炎症及脑干脑炎、重症肌无力、多发性肌炎、强直性肌营养不良症、脑血管病等也可引起吞咽困难，而精神因素引起的吞咽困难，最常见于癔病患者。

（5）胃灼热　是患者自觉胸骨或剑突后有一种烧灼的感觉。可与反酸同时发生。此为食管病变的特征性症状。主要由于炎症和化学刺激物作用于食管黏膜而引起。常见于胃、食管的反流性疾病。如反流性食管炎、食管溃疡、胃及十二指肠溃疡病等。实验证明，贲门以上的食管神经、肌肉活动异常，伴有食管张力改变等亦均可导致。

（6）腹胀　为自觉腹部胀气或客观腹部气体滞留两种现象的综合表现。引起腹胀的原因可有胃肠积气、积食或积粪、气腹、腹内肿物、胃肠运动功能障碍等。当上述因素致进入胃肠道和胃肠道产生的气

体总量超过吸收和排出总量，即可发生腹胀。常见于慢性胃炎、消化性溃疡、胃下垂、胃扩张、幽门梗阻、肠结核、完全或不完全性肠梗阻、习惯性便秘、胃肠神经官能症、胰腺炎及消化不良等。如胀气发生在胃和十二指肠，多伴有嗳气或吞酸症状；若发生在下段肠管（如下段肠道梗阻），则多伴有肠鸣。胃肠内腔气体滞留过量引起的腹胀应与气腹区别。若小儿患者腹部明显膨大，其结肠有大量气体滞留，并见扩张的肠型和明显的大便秘结，多见于先天性巨结肠症。腹胀伴有腹水时，患者在自觉症状上常难以区分。检查时可叩及移动性浊音以资鉴别。胃肠胀气亦为脂肪泻的一个重要症状和体征，在原发性或继发性吸收不良综合征时亦均可见到。其他如肺部病变、肝胆疾病、心血管疾患及低血钾等亦可发生腹胀。应注意询问、检查和区别。诊断中应进行相应的胸部检查，注意肠鸣音、胃肠蠕动波、有无腹部肿块等。

（7）腹痛　腹痛是消化系统疾病中最常见的症状之一。特别是急性腹痛，如延误诊断，可造成严重后果。腹痛亦可见于腹外器官和全身性疾病。在消化系统疾病中，多由消化器官的膨胀、狭窄或闭塞、胃肠痉挛、腹膜刺激、血供障碍等原因所致。由于引起腹痛的原因、部位的不同，其疼痛的性质和特点亦不同。

①腹痛的部位：腹痛最初开始的部位，大多是病变之所在部位，在诊断上有重要价值。但有时疾病早期或腹外脏器引起的牵涉性疼痛与其部位不一致。如急性阑尾炎开始时疼痛在中上腹或脐周部，以后才转移到右下腹，诊断时应予注意。

中上腹痛多见于急慢性胃炎、胃穿孔、消化性溃疡、胃黏膜脱垂症、急慢性胰腺炎、胃下垂、胃神经官能症等。其他如急性心肌梗死、急性心包炎等亦可引起中上腹痛。

右上腹痛多见于十二指肠溃疡、穿孔及结肠癌等。肝、胆系统疾患也常能引起右上腹痛，如肝癌、慢性病毒性肝炎、胆囊炎及膈下脓肿等。

左上腹痛常由胃溃疡，急、慢性胰腺炎等引起。其次则常见于脾破裂、脾栓塞、脾曲部结肠癌等。

脐周痛可见于肠炎、肠蛔虫症、机械性肠梗阻、阑尾炎早期等。

右下腹痛常见于急慢性阑尾炎、克罗恩病、慢性痢疾、肠结核。其他则可见于右侧腹股沟疝、右侧输卵管炎及输卵管蒂扭转、异位妊娠破裂等。

左下腹痛多见于细菌性痢疾、溃疡性结肠炎、直肠与结肠癌肿等。也可因左侧输卵管病变、异位妊娠等所引起。

弥漫性或部位不固定的腹痛则多由急性或慢性腹膜炎、腹膜粘连、腹膜癌、神经官能症、肠穿孔等引起。其他可见于铅中毒、腹型恶性淋巴瘤。

②腹痛的性质和程度：由于腹痛的机制可分体干性、内脏性及牵涉性疼痛，三者常彼此交叉，加之个人对疼痛的反应不一，往往可造成误诊。一般来说，阵发性绞痛多意味着腹内空腔脏器发生梗阻或痉挛，如单纯性肠梗阻及肠炎等；持续性腹痛多为腹内脏器的炎症或肿瘤所致，如阑尾炎、胰腺炎、腹膜炎、胃癌及胰腺肿瘤等。但是，临床中常可遇到两种性质的腹痛同时并存的现象。例如阑尾炎的腹痛是持续性腹痛，如果阑尾腔内有粪石梗阻，则可同时并发阵发性绞痛；而单纯性肠梗阻发展成绞窄性肠梗阻时，由于肠管可发生炎症或坏死，其疼痛可由阵发性绞痛演变成持续性腹痛阵发性加剧。所以，在询问病史及检查过程中，应全面了解发病的全过程，不能将两种腹痛的性质孤立对待。另外，腹痛的程度对腹痛的诊断亦有帮助。属外科急腹症的腹痛均较剧烈，胰腺炎、

溃疡病穿孔及肠扭转的腹痛均为突然发作的剧痛，阑尾炎、肠梗阻（闭袢性梗阻除外）等多为逐步加重性腹痛，肠炎常在排便后腹痛减轻。腹痛的放射部位对腹痛的诊断亦有一定参考价值。如胰腺炎引起的腹痛常伴有左腰背部之带状放射痛，胆囊炎、胆石症的疼痛常可向右肩胛部放射，而子宫与直肠疼痛常放射至腰骶部。

此外，还应深入了解腹痛发生的诱因、时间、伴发症状以及加重或缓解的因素等。

（8）腹泻　腹泻为消化系统的常见症状。多由肠蠕动加速、肠分泌增加和吸收障碍所致。有时腹泻可与脓血便或里急后重同时并见。腹泻多见于肠道病变，亦可由精神因素及其他器官病变而引起。腹泻伴水样或糊状粪便提示病位多在小肠，伴里急后重是直肠受激惹的症状，多因炎症或直肠癌所致，结肠炎症、溃疡或肿瘤可见脓血或黏液便。

短期腹泻多为炎症刺激肠道黏膜，使分泌增加所致。常见于急性肠炎、痢疾、霍乱、细菌性食物中毒以及某些急性传染病（如流行性感冒、急性肝炎）等。营养不良、肠道寄生虫病亦可引起腹泻。长期应用抗生素，使肠内正常菌被破坏，常可引起严重腹泻，其腹泻特点为粪便呈绿水样，其间杂有蛋花样黏液。

长期慢性腹泻常见于慢性细菌感染性疾病，如慢性细菌性痢疾、肠结核、肠道菌群失调、克罗恩病、慢性非特异性溃疡性结肠炎、肠道肿瘤等。原发性小肠吸收不良和慢性萎缩性胃炎、胃肿瘤、慢性胰腺炎等，亦可引起慢性腹泻。临床应结合体征及有关实验室检查，仔细鉴别特别是肠结核、乙状结肠癌、直肠癌引起的腹泻，其粪便常呈黏液血便或脓血便，易被误诊为慢性痢疾，应予充分注意。

（9）腹内包块　是由腹腔内的器官和组织因各种原因发生肿大、膨胀、增生、粘连或移位所形成。腹内包块一般起源于所在部位的脏器，但肿块过小常不易触及和发现，过大则难以确定其起源部位。尤其是腹腔内的炎性包块、恶性肿瘤、肠系膜淋巴结核等，往往范围广泛，部位不一，难以确定其起源部位与性质。诊断中应结合肿块的部位、体征与伴随症状和必要的仪器及实验室检查，以明确诊断。

腹内肿块长时间存在，且生长缓慢而无明显症状者，大多属良性的脂肪瘤、囊肿等；腹部受伤后很久始发现有肿块者，应考虑胰或肠系膜囊肿；肿块如在高热、寒战、腹痛与白细胞增多情况下发生，提示腹腔内有脓肿形成，如阑尾炎等。

腹内肿块的所在部位对确定肿块发生在何脏器组织很有帮助。腹内包块一般起源于肿块所在部位的脏器。但由于腹腔内包块的脏器组织较多，难以确定，故诊断时应注意详细询问其病史和体格检查。一般而论，中上腹部肿块常见于胃癌、胃黏膜脱垂症、胰腺囊肿及胰腺癌、肠系膜淋巴结核、肠系膜囊肿和大网膜囊肿等；左上腹部肿块常见于脾脏及胰腺病变，如脾肿大、胰腺囊肿和胰腺癌及脾曲部结肠癌；右上腹部肿块，多属肝胆系统疾患所致，如肝大、肝癌、胆囊炎或积水等；肿块见于右下腹部，多为阑尾周围脓肿、回盲部结核及大网膜扭转等，也可见于妇女卵巢肿瘤等；左下腹部肿块常见于慢性非特异性溃疡性结肠炎、结肠或直肠癌及左侧卵巢肿瘤等；广泛性与不定位性的腹部包块，多见于结核性腹膜炎、腹膜转移癌、肠套叠、蛔虫性肠梗阻、肠扭转等。

腹内肿块诊断，需与腹壁肿块和腹内假性肿块区别。腹壁肿物如脂肪瘤、腹壁脓肿等位置较浅，可随腹壁移动，患者收紧腹肌时肿物较显著，腹肌松弛时肿物即不明显，肠管内积粪时，可在积粪的肠管局部触及包块，但经清除肠道积粪后，包块即消失。此外，膀胱尿潴留、妊娠的子宫、腹部外疝、脊柱前弓等亦可能误诊为腹内肿块，应注意鉴别。

腹部肿块的性状对确定肿物所属脏器和性质亦有一定的价值。如肿块表面平滑呈囊样感者，多见于胰腺、肠系膜、大网膜等脏器的囊肿或脏器积水；肿物呈腊肠状突起多见于肠套叠及蛔虫性肠梗阻；而肿块外形不规则或表面呈结节状而硬实者，常提示为腹腔内恶性肿瘤；有明显压痛的肿块多为炎性肿块，如结核性腹膜炎、阑尾周围脓肿等。

腹内包块的伴随症状和体征的检查，对诊断亦有重要意义。如腹内肿块伴有腹痛、呕吐、腹胀、腹泻或便秘，多见于肠梗阻、肠恶性肿瘤等；伴腹水则多见于结核性腹膜炎、腹膜转移癌等；伴有黑便可见于胃或小肠肿瘤；伴有血便应注意结肠肿瘤及肠套叠等。

腹部 X 线造影、彩超、内镜检查、CT 及各项实验室检查可对肿块的形状、部位、大小、性质等做出诊断或确诊。

（10）呕血与便血　呕血是指食管、胃、十二指肠以及胰腺、胆道部位的出血从口腔排出。大便带血或全为血便，色鲜红、暗红或如柏油样称便血（大便如柏油样也称黑便）。通常 Treitz 韧带以上部位的消化道出血多为呕血，Treitz 韧带以下部位的消化道出血常引起黑便或血便。上消化道出血常见黑便，便血患者可无呕血。如 Treitz 韧带以下部位的消化道出血量多，血液反流入胃，也可引起呕血。上消化道出血量在 50ml 以上时可引起黑便。呕血与便血的性状与颜色主要取决于出血量多少和出血位置的高低以及血液在胃、肠内停留的时间。一般情况下，上消化道出血量少或血液在胃内停留时间较长，由于胃酸的作用，其血多呈棕黑色咖啡渣样，反之则为鲜红或暗红色。上消化道出血的一部分

残存血液进入肠道，血中的铁可与肠道中的硫化物结合成为硫化铁，故上消化道出血患者的大便可呈暗红色或柏油样黑色便。但如上消化道出血量大，肠蠕动过快，亦可出现鲜红色血便。下消化道出血患者多排出暗红色或较鲜红的血便。出血部位在小肠或结肠时，血便往往呈暗红色。出血部位越近肛门，出血颜色越鲜艳。临床应根据病史、体征和伴发症状，结合实验室及仪器检查，尽快确定出血部位和原因并及时予以处理。

呕血与便血常由消化系统病变所致，其他系统的疾患或全身性疾病亦可引起。诊断时，必须先排除口腔、牙龈、鼻咽等部位的出血。呕血还须与咯血相鉴别。此外，进食大量动物血、活性炭、铁剂、铋剂或某些中草药等，常可出现黑便，须注意鉴别。

呕血最常见的原因依次为消化性溃疡、肝硬化并发食管与胃底静脉曲张破裂、慢性胃炎、胃癌、胃黏膜脱垂症等。但亦有少数病例虽经详细检查而出血灶仍不明。

若呕血有消化性溃疡病史，且呕血后上腹痛缓解，则出血可能因溃疡病所引起；若出血后上腹痛仍不缓解，则有胃癌的可能。若患者有肝炎、黄疸病史，呕血突然发生，血色鲜红，涌吐而出或呈喷射状，伴有蜘蛛痣、肝掌、脾肿大、腹壁静脉怒张、腹水等体征，则有助于肝硬化并发食管与胃底静脉曲张破裂出血的诊断。呕血伴有吞咽困难，多源于食管癌或食管溃疡。

小肠出血时，便血多为暗红色，若血液在肠道内停留时间长，亦可呈柏油样便。但出血量大时，又可见鲜红色血便。结肠和直肠出血多为鲜红色血便，高位结肠出血，血常与大便混杂；乙状结肠和直肠出血时，常有新鲜血液附着于大便表面。

少量的便血多来源于直肠和乙状结肠或降结肠的病变，如痔、溃疡性结肠炎、

结肠或直肠癌。大量的便血应考虑来自上消化道或急性出血性坏死性肠炎及肠伤寒等。

血在大便后滴下，不与粪便相混，多见于内痔与肛裂，亦可为直肠息肉或直肠癌。血与粪便相混杂并伴有黏液者，多见于结肠癌和慢性结肠炎。脓血便并伴有黏液，多为痢疾或结肠结核、慢性非特异性溃疡性结肠炎。

便血伴剧烈腹痛，应考虑出血性坏死性肠炎、肠系膜血管阻塞或肠套叠等。便血伴有腹内肿块，多为结肠癌、肠套叠等。

便血除胃肠系统疾病外，亦可见于血液系统疾病、急性感染性疾病、尿毒症及维生素缺乏等。详细的病史及体格检查，结合有关的器械和实验室检查有助于呕血与便血的诊断和鉴别诊断。

（11）便秘　是指排便间隔时间延长，排便次数减少，大便干燥，排出困难。其病因多由饮食过少或水分不足、年老久病体弱、神经、精神因素和器质性消化系统疾病变致结肠、腹肌、膈肌及提肛肌肌张力减退或腹压降低而排便动力不足，肠蠕动减慢所致。亦可因排便习惯不良以及结肠、直肠、肛门病而造成排便障碍，引起便秘。

便秘的分类有以下几种：按原因可分为原发性便秘和继发性便秘；按病位可分为上行结肠型、横行结肠型、下行结肠型和直肠型；根据临床表现分为一时性便秘、急性便秘和慢性便秘；按病理分为功能性便秘与器质性便秘。一般主张按病理分为功能性便秘和器质性便秘为宜。功能性便秘又可分为弛缓型、痉挛型和直肠型三类。

一般认为由肠肌神经兴奋性减退所致的便秘称为弛缓型便秘，又称运动功能低下性或低紧张性便秘。是慢性便秘中最常见的类型。在临床中找不到明确病因的便秘几乎都属此型。该型的特点：一般没有

特殊的痛苦，以便意感消失或淡漠、便次间隔时间长、排出困难、腹部可有胀满不适等症状为主要临床表现，所以，又称为习惯性便秘。长期忽视便意及年老、体虚、产后、食量不足、长期使用泻药、内分泌紊乱及维生素 B 族缺乏等引起的便秘多属此类。

痉挛性便秘又称运动失调性便秘。多因为自主神经系统功能失调，副交感神经功能亢进而致肠运动异常。该型的特点为便秘与腹泻交替出现。下腹部不适或钝痛，粪便如羊矢状、食欲不振、嗳气等症状。左下腹可扪及痉挛的肠管和粪块。常见于过敏性肠炎、肠结核、胃和十二指肠溃疡、溃疡性结肠炎、克罗恩病等。

直肠型便秘又称直肠排便困难症。一般认为是由直肠壁的感受神经细胞应激性减退，不能对进入直肠的粪便产生适时的排便反射所致。直肠脱垂、肛门括约肌弛缓无力也可引起直肠型便秘。常与弛缓型便秘合并出现。其临床特点主要以肛门下坠、排便困难、有排出不尽和残留感为主要症状。劳动及精神紧张、长期旅行及肛裂、痔疮、肛周围脓肿等患者因恐惧大便引起疼痛者，多属此型。

因大肠形态改变而致粪便排出障碍引起的便秘称器质性便秘。如肿瘤引起的便秘，多有粪便形态改变，变细或变扁，或带有血液或黏液。若突发便秘，伴腹痛、恶心呕吐者，多为肠扭转、肠套叠等肠道梗阻性病变。如有腹腔手术病史，并有明显的广泛或局部包块者，可能为肠粘连。慢性结肠或直肠炎症患者继发便秘时，应考虑肠腔形成瘢痕性狭窄所致。腹部 X 线造影、直肠指诊、内窥镜检查等有助于诊断。

5.体格检查

全面系统的体格检查，是获取重要体征和鉴别诊断的必要过程。虽然腹部检查

对消化系统疾病诊断尤为重要，但亦不可忽视身各部位的一般检查，以便综合分析，防止误诊与漏诊。

全身的一般检查应注意皮肤、黏膜、营养状态、淋巴结有无肿大及巩膜、口腔的检查。如，腹部两侧皮肤及脐周皮肤出现瘀斑，对于急性出血坏死性胰腺炎；结节性红斑对于肠结核、结核性腹膜炎的诊断很有帮助。腹腔内淋巴肉瘤可引起全身淋巴结肿大。左锁骨上淋巴结肿大，推之固定不移，则提示有胃肠道及胰腺等部位恶性肿瘤的转移。腹股沟淋巴结肿大，可见于直肠癌转移，因此不可不查。其次还应注意胸部视、触、叩、听的检查，以便综合判断。

腹部检查对消化系统疾病的诊断非常重要。可为进一步选择其他辅助检查措施提供线索。腹部检查包括腹部外形，皮肤及腹壁静脉情况，腹肌有无强直，腹部有无压痛及反跳痛，有无腹块及移动性浊音，腹部有无胃肠蠕动波及肠鸣音情况等。

（1）腹部视诊　腹部视诊应注意其外形是否对称，有无隆起及凹陷。全腹隆起可分为球形隆起和蛙腹，多见于腹内胀气、腹水和腹内脏器炎性肿大、癌肿及肠梗阻。可结合叩诊及触诊进一步检查。局限性隆起多与其部位下面的脏器有关。

若见腹部静脉曲张暴露，应注意其分布情况及血流方向。多见于门脉循环受阻引起的侧支循环形成。如肝硬化等。

腹部有胃及肠型和胃肠蠕动波，对肠道梗阻性病变有一定的诊断价值。幽门梗阻时，胃蠕动增强，可于左肋缘下看到开始向右下后消失于右上腹的胃蠕动波。小肠梗阻，特别是小肠上端梗阻时，可在脐周附近出现方向不固定的肠蠕动波或肠型。结肠梗阻，尤其是低位结肠梗阻，可在梗阻部位的上方见到膨隆的肠型出现。

此外，尚应注意腹部皮肤的颜色，有无色素沉着及瘢痕；脐部有无凸起及溃疡；腹部有无搏动等情况。

（2）腹部触诊　腹部触诊对了解腹内脏器及病变情况更为重要，可补充视诊之不足。腹部触诊内容包括腹肌紧张度，有无压痛及反跳痛，液波震颤、搏动、腹内脏器位置及肿物的形态等。

腹肌紧张度增高，伴有局部的压痛或反跳痛，多为腹内相应部位的脏器发生急性炎症所致，如急性阑尾炎等。如全腹肌紧张，伴广泛性压痛及反跳痛，多由腹内急性炎症及胃肠穿孔或胰腺炎急性发作而造成的腹膜刺激所造成，见于各种腹膜炎、胃溃疡并发胃穿孔、急性阑尾炎肠穿孔、急性胰腺炎等。

产生腹部压痛的原因是腹内有炎性病变，压痛可为局限性或全腹性。浅在的压痛多见于腹壁疾患。深在的压痛多为腹内脏器病变引起。反跳痛的出现，表明腹膜有炎症或内脏炎性病变或癌肿破裂侵及腹膜所致。

对腹内脏器的触诊，可了解其各脏器的形态、大小、质地、有无结节，边缘是否整齐和触痛情况，以便了解各脏器的功能状态。

对腹部肿物的触诊，应注意其部位、大小、形态、质地、搏动情况、移动与否及活动度和方向、与邻近脏器的关系等。一般而论，腹内触到肿物之处，也常是腹内脏器病变之所在，但也不能完全排除其他脏器病变转移的可能。如肠系膜转移癌常由其他部位癌肿转移而致。肿物表面光滑，边缘整齐，活动度较好，或有触痛感，多为脏器炎症或良性肿瘤。表面粗糙不平呈结节状，活动度差，边缘不整齐，多为恶性肿瘤或肠粘连。肿物与邻近器官粘连而无明显压痛，多为肿瘤引起；有明显的压痛则为炎症所致。肿块的大小对鉴别诊断很有意义，巨大的肿物见于肝癌、胰腺假性囊肿及卵巢囊肿等。若肿物很快长大，多为胃肠道充气现象。

（3）腹部叩诊　腹部叩诊的目的，在于确定实质脏器的界线，了解有无腹水及胃肠道胀气，确定腹内肿物为实质性病变还是粘连的肠管等情况。正常情况下，肝、脾、妊娠的子宫、充盈的膀胱部叩诊呈浊音，除此之外的腹部叩诊皆为鼓音。当胃肠道胀气时，鼓音区可明显增大。当腹腔内有腹水、巨大实质肿物、囊性肿物时，鼓音区则缩小。腹水时叩诊可有移动性浊音。

（4）腹部听诊　腹部听诊包括肠鸣音、振水音、血管音、摩擦音等。

肠鸣音增强，频率增加但音调不高，多见于急性肠炎和服用泻药之后。急性机械性肠梗阻的早期，肠鸣音可增强，音调高，频率快，同时伴腹痛、肠型及肠蠕动波。随着梗阻时间的延长，肠鸣音可减弱。而肠鸣音明显减弱或消失，则为麻痹性肠梗阻的特征。

腹部听到振水音，提示胃或肠内同时有大量的液体和气体存在。正常人大量饮水后亦可出现胃部振水音，但多于饮水后或饭后6小时消失。胃扩张及胃张力减退时，振水即持续存在。

腹主动脉瘤、腹主动脉炎或肿物压迫腹主动脉时，可在上腹部听到收缩期吹风样杂音。胰尾癌时可在左上腹听到收缩期吹风样杂音。

此外，对肛门和直肠的检查亦不可忽视。肛门的检查应注意有无血性或脓性分泌物，黏膜有无苍白、肥厚、上皮脱落等现象。肛周有无皮疹及直肠有无脱垂等。尤其是有些性病可在肛门周围发生皮疹，应注意全面检查及病史的询问。其次应注意检查有无肛裂及瘘管等。

直肠检查主要为直肠指诊和内窥镜的检查。应注意肛门括约肌的紧张度。肛门括约肌过度紧张，见于肛裂。肛门括约肌过度松弛则见于神经功能障碍。如在肛门齿状线以上触到大小不等的曲张静脉团，柔软而有弹性，则为内痔的特征。直肠癌为突出到肠腔的结节状肿物，触之坚硬。直肠扩张，见于腹膜炎。

6. 辅助检查

（1）实验室检查

①血常规：血红蛋白和红细胞计数不仅能反映患者的贫血程度和种类，还能提示有无继续出血的可能。血红蛋白和红细胞下降，说明患者有贫血。若血红蛋白进行性下降见于消化道出血的患者，应考虑出血再继续进行。白细胞总数及分类明显增高，提示有消化系统的急性炎症。多见于急慢性胃肠炎、急性阑尾炎、急性胃炎及急性细菌性痢疾等。白细胞总数及分类明显下降，说明患者有病毒感染或有结缔组织病变。疑有出血性疾病或血液病时，应做血小板计数，凝血酶原测定，出、凝血时间的检查等。必要时可做骨髓象检查，以明确诊断。血沉加快提示有结核、肿瘤及结缔组织病变，如肠结核、结核性腹膜炎、皮肌炎及癌肿。

②尿常规：蛋白尿、脓尿、血尿有助于泌尿系感染的诊断与鉴别诊断。尿糖及尿酮体阳性，提示有糖尿病和糖尿病酮症酸中毒的存在。

③大便常规：大便检查在消化系统疾病中尤为重要。有时仅据大便外观即可做出诊断。粪便检查包括肉眼观察外形、硬度、颜色、气味及有无脓血、黏液等。此外，还应进行化学检查、显微镜检查及细菌学检查等。大便扁平或细如笔杆，见于肛门或直肠狭窄，如结肠或直肠癌等；脓血便见于细菌性痢疾。大便的颜色常有助于疾病的诊断与鉴别诊断，如大便呈灰白色见于阻塞性黄疸；油灰色大便可见于阻塞性黄疸和结核性腹膜炎；绿色大便多见

于婴幼儿腹泻；黑便多见于上消化道出血和大量进食动物血、锑剂、铋剂之后。如大便呈柏油样，提示为消化道活动性出血；暗红色或鲜血便则多见于下消化道出血，如直肠癌、直肠息肉等。痔疮常在便后滴血。同时，大便隐血试验呈阳性反应，对胃肠道不显性出血很有诊断价值。大便镜检有虫卵时，有助于对肠道寄生虫的诊断。粪便细菌培养及内毒素分离对病原学能做出明确诊断。

④生化检查：各项生化检查对了解脏器及机体的功能状态，辅助诊断与鉴别诊断具有重要的临床意义。临床应有选择地进行检查。如血清淀粉酶显著增高，对诊断急性胰腺炎有决定性意义。血清凝集试验有助于变形杆菌和致病性大肠埃希菌性食物中毒及某些肠道感染性疾病的诊断。

⑤胃液分析：胃酸过多提示十二指肠溃疡或慢性肥厚性胃炎；胃酸缺乏或无胃酸，提示胃癌或慢性萎缩性胃炎。

⑥脱落细胞检查：空腹胃液及胃肠冲洗液脱落细胞检查，对胃癌、贲门癌及部分肠道恶性肿瘤的诊断仍有一定价值。尤其是与纤维内镜直视下有选择地采取活体组织检查相配合，其阳性率更高，可作为胃癌早期诊断方法之一。

⑦病理活体组织检查：活体组织检查，对许多消化系统疾病，特别是肿瘤及一些特异性炎症病变性质的明确、确定治疗方案及估计患者预后具有很大的实际意义。

⑧免疫学检查：免疫学检查对了解疾病的免疫功能和发病原理有很大帮助。癌胚抗原（CEA）对胃肠道肿瘤，尤其对结肠癌、直肠癌的诊断有一定价值。

（2）X线检查　X线放射检查是胃肠系统疾病诊断的重要手段之一。对了解食道、胃肠等脏器的形态、位置、大小、功能活动情况及病理变化有着重要的临床意义。可发现有无肠腔内积气、积液、异物，肠

管梗阻的部位、胃肠蠕动状态及较大肿瘤的软组织阴影等。胃肠穿孔时，两侧横膈下有气体积聚。肠梗阻时，梗阻以上部位可见肠腔积气和积液平面。如见胃影扩大，蠕动加强和胃排空时间延长，提示有幽门梗阻。食管、胃、肠腔有恶性肿瘤时，钡剂造影可见食管、胃、肠腔钡影残缺、癌性龛影、狭窄与梗阻、蠕动差。若与充气对比双重造影则阳性率更高。胃肠钡剂造影还是确定胃黏膜脱垂症的决定性诊断方法，而胃镜检查对本病的价值不大。造影中可见十二指肠球底部呈现残缺阴影，幽门管增宽、胃蠕动增强和不同程度的幽门梗阻。如脱垂的胃黏膜占据球底中央，可使十二指肠球部呈"香蕈状"变形；在球底部，可呈"降落伞状"变形，并可见到脱垂的黏膜皱纹。胃下垂时，可见胃的位置下降，张力减退，胃小弯角切迹低于髂嵴连线水平，胃呈马蹄形、球形受牵拉延长，其上角尖锐。

（3）内窥镜检查　内镜检查可以直接观察消化道内腔病变并能采取活体组织进行病理学检查，还可摄影留作记录。内镜检查为诊断食管、胃、十二指肠、结肠黏膜病变最有效的手段，可以弥补X线放射诊断的不足，为疾病早期采取活体组织作病理学检查和早期诊断提供了重要手段。

消化道黏膜病变的内镜检查所见可有充血、水肿、萎缩、肥厚、溃疡、糜烂、出血、渗血、隆起、肿瘤、息肉样变、管腔痉挛及梗阻等。并可对病变的位置、形态、大小、数目、范围、活动度、表面颜色等情况做出明显的定性定位诊断。对肉眼尚不能定性的可疑病变应及时取活组织送病理检查。

如内镜下见食管黏膜出血性浅表溃疡，并有融合的黏膜肿胀、潮红、病变之间无正常黏膜时多为急性食管炎的特征；见有食管壁突入管腔、表面溃疡渗血、食管扩

张度差及食管环形狭窄或梗阻时，多为食管癌征象。

若胃镜下见胃黏膜充血，红白相间，稠性黏液附着于黏膜，黏膜水肿反光增强，伴有渗血、出血、糜烂者为表浅性胃炎；如见胃黏膜色幽暗，失去光泽，皱襞粗大柔软，黏膜增厚呈结节状，并有炎症浸润黏膜层，腺体大量增生，则为肥厚性胃炎；而胃黏膜灰红、灰白或灰黄色，皱襞变薄、平坦，黏膜下血管显露，炎症浸润黏膜下层，腺体大部消失时，可诊断为慢性萎缩性胃炎。若见胃、肠黏膜有局部隆起或块状突起，中心凹陷或如菜花样突入胃和肠腔，表面颜色变为灰白或黄色，有秽浊黏液附着或覆盖于溃疡面，溃疡的边缘坚硬而不规则，易出血多为胃、肠道的恶性病变。

如结肠部镜下病变呈弥漫性和连续性分布，黏膜充血水肿，血管纹理消失，脆性增加和颗粒性改变，或有脓性渗出物及小溃疡者，多为慢性溃疡性结肠炎。此时应与克罗恩病相鉴别。克罗恩病病常呈典型的分段分布，病变与病变之间肠黏膜正常，病变部位可见散在的大小不等的口疮样溃疡，随着病情发展，口疮样溃疡融合为纵行溃疡，黏膜水肿或苍白隆起呈卵石样，可形成假性息肉和狭窄。

（4）胃肠激素的测定　随着内分泌研究的不断深入。胃肠激素的研究和临床应用也得到了迅速发展。胃肠激素的生理病理学意义和在诊断治疗中的作用，日益被医学界所重视。通过对被分离和确定的近50种胃肠激素的研究表明，胃肠激素有着不同的分泌方式及不同的分布和作用。为临床诊断和治疗提供了有力的依据。

对于消化系统内分泌肿瘤（胰腺内分泌肿瘤），胃肠激素既是此类肿瘤的标志物及诊断依据，又是各种症状产生的病理生理基础。由于此类肿瘤均起源于神经外胚层，具有共同的生化特点，且大多数均

能产生和分泌多种生物活性肽，但其中有一种是最主要的，通过对产生和分泌的激素的测定和（或）激发、刺激试验对此类肿瘤的诊断和鉴别诊断有决定性意义。如胃泌素瘤与消化性溃疡，由于胃泌素瘤的主要临床表现是消化性溃疡，在症状及严重程度上均和溃疡病有颇大重叠，且普通十二指肠溃疡中也有12%的患者BAO＞15mmol/h，若患者空腹血清胃泌素增高（＞1000pg/ml）且伴高胃酸分泌，胃泌素瘤即可确立，对二者有重要的鉴别意义。

若餐后胰多肽（PP）释放降低，有助于慢性胰腺炎的诊断，虽然一部分正常人餐后PP释放也偏低，可影响本试验在诊断中的价值，但PP试验仍不失为追随慢性胰腺炎病情变化的手段。此外据报道，轻度慢性胰腺炎时抑胃肽释放增加，但重度慢性胰腺炎时则不明显。

在十二指肠溃疡病中，可见部分十二指肠溃疡患者有空腹或餐后血清胃泌素增高，胃窦胃泌素含量增加及（或）生长抑素含量减少，胃窦G细胞增多及（或）D细胞减少，胃内低酸度对胃泌素释放的负反馈调节作用减弱，壁细胞对胃泌素的敏感性增高，G细胞对胃泌素释放肽的反应性增强。但目前尚未得到一致认同。

胃大部切除及胃空肠吻合术后餐后胃泌素释放明显减少，而血浆胰岛素、肠高糖素和抑胃肽则明显增高。倾倒综合征患者餐后GIP、肠高血糖素、NT、VIP、PYY均高于正常人。

成人乳糜泻可有SEC（促胰液素）、CCK（胆囊收缩素）、GIP（抑胃肽）释放减少，而肠高糖素则增多。

此外，胃泌素释放肽能使肺癌细胞中该肽的mRNA增加，并使癌基因cfos增加，分别表明胃肠激素（胃肠肽）对肿瘤细胞的自分泌调节作用及胃肠道肽类生长因子和癌基因的关系。且表明肿瘤细胞的肽类

生长因子受体对肿瘤预后的判断有意义。如 EGF 受体在胃癌和乳腺癌的过度表达为预后不良的指征等等。

此外，B 型超声波检查和电子计算机 X 线断层摄影（CT）对消化系统病变的诊断亦有一定的临床价值。尤其是 CT 对胃肠道肿瘤的诊断和分期具有较高的准确度。优于纤维内镜和 X 线钡剂造影检查。因为肿瘤超出消化道管腔以外部分的大小和程度，只有 CT 才能诊断。并能对肠系膜新生物（如胃、结肠、胰腺以及其他腹腔内的癌肿转移到肠系膜时）做出较正确的判断。

（二）辨证诊断

1.胃病的辨证诊断

由于胃与脾在脏腑生理上的特殊关系，两者在病理上常相互影响，故有"胃病脾亦病，脾病胃亦病""实则阳明，虚则太阴"之说。所以，在对胃病的辨证时，离不开对脾的辨证，这是胃病辨证的突出特点。

因胃主受纳，腐熟水谷，故胃的病变以受纳、消化功能的异常为其主要病理改变，胃气不和及上逆为其基本病机。胃病以胃脘不适或疼痛，不欲食，呕吐，嗳气，呃逆，吐酸等为常见症状。胃病的常见证型如下。

（1）寒邪犯胃证　由寒邪直犯胃腑所致，是以脘腹冷痛暴作为主症的实寒证候。

临床表现：胃脘拘急冷痛，病势急剧，得热痛减，遇寒痛增，脘痞腹胀，恶心呕吐，口淡不渴或泛吐清水，舌苔白润，脉弦紧或沉紧。

辨证要点：本证以胃痛暴作，拘急冷痛，胃脘喜热畏寒，有感寒、饮冷诱发为辨证要点。

（2）胃热火炽证　本证为阳热亢盛，胃火过旺，表现为胃脘灼痛，口渴便秘为主的实热证候。

发病机制：多因热邪犯胃，或过食辛辣温热之品，或情志失调，气郁化火等，致胃火过旺，阳气充盛而成。

临床表现：胃脘灼痛拒按，喜凉恶热，渴甚冷饮，或消谷善饥，或食入即吐，或吞酸嘈杂，或牙龈肿痛、溃烂出血，口臭，大便秘结，小便短赤，舌红苔黄，脉滑数。

辨证要点：本证以胃脘灼痛，渴喜冷饮，便秘溲赤，舌红苔黄，脉数为辨证要点。

鉴别诊断：本证与胃火上炎同属一类证候，均以胃热偏盛为其共同特点。其中胃火上炎证除胃热见证外，尚可影响到胃经循行部位而见面颊热痛，牙龈及咽喉肿痛等证。

此类证候须与胃肠热结证加以区别，二者虽均可见大便秘结，小便短赤等证，但此类证候多属慢性过程，其热多为无形热邪，病位主要在胃。而胃肠热结证则为有形热邪结聚胃肠，属急性病程，病位偏于肠，以但热不寒，或潮热汗出，大便燥结，腹痛拒按，或神昏谵语为特征。

（3）食滞胃脘证　是因食滞胃脘，或停滞于胃肠，表现为胃气壅遏，胃失和降为主的食积证候。

发病机制：多因暴饮暴食，壅遏胃气，胃失和降，食积不化；或因胃气不健，偶因饮食不慎而成滞。

临床表现：脘腹痞满胀痛，厌食，嗳腐吞酸，或呕吐酸腐食物，或泻下酸腐臭秽，或大便黏腻不爽，吐泻后胀痛减轻，舌苔厚腻，脉滑或沉实。

辨证要点：本证以暴食后发生脘腹胀痛，嗳腐吞酸，呕吐为辨证要点。

鉴别诊断：本证需与脾胃素虚，消化功能减退，稍进不易消化的食物便成食积证者鉴别，此类患者一方面有食积见症，一方面有脾胃虚弱症状，属虚实夹杂证，临证应予以区别。

（4）胃阴不足证　是因胃之阴液不足，

胃失濡润，表现以胃失和降和阴虚证候并见的证候。

发病机制：多因温热病后期，热耗津伤，或吐泻太过，或过食辛辣香燥之物，或过用温燥之药，致胃津亏耗，阴液不足，胃失濡养所致。

临床表现：胃脘嘈杂隐痛，饥不欲食、口燥咽干、大便干结，或脘痞不舒，或干呕呃逆，舌红少津，脉细数。

辨证要点：本证以胃脘嘈杂隐痛，饥不欲食，干呕及舌光红少苔等明显的阴虚见症为辨证特点。

鉴别诊断：本证与脾阴虚证在临床表现上大多相似，但脾阴虚证的实质为气阴两虚，是以脾气虚、阴虚及热象并见的证候，但三种见症又都不明显。而胃阴虚证的本质是热耗津伤，热象及阴虚见症都较突出为其特点。

（5）胃气虚弱证　是胃气不足，胃失和降，出现以胃的受纳与腐熟水谷功能减退为主要表现的证候。本证常与脾气虚同见，常称脾胃虚弱或脾胃气虚证。

发病机制：多由饮食不节，病后失养、劳倦虚损，或吐泻太过伤及胃气，致胃气不足，升降失常而成。

临床表现：胃脘隐痛不适，按之则舒、纳呆，或食后不易消化，或食后恶心呕吐，伴少气懒言，面色萎黄，精神倦怠，舌淡苔白，脉虚弱。

辨证要点：本证以胃脘隐痛，按之则舒，食后不易消化及气虚证并见为辨证点。

鉴别诊断：本证与脾气虚的区别，二者在症状上大多相似，但脾气虚以健运失职为主，故以食后腹胀便溏，浮肿为特点，常伴有出血及眩晕症状；而本证以胃的受纳、腐熟功能减退为主，症以胃脘隐痛不适，食欲不振，食难消化为特点，常伴嗳气、恶心呕吐等症。

本证应与中气不足证区别，中气不足证为脾胃同病，既有脾气不升表现，又有胃失和降的症状。而本证病位主要在胃，脾气虚见症一般不明显是为二者的不同点。

（6）胃阳虚证　是由胃阳不足，虚寒内生，胃失温养而成，是胃脘隐痛和虚证并见的证候。又称胃气虚寒证。

发病机制：本证多因饮食不节，过食生冷，劳倦虚损，或胃寒证反复发作，日久胃阳被损而成。

临床表现：面色无华或淡白，空腹时胃脘隐痛，喜温喜按，得食痛减，但不能多食，寒冷、劳累、饮食不慎或情绪不宁可致胃痛发作，伴嗳气，泛酸或吐清水，舌淡胖，苔薄白，脉弦细而缓。

辨证要点：本证以空腹胃脘隐痛，得食则减，喜温喜按为辨证要点。

鉴别诊断：本证与脾气虚弱证的区别，二者均为里虚证，同有脾胃气虚的见症，但本证病变主要在胃，多无便溏腹泻之脾虚证，而有胃痛、喜温喜按、泛吐清水等虚寒证；而脾气虚证以脾为主，寒象不明显，以便溏为主症，一般无胃痛。

本证与寒邪犯胃证均有寒象，同有喜热恶寒，遇寒加重的特点，但二者虚实有别，本证喜温喜按，按之则舒，且得食则减；而寒邪犯胃证属实，虽喜温而拒按，按之痛剧，且与饥饱无直接关系。

2. 脾病的辨证诊断

脾与胃互为表里，职司水谷精微的运化与转输，故有"气血生化之源，后天之本"之称。具主湿与统血之功。所以脾病以运化迟钝，而致营气亏虚，水饮停留，以及统血失职，清阳不升为其主要病理改变。脾病以腹胀隐痛、便秘、浮肿、出血等为常见症状。

在脾病的辨证中，尚应注意两点，一是脾与湿的关系，脾主运化，主湿又恶湿，湿可从外入，可自内生。湿从外入，多犯脾胃，致脾运失健，又生内湿；而脾失健运，又易招致外湿的侵袭，在发病过程中常相互影响。故章虚谷说："脾气弱则湿自内生，湿盛而脾不健运"。可见脾虚与湿盛是互为因果的。二是所谓"脾主运化"，实质上包含了小肠的"主化物"和"泌别清浊"的功能，在病理上脾虚的一些证候如：腹痛腹胀，便溏腹泻等，实际上与小肠的功能失常有关，因此，习惯上把小肠的虚寒证候，归属于脾阳虚中，其因多责之于脾的阳气不足所致，此即所谓"虚则太阴"之说的含义之一。

（1）脾气虚证　是由脾气亏虚，运化失健，消化功能障碍为主要表现的证候，大多与胃气虚弱同时存在，故常称"脾胃气虚证或脾胃虚弱证"，属于范围较广的脏腑虚损证候。

发病机制：多因饮食不节，或劳倦太过，伤及脾气，或思虑所伤，或久病失养，以及其他脏腑有病影响等，均可致脾气亏虚而成本证。

临床表现：腹胀，纳差，食后尤甚，大便溏薄，面色萎黄，神疲乏力，气短懒言，肢体倦怠，形体消瘦或浮肿，舌淡，苔白，脉缓弱。

辨证要点：本证以纳少，腹胀，便溏，食后加重等脾运化功能低下的症状与气虚证并存为辨证要点。

（2）中气下陷证　是因脾气亏虚，升举无力而见内脏下垂为特征的证候。

发病机制：多因脾气亏虚发展而成，或因劳倦太过及久泄久痢，伤及中气而致。

临床表现：脘腹重坠作胀，食入益甚，或便意频数，肛门垂坠，或脱肛，子宫下垂，或小便浑浊如米泔水，或久泄不止，伴气短乏力，神疲倦怠，头晕目眩，舌淡苔白，脉弱。

辨证要点：本证以脾气亏虚见证与内脏下垂、脘腹坠胀并见为辨证要点。

（3）脾阳虚证　是由脾阳虚衰，失于温运，出现脾气虚与虚寒证并见的证候。

发病机制：多由脾气虚进一步发展而成，或因嗜食生冷，或过用寒凉药物损伤脾阳，或肾命火衰，脾失温煦所致。

临床表现：面白神疲，腹胀食少，腹痛绵绵，喜温喜按，形寒肢冷，大便溏薄，或肢体浮肿，小便短少，或白带量多清稀，舌淡胖，苔白润，脉沉迟无力。

辨证要点：本证以面白神疲，腹痛喜温喜按，形寒肢冷等脾虚内寒见证为辨证要点。

（4）脾不统血证　是因脾气虚不能统摄血液，而致血溢脉外为主要表现的证候。

发病机制：本证多由脾气虚久，或劳倦伤脾，致脾失统血之职而成。

临床表现：便血、尿血、衄血，或妇女月经过多，崩漏等，伴食少便溏，神疲乏力，少气懒言，面色无华，舌淡，脉细弱。

辨证要点：本证以脾气虚证与出血并见为辨证要点。

（5）脾阴虚证　是由脾气虚弱而兼有郁热与阴虚见症的证候。

发病机制：本证多因脾气素虚，加之饮食不节，思虑太过，致脾失健运，气机升降失常，郁而化热，病久气阴两虚，气不化津，阴液不足而成。

临床表现：食少，食后作胀，消瘦乏力，大便或干或溏，口燥唇干，饮水不易解渴，舌红少津，苔少或剥或无苔，脉细数无力。

辨证要点：本证以食少，食后作胀，消瘦乏力，口燥唇干，舌红少津的脾气虚证与郁热、阴虚证并见为辨证要点。

（6）寒湿困脾证　是由寒湿内盛，中阳受困，出现以脾运失健和寒湿中阻为主要表现的证候。

发病机制：本证多因饮食不节，过食生冷，致寒湿中阻；或冒雨涉水，居处潮湿，寒湿之邪内侵而成。

临床表现：脘腹胀闷或痛，食少便溏，恶心欲吐，口淡口黏，头身困重，或肢体浮肿，小便短少，妇女白带量多，或肌肤晦暗发黄，苔白腻，脉濡缓。

辨证要点：本证以腹胀，便溏，食少，肢体困重，苔白腻为辨证要点。

鉴别诊断：本证之湿，可从外入，可自内生，或内外合邪而发。其证候表现可有表里虚实的不同，外感寒湿之邪内侵，初起多为实证，脾不一定虚，可兼恶寒发热等外感表证；内生之湿，多为脾虚不运所致，脾虚见证多较明显，以里虚证为主。临证应予区别。

（7）湿热蕴脾证　是由湿热之邪蕴聚中焦，出现以脾运失职和湿热内阻为主要表现的证候。

发病机制：多因嗜食肥甘厚味，酿生湿热，或湿热之邪内侵脾胃而成。

临床表现：脘腹痞闷，纳呆泛呕，口苦黏腻，肢体困重，大便黏腻不爽或便秘，小便黄赤，或身目发黄，身热起伏，汗出热不解，舌红，苔黄腻，脉濡数。

辨证要点：本证以脘腹痞胀，纳呆泛呕，口苦口腻，舌红苔黄腻为辨证要点。

鉴别诊断：本证湿邪与热邪并见，二者可有侧重。湿为阴邪，热为阳邪，故在病程演变过程中，既可伤阳，亦能伤阴，其病伤有偏于表，有偏于里，或偏于脾，或偏于胃的不同，古有中气实则病阳明，中气虚则病太阴之说，临证不可不察。

本证湿热内蕴，易阻遏气机，影响脾胃的运化和升降，常可引起肝胆湿热而并发黄疸；或湿热久蕴，影响气血运行而发生积聚，或影响胃肠传导而变生它证。

3. 小肠病辨证

小肠的生理病理特点：小肠为"受盛之官"，职司受盛化物，具分清泌浊之功。其病理变化主要表现在泌别清浊和转输功能的障碍以及吸收、消化功能紊乱及大小便异常等小肠的证候可有实热、虚寒、气滞的不同。但应指出的是：小肠上接于胃，下连大肠，与心相表里。小肠泌别的正常，是以脾胃等脏器的功能正常为前提，所以小肠的病症，虽与小肠有关，其实质多由其他脏腑影响小肠所致。因此，小肠的实热证多为心火下移，并与膀胱有关；小肠的虚寒证多与脾功能失常，阳气不足有关；而小肠气痛证又多与肝经受寒有关。临证应全面考虑。

小肠病的常见证型如下。

（1）小肠实热证　是由心火亢盛、移热于小肠，或因湿热之邪蓄于下焦，表现出以小便短赤，尿道灼痛为主的证候。

发病机制：多由心火亢盛，移热于小肠，或湿热之邪蓄于下焦，影响小肠的泌别功能而成。

临床表现：心烦口渴，口舌生疮，小便赤涩，尿道灼痛或尿血，舌红，苔黄，脉数。

辨证要点：本证以心烦、小便赤涩，尿道灼痛为辨证要点。

鉴别诊断：本证与膀胱湿热证的表现基本相同，二者的区别要点在于有无心火亢盛的见症。

（2）小肠虚寒证　是由脾胃损伤，致小肠化物、分清泌浊功能障碍为主要表现的虚寒证候。

发病机制：多因脾胃亏虚，中阳不振，或过食生冷，伤及中阳；或因肾阳不足，失于温煦，致小肠虚寒，泌别失职所致。

临床表现：大便清稀，水谷不分，小便不利，肠鸣腹痛，喜温喜按，舌淡苔白，脉沉缓无力。

辨证要点：本证以大便清稀，水谷不分，小腹冷痛，喜温喜按为辨证要点。

鉴别诊断：本证与脾阳虚证可互为因果，证候表现又多相似，二者的区别点在于脾阳虚证以纳少腹胀，肢体困重，浮肿等为主证；本证则以大便清稀，水谷不分，小便不利为特点，偏于下焦。

（3）小肠气痛证 是因肝经寒凝气滞，攻窜小肠而发生的以少腹胀坠冷痛为主要表现的证候。

发病机制：多由七情郁结，或寒邪凝滞，肝脉收引，寒气攻窜小肠所致。

临床表现：少腹坠胀冷痛，小肠突出脐周，或下坠少腹、阴囊股内等处。

辨证要点：本证以少腹坠胀冷痛和小肠气滞为辨证要点。属疝气一类病证的范畴。

鉴别诊断：本证与寒凝肝脉证基本相似，但寒凝肝脉证范围较广，常伴睾丸冷痛，阴囊收缩等证。

4.大肠病的辨证

大肠的生理病理特点：大肠与肺相表里，上连小肠，下接肛门，与外界相通，职司传导糟粕和对津液的进一步吸收，故传导失常为大肠的基本病机。凡脾胃功能失常，肺、肾通降温煦失职，或寒湿、湿热之邪客于大肠，均可引起大肠的传导功能失常。病变以泄泻与便秘或便脓血为常见症状。大肠病的常见证型如下。

（1）大肠实热证 是由实热邪滞互结肠胃，出现以燥屎内结，发热，腹痛拒按为主要表现的实热证候。因病位在胃肠，故又称阳明腑实证或胃肠热结证。

发病机制：多因寒邪入里化热，热结阳明之腑；或湿热之邪入于气分，热结肠胃；或嗜食辛辣燥热之品，致肠胃积热，津液被耗，胃肠燥热成实，大肠传导失职而成。

临床表现：大便干结或热结旁流，腹满胀痛拒按，身热或日晡潮热，呕逆不食，或神昏谵语，舌红苔黄燥，或焦黄起芒刺，脉沉实有力。

拒按为辨证要点。

本证以燥屎内结肠道为主要特点，病位主要在大肠，但中医学理论认为本证的形成，是以胃热津伤为先决条件。胃热津伤，肠道失润，遂致大便干结，这样胃中燥热与肠道之实（燥屎）互结而成。因此又称阳明腑实证或胃肠热结证。

鉴别诊断：临证应与脾约证区别。本证之实，多由伤寒入里化热，或温病热入气分，热结胃肠；脾约证多为嗜食辛辣燥热之品，胃热熏脾，胃强脾弱，脾不能为胃行其津液而成，二者虽病因不同，但燥屎内结为共有症状。其区别在于本证可伴潮热、谵语、神昏、腹痛拒按，且发热较高，津伤较重，病势较急；而脾约证多为慢性病程，一般不发热。

（2）大肠湿热证 是由湿热侵袭大肠，出现大肠传导失常和湿热内盛征象并见的证候。

发病机制：多因感受湿热之邪侵犯大肠，或饮食不节、不洁，酿生湿热，致湿热秽浊之邪蕴结大肠而成。

临床表现：腹痛下痢，或暴注下迫，或大便黏腻不爽，或便下赤白脓血，里急后重，肛门灼热，小便短赤，身热口渴，舌红苔黄腻，脉滑数或濡数。

辨证要点：以下痢赤白或热泻等湿热内盛之象为辨证要点。

鉴别诊断：本证与脾胃湿热证均为湿热内盛之证，既可相互影响，又可同时并见。区别在于本证病位在下焦，以腹痛，痢下赤白，里急后重等为特征；而脾胃湿热证病位在中焦，以脘腹痞满，纳呆，呕恶，困倦等脾胃运化失常见证为主，二者不难鉴别。

（3）大肠液亏证 是因阴液不足等致大肠失于濡润，以大便秘结为表现的证候。

发病机制：多由素体阴液不足，或年老久病，阴津不足，或失血、产后阴血被耗或吐泻太过或湿热病后期，耗伤阴津，致津液不足，肠道失濡所致。

临床表现：大便秘结难于排出，常数日一行，口咽干燥，腹满不适，或伴头晕等症，舌红少津，脉细涩。

辨证要点：以大便秘结，难于排出而无其他明显不适为辨证要点。

鉴别诊断：本证应与血虚便秘和胃阴虚证区别。三者同属阴液不足，均有大便秘结难以排出的表现。但血虚便秘多伴面色苍白无华，心悸头晕等血虚见证。胃阴虚的病位主要在胃，可伴胃脘隐痛，饥不欲食，干呕等症，便秘并非主症。而本证以大便秘结难以排出为主，除常伴口咽干燥外，一般无明显的特殊不适。可资鉴别。

（4）大肠虚寒证　是由阳气不足，大肠失固，出现以大便滑泄不禁为主的证候。又称肠虚滑泄证或肠虚不固证。

发病机制：多因久泻久痢，肠气亏虚伤及脾肾，致脾气下陷，清阳不升，肾命必衰，失于温煦固摄，大肠阳虚失固，传导失职而成。

临床表现：利下无度，大便失禁，甚至脱肛，腹痛隐隐，喜温喜按，舌淡苔白滑脉沉弱。

辨证要点：以大便滑泄失禁为辨证要点。

（5）肠痈证　是由热毒内聚，瘀结肠中而生痈脓的病证。

发病机制：多因嗜食膏粱厚味，或恣食生冷，致食滞中阻，气血凝滞；或寒温不调，外邪侵袭肠道，气血失调，邪阻血瘀于肠中；或情志失调，气机失畅，致肠胃痞塞，气血凝滞而成；亦可因外伤致肠络受损，瘀血阻滞肠中而发。此外，尚有因虫积、产后等，致肠道气血凝滞而发者。

临床表现：少腹疼痛，腹皮绷紧，按之痛甚，伴发热，恶寒，汗出，恶心、呕吐，或腿缩难伸等，舌红苔黄或腻，脉滑数。

辨证要点：以少腹疼痛，腹皮绷紧，按之痛甚为辨证要点。

5. 消化系统疾病脏腑兼证的常见证型

（1）肝胃不和证　是由肝气郁滞，横逆犯胃，胃失和降，出现以脘腹胀痛为主要表现的证候。又称肝气犯胃证。

发病机制：多因情志不舒，肝气郁滞，横逆犯胃而成；亦可因饮食伤胃，胃失和降，影响肝之疏泄而致。以肝、胃脏腑之间功能失调为其基本病理。

临床表现：胃脘胀满疼痛，引及两胁，呃逆嗳气，善太息，吞酸嘈杂，急躁易怒，纳呆或食入不化，舌苔薄白或薄黄，脉弦。

辨证要点：以胃脘胀痛，连及两胁，伴急躁易怒，情绪不宁为辨证要点。

鉴别诊断：本证既可由肝气郁滞，横逆犯胃而成，亦可因饮食等伤胃，胃失和降，影响肝的疏泄而致。在病机演变过程中，可因肝郁气滞，郁久化火，表现为胃脘灼痛，痛势急迫，泛酸嘈杂，口干口苦，舌红苔黄，脉弦数的肝胃郁热证；或因气火内炽，灼伤肝胃阴津，形成阴虚性的肝胃不和证，常表现为胁肋胀痛隐隐，胃脘胀痛，饥不欲食，嗳气呃逆，口干便秘，舌红苔少，脉弦细而数；或因气滞日久，由气及血而致气滞血瘀，成为瘀血停着证，表现为胁腹刺痛，固定不移，痛处拒按，或见吐血、便血等症状。临证应予以区别。

（2）肝脾不和证　是由肝脾两脏关系失调，出现以肝失疏泄，脾失健运为主要临床表现的证候。

发病机制：多因情志不遂，郁怒伤肝，肝失疏泄而横逆犯脾而致；或因饮食劳倦，脾气先伤，脾运失健而影响肝之疏泄，以致肝郁脾虚，肝脾失调而发病。临床常将肝郁气滞，影响脾胃运化而出现的证候称为"木不疏土"，将脾运失健或先由脾虚湿蕴，食积气壅而致肝气受阻而失条达所出现的证候称为"土反侮木"或"土壅木郁"。

临床表现：胁肋及脘腹胀闷疼痛，善太息，纳呆，便溏，肠鸣腹胀，情绪抑郁或急躁易怒，大便溏结不调，或腹痛欲泻，泄后痛减但仍不舒，妇女月经不调，舌苔白，脉弦。

辨证要点：本证以发作性的腹痛腹泻，且与情绪有关为辨证要点。

鉴别诊断：本证与肝胃不和证均是由肝气郁滞，肝气横逆克犯中土所致。二证均有胁腹胀痛，急躁易怒，善太息等肝郁气滞表现。但肝胃不和证病位偏于胃，以肝气不舒和胃失和降为主要病机，临床表现除具有肝气郁结证外，常伴胃脘胀满疼痛，呃逆嗳气，吞酸嘈杂，呕吐等胃气上逆症状。而肝脾不和病位偏于脾，以肝气郁结，脾失健运为主要病机，临床表现除肝气郁结证外，常伴食少纳呆，腹胀腹泻，肠鸣矢气，身倦乏力等脾虚症状。其证候特点一偏于胃失和降，一偏于脾失健运，二者不难区别。

（3）脾肾阳虚证　是由脾肾阳气亏虚，表现以泄泻或水肿为主症的虚寒证候。

发病机制：多因久病损伤阳气，或脾阳不足，病久损及肾阳而成；或因肾阳不足，脾失温煦而致脾肾阳虚。如久泻久痢致脾阳虚衰，病损及肾；或水邪久踞，肾阳衰微，不能温养脾土，终至脾肾阳虚之证。

临床表现：形寒肢冷，面色㿠白，腰膝或腹部冷痛，泻痢滑脱，或五更泄泻，完谷不化，或面浮肢肿，小便不利，或小便频数不禁，甚则腹胀水臌，妇女宫寒不孕，带下清稀，舌质淡胖，边有齿痕，脉沉细而弱。

辨证要点：以形寒肢冷，面色㿠白，泻痢无度，面浮肢肿为辨证要点。

本证多为全身功能减退，在多种病证中均可出现，病证不同，其临床表现也不尽一致，但据以上辨证要点，即可诊断为脾肾阳虚证。

（4）饮停胃肠证　是由饮邪停留胃肠，出现以脘痞，呕吐清水痰涎，肠鸣腹泻为主要表现的证候。

发病机制：多由寒温失调，饮食不节，过食生冷，或中阳素虚，脾运失健，致脾胃阳气不足，影响水液的正常代谢，津液停滞，变生痰饮，停积于胃肠而成。

临床表现：脘痞腹胀，呕吐清水痰涎，但呕而不渴，饮水则吐，肠鸣辘辘，便溏或泻下清稀，纳少，消瘦，头目昏眩，或脘腹悸动，或自觉胃肠有气上逆，或心下坚满而痛，或下利而利后心下仍坚满，舌淡苔白腻而滑，脉沉弦。

辨证要点：以脘痞腹胀，呕吐腹泻清稀，肠鸣辘辘为主要辨证要点。

第三章 治则与用药规律

一、治疗法则

（一）常规治疗

1. 辨病治疗

胃肠疾病的发生与多种因素有关，但饮食不当是其主要原因，所以治疗要以预防为主，强调有规律的饮食，节制烟酒及辛辣食物，注意饮食卫生，要指导消化系统疾病患者掌握疾病规律，采取预防复发、防止并发症和后遗症的积极措施。胃肠疾病可源于其他器官疾病，也可影响其他器官，故治疗不宜只针对某一症状或局部病灶，而应整体与局部相结合。治疗应充分发挥患者的主观能动性，首先要使患者对自身疾病有充分的认识，从而树立战胜疾病的信心，医患配合，才能收到最好的效果。食管胃肠肿瘤以及某些溃疡的并发症须掌握适宜时机及早进行外科手术治疗，内外科医师要通力协作，才能取得理想的治疗效果。

明确各种治疗方法和用药指征、不良反应和禁忌证，治疗必须标本并治，要选择疗效高、经济、简便而不良反应少的药物。注意某些对症治疗药物虽有减轻症状的治标作用，但亦有掩盖矛盾影响临床判断，甚至延误病情的危险。例如急腹症时用止痛药、结肠癌时用止泻药常可掩盖主要症状，导致漏诊、误诊。对于某些可引起消化系统疾病或不良反应的药物，要熟悉其性能，谨慎使用，或避免使用。例如：广谱抗生素可引起伪膜性肠炎；幽门梗阻可因抗胆碱能药物而加重；皮质激素类药物、阿司匹林、保泰松、利血平等可加重或诱发消化性溃疡或其并发症。下面依据疾病性质的不同，简述胃肠道疾病的常规治疗。

（1）食管病的常规治疗 食管常见病有胃食管反流病、食管肿瘤、食管憩室及食管裂孔疝等。

①胃食管反流病可通过质子泵抑制剂（PPI）试验、食管反流监测及内镜检查确诊。共识意见指出，PPI试验简便有效，可作为GERD酸反流的诊断试验。对于有胃灼热、反流症状的患者且内镜检查阴性疑似GERD患者，可给予标准剂量PPI一日2次，治疗1~2周，如症状减轻50%以上，则可判断为PPI试验阳性，并确诊为非糜烂性反流病（NERD）。其常规治疗原则是改善食管下括约肌（LES）功能，减少胃食管反流，可抬高患者床头15~20cm，以减少反流。肥胖者应减轻体重，降低BMI指数。戒烟禁酒，避免诱发反流的因素。截至目前，PPI仍然是治疗GERD的最有效药物。可选用的质子泵抑制剂如奥美拉唑、泮托拉唑等，PPI治疗GERD使用疗程至少8周，单剂量PPI治疗无效可改用双倍剂量。也可口服促动力剂多潘立酮或甲氧氯普胺等；也可选用H_2受体拮抗剂如西咪替丁、雷尼替丁等，以降低胃内pH值，减轻反流对食管黏膜的刺激；GERD患者停止使用PPI后有极高的复发率，因此绝大多数的GERD患者需要维持治疗。患者停药后症状复发者可采用按需维持，PPI为首选药物。还部分患者LES压力很低，内科治疗无效或有食管瘢痕狭窄者，需行外科手术治疗。

②食管肿瘤在消化道肿瘤中论述。

③食管裂孔疝无明显临床症状者，不需特殊治疗。反流症状较明显者可进行内科治疗：首先去除发病诱因，禁烟酒，避

免腹压增高因素，进食不得过饱，饭后不宜平卧，睡前不宜进食。睡眠时床头抬高20cm，以减少胃食管反流。药物治疗首选PPI，共识意见指出，合并食管裂孔疝的GERD患者PPI剂量应加倍。也可选用多潘立酮，或甲氧氯普胺等以减少胃液反流；抑酸剂可选用 H_2 受体拮抗剂，如法莫替丁等。巨大裂孔疝压迫心肺，或者疝囊扭转、嵌顿者须选择外科手术或腔镜治疗。

（2）消化性溃疡病的常规治疗 消化性溃疡病主要包括胃溃疡、十二指肠溃疡。消化性溃疡病的病因归纳起来不外胃酸、胃蛋白酶和幽门螺杆菌（Hp）等攻击因素的增强及胃黏膜屏障、黏膜血流、前列腺素、碳酸氢钠分泌和上皮细胞再生等防御因素的减弱。根据本病病因及病理变化，本病的药物治疗主要包括以下几个方面。

①抑酸治疗：抑酸治疗是缓解消化性溃疡病症状、愈合溃疡的最主要措施，质子泵抑制剂（PPI）是首选药物。PPI可使胃壁细胞 H^+-K^+-ATP 酶系质子泵受抑，从而抑制 H^+ 的分泌，明显减少胃酸的分泌。消化性溃疡病治疗通常采用标准剂量的PPI，每日1次，早餐前半小时服药。治疗十二指肠溃疡疗程4周，胃溃疡为6~8周，对于存在高危因素及巨大溃疡的患者要适当延长疗程。PPI治疗胃泌素瘤或G细胞增生等致胃泌素分泌增多而引起的消化性溃疡病效果优于 H_2 受体拮抗剂。对胃泌素瘤的治疗，通常应用双倍标准剂量的PPI，分为每日2次用药，甚至用更大剂量，以达到理想的抑酸效果。H_2 受体拮抗剂能抑制基础胃酸及各种刺激引起的胃酸分泌，并能减少胃蛋白酶的分泌，竞争性地抑制组胺对 H_2 受体的作用，其抑酸效果略逊于PPI。用于治疗消化性溃疡病时常规采用标准剂量，每日2次，对十二指肠溃疡疗程8周，对于治疗胃溃疡时应当更长。H_2 受体拮抗剂在治疗非酸溃疡时应与胃黏膜保护

剂联合应用。抗酸药具有中和胃酸的作用，在用于治疗消化性溃疡病时建议与抑酸药联合应用，常用药物如铝镁制剂能快速高效中和胃酸，可使胃内 pH 值长时间维持于 3~5。硫糖铝口服后在胃酸中水解释放出氢氧化铝和硫酸化蔗糖，前者以凝胶形式发挥抗酸作用，后者能与胃蛋白酶形成复合物，抑制其分解蛋白质，并与黏膜的黏蛋白结合形成保护膜，覆盖溃疡面，有利于黏膜的再生和溃疡愈合。

②根除Hp：根除Hp治疗已成为消化性溃疡病的基本治疗措施，是溃疡愈合及预防复发的有效防治措施。

③胃黏膜保护剂：例如铋剂，能在胃酸条件下，溶解成极微细粉面沉淀覆盖在溃疡上，形成一层保护膜，从而隔绝了胃酸、酶以及食物对溃疡黏膜的侵蚀，促进了黏膜再生，溃疡愈合。此外铋剂尚能刺激黏膜分泌前列腺素E和碳酸氢根离子，以及直接抑制Hp的作用。本类药有枸橼酸铋钾、硫酸胶体铋、次水杨酸铋、胶体果胶铋等。单用铋剂细菌清除率仅为 15%~35%，单用抗生素清除率为低于 20%，而二者联合用药，细菌清除率可提高至 40%~90%。前列腺素具有抑制胃酸分泌，增加碳酸氢根离子分泌，促进胃黏膜对胃酸的抵抗，增加黏液分泌和改善局部血循环的作用，因而能增加胃和十二指肠黏膜的保护作用，有利于溃疡的愈合。常用药物有米索前列醇、罗沙前列醇、恩前列素、奥诺前列素等。前列腺素类药物作用有限，不良反应较多，临床应用受到限制，一般仅用于长期服用非类固醇类抗炎剂的患者作为预防发生溃疡之用。

④中医药治疗：研究证实中医药也是治疗消化性溃疡病的有效方法。中药汤剂如柴胡疏肝散、半夏泻心汤、失笑散、丹参饮、一贯煎、黄芪建中汤等及中成药制剂如三九胃泰、气滞胃痛颗粒、小建中颗

粒、康复新液等也具有保护黏膜、促进溃疡愈合、预防溃疡复发等作用，辨证应用于消化性溃疡病也可取得理想效果。

⑤其他药物治疗：胃溃疡的发病与胃泌素有关，胃泌素刺激壁细胞分泌大量胃酸，引起消化性溃疡。抗胃泌素药物也可用于溃疡后如乙氧连氮是局部麻醉药，在pH值等于1以下时亦不被分离，仍能起到麻醉作用。通过对胃窦部黏膜感觉神经末梢的局麻作用使胃泌素的分泌量减少。本药还能调节胃的蠕动和降低胃液的黏稠度，故用于治疗胃溃疡。抗胆碱能药也是治疗溃疡病的常规药物。抗胆碱药能阻断乙酰胆碱对节后神经的作用，故用于溃疡的治疗时，能减少胃蛋白酶的分泌。抗胆碱能药物对胃酸分泌的抑制作用不如 H_2 受体拮抗剂，故不宜单独用于溃疡病的治疗，此类药有哌仑西平等。

（3）胃肠道感染性疾病的常规治疗　胃肠道感染性疾病一般可分为细菌感染、病毒感染以及寄生虫感染。治疗主要采取抗感染治疗，此外还应对症治疗。

①胃肠道细菌性感染的治疗：胃肠道是人体内最长的管道且与外界相通，是多数病原菌入侵的场所，并且在各段管腔有各种常见易感病原。如近年所认识的幽门螺杆菌是胃及十二指肠溃疡及非溃疡性炎症相关的细菌；小肠易感伤寒杆菌而引起伤寒；结肠易感痢疾杆菌而引起细菌性痢疾等。胃肠道细菌性感染的主要症状是腹泻，抗感染治疗是最主要手段，既能杀灭病原菌又能达到止泻目的。20世纪60~80年代，传统的氯（合）霉素、四环素类、磺胺类及小檗碱治疗腹泻起了重要作用。1985年喹诺酮类兴起至今，已陆续有10多个品种用于临床，如诺氟沙星、氧氟沙星、左氧氟沙星、环丙沙星、依诺沙星、培氟沙星、加替沙星、莫西沙星、克林沙星等。该类药具有抗菌谱广、速效、治愈率高

（近100%）的特点，明显提高了伤寒、副伤寒及沙门菌感染的治愈率，疗程由原14天缩至7天，使慢性菌痢及伤寒带菌者明显减少。但其在临床应用中的不良反应应引起重视。第一，本类药物对儿童骨发育有一定影响，在动物实验中发现该类药物对软骨有损害，故多数学者认为本品目前对儿童慎用为宜。第二，本类药物具有抑制 γ- 氨基丁酸（GABA）的作用，对神经系统有影响，甚至可诱发癫痫。第三，本品治疗剂量与神经系统的毒副反应量的阈值较接近。本品对神经系统的影响表现为头晕、兴奋、失眠，发生率为1%~3%，个别还可发生谵妄或惊厥，故使用时应严格掌握用量，如培氟沙星及氟罗沙星等应注意每日成人用量不超过 0.8g 为宜，对老年人避免晚上给药，防止失眠。上述反应均为可逆性。第四，可出现皮疹、皮肤瘙痒、血管神经性水肿、光感皮炎等过敏反应，偶可发生过敏性休克，临床使用时应注意观察。第五，喹诺酮类与其他药物相互干扰：茶碱类、咖啡因、非激素抗炎药与本品同用时，由于通过肝脏代谢靶位酶竞争，可使药物代谢减少体内浓度上升发生不良反应，如茶碱类与依诺沙星同用，在72小时即出现兴奋、心悸以至惊厥。更为重要的是，喹诺酮类药能与金属离子药螯合而影响其疗效，并且造成个别患者带菌出院，所以对含铝、镁、钙及铁的药品要防止与喹诺酮类同用。正确的方法是服喹诺酮类后2小时以上再给含金属离子药，防止螯合。各种喹诺酮类药与含金属离子药螯合的概率不一样，危险性依次为依诺沙星、诺氟沙星、环丙沙星、氧氟沙星、氟罗沙星。合用时依诺沙星浓度下降 75%，而氟罗沙星下降约小于 5%。

在使用抗菌药治疗胃肠道细菌性感染时要注意两个问题：第一是菌群失调。由于广谱抗生素广泛应用，造成菌群紊乱腹

泻增多，甚至引起出血倾向，预后不良。如由难辨梭状芽孢杆菌引起的伪膜性肠炎，临床表现为水泻、腹痛、发热甚则血便，血白细胞升高，多由使用头孢菌素、氨苄西林类及林可霉素引起，预后不良。其病原治疗可用万古霉素、甲硝唑。当然对此类病应重在预防，抗菌治疗同时应注意调整恢复正常肠道菌群。第二耐药性的发展与合理用药。喹诺酮类药物在肠道细菌感染治疗的作用非常可贵，但应用10年后耐药性的发展较快，据广州、北京、上海几个教学医院介绍，近年大肠埃希菌耐药率达30%以上，个别更高，接近目前复方新诺明，氨苄西林的耐药率，同时流感杆菌及志贺菌对喹诺酮类药耐药亦有发展，临床有个别菌痢失效报告。就全国来说，喹诺酮类药仍为肠道细菌感染的首选药，但其耐药问题不容忽视。预防细菌耐药的策略是：首先，针对病原用药，非细菌感染不用抗生素；其次，临床医生就要经常了解当地常见菌药敏动态，合理选用抗生素，注意剂量疗程，合理规范用药。否则，剂量不足则引起诱导耐药，过大则产生毒副反应，有时还可加重菌群失调。当然从宏观上说，各地区定期定点做常用抗菌药物检测与有计划轮换使用抗菌药物，对防止细菌耐药性的发展，提高腹泻治愈率是更好的措施。

肠道细菌性感染腹泻较重时应采取口服补液或静脉补液，同时纠正水电解质紊乱及保持酸碱平衡。因腹泻有将胃肠道内有害物质清除出体外的作用，故腹泻一般不用止泻药。若排便太频或失水，引起电解质排出过多时宜用止泻药，一般止泻药有鞣酸蛋白、碱式碳酸铋、活性炭、蒙脱石等。药力较强的止泻药有复方地芬诺酯片、洛哌丁胺、匹维溴铵等。诊断不明而又未能排除严重疾病时，用止泻药应审慎，不能因症状控制而放松诊断性检查。要尽量避免服用可引起成瘾的药物，必要时也只能短暂服用。

此外，胃肠道细菌性感染还包括由结核杆菌感染引起的结核病。本病多继发于体内其他部位的结核病，常见有胃结核、肠结核和结核性腹膜炎等。胃肠结核的治疗目的是消除症状，改善全身情况，促使病灶愈合和防止并发症。本病治疗的关键是早期治疗、合理用药、足够疗程，防止复发。主要用抗结核药物治疗。常用抗结核药物有异烟肼、利福平、链霉素、乙胺丁醇、吡嗪酰胺、对氨基水杨酸等，可采用三、四种药联合治疗，必须注意联合使用敏感药物，规律、适量、全程用药。另外配合对症治疗，例如腹痛可用颠茄、阿托品等，摄入不足或腹泻严重者应补充体液与钾盐，保持水、电解质与酸碱平衡。合理休息，加强营养等一般治疗也具有重要的意义。若出现完全性肠梗阻、肠穿孔等时可采取手术治疗。

②胃肠道病毒性感染的治疗：胃肠道病毒性感染主要是指病毒性胃肠炎，与急性胃肠炎有关的病毒种类较多，其中较为重要的、研究较多的是轮状病毒（rotavirus）和诺沃克类病毒（Norwsalk-like virus）。此外，嵌杯样病毒（calicl virus）、肠腺病毒（enteric adenovirus）、星状病毒（astrovirus）、柯萨奇病毒（coxsackie virus）、冠状病毒（corona virus）等亦可引起胃肠炎。轮状病毒胃肠炎是病毒性胃肠炎中最常见的一种。普通轮状病毒主要侵犯婴幼儿，而成人感染轮状病毒则可引起青壮年胃肠炎的暴发流行。此类疾病目前尚无特效疗法，以对症治疗为主。暂停乳类及双糖类食物。吐泻较重时用止吐剂及镇静剂。口服或静脉补液以纠正和电解质紊乱。

③肠道寄生虫病的治疗：大多数肠道寄生虫感染与当地的卫生条件、生活习惯、

健康意识、经济水平和家庭聚集性等因素有关。自然界的气温、雨量以及人们的生产和生活习惯是流行病学上的重要的因素。常见的有原虫类和蠕虫类（包括蛔虫、钩虫、蛲虫、绦虫、鞭虫、阿米巴、贾第虫、滴虫等）。此类疾病主要采取驱虫治疗，并配合对症治疗。

（4）消化道出血的治疗　消化道出血可分为上消化道出血和下消化道出血。出血原因很多，例如消化性溃疡病、消化道肿瘤、食管胃底静脉曲张等，出血可表现为呕血、黑便或便血等，但出血亦可潜匿不显，大便外观正常，须经化学检查始能发现。80% 的消化道出血能自行停止，对此患者的治疗应着重放在如何防止再出血上。消化性溃疡应服用制酸剂，H_2 受体拮抗剂、PPI 等。食管黏膜撕裂、血管发育异常采用保守疗法多能止血，很少需要手术治疗，有人报告应用生长抑素、氨甲环酸治疗此类出血取得良好效果。

胃肠道出血能引起很多症状和体征。因此，确定是否出血及出血量具有重要意义。当消化道每天有 5ml 出血时即可通过大便隐血试验检查判断出来；当出现黑便时，通常表明消化道出血量在 50~70ml 以上；如果患者出现呕血，则通常认为有250~300ml 的出血潴留在胃内；出血量在几小时以内超过 1000ml 或失血量通常超过全身血容量的 20% 时，患者出现头晕、眼花、心慌、血压偏低等表现；直立血压下降1.33kPa（10mmHg）提示血容量丢失 20%以上，多伴心率增快；消化道大量出血失血量达 40% 者，在短期内即可出现急性周围循环衰竭征象，所以治疗应积极和及时。具体治疗措施如下。

根据不同的疾病选择不同的药物止血，在明确病因诊断前推荐经验性使用 PPI＋生长抑素＋抗菌药物（＋血管活性药物）联合用药，以迅速控制不同病因引起的上消化道出血，尽可能降低严重并发症发生率及病死率。

急性胃黏膜损害和消化性溃疡病引起的出血，首选应静脉应用 PPI。抑酸药物能提高胃内 pH 值，既可促进血小板聚集和纤维蛋白凝块的形成，避免血凝块过早溶解，有利于止血和预防再出血，又可治疗消化性溃疡。可首先静脉使用 PPI 进行经验性治疗，通常为 PPI 常规剂量的 2 倍，如奥美拉唑 80mg，日 2 次静脉注射；如止血效果欠佳，可予奥美拉唑 80mg 静脉推注后，以8mg/h 持续输注 72 小时。常用的 PPI 针剂还有埃索美拉唑、泮托拉唑等。常用的 H_2受体拮抗剂针剂有雷尼替丁、法莫替丁等。

食管、胃底静脉曲张破裂出血，首选静脉应用生长抑素、奥曲肽、垂体后叶素等。生长抑素是由 14 个氨基酸组成的环状活性多肽，能够减少内脏血流、降低门静脉阻力、抑制胃酸和胃蛋白酶分泌、抑制胃肠道及胰腺肽类激素分泌等。临床常用于急性静脉曲张出血（首选药物）和急性非静脉曲张出血的治疗，可显著降低消化性溃疡出血患者的手术率，预防早期再出血的发生。同时，可有效预防内镜治疗后的肝静脉压力梯度（HVPG）升高，从而提高内镜治疗的成功率。生长抑素半衰期一般为 3 分钟左右，静脉注射后 1 分钟内起效，15 分钟内即可达峰浓度，有利于早期迅速控制急性上消化道出血。使用方法：首剂量 250μg 快速静脉滴注（或缓慢推注）后，持续进行 250μg/h 静脉滴注（或泵入），疗程至少 72h。对于高危患者（child-Pμgh B、C 级或红色征阳性等），高剂量输注（500μg/h）生长抑素，在改善患者内脏血流动力学、出血控制率和存活率方面均优于常规剂量。可根据患者病情多次重复 250μg 冲击剂量快速静脉滴注，最多可达 3 次。生长抑素类似物保留了生长抑素的多数效应，也可作为急性静脉曲张出血的常用药物，其在非静脉曲张出血方面的治疗作用尚待进一步研究证实。奥曲肽是人工合成的 8 肽生长抑素类似物。皮下注射后吸收迅速而完全，30 分钟血浆浓度可达到高峰，其消除半衰期为 100 分钟。静脉注射后其消除呈双相性，半衰期分别为 10 分钟和 90 分钟。使用方法：急性出血期应静脉给药，起始快速静脉滴注 50μg，继以 25~50μg/h 持续静脉滴注，疗程 5 天。伐普肽是新近人工合成的生长抑素类似物，以 50μg 静脉推注后，以 50μg/h 维持。垂体后叶素以降低门静脉压，对食管胃底静脉曲张破裂出血有止血效果，必要时可重复静滴，但每日不超过 3 次为宜。因垂体后叶素滴注过快或静脉注射容易引起腹痛腹泻及心悸、胸闷、出汗、面色苍白、休克等。高血压、冠心病、心力衰竭者均应慎用。应用时应监测生命体征，心电图，防治高血压。与硝酸甘油合用可以防止冠状动脉收缩。

目前有条件可在内镜直视下喷洒止血剂、高频电灼或激光止血，或对曲张静脉通过内镜注射硬化剂止血。此外，可采取胃内降温止血法，可通过胃管用冰盐水反复洗胃。胃降温后，其血管收缩、血流减少，还可降低胃分泌与运动功能，从而达到止血目的。

积极补充血容量，尽快建立静脉通道，立即配血。输液开始宜快，用生理盐水、林格氏液、右旋糖酐、羟乙基淀粉或其他血浆代用品，尽快补足血容量，监测中心静脉压，测定每小时尿量，据此决定输液量。

（5）消化道肿瘤的常规治疗　消化道肿瘤包括良性肿瘤和恶性肿瘤，良性肿瘤不易发现，一般无症状，而于尸检或手术时意外发现。对于恶性肿瘤应争取早期诊断、早期治疗。常见有食管癌、胃癌、大肠癌等。常用治疗方法有：外科治疗，手术切除是唯一的根治方法。无论恶性肿瘤，还是良性肿瘤，都应及早手术切除。此外，可配合化学治疗，化疗抗癌药常用作手术疗法的补充。在术前、术中和术后均可使用，以抑制癌细胞的扩散并杀灭残存的癌细胞以防止复发。此外，化疗对不能施手术者能起到姑息疗法的作用。效力较好的抗癌药物有 5- 氟尿嘧啶、丝裂霉素和环磷酰胺等。还可使用放射治疗，照射后可使癌瘤缩小，一般用照射剂量 3000~4000rad。对症和支持疗法包括镇痛及补充营养等，能缓解症状，延长患者存活时间。

消化道息肉常见胃息肉、肠息肉、胆囊息肉。胃息肉为胃镜下常见的新生物，一般好发于胃窦部，多为良性病变，但部分胃息肉会癌变。胃息肉根据不同的病理组织学可分为增生性息肉、炎性息肉、腺瘤性息肉、胃底腺息肉等。增生性息肉及炎性息肉较为常见，其次为腺瘤性息肉，胃底腺息肉者少见。腺瘤性息肉与胃癌发生最密切，但增生性或炎性息肉也有癌变的可能。胃息肉癌变与其大小有关，直径越大，不典型增生越明显，其直径大于 2cm 胃息肉恶性程度明显增加。目前经内镜切除是治疗胃息肉的首选方法。主要有高频电凝电切、活检钳钳除、激光、微波灼切法、冷冻、射频、金属夹和尼龙绳套扎等。

大肠息肉是肠镜下最常见的新生物，可发生在大肠的各个部位。根据组织学分类可将其分为腺瘤性息肉和非腺瘤性息肉，腺瘤性息肉主要有管状腺瘤、绒毛状腺瘤、管状 - 绒毛状腺瘤，而非腺瘤性息肉主要有炎性息肉、增生性息肉、错构瘤性息肉。不同组织学的腺瘤其癌变率各不相同。目前普遍认为绒毛状腺瘤的癌变率最高，管状腺瘤的癌变率最低，而绒毛管状腺瘤的癌变率介于两者之间。目前有研究认为大肠腺瘤的癌变与腺瘤的大小呈正相关，直径越大的腺瘤其癌变概率越大，腺瘤直径＞ 2cm 的息肉比腺瘤直径＜ 2cm 的息肉更容易发生腺瘤的异型增生和癌变。内镜下息肉切除已成为目前大肠息肉治疗的首选方法。对大肠息肉进行及时切除，进行定期随访能减少大肠癌及高危腺瘤的风险。

胆囊息肉样病变不是一个单一的疾病，而是包括多种疾病在胆囊内影像相似的表现，因为检查时很难确定是哪一类性质的病变，所以统称为胆囊息肉样病变。胆囊息肉样病变的超声征象主要表现为附壁光团，无声影，不随体位而移动。许多研究表明，胆囊息肉越大，恶变风险越大。肿瘤性息肉多数 > 10mm，建议息肉直径 > 10mm 应该接受手术。直径 < 10mm 的息肉应该也需要随访。

（6）胃肠动力障碍的常规治疗　胃肠动力障碍主要包括功能性消化不良、胃轻瘫、胃食管反流病等。此类疾病的主要病机是胃肠动力障碍，胃食管反流和反流性食管炎还伴随抗反流的防御机制下降和反流物对食管黏膜的攻击增强。此类病的治疗原则主要是增强胃肠动力，临床上常选用胃肠促动力药，根据其作用机制的不同大致可以分为多巴胺受体拮抗剂、胰腺胆碱酯酶抑制剂、5- 羟色胺受体兴奋剂和胃动素受体激动剂等，常用药物如下：多潘立酮：系苯并咪唑衍生物，为作用较强的多巴胺受体拮抗剂。可以阻断多巴胺对胃肠平滑肌的抑制作用，直接作用于胃肠壁，可增加胃肠道的蠕动和张力，促进胃排空，增加胃窦和十二指肠运动，协调幽门的收缩，同时也能增强食管的蠕动和食管下端括约肌的张力。临床上多潘立酮最常见的不良反应与高泌乳素血症密切相关，可导致男性乳房发育，溢乳及闭经等，而椎体外系症状罕见。同时由于其可以延迟 K^+ 整合电流使 QT 间期延长，从而使该药逐渐退出了欧美市场。甲氧氯普胺：通过阻断胃和小肠上部的多巴胺受体，增加食管下括约肌压力，增强食管和近端小肠平滑肌运动，加强胃肠道正向排空。该药临床应用后锥体外系反应发生率较高，尤以老年人和儿童多见，可导致困乏、易激、震颤、面肌痉挛、迟发性运动障碍等帕金森样症状。而阻断垂体多巴胺受体后，可引起高泌乳素血症，导致乳房胀痛、泌乳及月经不调等。氯波必利：属于酰胺类化合物，对多巴胺有高度选择性，具有高效的促进胃肠蠕动作用。西沙必利可以选择性地促进肠肌层神经丛节后处乙酰胆碱的释放（在时间上和数量上），从而增强胃肠的运动，加强并协调胃肠运动，防止食物滞留与反流。然而由于其苯甲酰胺结构能够阻滞 K^+ hERG 通道，可导致成人及儿童 QT 间期延长，出现心律失常甚至猝死，因此该药物最终退出药品市场。莫沙必利为高选择性 $5-HT_4$ 受体激动剂，通过激活胃肠道的胆碱能中间神经元及肌间神经丛的 $5-HT_4$ 受体，使之释放乙酰胆碱，产生上消化道促动力作用。伊托必利具多巴胺受体阻滞和乙酰胆碱酯酶抑制的双重作用，通过刺激内源性乙酰胆碱释放并抑制其水解而增强胃与十二指肠运动，促进胃排空。

功能性消化不良病治疗可选用促动力药。如莫沙必利或多潘立酮，若胃酸过多还可配合适量的抑酸剂，如 H_2 受体拮抗剂或 PPI。对于胃食管反流和反流性食管炎病的治疗原则是预防胃食管反流症状复发，应设法改善抗反流屏障，增强食管的清除力、增快胃的排空、减少胃酸、增强黏膜抵抗力。对于轻度患者，主要采取改变生活方式和饮食习惯的措施，应避免饱食、减肥、少饮咖啡、少食巧克力及高脂肪食物；应忌烟或限制烟量；勿在餐后立即卧床或睡前喝水；抬高床头 20cm，有利于抗反流。对中度患者，除采取以上措施外，可选用 PPI、H_2 受体拮抗剂或动力激动剂，PPI 是治疗本病的常用药物，单剂量 PPI 治疗无效可改用双倍剂量，一种 PPI 无效可尝试换用另一种PPI，疗程至少为8周。对重度患者，要加大药物剂量或给药次数。对于有食管炎的患者，可考虑应用黏膜保护剂。硫糖铝能减轻胃食管反流症状及治疗反流性食管炎，这可能是硫糖铝与溃疡、糜烂面上带正电荷的蛋白结合，形成一层带电荷的屏障，阻止黏膜被消化的结果。枸橼酸铋钾也有一定的疗效。盖胃平能和唾液、胃液起作用，形成一层游浮的黏性胶液，成为阻止胃食管反流症状的物理屏障。反流性食管炎合并食管狭窄时，可考虑进行内镜扩张治疗。如经保守治疗后，患者的症状仍然严重，或停药后症状很快又出现，或有严重的并发症且治疗无效，可考虑抗反流手术治疗，目前选用胃底折叠加抗反流术。胃食管反流性食管炎是动力性疾病，治疗应力求改善动力，促动力剂能增强食管动力和胃的排空，从病理生理上说是合理的。虽然本病酸的分泌并不增强，但的确与酸相关，临床上抗酸剂或抑酸剂仍广泛应用，且治疗有效。但强力抑酸将会影响消化，因而治疗应选择达到疗效的最小剂量。

（7）胰腺病的常规治疗　胰腺病常见急慢性胰腺炎、胰腺癌等。

①急性胰腺炎（acute pancreatitis，AP）根据病情的轻重可分为轻度胰腺炎、中度胰腺炎和重度胰腺炎。轻度AP（mild acute pancreatitis，MAP）：具备AP的临床表现和生物化学改变，不伴有器官功能衰竭及局部或全身并发症，通常在1~2周内恢复，病死率极低。中度AP（moderately severe acute pancreatitis，MSAP）：具备AP的临床表现和生物化学改变，伴有一过性的器官功能衰竭（48小时内可自行恢复），或伴有局部或全身并发症而不存在持续性的器官功能衰竭（48小时内不能自行恢复）。对于有重症倾向的AP患者，要定期监测各项生命体征并持续评估。重度AP（severe acute

pancreatitis，SAP）：具备AP的临床表现和生物化学改变，须伴有持续的器官功能衰竭（持续48小时以上、不能自行恢复的呼吸系统、心血管或肾脏功能衰竭，可累及一个或多个脏器），SAP病死率较高，36%~50%的患者如后期合并感染则病死率极高。AP的治疗以药物治疗为主。其主要治疗措施包括抑制胰腺外分泌和胰酶抑制剂应用：生长抑素及其类似物（奥曲肽）可以通过直接抑制胰腺外分泌而发挥作用，对于预防ERCP术后胰腺炎也有积极作用。H_2受体拮抗剂或PPI可通过抑制胃酸分泌而间接抑制胰腺分泌，还可以预防应激性溃疡的发生。蛋白酶抑制剂（乌司他丁、加贝酯）能够广泛抑制与AP发展有关胰蛋白酶、弹性蛋白酶、磷脂酶A等的释放和活性，还可稳定溶酶体膜，改善胰腺微循环，减少AP并发症。禁食及胃肠减压，必要时经中心静脉插管行全胃肠外营养。配合纠正水、电解质紊乱，支持治疗，防止局部及全身并发症；早期进行液体复苏：一经诊断应立即开始进行控制性液体复苏，主要分为快速扩容和调整体内液体分布2个阶段，必要时可使用血管活性药物，补液量包括基础需要量和流入组织间隙的液体量。胆源性胰腺炎可行鼻胆管引流或内镜下十二指肠乳头括约肌切开术（endoscopic sphincterotomy，EST）。胆源性SAP发病的48~72小时内为行ERCP最佳时机，而胆源性MAP于住院期间均可行ERCP治疗，在胆源性AP恢复后应该尽早行胆囊切除术，以防再次发生AP。在AP早期阶段，除因严重的ACS，均不建议外科手术治疗。在AP后期阶段，若合并胰腺脓肿和（或）感染，应考虑手术治疗。

②慢性胰腺炎（chronic pancreatitis，CP）是指各种病因引起的胰腺组织和功能不可逆的慢性炎症性疾病，其病理特征为胰腺腺泡萎缩、破坏和间质纤维化。临床以反

复发作的上腹部疼痛和（或）胰腺外、内分泌功能不全为主要表现，可伴有胰腺实质钙化、胰管扩张、胰管结石和胰腺假性囊肿形成等。CP的治疗原则为祛除病因、控制症状、改善胰腺功能、治疗并发症和提高生活质量等。其一般治疗主要包括禁酒、戒烟，避免过量高脂、高蛋白饮食。长期脂肪泻患者，应注意补充脂溶性维生素及维生素 B_{12}、叶酸，适当补充各种微量元素。CP急性发作期的药物治疗同急性胰腺炎。胰腺外分泌功能不全的患者则主要应用外源性胰酶制剂替代治疗并辅助饮食疗法。胰酶制剂对缓解胰源性疼痛也具有一定作用。首选含高活性脂肪酶的超微微粒胰酶胶囊，并建议餐中服用。疗效不佳时可加服质子泵抑制剂、H_2 受体阻滞剂等抑酸药物。并发糖尿病者应采用强化的常规胰岛素治疗方案，维持CP患者最佳的代谢状态。由于CP合并糖尿病患者对胰岛素较敏感，应注意预防低血糖的发生。疼痛症状比较明显的患者可选用止痛药、胰酶制剂和生长抑素及其类似物等来治疗。梗阻性疼痛可行内镜治疗，非梗阻性疼痛可行 CT、EUS 引导下腹腔神经阻滞术。部分患者可行内镜介入治疗：CP的内镜治疗主要用于胰管减压和取石，缓解胰源性疼痛、提高生活质量，术式包括胰管扩张、支架置入、取石、碎石、囊肿引流等。对内镜取出困难的、大于5mm的胰管结石，可行体外震波碎石术（ESWL）。ESWL碎石成功率达95%以上，结合内镜治疗，结石清除率可达70%~85%。如上述方法无效时可考虑手术治疗。手术治疗分为急诊手术和择期手术。急诊手术适应证包括CP并发症引起的感染、出血、囊肿破裂等。择期手术适应证包括内科和介入治疗无效者、压迫邻近脏器导致胆道、十二指肠梗阻，内镜治疗无效者，以及左侧门脉高压伴出血者；假性囊肿、胰瘘或胰源性腹水，内科

和介入治疗无效者。不能排除恶变者。手术治疗的原则是用尽可能简单的术式缓解疼痛、控制并发症、延缓胰腺炎症进展和保护内、外分泌功能。术式的选择需要综合考虑胰腺炎性包块、胰管梗阻及并发症等因素。主胰管扩张、无胰头部炎性包块，可以采用胰管空肠侧侧吻合术；胰头部炎性包块、胰头多发性分支胰管结石，合并胰管、胆管或十二指肠梗阻，可考虑行标准的胰十二指肠切除术或保留幽门的胰十二指肠切除术；保留十二指肠的胰头切除术在保留十二指肠和胆道完整性的同时，既切除了胰头部炎性包块，又能够解除胰管及胆道的梗阻，主要术式包括 Beger 手术、Frey 手术和 Beme 手术；炎性病变或主胰管狭窄集中于胰体尾部，可以采用切除脾脏或保脾的胰体尾切除术；对于全胰广泛炎性改变和多发分支胰管结石，不能通过胰腺部分切除或胰管切开等方式达到治疗目的者，可考虑全胰切除、自体胰岛移植。

③胰腺癌的治疗应争取早期癌瘤切除，但由于早期诊断困难，一般手术切除率不高。内科治疗包括化疗、放射疗法和各种对症治疗。化疗多采用 5- 氟尿嘧啶、丝裂霉素及亚硝基脲类抗癌药如卡莫司汀单独或联合应用，但疗效不高。国外提出放疗加 5- 氟尿嘧啶联合应用较单独放疗为佳。对胰腺癌的顽固性腹痛有采用50%乙醇作腹腔神经丛注射或作腹腔神经切除术治疗者。

2. 辨证治疗

在消化系统疾病的发生，发展过程中，由于病理变化极为复杂，所以疾病的证候表现也是多种多样的。且病情又有轻重缓急的不同，四时气候、地理环境、患者体质等对病情变化也产生不同影响，因此，要善于抓住疾病的本质进行治疗，即所谓"治病求本"。具体来说，就是根据正邪斗争所产生的病理变化，采取相应的措施以

扶正祛邪；根据阴阳失调的病理变化，以调整阴阳；并针对具体情况，因人、因时、因地制宜，才能获得满意疗效。

（1）胃病的辨证治疗

①胃气虚弱

症状：胃脘痞闷，按之较舒，不思饮食，饮食不消化，甚则食入则吐，神疲乏力，面色淡白无华，舌质淡，脉虚弱。

治法：补胃益气。

方药：六君子汤加减。

组成：人参、白术、茯苓、甘草、陈皮、半夏。

加减：胃脘痞闷较重者加广木香；纳食不佳者加枳壳、焦神曲、砂仁；兼有脾气虚者宜健脾调气和胃，可再加黄芪。

②胃阳虚衰

症状：食欲减退，恶心呕吐，胃脘不适，隐隐作痛而喜按喜暖，痛在空腹，得食痛减，四肢不温，怯寒怕冷，舌质淡，苔薄白，脉沉细。

治法：温阳益胃。

方药：黄芪建中汤加减。

组成：黄芪、桂枝、芍药、生姜、甘草、大枣、饴糖。

加减：如胃寒痛甚，加吴茱萸、良附丸以增强温中散寒之力，如泛吐清水较多者可加陈皮、半夏、茯苓以降逆和胃。本证可见于慢性胃炎、消化性溃疡、慢性腹膜炎等病。

③胃火炽盛

症状：胃脘灼痛，口渴，喜冷饮，或食入即吐，或消谷善饥，口干，口臭，牙龈肿痛，出血，小便短赤，大便秘结，舌质红，苔黄厚，脉洪大或滑数。

治法：清胃泻火。

方药：清胃散或泻心汤加减。

组成：当归身、黄连、生地黄、牡丹皮、升麻、大黄、黄连、黄芩。

加减：若吞酸者，加胡黄连、煅瓦楞子；心烦口渴者，加生石膏、知母、天冬；心烦少寐加酸枣仁、知母；大便干结者，加玄参、芒硝。若热邪迫血妄行可出现突然呕血，血色紫暗或呈咖啡色，量多，或黑便，则加侧柏叶、荷叶炭、艾叶炭、生地、紫草以凉血止血。本证常见于急慢性胃炎、上消化道出血等病。

④胃阴不足

症状：胃脘隐痛，不欲饮食，或饥而不欲食，食后腹胀，干呕呃逆，甚者噎膈反胃，口燥咽干，大便干燥，舌红少津苔少，脉细数。

治法：滋养胃阴。

方药：沙参麦冬汤。

组成：北沙参、麦冬、玉竹、桑叶、甘草、天花粉、白扁豆。

加减：若胃阴亏损，中焦失濡，虚火内灼，则甘寒、酸甘合用，少佐清泄，用玉女煎加减；若气阴两虚，用药应甘温而不燥，柔养而不腻，常用太子参、生白术、山药、扁豆、生苡仁、石斛、玉竹、沙参、麦冬等。本证常见于慢性胃炎、消化性溃疡、十二指肠炎。

⑤食滞胃脘

症状：胃脘胀满或胀痛，厌食嗳气，呕吐酸腐，矢气恶臭，大便泄泻或秘结，舌苔厚腻，脉滑或沉实。

治法：消食和胃。

方药：保和丸加减。

组成：神曲、山楂、茯苓、半夏、陈皮、连翘、莱菔子。

加减：若食滞重而化热，泻而不爽者，当循"通因通用"的原则，用枳实导滞丸导滞通下。本证常见于急性胃肠炎等病。

⑥寒邪犯胃

症状：胃脘冷痛，痛势加剧，遇寒加重，得温则减，口泛清水，不渴，恶心呕吐，吐后痛缓，舌苔白滑，脉沉紧。

治法：温胃散寒。

方药：良附丸加味。

组成：高良姜、制香附、吴茱萸、半夏、陈皮为基本方。

加减：若寒邪较重者可加生姜、川椒。外感风寒者可合用藿香正气散、香苏散以散风寒。若兼食滞者加枳实、神曲、鸡内金以消食导滞；温胃降逆止呕可用吴茱萸、生姜；若胃寒夹湿者，用平胃散加减：苍术、陈皮、川朴、炙甘草、吴茱萸、春砂仁、鱼骨粉等。

⑦瘀血停滞

症状：胃脘疼痛，痛如针刺刀割，固定不移，吐血色黑，舌质紫暗，有瘀斑，脉涩。

治法：活血化瘀。

方药：丹参饮合失笑散加减。

组成：丹参饮以丹参、檀香、砂仁为基本方。失笑散以蒲黄、五灵脂为基本方。

加减：气虚者加党参、白术、黄芪、黄精以益气；血瘀气滞，疼痛较剧者，可用血府逐瘀汤或膈下逐瘀汤理气活血、化瘀止痛；刺痛甚者，可加九香虫、徐长卿、莪术以增强化瘀止痛之功。若伴吐血便血，当辨寒热虚实分别治之，如出血鲜红、舌红苔黄、脉弦数，为热迫血行，可用大黄黄连泻心汤加炒蒲黄、阿胶珠、地榆炭、白及、三七之类，以清热凉血止血；如出血色暗、病者面色萎黄、四肢不温、舌淡脉弱，为脾不统血，病势危重者，先用独参汤益气固脱，继以黄土汤加减以温脾益气摄血，或用人参、黄芪、白术、炮姜、龙眼等益气扶元之品，合白及、伏龙肝、仙鹤草止血化瘀。本证常见于慢性胃炎、消化性溃疡、上消化道出血等病。

⑧痰浊阻胃

症状：脘腹胀满，食后尤甚，上腹或有积块，朝食暮吐，暮食朝吐，吐出不化宿食，并有痰涎水饮，眩晕，心下悸等症，舌苔白滑，脉弦滑或舌红苔黄浊，脉滑数。

治法：涤痰化浊，和胃降逆。

方药：导痰汤。

组成：半夏、陈皮、茯苓、甘草、枳实、南星。

加减：痰郁化热宜加黄芩、黄连、竹茹；体壮者可用礞石滚痰丸攻逐顽痰。本证可见于幽门梗阻。

（2）小肠病的辨证治疗

①小肠虚寒

症状：肠鸣腹胀，少腹隐痛，大便溏薄，甚或泄泻，小便频数不爽，舌淡苔薄白，脉细而缓。

治法：温通小肠。

方药：吴茱萸汤加减。

组成：吴茱萸、人参、生姜、大枣。

加减：可酌加补脾益气之品如陈皮、茯苓、白术等。

②小肠实热

症状：小肠实热多因心火内炽，移热于小肠所致，胸中烦热，心悸不宁，失眠少寐，小便赤热，淋涩不爽，排尿刺痛，甚则尿血，伴口舌糜烂肿痛，口渴喜冷饮。舌尖红、苔黄，脉滑数。

治法：清热泻火。

方药：导赤散加减。

组成：生地、木通、竹叶、甘草。

③小肠气痛

症状：少腹绞痛，腹部胀痛，肠鸣时作，排气则舒，若因小肠下坠阴囊成疝，则阴囊疝痛，牵引少腹疼痛。舌苔白，脉弦。

治法：理气止痛。

方药：天台乌药散加减。

组成：乌药、木香、小茴香、青皮、高良姜、槟榔、川楝子、巴豆。

（3）大肠病的辨证治疗

①大肠液亏

症状：大便秘结干燥，难以排出，常数日一行而无所苦，或伴口干咽燥，口臭头晕等症，舌红少津，脉细涩。

治法：润肠通便。

组成：麻子仁、芍药、炙枳实、大黄、炙厚朴、杏仁。

加减：若津伤较重可加生地、玄参、麦冬以养阴生津；如燥热不甚，除便秘外，并无其他明显症状，或治疗后便虽通而不爽者，可服青麟丸，以清腑缓下，以免再秘。

②大肠热结

症状：大便干燥秘结，肛门灼热，口干烦渴，小便短赤，腹胀硬满，甚者痛而拒按，身热面赤，舌苔黄燥，甚则黑褐起芒刺，脉洪数有力。

治法：泻热通便。

方药：大承气汤加减。

组成：大黄、芒硝、厚朴、枳实。

加减：若热甚者加黄芩、银花等；腹痛甚者可加金铃子散。本证可见于急性胰腺炎等病。

③大肠湿热

症状：腹痛，下痢脓血，里急后重，或暴注下泄，色黄而臭，伴见肛门灼热，小便短赤口渴，舌红苔黄腻，脉滑数或濡数。

治法：清热利湿。

方药：白头翁汤加减。

组成：白头翁、秦皮、黄连、黄柏。

④大肠寒湿

症状：中脘饱闷，头身困重，里急后重，下痢腹痛，白多赤少或纯为白冻，形寒肢冷，小便清长，舌淡苔白腻，脉濡缓。

治法：温化寒湿。

方药：胃苓汤加减。

组成：苍术、厚朴、陈皮、炮姜、桂枝、泽泻、茯苓、藿香、枳壳、木香、当归。

加减：湿偏盛而见脘闷腹胀痛，头身困重，痢下稀薄，白多赤少者，加炒车前子、焦白术以健脾化湿；寒偏盛而里急，

腹痛拘急，形寒肢冷者，加肉桂、附子以温阳散寒。本证常见于细菌性痢疾、急性胃肠炎等病。

⑤大肠虚寒（肠虚滑泻）

症状：泻下无度，或大便滑脱失禁，甚则脱肛，腹痛隐隐，喜按喜温，舌淡苔白滑，脉沉弱。

治法：涩肠止泻。

方药：真人养脏汤。

组成：诃子、罂粟壳、肉豆蔻、白术、人参、木香、官桂、炙甘草、生姜、大枣。

加减：若脾虚湿盛者可加黄芪、茯苓等健脾利湿。本证常见于老年人，或久泻久痢的患者。

⑥血瘀肠络

症状：少腹刺痛，按之痛甚，泻下不爽，常夹脓血或紫黑色血块，面色晦滞，舌边有紫斑或暗红，脉细涩。

治法：活血化瘀，行气止痛。

方药：少腹逐瘀汤加减。

组成：当归、川芎、赤芍、生蒲黄、五灵脂、没药、延胡索、肉桂、干姜、小茴香。方中还可加入马齿苋、秦皮、白头翁等清肠中湿热毒邪。

加减：瘀血与积滞交阻，泻下不爽者加焦山楂、焦神曲、焦薏苡仁、黄芩、黄柏等消滞清热，并佐以木香、大腹皮行气消滞止痛。本证常见于溃疡性结肠炎、克罗恩病等。

（4）脾病的辨证治疗

①脾阳虚衰

症状：畏寒肢冷，脘腹隐痛，得热减轻，口泛清水，久泻不止，尿少浮肿，纳少腹胀，食后尤甚，懒言少气，白带清稀，舌淡苔白，脉濡弱。

治法：温中健脾。

方药：理中丸加减。

组成：人参、白术、附子、炮姜、炙甘草。

加减：如阳失展化，气机阻滞，兼见脘痞不饥，腹痛腹胀，脉弦苔白，则加青陈皮、鸡内金、砂仁；如脾虚及肾兼见腹部冷痛，腰痛尻酸、肢冷尿清，舌淡苔白，脉微细，则加肉桂、沉香、当归、黄芪等。

②中气下陷

症状：纳少腹胀，食后尤甚，便溏体倦，少气懒言，面色萎黄，脘腹坠胀，或便意频频、肛门坠重，或久泄脱肛，或子宫下垂，或小便浑浊或如米泔，舌淡苔白，脉缓弱。

治法：健脾补中，升阳益气。

方药：补中益气汤。

组成：人参、黄芪、白术、甘草、当归、陈皮、升麻、柴胡。

加减：便下滑脱不禁者加赤石脂、诃子肉、禹余粮、罂粟壳等收敛之品。

③脾不统血

症状：短气懒言，不思饮食，呕血反复不已，时轻时重，血色淡暗，或便血漆黑稀溏，伴面色萎黄，唇甲色淡，心悸气短，舌质淡，苔白薄，脉沉细。

治法：健脾益气，养血止血。

方药：归脾汤加减。

组成：太子参、白术、当归身、木香、炒枣仁、艾叶炭、三七。

加减：胃脘隐痛，可加芍药、甘草；便溏者，可加山药、白及、扁豆；泄泻较剧者，可加禹余粮、赤石脂；腹胀者，可加陈皮、枳壳。本证常见于消化道出血。

④脾气虚弱

症状：纳少腹胀，食后尤甚，便溏体倦，少气懒言，面色萎黄，舌淡苔白，脉缓弱。

治法：补益脾气。

方药：四君子汤加味。

组成：党参、白术、茯苓、砂仁、佛手、丹参、香附、鸡内金。

加减：若脾胃虚寒者加黄芪、沉香；若停饮，泛恶呕吐及胃有振水音者加桂枝、半夏；气滞不畅者，脘腹胀满明显，嗳气矢气，加七叶莲、救必应；夹湿者加苍术；纳差较甚者加神曲、麦芽；若腹泻日久体虚配用黄芪、升麻、柴胡益气升清，鼓舞脾气；泻下滑脱不固者酌加诃子肉、石榴皮收敛止泻。本证可见于急慢性胃炎、胃及十二指肠溃疡、胃神经官能症、胃下垂等证。

⑤寒湿困脾

症状：头重如裹，肢体困倦，面色黄晦，脘腹胀满，食欲减退，口淡不渴，腹痛肠鸣，泄泻清稀，甚至如水样，舌体胖大，苔白厚腻，脉濡缓。

治法：温化寒湿。

方药：胃苓汤。

组成：苍术、陈皮、厚朴、甘草、生姜、大枣、桂枝、白术、泽泻、茯苓、猪苓。

加减：若兼有风寒表证，症见恶寒发热，鼻塞头痛，肢体酸痛者，用藿香正气散解表散寒，芳香化湿。本证可见于溃疡性结肠炎等病。

⑥湿热蕴脾

症状：不思饮食，厌油腻，皮肤发黄，色如橘皮，恶心呕吐，尿赤，泄泻或便秘，舌苔厚腻，脉濡数。

治法：清热利湿。

方药：茵陈蒿汤加味。

组成：茵陈、栀子、大黄、茯苓、猪苓、滑石。

加减：如恶心呕吐，可加橘皮、竹茹；如心中懊恼，可加黄连、龙胆草。湿为阴邪，源于脾气本虚，健运失职、湿阻气机可郁而化热，热为阳邪，这种湿和热，阴和阳病理矛盾交错在一起，给治疗带来了困难。祛湿当以温药和之，清热须用寒凉之品，因此，用药稍有不当，或加重热邪，或加重湿邪，更伤脾胃，使病情加重。所以，治疗上清热宜用苦寒之品，中病即止，避免过用苦寒，损伤脾气；热减宜及时加入健脾利湿之品，以治其本，同时佐以疏肝理气，气行则湿行，湿祛则热无所存。

⑦脾阴不足

症状：形体消瘦，面色萎黄或焦枯，口涩减少，唇干肤燥，手足心热，毛发枯槁，易于脱落，或齿䘌、肌䘌，脐腹肌肉灼热，舌质红少津，脉细数。

治法：滋养脾阴。

方药：脾阴煎。

组成：生地黄、生白芍、阿胶、百合、生山药、胡黄连、地骨皮。

有些医家认为本证与胃阴虚证属同一证型，不必另列一证。由于脾喜燥而恶湿，故脾阴虚者亦慎用滋阴助湿之药。

（5）脏腑兼病辨证治疗

①肝脾不和

症状：大便泄泻，腹中鸣响，饮食减退，神疲乏力，或腹痛，便后痛止，胁肋不舒，舌苔薄白，脉缓带弦。

治法：调肝理气，和脾止泻。

方药：痛泻要方加减。

组成：白术、白芍、防风、炒陈皮。

加减：临床上对于肝郁气滞较甚，症见胸胁痞满，腹胀肠鸣而痛泄，脉弦，苔白者，多以本方加柴胡、枳壳、香附、桔梗之类以疏肝理气；夹有食积，苔腻脉弦而滑者，则配合保和丸之类，消导和中；急躁易怒者加龙胆草、山栀、丹皮清泄肝火。夜寐不安者加炒枣仁、夜交藤、灵磁石安神定志。若本证以胃脘痛为主，则治以健脾调肝，行气止痛，方用柴芍六君子汤化裁［柴胡、白芍、白术、茯苓、砂仁（后下）、佛手、党参、香附、救必应、黄芩、甘草］。若肝郁化火，心烦易怒，胃中灼热嘈杂或反酸加栀子、乌贼骨；兼瘀血者，舌黯或黯紫，加丹参、三七末（冲服）；大便色黑者加紫珠草；兼湿热者，口黏口苦，大便不爽，苔黄腻，加火炭母；纳差者，加鸡内金、神曲或山楂。

本证常见于肠易激综合征、溃疡性结肠炎、胃肠道恶性肿瘤。

②肝胃不和

症状：胸胁闷痛、纳差，腹胀，脘腹胀痛，痛无定处，呕吐吞酸，嗳气频繁，每遇情志不舒而加剧，心烦急躁易怒，嘈杂吞酸，口干口苦，大便干结，舌边红，苔黄腻，脉弦。

治法：疏肝和胃，降逆止呕。

方药：四逆散合左金丸加减。

组成：柴胡、白芍、炙甘草、枳实、煅瓦楞、吴茱萸、黄连、香附。

加减：若气郁化火，灼热嘈杂，上冲胸咽，口苦苔黄加炒栀子、丹皮等；若火郁伤阴，灼痛似饥，口干不欲饮，舌红少津，脉细，减柴胡、香附，加沙参、麦冬等；若气郁兼停饮，胸脘痞满不舒，泛恶欲吐，苔腻脉滑者，去白芍、香附加姜半夏、茯苓等；若气滞湿阻，郁久化热，痛势急迫，上冲胁背，得食尤甚，尿赤便结，甚至发冷热，加大黄、茵陈；若寒热互结，脘腹剧痛，牵及胁背，大便不畅者，加大黄、炮附子、芒硝等；若久痛入络，气滞血瘀，胃脘刺痛不移，舌质暗红或有瘀点，舌下络脉淡紫粗长者，加五灵脂、蒲黄、降香等；有黑便者加三七、乌贼骨等。本证常见于慢性胃炎、消化性溃疡、胰腺炎、十二指肠炎等。

③脾肾阳虚

症状：半夜或黎明之际，肠鸣腹痛，大便溏泻，甚或完谷不化，腹部畏寒，有时作胀，饮食如常，形体消瘦，舌淡苔白，脉沉细。

治法：温肾健脾，固肠止泻。

方药：四神丸合理中丸加减。

组成：熟附子、补骨脂、党参、白术、干姜、肉豆蔻、吴茱萸、五味子。

加减：若久泻不止，中气下陷，宜加黄芪、诃子肉、赤石脂等益气升阳及收敛止涩之品，亦可合用桃花汤以固涩止泻；若泻下无度，泻下如注者亦可暂用罂粟壳。本证常见于急性胃肠炎、肠易激综合征、溃疡性结肠炎。

3.病证结合治疗

西医辨病治疗与中医辨证治疗相结合，在消化系统疾病治疗中取得了显著的疗效。在长期的医疗实践中，对消化系统疾病的治疗积累了丰富的经验。近年来，随着先进仪器的应用，对胃肠疾病的检查更为细致，获得了更为丰富的资料，为临床诊断提供了客观依据。通过辨病与辨证相结合的广泛运用，使微观辨证取得了新的进展，同时也为临床疗效的观察提供了更多客观指标。

在胃病治疗方面，张声生等认为慢性萎缩性胃炎按中医辨证，可分为肝胃气滞证、肝胃郁热证、脾胃虚弱证、脾胃湿热证、胃阴不足证、胃络瘀血证6型，在胃镜下可见有胃黏膜上皮细胞增生形成的细小颗粒、结节或小岛状病理改变，或黏膜糜烂等。中医认为这是胃络湿热内蕴、气血瘀结的表现，故采用局部与整体、辨病与辨证相结合的方法进行治疗，选用具有化瘀通络、清热解毒的方药以治疗胃部炎性病变，并根据中医辨证，分别予疏肝解郁、疏肝和胃、清热化湿、健脾益气、养阴生津、活血通络等药物进行整体治疗。田德禄教授认为慢性萎缩性胃炎的胃镜像是胃黏膜变薄、变浅，呈片状苍白，黏膜下血管易于透见，分泌物减少，其舌质多淡，舌体瘦，舌苔剥脱是气阴两虚之象，轻型予益胃汤加减，虚火较重者加石斛、生地，兼见糜烂出血者加生地、丹皮、生蒲黄；中型予百合乌药汤加味；重型多见气血亏虚之象，治宜甘温健脾，予香砂六君汤合当归补血汤化裁。

中医辨证治疗可参考西医病理检查。如幽门梗阻相当于中医的"反胃""呕吐"，其幽门部的痉挛、水肿符合中医气滞血瘀之病理改变，故治疗时应辨证与辨病相结合，可加入理气活血之品，理气可用木香、香附、丁香、乌药，活血用桃仁、红花、丹参。伴有宿食停居胃中，多有食滞，宜加入消食导滞之品，如神曲、莱菔子。若病程较短，上腹即触及肿块，多为胃癌所致幽门梗阻，宜及时手术治疗。若日久不愈，瘢痕形成，导致幽门梗阻，亦可手术根治。

消化性溃疡的辨证分型分为肝气犯胃、脾胃气虚、脾胃湿热、寒热错杂、瘀血阻络、胃阴不足、脾胃虚寒等证型，辨证选用柴胡疏肝散、四君子汤、王氏连朴饮、半夏泻心汤、失笑散合丹参饮、一贯煎、黄芪建中汤等加减。倡导病证结合治疗，如肝气犯胃及脾胃气虚大致相当于溃疡早期或瘢痕期，给予疏肝理气与调节功能、抑酸等结合；脾胃湿热及寒热错杂相当于溃疡病急性活动期Hp阳性者，予健脾清热、寒热平调与除菌消炎、抑酸等相结合的治疗；瘀血阻络多为溃疡充血明显伴出血倾向者，应予活血化瘀与抑酸、护膜、止血相结合的治疗；胃阴不足证相当于溃疡病活动缓解但仍有炎症反应或伴萎缩病变者，应予养阴清热与改善微循环相结合的治疗；脾胃虚寒证相当于活动程度减轻趋向于愈合过程者，应予温中散寒与促进愈合相结合的治疗。

在辨证时应注重病因分析，近年来通过胃病的微观检查，对其病因有了新的认识，同时也为辨证和治疗提出了新课题。近年来发现慢性胃炎及溃疡病的发生与病菌感染相关。例如，慢性胃炎中幽门螺杆菌感染的阳性率与中医辨证分型有一定的相关性，邪盛者幽门螺杆菌阳性率增高，正虚者则偏低，其排列顺序是脾胃湿热＞

肝胃不和＞脾胃虚寒＞脾胃阳虚。

肠道疾病辨病辨证的结合治疗也取得了很好疗效。溃疡性结肠炎，西医认为其基本病理改变是结肠黏膜的广泛损伤、糜烂、血管充血、黏膜剥落，以及假息肉形成等。中医认为本病为湿热毒邪内蕴大肠，气机阻滞，病久则损伤脾肾，脾虚清阳不升则中气下陷，脾病及肾则脾肾两虚；久病入络，致瘀血内阻，形成凤根，迁延不愈，反复发作。故治疗上以清热解毒燥湿、行气解郁消滞、调补脾肾、活血化瘀为基本法则。现代药理学证实，一些具有清热解毒燥湿药物如马齿苋、白花蛇舌草、白头翁、穿心莲、黄芩、黄连、黄柏、秦皮等都有抑菌消炎的作用；行气解郁消滞药如陈皮、青皮、木香、枳壳、香附等能抑制胃肠道的蠕动；调补脾肾的药物能提高人体的免疫功能；活血化瘀药能改善肠黏膜血管的微循环，进而控制黏膜充血和水肿，除去假性息肉而减轻症状，修复组织。这些药物在临床治疗溃疡性结肠炎中取得了较好的疗效，表现为患者粪便中红细胞、白细胞及脓细胞消失，肠镜检查肠道内黏膜充血、水肿、炎性渗出、糜烂等改变减轻，甚至消失。此外，针灸能通过增强人体免疫功能治疗本病。

2023年中国中西医结合学会经专家共识将溃疡性结肠炎分为湿热蕴肠证、热毒炽盛证、浊毒内蕴证、脾虚湿蕴证、寒热错杂证、肝郁脾虚证、瘀阻肠络证、脾肾阳虚证，并将溃疡性结肠炎分活动期和缓解期，制定详细的中西医结合治疗方案。其中湿热蕴肠型单独服用乌梅败酱方，效果不理想时芍药汤加减氨基水杨酸制剂，也可服用虎地肠溶胶囊联合氨基水杨酸制剂，有条件推荐针刺治疗诱导缓解。热毒炽盛型推荐白头翁汤联合氨基水杨酸制剂；浊毒内蕴型服用化浊解毒方；脾虚湿蕴型推荐参苓白术散，或联合氨基水杨酸制剂，或口服补脾益肠丸；寒热错杂型单独服用乌梅丸或联合氨基水杨酸制剂；肝郁脾虚型推荐氨基水杨酸制剂口服或纳肛基础上联合痛泻要方；脾肾阳虚型口服四神丸联合中药保留灌肠；瘀血阻络型推荐氨基水杨酸制剂联合少腹逐瘀汤等。

其他如应用中药疏肝理气治疗肠易激综合征；通腑泄热解毒配合西药治疗急性出血性坏死性肠炎；温中健脾、收涩消炎治疗霉菌性肠炎；健脾利湿、止泻退热治疗轮状病毒性肠炎等，都取得了优于单纯西药的疗效。

在胰腺病治疗方面，中西医结合治疗急性胰腺炎取得了肯定的疗效，方法以通里攻下、清热利湿、舒肝利胆为主。对于出重度急性胰腺炎，中药治疗在降低病死率方面较单纯西医治疗有所提高。2020年中国中西医结合学会消化系统疾病专业委员会制定了急慢性胰腺炎中西医结合诊疗共识意见，详见胰腺炎章节。

消化系统恶性肿瘤的中西医结合治疗也积累了丰富的临床经验，首先筛选出许多抗癌中药如：冬凌草、半枝莲、白英、鸦胆子、薏苡仁等，这些中药对癌细胞有直接杀伤作用，另外研制了一批如川红注射液、139–Ⅲ抗癌注射液等非胃肠道给药制剂，大大提高了抗癌疗效，开拓了中医药制剂抗癌的新思路与途径。但中药抗癌因个体差异大，疗效不易重复，抗癌机制研究不够深入等不足，尚不能取代放疗和化疗，但可在以手术为主的综合治疗方案中作为辅助疗法。

其次，中医药可调整机体抗病能力，用于术前治疗，可改善机体状况并为手术创造条件。术后应用扶正理气、清热解毒及活血化瘀等治疗抗炎、消肿并促进胃肠功能恢复，减少并发症的发生。

再次，中药能减低放疗和化疗的毒副作用：并增加其疗效。扶正培本是基本治疗法则，组方甚多，多数注重养气血、调脾胃、补益肝肾。各组方中多数以人参、党参和黄芪为主，其次为白术、当归和茯苓等。有的则用固定方剂或剂型如健脾益肾方、参芪扶正冲剂、扶正女贞素等。也有根据辨证组方者。

（二）新进展与新疗法

近年来消化系统疾病诊疗技术进步很快，高效的药物不断问世，内镜从诊断治疗飞速发展。

1.消化系统疾病治疗新药

（1）质子泵抑制剂（H^+/K^+-ATP 酶抑制剂）（PPI） 1979 年瑞典 Astra 公司成功研制出一种新型胃酸分泌抑制剂——奥美拉唑（洛塞克）；第 2 个 PPI 兰索拉唑（lansoprazole）1992 年在日本首先上市；1994 年 10 月德国研制的泮托拉唑（pantoprazole）在南非上市，1998 年 12 月日本又推出新的 PPI 雷贝拉唑（rabeprazole）并于 1999 年 8 月获 FDA 批准在美国上市。目前本类药物常见的有奥美拉唑、泮托拉唑、兰索拉唑、雷贝拉唑、莱米诺拉唑、埃索美拉唑等。

作用机制：本类药物呈弱碱性，在肠道吸收入血后转运至胃黏膜壁细胞，最后到达分泌管和酸性腔，该处 pH < 1，使原药在此被质子化而带有正电荷并不断聚集，且转化为具有生物活性的次磺酸和次磺酰胺后，再与 H^+/K^+-ATP 酶的巯基脱水偶联形成一个不可逆的共价二硫键，从而抑制该酶的 H^+/K^+ 转运机制，发挥抑制酸分泌作用。

不良反应：第一、高胃泌素血症，经动物试验及临床应用发现，长期口服奥美拉唑后空腹血清胃泌素水平可明显增高。第二、致癌作用，在动物实验中发现长期口服奥美拉唑的大鼠类癌的发病率明显增高。其机制是奥美拉唑阻断 H^+ 的分泌，血胃泌素水平增加，则嗜铬细胞（EC 细胞）增生，类癌发生率增加。人类由于服药时间及剂量远低于动物试验水平，所以目前未发现致癌作用。但长期口服奥美拉唑的患者应测定空腹血胃泌素水平，当空腹血胃泌素水平大于正常 4 倍以上时应减量。第三、偶见皮疹、罕见恶心、腹泻、便秘和胃胀气，一般均较轻微。

临床作用：奥美拉唑的抑酸效果强，因此，奥美拉唑特别适用于由胃酸所致的严重疾病；包括严重的及 H_2 受体拮抗剂治疗无效的胃及十二指肠溃疡、反流性食管炎（Ⅲ 或 Ⅴ）、上消化道出血及胃泌素瘤等。

每日早餐前服本品 20~40mg，4 周时的十二指肠溃疡和胃溃疡的愈合率为 90%~97%，明显优于 H_2 受体拮抗剂及前列腺素 E、硫糖铝、胶体铋及大剂量抗酸剂。迅速改善胃、十二指肠溃疡和反流性食管炎患者的症状。十二指肠溃疡经 H_2 受体拮抗剂治疗 6 周，溃疡不愈合者，改用本品 20mg，每晨 1 次，4 周愈合率达 80%。胃溃疡经 H_2 受体拮抗剂治疗时间超过 3 个月而溃疡不愈者，改用本品 20mg，每晨 1 次，8 周愈合率达 71%。由于本品有很强的胃酸抑制作用，故可用于西咪替丁治疗无效的胃泌素瘤患者。病情严重而不适于口服时，可静脉注射 40mg/ 次，每日 2 次，能迅速降低胃内酸度并抑制胃酸分泌的 90% 超过 24 小时，故对于消化性溃疡出血较 H_2 受体拮抗剂有更好的治疗作用。

本品孕妇及儿童用药安全性未确立。故孕妇和哺乳期妇女、婴幼儿除非必需病例，应慎用。疑有溃疡病，应先排除恶性肿瘤再用药，以免延误诊断。肾、肝功能不全的患者及老年人，用本品无需更改剂量。

奥美拉唑和 H_2 受体拮抗剂均可使胃内 pH 值升高，而且这种状态可持续相当长的时间，因而能促进溃疡和食管炎的愈合。

但胃酸分泌过少，胃内 pH 的升高还会有其他的影响。例如胃酸过少势必影响食物和药物的消化吸收，所以抗酸药治疗时，经肾脏排泄的药物也会发生改变，如水杨酸盐的血浓度会有很大程度的下降，而奎尼丁的血浓度却升高。

（2）促动力剂　促动力药是一类促进胃肠道内物质传递的药物。其作用机制不尽相同，目前已被广泛用于胃肠道疾病。促动力剂可分为两大类，一类是多巴胺 D_2 受体拮抗剂，由于拮抗了分布于胃和十二指肠的多巴胺 D_2 受体，加速了胃的运动并协调胃和十二指肠运动，故亦能减少恶心症状的产生。这类药物有多潘立酮和甲氧氯普胺。另一类是通过乙酰胆碱起作用的药物，如西沙必利、莫沙必利等，能有效地增强胃肠道乙酰胆碱的作用。

①作用机制：多潘立酮是选择性的周围性多巴胺 D_2 受体拮抗剂；甲氧氯普胺亦是多巴胺 D_2 受体拮抗剂，它不仅能阻断多巴胺 D_2 受体，而且在一定程度上能刺激乙酰胆碱的释放。甲氧氯普胺兼有中枢和外周性作用，故在应用时，应警惕其中枢性不良反应。西沙比利作用机制较复杂，主要通过肠间肌神经丛节后纤维上下的受体间接促进乙酰胆碱释放，促进胃肠道蠕动及增加胃窦与十二指肠的协调性。

②药理作用：多潘立酮属多巴胺受体拮抗剂。第一，能增加正常人食管下段括约肌压力，但口服常规剂量对反流性食管炎患者的食管下段括约肌压力影响不甚明显，大剂量时可有作用。第二，增加胃窦及十二指肠收缩时间及幅度。治疗剂量可增加胃的液体排空速率，但对胃的固体排空无明显作用，对胃液量、pH 及血清胃泌素水平无明显影响。第三，可增加正常人及甲状腺功能低下患者血催乳素水平，且以女性为甚，但对催乳素瘤患者及肢端肥大症患者血催乳素水平无明显影响。对结

肠的作用仍不肯定。

甲氧氯普胺属多巴胺受体拮抗剂，第一，增加食管下段括约肌压力，增加食管蠕动幅度。第二，增加胃窦收缩，松弛幽门括约肌。第三，能增加结肠收缩幅度，减少近端小肠及结肠传递时间。

莫沙必利可刺激食管下端运动，提高食管收缩幅度及食管下端括约肌压力，增加胃窦收缩幅度，协调胃窦、十二指肠收缩，加快胃固体及液体排空速率。加快小肠及结肠蠕动收缩，减少逆蠕动，缩短食物通过小肠及结肠时间。

③不良反应：甲氧氯普胺的不良反应发生率一般报告为 10%~30%，但必须停药者仅为 4%。该药可透过血 - 脑屏障，锥体外系反应发生率较高，尤以老年人和儿童多见，可导致困乏、易激、震颤、面肌痉挛、迟发性运动障碍等帕金森样症状。而阻断垂体多巴胺受体后，可引起高泌乳素血症，导致乳房胀痛、泌乳及月经不调等。嗜铬细胞瘤患者禁用此药，因该药可刺激儿茶酚胺从肿瘤细胞中释放。对已怀疑或已知有机械性肠梗阻，胃肠穿孔及哺乳期妇女慎用此药。

多潘立酮也是多巴胺受体拮抗剂，但它不易通过血 - 脑屏障，临床上多潘立酮最常见的不良反应与高泌乳素血症密切相关，可导致男性乳房发育，溢乳及闭经等，而椎体外系症状罕见。同时由于其可以延迟 K^+ 整合电流使 QT 间期延长，因此逐渐退出了欧美市场。

莫沙比利一般无明显不良反应，在一组 1600 例患者服用观察中仅有 4% 的患者有腹痛、腹泻等表现。中枢神经系统的主要不良反应是头痛及轻度疲劳感。血胃泌素、胰岛素及催乳素水平无变化。短期使用可刺激胰多肽、胆囊收缩素释放，长期使用则减少胆囊收缩素的释放。

④临床应用：甲氧氯普胺适用于癌症

放疗和手术后的呕吐、反流性食管炎、反流性胃炎、功能性胃肠道张力低下，诊断性十二指肠插管、钡餐胃肠造影检查。本品主要用于增强胃肠道动力和止吐，治疗反流性食管炎有效率可达 60%~70%。也可用于治疗胆汁反流性胃炎。对于功能性胃滞留、胃下垂、糖尿病性胃张力低下等也有一定效果。

甲氧氯普胺对胎儿的影响尚待研究，故孕妇除有明确指征外，一般不宜使用。本品禁用于嗜铬细胞瘤、癫痫及进行放射治疗或化疗的乳腺癌患者，也禁用于胃肠道活动增强可导致危险的病例，如机械性肠梗阻，胃肠出血等；肾功能不全者，剂量减半。遇光变成黄色或黄棕色后，毒性增高。

甲氧氯普胺与其他药物合用时应注意：吩噻嗪类药物能增强本品的锥体外系不良反应，不宜合用；抗胆碱药（阿托品、溴丙胺太林、颠茄等）能减弱本品的止吐效应，两药合用时应注意；本品可降低西咪替丁的口服生物利用度，两药若必须合用，服药时间应至少间隔 1 小时；本品能增加机体对乙酰氨基酚、氨苄西林、左旋多巴、四环素等的吸收速率；合用本品可减少地高辛的吸收。

多潘立酮适用于胃 - 食管反流、食管炎及胃排空延缓引起的消化不良症。症见上腹部胀闷、腹胀、上腹疼痛；嗳气、肠胃胀气；恶心、呕吐；口中带有或不带有胃内容物反流的胃烧灼感。

功能性、器质性、感染性、饮食性、放射性治疗或化疗所引起的恶心、呕吐，用多巴胺受体激动剂（如左旋多巴、溴隐亭等）治疗；帕金森氏病所引起的恶心和呕吐，为多潘立酮的特效适应证。

临床双盲对照治疗胆汁反流性胃炎、反流性食管炎、糖尿病性胃张力低下和胃下垂等症，总有效率为 60% 左右。据文献报道，多潘立酮在促进胃溃疡愈合方面比安慰剂更好。

应用多潘立酮时要注意抗胆碱能药品可能会对抗本品的抗消化不良作用，故二者不宜合用；1 岁以下儿童由于其血 - 脑屏障发育不完善，故不能排除对 1 岁以下婴儿产生中枢不良反应的可能性；孕妇慎用。

莫沙比利增强全胃肠道的推进性运动，无抗多巴胺的作用，是目前常用的全胃肠道促动力性药物。可用于治疗胃食管反流性疾病、胃轻瘫、功能性消化不良、小肠运动障碍、特发性肠道假性梗阻和便秘等疾病，较之现有的同类药物如甲氧氯普胺、多潘立酮等更为安全有效。

莫沙比利治疗反流性食管炎疗效确定，能有效地治疗食管炎的糜烂和缓解症状，并且无不良反应。能增强食管下端括约肌张力，促进胃内容物排空。在控制反流、胃灼热和反胃症状方面，本品与甲氧氯普胺比较，明显优于后者。静脉注射或口服本品可有效地促进糖尿病、系统性硬皮病和营养不良性肌强直等疾病引起的胃轻瘫以及特发性胃轻瘫以及特发性胃轻瘫患者的胃排空。

莫沙比利有增加抑制性药物如安定的吸收，增强这类药物的抑制作用。因此，莫沙比利与中枢性抑制剂联合应用应特别谨慎，孕妇、胃肠道出血、穿孔或机械性梗阻者禁用。哺乳期妇女，肝、胃功能减退者慎用。

本品加速胃排空从而影响药物的吸收速率：经胃吸收的药物可降低吸收速率，而经小肠吸收的药物可能会增加吸收速率（如苯二氮类、抗凝剂、对乙酰氨基酚、H_2 受体阻断剂等）。如患者接受抗凝剂时，凝血时间可能会延长，因此，本品开始使用后几天内及停止使用时应检查凝血时间以确定适宜的抗凝剂剂量。

其他促动力剂还有 5-HT$_3$ 受体拮抗剂：

特异性 5-HT$_3$ 受体拮抗剂，如昂丹司琼、格雷司琼、托烷司琼、雷莫司琼、帕洛诺司琼等，它们具有强大的止吐作用。临床上主要用于治疗恶性肿瘤患者接受细胞毒样化疗药物和放射治疗时的恶心、呕吐。55-HT$_3$ 受体具有直接调控胃肠动力的作用。这类药物极有可能用于治疗胃轻瘫及其相关症状。

（3）钙通道拮抗剂 1964 年 Fleckenstein 发现钙离子在心肌收缩机制中的作用，并提出钙通道拮抗剂的治疗意义。目前钙离子通道拮抗剂研究及应用日益广泛，除与心血管、神经及呼吸系统疾病的治疗密切相关，与消化系统的生理及病理生理的关系亦被广泛研究，且在消化系统部分疾病治疗中取得了较好疗效。用于消化系统疾病的钙通道拮抗剂有：硝苯地平（硝苯地平）、维拉帕米（异博定）和硫氮卓酮。

①作用机制：实验证明钙通道拮抗剂对消化道平滑肌、血管及细胞分泌功能有广泛影响。第一、对消化道平滑肌的作用：硫氮卓酮、维拉帕米及硝苯地平可抑制食管下段括约肌的收缩，降低食管下段括约肌压力，缩短食管蠕动持续时间，降低食管收缩幅度。硝苯地平阻止胃肠平滑肌收缩，抑制胃平滑肌蠕动。对胃的固体及液体排空则无明显影响。钙拮抗剂可抑制胆道平滑肌收缩，降低胆道内压力。第二、对消化道腺体分泌及其他功能的影响：维拉帕米对离体胃有抑制组胺及五肽胃泌素促酸分泌作用；静脉注射维拉帕米可降低胰淀粉酶的分泌，而对脂肪酶及胰蛋白酶无明显影响。硝苯地平、维拉帕米及硫氮卓酮均可促进结肠及回肠对水、钠及氯的吸收；维拉帕米抑制肠道分泌。另外，钙通道阻滞剂可促进肝细胞摄入密度脂蛋白，促进肝脏的脂肪代谢；但对血清胃泌素水平无明显影响。

②不良反应：硝苯地平不良反应较轻，初服者脸部潮红，头晕、头痛及四肢无力等。久服可致水钠潴留，水肿，多发生于踝部，偶见于脸部及眶周；剂量过大时可引起心动过缓及低血压。口服维拉帕米可有恶心、呕吐、便秘、心悸、眩晕等不良反应。硫氮卓酮常见的不良反应有便秘、头晕、心动过缓及过敏性皮疹等。

③临床应用：钙通道拮抗剂可用于贲门失弛缓症，弥漫性食管痉挛，十二指肠球部溃疡，胃肠痉挛性疼痛，放射性食管炎，顽固性呃逆，胆绞痛，急性胰腺炎，肠易激综合征等。

（4）人工合成的生长抑素——奥曲肽 奥曲肽（善得定）是 Bauer 等于 1982 年发现的一种长效生长抑素，本品具有天然生长抑素效应，是一种长效生长素，其效应等于或超过天然生长抑素，选择性地对生长激素抑制作用较强，性质稳定，分子量小，易于人工合成。自本剂问世以来，已成为临床上常用的药物之一。

①药理作用：本品能抑制生长激素和胃肠肽类分泌激素的病理性分泌过多，从而起到治疗作用。对胃肠道功能影响可概括为以下几个方面：第一、抑制胃酸分泌和保护细胞的作用。第二、抑制胰腺和胆汁分泌的作用较强。第三、能加速胃排空；延长胃肠通过时间；奥曲肽较天然生长抑素更能减少小肠和大肠黏膜血流量，从而治愈严重急性上消化道出血；奥曲肽与天然生长抑素均有抗肠道分泌作用，但奥曲肽的生物作用更强，可能由于其与受体的亲合力更强之故。

②不良反应：偶见胃肠不适、恶心、厌食、腹胀、脂肪痢等，长期应用偶可引起高血糖，个别可有肝功能异常、胆石形成等。餐前用药或睡前用药可减轻胃肠道症状。

③临床应用：第一、治疗肝硬化静脉曲张破裂出血，Tydenl 1978 年首先应用，取

得止血效果，并发现奥曲肽可以降低肝静脉的楔压，以后许多学者相继应用取得许多经验。对奥曲肽的临床疗效的观察得出结论：奥曲肽治疗肝硬化食管静脉曲张破裂出血的疗效不亚于三腔管压迫止血，而且奥曲肽组无并发症，降低了死亡率。与垂体后叶素疗效的比较证实，奥曲肽对食管静脉曲张破裂出血的初期止血疗效优于垂体后叶素，且不良反应较少。其作用机制为：有选择性地使内脏动脉血管收缩，于是内脏血管阻力增加，从而降低门静脉血流量和门静脉压。通过减少侧支循环的血流量，降低食管曲张静脉内的血流量和压力。在大鼠实验中，发现肝硬化门静脉的自发活动度较健康对照组为高，而奥曲肽对其活动指数的抑制比健康对照组更强；实验表明，奥曲肽对食管静脉曲张破裂出血确有止血作用。奥曲肽对四氯化碳引起的小鼠肝坏死有保护作用。第二、治疗消化性溃疡出血，奥曲肽对消化性溃疡出血的治疗机制是通过减少胃酸（其抑酸作用强于奥美拉唑）和胃泌素分泌、减少内脏血流量、保护黏膜细胞实现的，其结果使黏膜的再生有所改善，在严重出血的病例，平均止血率为87%；奥曲肽的止血作用比生长抑素更强且持续时间更长，故有良好疗效。第三、治疗分泌过盛性腹泻。首先可治疗艾滋病相关性腹泻，轻度、重度腹泻均有一定的效果，使用后多于数日内排便次数和排出粪量有不同程度的减少，亦有少数病例恢复至正常。有的病例经过治疗已经减轻，但不久又加重，通常加大剂量，腹泻又可减轻或缓解。如病情加重剂量加大，也常无效。其次可治疗消化道内分泌瘤导致的腹泻，如血管活性肽瘤、胃泌素瘤、胰高糖素瘤、类癌综合征等的腹泻，奥曲肽的一般剂量（200~300mg/d）可以奏效。还可治疗移植物抗宿主病，曾用于骨髓移植引起的腹泻、回肠造瘘性腹泻

儿童、还可治疗复发性直肠癌所致腹泻。奥曲肽治疗腹泻的机制为增加水及钠离子吸收；抑制水及钠离子分泌；延长肠内通过时间；缩小肿瘤体积；抑制许多促分泌剂如血管活性肠肽的分泌，抑制P物质和5-羟色胺的作用；艾滋病病毒的外层蛋白的一个肽的片段与VIP的氨基酸顺序一致，它能增加大鼠结肠黏膜氯化物的分泌，而奥曲肽对此有抑制作用，故能治艾滋病的腹泻；此外还可影响小肠的活动。第四、治疗胰腺炎，许多临床资料和动物实验表明奥曲肽大剂量给药能降低急性胰腺炎的严重程度，早期应用可避免病情发展。第五、治疗巨大胃黏膜肥厚症，本病特点为胃黏膜肥厚、皱襞巨大，经胃黏膜丢失蛋白，造成低蛋白血症，奥曲肽能治疗巨大胃黏膜肥厚症的蛋白丢失，从而免去胃切除的治疗。

此外，奥曲肽在消化外科中的应用亦十分广泛，可用于胃肠道内分泌瘤、小肠外科、胰腺外科、胰腺移植、胃肠道瘘、胰假性囊肿和胰性腹水。还可治疗倾倒综合征和短肠综合征。

顾金森等自1993~1995年，应用奥曲肽治疗31例肝硬化食管静脉曲张破裂大出血（简称EVB），并与20例垂体后叶素组及15例三腔二囊管填塞组作对照研究，结果发现前者的平均止血时间及平均输血量均比对照组明显减少。

2. 消化系统内镜治疗学的新动态

自1950年日本医生宇治达郎成功发明软式胃镜的雏形——"胃内照相机"以来，消化系统内镜检查已经成为消化系统疾病诊断中不可缺少的手段。近年来，消化系统内镜技术的一个重要发展就是通过内镜对一些疾病进行有效的治疗。这一方面使一些原来必须进行外科治疗的疾病免除了手术，减少了患者的痛苦；另一方面大大缩短了病程及治疗时间，使内镜技术由单

纯诊断走向了治疗，内镜的应用进入了一个新领域。

目前，在临床上已经开展的内镜治疗主要为息肉切除术、异物取出术、止血术、狭窄扩张术、经皮内镜下胃造瘘术及腹腔镜外科手术等。

息肉切除是最早开始的内镜治疗方法之一，通过内镜引入高频电切器，通电后将息肉切除，这种方法已在全消化道应用，无论是单发还是多发息肉均可采用本方法，其中以大肠息肉切除应用最为广泛。特别适合亚蒂型及有蒂型息肉，以直径小于2.5cm者为宜，过大的息肉可以采取分块切除法；切下的息肉标本可送病理做检查。对于小于2cm的亚蒂型及有蒂型息肉多采用圈套＋电凝切除法，圈套器钢丝在息肉基底稍上方胃息肉切除的最佳部位；或在基底部注射盐水，使之形成蒂，再行切除。直径大于2cm的无蒂息肉可采用圈套器法，先将高渗盐水或1：10000肾上腺素溶液在息肉基底部黏膜下注射2~4点，每点0.5~1ml，然后再行圈套电凝切除，凝切指数为30~50，先行电凝再行电切，每次凝切时间均为3~4秒。对于更大的息肉也可行分块分期切除，2~3周后行二次切除。切除的息肉用异物钳或经活检孔负压吸引连同一块拔出后送病理检查。本法并发症少，以切除局部出血为常见，其次为穿孔，并发症发生率在大肠部位稍高。当发生出血、穿孔等并发症时大多采用内科保守治疗：禁食水、胃肠减压、补液、应用抗生素等，一般不需手术治疗均能治愈。此外，经内镜应用激光也可切除息肉，而对凹陷性早期胃癌也有用激光根治成功的病例。

高频电灼法切除息肉在临床上也开始应用，由于激光烧灼后可使组织溶解凝固，从而失去病检意义，而用高频电灼法切除息肉，仍可做病理检查。对有蒂息肉在其根部套上导线，通高频电流，几乎不出血就可将病变（息肉）切除。对有些黏膜下肿瘤，一般活检在诊断上是有困难的，但在高频电流切除时（可用电热活检钳），可以得到诊断。高频电切后，人为地造成了实验型溃疡模型，可用放大内镜观察溃疡修复过程及进行血流量测定，对溃疡进行深入研究。

消化道出血的内镜下止血是目前应用最为广泛的治疗措施，包括局部喷洒止血药及血管收缩剂、局部注射法、热探头、电凝探头、微波、钇铝石榴石激光止血及止血夹等，初期止血率均达95%以上。胃黏膜糜烂、溃疡、癌肿等病因引起的出血，可选用肾上腺素和高渗盐水局部注射。局部喷洒止血剂可酌情选用孟氏液、凝血酶、巴曲酶或8mg/100ml去甲肾上腺素、生理盐水等。值得提出的是食管静脉曲张硬化疗法，它是在内镜直视下，对曲张的食管静脉内及静脉旁注入硬化剂，使局部血管血栓形成，管腔闭塞，从而达到止血目的。这一方法的应用为肝硬化失代偿期患者的出血找到了新的治疗方法，止血有效率达到75%~94%，使再出血间隔时间延长，次数减少，减少了患者痛苦。本疗法在美国、日本与德国应用较多。Evans的研究表明，注射硬化剂后，24小时血栓形成，组织坏死，7天后形成溃疡，1月后发生纤维化，以后再出血的机会大大减少。Faquet报告二组病例，保守组再次出血率66%，死亡率42%，硬化剂治疗组再出血者6%，死亡率6%。食管静脉曲张的套扎疗法，也可达到相同效果。最近有文献报道，将此两种方法结合起来应用效果更好。本法既可用来做预防性治疗，也可用作急性出血的止血措施。对严重的胃底静脉曲张破裂出血，注射硬化剂则往往无效。现在临床上已经开始应用组织黏合剂或黏合胶，注入出血部位可即刻使血液凝固，其应用前景有待进一步观察。

微波技术引入内镜，对胃肠道疾病进行治疗是近年来内镜治疗的一个重要内容。微波内镜的治疗原理是经内镜下诊断确定靶目标后，将微波针状电极插入靶组织内进行微波辐射，使其凝固坏死。可用于急性消化道出血，还可用于胃肠道癌性狭窄及胃肠道息肉的治疗。与高频电凝及激光相比，已显示出一定的优越性。有人考虑用高频电流止血，常因电凝后撤离电极时，易撕裂组织而再度出血，因此，在止血方面尚待进一步研究。

由于紧急内镜（急诊镜检）的开展，对出血病因和部位迅速做出诊断的同时，内镜直视下采用各种局部止血措施，不仅改善了预后，减少了输血量，也使病死率明显下降。紧急内镜是指患者末次出血后24~48小时内进行胃镜检查和治疗，24、48小时内镜诊断率分别为93.9%和74.1%。即伴随时间延长不仅诊断率降低，而且增加了内镜治疗难度。

内镜下的消化道狭窄扩张术，欧美国家多因反流性食管炎而致食管狭窄，故早已采用了食管扩张术，且在内镜下行扩张术已相当普遍，文献报告亦较多。但在我国除食管癌引起食管狭窄外，大部分为吻合术后所致的食管狭窄，近年来国内陆续开展了这项工作。本法适应证为：Plummer Vinson综合征（缺铁性吞咽困难），以低色素性细胞贫血、间歇性咽下困难、舌炎为三大症状并伴有食管膜蹼样狭窄；贲门失弛缓症、反流性食管炎伴食管狭窄；腐蚀性食管炎伴食管狭窄、吻合口狭窄；食管、贲门癌性狭窄以及硬化治疗后的食管狭窄等。目前运用于临床的治疗方法有以下几种：①内镜气囊、水囊扩张术，气囊扩张原理为内镜下放置气囊扩张器，气囊充盈后通过囊内压力扩张狭窄部位。多用于食管狭窄及贲门失弛缓症等。水囊扩张术是近几年在气囊扩张术基础上发展起来的，

其原理和适应证与气囊扩张术相似。②内支架放置术，主要用于消化道、胆道的狭窄或梗阻的扩张及再通，多用于晚期食管癌或贲门癌引起的梗阻，是一种姑息疗法。内支架放入狭窄或梗阻部位，可使梗阻去除，患者能够进食，或胆汁引流通畅，消除黄疸，从而提高了晚期癌症患者的生活质量。但由于内支架价格昂贵，故应用受到一定限制。

各种原因的食管狭窄、贲门狭窄，经过扩张治疗均有一定疗效。其中以吻合口的瘢痕性狭窄疗效最为满意，因为吻合狭窄的长度短，基本在同一平面上，当扩张器强行通过吻合口时，对狭窄部易扩开，扩开后梗阻即解除，一般经过1~3次的扩张治疗后基本能治愈。食管蹼的治疗最好。贲门失弛缓症的扩张治疗虽有效，但不十分满意。只有选用直径粗的扩张器或水囊、气囊扩张器始能提高疗效，同时患者应服用抗胆碱药，硝苯地平类药物配合扩张，疗效始能显著，多数患者需经数次治疗。反流性食管炎所致的狭窄除应用扩张治疗外，尚应配合应用PPI、H_2受体拮抗剂或西沙必利治疗才能奏效，对于腐蚀性食管炎所致的狭窄，扩张治疗亦是有效的方法，但其疗效与病变的严重程度有关；病变范围广而受累部位深的效果差；有些患者需长期反复多次进行扩张治疗。

对于癌性狭窄，扩张治疗为姑息治疗手段，仅能得到暂时效果。有条件者在扩张治疗后置入食管支撑管便能长期解除症状，提高疗效。疗效持续时间长短不一，有报告最长者持续4年以上未再出现狭窄。

对上消化道异物可采用经内镜取异物的方法治疗：术前口服盐酸利多卡因胶浆，取左侧卧位，口含牙垫，按常规插入胃镜。发现异物后停止进镜。尽量使异物视野清晰。根据异物形状，大小选择合适的器械取异物。对于尖而锐利的异物，发现后应

仔细观察嵌顿情况及黏膜破损情况，确定可否试取。应设法将异物尖锐处从刺入黏膜中松弛。使异物的长轴与胃镜保持平行后退镜。以免损伤食管黏膜。退镜时应该慢退出，在通过咽部时嘱患者头稍后仰，深呼吸。顺势将异物拉出。本法无论是对滞留在胃内或是食管内的异物，均有很好效果。对于肉团等异物，用四爪钳取出。如已腐烂则用四爪钳夹碎后送入胃内。钳取异物时应将异物靠近胃镜，否则会发生脱位现象。如有消化道黏膜损伤出血，应进行止血治疗。如已消化道穿孔或异物锐利、体积较大、嵌顿时间长，不要勉强胃镜试取，应转外科手术治疗。

消化道肿瘤内镜微创治疗包括内镜黏膜切除术（endoscopic mucosal resection，EMR）和内镜黏膜剥离术（endoscopic submucosal dissection，ESD）是目前消化道早期肿瘤和癌前病变的主要内镜治疗方法。与EMR相比，ESD具有更高的整块切除率和治愈性切除率，但操作时间长、并发症多。术后并发症的处理以及ESD相关技术及器械的改良是目前研究的热点之一。穿孔是EMR和ESD术后最严重的并发症，以往消化道穿孔的治疗主要依靠外科手术，随着内镜技术的不断发展和创新，早期对穿孔进行及时、妥善的内镜下闭合或缝合，多可避免腹膜炎的发生和追加手术。内镜治疗过程中采用CO_2灌注，一旦发生气肿、气胸或气腹，CO_2可很快吸收，症状得到及时控制。食管狭窄是食管ESD术后常见的并发症，食管扩张或支架置入是目前临床常规的治疗方法，于病变局部注射激素或口服激素对预防术后狭窄有效，植入组织工程细胞片预防术后狭窄目前也在动物实验和小规模的病例研究中被证明有效。

经口内镜肌切开术（peroral endoscopic myotomy，POEM）为贲门失弛缓症（achalasia，AC）的最新微创治疗方法。食管穿孔、黏膜下"隧道"感染、出血是POEM常见的并发症，POEM微创治疗AC的短期效果肯定，但其长期疗效及远期并发症情况仍需进一步随访观察，POEM与气囊扩张、Heller肌切开术等方法的前瞻性比较研究尚需要进一步开展。

经自然腔道内镜手术（natural orifice transluminal endoscopic surgery，NOTES）作为一项将外科和内镜技术相结合的微创治疗方法，应该认识到，目前NOTES技术运用远未达到成熟水平，切开闭合的最佳方式、气腹的最佳压力、如何提高空间定向能力、如何避免NOTES引起的医源性损伤等问题均需进一步研究。

消化道穿孔的内镜闭合技术可大致归纳为内镜封堵技术（支架、生物胶、封堵伞等）、内镜金属夹系统、内镜缝合技术、内镜吻合器。其中，金属夹闭合术是目前为止临床使用最为广泛的技术，对于小穿孔使用一个或者几个金属夹就可满意封闭穿孔。对于大穿孔，由于金属夹跨度有限，不能一次性将穿孔夹闭。可采取从裂口两端向中心部逐步封闭的方式，使用多个金属夹完成闭合。

经内镜逆行性胰胆管造影术（endoscopic retrograde cholangiopancreatography，ERCP）是目前治疗胆胰系统疾病重要的微创手段。随着胃镜和ERCP的普及，壶腹部肿瘤的发现率逐年增加，外科手术一直是治疗壶腹部肿瘤的主流方法，而目前积累的资料表明，内镜下壶腹切除术不仅可提高壶腹部肿瘤诊断的准确率，也可将局限于黏膜层的乳头部肿瘤完整切除从而避免外科手术，具有创伤小、术后恢复快等优点，特别是对于年龄较大或一般情况较差而难以耐受手术治疗者具有更大的优势。应用小肠镜辅助ERCP到达壶腹部或胆肠、胰肠吻合口的操作成功率较高，并发症发生率低。ERCP术后胰腺炎（post ERCP pancreatitis，

PEP）是 ERCP 常见且严重的主要并发症，如何经济、有效的预防 PEP 一直是研究的热点。

3. 消化性溃疡的新疗法

一名溃疡病患者，理论上应同时接受 3 种药物治疗：①抑酸剂；②黏膜保护剂；③抗生素。理论上虽然如此，但 3 种药同时并用并不能明显增加其愈合率，更不能达到根治目的。相反独用质子泵抑制剂，反有 100% 的人溃疡能够愈合。

在溃疡病病因研究中，幽门螺杆菌（Hp）是一个热点，有效的抗菌治疗可改变溃疡的自然病程，根除 Hp 可避免溃疡复发。在溃疡病多因素发病机制中，Hp 可能是主要致病因素，但要肯定两者的因果关系，目前尚缺乏足够的病因学证据，近年来一些学者提出了"无 Hp，无溃疡"的新观点，虽然尚未得到公认，但根除 Hp 已成为治疗溃疡病热点研究课题之一。只是至今尚未找到理想的治疗方案。有很多药物可抑制 Hp，但停药后很易复发。这可能受多方面因素的影响，如药物的剂型、剂量、服药次数及方法、配伍和疗程等。滥用抗生素会导致耐药菌株在人群中传播，给今后的治疗带来更大困难，加上三种药物联合应用不良反应太大等问题，在现阶段不宜广泛应用抗 Hp 治疗。下列几点可供参考：①对非溃疡性消化不良和胃溃疡患者，除研究外不使用抗 Hp 治疗。②由非类固醇抗炎药物或其他病因所引起的十二指肠溃疡，不用抗 Hp 治疗。③内镜证实 Hp 的相关性十二指肠溃疡，应考虑根除 Hp 治疗。④难治性溃疡经过受体拮抗剂长期治疗，但经常复发者，或考虑术治疗者，需试用根除 Hp 治疗。⑤老年人，病因不明的十二指肠溃疡应慎重考虑选用制酸药或与抗 Hp 药同用。

除此之外，治疗溃疡病还涌现出许多新疗法，如董临江报道，对一组有消化性溃疡病病史、反复发作多年、在饮食治疗和系统服用西咪替丁或雷尼替丁 4~6 周后腹痛等症状未缓解、胃镜检查溃疡未能愈合的患者行高压氧治疗，取得较好疗效。治疗方法：高压氧治疗前 1 周内溃疡无活动性出血，氧气浓度为 85%，2 个大气压下面罩吸氧。每天 1 次，每次 2 小时。1 个疗程 12 次，中途休息 2 天，共计 14 天。疗程结束后再行胃镜和 Hp 检测。疗程中只服维生素 B_1 20mg 每日 3 次和西咪替丁 0.4g 晚上睡前口服。疗程结束后结果为：症状消失 12 例，减轻 1 例；溃疡愈合 8 例，缩小 1/2 以上 4 例；Hp 转阴者 9 例。高压氧治疗的机制和优点是：①高压氧下可纠正胃肠壁缺氧状态，随氧压力增高，氧的有效弥散范围扩大，弥散作用增强可治疗溃疡面、减轻周边的充血水肿，同时改善了自主神经系统功能的紊乱，降低迷走神经的张力，使胃酸及胃蛋白酶原的分泌减少，这些都有利于溃疡的愈合。② Hp 为厌氧菌属，在高压氧的情况下不能进行代谢获得能量，从而停止生长繁殖以至死亡。本组 11 例阳性治疗后 9 例转阴，说明高压氧有较强的抑菌杀菌作用。③高压氧治疗后胃镜可见胃黏膜由苍白变红润，而充血、水肿区域也趋向正常。黏膜活检也提示炎性细胞减少，胃、十二指肠慢性炎症明显好转。综上所述，高压氧疗法可作为治疗消化性溃疡，尤其是病史长及药物效果差者的有效治疗措施之一。

4. 消化道出血的新疗法

生长抑素（善得定）及内镜下止血等方法用于治疗消化道出血，除此之外，普萘洛尔也能用来治疗消化道出血。普萘洛尔可以用于防止食管静脉曲张破裂的再出血。其作用一方面是通过 β_1 受体作用使心率下降，心输出量减少，进而内脏血流减少、门脉压下降；另一方面使内脏血管的 β_2 受体被阻断，α 受体兴奋性增加，内脏循环阻力增加，门脉血流下降，由此达到降低门脉压，预防出血的作用。使用的有效剂量应为使心率下降25%，有实验证实当心率减慢25%时，心输出量减少30%，全肝血流减少25%，门脉压降低25%。但应用本药需注意：①个体差异大，应自小剂量开始，渐加至能使心率减慢25%的效应剂量；②肝硬化患者肝功能差，药物半衰期增加，加之侧支循环的存在，易产生积蓄，所以在预防性治疗期间需调整药物剂量；③长期应用因肝血流减少，可诱发肝性脑病；④停药可有"反跳现象"。

5. 消化系统肿瘤的生物治疗和靶向治疗

消化系统肿瘤的常规治疗除手术疗法、化学疗法、放射疗法三大常规治疗手段外，近几年，靶向治疗和免疫治疗领域进展较快，疗效颇受肯定，如贝伐单抗、曲妥珠单抗、氟奎替尼、瑞戈非尼以及PD-1/PDL-1免疫抑制剂等日益受到重视，其他抗血管生的靶向药物也给胃肠道肿瘤的治疗带来了新的手段和希望。

6. 消化系统疾病的物理疗法

物理疗法可分为两大类：人工的物理因子和自然的物理因子。人工物理因子包括：电、磁、光、声、热、运动等项。自然的物理因子包括日光、空气、矿泉等项。胃肠道疾病常用的物理疗法有以下几种。

（1）电疗法

①直流电疗法和药物离子导入法，直流电疗是应用100V以下的电压，50mA以下的电流强度的平衡直流电通过人体进行治疗。当直流电通过人体时，体内的离子、水和胶体颗粒发生移动，即产生电解、电渗和电泳现象。如在电极与皮肤之间放置药物，当直流电通过时，药物离子受到同性电荷的排斥，即可进入体内，药物离子通过电流的作用进入人体，称为离子导入。例如：胃内直流电普鲁卡因导入，其方法是：治疗前患者饮0.25%~0.5%普鲁卡因溶液50~100ml，然后在上腹部及下背部放电极，上腹部电极与阳极连接，电流量10~20mA，通过时间15~30分钟，每日或隔日治疗1次，15~20次为1疗程。适用于胃酸高、疼痛症状较重溃疡病患者。

②低频脉冲电疗法：用于提高肌张力和止痛。常用的低频脉冲电疗法是"经皮神经电刺激疗法"，简称为TENS疗法。常用频率为2~160Hz，电流强度20mA以下，为单向方波或双向方波。治疗时用两个直径2~5cm的圆形电极，放在痛点上，电流强度调节在患者有较明显震颤感的程度。每次治疗时间20分钟至1小时不等，每天治疗1次。可用于慢性胃炎和胃肠神经官能症。止痛作用好。

③中频电疗法：应用频率1000~100000Hz的正弦电流治疗疾病。常用的有音频电疗。音频电流有软化瘢痕，松解粘连及镇痛作用。常用于手术后肠粘连。

此外，近年来出现了音乐电流疗法，是低频和中频两者结合的方法。将音乐调制的电流输入人体后，既有神经系统特别是大脑右半球对音乐的感受，又有电流的治疗作用，一般脑力劳动者思维较多，左侧大脑较易疲劳，造成乏力、失眠、记忆力差等情况，如果听优美的音乐，则右大脑半球发挥音乐欣赏功能，使两侧大脑半球的应用平衡，对胃肠神经官能症和忧郁症有较好的疗效。

④高频电疗法：常用的高频电疗有短波治疗，超短波治疗及微波治疗。高频电对人体有热作用和热外作用。是常用的物理治疗方法。

短波电疗法能促进亚急性和慢性炎症的吸收消散，加强深部组织的血液循环，放松痉挛的肌肉，减轻缺血性疼痛，例如：短波电疗法有缓解胃肠平滑肌痉挛的作用，因而能止痛。短波和超短波治疗可使胃肠蠕动加快，这可能与刺激迷走神经有关。

微波电疗法可分为分米波、厘米波和毫米波3个波段，其作用稍有不同，医疗上常用的波长为12.5cm，频率2450MHz。穿透组织的深度可达3~5cm。毫米波治疗是最近应用的新疗法，对胃及十二指肠溃疡病有一定疗效。毫米波治疗胃及十二指肠溃疡为发展中科技项目，尚需进一步研究探讨。

（2）光疗法　光疗法包括红外线、可见光线、紫外线及激光治疗。胃肠道疾病中常用激光治疗，激光有单色性好，方向性强，亮度高等优点，常用的有氦-氖激光、二氧化碳激光、染料激光等。激光的作用有热效应、光压效应、光化学效应等。透入组织深度1cm以内，常用穴位治疗和局部治疗，如配合肠镜以治疗慢性结肠炎。

此外还有其他物理疗法，如超声波疗法，小剂量超声波可增强胃的分泌和蠕动；水疗法，饮用碳酸泉后，胃黏膜轻度充血，能促进胃酸分泌及胃肠蠕动，碳酸泉浴治疗对慢性胃炎及慢性结肠炎有一定疗效；空气负离子治疗，吸入空气负离子可增加胃液分泌，增加食欲；射频加温治疗癌症，食管癌在射频加温治疗后能显著缓解吞咽困难，射频加温对结肠腺癌、胰腺癌等有减轻体征或使癌肿缩小的作用。据临床观察，射频加温结合放疗或化疗，其治疗效果比单独一项治疗为好，且能使放射治疗剂量减少，反应减轻。

7. 胃肠道疾病的基因疗法

随着分子生物学的研究进展，逐渐形成了基因的概念，将治疗学与基因病理学联系起来，确定了基因与很多疾病的关系，推动了治疗学的发展，基因治疗不仅使基因异常引起的疾病得到根本性的治疗，同时这种疗法学也为非基因异常引起的疾病开辟了一条新的治疗途径。

在大多数情况下，基因治疗的含义就是把外界正常基因输送到患者具有病变基因的靶细胞中，进行基因修饰，使靶细胞发挥正常的功能，改善疾病的表现。基因治疗首先要对患者进行基因诊断，确定基因的病变部位，然后制备相对应的正常基因，采取体外或体内的方法将正常基因直接或通过媒介物传送到患者的靶细胞中。例如在消化系统的某一基因遗传病中，囊性纤维化病是基因治疗的重点。应用气雾和灌注方法，将携带正常基因的媒介物，定期输送到患者的肺和肠黏膜上皮细胞，使这些上皮细胞的流转运动得到恢复，临床症状明显好转。这些作用是由于进入上皮细胞的正常基因发挥作用，还是受损的上皮细胞被重建，目前尚不十分清楚。但研究胃肠黏膜上皮细胞的基因治疗具有很大的潜力，如果能够提供一种防止溃疡病的正常基因给胃肠黏膜，将可防治消化性溃疡；如果能提供一种抗肿瘤基因给具有癌变倾向的结肠上皮，可预防结肠癌发生。

二、用药规律

（一）辨病用药

消化系统疾病的用药规律在前面章节中已有所论述。西医学用药规律主要依据诊断结果，选择相应的药物治疗，但治疗过程中常有数种药物可以采用。究竟选用哪种？主要根据两方面考虑决定。

首先从疗效方面考虑，首先要看药物对这种病的疗效怎样。为了尽快治愈患者，应选用疗效最好的药。

其次，从不良反应方面考虑，对药物要"一分为二"，既要看到它有治疗疾病的一面，又要看到它有引起不良反应的一面。大多数药物或多或少的有一些不良反应或其他不良反应（如过敏反应、耐药性、成瘾性等）；有的药物疗效虽好，就因为能引起严重的不良反应，在选择药物时不得不放弃，而改用疗效可能稍差但不良反应较少的药物，如治菌痢多不用氯霉素（毒性大）而用痢特灵、小檗碱等。

此外，也应从是否价廉易得方面考虑。用药时应注意以下几个问题。

第一，避免滥用，防止不良反应。滥用药物，不仅造成浪费，更严重的是会给患者带来种种痛苦，如枸橼酸哌嗪（驱蛔灵）是一种应用普遍，毒性小的驱虫药，但据报道，服量稍大也会产生头昏、头痛、恶心、呕吐、腹泻等症状。再如，国内一度曾应用呋喃西林内服治疗细菌性痢疾，后来各医疗单位陆续发现其毒性反应颇为严重，特别是多发性周围神经炎，在一组200例的报告中竟有6例出现，且此种中毒症状长久不易消除，因此该药禁用于内服。

第二，注意患者病史。例如对胃肠道痉挛合并青光眼的患者，若忽视其青光眼病史而应用阿托品，将导致不良后果。

第三，注意选择最适宜的给药方法，给药方法要根据病性缓急、用药目的以及药物本身的性质决定。如对危重病例，宜用静脉注射或静脉滴注；治疗肠道感染、胃炎、胃溃疡以及驱肠虫时，宜口服。抗生素及磺胺药中，除主要供局部应用者（如新霉素、杆菌肽、磺胺醋酰钠、磺胺米隆）外，应尽量避免局部应用，以免引起过敏反应，或导致耐药菌株的产生。凡口服后能吸收的药物，最好采用口服，但若患者昏迷或呕吐，病情危急，药物口服不能吸收（如链霉素），刺激性大或容易被胃肠液破坏者，就应采用注射、皮下或肌内注射比较安全，病情危急时，可采用静脉注射。

第四，注意防止蓄积中毒，一些排泄较慢而毒性较大的药物，容易引起蓄积中毒，故尽量避免用于肝、肾功能不全的患者，并规定一定的连续给药次数或一定时间作为一个疗程，一个疗程完毕后，如需重复给药，则应停药一定时间以后再开始下一疗程。

第五，注意年龄、性别、个体差异等，小儿由于机体发育尚未成熟，对药物的反应与成人有所不同。如：应用酸碱类药物较易发生酸血症或碱血症；应用利尿药较易引起低钾低钠现象；应用大量或多种抗生素（尤其是口服广谱抗生素时），容易引起消化功能紊乱。在用药时，必须注意。对幼婴和新生儿尤应注意。有些药物一般应禁用，如氯霉素、吗啡等。

对老年人运用某些药物时也应注意。如庆大霉素、卡那霉素，主要由肾排泄，老年人肾功能减低，用后半衰期延长而增加药物的毒性（耳及肾毒性），因此，使用时应参考老年人的肌酐清除率调整剂量或给药间隔时间。

妇女由于生理情况不同，用药须慎重，例如在月经或怀孕期间，不可用峻烈的泻药（如硫酸镁、蓖麻油等），以免引起出血或流产。有些药物可影响胎儿，如孕妇用庆大霉毒素可引起胎儿先天性耳聋。乳母服药对哺乳婴儿也会产生影响，如服用氯霉素能抑制婴儿骨骼造血功能。

第六，注意配伍禁忌，配伍禁忌要注意两方面。①药理性配伍禁忌（即配伍药物疗效互相抵消或降低，或增加其毒性），除药理作用互相对抗的药物，如泻药与止泻药、止血药与抗凝药等一般不宜配伍外，还须注意理化性配伍禁忌。②不要联合使用对同一器官有毒性作用的抗生素，例如具有肾毒性的链霉素、卡那霉素、庆大霉素、磺胺类不联合使用。此外繁殖期杀菌剂（如青霉素类、头孢菌素类）不宜与快效抑菌剂（如红霉素）联合使用。

（二）辨证用药

脾胃病辨证用药要考虑脾和胃的生理特点，早在《内经》就指出，"脾苦湿，急食苦以燥之""脾欲缓，急食甘以缓之，用苦以泻之"。指出了治脾用药的特点。脾喜燥而恶湿，为多气少血之脏，主运化，升清和统血，气多于血，则脾之升运正常。若脾伤则易伤脾气脾阳，而见虚寒之证，临床多用辛甘温燥之药，如白术、苍术、肉桂、干姜、木香、砂仁等药，方药用四君子汤、平胃散等。胃喜润而恶燥，为多气多血之脏，主受纳、腐熟水谷，胃受邪后气血均减少，既伤阳又伤阴。因胃受属于脾，故胃之阳伤则脾阳亦不足，而胃之阴伤脾阴亦亏。因胃恶燥，临床多用阴柔之品，方如益胃汤、沙参麦冬汤等；药如沙参、麦冬、天冬、石斛、玉竹、鲜生地、玄参、白茅根、蔗汁、梨汁、天花粉等。

消化系统疾病治法要通补结合，用药也要动静结合，根据药物的特性可分为"动药"和"静药"两种。动药是指具有调理气血，但易伤正损气的药物，如川芎、枳实、当归、柴胡、陈皮、肉桂、香附、大腹皮、砂仁、白豆蔻等。所谓静药是指具有补益作用，但易阻滞气机的药物，如党参、黄芪、白术、山药、熟地、山茱萸、鹿角胶、炙甘草等。在组方用药中要注意动静结合，古人用方补剂必加疏通药，使补而不滞；通利必加敛药，使散中有收。所以用静药要佐以动药；用动药要佐以静药。动静结合，动药可以推动静药，使补益作用增强，使动药不良反应减少，收到好的效果。此外要注意用量，动静相伍组成的补益方，一般静药用量大，动药用量小。例如在异功散中参、术、苓、草是静药，用量宜重，陈皮是动药，用量宜轻，这样既增强健脾之功，又防止耗气伤血。

某些药物治疗消化系统疾病常有特殊疗效，例如陈皮、木香、香附、青皮、厚朴有理气功效；山药、扁豆、焦白术、党参、甘草、大枣有益脾作用；附子、肉桂、干姜有温脾作用；柴胡、升麻、葛根有升

清作用；半夏、苍术、白豆蔻、薏苡仁有化湿作用；黄芩、黄连、黄柏、公英、栀子有泻火作用；石斛、花粉、玉竹、天冬、麦冬有生津作用；沉香、槟榔、大腹皮、枳实有除痞作用；半夏、生姜有止呕作用；罂粟壳、赤石脂、石榴皮、诃子有固肠作用；使君子、雷丸、榧子、槟榔、苦楝根皮有驱虫作用。在处方时可随症加减。

结合西医学的生理病理及中药药理研究发现，很多中药在治疗消化系统疾病方面有独特疗效，可以直接针对病理变化，改善临床症状。例如：大黄具有泻下、收敛止血、解痉、抗菌等作用。在消化系统疾病方面多用于治疗上消化道出血。焦东海单用大黄（大黄粉或片），每次服3g，每日服2~4次，治疗上消化道出血100例，止血率达97%，平均止血时间为2.1天，其疗效可靠。还可治疗急性出血性坏死性肠炎。周建宣用生大黄24~30g，煮沸不超过10分钟，每天服2~3次，共治疗14例，一般服药6次后疼痛明显缓解，中毒症状改善。还可治疗急性肠梗阻。陈加龙用大黄粉，每次服9g，每日服2次，治疗肠梗阻44例，有效率为97.7%。还可治疗消化不良，幽门螺杆菌阳性的消化性溃疡，治疗肠道易激综合征。丹参具有活血化瘀、养血安神、调经止痛的作用。现已制成各种剂型广泛地应用于临床各科。黄艳华运用复方丹参注射液治疗溃疡病86例，取得了满意疗效，治疗方法为复方丹参注射液加生理盐水配制成50%水溶液，每次10ml，每日3次，于餐前半小时口服。并与口服复合维生素B溶液作对照。结果治疗组总有效率为90.70%；对照组总有效率为37.21%；两组疗效差异非常显著（$P < 0.01$）。瓦楞子能软坚散结，制酸止痛，消痰化瘀，多用于胃、十二指肠溃疡，具有化瘀止痛、和胃止酸之功。姜春华治疗胃溃疡病，多在辨证主方中加瓦楞子、海螵蛸、白及等以

制酸、止血止痛，取整体与局部结合，兼治局部病灶，保护溃疡面，提高了疗效。

治疗消化系统疾病选方用药时，除根据治则治法外，还要考虑药物七情，尤需注意十八反、十九畏及药物的刚柔之性、动静结合。此外在临床上还有些特殊配伍的"药对"，用之得当，可以提高疗效。如吴茱萸合黄连，名左金丸，能平肝制酸；半夏配黄连，能化痰浊，治湿热郁结，宽胸止呕；厚朴配黄芩，能化脾胃湿热；半夏配陈皮，名二陈，能和胃止呕；神曲配山楂能消食导滞；豆蔻配砂仁能健脾胃；半夏配硫黄，名半硫丸，治虚冷便秘；山药配扁豆，能补脾止泻；升麻配柴胡，能提升中气；乌梅配甘草，能生津止渴；苍术配厚朴，能除胃肠湿浊；木香配槟榔，能疏肠止痛；三棱配莪术，能消坚化癥；枳实配竹茹，能和胃止呕；旋覆花配代赭石、丁香配柿蒂能止呃逆；补骨脂配肉豆蔻，名二神丸，能止肾虚泄泻；木香配黄连，名香连丸，能止赤白痢疾；枳实配白术，名枳术丸，能健脾消痞；赤石脂配禹余粮，能涩大肠。类似上述两种药物配合的"药对"很多，或寒药热药配合，或气药血药配合，用于处方之中，能获得奇效。

（三）中西药合用

随着中西医结合工作的开展，中西药合用日益广泛。中西药联用较单纯使用中药或西药有一定的临床优势。中医和西医是两种完全不同的理论体系，探求疾病本质的方法各异，因此，它们的临床治疗具有不同的特色。西医对疾病的认识是从微观到宏观，在外表观察的基础上采用实验研究的方式，借助先进仪器完成实验研究的各个环节。中医对疾病的认识全部采用逻辑推理的方式，除了观察疾病的外在表现和询问病史外，医生的思维活动贯穿于整个辨证论治的始终。故西医偏重于局部认识、微观认识；中医则偏重于整体认识、宏观认识。西医注重确定病原，中医则注重机体的反应性。因此在临床治疗中，凡以局部表现为主的或以病原致病为主的疾病，西医治疗优势大，例如胃肠道感染性疾病：细菌性痢疾、阿米巴痢疾、伤寒等。凡以全身表现为主或以机体反应性改变为主的疾病，中医中药往往效果较好；如慢性胃炎、溃疡性结肠炎等。另外西医注重疾病的局部表现，善于治标；中医则注重疾病的局部现象与整体的联系、善于治本。中西药联用则能达到标本兼治的目的。

陈乔元报道使用中西医结合的方法治疗胆道蛔虫病60例取得满意疗效。其治疗方法为用西药治标，以解痉止痛为主，患者疼痛发作时，立即肌内注射消旋山莨10mg或阿托品0.5mg及复方氯丙嗪25mg或安定10mg，甚者可加用哌替啶50~100mg肌内注射。同时补液维持水、电解质平衡等对症治疗。一旦腹疼缓解立即给服中药"安蛔驱虫汤"煎剂以治其本，方药为乌梅20g，黄连4g，川椒4g，川楝子15g，延胡索10g，白芍10g，甘草8g，细辛2g，槟榔15g，大黄10g（后下）。临床可随症加减，伴发热者去川椒，加柴胡10g，黄芩10g；伴黄疸者加茵陈30g，山栀10g；伴呕吐者加半夏10g。在患者疼痛停止发作后三天，给患者西药阿苯达唑2片口服，目的是清除肠道寄生虫。胆道蛔虫症发作多突然，而且疼痛剧烈，临诊时应尽快减轻或解除患者的痛苦。西药解痉镇静剂用后多能很快地暂时缓解其痛苦，但不能根治其反复发作。中药"安蛔驱虫汤"具有明显的安蛔止痛驱虫的作用，服用后能很快地消除患者的剧烈腹痛并终止其反复发作，使进入胆道的蛔虫排出胆道。最后再服用驱虫剂以达到标本兼顾，根治的目的。

中西药合用具有协同作用，中西药物各有所长，合用于临床，能使许多疑难重症的治疗收到意想不到的效果，王崇清报道安胃宁胶囊治疗消化性溃疡 43 例取得满意疗效。根据临床症状及胃镜检查确诊的消化性溃疡患者 86 例，随机分为"安胃宁胶囊"治疗组与西咪替丁对照组各 43 例。治疗组每次服"安胃宁胶囊"（三七、大黄、黄连、明矾各等份，并加西咪替丁 9g，研成粉末，装入空心胶囊内）每服 3~4 粒，每日 3 次，30 天为 1 疗程。对照组西咪替丁每日 1g，分 4 次口服，部分患者加用其他抗酸、护胃药物，并发出血者加止血药物。2 组并发中、重度出血者，根据患者贫血程度及血压情况酌情予输血。结果：治疗组总有效率为 97.6%；对照组总有效率为 75%。可见中西药合用的临床疗效明显优于单用西药。中西药具有协同作用，当然并不是所有的中西药合用均能起协同作用，相反如果不合理合用中西药，不仅会降低疗效，而且会产生毒副反应。中西药必须合理合用才能取得协同作用，这有赖于大量的临床实践及药理学研究。

中西药合用还可降低各自的毒副作用。首先临床上应有目的地选择中西药，使其相互制约，降低毒副作用，发挥最佳疗效。其次是掌握配伍禁忌，既要充分发挥中医"君臣佐使""相反相使相杀"等配伍组方理论的作用，又要以西医药理及药物理化性质为基础，注意药物的协同、拮抗、分解、沉淀、变性以及生物利用度等。最后根据患者的性别、年龄、个体差异、地域等适当调整中西药各自之比例，才能收到满意效果。王福林应用化疗配合中药益气养阴、祛瘀化痰剂治疗中晚期食管癌 54 例，并与单用化疗 48 例对照观察。对照组采用 FP 方案、5-氟尿嘧啶和顺铂加液体静脉滴注。治疗组用 FP 方案同时配合中药益气养阴、祛瘀化痰剂，方选通幽汤加减：太子参

15g，炙黄芪 15g，生地 15g，熟地 15g，全当归 12g，黄药子 10g，广陈皮 10g，赤芍 10g，白芍 10g，桃仁泥 10g，急性子 10g，姜半夏 10g，制南星 10g。结果对照组总有效率为 54.2%；治疗组总有效率为 83.3%。通幽汤益气养阴、化痰活血能增加肾脏血流，有利于顺铂的排出，从而减轻其对肾脏的毒害作用，因而 FP 方案配合中药治疗后能提高疗效，减轻不良反应。吕松芬等采用中西医结合方法治疗反流性食管炎 36 例，效果良好。西药治疗：甲氧氯普胺片，每次 20mg，每日 3 次，饭后服。中药治疗：葛根汤为基本方：葛根 12g，麻黄 3g，桂枝 9g，白芍 15g，生姜 6g，甘草 10g，大枣 6 枚，水煎服，每日 1 剂，早晚服。总有效率为 97.2%。反流性食管炎多因食管下段括约肌功能减弱，食管蠕动障碍引起，而甲氧氯普胺可选择性地兴奋胃、小肠平滑肌，改善食管下段括约肌的功能，促进胃排空、调节胃肠蠕动，改善胃肠功能，有利于胃酸和胆汁清除，减少食物和肠液反流而达到治疗目的。但服用甲氧氯普胺超过两周以上，易出现头晕、耳鸣和不同程度凝视、斜视、震颤、项强和发音困难等锥体外系不良反应，而葛根汤可生津解肌，滋筋脉而舒拘急，和胃补中，调畅气机，改善食管和胃黏膜血运。西医学研究表明：该方具有扩张血管，促进血运，改善椎体外系血液循环，缓解骨骼肌、平滑肌病变所致之痉挛、疼痛、活动障碍。从而有效地消除或减轻甲氧氯普胺不良反应。两者相伍，功效互补，治疗效果相得益彰。但值得注意的是有些中西药合用往往适得其反。如已被药理及临床实践证明丹参及其复方与化疗药合用能促进癌细胞的扩散，这可能是丹参扩张血管，加速血液循环，而使癌细胞得以扩散转移的结果。因此应高度重视合用后出现的意想不到的不良反应。

中西药合用还可达到主次兼治的目的。即在就诊主要疾病已经得到有效治疗的同时，给予中药或西药兼顾治疗次要疾病或症状，从而达到更满意的临床疗效。例如韩昌熙报道用承气汤加减促进腹部手术后胃肠蠕动功能恢复，效果满意。在手术治疗原发病后，除补液、抗炎等治疗外，配合口服中药汤剂，药物组成有：莱菔子15g，厚朴、枳实、木香各12g，大黄15g（后下）。结果服用承气汤平均排气时间为36.28小时；不服用承气汤组平均排气时间为59.34小时。腹部手术后采用承气汤加减治疗可使术后排气时间显著缩短。

中西药合用还可达到缓急同治的目的，例如何世东治疗胃、十二指肠球部溃疡活动期129例，经H_2受体拮抗剂后，经胃镜复查溃疡已愈合。愈合1周内开始抗复发治疗，随机分为康尔胃组56例；雷尼替丁组33例；空白对照组30例。治疗方法：康尔胃组口服康尔胃冲剂（黄芪、三七、黄连、白及、吴茱萸）每日2次，每次1包；雷尼替丁组口服雷尼替丁0.15g每日2次；空白对照组不服任何药物。康尔胃组1年内复发率为25%；雷尼替丁组复发率为63.6%；空白对照组复发率为70%。康尔胃组与后两者差别显著（$P < 0.05$）而雷尼替丁组与空白对照组无显著差别，表明康尔胃对消化性溃疡具有明显抗复发作用。

总之，中西药合用在消化系统疾病中应用已非常广泛，根据中西医各自的理论特色，取长补短，充分发挥中西药合用的优势，避免不合理的合用，才能使治疗效果达到更高水平。

（四）其他用药方法

消化系统疾病的治疗还有一些特殊用药方法。现介绍如下。

独特用药方法：李维藩在腹膜内、腹腔内埋藏或撒入麝香1~2g治疗胃癌术后4例，观察患者8年情况良好。林国通用相反药物组成的拮抗丸（芫花、甘遂、大戟、甘草等）治疗50例胃癌，发现该药丸对缩小包块、减轻疼痛，争取存活时间有一定作用。这种运用药物毒性，以毒攻毒地治疗癌症的方法，也是寻找新的抗癌方法的一种尝试。

中药灌肠给药治疗大肠病：本法中药物直接接触病灶，起效迅速，而且对肠壁有直接止血和修复溃疡的作用。张开端应用马尾连煎剂（马尾连、黄芩、黄柏、杭菊、地榆、小蓟各15g，水煎成200ml）保留灌肠，每晚睡前1次，14~21天为1疗程。治疗慢性菌痢34例，治愈30例。此外用白头翁、铁苋菜、苦参各30g，银花与连翘各15g，加水500ml，浓煎成150ml，保留灌肠，日1~2次，治疗阿米巴肠病。

此外，还有许多特殊用药方法，如外治法，用蛇床子、吴茱萸，研末敷脐，24小时更换1次，治疗肠道易激综合征所致的久泻。用生地黄30g，广木香15g，研末和匀，根据结核肿块大小做成饼状，贴于腹部患处，再盖一块厚布，用熨斗熨烫，间日1次，肿块坚硬，腹痛甚者，每日1次，每次50分钟，此法可治疗结核性腹膜炎。足部药浴疗法可治疗急性肠炎，取葛根50g，白扁豆100g，车前草150g，水煎20~30分钟，取药液入盆，兑温开水以超过足踝为度，水温保持30℃左右，浸泡脚部30~60分钟，每日2~3次。用以治疗湿热型泄泻效果最佳；伤食型加莱菔子20g，脾虚型加凤仙花30g或桂枝50g。

第四章　提高临床疗效的思路方法

消化系统疾病为临床常见病，在长期的医疗实践中，中医学对消化系统疾病的治疗积累了丰富的经验。要进一步提高中医治疗消化系统疾病的疗效，应注意以下几个方面。

一、辨证求因，明晰病机病位

辨证论治，是运用中医的理论和诊疗方法来检查诊断疾病、观察分析疾病、治疗处理疾病。及时正确地辨证和诊断，是治疗疾病的重要步骤，可避免误诊和失治。因此，辨证的准确与否，直接关系到治疗的成败。

辨证论治的过程，就是检查、分析和处理疾病的诊断治疗过程。在完成这一过程中，必须了解辨证的基本要求。

1. 全面分析病情

全面收集"四诊"材料，并且参考西医学的物理、化验室及辅助检查的结果，取得正确的辨证和诊断的客观依据。如果四诊不全，就得不到全面的、确切的资料，辨证分析就难以准确而容易发生误诊。

2. 掌握病证特点、明确病因病机

消化系统疾病有其临床特点和变化规律，要掌握消化系统疾病的病证特点及病因病机特点，进行分析指导辨证。消化系统疾病的主要病因，多由外感六淫、内伤七情、饮食所伤、劳逸过度所致。其中，外感六淫不外是风、寒、暑、湿、燥、火。六淫在消化系统疾病的发病中常常作为一种重要的发病因素。自然界气候的变化与人体的生理活动、病理变化紧密相关。如果自然界的运动变化超过了人体的适应能力，人体也必然相应地表现出各种不同的病理变化，脏腑气血阴阳，包括脾胃大小肠也会发生相应的病理变化。消化系统疾

病的发生发展变化，与自然界气候变化密切相关；内伤七情，喜、怒、忧、思、悲、恐、惊超过正常限度，情志失调，均会使脾胃气机郁结不畅，功能紊乱，纳化失常而致病。其中以怒、忧、思最为常见；饮食所伤不只因饮食不节、饮食不洁或五味偏嗜所致，也可因嗜酒、嗜浓茶、误食有毒食物、过食粗糙干硬难于消化的食物及腌制发霉之食物损伤脾胃导致脏腑气血阴阳紊乱而发病；过度劳累可耗伤脾胃之气，体力劳动或脑力劳动过度都是导致脾胃病发生的重要因素；过度安逸也会损伤脾胃之气，可使脾胃运化迟滞，气血运行失常而发病。脾胃病的病机，主要是指消化系统疾病的发生、发展与变化的机制，包括脾、胃、大小肠功能失常所导致的寒热、虚实、痰瘀以及气血、阴阳失调等不同病机。常见的有气机阻滞、痰浊困阻、痰饮内停、寒热失调、升降失司、阴阳失衡、虚实转化、传变等。

3. 分清主次、注意主症转化

判断主症不是单从症状出现的多少和明显与否来决定，而应从病因病机去分析比较。对病情发展起关键作用的就是主症。如一些黄疸患者，病情比较复杂，既有胁痛、头晕等肝郁见症，又有倦怠、纳呆、腹满、泄泻等脾虚症状，若按病机分析，脾虚为主证，治以调理脾胃为主，随症加减，往往可使各种症状好转或消失。同时必须注意，主症并不是始终不变的，在一定条件下，寒热、虚实、阴阳可相互转化，临床尤应注意分析、判断。

4. 识别病性、判定病变部位

疾病的发生，根本在于邪正斗争引起阴阳失调，所以病情具体表现在寒热属性

上，而虚实是邪正消长盛衰的反映，也是构成病变性质的一个重要方面。各种疾病离不开虚实寒热，辨明了病性，就可以确定治疗的总原则：补虚、泻实、清热、温寒。所以说，辨清病变性质的目的，在于对病证有一个基本的认识，治疗上有一个总原则。判定病变部位，是判定疾病在表在里、在气在血以及在何脏何腑。定位是辨证论治中一个很重要的问题，因为病位不同，病证性质随之不同，治疗措施也就不同。⑤周密观察，验证诊断：有一些疑难病例，或临床表现不典型的病例，往往需要经过深入和系统的动态观察，去伪存真，在临床实践中部分地和全部地修改原有的辨证和诊断，不断验证辨证，才能得到符合临床实际的正确辨证。

二、分清标本缓急，确定治则治法

"急则治其标，缓则治其本"，是中医学治疗学的重要原则之一，在消化系统疾病的治疗中，要时刻灵活掌握运用。就表里的缓急而言，一般先表后里，但如里急的，又当救里。正如《金匮要略》所云："病有急当救里救表者，何谓也？师曰：医下之，续得下利清谷不止，身体疼痛者，急当救里，后身疼痛，清便自调者，急当救表也。"就病证先后缓急而言，一般先治新病，后治宿疾。如胃脘痛患者伴有因饮食不洁而致泄泻，此时则先治泄泻，再治胃脘痛。就病情缓急而言，应根据孰急孰缓而定治标、治本。如胃病合并大量呕血，治当先止其血，再治其胃。急则治其标，多为权宜急救之法，待危象缓解，再治其本。

三、西学中用，阐明中医药作用机制，有的放矢

1.强化探讨中医药对胃肠道黏膜保护的相关作用机制

近年来随着对整个胃肠道病理生理学的深入研究，对其发病机制的认识也日益明晰。根据现有的文献资料，一般可以视为胃肠道存在一系列完整的防护因素，例如，1954年Hollander提出的黏液和黏膜屏障的双障学说，A.Roberf和我国王志均教授提出的细胞保护概念。总的来看，消化系统疾病发生的根本机制是胃黏膜防护因子与攻击因子的失衡，若防护因子战胜攻击因子则不致发病，若攻击因子战胜防护因子则导致发病，胃内攻击和保护作用由多种因素介导，这些相关因素相互作用形成复杂的网络体系。西医学的这种平衡失调的发病理论与中医学发病理论正气存内，邪不可干，邪正相争，百病之由的观点是相互吻合的，而这正是中医药治疗消化疾病取得疗效的基本机制，根据多年来对消化系统疾病的理论认识和治疗经验，我们深信只有深入探讨中医药对胃肠保护和攻击因子的相关作用，才是提高临床疗效的关键。

消化系统疾病的发病与胃肠攻击因子和保护因子的失衡有极其密切的关系。因此，临床上治疗的关键，便是把握两者的盛衰，调整其消长生发，以期达到动态的生理平衡，从而使疾病走向恢复，趋于痊愈。有鉴于此，消除攻击因子，增强保护因子为中西医结合治疗慢性消化系统疾病提供了十分重要而大有裨益的思路方法，这正突显出中医治疗疾病扶正祛邪基本原则的科学性和正确性。近年来，大量有关中药增强胃肠黏膜保护因子的研究已进行，文献报道证实有不少传统古方和现代开发新药，在消化性溃疡和慢性胃炎等的临床观察和整体疾病模型中均取得了明显的疗效，能使各种致病因素如（幽门螺杆菌、无水乙醇、胆汁、乙酸、吲哚美辛、应激及幽门结扎）的动物模型的胃黏膜糜烂、出血点、溃疡等病理损伤趋向消退，且其疗效作用显示在多个方面。实验研究发现

一些以健脾益气和疏肝解郁为主的方药，如补中益气汤、参苓白术散、香砂六君子汤、小柴胡汤、养胃舒和温胃舒等均能增加正常大鼠胃黏膜表面黏液凝胶厚度，增加乙醇损伤大鼠胃黏膜氨基乙糖含量，具有增强黏液屏障的作用，增加大鼠胃壁的黏液含量。前列腺素是胃黏膜极为主要的防御因子，环氧化酶-2通过促进前列腺素E_2的合成在胃黏膜防御中被国内外公认，在维护胃黏膜完整性中居主要地位，是适应性细胞保护的基本因素，具有多方面的功能：可促进胃黏液及碳酸氢钠的分泌；激活表面磷脂，增加膜稳定性；改善胃黏膜微循环；调整PGI_2/TXA_2比值，抑制胃酸分泌，维持钠泵；增强上皮细胞的增殖更新，可谓具有较全面的防御作用。实验研究证明具有增强前列腺素的作用的中医方药很多，对现有文献的检索发现，健脾益气、疏肝理气、清热解毒等不少方药如补中益气汤、参苓白术散、香砂六君子汤及小柴胡汤，一方面均能使胃窦PGE_2和PGI_2含量明显增多，另一方面又能阻止吲哚美辛诱导的大鼠胃黏膜PGI_2的下降和血栓素A_2（TXA_2）的升高。

2. 改善胃肠黏膜微循环，提高胃肠损伤的病理修复功能

运用激光多普勒血流仪以检查胃黏膜血流量，观察益气活血类方药如人参、黄芪、丹参、川芎、赤芍、甘草等，治疗脾虚型慢性胃炎的患者，6周以后的胃黏膜血流量，证实该方药不仅能使临床证候大有改善，而且还确能增加胃黏膜的血流量，维护胃肠黏膜内丰富的毛细血管网以保护血流通畅及保持正常能量代谢，并能中和和清除从胃腔弥散入黏膜的有害物质，促进碳酸氢盐的分泌以及帮助清除H^+等。多数活血化瘀药如丹参、麦冬、当归、川芎、丹皮等能明显降低黏膜的血管阻力，改善肠系膜有效循环，增加组织的血液灌注，

肠壁血流量加快，有利于胃肠损伤的病理修复功能，因此改善胃黏膜血流量具有重要的意义。如溃疡的愈合和糜烂的消退等。不少破血软坚药如乳香、没药、三棱、莪术、水蛭、桃仁等具有拮抗血凝，提高纤溶系统酶和防止血栓形成的作用，在急性胃肠坏死性炎症和组织创伤中具有不可低估的效能，可以更好地提高治愈率，发挥明显的胃肠保护作用。

3. 调节胃肠道动力紊乱，帮助黏膜损伤的修复

胃肠道动力学是整个消化系统正常生理功能的主要组成部分之一，胃肠不仅是消化吸收器官，而且也是运动的器官，运动功能是消化吸收的基础，胃肠动力正常才有利于消除有害物质，帮助黏膜损伤的修复。当胃肠道发生病理改变时机体内的多种因素如炎症介质因子、神经体液因素和机械操作刺激等均可导致一系列胃肠道动力紊乱，在临床上便出现一系列的征候表现如恶心、呕吐、反酸、呃逆、腹胀腹痛、腹泻便秘等，不仅消化系统疾病，而且不少全身其他系统疾病，都会引起不同程度的胃肠运动功能障碍，有的属于单纯功能性疾病，有的则是在器质性疾病基础上并发胃肠功能紊乱。因此调整胃肠道动力学紊乱在胃肠疾病的治疗中具有重要的临床意义。近年来临床试验和药效学研究证明中医方药有明显调节胃肠运动功能的作用，对胃肠道功能动力紊乱性疾病如胃食管反流病、功能性消化不良、肠易激综合征等应用调理脾胃、升清降浊、疏肝理气、行气止痛、宽中解郁、通腑消导等治法，每可收到显著的效果。同时在临床治疗过程中，常可观察到中医药有双相调节作用，例如理气药枳实、陈皮、乌药和木香等既能抑制胃肠道的运动，如解除痉挛性绞痛，降低蠕动亢进，又能兴奋胃肠道的运动，如促进肠管收缩，提高其紧张性，

显示出中药明显的优势。中医药还有整体调节和多靶点作用的特点，如促进胃液分泌，增强消化能力，这有利于患者总体病情的恢复。临床上还常用疏肝理气药治疗腹部手术后的胀气，缩短术后排气时间，防治糖尿病的胃轻瘫、胃下垂的排气不良等。活血药和理气药同用，如三棱与枳实、桃仁与厚朴同用，实验结果显示既有活血药之提高胃肠肌张力的作用，又有促进胃肠收缩之效能，川芎、丹参、赤芍、五灵脂和莪术能对抗乙酰胆碱解除肠肌痉挛性疼痛。对肠道机械性和功能性梗阻疾病，应用通里攻下法能收到一定的效果，临床和动物实验均显示，应用寒下法的大承气汤、大黄、芒硝或温下法的三物备急散、巴豆、甘遂等都能明显促进胃肠蠕动功能，提高肠道排泄率，出现泻下通里，荡涤肠胃的作用。气滞胃痛冲剂有调气化滞和胃止痛的作用，善于通畅气机，是治疗消化不良的有效方药。

4. 纠正胃肠道微生态失调，改善胃肠道内环境

胃肠道微生态失调可发生于严重的感染性疾病，或久病体弱的衰竭患者，或应用广谱抗生素不当而引发肠道菌群失调者，其菌群失调程度表现不一，轻度者表现为慢性腹泻，重度者则发展为二重感染，亦可发生菌群易位及外界细菌入侵等。近年来研究发现从中药生地提炼而制成的双歧因子口服液，以激发体内双歧杆菌的增殖活力，可以在两周增殖 10 倍以上，而达到抑制外来菌的入侵。临床观察证实应用加味四君子汤或参苓白术散治疗慢性腹泻患者肠道双歧杆菌调整作用的研究表明临床总有效率达到 88%，肠道双歧杆菌水平明显升高。对中医辨证为湿热毒邪蕴结体内的严重菌群失调的患者，应用黄连解毒汤、白头翁汤、葛根芩连汤加减治疗多能收到明显的效果。文献报道将中药与肠道益生

菌共同制成新的制剂如肠泰口服液、三株赋新康等亦取得良好的疗效，既双向调节了肠道菌群的结构，又补充益生菌，加快肠道内环境的改善。

5. 清除肠道毒素，保护肠黏膜

在灭活内毒素，清除肠道毒素方面，中医药有强大的肠黏膜保护功能，因而可以发挥良好的治疗作用。应用通里攻下、活血化瘀、益气凉血等方药，以大承气汤为代表方，实验证实该方可以提高肠黏膜肥大细胞密度，减少肠内组胺释放，增加 Mg^{2+}、ATP 酶和 SDH 酶活性，使细胞 Ca^{2+} 内流量下降，减少血中脂质过氧化物水平，提高超氧化物歧化酶活性。以大承气汤灌注于正常游离肠襻时可见其血流量明显增加，在增加肠运动的同时，仍能保证充分的血供。另一方面，灌注给药后，肠组织血管活性肽（VIP）含量下降，微循环血流通畅，肠黏膜充血水肿减轻，渗出液减少。胃肠道急性感染时，肠内细菌繁殖和其大量产生的内毒素形成内毒素血症，实验证明通里攻下和清热解毒、活血化瘀类方药结合应用，能对肠道常见的 G 杆菌具有一定的抗菌作用，抑制大肠埃希菌的增生，阻止肠道细菌的移位，灭活内毒素的活性，产生泻下排便作用，借以促使内毒素的排出。另一方面，该类方药还能阻遏内毒素刺激巨噬细胞对肿瘤坏死因子的分泌，及诱发炎症因子的产生，抑制肠内炎症的扩散。显示中医药治疗急性肠道感染性疾病具有巨大的潜力和发展远景。

6. 协调胃肠道免疫功能，瘥后防复

消化道是宿主和各类物质如微生态、毒素和食物等密切接触的部位之一，也是机体第一道抗感染防线，同时胃肠道的免疫系统也成为机体内最强大的免疫防御器官，其突出的特点是胃肠道特殊的免疫结构和功能组成了胃肠局部免疫系统或黏膜免疫系统。多年来已进行了大量的中医药

对人体整个免疫功能的影响研究，积累了丰富的资料，发现不少中药经典成方、验方和单味中药有增强免疫功能的作用，其中有增强单核－巨噬细胞功能的药物，如健脾益气的人参、刺五加、党参、黄芪、灵芝、冬虫夏草等；滋肾养阴的枸杞子、杜仲、当归、知母等；清热解毒的白花蛇舌草、紫草、鱼腥草、大青叶、野菊花、穿心莲等；这类药物可活化单核－巨噬细胞，增强吞噬及抗原提呈能力，促进B淋巴细胞产生抗体。其次有增强细胞免疫，促进淋巴细胞转化的药物，如上述的黄芪、人参、黄精、仙茅、淫羊藿、菟丝子、女贞子、桑寄生、薏苡仁、墨旱莲、鸡血藤等，主要是促进淋巴细胞的转化，尤其是Th细胞的活化及其细胞因子受体的表达，增加细胞因子的分泌。其他尚有调节体液免疫功能，诱发干扰素、白介素，促进自然杀伤细胞能力，抑制机体超敏反应，及过激的炎症损伤等。

四、选方用药，突出"功专力宏"四字

辨证论治与专病专方专药施治相结合，是提高疗效的一个重要方面。方剂是理法方药中的一个重要环节，与临床疗效有密切的关系。临床常用的方剂，是遵循了中医学的组方理论而组方，有各自的使用规律及肯定的临床疗效，大多经历了数百年的反复临床实践和验证。中医学在长期的临床实践中，总结了许多对消化系统疾病行之有效的方剂，正确地选方用药，对于提高临床疗效颇有裨益。在治疗脾胃病时，一方面是把握通治方，如平胃散为化湿之通治方，保和丸为消食导滞通治方等。使用通治方，与主治病证大致契合，再适当加减某些药物，能收到一定疗效。另一方面要注意专治方的选用。专治方与病证有明确的对应关系，它的配伍和剂量有其严密性与科学性。例如治疗溃疡病的乌贝散，加减用于临床，取得可喜的疗效。四君子汤有益气健脾的功效，适用于脾胃气虚，运化无力所见诸症，是治疗消化系统疾病的基本方之一。现代药理研究证实，四君子汤可调节神经系统，使胃肠功能恢复正常，且促进溃疡愈合，能改善休克及贫血，增强机体免疫功能，有明显的抗突变和抗肿瘤作用。补中益气汤为治疗劳倦伤脾，中气不足的著名方剂。临床常用此方化裁治疗各种脾胃气虚，中气不足所致疾病。现代药理研究提示本方对肝细胞有一定的保护作用，提高血清白、球蛋白的比值，提高机体免疫功能，对金黄色葡萄球菌有抑制作用，能调整胃肠运动功能，恢复胃肠平滑肌的张力平衡。小建中汤类方剂，有温中补虚、缓急止痛的作用，适用于虚劳里急诸不足之证。特别是黄芪建中汤，在消化系统疾病中得到广泛的应用。经研究，黄芪建中汤具有保护胃黏膜、抗溃疡、解痉、镇痛、助消化、促进血液循环、提高机体免疫等功能。泻心汤类方剂，如半夏泻心汤、生姜泻心汤、黄连泻心汤、甘草泻心汤可治疗邪在胃肠、寒热失调而呈现心下痞满、呕吐、肠鸣下利等症；大黄黄连泻心汤清泄胃热；附子泻心汤治胃中郁热而表阳虚者。泻心汤是治疗消化系统疾病的重要方剂，现代实验研究发现半夏泻心汤对大鼠实验性胃溃疡有明显治疗作用及保护黏膜的作用。其作用主要是增强黏膜、黏液屏障，促进黏膜再生修复，强化了防御因子。柴胡类方剂，近代多以大、小柴胡汤为基础方治疗消化系统疾病。现代对大、小柴胡汤的研究较多。小柴胡汤对金黄色葡萄球菌、链球菌、大肠埃希菌、伤寒杆菌均有较强抑制作用；有抗炎性渗出和抑制肉芽肿生长的作用；能增加肾上腺重量，促进肾上腺皮质的分泌；提高机体免疫功能；保护肝细胞，抑制脂肪

肝的发生；并有抗肿瘤的作用。大柴胡汤对葡萄球菌、大肠埃希菌等具有较强的抑制作用；有抗炎性渗出和抑制肉芽肿生长；能较强地松弛平滑肌的紧张度而起解痉作用；有明显的利胆和降低括约肌张力的作用，且不抑制括约肌的运动功能。承气剂类方，是以大黄为主药的泄下通腑的方剂。常用的有大、小、调胃承气汤。峻下之剂为大承气汤，轻下之剂为小承气汤，缓下之剂为调胃承气汤。现代研究表明：大承气汤复方可以抑制或杀灭金黄色葡萄球菌，对该菌所致的肠脓肿或粘连有抑制作用，可减少炎性渗出，抑制炎症扩散；能增强十二指肠、回肠的运动，增加肠容积，促进肠套叠的纳还和肠扭转的复位；有利胆作用，可增加胆汁排泄量；能促进腹腔内陈旧性积血的吸收，改变局部缺血性肠梗阻的病理改变。芍药甘草汤有调和肝脾，缓急止痛的功效，适用于治疗各种病证。在消化系统疾病中，芍药甘草汤应用广泛。现代研究表明，本方对中枢性、末梢性横纹肌的挛急均有镇静作用。四逆散广泛应用于肝胃不和证。适用于消化系统疾病常见的肝胃不和、肝郁气滞、升降失常、痰食积滞等。四逆散复方有抗实验性休克的作用，提高耐缺氧能力；抗心律失常，扩张脑血管，增加脑血流量。平胃散有祛除脾湿、理气消滞的作用，凡湿浊中阻、脾胃失和而见腹腔胀满、嗳气呕恶、食少倦怠等症，皆可用之。从药物组成来看，厚朴能兴奋平滑肌，有抗菌、抗溃疡的作用；陈皮能增强离体蛙心的心肌收缩力，抑制兔离体肠管运动；苍术苷有降血糖的作用；甘草有解痉、抗菌作用。

有了专方的选择，还要依据药物的四气五味和升降浮沉等基本理论指导用药。如江涵暾在《笔花医镜·脏腑论治》中列出了治疗脾、胃、大肠、小肠疾病的补、泻、凉、温药对及方剂。如补脾猛将：白术、黄精；次将：山药、扁豆、薏苡仁、大枣、炙甘草。补胃猛将：白术、黄芪、大枣；次将：扁豆、山药、炙甘草、龙眼肉、红枣。补大肠猛将：淫羊藿、罂粟壳；次将：诃子肉、百合。泻脾猛将：枳壳、莱菔子；次将：神曲、麦芽、山楂、厚朴等。泻胃猛将：石菖蒲、枳壳、雷丸等。泻大肠猛将：大黄、桃仁等；次将：秦艽、旋覆花、郁李仁、杏仁等。泻小肠猛将：木通；次将：瞿麦、海金沙、川楝子等。补小肠猛将：生地。此外还列举了温凉脾、胃、大肠、小肠的猛将及次将。各具特色，大大方便了临床医生。

五、改革剂型，结合病位特点，选用给药途径与方法

传统的口服用药的形式，已不能适应中医学的发展，为提高中医药治疗消化系统疾病的疗效，可根据胃肠的解剖、生理、病理特点，采用药熨、局部喷药、灌肠、静脉输液等给药方式。例如急性胃炎属寒邪犯胃型，上腹部疼痛，食欲不振、嗳气、恶心呕吐，可用葱白、麦麸、食盐各适量，在锅内炒热，分成两份，用布包裹，交替熨于腹部，可止痛。也可用生姜、葱白、吴茱萸各适量，捣烂如饼，蒸熟贴于脐部，盖以纱布，胶布固定。或用附子30g煎汤洗足，以治疗寒邪犯胃型急性胃炎等，同时配合内服药，多可收良效。治疗上消化道出血，采用局部用药止血，也取得了满意效果。陶文川采用复方马勃液定位喷洒；王禁中以复方五味子液直接注入出血部位；吴培俊等用大黄浸出液局部喷洒等，治疗上消化道大出血效果良好。治疗结肠病变，多采用药液保留灌肠。对于溃疡性结肠炎，灌肠用药更是有众多报道：宋桂琴等治疗60例大肠湿热证，用白头翁汤内服，配合青黛、儿茶、枯矾、珍珠粉制成的青黛散2.5~5g，溶于40ml生理盐水中保留灌肠，

效果良好；刘国安采用黄柏、白头翁、五倍子、苦参、紫草、椿根白皮水煎灌肠；林国晶以马齿苋、白头翁、黄柏、川芎、丹参、儿茶配合普鲁卡因灌肠，效果良好。治疗直肠炎，陈凤兰等采用老枣树皮、白及、乌梅、马齿苋、普鲁卡因保留灌肠治疗直肠炎12例，均获痊愈。此外还可以用栓剂或其他外用药，也可获得良好效果。

六、综合治疗，协同增效

中医药治疗消化系统疾病，除药物治疗外，还有针灸、拔罐、推拿、按摩、理疗、空气负离子、水疗、体操、气功、体疗等多种方法。各种疗法协同配合，可提高中医治疗消化系统疾病的疗效。其中针灸疗法在消化系统疾病的治疗中，具有简便易行、见效快、费用低等优点，日益引起临床医生的重视。

针灸疗法对胃肠道运动能起调整作用，针刺可解除胃肠道运动的抑制状态并可使处于较低兴奋状态者兴奋。反之，可抑制胃肠道运动的亢进状态。动物实验研究表明，电针足三里，能调整胃酸分泌量；针刺合谷可使胃液中总酸度、游离酸度、非游离酸度和氢离子减少；针刺"公孙"穴，可使小肠对葡萄糖的吸收率显著升高。有研究表明，分别或同时针刺动物足三里或阑尾穴，可使动物的盲肠运动加强，紧张度增强，局部充血。阑尾运动加强，有利于阑尾排除腔内积存物，改善血液循环，消除水肿，使炎症消退。有急性炎症者，其盲肠反应更为明显。针灸治疗胃肠疑难症也取得可喜的进展。赵文生治疗食道癌303例，6例早期患者癌瘤消失，检查食道黏膜正常；1例食道黏膜有中断迂曲现象，但癌细胞消失，随访8~13年全部健在。297例晚期患者，针后吞咽困难多缓解，有效率96.4%，癌瘤缩小率为1.7%。

据文献记载，我国在唐代即应用各种外治方法治疗消化道疾病，很多方法流传至今。例如水疗法，就是利用水的温度、压力和水中的化学物质进行治疗，目前多采用药浴。矿泉水中的碳酸泉水，可使胃黏膜轻度充血，促进胃酸分泌及胃肠蠕动。碳酸泉浴对慢性胃炎及慢性结肠炎有一定疗效。

推拿、按摩、拔火罐，是传统的外治法，在治疗消化系统疾病中起一定的作用。张秀瑞采用按摩捏脊法治疗消化系统疾病306例，取得明显效果。郭长青采用经穴按摩治疗浅表性胃炎34例，推搓涌泉穴、三阴交，对背部督脉、膀胱经施拨、摩、啄法和捏脊、按压、揪起治疗，点内关、公孙、梁门、中脘、天枢穴，总有效率为100%。

总之，中医学对消化系统疾病的治疗有多种方法。以上从六个方面提出了调治胃肠道疾病的思路方法，临床上可以根据病情表现，灵活掌握，综合采用，有的以一个方面为主，再合理配伍，相互结合，优势互补。在实践中。首先要按照中医辨证施治的精神，贯彻理法方药的原则，抓住主症，合理组方，精心选药，证效相应，方药严谨。另一方面，也可以辨病和辨证结合，针对发病机制的现代病理生理学和分子生物学的认识，根据所用方药的研究实验、药理药效学的资料和经验，参照应用，彼此借鉴，以求得最优化的个体化治疗方法，达到最佳的治疗效果。

主要参考文献

[1] 阎清海，张建文. 胃肠病诊疗全书 [M]. 北京：中国医药科技出版社，2000.

[2] 林果为，王吉耀，葛均波. 实用内科学（第15版）[M]. 北京：人民卫生出版社，2017.

[3] 全国中医内科学会脾胃病专业委员会. 中医胃肠病学 [M]. 北京：中国医药科技出

版社，1993.

［4］张文义. 中西医结合论治胃肠病［J］. 中医临床研究杂志，2017，9（30）：65.

［5］许自诚. 中西医结合诊治胃肠病的思考［J］. 中国中西医结合消化杂志，2005，13（6）：351.

［6］魏睦新，王平. 胃肠病学中西医结合的现状与未来［J］. 中华中医药学刊，2010，28（1）：31.

［7］刘俊宏，汪龙德，毛兰芳，等. 功能性消化不良中医药研究进展［J］. 甘肃中医药大学学报，2017，34（6）：91.

［8］马汴梁. 中西医结合胃肠病学［M］. 北京：中医古籍出版社，1993.

［9］梁荣寿. 中西医结合治疗胃肠道疾病的研究进展［J］. 现代医药卫生，2018，34（6）：877.

［10］周滔. 消化病中西医结合研究的热点与进展［J］. 中国中西医结合消化杂志，2017，25（8）：635.

［11］沈华娟，葛惠男. 消化性溃疡中医辨证分型的研究［J］. 吉林中医药杂志，2015，35（4）：355.

［12］葛均波，徐永健，王辰. 内科学（第9版）［M］. 人民卫生出版社，2018.

［13］涂莎，阳惠湘. 幽门螺杆菌感染治疗的进展［J］. 中南大学学报医学版，2014，39（9）：981.

［14］张伯臾. 中医内科学［M］. 上海科学技术出版社，2018.

［15］陈玉龙. 消化系统心身疾病的研究与临床［M］. 郑州大学出版社，2007.

［16］房殿春，彭志红. 胃黏膜屏障功能研究概况［J］. 现代消化及介入诊疗，2007，12（1）：48-52.

［17］侯晓华，蔺蓉. 胃黏膜保护与胃动力［J］. 中华医学杂志，2005，85（39）：2739-2745.

［18］危北海，张万岱，陈治水主编. 中西医结合消化病学［M］. 北京：人民卫生出版社，2003：63-74.

［19］中国中西医结合学会. 溃疡性结肠炎中西医结合诊疗专家共识［J］. 中国中西医结合杂志，2023，1（43）：5-11.

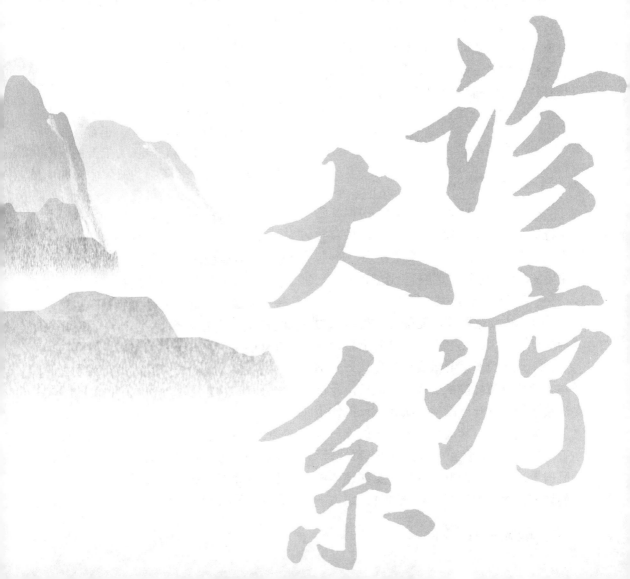

临床篇

第五章 食管疾病

第一节 食管炎

食管炎系指食管黏膜浅层或深层组织因受到多种机械性、化学性、感染性因素刺激而导致的炎症性疾病。根据其临床特征可分为反流性食管炎、化脓性食管炎、疱疹性食管炎等几种类型，其中以反流性食管炎发病率最高。胃食管反流病（GERD）患者中约有30%表现为反流性食管炎（RE）。

食管炎临床以胸骨后烧灼感和疼痛、吞咽困难、胃内容物反流至口咽部为主要表现，部分患者可有出血及贫血。中医学无食管炎病名，依其临床特征，分别属于"胸痛""胃脘痛""噎膈""吞酸""反胃"等病证的范畴。

一、病因病机

（一）西医学认识

食管炎是多种因素造成的，根据其临床特征可分为反流性食管炎、化脓性食管炎、疱疹性食管炎等几种类型，关于病因、主要发病机制将分类型进行论述。

1. 反流性食管炎

（1）抗反流屏障功能降低　目前认为影响反流的因素是裂孔疝和食管下括约肌（LES）张力降低。导致食管胃连接处解剖和生理抗反流屏障的破坏，造成反流及反流量增加。食管下段括约肌在抗反流作用上最为重要，是紧接贲门约3cm的下段食管，为"贲门段食管"。此处有增厚的环形肌肉带，有不同的电生理带。受神经体液的调节，吞咽动作开始后一秒钟，压力下

降，当压力低于0.6kPa时，贲门就松弛，以利食丸进入胃内。而当胃内压力升至10.6kPa时，贲门并不松弛，起到防止胃内容物倒流的作用。在解剖上的特点也具有抗反流的作用：①锐利的食管角相当于防止反流的活瓣；②膈肌具有一定弹性和张力；③下食管的腹内段呈萎陷状态，受膈食管膜的固定，难以进入胸腔，因此胸膜压力越大，管壁靠得越拢，从而防止反流；④贲门部黏膜皱襞呈花瓣状，向胃腔凸出，起着防止反流的活瓣作用。

RE患者的LES压力一般在0.7~1.4kPa明显低于正常人，且经常处于松弛状态。已知某些胃肠道激素，如胰泌素、胆囊收缩素、血管活性肠肽、抗胆碱药物、前列腺素等，呕吐、吸烟、饮酒、反复插胃管、食管贲门手术及胃大切手术均可以导致LES降低。还有些患者LES压力正常，而为适应腹压升高而引起LES压力上升的能力缺陷。或一过性食管下括约肌发生松弛明显增加，时间延长，均可致大量反流。这些可能与发病有一定关系。

（2）食管对胃反流物清除能力降低　即食管廓清能力减弱。正常人出现RE后，进入食管的反流物使食管扩张，并刺激食管黏膜引起继发性食管蠕动，用以清除反流的食管内容物，同时唾液的中和、食丸的重力，三者相互作用，发挥对反流物的清除，以利减少反流物与食管黏膜的接触时间。当食管运动功能不良或减弱时，造成清除能力降低，反流物对食管黏膜长时间刺激而引起食管炎症。当炎症存在而反流物又进一步刺激炎性黏膜，造成食管运动异常，引起食管痉挛，又进一步影响食管对反流物的清除力。

（3）食管黏膜的屏障功能破坏 食管黏膜的屏障功能包括黏膜的屏障功能、黏膜层和上皮细胞间联结装置、细胞内的缓冲液、细胞的代谢和血液供应情况。保护屏障破坏使黏膜抵抗力减弱。胃酸和胃蛋白酶是损害食管黏膜的主要因子，其次还有十二指肠液、胆汁、胰液。

（4）胃及十二指肠功能失常 导致胃排空受阻，使反流物的质和量增加。①胃排空异常：如胃内压力增高超过 LES 压力，可诱发 LES 开放，胃排空减少导致胃扩张，缩短贲门食管段而易于反流，其后果为餐后反流量增加；②胃内高分泌状态：如 Zollingr-ElliSon（胃泌素瘤）综合征，它不仅分泌量增加，酸度也提高。所以最大胃酸分泌量（MAO）高的患者，食管黏膜损伤程度也重，疗效差；③十二指肠病变导致幽门括约肌功能不全而致十二指肠胃反流，其结果增加了胃容量及十二指肠液及胆汁、胰液的反流。

（5）反流性食管炎的病理改变 病变的主要部位在食管下端范围 10cm 左右，部分患者可发展至食管中段。病理改变有三个方面：①发生于食管鳞状上皮的浅表炎症和糜烂；②发生于 Barrett 上皮的 Barrett 溃疡；③贲门食管段的糜烂和溃疡。急性期，食管黏膜充血水肿、糜烂和溃疡。早期病变在黏膜固有层，后期病变侵及表层下，基底细胞层增厚，伴有腔内伸展的乳头状突起。恢复期基底层高度增值修补了黏膜表面，最后乳头和基底层开始退化，恢复了正常的比例。严重者后期炎症可深达肌层，引起黏膜下层内纤维组织增生，黏膜可呈轻度息肉样变。纤维收缩可造成管腔狭窄和食管短缩。食管短缩又可引起短食管型食管裂孔疝。此外，食管黏膜因受反流物慢性刺激，鳞状上皮可化生成柱状上皮细胞，称为 Barrett 食管。Barrett 食管与食管腺癌发生关系密切相关，认为是一种癌前病变。

（6）神经、社会心理因素 部分患者可能属内脏高敏感性，对酸存在高度敏感。调查研究显示焦虑、抑郁等社会心理因素与胃食管反流病的发生有关。

2. 化脓性食管炎

凡能引起食管黏膜破损而使病菌得以侵入食管壁的任何情况均可导致化脓性食管炎。其中以异物、机械性损伤及穿孔破裂常见。食管化脓性感染呈局限性病变，形成一个或多个黏膜下脓肿，也可以扩散引起食管蜂窝织炎，累及气管及纵隔时可形成食管气管瘘或食管纵隔瘘。

3. 疱疹性食管炎（病毒性食管炎）

疱疹性食管炎系由单纯疱疹病毒Ⅰ和Ⅱ、带状疱疹病毒、巨细胞病毒和 EB（Epstein-Barr）病毒等引起的食管感染。受累的食管有疱疹、钻孔样和融合性溃疡。重者可并发消化道大出血，穿孔形成食管呼吸道瘘、食管纵隔瘘和感染扩散、脓毒血症而死亡，也可伴有白色念珠球菌感染。

（二）中医学认识

中医无相应的病名，根据其临床表现烧心、反酸、胸骨后灼痛、咽喉不适等症状归属于"吐酸""食管瘅"等范畴。2017年《胃食管反流病中医诊疗专家共识意见》指出：以"食管瘅"作为胃食管反流病的病名基本上可反映本病的病位、病因病机与主症。中医学认为本病多因情志不畅，郁怒伤肝，肝郁化火，克脾犯胃，损伤食管；或由于脾胃虚弱，饮食不节，嗜食辛辣、热烫之物，烟酒过度，胃肠积热，水不化津，痰浊内生。痰随气升，搏结于食管；或脾胃内蕴湿热，外因寒温失宜、六淫邪毒，内侵食管，气滞血瘀、郁久化热、腐肌化脓；或病久中焦虚寒，均可致饮食吞咽困难。总之，本病之发多由情志不遂、饮食不节、劳欲久病而致气郁食阻，痰瘀损伤脾胃，相互搏结而成。

二、临床诊断

（一）辨病诊断

1.临床诊断

（1）病史 部分患者有长期大量服用抗生素或激素治疗，或有放射、细胞毒性化疗史，或有恶性肿瘤、糖尿病、肾功能不全等病史。

（2）症状 ①胸骨下烧灼感，为本病的主要症状，多发生在进食后1小时左右，半卧位、躯体前屈或剧烈运动可诱发。服抑酸剂后可以缓解，过热、过酸食物则可使之加重。胃酸缺乏者，烧灼感主要是胆汁反流所致，服用抑酸剂效果不好。烧灼感的严重程度不一定与病变的轻重一致。严重食管炎在其瘢痕形成以后，可无或仅有轻微烧灼感。

②胃食管反流：于餐后、躯体前屈或夜间睡觉时，有酸性液体或食物反流至咽部或口腔。此症状多在胸骨后烧灼感或疼痛症状发生前。

③胸骨后或心窝部疼痛：疼痛可放射至后背、胸部，如同心绞痛或胸膜炎，重者为剧烈性刺痛。如反流性食管炎患者出现持续性胸骨后疼痛，甚至放射至颈部，提示为穿透性边界性溃疡或同时伴有食管周围炎。

④吞咽困难：初期常因食管炎引起继发性食管痉挛而出现间歇性吞咽困难。进食固体食物可在剑突处引起堵塞感或疼痛。

⑤如为化脓性食管炎病变广泛时可出现发热、寒战。

⑥出血及贫血：严重的食管炎患者可以出现食管黏膜糜烂出血，多为慢性少量出血。长期或大量出血可导致缺铁性贫血。

⑦个别患者伴有舌、唇、颊黏膜的灼热感或口腔溃疡。

⑧儿童常无胃灼热，主要是呕吐、反流、消瘦等严重症状。

⑨当反流物被吸入呼吸道时可出现夜间阵发性呛咳、喘息，甚至窒息。

（3）体征 一般无明显体征，有的病例仅于按压胸骨时，感觉胸骨后隐痛，或剑突下轻度压痛。

2.实验室及其他检查

（1）食管滴酸实验 嘱患者取坐位然后插入胃管，当管端达30~35cm时固定。然后滴入生理盐水，每分钟5~10ml，共15分钟。如患者无不适感，再换用0.1mol的盐酸以同样滴速滴注。一般在15分钟内出现胸骨后疼痛和烧灼感者为阳性反应，提示有反流性食管炎存在。阴性反应表示胃酸缺乏。症状主要由胆汁反流所致者为阴性。

（2）食管腔内pH值测定 将置于胃内的pH电极，逐渐拉入食管内，并置于LES之上方约5cm处。正常情况下，胃pH值甚低，此时嘱患者取仰卧位并做增加腹压的动作，如闭口、深吸气或压腿，并用力擤鼻涕3~4次，如食管内pH值下降至4以下者为食管反流存在。

（3）食管下端压力测定 采用消化道动力检测仪测定LES压力，正常值应在15~25mmHg，平均20mmHg。LES基础压≤10mmHg提示有胃食管反流。为了解LES的功能状态，可在检查时压迫腹部以增高胃内压，正常情况下LES压可相应增高，LES压与胃内压之比应>1，但胃食管反流者上述之比应≤1，可供诊断参考。

（4）X线吞钡检查和酸钡吞咽试验 其检查可观察到食管蠕动情况。当GER时，原发性收缩波在食管远端中断，出现非推进性第三收缩波及蠕动波，见到钡剂倒流。如果100ml钡剂加入37%盐酸1ml混匀（pH=1.7），患者吞服了加酸的钡剂可诱发强烈的非蠕动性收缩，若进行性连续电影食管造影，可提高检出率。

（5）内镜及组织病理检查　可以确定是否有反流性食管炎的病理改变及有无胆汁反流存在。并可估计食管炎的程度及排除肿瘤和其他病。病变早期可见黏膜充血、水肿、表面糜烂和浅表溃疡。活体组织检查既是评价食管最灵敏的指标，也是排除食管癌的最好方法。

①内镜 RE 洛杉矶分级法：

A 级：黏膜破损局限于黏膜皱襞上，且长度≤0.5cm；

B 级：黏膜破损局限于黏膜皱襞上，其中至少有 1 个＞0.5cm；

C 级：黏膜破损相互融合，但少于食管周径的 75%；

D 级：黏膜破损相互融合，至少侵犯食管周径的 75% 以上。

② 2004 年济南——中华医学会消化内镜分会全国食管疾病诊断治疗研讨会 RE 的内镜诊断及分级：有典型的 GERD 症状如明显胃灼热、反酸、胸骨后灼痛等，而无报警症状者需具备下列 RE 的依据。见表 5-1-1。

表 5-1-1

分级	食管黏膜内镜下表现
0 级	正常（可有组织学改变）
Ⅰa	点状或条状发红、糜烂＜2 处
Ⅰb	点状或条状发红、糜烂≥2 处
Ⅱ级	有条状发红、糜烂，并有融合，但非全周性，融合＜75%
Ⅲ级	病变广泛，发红、糜烂融合呈全周性，融合≥75%

必须注明各病变部位（食管上、中、下段）和长度；若有狭窄注明狭窄直径和长度；Barrett 食管应注明其长度、有无食管裂孔疝。

③RE 的病理分级：见表 5-1-2。RE 的基本病理改变是：a. 食管鳞状上皮增生，包括基底细胞增生超过 3 层和上皮延伸；b. 黏膜固有层乳头向表面延伸，达上皮层厚度的 2/3，浅层毛细血管扩张，充血及（或）出血；c. 上皮层内中性粒细胞和淋巴细胞浸润；d. 黏膜糜烂或溃疡形成，炎细胞浸润，肉芽组织形成和（或）纤维化；e. 胃食管连接处出现 Barrett 食管改变。

表 5-1-2　反流性食管炎病理分级

病理改变 ＼ 分级	轻度	中度	重度
鳞状上皮增生	+	+	+
黏膜固有层乳头延伸	+	+	+
上皮细胞层内炎细胞浸润	+	+	+
黏膜糜烂	–	+	–
溃疡形成	–	–	+
Barrett 食管改变			+/-

反流性食管炎时，可有鳞状上皮细胞假上皮瘤性增生，成纤维细胞和血管内皮细胞增生，伴一定程度的细胞异型性，应防止误诊为癌或肉瘤。

（6）膜电位测定　当食管黏膜完整无损时，黏膜表面的探测电极与黏膜面外的参考电极之间的电位差为 -50~-60mv。在有 GER 存在时，其电位差减弱或消失。

（7）核同位素扫描　患者平卧位，饮下用核素 ^{99m}Tc 标定的实验餐，在闪烁照相机下进行扫描，扫描时采用如 Valsalva 试验或腹部缚腹带等方法以增加腹压，根据胃和食管内的核素含量来确定有无反流，由电脑进行分析，以做出定量性检查。

（8）胃-食管闪烁显像　此法可估计胃-食管的反流量。其方法是，在患者腹部缚上充气腹带，空腹口服含有 300μCi ^{99m}Tc-SC 的酸化橘子汁溶液 300ml，并再饮水 15~30ml，消除食管内残留液。取直立位。正常人 10~15 分钟后胃以上部位无放射性反应。否则提示有反流性食管炎存在。

（9）疱疹性（病毒性）食管炎 内镜检查可见食管远端有小疱、大小不一的钻孔溃疡，基底有明显充血水肿，黏膜变脆，触之易出血。在溃疡处活检示急性或慢性炎症，可见巨细胞核内包涵体，早期活检组织进行病毒培养为阳性。3~4周后疱疹病毒补体结合实验1:64为阳性。食管双重对比钡餐可见散在多个浅表溃疡。

（10）质子泵抑制剂（PPI）试验 标准剂量连用14天或双倍剂量连用7天，患者症状消失或显著好转。

（二）辨证诊断

食管炎在病位在食管和胃，与肝、脾、胆等脏腑功能失调密切相关。胃失和降，胃气上逆为其基本病机，肝胆失于疏泄、脾失健运、胃失和降、肺失宣肃、胃气上逆上犯食管，形成本病的一系列临床症状。禀赋不足、脾胃虚弱是其发病基础。初病以实热为主，湿、痰、食、热互结导致气机升降失调，胃气挟酸上逆；久病火热之邪，耗津伤阴，虚火上逆，因实致虚。初病在气，脾胃气郁失其升降，肝气郁失其条达，肺气郁失其宣肃，大肠气郁失其通导；气郁迁延，由气滞而血瘀，气虚致瘀，或气郁日久而化热，耗伤阴血，津枯血燥而致瘀，气病及血。禀赋不足，素体亏虚，久病迁延，耗伤正气，均可引起脾胃虚弱，运化失常，浊气内生，气逆、食滞、火郁、痰凝、湿阻、血瘀相兼为病，因虚致实。临床常分为肝胃不和、脾虚气滞、脾虚胃热、肝郁化热、气虚血瘀、热毒伤阴、痰瘀互结型。

望诊：多有泛酸时作或吐清水。

闻诊：可有呕吐、呃逆、嗳气。

问诊：胸脘痞闷、灼热、疼痛、纳减、大便不调、情志异常、

切诊：胸骨后压痛，脘腹按之疼痛，

脉弦或沉或缓或细。

1. 肝胃不和

每因情志不遂而致胃脘胀满、两胁疼痛，胸闷、胸骨后灼热或灼痛。嗳气频作，泛吐酸水，呃逆，纳差，大便不畅。舌苔薄白，脉弦。

辨证要点：因情志不遂而发病，胁痛、嗳气、呃逆、脉弦。

2. 脾虚气滞

胃脘胀满隐痛，剑突下或胸骨后隐隐灼热，嗳气则舒，食欲减退，泛酸或泛吐清水，大便不调。舌质淡，苔薄白，脉弦或细。

辨证要点：胃脘胀满隐痛，食欲减退，舌淡，脉沉弦或细。

3. 脾虚胃热

胃脘隐痛胀闷，泛吐酸水或清水，嗳气，纳差，大便时干时稀，剑突下灼热，胃中嘈杂，口干喜饮，胸中烦闷。舌淡红，苔薄黄或薄白，脉弦缓。

辨证要点：胃脘隐痛，纳差，剑突下灼热，口干喜饮，胸中烦闷，苔薄黄或薄白，脉弦缓。

4. 肝郁化热

剑突下或胸骨后灼烧感或灼烧样疼痛，泛酸、嗳气，甚至呕吐，性情急躁易怒，头面燥热，胁肋引痛，大便干结，口苦干喜饮，舌红，苔黄腻，脉弦数。

辨证要点：剑突下或胸骨后灼烧感或灼痛，性情急躁，头面燥热，胁痛，大便干，舌红，苔黄腻，脉弦数。

5. 气虚血瘀

面色无华，神疲乏力，形体消瘦，气短懒言，口干咽燥，吞咽困难，呈持续性胸骨后疼痛，舌淡暗，舌边有瘀点，脉沉涩。

辨证要点：面色无华，神疲乏力，面色无华，神疲乏力，持续性胸骨后疼痛，舌淡暗，舌边有瘀点，脉沉涩。

6. 热毒伤阴

吞咽困难，饮食难入，胸膈烦热灼痛、唇焦口燥、渴欲冷饮、大便干结、小便短赤、舌质红，苔黄燥少津，脉数有力。

辨证要点：烦热、口渴、唇焦，大便干结，苔黄燥少津，脉数有力。

7. 痰瘀互结

吞咽梗阻，或食而复出，胸膈刺痛，泛吐黏痰，大便干结，舌暗或有瘀点，苔厚腻，脉沉涩。

辨证要点：胸膈刺痛，泛吐黏痰，舌暗或有瘀点，脉沉涩。

三、鉴别诊断

（一）西医学鉴别诊断

食管炎需与消化性溃疡、心绞痛、食管癌、食管裂孔疝进行鉴别。

1. 消化性溃疡

消化性溃疡突出症状为腹部疼痛，与食管炎引起的疼痛相比，在部位和发作时间上有其各自的特点。如胃溃疡疼痛多在剑突下正中或偏左，十二指肠溃疡则在上腹部正中或稍偏右。胃溃疡的疼痛一般多在餐后 0.5~2 小时出现，十二指肠溃疡则在餐后 3~4 小时出现，持续至下次进餐时，进餐后可减轻。疼痛一般多发生于午餐及晚餐前，也可以晚间或半夜出现。X 线钡餐、纤维胃镜检查发现溃疡存在，可与食管炎明确鉴别。

2. 心绞痛

食管炎的症状可以出现反流、烧心以及胸骨后不适感。当出现胸骨后疼痛时，需要与不稳定心绞痛、心源性的胸痛鉴别。心源性的胸痛多在劳累、激动、受寒、饱餐等后发生。疼痛部位可放射到后背左侧肩胛部、左肩、左上肢。疼痛多为压榨性、窒息性或闷胀性。当活动时出现上述的症状，并且休息以后缓解，或

含化硝酸酯类药物很快缓解，应该及时行心电图检查，或造影检查可明确鉴别诊断。

3. 食管癌

食管癌也可有反酸、烧心、吞咽痛和吞咽困难，尤其是早期症状不明显时，易与食管炎混淆。但食管癌患者年龄一般较大，吞咽困难呈进行性加重，可伴有贫血、消瘦、失水、营养不良等恶病质表现。当出现远处转移时还可表现为相应的症状，如骨转移引起疼痛，肝转移引起的黄疸，压迫喉返神经导致的声音嘶哑，转移时常伴有淋巴结肿大。胃镜下可见肿物形成，取组织活检可见肿瘤细胞。

4. 食管裂孔疝

食管裂孔疝也会出现食管炎一样反酸、胸骨后烧灼感或呕吐等症状。这些症状一般会在平卧、弯腰、进食含酒精或酸性食物、衣着过紧时诱发或症状加重，站立、呕吐后则症状减轻。可经 X 线钡餐检查、纤维胃镜检查间接或直接观察到食管裂孔疝，食管测压检查提示食管内压力升高，均可与食管炎区别。

（二）中医学鉴别诊断

本病临床以"心下疼痛""吞咽困难""呕吐"等症状为主，分别属于"胃脘痛""噎膈""呕吐"等范畴，需与胸痹心痛、胁痛、梅核气、呃逆等证鉴别。

1. 与胸痹心痛病鉴别

本病以"心下疼痛"为主要症状时，要与胸痹心痛相鉴别。胸痹古又称"心痛""真心痛"，系由心经病变所引起的病证。心位于胸中，症状以心前区、心下痛为主要表现，但其痛势剧烈，程度较重，如《灵枢·厥论》篇云："真心痛，手足青至节，心痛甚，旦发夕死，夕发旦死。"且预后较差。根据疼痛性质、程度及预后可与本病区别。

2. 与胁痛鉴别

本病疼痛以胸前和胃脘部疼痛为主，当肝气郁结时也可痛连两胁，但其主要症状在上腹部、心下。胁痛以两胁胀痛为主症，其主要疼痛部位与本病之心下痛不同。两者根据主要疼痛部位不同可鉴别。

3. 与梅核气鉴别

当本病发生吞咽困难时应与梅核气相鉴别。梅核气亦有咽中梗阻感，主症是自觉咽中如有异物梗塞不适，吞之不下，吐之不出，但进食并无妨碍，而本病则出现饮食吞咽受阻，并伴有灼痛、烧心、反酸等症，称为噎膈，可与梅核气鉴别。

4. 与呃逆鉴别

本病可出现呕吐症状，干呕与呃逆同为胃气上逆，同是有声无物的临床表现，需要鉴别。呃逆是气从膈间上逆，气冲于喉间，呃呃连声、声短而频，不能自制为特征。干呕是胃气上逆，冲咽而出，其声长而浊，多伴有恶心，可与呃逆鉴别。

四、临床治疗

（一）提高临床疗效的基本要素及目的

（1）减轻或消除症状，改善 LES 的功能，避免胃内容物反流，对食管炎治疗有十分重要的意义。

（2）早期治疗是减少并发症的关键，对于诊断明确，早期去除诱因，并积极治疗，可减轻、减少并发症，预防复发。

（3）重视综合治疗在感染性食管炎患者治疗中尤为重要，除积极治疗原发病以外，可以选用提高机体免疫功能的药物，并配合中药治疗及营养疗法，效果更好。

（4）辨证与辨病相结合，重视肝、脾、胃在本病中的发病作用。本病病位在食管，但肝主疏泄调畅气机与情志，促进脾胃的运化，脾主运化，主升清，胃主受纳腐熟水谷，主降浊，故本病与肝及脾胃密切相关。脾虚不运为其本，肝胃不和为其标，属本虚标实之证。

（二）辨病治疗

1. 一般治疗

（1）体位方法　睡眠时抬高床头 15~20cm，或在肩背下垫一垫子，可缓解食管反流发作。注意的是睡眠仅使患者抬高枕头是无效的。

（2）改变饮食习惯　①睡前 3 小时不宜进食，以减少夜间食物刺激胃酸的分泌；②宜食用高蛋白、高纤维的食物，避免高脂饮食以免促使 CCK 和胰泌素分泌增多；③由于烟、浓茶、咖啡、巧克力等容易诱发症状，应注意尽量减少或不用以上这些。

（3）降低腹压　①肥胖者应减肥，因肥胖者腹内压增加，当 LES 功能不全时可促进反流增加；②尽量避免过度弯腰、下蹲、避免用紧身腰带及穿紧身衣服。

（4）避免使用降低 LES 压力的药物　如黄体酮、茶碱、前列腺素 E_1、β- 受体阻滞剂、多巴胺、安定及钙离子通道阻滞剂。氯贝胆碱为一种胆碱能药物，可刺激食管下括约肌压力增加，不但可解除烧灼症状，还可减少抗酸药物的用量，常用剂量为 25mg，每日 3 次。但氯贝胆碱可刺激胃酸分泌，因此对高胃酸患者应慎用。抗胆碱类药物如阿托品、654-2，虽可降低胃酸分泌，但由于降低 LES 张力和降低 LES 对胃泌素反应及延缓胃排空而使胃内压力增高，因此患者不宜使用抗胆碱药物。

2. 药物治疗

其目的是加强食管抗反流屏障功能，提高食管清除能力，改善胃排空与幽门括约肌功能，以预防胃十二指肠内容物反流，减少胃内容物量及酸度，保护食管黏膜，防止进一步受酸侵蚀。

（1）抑制胃酸　因食管黏膜的鳞状上皮没有 H^+ 屏障作用，所以当 pH < 4 时就可损害黏膜，故即使在胃分泌酸正常情况下发生反流也可损害食管黏膜，食管损伤程度与酸暴露时间呈正相关。

①H_2 受体阻滞剂：阻断壁细胞表面的组胺受体，抑制基础胃酸及各种刺激引起的胃酸分泌，减少胃蛋白酶的分泌。主要用于轻症 RE 的治疗。常用的有西咪替丁、雷尼替丁、法莫替丁等。西咪替丁 200mg，每日 3~4 次或法莫替丁 20mg，每日 2 次，治疗 12 周。近年来 H_2 受体拮抗剂出现西咪替丁和雷尼替丁的泡腾剂、法莫替丁含片等新的剂型，使其抑酸效果在一定程度上得到提高。

②质子泵抑制剂（PPI）：PPI 对酸的抑制作用效果明显优于 H_2 受体拮抗剂，能使食管溃疡的愈合率超过 90%。故 PPI 被用作治疗中、重度反流性食管炎的首选药物。常用药物有奥美拉唑每日 20~40mg，兰索拉唑每日 30~60mg，泮托拉唑每日 40~80mg，疗程 8 周。随着新一代 PPI 制剂雷贝拉唑和埃索美拉唑的推广，其疗效明显优于第一、二代 PPI，进一步提高了对 RE 黏膜损伤的愈合率和症状缓解率。

（2）促进动力药物　促动力药可改善 LES 动力障碍，减轻胃食管反流，减少食管酸暴露时间，从而减轻 RE 的反酸、胃灼热等症状和黏膜损害程度。常用药物如甲氧氯普胺、多潘立酮、西沙比利等，多与质子泵抑制剂（PPI）或 H_2 受体阻滞剂联合使用。

①甲氧氯普胺（甲氧氯普胺）：对食管及胃平滑肌有显著促动力作用，使平滑肌对乙酰胆碱更灵敏，增强食管蠕动、增加食管下端括约肌收缩幅度，使 LES 压增加，从而阻止胃内容物反流。用法：每次 10mg，每日 3~4 次。一般连服 8 周，可减少反流症状及抗酸药物用量。但对食管愈合并无明显作用。由于该药可通过血 - 脑屏障，从而拮抗中枢神经系统的多巴胺受体，故有 10%~20% 患者可出现锥体外系不良反应。

②多潘立酮（多潘立酮）：是另一种多巴胺受体拮抗剂，影响胃肠道动力，与甲氧氯普胺相似。其优点是不易通过血 - 脑屏障，对脑组织多巴胺受体无拮抗作用，椎体外系不良反应少。其可以增加食管下端括约肌张力，加速胃排空，减轻胃内容物的反流和对食管黏膜的刺激，从而促进反流性食管炎的痊愈。多潘立酮对降低胃酸及黏膜修复无直接作用。

③西沙比利：是一种新型动力药。对多巴胺受体无影响，主要是 5- 羟色胺第 4 受体的激动剂。刺激肠神经元，促进平滑肌运动，同时也作用于胃肠道器官壁内神经丛神经节末梢，促进其释放出乙酰胆碱和增加胆碱能的作用。口服或静脉注射，均可提高食管下端括约肌压力。防止胃内容物反流入食管，并改善食管的清除率。每次 5~10mg，每日 3 次。胃肠道出血、穿孔、机械性梗阻者及孕妇禁用。

（3）制酸剂　能中合反流物中的酸性物质，降低胃蛋白酶的活性，减少酸性胃内容物对食管黏膜的损伤，从而可减少轻至中度 RE 的症状，缓解病情。临床有氢氧化铝、氯化镁、乐得胃、复方铝酸铋等。

（4）黏膜保护剂　此类药物可在黏膜表面形成一层保护膜，阻止反流物中的酸性物质对损伤黏膜的侵蚀及再损害，从而减轻症状，促进愈合。目前常用黏膜保护剂有硫糖铝、胶体次橡酸铋盐等。

（5）其他药物　如米索前列醇，每次 200mg，每日 4 次，以及恩前列素：每次 35mg，每日 2 次，早餐前和睡前口服，4~8 周为一疗程。

（6）对化脓性食管炎应选用抗生素治疗，以控制感染。

（7）疱疹性食管炎主要是对症治疗，给予抑酸剂，局部麻醉剂及镇静剂，重症者可以给抗病毒药物，阿昔洛韦等药物治疗。

3. 内镜下治疗

目前内镜下治疗有多种方法，如经口内镜下治疗的内镜下全层折叠术、内镜下射频消融术、内镜下注射治疗术等。

4. 外科治疗

对正规内科药物治疗无效或有严重并发症发生者，可选择腹腔镜下胃底折叠术或外科抗反流手术。

（三）辨证治疗

1. 辨证施治

（1）肝胃不和

治法：疏肝理气，和胃降逆。

方药：柴胡疏肝散加减。

用药：柴胡6g，白芍15g，枳壳10g，陈皮10g，香附10g，延胡索10g，川楝子10g，郁金10g，苏梗10g，半夏10g，甘草5g。

加减：吐酸者加乌贼骨、浙贝母、煅瓦楞、牡蛎；嗳气频繁者加白蔻仁、沉香；心烦易怒者加合欢皮、炒山栀，呕吐者加代赭石、柿蒂；胸骨后、剑突下灼热者加黄连、蒲公英。

（2）脾虚气滞

治法：健脾理气。

方药：丁香柿蒂汤加减。

用药：丁香3~5g，柿蒂10~20g，党参15g，白术10~15g，茯苓15g，半夏10~15g，苏梗6~15g，枳壳10~15g，延胡索10g，生姜10g。

加减：胸痛满闷加薤白、厚朴；脘腹满闷，便溏纳呆加苍术、藿香、白蔻仁；手足不温，脘腹胀闷，喜温喜按，为脾胃虚寒者生姜易干姜，加吴茱萸、补骨脂。

（3）脾虚胃热

治法：健脾清胃。

方药：半夏泻心汤加减。

用药：党参10g，干姜5g，半夏10g，黄芩10g，黄连6g，茯苓15g，煅瓦楞30g，延胡索10g，炒竹茹12g，炙甘草5g，大枣10g。

加减：胃热偏重，大便干结者加大黄、枳壳；口干烦渴加天花粉、芦根；脾虚重，腹胀便溏、苔白腻者加苍术、藿香。

（4）肝郁化热

治法：疏肝清热。

方药：丹栀逍遥散加减。

用药：柴胡10g，白芍10~15g，丹皮10~15g，栀子15，生地30g，瓜蒌20g，薄荷（后下）8g，石决明（先煎）30g，代赭石30g，天花粉15g，竹茹15g，大黄10g。

加减：疼痛重者加延胡索、川楝子；腹胀、大便秘结者加大腹皮、炒枳壳；脘腹痞闷、不思饮食加赤茯苓、茵陈。

（5）气虚血瘀

治法：益气养阴，化瘀散结。

方药：启膈散合橘皮竹茹汤加减。

用药：太子参10~20g，茯苓15~20g，丹参20~30g，浙贝10g，郁金10g，砂仁3g，荷叶10g，柿蒂10g，桃仁10g，当归12g，竹茹15g，陈皮10g，甘草15g，生姜5g，大枣15g。

加减：津伤重者加麦冬、玄参；大便不通者加大黄、甘草；阴虚内热者加生地、沙参、丹皮、知母；吐血者加茜根、柏叶、藕节炭、血余炭。

2. 外治法

（1）针灸　取天突、膻中、内关、上脘、脾俞、胃俞、足三里穴。每次3~5穴。寒者加灸，热者不留针。每日一次，10~15天为1疗程。

（2）耳针　取食道、贲门、皮质下、交感为主穴，配穴取神门、枕、肝、胃。每次2~3穴，强刺激。每日或隔日1次，2周为1疗程。

（3）脐疗法　脐疗是把药物或艾灸、热熨、拔罐等方法施治于神阙穴，以体表用药治疗内脏疾病的外治法。脐疗对于脾胃虚寒型反流性食管炎有较好治疗作用。

（4）穴位埋线　可选择足三里、中脘、心俞、胃俞、肝俞、脾俞、天枢等穴位埋线治疗。

（5）穴位按摩　脾俞、胃俞、足三里、公孙、肝俞、胆俞、上巨虚、太冲。每日一次，10~15天为1疗程。

3. 中成药及单方

（1）成药

①锡类散：每次1小瓶，每日3次，吞服。解毒化腐。用于痰热壅盛证。

②香砂六君子丸：每次6g~9g，每日3次，温开水送服。益气健脾和胃。用于脾虚气滞证。

③舒肝健胃丸：每次9g，每日3次，口服。疏肝开郁，导滞和中，用于肝胃不和证。

④六神丸：每次5粒，每日2次，平卧位口服，缓缓咽下。清热解毒，消炎止痛。用于热毒壅滞证。

⑤开胸顺气丸：每次1丸，每日2次，口服。消积化滞，行气止痛。用于气郁食滞证。

⑥珍黄胃片：每次2片，每日4次，口服。芳香健胃，行气止痛，止血生肌。用于气滞血瘀、湿浊中阻证。

⑦甘海胃康胶囊：每次6粒，每日3次，口服。健脾和胃、收敛止痛。用于脾虚气滞所致的胃和十二指肠溃疡、慢性胃炎、反流性食管炎。

（2）单验方

①丁香柿蒂汤（《症因脉治》）：丁香3g，柿蒂9g，党参12g，生姜6g。水煎服，适用于脾虚气滞型食管炎。

②百合乌药汤合丹参饮（《时方歌括》）：丹参15~30g，百合12~24g，乌药12g，檀香10~15g，砂仁6~10g，甘草6g，威灵仙15g，牛蒡子10g。水煎服，用于气滞血瘀之食管炎。

③山药20g，赤苓15g，黄连6g，吴茱萸6g，连翘15g，金钱草3g，竹茹10~15g，代赭石30g，瓦楞子30g，枳壳10g。水煎服，用于治疗脾虚胃热、肝郁化热之食管炎。

④香砂藕粉（《经验方》）：砂仁1.5g，木香1g，藕粉、白糖适量，前二者研面以后与后两种混合冲服，主治气滞阴虚之食管炎。

⑤硼砂火硝方（《肿瘤方剂大辞典》）：硼砂60g，沉香10g，火硝30g，青礞石5g，硇砂6g，冰片10g。共研为细末，每次含化1g，缓慢吞咽，有通管止痛作用。

⑥白药藕粉糊：云南白药1g，纯藕粉2匙。先取藕粉加温水少许，和匀后再加冷开水调匀，在小火上加热成糊状，再入白药、白糖适量拌匀，卧床吞咽取仰、俯、右、左侧位，各含一口，使药充分作用于患处，1小时内勿饮水。适用于食管炎、贲门炎。

⑦石见穿、半枝莲、急性子各15g。水煎服，用于治疗吞咽困难。

（二）新疗法选粹

1. 高压氧（HBO）加药物综合治疗

解放军第425医院内科采用高压氧（HBO）加药物综合治疗反流性食管炎，取得较好疗效。方法为在常规口服药物的基础上加用高压氧疗，采用多人空气加压舱戴面罩吸纯氧，压力0.25MPa（2.5ATA），吸氧60分钟，中间休息10分钟吸空气，1次/天，10次为1个疗程。其原因考虑是：①HBO增加了黏膜组织血氧含量，提高氧分压，以致病变局部水肿减轻，微循环得到改善，促进了侧支循环的建立，有氧代谢增加，产生的ATP增多，组织细胞的修复加速，食管病变黏膜的愈合加速；②高浓度氧气吸入使交感神经兴奋性升高，而迷走神经的兴奋性相对减弱，进而使胃酸分泌减少，从而减少胃酸反流对食管黏膜的刺激；③HBO能促进LES功能的恢复，减少反流次数及反流量。

2. 靶向药物

针对改善食管下端括约肌一过性松弛，以减少食管远端酸暴露和酸反流药物的研究成为现在临床研究热点。现在研究的针对下食管括约肌一过性松弛（TLESR）的靶向药物有γ-氨基丁酸B受体（GABA-B）激动药和亲代谢谷氨酸盐受体5调节药（mGlR5）等。如巴氯芬明能通过抑制TLESR的发生，明显减少酸反流时间和胃食管反流发作次数，改善患者反酸、胃灼热症状。

3. 新型的PPI制剂

替那拉唑是异咪唑吡啶衍生物的一种新型PPI制剂，可将血浆半衰期延长至9.3小时，是传统PPI的5~7倍。这使替那拉唑有长时间的抑酸能力，尤其是抑制夜间胃酸分泌效果较好，并基本不受进食及给药时间的影响。

艾普拉唑为苯并咪唑类衍生物，具有不可逆抑制 H^+-K^+-ATP 酶，半衰期可达3.6h，抑酸效果是奥美拉唑的2~3倍。

埃索美拉唑是奥美拉唑的S型异构体，具有比奥美拉唑更低的首过消除效应及更高的生物利用度；右旋兰索拉唑（兰索拉唑的R型异构体）缓释胶囊的药物成分可以分两次释放，从而达到延长抑制胃酸的时间，且服药时间不受进食影响。

4. 促动力药物的选择

除传统促动力药外，目前对胃肠动力药物临床研究还有替加色罗，该药是一种 $5-HT_4$ 受体部分激动剂，研究发现其能促进胃排空，改善胃容受性，缓解饱胀不适症状，并能增加疼痛阈值及改变食管机械扩张敏感性。

伊托必利是一种新型的促动力药，具有阻断多巴胺-D_2受体及抑制乙酰胆碱酯酶活性的双重作用，能抑制TLESR，但对食管蠕动及LES压力无明显影响；新近研究发现静脉注射阿奇霉素也可减少胃食管反流次数及食管酸暴露时间，因其能通过激活胃动素受体，促进胃排空。

（二）名医治疗特色

1. 袁红霞

袁红霞教授认为RE系脾胃虚弱、痰浊内生、胃气因虚上逆，而见酸水或痰涎随胃气上逆而发病，正合旋覆代赭汤"胃虚痰阻气逆"之病机，故临证常以旋覆代赭汤为基础方加减，其用药遵循古法，讲求平和。

2. 叶柏

叶柏教授辨治反流性食管炎，强调脾胃虚弱为本，痰气交阻为标，属本虚标实，自拟解郁降逆汤治疗本病；若患者自感胸骨后堵塞甚，加瓜蒌皮、鹅管石、急性子宽胸利咽；胃灼热甚者，配伍山栀、淡豆豉通利三焦；嗳气明显者，加苏梗、香附降逆止呃。

3. 杜长海

杜长海名老中医认为该病虽病在食管，属胃所主，但与肝胆关系密切，究其基本病机乃为肝气犯胃，胃失和降；临床中以疏肝和胃为法，自制和胃降逆颗粒，药物组成：柴胡12g，香附10g，苏梗10g，白芍15g，枳壳10g，黄连10g，吴茱萸3g，煅瓦楞子15g，炙甘草9g。本方可使肝之郁滞得解，疏泄得开，则木气条达，胃气通降复常，诸症消失。

4. 李佃贵

李佃贵教授认为RE的病机在于胃降失和、气机不通、郁而化火，病虽在胃腑，又与五脏关系密切，当脾失健运，升降失衡；肝郁不舒，克伐胃土；心失调养，络郁不通；肺失宣降，子病及母；肾水亏虚，胃阴失滋等情况，均可导致本病的发生。故提出"调治五脏"的诊疗方法；临床中主张以和胃降逆为主，辅以升脾阳、疏肝郁、温心阳、宣肺气、滋肾阴之法，使五脏调和，胃气通降，气机畅达，郁热得解。

5. 谢晶日

谢晶日教授认为反流性食管炎的发生主要由脾胃虚弱或肝胃不和所引起的湿浊内蕴所导致，在临床中主张以健脾利湿为主，治疗时亦先以健脾为先，常以山药、白扁豆、陈皮、麸炒白术等健脾燥湿，复加少量黄芩、黄连、黄柏等清热燥湿，并随症加减。

6. 符思

符思认为情志不畅是本病发生的主要原因，故治疗不可忽视佐金平木、抑木扶土等治疗方法；饮食失节、劳累过度损伤脾胃、脾胃失健运，故治疗多以健脾和胃、行气降逆为法，方用自拟加味三香汤加减，药物组成为木香、香附、藿香、焦槟榔、莱菔子、白豆蔻、厚朴、枳实、党参、白术。

五、预后转归

本病预后一般良好。病程常为自限性。但日久不愈，可致食管狭窄、出血、溃疡等症，反流的胃酸尚可侵蚀咽部、声带和气管而引起慢性咽炎、慢性声带炎和气管炎等，临床称之为 Delahunty 综合征；胃液反流和吸入呼吸道尚可致吸入性肺炎。

六、预防调护

反流性食管炎的主要病因有情志内伤、饮食不当和过于劳累，因此预防本病应注意：调畅情志，保持心情舒畅，保持乐观情绪；劳逸结合，加强体质锻炼，如太极拳、气功；饮食方面注意调节饮食，忌暴饮暴食，过度辛辣、嗜酒和浓茶、咖啡及各种刺激性食物；慎用有刺激性药物，如阿司匹林、保泰松、利福平、激素等；积极治疗食管及胃病等诱发因素。

（1）保持环境安静，避免不良刺激。尤其在进食时更加重要。要转移紧张情绪，全身放松。

（2）保持乐观，树立信心，与医生进行配合以提高疗效。

（3）勿过劳，以免消耗体力。

（4）呕吐时注意体位，以免食物残渣吸入气管，诱发肺炎。

七、专方选介

旋覆代赭汤：出自东汉张仲景《伤寒论》，基本方：旋覆花（包煎）、代赭石（先煎）、姜半夏、党参、生姜、甘草、大枣。功效降逆化痰，益气和胃。脾胃虚弱型加黄芪、白术、太子参、怀山药、茯苓等健脾益气、和胃降逆；脾胃虚寒型加桂枝、干姜、吴茱萸等温胃散寒；肝胃不和型加玫瑰花、郁金、苏叶、香橼、佛手以疏肝理气；胃湿热型加苍术、佩兰、薏苡仁、茵陈等清热利湿、和胃降逆；胃阴不足型加沙参、麦冬、玉竹、石斛等滋阴清热、和胃降逆；胃热者加黄连、吴茱萸；吐酸甚者加煅瓦楞子以制酸。

半夏厚朴汤：出自《金匮要略》，组成：半夏、厚朴、紫苏叶、茯苓、生姜。功效行气散结，降逆化痰。其中肝胃郁热加牡丹皮、栀子；胆热犯胃加黄连、竹茹；中虚气逆加升麻、白术、茯苓；痰气中阻加陈皮、紫苏叶。

苦酒汤：出自《伤寒论》，好醋煎半夏，煎 30 分钟，留醋取出半夏，趁热打入鸡蛋，搅匀服下。日 1 次，晚间睡前服。吞咽困难，用于咽部附近有火热感。

八、研究进展

(一)口服药物治疗进展

1. 钾竞争性酸受体阻滞剂(P-CABs)

是一种有别于 PPI 的新型抑酸剂,通过和 K^+ 竞争性地与质子泵结合,从而抑制 H^+-K^+-ATP 酶活性,达到抑酸作用。P-CABs 起效迅速,抑酸持久,在酸性环境下稳定,并且对静止状态质子泵亦有抑制作用。但有研究显示,P-CABs 与 PPI 对 RE 的治愈率及胃灼热症状缓解率无明显差异。

2. 促胃动力药

替加色罗:5-HT$_4$ 受体部分激动剂研究发现其能促进胃排空,改善胃容受性,缓解饱胀不适症状,并能增加疼痛阈值及改变食管机械扩张敏感性。但一项美国大样本调查研究发现替加色罗会增加心血管事件风险。

伊托必利:一种新型的促动力药,可同时阻断多巴胺 -D$_2$ 受体及抑制乙酰胆碱酯酶活性,能抑制 TLESR,但对食管蠕动及 LES 压力无明显影响。

阿奇霉素:最新研究发现,阿奇霉素可通过激活胃动素受体,促进胃排空,减少胃食管反流次数及食管酸暴露时间。因其不良反应和不良反应的原因,故临床需要口服的高选择性剂型的研发。

3. 抗反流药

目前临床研究较多的 γ- 氨基丁酸 β(GABA-β)受体激动剂和亲代谢谷氨酸盐受体 5(mGluR5)拮抗剂,可通过减少 TLESR,从而同时减少酸性和非酸反流。

巴氯芬:被认为是一种有潜在治疗价值的 GABA-β 受体激动剂,不仅可减少酸反流,也可以减少非酸反流。研究显示其可降低 40%~60% 的 TLESR,增加 LES 基础压力,并减少反流次数。但因其血药浓度达峰时易导致头晕、嗜睡、乏力及肌肉

震颤等中枢神经系统不良反应,并且半衰期较短(3~4h),需多次服用,因此应用并不广泛。

Arbaclofen placarbil(AP,XP19986):R- 巴氯芬的前体,研究显示 AP 耐受性较好,能减少反流事件及缓解反流相关症状,且中枢神经系统不良反应明显减少。

Lesogaberan(AZD3355):一种竞争性、选择性外周性 GABA-β 受体激动剂,作用于周围神经系统,中枢神经不良反应较少,但其剂量与疗效之间相关性有待进一步研究。

ADX10059:mGluR5 的变构调节剂。一项大样本随机对照试验发现,和安慰剂相比,ADX10059,每次 20mg,每日 2 次服用,2 周后能明显缓解患者胃灼热反流症状,减少总反流和酸反流次数,只有少部分患者出现头晕(16%)和眩晕(12%)的不良反应。

氯谷胺:胆囊收缩素 A(CCK-A)受体拮抗剂,能减少 GERD 患者 TLESR,降低进餐后 LES 压力下降的程度,从而减少反流。

NO 合成酶抑制剂:动物实验证明其可以减少 75%TLESR,但只能减少 25% 进餐相关的 TLESR,因类药目前没有口服制剂,且对心脏、膀胱和呼吸道的动力有所影响而未被用于临床。高选择性的 NO 合成酶抑制剂有待进一步研发。

4. 抗酸剂

除临床常用抗酸剂,如铝碳酸镁、铝碳酸钙、氢氧化铝等,最新出现的一种新型抗酸剂——海藻酸盐制剂,该药不仅能清除反流的胃蛋白酶及胆汁酸,还能显著降低胃蛋白酶活性,能明显减轻反流物对食管黏膜的损伤。有关研究显示海藻酸盐比氢氧化镁铝起效更快,持续时间更长,症状缓解程度更明显,且没有明显的不良反应。

目前 PPI 仍是治疗该病的主要药物,长

期服用 PPI 也发现有一定不良反应。新型的抗反流药虽是最近研究的热点，但多数是短期、小样本的临床研究，且也有明显的不良反应。其他新型治疗 GERD 的药物，如褪黑素、抗氧化剂等，但仍然处在动物实验阶段或者疗效尚不能肯定。

（二）免疫球蛋白 G₄ 与嗜酸性食管炎关系研究进展

嗜酸性食管炎是一种抗原驱动的食管功能障碍和嗜酸细胞浸润为特征的慢性食管炎症。近些年来，很多研究提示 IgG₄ 在嗜酸性食管炎中发挥了很重要的作用。研究对比发现嗜酸性食管炎患者的血清和食管黏膜 IgG₄ 水平明显升高。并且，食管黏膜微环境中的多种细胞因子参与了促进嗜酸性食管炎中 IgG₄ 的产生。如进一步将 IgG₄ 在嗜酸性食管炎症调节中的作用机制研究清楚，为嗜酸性食管炎的发病机制及治疗提供新的突破。

（三）反流性食管炎相关功能蛋白表达研究进展

多数蛋白在从正常食管向反流性食管炎甚至食管癌病程进展中呈现逐渐增高的现象。临床中对酸敏感、24 小时 pH 监测阴性的 GERD 患者诊断存在一定困难，通过相关蛋白在 GERD 进展中含量的变化，为诊断酸敏感的 GERD 提供依据。同时这种含量变化对今后食管癌早期发现和靶向治疗有一定帮助。目前在 RE 的发生发展过程中与其相关的蛋白表达是研究热点，如诱导型一氧化氮合酶（iNOS）、成束蛋白（fascin）、增殖细胞核抗原（PCNA）、环氧合酶 -2（COX-2）、紧密连接蛋白（TJ）、缺氧诱导因子 -1α（HIF-1α）、瞬时受体电位阳离子通道亚家族 V 成员 1（TRPV1）、蛋白酶激活受体 -2（PAR-2）、谷胱甘肽 S 转移酶（GSTs）等。但 RE 食管黏膜中是否存在特异性蛋白，还需进一步探讨。

（四）细胞程序性死亡在反流性食管炎发病机制中作用的研究进展

食管上皮细胞通过调控细胞死亡来维持体内平衡和黏膜屏障完整性。近些年研究证实，多种细胞程序性死亡（PCD）形式如：细胞凋亡、细胞焦亡、坏死性凋亡、自噬、铁死亡等与 RE 的发病机制相关。目前的研究局限于对细胞死亡形式的宏观验证，而对其机制的研究尚不充分。

主要参考文献

［1］占新辉，符思. 符思教授治疗反流性食管炎经验［J］. 中医药通报，2014，13（3）：19-20.

［2］姜璇，司国民. 袁红霞方剂辨证治疗反流性食管炎规律初探［J］. 中国中医基础医学杂志，2017，23（8）：1113-1115.

［3］刘宏，叶柏. 叶柏教授治疗反流性食管炎经验辑要［J］. 中国中医急症，2016，25（5）：831-833.

［4］杨天翼，宗湘裕，杜长海，等. 杜长海从肝论治反流性食管炎经验［J］. 中国中医药现代远程教育，2018，16（4）：67-68.

［5］刘凯娟，李维康，王力普，等. 李佃贵从"五脏"论治难治性反流性食管炎经验［J］. 陕西中医，2020，41（8）：1144-1147.

［6］蔡宏波，王海强，蔡宏宇，等. 谢晶日教授治疗湿浊内蕴型反流性食管炎临证经验［J］. 中国中西医结合消化杂志，2020，28（8）：635-637.

［7］杨梦娇，袁浩，郑亚，等. 钾离子竞争性酸阻断剂在反流性食管炎中的治疗进展［J］. 中国临床药理学与治疗学，2022，27（10）：1190-1194.

［8］吴雅鋆，曾清芳，陈玲红，等. 免疫球蛋白 G4 与嗜酸性食管炎关系研究进展［J］. 中国临床医生杂志，2022，50（9）：1033-1035.

［9］赛红梅，唐艳萍，李蕾. 反流性食管炎相关功能蛋白表达研究进展［J］. 天津医药，2018，46（3）：318-321.

［10］刘思雨，唐艳萍. 细胞程序性死亡在反流性食管炎发病机制中作用的研究进展［J］. 国际消化病杂志，2022，42（4）：218-220.

第二节　食管憩室

食管憩室为与食管腔相通的囊状突起。在食管各段均可发生，好发部位是咽下、食管中段和膈上三处。依据其机制可分为牵引型、内压型及牵引内压型憩室。根据憩室壁的构成可分为真性和假性憩室（真性含有食管壁全层，假性缺少食管壁的肌层），又有先天和后天性憩室之分。

食管憩室临床表现：早期症状，吞咽时咽部有异物感或阻塞感及产生气过水声。增大时可能出现咽下困难和食物反流，部分有胸骨后疼痛。中医学无此病名，按其临床特征、主要表现，可分别见于"郁证""噎膈"等证范畴。

一、病因病机

（一）西医学研究

临床上根据其好部位分咽食管憩室、食管中段憩室、膈上食管憩室。部位不同，发病机制不大相同。

1. 咽食管憩室

是咽 - 食管连接区的黏膜、黏膜下肌层肌肉的缺陷处突出而形成的，属推出性假性憩室，为后天性疾病，占胃镜受检人数的0.08%，好发于成年人，尤其60岁以后多见，男性为女性的3倍。其病理说明不一，多数认为：咽部食管后壁由两侧斜行的咽缩肌肉与横行的环咽肌纤维所形成的三角区，此三角区中肌纤维缺少，形成

组织解剖学上先天发生的薄弱点。正常情况下，吞咽食物时，咽下肌收缩，环咽肌则松弛，食物即进入食管。当肌肉功能发生不协调，环咽肌不能及时松弛，则咽部压力增高，使咽部食管后壁的黏膜及黏膜下薄弱的三角区被推向外突出，形成憩室。逐渐成袋增大，伸至颈部。多数患者伸向左颈部。老年人组织萎缩也促使形成憩室。

2. 食管中段憩室

（1）在食管憩室中最多见，年龄40岁以上男性多于女性。

（2）多数发生于正对气管分叉水平的食管前壁或侧壁，相当于主动脉弓、降主动脉范围内。

（3）食管中段憩室大多属于牵引型。一般认为由纵隔贴邻的气管、支气管淋巴结发炎，粘连而牵引造成。最常见的病因是结核，少数是霉菌或其他菌。此外高血压和动脉硬化引起主动脉弓伸展，食管随之向后移位，若食管前壁与周围组织有粘连时，也可造成牵引型憩室，此类憩室一般为单个的，偶有多个的，形状呈猫耳形、三角形，口大无蒂，直径小于2cm憩室颈部与食管通口多为敞开。因憩室壁有肌层，具有一定收缩能力，不易潴留食物，很少有症状。随着病情的发展，被牵引食管壁发生萎缩，或被炎症侵犯形成瘢痕组织，局部成为食管的薄弱区。吞咽动作时，食管腔内压力增加，当蠕动通过粘连区时，收缩只作用于粘连区周围，于是形成憩室颈部，而食物及空气被关闭在内，憩室内部压力增加，使食管腔不断扩大。这种憩室逐渐从猫耳状或三角形变成圆形。近年来发现此类憩室形成与食管运动障碍有关。其反流吞咽困难是食管运动障碍所致，而憩室只是其中一种表现。

3. 膈上食管憩室

为食管憩室中最少见的一种，年龄在60岁左右发病，男性占2/3。本病位于食管

的下 5~10cm，多发生于食管的右后壁。其确切的发病机制不详。这些患者常伴有憩室下方食管或膈肌的疾病，常见的如弥漫性食管痉挛、食管炎、贲门失弛缓症、食管裂孔疝等。可能是先天性发育不良或因下段食管–贲门运动障碍造成，属于食管腔内压力增高引起的推出性憩室。常为多发性，大小不等，一般无肌层，一部分可能并发炎症、溃疡、穿孔，甚至发生肿瘤。

（二）中医学认识

中医学对食管憩室的认识目前尚无资料直接论述，根据其临床表现、发病情况，本书认为：本病的形成，多由长期情志不遂，肝郁抑脾，气滞痰阻，脾胃不足，正虚瘀结发展而成。其中气滞是病因，终至脾虚、血瘀、痰瘀互结。总之其病位于食管而由胃气所主。

肝气郁滞不畅，气机失调，肝气郁结。气滞日久可以化火伤阴；气滞又可导致血瘀不行；肝郁抑脾，脾不健运，痰湿内生，可致气滞痰阻。《医宗必读·反胃噎膈》说："大抵气血亏损，复因悲思忧怒，则脾胃受伤，血液渐耗，气郁生痰，痰则塞而不通，气则上而不下，妨碍通路，饮食难进，噎塞所由成也。"如郁怒伤肝，肝郁则血液不能畅行，久之积而成瘀，痰瘀相互搏击，阻塞而食不下。《临证指南医案·噎膈》云："噎膈之证，必有瘀血、顽痰、逆气，阻隔胃气。"终至正虚日久，瘀血不行，脾不健运，形体消瘦。

二、临床诊断

（一）辨病诊断

1.临床诊断

（1）咽食管憩室

①症状：早期可能无症状。最先出现的症状是咽喉部激惹或搔抓感，随时间推移进行性加重。初为吞咽困难和食物反流，以后可出现气过水声。如反流食物入气管内可出现呛咳；巨大憩室压迫可出现吞咽困难加重、疼痛、少量呕血，患者影响营养摄入则体重减轻。偶可发展为鳞癌。

②体征：一般无阳性体征。令患者进食时颈部可有充胀感或见到膨出，加压可以缩小，巨大的憩室可在左侧颈部胸锁乳突肌前触及柔软的、生面团样肿块，按压可以回纳缩小，可引起响声或嗳气。

（2）食管中段憩室深一般无症状，可发生食管反流，少数有胸骨后疼痛、烧灼，甚至吞咽困难，有些可发生炎症、出血、溃疡、瘘管或穿孔。

（3）膈上食管憩室深 1/3 以上无症状。常见症状是吞咽困难，下端胸骨后进食时的停顿、阻塞感，或咽下时在下胸骨区听到流水声。部分患者有胸骨后疼痛。还有少数出现呛咳、吸入性肺炎。久病可出现食欲不振、身体消瘦、出血等。

2.X 线检查

胸部 X 线平片：偶可见颈部憩室内有液平面。

食管钡餐造影：小的憩室可被充满钡餐的食管掩盖，因好发于后壁左侧，所以头部转向左侧时更容易发现。初期憩室呈现半月形光滑膨出，后期呈现球形，垂于纵隔内。憩室巨大可压迫食管，内有食团可见充盈缺损，并发炎症，黏膜粗糙；食管中段者可见漏斗状、圆锥状或帐篷状光滑的膨出。

3.食管镜检查

应在直视下进行，以免误入憩室而致穿孔。可见到憩室开口，可判断其大小、部位，并能排除有无并发症、出血、溃疡、癌变等。

（二）辨证诊断

本病的辨证当依据主症先辨其性质虚

实、标本轻重。一般病程短者轻，属实证居多；病程长的虚实夹杂，病情较重。

望诊：呕吐，反胃，吐出食物，食不得下，形态消瘦，面色萎黄，舌暗或淡或有瘀点、瘀斑。

闻诊：呃逆、嗳气、呛咳，或有喉鸣声、呕血。

问诊：咽或脘腹疼痛或咽部不适感、异物感，咯不出又咽不下，与进食有关。吞咽时咽部干涩不适。

切诊：咽下时颈部包块，包块柔软，或可消失，或有压痛，脉弦细涩。

1. 气滞痰阻

咽部如异物梗塞，欲吐不出，欲咽不下，或咽部、颈项包块，推之可散，胸脘窒闷或疼痛。舌苔白腻，脉弦滑。

辨证要点：咽部异物感或包块可散，脉弦滑。

2. 津亏热结

吞咽进食困难，梗塞疼痛，形体消瘦，口干咽燥大便秘结，五心烦热。舌质红而干，苔少，脉弦细数。

辨证要点：吞咽困难，梗塞疼痛，口干咽燥，便秘，舌红苔少，脉细数。

3. 正虚瘀结

胸脘疼痛，食不得下，甚至水饮不下，形体消瘦，气短乏力，或呕吐物如赤豆汁，或呕血，大便色黑，肌肤枯燥，舌暗淡，或有瘀斑瘀点，脉细涩无力。

辨证要点：水谷不得下，呕血，消瘦，气短乏力，便黑，舌暗有瘀斑瘀点，脉细涩。

三、鉴别诊断

（一）西医学鉴别诊断

食管憩室的临床诊断并不困难，患者有典型的症状、体征和 X 线钡餐检查即可明确诊断。但对于小的憩室因钡餐可以填充，症状又不明显，故应与以下几个病进行鉴别。

1. 食管癌

食管癌早期症状常不明显，在吞咽粗硬食物时有不适感，包括吞咽哽噎感、胸骨后烧灼样、针刺样或牵拉摩擦样疼痛；而食管憩室的初期无症状，后期可出现咽下哽咽感或胸后背部疼痛。食管癌中晚期表现为进行性咽下困难，先是难咽干的食物，继而是半流质食物，最后水也不能咽下；食管憩室仅表现为咽下困难，二者在病情程度上有所区别。胃镜检查有助于鉴别。

2. 反流性食管炎

反流性食管炎主要是食管黏膜浅层或者深层组织受到刺激引起炎症。患者可有反酸、胃灼热和胸痛等表现。而食管憩室主要是食管壁膨出形成的囊袋。早期没有任何症状，当憩室增大，会出现吞咽困难加重、疼痛。内镜检查可见憩室开口，超声检查可发现点状或斑片状强回声，饮水后回声改变可鉴别。

3. 食管结核

与食管憩室相似，都会出现吞咽困难。但食管结核患者一般多有其他器官结核的先驱症状，特别是肺结核。食管本身症状往往被其他器官症状混淆或掩盖，以致不能及时发现。按照结核的病理过程，早期浸润进展阶段可有乏力、低热、血沉增快等中毒症状，但也有症状不明显者。继之出现吞咽不适和进行性吞咽困难，常伴有持续性咽喉部及胸骨后疼痛，吞咽时加重。溃疡型的病变多以咽下时疼痛为其特征。食物溢入气管应考虑气管食管瘘的形成。吞咽困难提示病变纤维化引起瘢痕狭窄。

（二）中医鉴别诊断

本病早期无明显症状，可以随病情加重出现吞咽困难，如有异物阻塞，重者水谷不下。颈部可出现包块膨出。与中医郁证、噎膈相似。应与反胃、梅核气相鉴别。

1. 梅核气

梅核气也可由气郁而成，咽中如有异物，梗塞不顺，但进食并无妨碍，与本病的吞咽困难、受阻不同。

2. 反胃

反胃一症，古称翻胃，或名胃反，其证朝食暮吐、暮食朝吐，宿谷不化。而与本病之食不得入不同，可以鉴别。

四、临床治疗

（一）提高临床疗效的基本要素

（1）首先应分辨病变病位，分别采用不同方法进行治疗。

（2）根据病情轻重，决定治疗取舍。对于无症状的轻型患者目前主张不治疗，症状明显者，对症处理，病情较重者，适时手术。

（3）辨病与辨证结合，中西医方法结合，以期较佳疗效。

（二）辨病治疗

1. 内科治疗

（1）咽 - 食管憩室的治疗

①宜进食易消化清淡食物；②早期患者餐后嘱仰卧位，并做吞咽动作数分钟或反复咳嗽动作，可帮助憩室内潴留物回到食管中；③餐后有颈部肿块者，用手轻轻按摩肿块，使其内容物回到食管中；④体位引流：头部靠地，髋部置床沿，每次5~10分钟，每晚睡觉前1次；⑤伴有炎症时，选抗生素治疗；⑥水囊或气囊扩张术：可用于病损范围小者；⑦内镜治疗日益受到重视和普及，可用内镜修补憩室囊，也有行内镜下切开环咽肌，并以氩离子凝固束进行治疗，还有内镜下在憩室壁注射卡尼汀的方法。

（2）食管中段憩室的治疗　一般不需要治疗，注意精神安慰。合并炎症时，可选用抗生素治疗；反酸者可选用 H_2 受体阻滞剂或 PPI。如果反复炎症且不能耐受手术者，可在胃镜下放置自膨式金属支架以改善症状。

（3）膈上食管憩室　小且无症状的憩室无需治疗。憩室较大，未引起食管受压，也无需治疗。

2. 外科治疗

（1）咽 - 食管憩室　主张在憩室切除同时进行环咽肌切开术。

（2）食管中段憩室　若周围炎症导致穿孔、脓肿、瘘管时，宜手术治疗。

（3）膈上食管憩室　如果咽下困难、疼痛、癌变，则应手术治疗。主张用手术切除憩室或修复食管裂孔疝，即使在切除膈上食管憩室的同时纠正 LES 功能的失常和横隔病变。

（三）辨证治疗

1. 辨证施治

（1）气滞痰郁

治法：理气化痰解郁。

方药：半夏厚朴汤加减。

组成：半夏 6~10g，厚朴 10~15g，茯苓 10~15g，紫苏 6~10g，生姜 3~5g，制香附 10g，佛手 10g，枳壳 6~10g。

加减：若咽部如梗重者加浙贝、海藻、玄参；痰热者加黄连、浙贝母、瓜蒌。

（2）津亏热结

治法：清热养阴生津。

方药：五汁安中饮加减。

组成：梨汁 10~15g，藕汁 10g，韭汁 10g，牛乳 15~20g，生姜汁 3~6g，可加沙参 10~15g，石斛 10~15g，生地 10~20g，熟地 10~20g。

加减：五心烦热者加山栀、黄连；大便秘结者加大黄、火麻仁。

（3）正虚瘀结

治法：滋阴补虚，化瘀破结。

方药：通幽汤加减。

组成：生地 10~15g，当归 10~20g，桃仁 10g，红花 10~15g，三七粉 3g（冲服），乳香 10~12g，制没药 10~12g，海藻 10~20g，昆布 10~20g，贝母 10~15g。

加减：如服药即吐，难以下咽者可以先服玉枢丹；如吐血者加服血余炭；便血者加灶心土、黑地榆；病久形瘦者可加黄芪、党参。

（四）新疗法选粹

近年来，随着内镜技术的发展，内镜下治疗食管憩室的可操控性和精确度逐渐提高，并取得了良好的临床疗效。

1. 内镜下行覆膜食管支架置入术

对憩室巨大，开口宽，不易修补的患者，手术治疗不理想，可行内镜下行覆膜食管支架置入术治疗。内镜直视下将覆膜支架完全覆盖憩室口处，术后患者可正常进食水，梗阻症状完全消失。

2. 内镜下食管憩室切除术

内镜下咽食管憩室切开术的目的在于使分离憩室和食管的桥形组织扁平化，扩张憩室向食管的开口，以助于改善憩室内食物的排出，从而缓解或消除临床症状。方法是在全麻下，在胃镜直视下用针状刀（功率 30W）将憩室囊和食管之间的肌桥由近端至远端切开。

内镜下治疗食管憩室具有手术费用低、创伤小、并发症少、恢复快、预后好等特点，对不能耐受外科手术者，或手术效果不好的患者有明显优势，可减轻患者痛苦和心理压力等。

（五）名医治疗特色

1. 胡希恕

胡希恕根据患者心中懊侬、烦热、胸中滞塞这些症状，以栀子豉汤治疗，食管钡餐检查憩室消失。胡老认为"胸中"指胸前正中线这一道，就是指食管，不是整个胸，如果指整个胸应是柴胡证。

2. 高濯风

高濯风提出本病从脾虚食积着手，以健脾益气、行气宽中、消食导滞之法治疗，拟方名消憩散，党参 120g，黄芪、山药各 100g，鸡内金、砂仁、豆蔻、炙甘草各 20g，共为细末，饭后开水冲服，每次 3g。

五、预后转归

本病的预后应视病情轻重程度，一般病情轻，无症状者，预后好，不需要治疗；如病情较重，憩室大而明显，影响吞咽者，出现吞咽困难、疼痛，部分可因呛咳而致吸入性肺炎，病史长而重者，身体消瘦、营养不良，部分并发呕血，影响正常生活、工作，必须进行手术治疗。

六、预防调护

（一）预防

因本病的病因复杂，部分由结核和感染引起，也有的与高血压、动脉硬化引起的动脉伸展、食管移位有关。故应注意原发病的积极治疗，且在上述患者中注意上消化道的检查，可以适当预防本病的发生，控制本病的发展，有一定的意义。

中医学认为，本病发生与情志因素有关，故调畅情志，保持良好的情绪，也可以减少本病发生与发展。

（二）调护

（1）戒除烟酒、辛辣食物等刺激因素。

（2）心情舒畅，精神愉快，生活规律，避免不良影响和刺激。

（3）呕吐、反胃时应注意体位，避免食物残渣吸入气管，诱发肺炎。

（4）加强营养，因人而异，根据憩室开口部位、方向，采取适当体位，以便潴留物引流排除。

七、专方选介

党参、黄芪、白芍、茯苓各12g，当归、白术、升麻、甘草各10g。加水煎15分钟，滤除药液，再煎水20分钟去渣，两煎对匀，日一剂分服。用于治疗经胃镜诊断为食管憩室，胃脘不适、食欲不振者。（田凤鸣等.中国奇方全书.北京.第一版：科学技术出版社：249）

旋覆代赭汤：旋覆花15g（另包），代赭石10g，清半夏10g，党参10g，炙甘草6g，生姜10片，大枣10枚。水煎服。功效：重镇降逆，消痰散结，兼以补益脾胃。

憩室消散饮：党参、炙黄芪、乌梅各15g，赤芍、白芷、炙鳖甲（研分3次冲服）、制半夏、蒲公英、僵蚕各10g，柴胡、桂枝、射干、炒枳壳、鸡内金、蝉蜕各6g，地鳖、水蛭、蜂房各3g，蜈蚣1g。本方有健脾祛瘀强肌、祛湿化痰、行气活血之功。用于脾虚痰阻血瘀证。

八、研究进展

（一）食管憩室的内镜治疗进展

近年来一些新型的内镜技术如内镜下黏膜下剥离术、消化内镜隧道技术等在消化道疾病治疗中取得了重要的突破。经内镜黏膜下隧道憩室间脊切开术治疗食管憩室的技术是一种新型的内镜下治疗的探索。手术操作方式是通过建立黏膜下隧道，分离至食管憩室间脊，并在隧道内行间脊切开；该手术的优势在于间脊切开更彻底，可延伸至正常食管肌层，能避免不彻底地切开而造成的憩室复发，同时保留了憩室的黏膜层，更好的避免出血、穿孔并发症的发生。

（二）检查方法研究进展

传统的食管憩室诊断是通过食管胃镜及X线钡餐透视检查的。随着超声诊断技术的提高，越来越多的有关彩超诊断食管憩室的报道出现。高频超声检查不仅能够清晰显示憩室的大小、形态、内部回声还能判断憩室壁的情况及与周围组织的毗邻关系，具有图像清晰、安全无痛苦、无放射、确诊率较高等特点，在咽食管憩室的诊断上具有独特的优势，为该病的诊断提供了一种新的更便捷的检查手段。

主要参考文献

［1］郭德忠.憩室消散饮治疗食管憩室36例［J］.陕西中医，2006，26（9）：1338-1039.

［2］孙萍胡，丁小云.经内镜黏膜下隧道憩室间脊切开术治疗食管憩室的临床初探［J］.世界华人消化杂志，2020，28（19）：959-963.

第三节　食管癌

食管癌指来源于食管黏膜上皮细胞的恶性肿瘤。主要有鳞状细胞癌和腺癌两种组织学类型。横跨食管胃交界部的鳞状细胞癌一般也认为是食管癌。本病多见于中年以后的男性，其发病率位居成年男性恶性肿瘤发病率的第五位，为我国常见的恶性肿瘤之一。2020年我国约有新发食管癌病例32.4万例，食管癌死亡病例30.1万例，分别占全球食管癌新增病例与死亡病例的53.70%和55.35%。近年来食管癌的发病率有所下降，但死亡率一直位居第四位。

食管癌的典型临床症状为进行性吞咽困难。早期通常表现为吞咽不畅，咽部异物感，或进食时胸骨后梗噎不适，逐渐发展为咽下困难，甚则水饮难下。目前应用于食管癌早期诊断的肿瘤标志物尚不成熟，确诊主要靠上消化道造影、CT和食管镜检查等。

食管癌属中医学"噎膈"病范畴，噎即噎塞，指吞咽之时梗噎不顺；膈为格拒，指饮食不入，或食入即吐。噎虽可单独出现，而又每为膈的前驱，故往往以噎膈并称。

一、病因病机

（一）西医学认识

1.病因

食管癌的病因至今仍不清楚，一般认为与下列因素有关。

（1）烟和酒　吸烟和饮酒是导致食管鳞癌发生的重要因素。流行病学研究显示：对于食管鳞癌，吸烟者的发生率增加3~8倍，而饮酒者增加7~50倍。

（2）食管局部损伤　长期进食热烫的饮食或进食速度过快，进食粗糙坚硬食物等均可引起食管黏膜损伤，反复损伤可以造成黏膜增生，最后导致癌变。

（3）亚硝胺　亚硝胺类化合物是很强的致癌物。中国科学院基础医学与肿瘤研究所研究发现，食用的酸菜量与食管癌发病率成正比。

（4）霉菌作用　有人从粮食和食品中分离出互隔交链孢霉261株，它能使大肠埃希菌产生多种致突变性代谢产物，其产生的毒素能使染色体畸变，主要作用于细胞的S和G_2期。

（5）营养和微量元素　膳食中缺乏维生素、蛋白质及必需脂肪酸，可以使食管黏膜增生，进而可引起癌变。微量元素铁、锌、钼等的缺少也和食管癌的发生有关。

（6）遗传因素　人群易感性与遗传和环境条件有关。食管癌具有比较显著的家族聚集现象，高发地区连续3代或3代以上出现食管癌患者的家族屡见不鲜。由高发区移居低发区的移民，即使长达百余年，也仍保持相对高发。

（7）其他因素　某些食管先天性疾病如食管憩室、食管裂孔疝等，或经常接触石棉、铅、矽及放射线的刺激等，可能与食管癌的发病有一定关系。

2.食管癌的病理分类和分期

（1）食管癌的分段

①颈段食管：此段上自下咽、下达胸廓入口即胸骨上切迹水平。周围毗邻气管、颈血管鞘和脊椎。内镜下测量距门齿15~20cm。

②胸上段食管：此段上起胸廓入口，下至奇静脉弓下缘（即肺门水平之上）。其前面被气管、主动脉弓的3个分支及头臂静脉包围，后面毗邻脊椎。内镜下测量距门齿20~25cm。

③胸中段食管：此段上起奇静脉弓下缘，下至下肺静脉下缘（即肺门水平之间）。其前方夹在两肺门之间，左侧与胸降主动脉为邻，后方毗邻脊椎，右侧游离直接与胸膜相贴。内镜下测量距门齿25~30cm。

④胸下段食管：此段上起自下肺静脉下缘，下至食管胃结合部（即肺门水平之下）。内镜下测量距上切牙门齿30~40cm。

（2）食管癌的大体分型

①早期食管癌：包括隐伏型、糜烂型、斑块型和乳头型。

②中晚期食管癌：包括髓质型、蕈伞型、溃疡型、缩窄型和腔内型。

食管癌以中段食管癌最多，占52.7%；下段次之，占33.2%；上段为14.1%。病理大体形态为：早期食管癌分为隐伏型、糜烂型、斑状型、乳头型；中晚期分为髓质型、蕈伞型、溃疡型、缩窄型、腔内型。组织学类型：95%以上是鳞癌，少数为腺癌、腺鳞癌、未分化癌、癌肉瘤。

（二）中医学认识

《内经》首先提出噎膈病的发生与人身之津液有关。如《素问·阴阳别论篇》说："三阴结谓之膈。"又认为与精神因素有关，如《素问·通评虚实论篇》谓："塞闭绝，上下不通，则暴忧之病也。"此后《济生方·噎膈》又提出："寒温失宜，食饮乖度，七情伤感，气神俱忧……结于胸成膈，气流于咽嗌，则成五噎。"

1. 情志失调

忧思可伤脾，脾伤则气结，气结则津液不能输布，遂聚而为痰，痰气交阻于食道，渐生噎膈；或因恼怒伤肝，肝郁则气机不畅，血行受阻，久则积而成瘀。痰瘀二者，又往往相互搏结，阻塞胃口，致食不得下。徐灵胎评《临证指南医案·噎膈》所云"噎膈之证，必有瘀血、顽痰、逆气，阻膈胃气"即指此。

2. 酒食不节

酒食助湿生热，若嗜酒无度，又多进肥甘之品，易酿成痰浊；若恣食辛香燥热之物，易致津伤血燥，前者使食道窄隘，后者使咽管干涩，均能妨碍咽食而发生噎膈。《医碥·反胃噎膈》曰："酒客多噎膈，饮热酒者尤多，以热伤津液，咽管干涩，食不得入也。"即包括了上述两个方面。

本病的病位于食管，属胃气所主。但其发病，除胃之外，与肝、脾、肾亦有密切关系。一般初期多为气郁、痰阻、瘀结，且可兼杂为患；病程久延，则阴津亏耗，甚者阴损及阳，致脾肾阳衰，转以正虚为主。

二、临床诊断

（一）辨病诊断

1. 临床表现

（1）早期　早期食管癌的症状一般不明显，常表现为反复出现的咽部异物感或吞咽食物时有哽咽感，或胸骨后疼痛等。

①吞咽食物时胸骨后出现烧灼样、针刺样或摩擦样轻微疼痛，尤其是进食粗糙、热或有刺激性食物时明显。这种疼痛经药物治疗可暂时缓解，以后由于不明原因反复出现，有时可持续数月或2~3年。下段食管癌还可出现剑突下或上腹部疼痛不适。可有烧灼样疼痛或饱胀感，有时呈持续性隐痛。

②食物通过缓慢或有滞留感。

③食管内异物感，咽喉部干燥或紧缩感。

（2）中晚期　当患者出现声音嘶哑、吞咽梗阻、明显消瘦、锁骨上淋巴结肿大或呼吸困难时常提示为食管癌晚期。

①吞咽困难：开始为间歇性，逐渐变为持续性，并呈进行性加重。

②梗阻：严重者可伴有反流，持续吐黏液。

③疼痛：表现为前胸或后背，尤其是肩胛部经常性沉重感、钝疼或灼痛。一般是病变周围炎、纵隔炎，食管病变处形成溃疡或肿瘤侵及周围结构所引起。

④体重下降：因梗阻进食减少，出现脱水、营养不良、消瘦，甚或呈恶病质状态。

⑤肿瘤转移和压迫症状：如肿瘤外侵，压迫气管可引起刺激性咳嗽，呼吸困难；穿通气管则形成气管食管瘘；癌肿压迫侵犯喉返神经出现声音嘶哑甚至失音；压迫上腔静脉，引起上腔静脉综合征；肿瘤侵犯大血管，可引起呕血和便血；出现锁骨上淋巴结转移，可触及颈部肿块；肝转移，可引起黄疸、腹水等。

2. 辅助检查

（1）血液生化检查　食管癌患者进行实验室常规检查是为了评估患者的一般状况以及是否适于采取相应的治疗措施，包括血常规、肝肾功能、凝血功能等必要的实验室检查。食管癌患者血液碱性磷酸酶或血钙升高应考虑骨转移的可能；血液谷氨酰转肽酶、碱性磷酸酶、谷草转氨酶、乳酸脱氢酶或胆红素升高则考虑肝转移的可能。进食不适感，特别是晚期吞咽困难的食管癌患者，可查前白蛋白和白蛋白水平评估患者营养状况。

（2）肿瘤标志物检查　目前常用于食管癌辅助诊断、预后判断、放疗敏感度预测和疗效监测的肿瘤标志物有细胞角蛋白片段19（cytokeratin-19-fragment，CYFRA21-1）、癌胚抗原（carcino embryonic antigen，CEA）、鳞状上皮细胞癌抗原（squarmous cell carcinoma antigen，SCC）和组织多肽特异性抗原（tissue polypeptide specificantigen，TPS）等。上述标志物联合应用可提高早期食管癌诊断和中晚期食管癌预后判断及随访观察的准确度。

（3）影像学检查

①气钡双重对比造影：它是目前诊断食管癌最直接、最简便、最经济而且较为可靠的影像学方法，食管气钡双重对比造影可发现早期黏膜表浅病变，对中晚期食管癌诊断价值更大，对于食管癌的位置和长度判断较直观。但对食管外侵诊断正确率较低，对纵隔淋巴结转移不能诊断。早期病例的确诊率为82%，中晚期可达95%以上，通过造影可见食管黏膜不同程度的皱襞破坏，局部食管狭窄，充盈缺损，龛影，管壁僵直等。

②电子计算机断层成像（CT）：作为一种非创伤性检查手段，CT被认为是对食管癌分期及预后判断较好的方法之一，在了解食管癌外侵程度，是否有纵隔淋巴结转移及判断肿瘤可切除性等方面具有重要意义。

③磁共振成像：无放射性辐射，组织分辨率高，可以多方位、多序列成像，对食管癌病灶局部组织结构显示优于CT。另外，功能成像技术（如弥散加权成像、灌注加权成像和波谱分析）均可为病变的检出和定性提供有价值的补充信息。

④超声检查：超声通常并不能显示食管病灶，食管癌患者的超声检查主要应用于颈部淋巴结、肝脏、肾脏等部位及脏器转移瘤的观察，为肿瘤分期提供信息。

⑤正电子发射计算机断层显像（PET-CT）检查：正电子发射计算机断层显像（PET-CT）可确定食管癌原发灶的范围，了解周围淋巴结有否转移及转移的范围，准确判断肿瘤分期。另外PET-CT还可用于食管癌的疗效评价，术前放疗及化疗均推荐应用PET-CT检查，目前认为PET-CT是用于评估治疗效果和预后指标前景发展很好的检查工具。

上述几种重要的影像学检查技术，各有特点，优势互补，应该强调综合检查运用，全面评估。

（4）内镜检查

①普通白光纤维胃镜：在普通胃镜观察下，早期食管癌可以表现为食管黏膜病灶，有以下几种状态：a.红区，即边界清楚的红色灶区，底部平坦；b.糜烂灶，多为边界清楚、稍凹陷的红色糜烂状病灶；c.斑块，多为类白色、边界清楚、稍隆起的斑块状病灶；d.结节，直径在1cm以内，隆起的表面黏膜粗糙或糜烂状的结节病灶；e.黏膜粗糙，指局部黏膜粗糙不规则、无明确边界的状态；f.局部黏膜上皮增厚的病灶，常遮盖其下的血管纹理，显示黏膜血管网紊乱、缺失或截断等特点。

②色素内镜：将各种染料散布或喷洒在食管黏膜表面后，使病灶与正常黏膜在颜色上形成鲜明对比，更清晰地显示病灶范围，并指导指示性活检，以提高早期食管癌检出率。色素内镜常用染料有碘液、甲苯胺蓝等，可单一染色，也可联合使用。

③超声内镜（Endoscopic ultrasound，

EUS）：EUS 下早期食管癌的典型表现为局限于黏膜层且不超过黏膜下层的低回声病灶。EUS 可清楚显示食管壁层次结构的改变、食管癌的浸润深度及病变与邻近脏器的关系，T 分期的准确度可达 74%~86%，但 EUS 对病变浸润深度诊断的准确度易受病变大小及部位的影响。EUS 诊断局部淋巴结转移的敏感度为 80%，明显高于 CT（50%）及 PET（57%），但特异度（70%）略低于后二者（83% 和 85%）。EUS 对食管癌腹腔淋巴结转移的诊断敏感度和特异度分别为 85% 和 96%，均高于 CT（42% 和 93%）。

（5）其他检查

①心电图：术前筛查患者是否有心律失常及心肌梗死史。

②肺功能：术前筛查患者肺容量和肺通气功能及弥散功能。

③运动心肺功能：当上述检查不能判断患者的心肺功能是否可以耐受手术时，推荐做运动心肺功能检查进一步判断。

④超声心动图：对既往有心脏病史的患者推荐超声心动图检查，明确患者的心脏结构改变和功能状况。

⑤心脏冠脉造影：对高龄和有冠心病史者推荐行心脏冠脉造影检查以明确患者的心脏供血状况和评估手术风险。

（二）辨证诊断

本病总属本虚标实。故其辨证，重在察虚实标本之主次，初期多属实证，当辨气结、痰阻、血瘀之不同；后期以正虚为主，须别津亏液涸及脾肾阳衰之各异。

望诊：形体消瘦，面色晦暗，或面色㿠白，或面浮肢肿，大便干结，舌质暗，或舌红而干，或舌淡苔白。

闻诊：嗳气，呃逆，或呕吐痰涎。

问诊：吞咽梗阻，胸膈痞满或疼痛，甚则水饮难下，口干咽燥，或五心烦热。

切诊：肌肤枯燥，或肢冷，脉弦细或弦滑，或沉涩。

1. 痰气交阻

吞咽梗阻，胸膈痞满或疼痛，嗳气，呃逆，或呕吐痰涎，口干咽燥，舌质暗红，苔薄腻，脉弦滑。

辨证要点：吞咽梗阻，胸膈痞满，口干咽燥，脉弦滑。

2. 痰瘀互结

胸膈疼痛，吞咽梗阻，甚则水饮难下，泛吐黏痰，或吐出物如赤豆汁，大便燥结，形体消瘦，面色晦暗，肌肤枯燥，舌暗或青紫，苔腻，脉沉涩。

辨证要点：胸膈疼痛，吞咽梗阻，泛吐黏痰，舌暗脉涩。

3. 津亏热结

吞咽梗涩而痛，进食固体食物时尤甚，口干咽燥，大便干结，形体消瘦，五心烦热，舌红而干，或有裂纹，脉弦细数。

辨证要点：吞咽梗涩疼痛，口干咽燥，大便干结，舌红而干。

4. 气虚阳微

吞咽梗阻，饮食不下，泛吐清涎及泡沫，胸背疼痛，面色㿠白，形寒肢冷，神疲气短，形体极度消瘦，或面浮肢肿，舌淡苔白，脉细或弱。

辨证要点：饮食不下，泛吐清涎，胸背疼痛，神疲气短，脉细。

三、鉴别诊断

（一）西医学鉴别诊断

食管癌的鉴别诊断主要需与食管其他良恶性疾病和食管周围疾病对食管的压迫和侵犯所致的一些改变进行鉴别。

1. 食管其他恶性肿瘤

食管其他恶性肿瘤很少见，包括癌肉瘤、平滑肌肉瘤、纤维肉瘤、恶性黑色素瘤、肺癌或其他恶性肿瘤纵隔淋巴结转移对食管的侵犯等。

（1）食管癌肉瘤（esophageal sarcoma）影像表现与腔内型食管癌十分相似，多为带蒂的肿物突入食管腔内形成较粗大的食管腔内不规则的充盈缺损，病变段食管腔明显变宽。

（2）食管平滑肌肉瘤（esophageal leiomyosarcoma） 可以表现为息肉型或浸润型2种类型。息肉型多为较大的软组织肿物，向食管腔内突出，表面被覆食管黏膜，常有蒂与食管壁相连。浸润型同时向腔内、外生长，食管壁增厚、表面常伴有中央溃疡。X线胸片可见纵隔走行部位肿物影。食管造影见食管腔内巨大肿块，管腔狭窄偏位，也可呈局限性扩张，其内有大小不等的息肉样充盈缺损，黏膜平坦或破坏，中央可有龛影。

（3）食管恶性黑素色瘤（esophageal melanoma） 原发食管恶性黑色素瘤很少见，肿瘤表现为食管腔内的结节状或分叶状肿物，表面呈棕黑色或棕黄色，呈息肉状突入腔内，可有蒂与食管壁相连。影像表现类似腔内型食管癌。

（4）食管转移瘤 原发肿瘤常为气管肿瘤、甲状腺癌、肺癌、肾癌、乳腺癌等。这些癌细胞通过直接侵犯或淋巴结转移而累及食管。食管镜检查常为外压性改变。由血行播散至食管壁的转移瘤罕见。其食管造影所见也与腔内型食管癌相似。

2. 食管良性肿瘤和瘤样病变

食管良性肿瘤有平滑肌瘤、腺瘤、脂肪瘤、乳头状瘤、血管瘤等。瘤样病变包括息肉、囊肿、弥漫性平滑肌瘤病和异位症等。其中大部分为平滑肌瘤（50%~70%）。

（1）食管平滑肌瘤（esophageal leiomyoma）食管镜下表现为食管壁在性结节状肿物，表面被覆有正常黏膜。触之似可在黏膜下滑动，可以单发或多发。常为单发肿物，呈圆形、卵圆形、哑铃形或不规则的生姜

状。镜下由交错的平滑肌和纤维组织所构成，有完整的包膜。食管钡餐造影呈圆形或卵圆形的壁在性肿物，大小不一，边缘光滑锐利，正面观肿瘤局部食管增宽，表面黏膜皱襞消失，但其对侧黏膜正常。

（2）其他良性壁在性肿物 如血管瘤、脂肪瘤、息肉等的食管造影所见与平滑肌瘤相仿。纤维血管性息肉好发于颈段食管且有蒂，有时可见其在食管腔内上下移动甚至返至口腔内。脂肪瘤质地较软，有一定的活动度，CT或MRI检查可见低密度或脂肪信号。

3. 食管良性病变

（1）食管良性狭窄（benign esophageal stricture） 患者有明确的误服强酸或强碱的病史。病变部位多在食管生理狭窄区的近端，以食管下段最多见，食管管腔长段狭窄，边缘光整或呈锯齿状，管壁僵硬略可收缩，移行带不明显。

（2）贲门失弛症（achalasia of cardia） 患者多在年轻时起病，有长期反复进食吞咽困难和需用水冲食物帮助吞咽的病史。食管造影显示贲门区上方食管呈对称性狭窄，狭窄段食管壁光滑呈漏斗状或鸟嘴状，其上方近端食管扩张明显。镜下可见有食物潴留、食管黏膜无破坏，镜子常可通过狭窄进入胃腔。但应与少数食管下段的狭窄型食管癌而导致的癌浸润性狭窄鉴别。

（3）消化性食管炎（peptic esophagitis）患者有长期吞咽疼痛、反酸、胃灼热等症状，然后由于炎症反复，局部发生瘢痕狭窄而出现吞咽困难。食管钡餐造影示食管下段痉挛性收缩，黏膜增粗或模糊，有糜烂或小溃疡时可有小的存钡区或龛影。长期炎症病变可导致纤维化而出现管腔狭窄，但狭窄较对称。食管仍有一定的舒张度，镜下可见病变段食管黏膜糜烂和小溃疡形成，管腔轻度狭窄，与正常食管黏膜间的移行带不明显，常伴有食管裂孔疝和胃食

管反流现象。

（4）食管静脉曲张（esophageal varices）患者常有肝硬化病史，无明显吞咽困难症状。造影表现为息肉样充盈缺损，重度病变黏膜增粗呈蚯蚓状或串珠状，但食管壁柔软，有一定的收缩或扩张功能，无梗阻的现象。镜下可见食管下段黏膜下增粗迂曲的静脉，触之较软。切忌活检，以免导致大出血。

（5）外压性狭窄　食管周围良性肿瘤直接压迫或恶性肿瘤导致颈部和纵隔淋巴结肿大、大血管病变或变异及其他纵隔内病变如结合性淋巴结节侵犯食管壁均可造成食管受压而导致狭窄，镜下一般为外压性改变，局部黏膜光整无破坏。其边缘较清晰，但若恶性肿大淋巴结或结核性淋巴结侵及食管壁直至黏膜，可以导致局部黏膜破坏和溃疡形成。通过活检可以明确诊断。

（6）食管结核（esophageal tuberculosis）食管结核比较少见，患者多有进食发噎史，发病时一般较年轻。食管结核感染途径可有：①由喉或咽部结核向下蔓延；②结核菌通过肺结核的痰液下咽时直接侵入食管黏膜；③脊柱结核侵及食管；④血行感染播散到食管壁内；⑤食管旁纵隔淋巴结核干酪性变侵蚀食管壁（临床最为常见）。

（二）中医学鉴别诊断

本病应与反胃进行鉴别。反胃一证，古代亦名翻胃，《金匮要略》称为胃反。在《金匮要略·呕吐哕下利病脉证并治》篇指出："朝食暮吐，暮食朝吐，宿谷不化，名曰胃反。"其症是食入之后，停留胃中不化，朝食者则暮吐，暮食者则朝吐，与噎膈之食不得入或食入即吐不同。正如《景岳全书·噎膈》所言："反胃者，食犹能入，入而反出，故曰反胃；噎膈者，隔塞不通，食不能下，故曰噎膈。"对临床具有指导意义。

此外，噎膈初期，尚须与梅核气鉴别：前者系指饮食吞咽受阻，后者唯自觉咽中如物梗塞不适，与进食并无妨碍，是为二者不同之处。

四、临床治疗

（一）辨病治疗

临床上建议根据患者情况采取个体化综合治疗的原则。即根据患者的机体状况、肿瘤的病理类型、侵犯范围（病期）和发展趋向等，有计划、合理地应用现有的治疗手段，以期最大幅度地根治、控制肿瘤和提高治愈率，改善患者的生活质量。

1. 手术治疗

外科手术治疗是食管癌的主要根治性手段。在病变早期阶段外科手术治疗可以达到根治的目的。在中晚期阶段，通过以手术为主的综合治疗可以使其中一部分患者达到根治，其他患者生命得以延长。以手术为主的综合治疗主要为术前新辅助和术后辅助治疗。术前新辅助主要为化疗、放疗及放化疗，据文献报道，术前放化疗优于术前化疗或放疗，因此，对于术前手术切除有困难或有2个以上淋巴结转移胸段食管癌患者（T3–T4aN0–2M0），目前我国大部分医院采用术前放化疗，小部分医院采用化疗或放疗为主。术前新辅助治疗后如果有降期，通常在6~8周后给予手术治疗。不降期者给予继续放化疗或手术治疗。术后辅助治疗主要为化疗或（和）放疗。主要对未能完全手术切除的患者或有高危因素的食管癌患者，包括姑息切除，淋巴结阳性，有脉管瘤栓，低分化等患者，术后可适当给予术后化疗、放疗。

（1）完善术前所有相关检查，并做好术前患者状况和病变期别评估（cTNM）。术前必须完成胃镜、腔内超声（推荐）、病理或细胞学检查，颈、胸、腹部高清加强薄层 CT，颈部超声，上消化道造影，肺功能，心电图，PET-CT（选择性），营养风险筛查和营养状况评估（推荐），血常规、尿常规、肝肾功能全项、肝炎、梅毒及艾滋病抗原抗体、出凝血功能等，以制订全面、合理和个体化的治疗方案。术前要依据高清薄层加强颈胸腹部 CT 或 PET-CT 和 EUS 评估 T 和 N 分期，结合脑 MRI/CT 及全身骨核素扫描或 PET-CT 评估 M 分期。

（2）术前风险评估

①心血管功能评估：心功能 Ⅰ～Ⅱ 级，日常活动无异常的患者，可耐受食管癌手术，否则需进一步检查及治疗。患者若有心肌梗死、脑梗死病史，一般在治疗后 3~6 个月手术比较安全，抗凝药如阿司匹林和波立维等应至少在术前一周停服。术前发现心胸比 > 0.55，左室射血分数 < 0.4，需治疗纠正后再评估。对于轻中度高血压的患者，经药物治疗控制可，手术风险较小。对于既往有器质性心脏病患者、心肌梗死患者建议行超声心动图检查，有严重心动过速、房室传导阻滞、窦房结综合征等严重心律失常的患者，建议行 24 小时动态心电图检查和相应药物治疗后再手术。

②肺功能评估：肺功能正常或轻中度异常（VC% > 60%、FEV$_1$ > 1.2L、FEV$_1$% > 40%、D$_L$CO > 40%），可耐受食管癌手术。但中度异常者，术后较难承受肺部并发症的发生。必要时可行运动心肺功能检查或爬楼试验做进一步检测，食管癌开胸手术一般要求前者 VO$_2$max > 15ml/（kg·min），后者要求患者连续爬楼 3 层以上。

③肝肾功能评估：肝功能评估参照 Child-Pugh 分级评分表，积分 5~6 分，手术风险小；8~9 分，手术风险中等；> 10 分时，手术风险大。肾功能评估主要参考术前尿常规、血尿素氮、血肌酐水平等，

轻度肾功能受损者可耐受食管手术，中重度受损者建议专科医师会诊。食管癌手术一般对肝肾功能无直接损伤，但是围手术期用药、失血、低血压可影响肝肾功能，当此类因素存在时应注意术后监测相关指标。

④营养状况评估：中晚期食管癌患者常合并吞咽困难等，导致部分患者有营养不良、消瘦、脱水等表现。术前应注意患者的近期体重变化及白蛋白水平，体重下降 > 5kg 常提示预后不良；白蛋白 < 30g/L，提示术后吻合口瘘风险增加。若无需紧急手术，则应通过静脉高营养和鼻饲胃肠营养改善患者营养状况后再行手术治疗，以减少术后相关并发症。

（3）由胸外科医师决定手术切除的可能性并制订及实施手术方案　根据患者的病情、并发症、肿瘤的部位和期别以及术者的技术能力决定手术入路选择和手术方式。力争做到肿瘤和区域淋巴结的完全性切除。

（4）替代器官　胃是最常替代食管的器官，通常制作成管状胃来替代食管和重建消化道。其次可依据患者情况以选择结肠和空肠。

（5）替代器官途径　通常选择食管床，也可选择胸骨后或皮下隧道。为术后放疗提供空间。

（6）手术适应证

① UICC/AJCC 分期（第 8 版）中的 T1aN0M0 期主要治疗以内镜下治疗为主，详见早期食管癌治疗。T1b-3N0-1M0 期患者首选手术治疗。T3-4aN1-2M0 期别患者可选择先行术前辅助放化疗或化疗或放疗，术前辅助治疗结束后再评估是否可以手术治疗。任何 T4b 或 N3 或 M1 期患者一般推荐行根治性放化疗而非手术治疗。

②食管癌放疗后复发，无远处转移，术前评估可切除，一般情况能耐受手术者。

（7）手术禁忌证

①患者一般状况和营养状况很差，呈恶病质样；②病变严重外侵（T4b），UICC/AJCC分期（第8版）中T4b病变，侵犯心脏、大血管、气管和邻近器官如肝、胰腺、脾等；多野和多个淋巴结转移（N3），全身其他器官转移（M1）；③合并有心肺肝脑肾重要脏器有严重功能不全者，如合并低肺功能、心力衰竭、半年以内的心肌梗死、严重肝硬化、严重肾功能不全等。

2. 放射治疗

放射治疗是食管癌综合治疗的重要组成部分。我国70%的食管癌患者就诊时已处于中晚期，失去根治性手术切除的机会。而我国食管癌病理95%以上均为鳞状细胞癌，对放射线相对敏感。此时，就需要术前放疗联合手术或根治性放化疗的综合治疗模式来改善患者生存。可手术治疗的食管癌，经术前放疗后，5年生存率可由33%提高至47%。不可手术治疗的食管癌，也在应用先进的调强放疗技术和同步放化疗后，5年生存率从单纯放疗时代的5%提高到现在的15%~20%。因此，目前对于中、晚期的可手术、不可手术或拒绝手术的食管癌，术前同步放化疗联合手术或根治性同步放化疗是重要的治疗原则。

3. 药物治疗

早期食管癌的临床症状不明显，难于发现；大多数食管癌患者在就诊时已为局部晚期或存在远处转移。因此，以控制播散为目的的化疗在食管癌的治疗中占有重要的地位。近年来，随着分子靶向治疗、免疫治疗新药的不断发现，药物治疗在食管癌综合治疗中的作用前景广阔。

目前，药物治疗在食管癌中主要应用领域包括针对局部晚期患者的新辅助化疗和辅助化疗，以及针对晚期患者的化疗、分子靶向治疗和免疫治疗。

临床研究有可能在现有标准治疗基础上或失败后，给部分患者带来获益。鉴于治疗食管癌的药物在很多情形下缺乏标准方案，因此鼓励患者在自愿前提下参加与适宜的临床研究。食管是重要的消化器官，原发病灶的存在直接影响患者的营养状况，同时可能存在出血、消化道梗阻、穿孔等各种并发症，因此在整个抗肿瘤治疗过程中，需要特别关注患者营养状况的维持、并发症的积极预防和及时处理，尽量维持患者的生活质量。

（1）常用化疗方案

①紫杉醇+顺铂：紫杉醇135~175mg/m²，静脉输注3h，d1；顺铂75mg/m²，静脉输注d1；每3周重复。

②多西他赛+顺铂+5-FU（改良的DCF方案）：多西他赛60mg/m²，静脉输注1h，d1；顺铂60mg/m²，静脉输注1~3h，d1；5-FU750mg/m²静脉持续输注，d1~4；每3周重复。

（2）分子靶向治疗和免疫治疗进展　根据现有的临床研究结果，分子靶向治疗和免疫治疗均应用于转移性食管癌的二线及以后的治疗。

①分子靶向治疗：EGFR-TKI类药物在转移性食管癌的二线治疗中的作用已有Ⅲ期随机对照研究的结果。其无进展生存（PFS）较安慰剂略有延长，但两组的差别极小；而总生存（OS）则无显著差异。进一步的研究提示，EGFR基因扩增患者可能是EGFR-TKI类药物治疗的潜在获益人群。

②免疫检查点抑制剂治疗：近年来，国外有多项临床研究初步观察到免疫检查点抑制剂在转移性食管癌二线治疗中取得了令人鼓舞的疗效。在日本进行的KEYNOTE-028研究纳入了23例PD-L1阳性的患者接受Pembrolizumab单药治疗，客观缓解率（ORR）达30%，其中PR 7例，无CR病例，SD 2例，PD 13例。更多的免

疫检查点抑制剂治疗晚期食管癌的相关研究尚在国内外开展中，有望在未来成为转移性食管癌二线治疗的有效选择。

（3）对症支持治疗与姑息治疗

①营养支持：由于食管梗阻或肿瘤消耗，食管癌患者常合并营养不良。营养不良进而导致患者对抗肿瘤治疗的耐受性下降，影响疗效或增加并发症。因此，对于食管癌合并营养不良患者，临床中应积极给予营养支持治疗。

尚可进食的患者，可给予口服配方营养素进行营养支持。

对于不能进食者，可行内镜下或介入引导营养管置入，进行营养支持，无法进行上述肠内营养支持者，可行静脉营养支持治疗。

②姑息治疗：姑息治疗理念应贯穿于包括所有食管癌分期患者。对食管癌患者的躯体、心理、社会和精神问题提供针对性治疗和（或）支持，以提高患者的生活质量。

食管癌的姑息治疗的内容主要包括：止痛、睡眠指导、心理沟通及终末期患者及家属的指导和教育等。

（二）辨证治疗

1. 辨证施治

（1）痰气交阻型

治法：开郁润燥，理气化痰。

方药：启膈散加减。

药用：丹参、郁金、砂仁、荷叶蒂、沙参、川贝、茯苓、山豆根、全瓜蒌、半夏、陈皮、莱菔子等。

加减：若口干咽燥较甚者，加玄参、麦冬，重用沙参；津伤便秘者，可合增液承气汤；胸膈疼痛者，重用丹参、郁金，加桃仁、赤芍、三七、威灵仙。

（2）痰瘀互结型

治法：化痰散结，活血化痰。

方药：启膈散合桃红饮加减。

药用：丹参、郁金、川贝、半夏、茯苓、全瓜蒌、当归、桃仁、红花、威灵仙、赤芍、海藻、三七粉（冲）、急性子等。

加减：血瘀胸痛甚者，可加延胡索、五灵脂、乳香、没药；呕吐物如赤豆汁或便血者，加仙鹤草、白及、大黄、云南白药；痰多者，加竹沥、南星、海浮石。

（3）津亏热结型

治法：滋阴养津，兼清内热。

方药：五汁安中饮合沙参麦冬汤加减。

药用：梨汁、藕汁、牛乳、生姜汁、韭汁各适量，少量多次，频频呷服；沙参、麦冬、生地、天花粉、石斛、玄参、知母、丹皮、银柴胡等。

加减：若大便燥结不通，重用玄参、生地、麦冬，酌加大黄、芒硝、火麻仁，中病即止；低热盗汗者，加地骨皮、白薇。

（4）气虚阳微

治法：温补脾肾。

方药：补气运脾方合右归丸加减。

药用：人参、黄芪、白术、茯苓、当归、白芍、熟地、山茱萸、肉桂、制附子、杜仲、砂仁、陈皮、威灵仙、急性子等。

加减：若呕吐痰涎，呃逆不止者，加旋覆花、代赭石、生姜汁；面浮足肿者，加泽泻、车前子；便溏者加肉蔻、诃子。

2. 外治疗法

（1）针刺疗法

①体针：取穴曲池（双）、商阳（双）、足三里（双）、启膈、廉泉，常规消毒后，快速进针，中度刺激，待患者有明显的酸胀、麻感觉后，留针5~10分钟。每日1次，5天为1疗程。②耳针：取食管、膈、交感、神门（均双侧），刺中穴位得气后轻度刺激，运针2分钟，留针5分钟，每日1次，7次为1疗程。

（2）拔火罐法

选大号玻璃罐4~8个，大号持针器或

镊子 1 把，挟取含 95% 乙醇的药棉，用闪罐法拔罐，以痛为腧取穴。胸痛取胸痛点相对应后背正中线上 2 或 3 指处拔罐，背痛取痛点及痛点上 2~3 指正中线处为穴。每次拔 2~6 个罐，留罐时间 10~15 分钟。

（3）贴敷疗法

胆南星、瓦楞子各 5g，白矾 2g，枯矾、雄黄、牛黄、琥珀、乳香、没药、珍珠、白降丹各 1.5g，白砒 2.5g，麝香 0.3g，青鱼胆 2 个。用法：贵重药及剧毒药另研，一般药品烘干，研为细末过筛，混合调匀，再研一遍，装瓶备用。用时取药粉适量，青鱼胆为丸如芥菜籽大，贴于上脘、中脘、膻中穴，外用胶布固定。2 日换药 1 次，半月为一疗程。

3. 成药应用

平消胶囊：活血化瘀，止痛散结，清热解毒，扶正祛邪。每次服 4~8 粒，每日 3 次。

复方天仙胶囊：清热解毒，活血化瘀，散结止痛。每次服 2~3 粒，饭后半小时蜂蜜水或温水送下（吞咽困难可将药粉倒出服用）。每日 3 次，每一个月为一疗程，停药 3~7 天继续服用。

新癀片：清热解毒，活血化瘀，消肿止痛。每次 2~4 片，每日 3 次，口服。

开郁顺气丸：开郁养血，消食顺气，和胃健脾。每次服 1 丸（9g），日服 2 次。

冬凌草糖浆：清热解毒。每次服 10~20ml，日服 2 次。

鸦胆子乳剂：清热燥湿，每次服 20ml，每日 3 次，30 天为一疗程。

消癌平片：抗癌、消炎、平喘。每次 10 片，每日 3 次，口服。

康艾注射液：益气扶正，增强机体免疫功能。每次 40~60ml 静脉滴注，每日一次。

4. 单验方

代赭石、生瓦楞、刀豆子、泽兰各 30g，板蓝根 55g，当归、瓜蒌各 22g，旋覆花（包）、杏仁、橘红、香附、佛手、赤芍、白芍、山慈菇、焦白术各 10g。每日 1 剂，水煎服。（关幼波老先生经验方）

赭仙汤：代赭石、仙鹤草、人参各 30g，红花 60g，加水 500ml 煎至 100ml，加蜂蜜 60g 调匀，频频饮服，1~2 天服完，可有效缓解食道梗阻。（纪同华老先生经验方）

（三）新疗法选粹

1. 早期食管癌内镜下治疗

与传统外科手术相比，早期食管癌及癌前病变的内镜下切除具有创伤小、并发症少、恢复快、费用低等优点，且二者疗效相当，5 年生存率可达 95% 以上。原则上，无淋巴结转移或淋巴结转移风险极低、残留和复发风险低的病变均适合进行内镜下切除，可作为符合条件的早期食管癌首选的治疗方式。

早期食管癌常用的内镜切除技术主要包括内镜下黏膜切除术（endoscopic mucosal resection，EMR）、内镜黏膜下剥离术（endoscopic submucosal dissection，ESD）等。

（1）EMR　EMR 指内镜下将黏膜病灶整块或分块切除，用于胃肠道表浅肿瘤诊断和治疗的方法。

（2）ESD　ESD 是对不同部位、大小、浸润深度的病变，在进行黏膜下注射后使用特殊电刀逐渐分离黏膜层与固有肌层之间的组织，将病变黏膜及黏膜下层完整剥离的方法。

内镜治疗适应证多基于国外数据，目前有研究显示部分超出现有内镜治疗适应证的患者预后仍然较好，所以需要国内多中心研究进一步确定内镜下治疗的适应证。

（3）内镜下非切除治疗

射频消融术（radiofrequency ablation，RFA）利用电磁波生物物理中的热效应发挥治疗作用，使肿瘤组织脱水、干燥和凝固坏死，从而达到治疗目的。在多发、病变较长或累及食管全周的早期食管癌及其癌前病变的治疗中具有明显的优势，且其治疗的深度控制在 1000μm 左右，降低了穿孔和术后狭窄的发生率。初步研究结果显示，RFA 可用于 Ⅱ b 型病变，且治疗前活检证实为食管鳞状上皮细胞中度异型增生和（或）重度异型增生及局限于 M2 层的中、高分化鳞癌。符合条件早期食管鳞癌及其癌前病变的 RFA 术后 12 个月完全缓解率可达 97%。但 RFA 对早期平坦食管鳞癌疗效的大样本量研究尚缺乏，长期疗效尚需进一步验证。环周型消融系统多应用于多发、延伸较长或环周病变的治疗，治疗过程包括记录消融位置、测量食管内径、置入消融导管进行消融等步骤，依据病变及第一次消融情况，可在清除已消融病变黏膜后行第二次消融，局灶型消融系统则多应用于局灶性病变及术后残余灶的处理，无需经过测量步骤。

内镜下非切除治疗方法还包括光动力治疗（photodynamic therapy，PDT）、氩离子凝固术（argon plasma coagulation，APC）、激光疗法、热探头治疗和冷冻疗法等。这些技术既可单独使用，也可与内镜切除术联合应用。PDT 是利用特定激光激发选择性聚集于肿瘤组织的光敏剂产生单态氧，通过物理、化学和免疫等复杂机制导致肿瘤坏死的疗法，可用于处理大面积早期多灶病变，应注意光敏反应、术后穿孔狭窄等不良事件。APC 是一种非接触性热凝固方法，可有效处理食管癌前病变，但应用于早期食管癌则需严格掌握适应证。非切除治疗方法致肿瘤毁损，但不能获得组织标本进行精确的病理学评估，也无法明确肿瘤是否完整切除，治疗后需密切随访，长期疗效还有待进一步研究证实。

2. 光动力治疗（T-PDT）

目前光动力治疗用于食管癌前病变及早期食管癌的根治性治疗，中晚期食管癌的姑息治疗及食管癌放化疗局部失败的挽救治疗。

（四）名医治疗特色

1. 王晞星

王晞星治疗本病以理气健脾，化痰散结为治疗大法。以"和"法思想为指导，"和"法体现在理、法、方药各个方面。其中脾虚肝胃不和型多投六君子汤合四逆散加减；痰热瘀结型多投四逆散合小陷胸汤加减；肝胃阴虚型多投一贯煎合四逆散加减；气阴两虚型多投六君子汤合生脉散加减。

2. 张士舜

张士舜主张辨病理、辨病位与辨证论治相结合治疗食管癌。强调标本兼顾，善用灵芝、核桃枝、松茸扶正，山豆根、通关藤、冬凌草祛邪，鸡内金、焦三仙顾护胃气，瓜蒌、薤白、银杏叶扩张食管等。

3. 潘敏求

潘敏求治疗食管癌主要特色为扶正祛邪、对症用药、调畅气机、涤痰化痰，并善用虫类药和猛药攻邪。临床主要证型有脾胃亏虚证，多用人参、黄芪、白术、枸杞子、灵芝、女贞子等；痰气互结证，多用竹茹、厚朴、郁金、砂仁、茯苓、半夏等；阴虚热毒证，多用西洋参、生地、麦冬、夏枯草、野菊花、紫花地丁、半枝莲等；血瘀痰滞证，多用桃仁、当归、红花、莪术、土贝母、瓜蒌等。

五、预后转归

我国是食管癌高发的国家，又是食管癌死亡率最高的国家。近 20 年来，我国科学工作者在食管癌高发区进行的多学科综合研究，已经揭示了食管癌在我国的流行原因。在深入研究病因的基础上，不少高发区已在试行食管癌一级预防的研究，在食管癌流行区开展对食管上皮增生的治疗，以期降低食管癌的发病率。

至少在目前，外科治疗仍是食管癌的主要治疗手段。近年来食管癌外科治疗的疗效有较大提高。疗效提高的原因一是早期病例增加，二是临床经验的积累和提高，三是手术技术的改进使并发症发生率降低。影响食管癌外科治疗的预后因素很多，临床分期，淋巴结转移与否和手术彻底性是最主要的因素，肿瘤部位、手术与放化疗综合治疗等因素亦与预后有关。

六、预防调护

（一）预防

1.病因学预防（一级预防）

（1）改良饮水 水是致癌性亚硝胺及其前体物进入人体的主要来源之一，改良水质，减少饮水中亚硝酸盐含量。

（2）防霉去毒 粮食和食物的霉菌污染不仅可促进亚硝胺的形成，而且某些霉菌毒素具有明显的致突变作用，并可诱发食管上皮癌变。因此，积极开展防霉去毒工作，减少霉菌对人类的危害，对预防食管癌有重要意义。

（3）改变不良饮食习惯 吸烟，饮酒，常吃酸菜、带刺小鱼、霉变食物，进食过快、过热，三餐不按时等因素可促癌、致癌，是危险因素，应注意改变；蔬菜、水果、豆制品等富含有抗癌作用的维生素、微量元素、酶类，要多加食用。

2.发病学预防（二级预防）

食管癌的发病学预防是应用预防药物阻断癌变的发生，也称为化学预防。近年研究结果发现，冬虫夏草、茶叶、岩参、攀枝花、可食用的海草、大蒜和刺参等，对食管上皮增生癌均有一定的抑制作用，可用于食管癌的预防性治疗。当然，维生素类药物如维生素 A、维生素 B_2、维生素 B_6、维生素 C、维生素 E，维生素 K，亦有一定的防癌效果。

3.临床学预防（三级预防）

以"三早"（早期发现、早期诊断、早期治疗）为目的的人群预防性普查称为临床学预防。要提高民族文化素质，普及防癌的知识，教育人们树立"有癌早治，无癌早防"的观点。

（二）调护

1.一般护理

生活环境整洁，居室安静，可开展适宜的文娱活动，病情较轻者可鼓励其阅读报纸、杂志，看电视，听音乐，并适当进行户外活动。注意加强饮食营养，保持充分的体力；鼓励患者树立战胜疾病的信心和勇气，积极配合治疗。

2.手术后的护理

（1）密切观察病情变化，注意患者有无发热、脉搏快、胸闷、呼吸困难、声音嘶哑、刺激性呛咳等症状。要注意预防并早期发现肺部并发症、吻合口瘘、乳糜胸、喉返神经麻痹等。

（2）保持口腔清洁，每日刷牙漱口3~4次。

（3）胸管拔除后如无异常，即可协助起床活动，注意防止摔伤。

（4）术后饮食以流质、半流质为主，饮食清淡、易消化，避免任何刺激性饮食摄入。

3.放疗、化疗时的调养

（1）饮食富于营养，以软食为主，避免粗硬和刺激性食物。

（2）注意口腔卫生，每日刷牙漱口3次。

（3）保持心情舒畅，出现吞咽疼痛、黏液增多、恶心呕吐等放化疗反应，要做好解释，消除顾虑，必要时给予对症处理。

（4）长期卧床患者要按时翻身，预防

压疮发生。

七、专方选要

加味启膈散：丹参、沙参、郁金、砂仁、茯苓、贝母、玄参、生地、麦冬、荷叶、浮小麦等。加味启膈散的运用对于食管癌患者的无病生存时间和1年复发转移率都有明显的临床疗效。

补益散结饮：人参、茯苓、黄芪、当归、白芍、熟地黄、白术、甘草、制首乌、金银花、蒲公英、紫花地丁。可改善食管癌患者乏力、懒言、气短、神疲及自汗等临床症状，且CD^{4+}和CD^{8+}含量也显著提高，促进患者术后免疫功能的恢复。

益气通络解毒方：旋覆花、代赭石、大枣、党参、石见穿、冬凌草、桃仁、土鳖虫、蜈蚣、全蝎、生姜、制半夏、炙甘草。张璐等选取76例中晚期食管癌患者，对照组采用TP方案（紫杉醇＋顺铂），治疗组在化疗基础上予以口服益气通络解毒方，治疗组的中医证候积分和化疗不良反应（白细胞减少、血小板下降和恶心）发生率显著降低。

八、研究进展

（一）西医

1. 外科治疗仍是首选方法

近年来对食管癌的治疗进行了多方面的探索，并取得不少进展，但外科治疗仍为首选方法。手术切除率由20世纪50年代的60%~70%上升到现在的90%左右，手术死亡率由20世纪50年代的14.6%~25%，下降到现在的3.5%以下。

2. 化疗越来越受到重视

新药和新方案是一方面，另一方面很多研究单位试图通过合理、有计划地综合应用现有的治疗手段和方法，进一步提高治愈率和改善患者的生存质量。新药中最受重视的是紫杉醇，目前已观察到该药单用或与氟尿嘧啶、顺铂等联合应用，均有较好疗效，成为近年来化学治疗领域的一个热点。其他新药如卡培他滨、替吉奥、多西紫杉醇、依立替康、吉西他滨、奥沙利铂等，对晚期食管癌的疗效高于传统的化疗药物，在15%~30%之间。

3. 多学科综合治疗已经成为发展趋势

由于食管癌早期发现困难，中晚期患者比例较大，单纯手术治疗疗效无法提高，因此多学科综合治疗越来越受到重视。术前先辅助放化疗和术后辅助治疗已经逐渐被国内外学术界所认同。手术和放射治疗的结合对提高手术切除率、降低局部复发率的作用已为多数学者所肯定。手术和化疗、放疗综合治疗食管癌的文献报告也越来越多，对于延长生存期有一定作用，可不同程度地提高中晚期患者的疗效。

4. 分子靶向治疗渐成热点和重点

随着分子生物学研究的不断深入，分子靶向治疗成为食管癌综合治疗的热点。目前研究的靶点主要包括人类表皮生长因子-2受体（HER-2），表皮生长因子受体EGFR，以及血管内皮生长因子受体（VEGFR）等。

（二）中医

沈舒文教授提出食管癌发病虽为痰气瘀毒凝聚食管，但气阴两虚贯穿疾病始终，只是在疾病发展不同阶段各有侧重。他提出食管癌病位在食管，而食管为胃之上口，为胃气所主，胃为纳食进谷之通道，"胃属燥土"，其为五脏六腑之大源，以润为降，以降为和，且阳明胃腑，"二阳合，谓之阴"，其阳气隆盛，最易化燥伤阴，导致胃阴不足，阴不足则食管干枯涩滞，进而润降失常，所以根据自己的临床经验提出以润为降和胃气的新见解，自拟养阴益胃汤

（太子参、石斛、麦冬）甘凉濡润、滋阴养胃，以润降胃气，俾"阳明阳土得阴自安"而获良效。

国医大师周仲瑛教授认为癌病为患，必挟毒伤人，提出了著名的癌毒理论。癌毒是内外多种致病因素作用下，人体脏腑功能失调产生的一种对人体有害的毒邪，是导致食管癌发生的一种特异性肿瘤致病因子，具有暴戾性、隐匿性、难治性、多发性、内损性及依附性等特点。周老认为食管癌的发病由癌毒留著食管为先，癌毒一旦留结，阻碍经络气血运行，津液不能正常输布则留结为痰，血气不能正常运行则停留为瘀，癌毒与痰瘀搏结，则形成肿块，或软，或坚硬如岩，推之不移。在癌毒理论指导下，在辨病与辨证基础上，急则治标以消癌解毒为大法，选择白花蛇舌草、半枝莲、漏芦、僵蚕、蜈蚣、八月札、太子参、麦冬和炙甘草等创制消癌解毒方。经实验研究能明显抑制实体瘤重，并抑制荷瘤小鼠存活时间，对移植性肿瘤具有一定的抑制作用；癌毒深重宜重复大法多环节增效，常以消癌解毒方配合半夏厚朴汤，为提高疗效用生半夏5~10g，先煎2小时，充分发挥半夏燥湿化痰、降逆止呕、消痞散结之功效，尽快消散局部癌肿。

1.中药研究

近年来天然药物成为抗肿瘤药物研发的热门领域，而三氧化二砷、斑蝥、蟾酥等有毒中药及其衍生物在肿瘤治疗应用的成功，也为新药研究领域开辟了新的方向。

（1）单味药研究　根据药理试验及临床研究结果发现，对食管癌有效的单味中草药有：冬凌草、乌骨藤、斑蝥、蟾蜍、攀枝花、山豆根、半枝莲、黄药子、石见穿、鸦胆子、急性子、蒲公英、蚤休、藤梨根、野葡萄根、龙葵、菝葜、板蓝根、山慈菇、海藻、木鳖子、莪术、硇砂、守宫、威灵仙、王不留、蜣螂等。

（2）复方研究　中药复方治疗食管癌临床应用较为广泛，文献报道亦多，现仅选择有具体治疗病例及一定疗效的方剂，摘要述于后，以供参考。

①抗癌乙片：黄药子、重楼、夏枯草、败酱草、白鲜皮、山豆根。本方对食管癌及贲门癌有一定疗效，对食管上皮重度增生的癌变有良好的阻断效果。

②复方人工牛黄散：又名3号抗癌散，组成：板蓝根、人工牛黄、猫儿眼草、紫硇砂、威灵仙、制南星。安徽省人民医院林新民等报道，此方对改善食管癌症状、减轻吞咽困难、延长生存期有一定疗效。

③食管癌2号方：木香、公丁香、沉香、石斛、川朴、南北沙参、天麦冬、姜半夏、姜竹茹、旋覆花、代赭石、仙鹤草、当归、急性子、蜣螂。曙光医院雷永仲用此方治疗晚期食管癌184例，治后一年生存率为14.83%。

④南星参斛汤：生南星、金银花各30g，代赭石15g，党参、石斛、枇杷叶、生麦芽、枳实各10g，青黛、生甘草各3g。余国顒等用该方治疗73例食管癌梗阻患者，39例临床控制，22例好转，9例显效，3例无效，总有效率95.8%。

⑤复方斑蝥丸：斑蝥、大枣、人参、生黄芪、莪术、白术、急性子、田三七、半夏、炮山甲（已禁用，应以他药代替）、重楼、沉香、补骨脂等，共研细末，炼蜜为丸，每丸10g，每次2丸，日服3次，3个月为1疗程。强致和等用此方治疗126例中晚期食管、贲门癌患者，完全缓解9例（7.14%），部分缓解9例（7.14%），稳定15例（11.90%）。

⑥复方八角金盘汤：八角金盘、八月札、石见穿、急性子、半枝莲、丹参、青

木香、生山楂。马吉福治疗食管癌、贲门癌178例，治疗后存活1~2年14例，存活2~3年72例，3~5年67例，5年以上25例。3年以上存活率51.6%。

⑦消癌灵：斑蝥、硇砂、蟾酥、水蛭、丹参、莪术、牛黄、青龙衣、白花蛇舌草、三七、黄芪、西洋参及数种微量元素组成，分别炮制及浓缩提取，每日3次，每次2g，冲服，30天为一疗程。许殿元等治疗中晚期食管癌、贲门癌85例，平均服药2.5疗程，结果完全缓解1例，PR4例，MR7例，病情稳定（SD）40例，生存时间平均15.5个月。

⑧黄芪水蛭合剂：黄芪60g，水蛭4条，土鳖虫15g，重楼30g，黄药子、甘草各10g。沈兆科用本方为主，治疗中晚期食管癌10例，部分缓解4例，稳定5例，恶化1例。

⑨通幽汤加味：生熟地、当归、制半夏、白花蛇舌草、七叶一枝花各30g，桃仁、枳实、川朴各15g，红花、炙甘草、升麻、大黄各10g，水煎浓缩成300ml然后兑入姜汁、韭菜汁各6ml，日1剂，分6~8次频频口服。黄志华治疗76例晚期食管癌、胃癌患者全部有效。本方对食管癌患者的吞咽困难和胃癌患者的顽固性呕吐效果尤为显著。

⑩治膈散：山慈菇200g，硼砂80g，硇砂、三七各20g，冰片30g，沉香50g，共研极细末，每日2次。马吉福治疗118例，64例显效，38例有效。

2. 外治疗法

针刺治疗：赵文生采用针刺治疗本病303例，其中晚期297例，早期6例，效果较好，随访8~13年均健在。取穴：廉泉、鸠尾、巨阙；上脘、中脘、下脘；胃上；璇玑、华盖、紫宫；玉堂、膻中；中庭；不容、承满；梁门、关门；太乙。每次1组，依次轮流使用，每周3次，15次

为一疗程。一般重刺激不留针。崔开贤运用体针（足三里、三阴交、阴陵泉、内关、膈俞、肾俞、膻中、天突）配合耳针（肾、脾、胃、食道、神门、内分泌）治疗11例，效果满意。乔玉珍等用激光血卟啉治癌机体表穴位照射（取穴膻中、巨阙、膈俞、中脘、足三里，每次5分钟，每周照射1次，6次为一疗程），治疗本病5例，显效3例，好转1例，无效1例。

（三）评价及瞻望

中西医结合防治食管癌的研究，经过40年的努力，不论从病因、诊断，还是治疗、预防均取得很大进展。中西医结合防治食管癌的过程是一个发掘中医学宝库的过程，它结合了辨证与辨病、整体与局部、扶正与祛邪等理论，运用了现代科学方法，把临床研究与实验研究紧密相结合，从而提高了疗效，发挥了中西医两方面的优势。当然中西医结合防治食管癌也存在一些问题，如诊断方法除舌诊研究外，其他如脉诊、望诊、经络测定等涉及不多；辨证论治的标准不够统一；实验研究按照中医的特色设计很不够，缺乏过硬的客观指标；抗癌中草药的机制研究还须深入；食管癌的前瞻性研究还嫌不足等，有待进一步解决。为使食管癌的防治取得突破性进展，今后应重视以下几方面的工作。

（1）结合中西医之长，通过不断地临床实践，总结规律，创建中西医结合防治食管癌新的理论体系。

（2）继续加强食管癌的临床和实验研究，挖掘高效低毒抗癌中草药及促使癌细胞逆转的中药，充分利用现代科学的新理论和新技术，开展食管癌的理论、临床及实验研究。

（3）采用多学科、多途径、多种方法相结合选择中西医结合最佳治疗方案，提

高远期生存率，防止复发与转移。

（4）加强培养中西医结合防治食管癌的专业技术骨干人才，开展国内或国际食管癌协作攻关。

主要参考文献

[1] 张玉双，高静，史会娟，等. 加味启膈散对食管癌根治术后患者复发转移及生存质量的影响[J]. 中国全科医学，2018，21（10）：1239-1243.

[2] 唐晓辉，龙先娥. 自拟补益散结饮辅助肠内营养支持对行根治手术食管癌患者术后生活质量及免疫功能的影响[J]. 现代中西医结合杂志，2017，26（9）：944-947.

[3] 张璐，张义，陈亚楠，等. 益气通络解毒方联合TP方案化疗治疗痰气交阻型中晚期食管癌[J]. 河南中医，2018，38（12）：1859-1862.

[4] 姜欣，田叶红，张巧丽，等. 黄金昶治疗食管癌经验[J]. 中华中医药杂志，2020，35（1）：203-205.

[5] 中华人民共和国国家卫生健康委员会医政医管局. 食管癌诊疗指南（2022年版）[J]. 中华消化外科杂志，2022，10（21）：1247-1268.

第四节　食管裂孔疝

食管裂孔疝是指食管和胃的连接部经膈食管孔而进入胸腔所致的疾病，是各种膈疝中最常见的一种，约占膈疝的70%，占胃肠道就诊病的5%~10%，女性多于男性。发病率随年龄增加而增加，50岁以上占38%，70岁以上高达69%。

食管裂孔疝大多无任何症状，而仅在钡餐造影时发现，部分患者有呕吐、吞咽困难、剑突下疼痛、上消化道出血等症状。分别属于中医学"呕吐""噎膈""胃脘痛"等范畴。

一、病因病机

（一）西医学研究

正常的食管下端和胃连接处位于横膈以下，食管裂孔长约2.5cm，通常不会发生食管裂孔疝。食管裂孔疝形成原因有原发因素和诱发因素两种。

1. 原发因素

（1）先天发育不全，食管裂孔宽大，则胃囊易于滑入。

（2）或随年龄增长，食管胃韧带变长变细、膈脚变弱松弛；支持食管裂孔周围的组织松弛。

（3）患慢性疾病，致使裂孔周围和膈食管膜弹力组织萎缩，使食管裂孔变宽。

这些因素致使其逐渐失去固定食管下段及贲门于正常位置的作用。

2. 诱发因素

（1）腹压增高　主要因素有肥胖、妊娠后期、腹水、习惯性便秘。巨大的卵巢囊肿、剧烈咳嗽、频繁呃逆、脊椎后凸或侧凸等。

（2）胃内压增高　主要因素有剧烈呕吐、食管痉挛、暴饮暴食等。

（3）其他原因　手术、外伤及食管纤维化缩短牵拉向上而导致者。

当食管下端与胃连接处通过食管裂孔而移位于横膈之上时，常带进部分腹膜而形成疝囊，而胃的本身又可称为囊壁的一部分。疝囊本身大小与临床症状关系不大，甚至不引起任何症状，因为疝囊本身并不引起胃酸分泌过多。而症状的出现，常常是因为胃酸反流或疝囊的胃黏膜长期充血导致糜烂、出血、溃疡所引起。

（二）中医学认识

中医学认为，本病多因忧愁思虑，郁怒伤肝，肝失条达，横逆犯胃，胃气上逆；或酒食不节，积热伤阴，以致津伤血燥；或饥饱失常，日久脾胃虚弱，水谷不化，停滞胃脘；或久病血虚、血瘀气滞结于食道而致胃失和降以致本病发生。主要责之肝、脾、胃功能失常。主要会出现胃脘部烧灼感、泛酸、呕吐、吞咽困难及胸部疼痛。

忧思喜怒，气郁不发，酸无以化则泛酸；肝失疏泄，横逆犯胃，胃失和降则心下疼痛、呕吐恶心；忧思伤脾，脾伤气结，运化失常则吞咽不利，咽下困难；气不布津，聚而生痰，阻遏气机，气滞血瘀则疼痛如刺；或因久病气血亏虚而形体消瘦等。

二、临床诊断

（一）辨病诊断

1.临床诊断

食管裂孔疝，应依据临床症状和体征进行临床诊断。有无特殊表现，常因疝进入胸膜部分不同而差异。临床上以疝进入的解剖部位分为三型：滑动型——食管与胃连接部在膈肌上；食管旁型——食管与胃连接部在膈肌下，但胃底不从食管下段旁侧疝入胸膜；混合型——上两型兼而有之，及食管与胃连接部在膈上，而胃底部和胃大弯侧又疝入胸膜。但症状上不易区别。

（1）症状　胸骨后烧灼感和反胃，咽下困难，上消化道出血，以及诱发的心脏症状，如心绞痛、心律失常，压迫心肺出现的气急、咳嗽、发绀、肩痛和颈侧痛等症状。

（2）体征　无并发症时通常无特殊体征，巨大食管裂孔疝的胸部可叩出规律鼓音区与浊音区。饮水后或振动时，胸部听到肠鸣音及溅水声。有的患者有胸骨压痛或剑突下压痛。

2.现代仪器检查

（1）X线检查　本病主要靠X线检查确诊。巨大的不可复性食管裂孔疝，在胸透或胸部平片中，可在心脏的左后见到含气的囊腔，站立位时囊腔内尚可见液平；如囊腔内不含气体时，则表现为左心膈角消失或模糊，吞钡检查时，疝囊内可见到胃黏膜影，可以证实该囊腔为疝入胸腔的胃。

①食管裂孔疝的直接X线征象：a.膈上食管胃环。食管胃环是在疝囊型上出现的深浅不一的对称性切迹，是本病的一个重要征象；b.膈上疝囊影（即胸内胃），钡餐检查时左侧膈上可见疝囊影。疝囊影分成上部扩张的食管——胃区，下部为疝入纵隔的胃部分；c.疝囊内为黏膜皱襞影，即在膈上出现的粗大的胃黏膜影，并经增宽的食管裂孔延续至膈下胃底部分；d.食管下端括约肌升高。收缩食管裂孔疝时，可能由于胃酸反流刺激食管下端，使之痉挛收缩，LES上移并成为疝囊的上端。

②食管裂孔疝的间接X线征象：a.膈食管裂孔增宽（＞2cm宽）；b.钡餐反流入膈上囊（＞4cm宽）；c.食管胃角变钝；d.膈上3cm以上部位出现功能性收缩性缩环。由于膈上疝囊并非固定存在，一次检查阴性尚不能除外本病。故如临床症状可疑，并发生上述间接征象，则应多次复查。

（2）胃镜检查

①滑动型食管裂孔疝：食管胃连接位于膈上，齿状缘不规则，且距门齿不足38cm。被检查者感到恶心时，可见橘红色胃黏膜如核桃样疝入食管，同时可见反流性食管炎的胃镜表现，甚至可见食管溃疡。

②食管旁裂孔疝：可见疝囊腔随吸气时扩张，而呼气时缩小，因受胸腔影响，此点与正常为呼气时扩张，吸气时缩小不同。

（3）食管运动试验　用于可疑病例的检查，常能显示食管胃交接处压力随疝囊的滑动而波动，且测压管插入疝囊时显示压力升高半段，食管胃连接处长波增加。

（二）辨证诊断

食管裂孔疝属于中医学"呕吐""噎膈"证范畴。

望诊：舌红少苔，或暗有瘀点，或面色晦暗。

闻诊：嗳气、呃逆。

问诊：心下疼痛，或胁痛、便秘，胃脘疼痛，情志抑郁不乐，呕吐，吞酸，吞咽不利，反胃。

切脉：细，或弦，或涩，或沉细无力。

1. 肝胃不和

情志抑郁，胸胁窜痛，呕吐吞酸，吞咽不利，嗳气呃逆，舌质红，苔薄白或腻，脉弦。

辨证要点：胸胁窜痛，嗳气呃逆，脉弦。

2. 津亏热结

吞咽梗塞，口燥咽干，心下灼痛，呕吐，便秘，舌红少津无苔，脉弦细。

辨证要点：口燥咽干，心下灼痛，便秘，舌红少津无苔。

3. 瘀血积滞

心下刺痛，痛有定处，食入即吐，心下灼热，吐血便血，面色晦暗。舌质紫或有瘀点，脉弦涩。

辨证要点：心下刺痛，痛有定处，吐血便血，舌有瘀点，脉涩。

4. 脾胃虚寒

吞咽不利，朝食暮吐，吐后则爽，胃脘隐痛，得温则舒，神疲乏力，面色不华，舌质淡，苔薄白，脉沉细。

辨证要点：吞咽不利，朝食暮吐，神疲乏力，面色不华，脉沉细。

三、鉴别诊断

（一）西医学鉴别诊断

食管裂孔疝临床表现：有胸骨后烧灼感、呕吐、吞咽困难、胸痛等证，应与食管良性疾病、心绞痛、心肌梗死、肿瘤、胆道疾患及胃咽部神经官能症鉴别。在出现吞咽困难时应与食管癌鉴别。

（1）与食管良性疾病的鉴别　主要是从症状、病理学、食管的 pH 值、X 线检查、内镜检查及用药缓解症状方式等方面加以鉴别。

（2）与心绞痛、心肌梗死等心脏病鉴别　可通过 X 线钡餐透视、胸透、心电图学、内镜、疼痛部位及持续时间、诱导原因、疼痛性质及服用硝酸甘油以后疼痛缓解的时间几方面可以鉴别。

（3）与肿瘤的鉴别可以通过 X 线、病理学方面鉴别。

（4）与胆道疾病的鉴别诊断　可以通过 X 线检查，B 超检查进行鉴别诊断。

（二）中医病证鉴别诊断

食管裂孔疝因郁怒伤肝，肝失条达，横逆犯胃，忧思气结，饥饱失常，或久病气滞血瘀，结于食道而致。以疼痛、咽下困难、反胃为主要症状，分属"呕吐""噎膈""胃脘痛"等范畴。

（1）与真心痛鉴别　真心痛与胃脘痛均可见心下疼痛，但本病痛多在胃脘，而真心痛多在前胸，并可痛彻肩背。《灵枢·厥论》篇指出："真心痛，手足青至节，心痛甚，且发夕死，夕发旦死。"说明其发作疼痛剧烈，预后凶险，可鉴别。

（2）与腹痛鉴别　腹痛之胃脘以下，耻骨毛际以上疼痛，而胃脘痛是上腹部近心窝处疼痛，就部位而言是不难鉴别的。

（3）与梅核气鉴别　梅核气是自感咽中有异物，吐之不出，吞之不下，与进食无妨碍，而本病则以吞咽困难为主，二者可鉴别。

（4）与呃逆鉴别　食管裂孔疝以朝食暮吐的特征，而呃逆则是以喉间呃呃连声，声短而频，令人不能自制为特征。与本病的"反胃""呕吐"不同，可鉴别。

四、临床治疗

（一）提高临床疗效的基础要素

（1）分析轻重，决定治疗取舍　目前认为，对于食管裂孔疝，无症状者，不必治疗。症状明显者，应对症处理，采取积极治疗。

（2）调节饮食、体位，避免诱因　提高 LES 张力和治疗反流性炎症及应用黏膜保护剂和抑制胃酸分泌剂等。

（3）中西结合，相得益彰　中医药治疗本病有独特疗效。故对其并发症如反流、溃疡、出血的治疗有效。可根据临床特征辨证选方，方能取效。对于发生疝囊嵌顿者，应采用手术治疗；反流性炎性患者，宜用抗酸和保护黏膜剂；对 LES 低下者，可用增高 LES 张力的药物。手术指征明显者可以手术治疗，但复发率高，10% 术后者的食管胃连接部功能障碍，故须慎重，一般主张内科治疗。

（二）辨病治疗

1. 药物治疗

滑动性食管裂孔疝症状轻微者或无症状者，一般无须治疗，而对食管炎和溃疡者应进行内科治疗。

（1）保护胃黏膜和抑制胃酸分泌　氢氧化铝凝胶，每次 10ml，每日 3 次，口服；硫糖铝片，每次 1.0g，每日 3 次，餐后 2~3 小时口服。

（2）改善食管下端括约肌功能　甲氧氯普胺片，每次 10mg，每日 3~4 次，口服；多潘立酮片，每次 10mg，每日 3~4 次，口服。

（3）胆碱能药物的应用　氯贝胆碱，每次 25mg，每日 3 次，口服。

（4）抑制胃酸　奥美拉唑胶囊，每次 20mg，口服；西咪替丁，每次 200mg，每日 3 次，口服；雷尼替丁，每次 150mg，每日 2 次，口服。

2. 手术治疗

（1）手术目的　使食管下段及胃食管结合部恢复到其腹腔内的正常位置，并加强下食管括约肌。手术主要解决的问题有：将食管腹腔段恢复到正常位置；固定食管、贲门；将变钝的 His 角变锐；修复、缩小扩大的食管裂孔；防止反流。

（2）手术适应证　内科治疗失败的病例；自愿接受外科治疗；并发 Barrett 食管及狭窄与重症食管炎者；具有哮喘、嘶哑、咳嗽、胸痛以及误咽等非典型症状，或经 24 小时 pH 监测证实有重症反流的病例。

主要包括伴有严重反流症状且长期内科治疗无效的 I 型滑动性食管裂孔疝，所有 II 型和 III 型裂孔疝，均是腹腔镜手术的适应证，巨大型食管裂孔疝（IV 型）是否可行腹腔镜手术目前尚无定论。

（3）手术方式　传统的抗反流手术方法，分开腹和开胸术两种。常用防反流的术式有 Nissen 胃底折叠术、Belsey 手术、Hill 胃后固定术等。

（三）辨证治疗

1. 辨证施治

（1）肝胃不和

治疗：疏肝理气，和胃降逆。

方药：柴胡疏肝散加减。

药用：柴胡 10~15g，川芎 10~12g，枳壳 10g，陈皮 10~15g，香附 10g，赤芍 10g，炙甘草 3~5g，砂仁 3~6g，焦山楂 10~15g，神曲 10~15g，麦芽 10~15g，制槟榔 10~15g。

加减：疼痛甚者加川楝子、延胡索；嗳气频繁加沉香、旋覆花；呕吐者加生姜、半夏；口苦心烦者加黄连、栀子。

（2）津亏热结

治法：养阴生津，降逆和胃。

方药：麦门冬汤加减。

药用：太子参 10~15g，麦冬 10~15g，石斛 10~15g，天花粉 15~20g，生地 10~15g，玉竹 10g，半夏 10g，大枣 10~15g，甘草 3~5g，粳米 20~30g。

加减：疼痛重者加延胡索、川楝子；渴甚者半夏减量，加知母、竹茹；血虚便秘者加火麻仁、油当归；热结便秘者加大黄、甘草。

（3）瘀血积滞

治法：活血祛瘀，和胃降逆。

方药：膈下逐瘀汤加减。

药用：炒五灵脂 10~15g，川芎 10~15g，赤芍 15g，丹皮 10g，桃仁 10g，红花 10g，延胡索 10~15g，制香附 10~15g，炒枳壳 5~10g，乌药 5~10g。

加减：呕吐者加旋覆花、半夏；便血者加地榆、三七；呕血者加白及、大黄。

（4）脾胃虚寒

治法：温中健脾，和胃降逆。

方药：丁香透膈散加减。

药用：丁香（后下）6g，沉香（后下）4g，砂仁 6g，木香 10g，白术 15g，香附 10g，川芎 6g，白豆蔻 10g，神曲 12g，半夏 10g，旋覆花 10g，代赭石（先煎）30g。

加减：呃逆加柿蒂、生姜；腹泻加乌药、炮姜；泛酸加吴茱萸、瓦楞子；寒甚者加附子、肉桂、干姜。

2. 外治疗法

（1）体针疗法 胸骨后烧灼感、疼痛者，选膻中、合谷、中脘、胃俞、足三里等穴；吞咽困难者，选内关、中脘、足三里、膻中、膈俞、胃俞、三阴交。每次 3~5 穴，平补平泻法，留针 10 分钟，每日 1 次，7~10 天 1 疗程。

（2）耳针疗法 呕吐者，取胃、肝、下脚端、脑、神门；吞咽困难者，取胃、脾、

食道、神门、内分泌、肝、肾。每次选 3~5 穴，用王不留行籽按压刺激，每天 3~4 次。

（3）水针疗法 呕吐者，取足三里、至阳、灵台；吞咽困难者，取足三里、膈俞、胃俞。注射生理盐水或甲氧氯普胺针等。

3. 成药及单验方

（1）成药

①逍遥丸：疏肝健脾，养血调经，用于肝郁脾虚证。每次 6g~9g，每日 1~2 次，口服。

②舒肝健胃丸：疏肝开郁，导滞和中，用于肝胃不和证。每次 30 粒，每日 2 次，口服。

③香砂养胃丸：温中散寒，和胃止痛，用于胃阳不足，湿阻气滞证。每次 6g，每日 2 次，口服。

④温胃舒颗粒：温中养胃，行气止痛，用于中焦虚寒证。每次 10g，每日 2 次，口服。

（2）单验方

①酒大黄、厚朴、枳壳、当归、藿香各 10g，黄芪、白术、茯苓各 12g。水煎服，适用于滑动型食管裂孔疝。

②柴胡、香附各 12g，川芎、佛手各 10g，赤白芍各 30g，水煎服，用于肝脾不和食管裂孔疝者。

（四）名医治疗特色

1. 祝肇刚

祝肇刚认为食管裂孔疝为本虚标实之证。脾气亏虚，不主肌肉为发病之本；胃失和降，气机上逆为致病之标；情志不遂，肝失疏泄常为病之因。治疗上强调治病求本，从虚论治，针对病机，提出健脾益气扶正为主，佐以和胃降逆的治疗大法，以加味补中益气汤为基础方，随症加减应用，同时结合饮食与起居调护。

2. 曹志群

曹志群教授认为该病病机总为胃气上

逆，将导致胃气上逆的病因概为以下四种。其一，肝失疏泄，横逆犯胃。多由情志不畅，肝失疏泄，气郁化火，横逆犯胃所致。肝失疏泄不能促脾运化，而脾胃失健又碍于肝之条达，故肝、脾、胃互相影响，相互制约，发为本病。其二，脾虚寒盛，胃失和降。多由素体脾虚，中气不足，复感寒邪，寒凝脾胃，阳气被遏，气机阻滞，胃失和降所致。寒气侵犯胃腑，中气虚弱不能抵御外邪，或贪饮凉食，脾胃虚弱不足以温化寒食，寒凝于胃，胃气不降而反上逆，发而为疾。其三，湿热内生，劫灼胃阴。由饮食不节，过食肥甘厚腻，化为痰湿，痰湿化热，内阻脉络，胃气痞阻，不得以化所致。其四，气阴两虚，腑气不通。该病多发于年老体虚或久病不愈者，年过四十而阴气自半，或久病气阴耗损，胃阴亏耗，失于濡养，胃气不足，失于运化，均是该病发病的重要因素。

3. 兰少敏

兰少敏认为食管裂孔疝的病机为肝气郁结、横逆犯胃，痰湿化热、内阻络脉，故治疗宜疏肝理气、和胃降逆，临床采用柴胡疏肝散加味。柴胡 12g，赤芍 30g，白芍 30g，川芎 10g，香附 12g，佛手 10g，青皮 12g，陈皮 12g，茯苓 15g，半夏 18g，砂仁 10g，黄芩 10g，炙甘草 6g，水煎服，每日 1 剂，早晚分服。治疗滑动性食管裂孔疝有效。

4. 龚云彬

龚云彬将食管裂孔疝临床分三型，即痰气交阻型、瘀血内结型、气虚阴微型三种，认为其初为"噎"，后期为"膈"。治疗主张用理气化痰，活血化瘀，和胃降逆，益气养阴等法。但侧重于通降胃气，可缓解症状，又巩固疗效，防止复发。

（六）疗效评价

治愈：有手术指征者经手术治疗后症状消失，切口愈合，无并发症。

好转：手术后症状改善或用药治疗症状改善，但停药又复发。

未愈：药物治疗或手术治疗，症状无明显改善。

五、预后转归

食管裂孔疝病因复杂，既有先天和后天之分，又受多种疾病的影响而致裂孔周围组织和膈食管膜弹力组织萎缩、韧带松弛，失去其固定食管下端及贲门于正常位置的作用。内科治疗效果并不确切，而手术复发率高，可达 50%。

本病常可合并食管炎，食管瘢痕型狭窄或膈上胃嵌顿或狭窄时可出现食管梗阻和急性胃扩张等严重情况，合并消化道出血也常见，还可合并消化性溃疡、慢性胆囊炎、胆石症以及憩室等病。

本病的预后及其转归应视该病的并发症有无和严重程度而言。一般的无症状或症状轻微的滑动型裂孔疝无需治疗，预后较好，或内科治疗可以获效。如果有食管狭窄、梗阻、大出血、穿孔或者嵌顿等严重并发症，宜手术治疗，否则预后不良。

六、预防调护

（一）预防

（1）调节饮食，进食不宜过饱，特别是晚餐，避免胃内压过高。

（2）避免辛辣刺激性食物、甜食；忌烟酒、生冷及油腻食物，以减少胃内食物反流，多进食蔬菜，保持大便通畅。

（3）避免情志刺激，宜生活规律。

（二）调护

（1）先用胆碱能药物，避免降低食管下段括约肌功能，延缓胃排空时间和促进胃反流。

（2）慢性咳嗽应及时调治，避免咳嗽引起的高腹压。

七、专方选介

半夏厚朴汤：半夏、厚朴、苏梗、茯苓、生姜、薄荷。行气散结，降逆化痰。用于咽中如有物阻，咳吐不出，吞咽不下，胸膈满闷。

五磨饮子：沉香、槟榔、乌药、木香、枳实。《医方集解》中述五磨饮治疗本病属气郁痰阻。为"治七情气逆，上气喘急，妨闷不食"。治疗气郁型。

八、研究进展

（一）内镜治疗进展

食管裂孔疝内镜下微创手术治疗较之手术创伤大、可耐受性差等具有明显优势。内镜治疗技术将成为食管裂孔疝治疗的发展方向。

1. 经内镜缝合术

经内镜缝合术是目前治疗食管裂孔疝最热门的技术。内镜治疗食管裂孔疝主要是依靠改变胃食管结合区的解剖结构，达到控制甚至治愈胃食管反流的目的。经内镜缝合系统进行胃黏膜折叠成形术操作简单，损伤小，具有可重复操作的特点，无须手术开胸或开腹，患者易于接受。

2. 聚桂醇黏膜下注射

内镜直视下，通过内镜活检孔插入注射针，在食管膈裂孔压迹处、齿状线处及 LES 区环周分别多点注射聚桂醇。经治疗反流性食管炎的级别明显改善，同时可改善食管内酸性环境，降低酸暴露时间，提高食管下段括约肌的压力，在短期内可有效缓解患者疼痛等临床症状。此治疗方法简便、实用、创伤小，且可反复治疗。

（二）腹腔镜治疗进展

随着外科技术的逐渐发展与成熟，国外腹腔镜食管裂孔疝修补和胃底折叠术已被视为治疗食管裂孔疝的首选。但手术方式存在争议。大部分学者提倡在行腹腔镜食管裂孔疝修补的同时常规行 Nissen 或 Toupet 胃底折叠术，尤其对于较大的裂孔疝，可有效预防和治疗胃食管反流，并且可以避免胃底再次通过膈肌的薄弱区疝入胸腔从而降低复发。而有些学者则认为，在行腹腔镜食管裂孔疝修补术的同时应尽可能恢复胃食管连接部的正常解剖结构。近期，国外最新的一项发明是通过腹腔镜在食管下段、胃食管连接部套入一串磁珠，磁珠之间可以产生微弱的吸引力，起到类似食管括约肌收缩的作用。食团下咽的力量则完全可以抵抗这种微弱的收缩力，而不会引起吞咽困难。

主要参考文献

[1] 安荣仙，张蔷，王洋，等. 祝肇刚从虚论治食管裂孔疝经验 [J]. 辽宁中医杂志，2022，4（3）：24-27.

[2] 戚骞，曹志群. 曹志群教授治疗滑动型食管裂孔疝经验 [J]. 亚太传统医药，2017，13（20）：101-102.

[3] 方家选. 半夏厚朴汤治疗食管裂孔病 12 例 [J]. 国医论坛，2000，15（1）：10.

[4] 肖妙峨. 升降汤加味治疗食管裂孔病并食管炎治验 [J]. 云南中医中药杂志，2000，21（2）：20.

第五节　弥漫性食管痉挛

弥漫性食管痉挛（DES），是由于食管的神经肌肉功能障碍所致食管不协调收缩运动导致的食管运动障碍性疾病，多发于食管中下段。特征是食管下端（1/3~2/3）

括约肌（LES）缺乏正常的推进型蠕动，而被异常强烈的非推进型的和持续性的收缩所代替，使食管呈螺旋状、串珠状，故又有螺旋状食管和串珠状食管之称。该病可发生在从婴幼儿到老年人的任何年龄段，并随年龄增加而发病率有上升趋势。本病无明显性别差异，但有报道称女性发病率大于男性。

弥漫性食管痉挛临床以吞咽困难、食物反流及胸骨后疼痛为主要症状。中医学无此病名，属"噎膈"范畴。

一、病因病机

（一）西医学研究

本病病因发病原因尚不完全清除。目前研究认为该病的发生与食管神经－肌肉变性、食管黏膜刺激、感觉异常、精神心理因素及炎症、衰老等因素有关。

（1）一般认为，本病属神经原性疾病，可见食管壁内迷走神经及其背核和食管壁肌间神经丛中神经节细胞减少，甚至完全缺如。

（2）可能由神经丛的退行性病变而致，但迄今为止未被证明。

（3）弥漫性食管痉挛者食管肌间神经元中缺乏一氧化氮合成酶（NOS），一氧化氮（NO）产生减少。

（4）LES对某些内源性或外源性消化道内分泌激素有超敏性，导致LES高张力状态。

由于管壁神经丛病变和食管平滑肌的去神经萎缩，以及迷走神经功能障碍，导致LES静息压升高。吞咽时LES又不能很好地松弛，使食团入胃受阻。另一方面，食管体部失蠕动，失去推动作用，食物滞留食管。长期食物残留，导致食管扩张、延长、弯曲、炎症、溃疡、憩室或癌变。

病变主要侵及食管中、下段，以食管远端距食管下端括约肌 5~10cm 处最易发生，而食管近端基本正常。食管肌层包括纵行肌、环形肌层与黏膜肌层均有肥厚，尤其以环形肌更明显，肌层可厚达 2cm，但有的人可无食管肌层肥厚。组织学检查示Auerbach神经尚存在，有灶性慢性炎性细胞浸润。电镜检查则显示支配食管的迷走神经食管支变性或神经纤维断裂、胶原增加和线粒体断裂，与贲门失弛缓症不同之处是其神经节细胞的数目并不减少。

（二）中医学认识

中医学认为：噎膈一证的病因病机以忧思郁怒为主要发病原因。《内经》曾指出本病的发病与人的情志因素有关。《素问·通评虚实论篇》说："膈塞闭绝，上下不通，则暴忧之病也。"隋·巢元方《诸病源候论》曰："忧恚则气结，气结则不宣流，使噎。"《景岳全书·噎膈》云："噎膈一证，必以忧愁思虑，积劳积郁或酒色过度损伤而成"。《三因极一病证方论》曰："喜怒不常，忧思过度，恐虑无时，郁而生涎，涎与气搏，升而不降，逆害饮食，与五膈同，但此三咽隘，故名五噎。"明·李中梓《医宗必读·反胃噎膈》论述更为详细："大抵气血亏损，复因悲思忧恚，则脾胃受伤，血液渐耗，郁气生痰，痰则塞而不通，气则上而不下，妨碍道路，饮食难进，噎膈所由成也。"

本病的病机主要是肝脾气结，痰气交阻；或脾胃虚弱，胃津亏乏，食管滞涩。若痰气交阻，久成瘀阻，则致痰瘀互结，常出现胸部不适、疼痛。故治疗应以理气健脾，化痰消瘀为主。

二、临床诊断

（一）辨病诊断

1.临床诊断

弥漫性食管痉挛的临床诊断主要依靠

X线检查和测压检查，而症状是可疑线索，内镜用以排除其他疾病。

（1）症状　吞咽困难，胸骨后疼痛，食物反流。有的有呛咳、咯痰、气促及睡眠有鼾音，部分长期不愈者体重减轻。

（2）体征　部分患者可无明显体征，大部分患者在胸骨后有压痛。

2. X线检查

（1）食管 X 线钡餐透视可见蠕动波仅达到主动脉弓水平，食管下端 2/3 被异常强烈的、不协调的、非推进性收缩所取代，故食管腔出现一系列同轴性狭窄，使食管呈螺旋状或串珠状。严重者食管高度扩张，延长如鸟嘴样。

（2）晚期患者胸片上显示纵隔增宽，有液平面。

3. 食管测压及 pH 监测

测压时饮水亦能诱发出异常食管痉挛。典型的特征是食管中下段非推进性和反复发作的高振幅、长时间收缩波型。但临床上仅 60% 弥漫性食管痉挛患者有典型表现，40% 为其他类型的食管收缩异常。

24h 食管 pH 监测可识别胃食管反流引起的食管痉挛与胸痛。

4. 内镜检查

可排除胃癌，镜下可见食管体部扩张，内有大量食物和液体存在，食管下端括约肌持续关闭，食物虽不能进入胃内，但推进胃镜时却能进入胃内。

5. 食管排空检查

（1）核素食管通过时间明显延长，正常平均 7 秒，而弥漫性食管痉挛患者平均为 15 秒，大于正常通过时间。

（2）食管钡剂排空指数测定。口服 20% 硫酸钡 50ml 后即刻和 15 分钟后各摄食管立位前后片，比较钡影面积的变化，以测算食管钡剂排空指数。

6. 固体食团食管闪烁造影

可用于食管测压和 X 线检查正常的吞咽困难者。以检查出现食团卡位 2 次或输送时间长于 9.7 秒者为异常。

（二）辨证诊断

弥漫性食管痉挛属于中医"噎膈"范畴，发病大致可分为三期：初期以吞咽困难、呕吐、胸痛为特征；中期则以呕吐加重，频繁发作；后期出现胸部满闷、消瘦、呕吐、纳差疲惫。

望诊：有反胃，食物咽下困难，或食入即吐。舌暗红，苔腻或舌淡红苔少。

闻诊：呃逆，语言无力。

问诊：有胸痛、胸部痞满。

切脉：胸部、胸骨后压痛，脉弦滑或细涩、细弱。

1. 气郁痰阻

进食梗咽不顺，咽下困难，胸膈痞满，情志舒畅可以减轻，反则加剧。舌淡红，苔腻而薄，脉弦滑。

辨证要点：进食梗咽不顺，情志不舒时加重，舒畅时减轻，胸膈痞满，舌苔腻，脉弦滑。

2. 气滞血瘀

吞咽困难，吞咽时胸部不适或疼痛，时有反胃，每于冷饮后加重。舌紫暗或有瘀点、瘀斑，脉细涩。

辨证要点：吞咽时胸部疼痛，舌有瘀点、瘀斑，脉细涩。

3. 津亏热结

咽下不顺梗塞，胸部疼痛，食入则吐，口干咽燥，五心烦热，大便干，舌质红，苔少而干，脉细数或弦数。

辨证要点：吞咽梗塞，口干咽燥，五心烦热，大便干，舌红，脉细数。

4. 阳气虚衰

吞咽困难，饮食不下，发作频繁，日久不愈，食入则吐，面色㿠白，神疲乏力，形体消瘦。舌质淡，脉细无力或沉细弱。

辨证要点：咽下困难，日久不愈，面

白，神疲，形瘦，舌淡，脉细无力。

三、鉴别诊断

（一）西医学鉴别诊断

弥漫性食管痉挛临床以吞咽困难、食物反流为主要表现，需与食管癌、反流性食管炎、食管硬皮病、贲门失迟缓症、"胡桃夹"食管及老年性食管进行鉴别。

1. 食管癌

食管癌可以出现食管痉挛的临床表现，但食管癌患者年龄一般在 50 岁以上，病程较短，病情进行性加重。先有固体食物难下，晚期则液体食物也吞咽困难。钡餐透视可见充盈缺损或龛影，内镜及病理组织活检更具鉴别意义。

2. 反流性食管炎

反流性食管炎可出现食管下段括约肌压力降低，各种检查显示反流现象及食管内 pH 下降，并有食管炎症状、食管狭窄和食管裂孔疝等。

3. 食管硬皮病

有类似蠕动缺陷，但食管下端括约肌可以完全松弛，乙酰胆碱试验可以无异常敏感反应。

4. 贲门失迟缓症

它是食管抑制性神经元变性和（或）迷走神经抑制性纤维受损，导致的 LES 松弛障碍性疾病，表现为吞咽困难、反食、胸痛等。X 线检查可见食管下端呈"鸟嘴样"改变，食管体部扩张、延长或迂曲，蠕动消失。测压可见吞咽后 LES 松弛障碍，常伴有 LESP 升高；食管体部无蠕动收缩或小波幅的重复性或 / 和同步收缩。当波幅大于 8kPa 时，称为 vigrous achalasia，易与 DES 相混淆。

5. "胡桃夹"食管

它是一种原因不明的原发性食管运动障碍性疾病。表现为慢性、反复性和间断性发作性胸痛，吞咽困难不明显，X 线检查缺乏特征性改变。测压可见食管下段呈高幅度蠕动性收缩，平均波幅大于 20kPa，持续时间大于 6 秒。LES 压力和功能无异常。药物激发试验阳性。有人认为"胡桃夹"食管可能是 DES 的前驱病变。

6. 老年性食管

它是发生于中老年人中的非特异性食管运动功能紊乱。其临床表现可有或缺如，食管测压可发现吞咽后收缩改变多样化；原发和继发性蠕动减少；非传导性的重复收缩；波幅可为低幅或高幅；多伴有 UES 和 LES 压力和功能等改变。

（二）中医病证鉴别诊断

弥漫性食管痉挛以忧思郁怒为主要病机，临床以吞咽困难及胸痛为主，属"噎膈"范畴，"噎"即梗咽不顺，"膈"为饮食不下或食入即吐，二者病机一致。噎可以单独出现，有的往往是膈的前驱。当与"梅核气""胸痹心痛"进行鉴别。

1. 与梅核气鉴别

本病所致"噎膈"系进食时吞咽困难，食不得入，膈塞不下。而梅核气则自觉咽中如有物梗塞，吐之不出，咽之不下，但与进食无妨碍。

2. 与胸痹心痛鉴别

胸痹心痛系心经病变所致的心痛证，心居胸中，其疼痛部位性质与本病所致胸骨后疼痛不一样，本病与进食关系密切，且多伴反胃呕吐。而胸痹心痛发则疼痛剧烈，或胸闷如窒，或伴汗出、肢冷、面白、脉微细结代等危险证候。

四、临床治疗

（一）辨病治疗

目前尚无治疗食管痉挛的特效药物。

西医学认为，该病是食管类疾病中仅次于食管癌而需要外科手术治疗的疾病。对于一些轻的病例，首先解除精神压力，保持心情舒畅，睡眠应高枕卧位，餐后1~2h不宜卧床。少食多餐，进流食、半流食，戒除刺激性食物及饮料，必要时给予镇静剂。相关药物介绍如下。

（1）硝酸酯类药物　直接松弛食管下端括约肌，改善食管的排空。①硝酸甘油片：每次0.6mg，每日3次，餐前15分钟舌下含化；②异山梨酯片：每次5mg，每次3次，口服。

（2）钙离子拮抗剂　促使细胞内Ca^{2+}耗尽，降低食管下段括约肌张力。①硝苯地平片：每次10mg，每日3次，口服；②硫氮草酮片：每次30~90mg，每日3~4次，口服；③地尔硫草片，每次30mg，每日3次，口服。也可选用高选择性胃肠钙离子拮抗剂，如奥替溴铵40mg，3次/日，得舒特50mg，3次/日，马来酸曲美布汀片100mg，3次/日。

（3）平滑肌松弛药　松弛平滑肌，促进食管排空，对食物潴留有效。丁溴东莨菪碱：每次10~20mg，每日4次，口服。

（4）三环类抗抑郁剂　丙米嗪100mg，3次/日，阿米替林150mg，2次/日。改善患者焦虑、抑郁、紧张状态，缓解症状。

3.非手术治疗

（1）非手术治疗主要指经内镜探条或气囊扩张术，是近年来应用较广泛的创伤小，效果好的治疗方法。探条扩张可缓解吞咽困难症状，探条扩张无效者选用气囊扩张。气囊扩张疗效明显好于探条扩张。气囊扩张对40%的重度DES有效，90%LES功能障碍者有效。治疗时要注意避免发生食管穿孔，出血等并发症。

（2）通过胃镜在下食管括约肌上方注射肉毒杆菌毒素，通过封闭受体，可减少神经末梢乙酰胆碱的释放，缓解食管痉挛。

方法为将100U肉毒杆菌毒素用生理盐水10ml稀释，从LES开始沿食管壁行多点注射，注射间隔1~1.5cm。出现症状后可重复注射。

4.手术治疗

有严重症状，胸痛或吞咽困难等症，经药物、非手术治疗无效时可采用手术治。手术方法多采用食管肌纵切开术，又有经胸腔镜肌切开术和经腹腔镜肌切开术之分。术后反流、胃灼热、胸痛及吞咽困难等症状明显改善。有关文献报道，该病外科治疗成功率可达75%。

（二）辨证治疗

1.辨证施治

（1）气郁痰阻

治法：理气开郁，化痰散结。

方药：启膈散加减。

组成：沙参10~15g，丹参15~30g，茯苓15g，郁金12g，砂仁壳15g，川朴10g，半夏10g。

加减：痰浊盛者加陈皮、瓜蒌；气逆重者加代赭石、旋覆花；气虚者加党参、黄芪；津伤口干者加天花粉、石斛；郁热者加山栀、夏枯草；血瘀者加当归尾、赤芍；便秘者加大黄、火麻仁。

（2）气滞血瘀

治法：行气化瘀，和胃降逆。

方药：丹参饮加减。

组成：丹参15~30g，檀香6~10g，砂仁3~6g，郁金10~15g，吴茱萸3~6g，急性子10~15g，枳实10g。

加减：遇寒加重者加制附子、干姜；胸痛明显者加薤白、甘松。

（3）津亏热结

治法：养阴生津，清热散结。

方药：五汁安中饮加减。

组成：梨汁10~15g，藕汁10g，韭汁10g，牛乳15~20g，生姜汁3~6g，沙参10~15g，

石斛 10~15g，玄参 10~15g，桃仁 10g，浙贝母 10g。

加减：口渴甚者加天花粉、麦冬；大便秘结者加火麻仁、郁李仁；虚热甚者加生地、胡黄连。

（4）阳气虚衰

治法：温补脾肾。

方药：补气运脾汤合右归丸加减。

组成：黄芪 15~20g，人参粉 3g（冲服），砂仁 3g（打碎），白术 10g，陈皮 10g，柴胡 10g，当归 15~20g，制附子 3~6g，肉桂 5g，熟地 15g，沉香粉 3g（冲服）。

加减：频频作吐者加丁香、姜半夏；畏寒肢冷者加炮姜、荜茇；腰膝酸冷者合用附子理中丸；血虚者加阿胶、首乌；痰饮内停者加白术、生姜；呕吐明显者加紫石英、代赭石。

2. 外治疗法

（1）针灸　取合谷、内关、足三里、公孙、巨阙等穴。肝气郁结、气血不和加膻中、中脘、阳陵泉、太冲，行针用泻法；脾胃气虚者加脾俞、三阴交，行针用补法。每次选取 3~5 穴，留针 10~20 分钟，每日一次，7~10 次为一疗程。同时可以配以艾灸法。

（2）耳针法　耳穴选取贲门区、交感区，平补平泻。

（3）耳穴压豆法　用王不留行籽按压贲门区、交感区。每日 3~4 次。隔日换一次药籽，10 天为 1 疗程。

（4）穴位注射法　用 2% 利多卡因 10ml，进行内关、足三里、合谷、公孙穴位封闭治疗。

3. 成药

（1）木香顺气丸　每次 6g，每日 3 次，口服。行气化湿，健脾和胃，用于湿浊中阻，脾胃不和证。

（2）开胸顺气丸　每次 6g，每日 3 次，口服。消食逐水，调气化滞，用于食积湿热证。

（3）逍遥丸　每次 6g，每日 2 次，口服。疏肝健脾，养血调经，用于肝郁脾虚证。

（4）延胡索止痛丸　每次 4 片，每日 2 次，口服。理气活血，祛瘀止痛，用于气滞血瘀证。

（5）附子理中丸　每次 6g，每日 3 次，口服。温中健脾，用于脾胃虚寒证。

4. 单验方

（1）威灵仙 12g，生姜 120g（捣烂），麻油 60g，白蜂蜜 120g。上四味，同入瓷器内搅匀，待如粥状时，候冷，不拘时，少少频服之。降逆止呃，润肠通便。用于噎膈大便燥结。（《古今医统大全·卷二十七·药方》）

（2）噎膈酒　荸荠 120g，厚朴、陈皮、白蔻仁、橘饼各 30g，捣碎，置容器中，加入白糖、冰糖各 120g，蜂蜜 60g，白酒浆、烧酒各 1500ml。每次口服 30ml，日服 3 次。有养胃和中、理气通膈之功效，用于噎膈之轻症、吞咽梗塞不畅。（清·鲍相璈《验方新编》）

（3）韭汁牛乳饮　韭菜洗净榨汁，加入牛奶中，煮沸饮用，有痰阻者加生姜汁。润燥养血，益胃消瘀。用于血枯胃燥之反胃噎膈。（元·朱震亨《丹溪心法》）

（4）佛手酒　佛手片、干荸荠、莲子肉、红枣、柿饼、橄榄、桂圆、薏苡仁各 30g，捣碎切片，置容器中，加入大麦烧酒 2500ml。密封，浸泡 7 天后过滤去渣备用。每次温服 10~20ml，日服 3 次。有健脾养胃，通膈之功，可治噎膈反胃。（清·鲍相璈《验方新编》）

（四）新疗法选粹

1. 肉毒杆菌毒素治疗

因食管下括约肌压力的增高是由于神经递质释放的失衡所致，故现在研究采用超声内镜辅助下将 A 型肉毒杆菌毒素注射到食管下括约肌内，阻断乙酰胆碱的释放，纠正这种失衡，并在临床获得成功。此方法简单、安全、有效。但为维持疗效常需要重复注射。所以将来长效毒素的开发可以在单次注射后缓解期的延长方面有益。

2.经口内镜下肌切开术（POEM）

经口内镜下肌切开术是一项治疗 DES 的新技术。POEM 能最大限度地恢复食管的生理功能并减少手术的并发症，术后早期即可进食。大部分患者术后吞咽困难得到缓解，且反流性食管炎发生率低，术后无严重并发症发生，近期缓解率高。但此内镜技术开展应用时间尚短，还需继续观察其远期疗效及并发症。

（五）名医治疗特色

1.李振华

李振华认为本病初起，标实本虚，治以攻邪为主，据气郁、痰阻、血瘀之不同，治疗选用开郁行气、化痰散结、活血化瘀等不同治法。临床辨证，选启膈散合桃仁红花煎加减。常用药物有瓜蒌、郁金、半夏、丹参、桃仁、红花、延胡索……后期以本虚为主或虚实并重，治以滋阴、温阳之不同治则。常用方剂为六味地黄丸或理中汤加减化裁。常用药物有生地、山药、山茱萸、人参、白术、干姜、白花蛇舌草等。

2.刘献琳

刘献琳治疗本病有三个特点。一是噎膈病初期气、痰、瘀相互交结于食道或胃，故以标实为主，重在治标，以理气、化痰、行瘀等法为主，常用启膈散、通幽汤治疗。病变日久，势必耗伤气阴，阴津枯涸，阳气衰微，故后期以本虚为主，重在治本，予以滋阴润燥，健脾益气为主，常用沙参麦冬汤、五汁安中饮、六君子汤、补气运脾汤；二是重视益气润降。胃为阳土，喜润恶燥，所以益气养阴润燥，和胃止呕实为噎膈的重要治法之一，善用大半夏汤加减；三是针对该病痉挛特点在辨证治疗的基础上要加解痉的药物，如蜈蚣、全蝎、僵蚕等。

3.郭振球

郭振球认为老年之噎膈认为常因津气不充肌肤而瘦削，阴液不润肠道而便结，故治疗宜补肾中之精，并润大肠之燥，如用附桂理阴煎，峻补命门精气，加肉苁蓉、火麻仁、胖大海、怀牛膝等。但本病初起之时，乍噎乍开，宜温补为主，用党参、山药、白术、薏苡仁、茯苓、附片、陈皮、半夏煎汤，蜂蜜调服，或间服六味地黄丸最善。倘日久痰多者，只宜六君子汤主治，而禁用辛香克伐之药。

五、预后转归

一般而言，初期病轻型者，治疗效果满意，如果不影响全身情况，可以坚持正常工作和生活。经过系统的综合治疗可以治愈。如果病情迁延加重，则预后较差，导致营养不良，体质下降，以致影响正常生活和工作。

六、预防和调护

因本病病因尚不十分清楚，故目前仍无可靠的预防方法，需进一步研究探索以待提高。中医学认为：本病发生与情志不畅、饮食不节有关，所以，保持心情舒畅、精神愉快、调节饮食习惯，对预防本病有一定意义。尤其在发病以后，对控制病情发展不可忽视。

保持环境安静舒适，避免不良刺激；戒除烟酒，饮食宜清淡，忌食辛辣刺激食物；加强营养，进流食、半流食；患者呕吐时要注意体位，避免食物、呕吐物呛入气管引起吸入性肺炎。

七、专方选介

（1）柴胡舒肝散　出自《医学统旨》，柴胡、香附、陈皮、川芎、枳壳、芍药、甘草。功效：疏肝理气，活血止痛。适用于本病之肝气郁滞证。

（2）加味和胃止痉汤　瓦楞子、刀豆、赤芍、白芍各30g，当归、木瓜、藕节各12g，杏仁、旋覆花、橘红、代赭石、红花、香附、玫瑰花各10g，砂仁、生姜各5g。功效：平肝和胃，活血化痰。主气滞血瘀，痰血凝结，肝胃不和引起的脘痛呛噎，嗳气泛酸，恶心呕吐。[《千家妙方》卷上引关幼波方]

八、治疗共识

（一）弥漫性食管痉挛发病机制研究

（1）精神心理因素　弥漫性食管痉挛精神心理因素研究表明，食管部位感觉异常是由生理和心理双重应激因子交互作用而引起的。弥漫性食管痉挛的发病除存在食管运动功能紊乱、中下段高幅蠕动、收缩时间延长等因素外，与精神和心理因素也有密切关系，所以在弥漫性食管痉挛治疗中可考虑联用抗焦虑药物。

（2）一氧化氮（NO）对下食管括约肌和食管体的松弛调节作用　近年来研究表明，DES与远端食管的抑制性神经系统损伤有关，通过对NO的抑制可诱导食管发生同时收缩，相反，通过延迟NO的降解可延长DES患者的远端潜伏期，并减少远端收缩幅度。

（二）DES诊断方法

1. 食管阻抗监测

食管阻抗监测（impedance monitoring，IM）作为一项评估食管内液体和气体流动的新手段，可以与食管测压联合起来，更加直接评估食团清除与食管下括约肌松弛的关系。

2. 影像学检查

DES患者的经典X线表现为食管腔呈同轴性狭窄，食管表现为"串珠样""螺旋结状"。当常规测压法怀疑DES时，应进行钡吞咽以确认LES功能是否正常。食管肌肉增厚可见于DES患者。CT扫描可能观察到这种增厚。但对于DES患者，CT扫描不是常规的检查，除非怀疑存在外部对食管的压迫。

3. 食管压力测定

DES诊断的金标准是食管压力测定，最新标准：①同步收缩超过湿咽的10%；②平均收缩幅度大于30mmHg；③Storretal强调诊断DES典型测压表现应同时存在持续时间延长的同步收缩波、多峰波和高幅波。目前临床最新自由活动的24小时测压和24小时食管pH监测联合的一次完成方法，使DES诊断更加精确。某研究建议将DES分成两种类型，一种为RDES型（反流相关的DES），另一种为IDES型（自发性的DES）。

（三）外科治疗

1. 球囊扩张术

球囊扩张术在食管痉挛性疾病中显示出了良好的效果。对于DES患者，特别是在吞咽困难的患者中，食管球囊扩张还需要经过严格的试验。

2. 经口内镜下肌切开术

经口内镜下肌切开术（peroral endoscopic myotomy，POEM）是一种创新的、微创的治疗手段，由于其允许相对自由、可选择性的调整肌肉切开的长度，肌切开范围不仅包括食管下段括约肌，还包括可能发生食管异常收缩的近端和中部食管。

此外，对于难治性DES患者，目前食

管贲门（Heller）肌切开术已被用于治疗痉挛性疾病患者。研究表明外科手术的效果还是可观的，但是还需要行对照试验来确定手术治疗是否比内镜治疗更有效。

主要参考文献

[1] 陶汉华. 刘献琳教授治疗消化系疾病学术经验撷菁 [J]. 中医药学刊. 2004, 22 (11).

[2] 袁肇凯. 郭振球教授学术经验撷英（三）——谨守五脏病机，调治老年诸疾 [J]. 湖南中医药大学学报. 2013, 33 (3): 49.

[3] 朱春兰, 祝喜萍. 弥漫性食管痉挛的诊治现状 [J]. 世界华人消化杂志. 2008, 16 (23): 2565-2568.

第六章　胃疾病

第一节　急性胃炎

急性胃炎是由多种病因如感染、药物、应激等理化刺激引起的广泛或局限的胃黏膜或胃壁的急性炎症。除胃部的炎症改变外，可同时伴有食管或肠道炎症，一般短期内可治愈，但少数留有后遗症。临床上根据病因及临床表现可分为"急性单纯性胃炎""急性化脓性胃炎""急性腐蚀性胃炎"等分型。

急性胃炎起病急骤，常伴有剧烈的上腹疼痛或不适、嗳气、恶心、呕吐，部分病例合并腹泻，甚则上消化道出血，严重时可出现发热、脱水、电解质紊乱、酸中毒和休克。本病多发生在夏秋之季，属于中医学中的"胃脘痛""呕吐"等范畴。

一、病因病机

（一）西医学研究

急性胃炎的致病因素很多，根据致病因素的来源分为急性外因性胃炎和急性内因性胃炎。

1. 急性外因性胃炎

（1）由细菌引起的胃炎　急性幽门螺杆菌感染引起的急性胃炎，临床上很难诊断，因一过性的腹部症状多不为患者注意，亦极少需要胃镜检查；进食被细菌或细菌毒素污染的食物，常为肉食或蛋类，数小时后即可发生胃炎，可同时合并肠炎，以夏季发病最高。

（2）中毒性胃炎——化学中毒　能引起胃炎的化学毒物有几十种，常遇到的是DDV、DDT、砷、汞等，多系误服或出于自杀目的。

（3）急性腐蚀性胃炎　主要由强酸（H_2SO_4、HCl、HNO_3）、强碱（NaOH、KOH）及来苏水等引起，吞服后引起上消化道烧伤。病变轻重决定于毒物的浓度、作用时间的长短，可引起各种程度的炎症、充血、水肿及糜烂，重者发生溃疡、坏死、腐烂甚则穿孔。

（4）乙醇性胃炎　乙醇具亲脂性和溶脂能力，高浓度乙醇因而可以直接破坏胃黏膜屏障。

（5）药物性胃炎　用某些药物治疗疾病时可发生胃的刺激症状，常见有非甾体抗炎药（如阿司匹林、吲哚美辛等）、激素类、抗肿瘤药物、组胺类、咖啡因、奎宁、卤素类等。这些药物不但可以引起急性胃炎，同时也可使慢性胃炎加重，给药时应加以注意。一般停止用药适当治疗后症状可缓解。

2. 急性内因性胃炎

指全身其他疾病波及胃而引起的胃黏膜损害，主要包括：急性传染病合并的胃炎、急性非传染病引起的胃炎、急性蜂窝组织炎性（化脓性）胃炎、过敏性胃炎及应激性糜烂和溃疡，如严重创伤、大手术、大面积烧伤、颅内病变、败血症及其他脏器功能衰竭引起的胃黏膜糜烂、出血。

急性胃炎病程较短，做胃镜及活检的人较少，因此胃镜及活检资料积累较少。通常急性单纯性胃炎胃镜下表现为胃黏膜充血、水肿、出血、糜烂（可伴有浅表性溃疡）等一过性病变；腐蚀性胃炎的病理变化则取决于腐蚀剂的性质、浓度、剂量、当时是否空腹及抢救情况等因素。以急性炎性细胞（中性粒细胞）浸润为主，其主要病理变化为黏膜充血、水肿和黏液增多，多伴有糜烂和局部出血，甚至溃疡、坏死或穿孔。急性化脓性胃炎的胃壁可呈弥漫性蜂窝组织炎性改变或形成局限的胃壁脓肿，甚至发展为胃壁坏死和穿孔。

（二）中医学认识

急性胃炎相当于中医学中"胃脘痛""呕吐"等范畴。中医学认为："六腑以通为用，以降为和"，强调"通则不痛"。《素问·举痛论篇》曰："寒气入经而稽迟，泣而不行，客于脉外则血少，客于脉中则气不通，故猝然而痛。"胃主受纳腐熟水谷，脾与胃同居腹内，一脏一腑，升降相因，燥湿相济，纳运相助。肝与胃是木土乘克的关系。历代医家不断丰富和发展对该病病因、病机的认识，认为本病多寒邪客胃，饱食伤胃，肝气犯胃，脾胃虚弱，瘀血留着和虫积扰胃致使气机不行，胃气失降而发为本病。病位在脾胃，与肝关系密切。

二、临床诊断

（一）辨病诊断

1.临床诊断

临床上根据病史、临床表现进行分析。夏秋季节，进食被细菌或细菌毒素污染的食物或变质的食物，继而发冷、发热、腹痛、恶心、呕吐。开始大便常为正常，后为水样便，多为细菌性胃炎。患者误服或自杀吞入化学毒物如DDV、DDT、砷、汞等，出现上腹痛、恶心、呕吐、腹泻、流涎、出汗及头晕，有些甚至有失水、谵妄、肌肉痉挛及昏迷，考虑中毒性胃炎。若吞入强酸（H_2SO_4、HCL、HNO_3）、强碱（NaOH、KOH）及来苏水等，患者觉胸骨下及上腹剧痛，绞榨感，严重呼吸困难、呃逆、咳嗽、发热、心慌、血压下降、糜烂严重者，发生

出血，考虑急性腐蚀性胃炎。长期口服对胃黏膜有损伤的药如非甾体抗炎药、激素等出现胃部不适，可形成胃炎（应注意排除消化道出血）。此外有全身性疾病，急性传染病出现上腹部不适、疼痛，亦要考虑有急性胃炎的可能，必要时做胃镜等检查以助诊。

2.胃镜检查

典型的急性胃炎，临床可明确诊断者，一般无需做胃镜检查。疑有胃炎不能确诊者可做胃镜帮助诊断。急性单纯性胃炎胃镜下表现为黏膜弥漫性或局部明显充血、黏膜下出血点、黏膜糜烂出血等；腐蚀性胃炎主要病理变化为黏膜充血、水肿和黏液增多，多伴有糜烂和局部出血，甚至溃疡、坏死或穿孔。急性化脓性胃炎的胃壁可呈弥漫性蜂窝组织炎性改变，或形成局限的胃壁脓肿，甚至发展为胃壁坏死和穿孔。

（二）辨证诊断

急性胃炎的临床主要症状为胃脘痛、呕吐、上腹部不适，因此多属"胃脘痛""呕吐"范畴，但辨证分型均以病机为据，故辨证诊断合则论之。

望诊：急性病容，面色不华或面色暗，舌质或淡或红，苔厚腻或白苔、黄腻苔。

闻诊：口气臭秽或酸臭或有农药味。或语言及气味无明显异常。

问诊：胃脘胀满，疼痛拒按，嗳腐吞酸，呕吐或胃脘冷痛，喜温喜按，或见身热，头身重着，口黏、纳呆，或有毒物食入史。

切诊：上腹部可触及痞块，或有压痛，脉紧滑数。

1.食滞胃肠

临床证候：胃脘胀痛，嗳腐吞酸或呕吐未消化食物，吐后痛缓，大便秘结或秽臭不爽，舌质红，苔厚腻，脉滑。

辨证要点：嗳腐吞酸或呕吐不消化食

物，吐后痛缓。

2. 寒邪犯胃

临床证候：胃脘疼痛暴作，遇寒痛甚，喜按喜温，呕吐清水痰涎，口淡不渴，可伴恶寒发热，头身疼痛。苔白腻，脉浮滑。

辨证要点：胃脘冷痛暴作，遇寒痛甚，喜按喜温。

3. 肝胃气滞

临床证候：胃脘痞胀疼痛或攻窜胁背，嗳气频作或呕吐泛酸，口苦嘈杂，苔薄白、厚腻或微黄，脉弦。

辨证要点：胃脘胀痛，攻窜两胁。

4. 胃热炽盛

临床证候：胃痛急迫或痞满胀痛，嘈杂吐酸，心烦。

辨证要点：胃痛急迫，嘈杂吐酸，心烦，舌红苔黄，脉数。

5. 毒物伤胃

临床证候：有食物中毒病史，胃脘拘急灼痛，恶心呕吐，烦躁不安或神昏，头身汗出，心胸烦闷。舌质青紫肿胀，脉弦或结代。

辨证要点：有食物中毒史，胃脘拘急灼痛，恶心呕吐。

三、鉴别诊断

（一）西医学鉴别诊断

急性胃炎应与以下疾病相鉴别诊断。

1. 急性胰腺炎

急性胰腺炎发病急，常与暴饮暴食、酗酒及胆道结石或蛔虫有关。可见上腹痛和呕吐，腹痛多位于中上腹，其次左上腹、右上腹和脐部，疼痛以仰卧位为甚，坐位或前倾位可减轻疼痛，疼痛一般较剧烈，呕吐较严重，全身症状较剧烈，严重者可发生休克甚至死亡。以 20~40 岁女性多见，多数患者为饮酒后，暴饮暴食后出现腹痛、呕吐，体检可发现中上腹或左上腹压痛，

反跳痛与肌紧张，血、尿淀粉酶升高有助于诊断。

2. 胆囊炎与胆石症

胆囊炎与胆石症均可出现上腹痛和呕吐，可伴有发热，其腹痛多位于右上腹胆囊区，疼痛剧烈而持久，可向右肩放射，常于饱餐后尤甚，尤其是脂肪餐后加剧，莫菲氏征阳性，B 超检查可发现胆囊壁增厚，"双轨征"和内壁粗糙，或胆囊结石。

3. 胆道蛔虫病

胆道蛔虫病可见上腹痛，恶心呕吐，其腹痛特点是突然发生的阵发性上腹部钻顶样痛，发作时疼痛剧烈，有时可吐出蛔虫，缓解后同正常人。既往多有排蛔虫病史，大便集卵及 B 超有助于诊断。

4. 急性阑尾炎

急性阑尾炎以转移性右下腹疼痛为临床表现，可以上腹部疼痛而发病，但多以满腹痛居多，很快（6 小时左右）发展为右下腹固定而明显的疼痛，压痛、反跳痛阳性，可有腹肌紧张等。血常规多见白细胞显著增多，腹平片可见肠管积气，可有气液平面，超声可显示阑尾的病变位置和程度。

5. 急性冠脉综合征

急性冠脉综合征以胸闷痛为主要临床表现，根据心电图及心肌酶学的改变可分为急性 ST 段抬高型、非 ST 段抬高型心肌梗死，不稳定型心绞痛。其共同特点为胸闷痛，可有放射，疼痛程度与冠状动脉闭塞程度成正比（老年糖尿病患者疼痛可不明显），可伴有呕吐、汗出等症状。疼痛部位与急性胃炎疼痛部位相近。心电图可有典型心肌梗死表现如：相邻的两个或两个以上导联 ST 段弓背向上抬高，非典型改变如 ST 段下移、T 波低平或倒置；心肌酶学、肌钙蛋白 T、肌钙蛋白 I 可有升高；冠脉造影可明确诊断是否存在冠脉狭窄或闭塞并在其指导下行 PCI 术。

（二）中医病证鉴别诊断

急性胃炎的主要症状是胃脘痛和呕吐，因此属中医学"胃脘痛""呕吐"范畴，其诊断主要依据临床症状的轻重而定。以胃脘痛为主，呕吐较轻或无则诊为"胃脘痛"，以呕吐为主则诊为"呕吐"。胃脘痛和呕吐有很多相同的病因病机，其辨证主要依靠各型特点进行判断。如食滞胃肠其特点是嗳腐吞酸或呕吐不消化食物，吐后痛缓；寒邪犯胃的特点是胃脘冷痛，遇寒痛甚，喜温喜按；肝胃气滞是胃脘痞胀，攻窜两肋；胃热炽盛的特点是胃痛急迫，嘈杂吐酸，心烦，舌红脉数；毒物伤胃的特点是有食物中毒病史，胃脘拘急灼痛，可进行鉴别。

胃脘痛应与真心痛、胁痛、腹痛等病相鉴别。真心痛系心经病变而引起的心痛症，疼痛程度重，常有突发突止的特点，病情危重。如《灵枢·厥论》篇记载："真心痛手足青至节，心痛甚，旦发夕死。"心居胸中，其病变部位、疼痛程度与特征及预后等方面与胃痛是有明显区别的；胁痛是以两胁胀痛为主症，疼痛部位与胃脘痛不同。肝气犯胃的胃脘痛有时亦可攻窜两肋，但仍以胃脘部疼痛为主；腹痛是指胃脘部以下，耻骨毛际以上整个位置疼痛为主症；胃脘痛是以上腹部胃脘部近心窝处疼痛为主，两者主要是疼痛部位的区别。但胃处腹中与肠相连，因而在个别特殊病症中，胃病可以影响全腹，而腹痛亦可牵连于胃，这就要以疼痛的主要部位和发病的先后加以辨别。

四、临床治疗

（一）提高临床疗效的基本要素

1. 腑以通为用，止痛以通为先

六腑以通为用。胃为六腑之一，主受纳和腐熟水谷，其性以降为顺。若因病邪犯胃，胃失通降，气机失调，阻滞不通，不通则痛。胃气上逆，轻则嗳气恶心，重则呕吐频作。故治疗以通降为先，通则不痛。然通之法有消食导滞以通降，辛开苦降以疏通，温胃散寒以温通，补虚健脾以助通，解表通里以达止痛之效。

2. 急则治标，对症处理

急性胃炎，临床上以胃脘痛、呕吐为主症，症状较剧可对症治疗，缓解痛苦。

3. 注重辨证

辨证论治是中医治疗的特色，是提高疗效的关键所在。

（二）辨病治疗

根据急性胃炎的病因进行治疗。

1. 细菌感染性胃炎

应给予抗生素治疗，如喹诺酮类消炎药，轻者给予诺氟沙星胶囊，配合胃黏膜保护剂，用药3~7天，呕吐不止可予甲氧氯普胺注静脉注射液，腹痛甚者用解痉药如静脉注射山莨菪碱针，呕吐腹泻严重者可口服电解质溶液，少量多次补给水分，不能口服者可给予静脉补充电解质。

2. 化学物质中毒性胃炎

治疗原则：①立即清除胃内毒物，洗胃要充分；②应用相应解毒剂；③辅助治疗：补液、兴奋剂、镇静剂及给氧等。

3. 急性腐蚀性胃炎

治疗原则：除解毒剂外不进其他食物，忌洗胃，静脉输液补充营养物质，直至症状消失。若服强酸后可给氧化镁、牛奶、蛋清口服。中和碱性毒物可给醋500ml加水500ml或适量果汁口服。常应用广谱抗生素以防止感染。

4. 急性蜂窝织炎（化脓性）胃炎

早期、足量应用抗生素以控制感染，有手术适应证者行手术治疗。

5. 其他类型胃炎

药物性胃炎应停药和避免使用对胃有损害的药物；过敏性胃炎可给予抗过敏药物及对症处理；全身性疾病引起的胃炎应积极治疗原发病，并注意合理饮食，避免服用刺激性食物。

（三）辨证治疗

1. 辨证施治

（1）食滞胃肠

治法：消积导滞，和胃止呕。

方药：保和丸加减。

组成：陈皮 10g，半夏 12g，茯苓 10g，焦山楂 10g，神曲 10g，莱菔子 10g，连翘 10g，木香 6g，厚朴 6g。

加减：便秘者加大黄、枳实，呕吐甚者加藿香、姜竹茹，脘腹胀气者加砂仁、槟榔等以行气消滞；若胃脘胀痛而便闭者，可合用小承气汤加木香、香附等以通腑行气；若胃脘痛急剧而拒按伴苔黄燥，便秘者则合用大承气汤以泄热解燥，通腑荡积。

（2）寒邪犯胃

治法：散寒止痛。

方药：黄芪建中汤加减。

组成：炙黄芪 20g，桂枝 10g，炒白芍 10g，香附 10g，高良姜 10g，炙甘草 6g，生姜 6g，大枣 6g。

加减：若口吐清水加陈皮、姜半夏；大便溏泻者加吴茱萸、罂粟壳；如见形寒、身热等风寒表证者可加香苏散以疏散风寒，或内服生姜、胡椒汤以散寒止痛；若兼见胸脘满闷、不食、嗳气或呕吐者为寒夹食滞，可加枳实、神曲、鸡内金、半夏、生姜等以消食导滞，温胃降逆。也可用附子理中汤加减治疗。

（3）肝胃气滞

治法：疏肝解郁，理气止痛。

方药：逍遥散或柴胡疏肝散加减。

组成：柴胡 10g，当归 15g，白芍 18g，白术 12g，茯苓 15g，甘草 6g，生姜 3 片，薄荷 6g。

加减：胁痛甚者可加郁金、青皮、木香；痛甚者加川楝子、延胡索以理气止痛，延胡索能活血祛瘀，孕妇慎用；嗳气较频者，可加沉香、旋覆花以顺气降逆，也可用沉香降气散。方中沉香、香附降气，砂仁、甘草和胃，再加白蒺藜、郁金、绿萼梅、降香增强泄肝理气之力，共奏疏肝理气、降气散郁之功。

（4）胃热炽盛

治法：清热养阴。

方药：清胃散或玉女煎。

组成：生地 12g，当归 6g，牡丹皮 9g，黄连 3~5g，升麻 6g，石膏 15~30g，熟地 9~30g，麦冬 6g，知母 4~5g，牛膝 4~5g。

（5）毒物伤胃

治法：解毒和胃止痛。

方药：①瓜蒂粉 15g，温开水冲服。本方于食毒物 2~3 小时内，神志尚清，或呕吐反射尚存在的情况下使用。但腐蚀性毒物引起的食管及胃黏膜损伤者禁用。

②绿豆 60g，煎水取汁 500ml 洗胃，亦可反复多次。用于服毒在 4~6 小时内。有呕血、便血者禁用。

③番泻叶 3g，沸水浸叶内服，用于毒物留于肠道，尚未完全吸收者，服后可帮助毒物排出体外。

④绿豆 60g，甘草 12g，芦根 30g 煎服，可加入姜汁 10 滴，全方有解毒生津和胃之功。以上方药对腐蚀性毒物引起的食管、胃肠道损伤者禁用。

2. 外治疗法

（1）针灸疗法

①体针疗法：中脘、足三里、内关。或选双侧涌泉或选双侧梁丘、胃俞作主穴。

②耳针疗法：以耳廓穴位神门、三焦、胰胆、脾、胃、交感、内分泌、皮质下为主。

③手针疗法：胃肠点在劳宫穴与大陵穴连线中点处。使用28~30号的1~1.5寸毫针，在胃肠点处垂直于掌面直刺，深度为3~5分，留针3~5分钟。

④第二掌骨侧针法：第二掌骨桡侧的穴位群分布从掌骨头开始依次为头、肺、肝、胃、腰、足6个典型穴位。头穴与足穴连线的中点为胃穴（第二掌骨1/2处）。当急性胃炎时可在胃穴用30号的1寸毫针沿着第二掌骨桡侧刺入向手心的一侧，呈垂直于平面的方向进针5~8分，留针15~30分钟，期间可行针2次。在无针的情况下，可用拇指压在胃穴揉动、按压要有力，以产生较强的酸麻胀痛感为宜，每次按摩3~6分钟。

（2）按摩疗法

①运用推、摩、揉、按、振等方法。腹部取中脘、梁门、天枢、气海；背部取穴肝俞、脾俞、胃俞、三焦俞；四肢取内关、合谷、足三里穴，每日1次，12次为1疗程。

②此外尚有刮痧、灌肠疗法、外敷疗法等。

3.成药

①保和丸：消食和胃，主治一切食积。适用于脘腹痞满胀痛，嗳腐吞酸，恶食呃逆，或泄泻，舌苔厚腻，脉滑。用法：每日3次，每次1丸，温开水送服。

②温胃舒：扶正固本，温胃养胃，行气止痛，助阳暖中。适用于慢性萎缩性胃炎，慢性胃炎所引起的胃脘冷痛，胀气嗳气，纳差畏寒，无力等症。禁忌证：胃大出血者禁用。用量：每次10~20g，每日3次，温开水送服。

③养胃舒：扶正固本，滋阴养胃，调理中焦，行气消导。适用于慢性萎缩性胃炎，慢性胃炎所引起的胃脘灼热胀痛，手足心热，口干，口疮，纳差等症。用量：每次10~20g，每日3次，温开水送服。

④胃苏冲剂：理气消胀，和胃止痛。主治气滞型胃脘痛，症见胃脘胀痛，窜及两肋，得嗳气或矢气则舒，情绪郁怒则发作加重，胸闷食少，排便不畅，舌苔薄白，脉弦等。用于慢性胃炎及消化性溃疡见上述症状者。用法与用量：口服1次15g，1日3次，15天为1疗程。可服1~3个疗程或遵医嘱。

⑤气滞胃痛冲剂：疏肝行气、和胃止痛。用于肝郁气滞，胸痞胀满，胃脘疼痛。用法用量：开水送服，1次5g，1日3次。注意：孕妇慎用。

⑥三九胃泰冲剂（胶囊）：消瘀止痛，行气健胃。主治浅表性胃炎、萎缩性胃炎、糜烂性胃炎。用法与用量：冲服1日2次，每次1包，温开水冲服，小儿酌量。胶囊：每日3次，每次2~4粒，15天为1个疗程。一般3~4个疗程。

⑦附子理中片：党参、炮姜、附子、白术、甘草。功效：温中散寒止痛。每次8片，每日3次，温开水送服。

⑧胃气止痛丸：香附、良姜等。功效：理气散寒，安胃止痛。用法：每次3~6g，每日2~3次温水送服。

⑨延胡索止痛片：主要含延胡索、白芷。功效：活血理气止痛。每次4~6片，每日3次。

4.单验方

①生姜嚼服：适用于干呕、吐逆不止。

②母丁香3个，陈皮1块，水煎服，适用于胃冷呕逆，气凝不通。

③芦根90g，切碎，水煎服，适用于胃热呕吐。

④橘皮30g，白菜一小撮，水煎，姜汁冲服，适用于胃炎呕吐。

⑤豆蔻15g，姜汁一匙，将豆蔻研末，用生姜汁为丸；每服1~3g，开水送服，适用于胃寒呕吐。

（五）名医治疗特色

1.董德懋

董德懋（中国中医科学院广安门医院）认为："实则阳明胃，虚则太阴脾。"胃脘痛常分虚证与实证，实性胃脘痛常可选用中脘、足三里或内关、公孙。中脘为胃之募穴，腑之会穴，胃经的交会穴，同时中脘又位于胃部，所以是治疗胃病的主要穴位。足三里是胃之经穴，又是胃之下合穴，根据"合治内腑"的原则，足三里是治疗胃痛的重要穴位，中脘与足三里相配，远近结合，作用较好。内关与公孙一为心包经之络穴，一为脾之络穴又是奇经八脉的交合穴，二穴相配，仅对胃脘痛有效，对心胸疼痛亦有良好的止痛作用。对于虚性、寒性胃脘痛可针灸并配背部俞穴，中脘、足三里穴，用艾灸或隔姜灸，每天1次。此外还可选择背部阿是穴。实证毫针强刺激用泻法，虚证用补法，针后加灸20分钟，效果满意。

2.申单彬

申单彬（西安医科大学第二附属医院）用中脘穴四周透刺法，治疗胃脘痛颇为有效。此法不同于苍龟掬穴，苍龟掬穴的刺激量轻，针感的范围小。中脘穴常规消毒，用2~2.5寸毫针垂直刺入，进针1~1.5寸深，有针感出现为度。然后将针退至皮下，扳倒针体用斜刺或横刺的角度透刺上脘，深度1~1.5寸，至上脘穴有针感出现为度。再将针体退至皮下，翻转，针体向下透建里，针感向脐周围传导，留针2~3分钟，复待针退至皮下，分别向左右两侧透到阴都、梁门。深度1.5~2寸，要求针感向上腹部、两胁下放射。中脘一针向四周透刺六穴，此六穴均在胃体之局部，是治疗脾胃的要穴。集众穴之功效于一针之下，使上腹部均有针感，刺激量大，对于胃炎、胃痉挛及其他胃部疾病引起的疼痛均有明显疗效。

五、预后转归

急性胃炎，一般短期内可治愈，但少数留有后遗症。一般细菌性胃炎预后较好。中毒性胃炎要视中毒情况及抢救情况决定。急性腐蚀性胃炎严重者可形成食管穿孔、胃穿孔，引起食管气管瘘及纵隔炎、腹膜炎，急性期过后遗留食管狭窄和胃狭窄。全身性疾病引起的胃炎在全身性疾病治愈后多可缓解。

六、预防调护

（一）预防

（1）急性胃炎最常见的原因是饮食不节、嗜食辛辣、温热刺激性食物或食入被细菌或细菌毒素污染的食物，故调整饮食习惯，不食被污染及腐烂变质的食物，杜绝病从口入是预防的关键。

（2）避免医源性胃炎，在治疗其他疾病的时候，应尽可能避免使用对胃黏膜有损害的药物，必须使用时，必要时应用胃黏膜保护剂。

（3）积极治疗全身性疾病，预防出现胃黏膜损害，全身性疾病可引起胃炎，全身性疾病的好转，胃黏膜损害可能很快好转或治愈。

（4）加强化学毒物及农药等有害物质的管理，避免误服或自杀服用。

（二）调护

（1）急性胃炎，休息很重要，还要根据病情，采用禁食或流食，宜清淡食物，避免辛辣、过热、过凉刺激，虚寒型者需注意保暖，病愈后进食宜逐渐增加，不可过食。

（2）呕吐严重者，宜禁食，补充营养，注意水、电解质平衡，患者应采用侧卧位。注意观察呕吐物的形态及量、色、质，还要注意大便的量及色泽。如胃脘疼痛突然加剧，腹痛拒按，伴冷汗自出，面色苍白，四肢发冷者立即报告医生及时处理。

（3）注意调节患者情志，积极配合治疗。

七、研究进展

（一）中医外治法治疗急性胃脘痛的临床观察

外治法即内病外取的治疗方法。包括针灸推拿、贴敷、穴位按压和熏洗等，近年来针灸治疗急性胃脘痛的报道较多，临床效果满意，简介如下。

贵阳中医药大学张和媛以脏腑俞募穴、下合穴为主随症加减，取穴胃俞、脾俞、肾俞，中脘、关元、足三里两组穴位交替使用，用捻转补法，针后隔姜灸7~9壮，疗效满意。湖北省天门市竟陵医院针灸科熊源清治疗胃脘痛，采用一穴指压法，可迅速解除疼痛，然后根据疾病的虚实、疼痛的部位及性质，进行辨证论治。①指压法：患者取卧位或坐位，术者立于患者左侧，以右手拇指45度角点压神道穴3~5分钟。力量以患者能耐受为度，疼痛一般在指压1分钟左右即可缓解，若疼痛未见消失，可适当延长指压时间。②分型施治法：基本穴是内关、足三里、胃脘部的阿是穴。三穴相配通治一切胃脘痛，若寒邪内积加公孙、行间以解郁散寒，手法用泻法加灸；饮食停滞者加内庭、建里，手法用泻法；肝气犯胃加期门、阳陵泉，手法用泻法或平补平泻法；肝胃郁热加太冲、内庭，用泻法；胃热气郁加陷谷、内庭，用泻法，痰湿内留加巨阙、丰隆、用平泻法加灸法；瘀血凝滞加膈俞、公孙用泻法，便血加血海，脾胃虚痛者加脾俞、胃俞，手法用补法加灸，针刺穴位，得气后一般留针30分钟，中间行针3~5次，每天或

隔日针1次，10次为1疗程。刘工佩用耳穴治疗胃脘痛，以胃、交感二穴为主，胃寒者加皮质下、耳尖（放血）；食积伤胃，纳呆者加脾、胰、胆、内分泌；肝气犯胃肝、肺；脾胃功能虚弱者加脾、肾、皮质下等穴。王凤仪（哈尔滨医科大学附属第一医院）经几十年临床实践观察，证明治疗胃脘痛深刺中脘穴，再配其他腧穴，可收到立竿见影的效果。急性胃脘痛，发作骤然，痛势急迫，程度剧烈，或胀痛难忍，选中脘、肝俞、足三里、膈俞、胃俞、梁门穴。

（二）中药治疗急性胃炎的临床研究

杨强等和董凤的研究中以藿香为主要药材，借助藿香理气化湿和中的功效，使患者的机体免疫力得到有效提升，从而在改善临床症状的同时，使受损的胃黏膜得到修复，进而改善疾病预后。

柴明义应用重剂甘草泻心汤治疗急性胃炎取得明显疗效。药用：甘草60g，干姜45g，黄芩45g，大枣（去核）30g，黄连15g，半夏10g，加水至2000ml，浓煎为500ml，每日1剂，分3次服。呕吐重者先服鲜姜汁适量再服本药液。本方适用于舌质红、苔腻、脉滑为主的患者。

张淑人以中药为主治疗因服阿司匹林、泼尼松、保泰松，磺胺等药物所致的出血性胃炎，大多于服药1~7天后出血，出血量400~800ml，中药给予：①参三七30g，大黄炭60g，白及90g，乌贼骨90g，共研细末，每次以粳米汤适量调和15~20g，空腹徐徐咽下，每日2~4次。服后静卧并于半小时内缓缓翻转，取左右侧卧位，使药液广泛吸附于胃黏膜；②全瓜蒌10g，制半夏9g，代赭石20g，太子参20g，黄连5g，甘草5g，每日1剂。于服上述散剂后2小时分次凉服。同时适当给予输液或输血，取得满意效果。

主要参考文献

[1] 万明光, 曹鹏, 阚兴, 等. 清胃活血汤联合法莫替丁治疗气滞血瘀型急性胃炎的临床效果 [J]. 云南中医学院学报, 2017, 40 (6): 47-49.

[2] 王佃军, 秦晓燕. 中西医结合治疗急性胃炎患者的临床疗效 [J]. 中国药物经济学, 2015, 6 (4): 125-127.

[3] 毕雅玛, 徐立, 孙颖. 针灸治疗胃脘痛的古代文献研究 [J]. 天津中医药 2016, 33 (4): 248-252.

[4] 叶惠. 活血止痛汤联合针灸治疗急性胃炎的疗效研究 [J]. 四川中医, 2018, 36 (05): 98-100.

[5] 曹忠耀, 徐菁菁. 急性胃痉挛案 [J]. 中国针灸, 2016, 36 (2): 180-181.

第二节 慢性胃炎

慢性胃炎是指不同病因引起的胃黏膜的慢性炎症或萎缩性病变。是一种常见病，占门诊胃镜检查患者的80%~90%，患病率与性别的关系不明显。主要有浅表性（非萎缩性）胃炎、萎缩性胃炎和特殊性胃炎。萎缩性胃炎包括自身免疫性胃炎（A型胃炎、胃萎缩）和多灶萎缩性胃炎（B型胃炎、胃窦萎缩）。临床常见者为浅表性胃炎和胃窦灶性萎缩性胃炎（即B型胃炎），幽门螺杆菌感染是这类胃炎的主要病因。另有特殊型胃炎如化学性、放射性、淋巴细胞性、肉芽肿性、嗜酸细胞性及其他感染性疾病等所致之胃炎。

慢性胃炎属中医的"胃脘痛""腹胀""嘈杂""心下痞"等范畴，发病多与饮食不节，情志内伤，劳倦过度，禀赋不足相关，辨证多为虚实夹杂。

一、病因病机

（一）西医学研究

一般认为慢性胃炎与周围环境的有害因素及易感体质有关。物理化学及生物有害因素长期反复作用于易感人体即可引起本病。慢性胃炎呈现慢性进展过程。

1. 一般因素

慢性胃炎与遗传因素、年龄、吸烟、饮酒、食物刺激、药物、温度、放射、胃内潴留有关，也与某些金属接触及缺铁性贫血有关。

2. 幽门螺杆菌（Hp）感染

研究证实Hp在慢性活动性胃炎的检出率达98%~100%，说明了慢性胃炎，尤其是慢性活动Hp的感染关系密切。Hp具有多种致病因素：①Hp呈螺旋形，具有鞭毛结构，可在黏液层中自由游动；②Hp在黏液上具有靶位；③与黏膜细胞紧密接触；④产生多种酶及代谢产物；⑤细胞毒素可引起细胞的空泡变性；⑥免疫因素，通过对Hp产生抗体，每可造成自身的免疫损伤，因而Hp感染可引起慢性胃炎。

3. 十二指肠液反流

十二指肠液主要是胆汁、胰液反流可破坏胃黏膜屏障而发生胃炎。

4. 免疫因素

近年来关于免疫与慢性胃炎，特别是萎缩性胃炎报道较多。最初发现的是内因子抗体（IFA），其次是PCA，其后又发现胃泌素分泌细胞抗体（GCA），这些因素与慢性胃炎关系密切。

5. 其他

细菌、病毒感染，肝炎、结核，以及其他病毒感染也与胃炎有关。

慢性胃炎是由于各种有害因素作用于易感人体形成。尽管病因不尽相同，但病理过程可能相似，由轻到重，由浅表到萎缩。

（1）病理变化　慢性胃炎的病理变化主要局限于黏膜层，有一系列基本病变。观察内容包括5项组织学变化和4个分级。5项组织学变化包括Hp感染、慢性炎症（单个核细胞浸润）、活动性（中性粒细胞浸润）、萎缩（固有腺体减少）、肠化生（肠上皮化生）。4级包括0提示无，＋提示轻度，++提示中度，+++提示重度。

（2）病变程度

①浅表性胃炎：病变局限在黏膜的上1/3，即在腺窝层而不影响腺管部分，因炎症的影响，上皮层变性坏死，重者剥脱形成糜烂甚至出血。核分裂象明显增多。上皮增厚，在腺窝固有层有多数细胞浸润，白细胞游走，腺窝内有各种管型。此外还可见充血或出血。颈部细胞坏死，腺窝层细胞剥脱形成糜烂，偶可见囊性变。

②萎缩性胃炎：炎症变化与浅表胃炎相似，惟范围扩大波及黏膜全层，另外主要的病变是腺体数目减少甚至消失。

③活动性胃炎：活动性是指中性多形核细胞浸入胃黏膜固有层、胃小凹上皮及表面上皮，严重浸润可形成陷窝脓肿及上皮变性，黏液形成减少。依据细胞浸润的程度分为轻、中、重三度。轻度指浸润仅累及1/3胃小凹和表面上皮。2/3以上则为重度，二者之间为中度，非活动指无或很少中性多形核细胞浸润。

④其他：幽门螺杆菌（Hp）或海尔曼螺杆菌（Helicobacter heilmannii）感染均会引起慢性胃炎。Hp感染是慢性活动性胃炎的主要病因。在结节状胃炎（nodular gastritis）中，Hp的感染率最高可接近100%。该型胃炎多见于年轻女性，胃黏膜病理组织则以大量淋巴滤泡为主。Hp感染几乎均会引起胃黏膜活动性炎症，长期感染后部分患者可发生胃黏膜萎缩和肠化生。

（二）中医学认识

中医学认为胃为六腑之一，为水谷之海，主受纳腐熟水谷，与脾共为后天之本，气血生化之源；脾与胃同居腹内，一脏一腑，一升一降。肝与胃是木土乘克关系。肝主疏泄，肝木条达则胃无所扰。病理上饮食不节，脾胃不和或六淫为害，均可致胃失和降，肝胃失和或肝失疏泄，肝木克土，肝胃不和，气机阻滞，必然导致血瘀；或久病体虚，无力运血，而致血瘀。血瘀又能阻滞气机，气滞与血瘀互为因果，久病可致脾胃气虚，症见纳差，腹胀，便溏，甚则缠绵难愈。《素问·举痛论篇》曰："寒邪客于肠胃之间，膜原之下，血不得散，小络急引，故痛。"《沈氏尊生书·胃痛》说"胃痛，邪干胃脘病也，惟厥气相聚为尤甚，以木性暴且正克也"，可见一斑。

二、临床诊断

（一）辨病诊断

1.临床诊断

（1）症状　慢性胃炎最常见的症状是上腹部疼痛和胀满，合并糜烂者也可出血（和贫血），其他可见嗳气、吞酸、胃灼热、恶心、呕吐、食欲不振、乏力、腹泻、消瘦、头晕、失眠，空腹时比较舒适，饭后不适。

（2）体征　患者舌苔多白或苔厚腻，上腹部可有压痛，少数患者消瘦、贫血，此外无特殊体征。

2.辅助检查

（1）胃镜检查　2017中国慢性胃炎共识意见研讨会上海会议提出慢性胃炎的内镜诊断系指内镜下肉眼或特殊成像方法所见的黏膜炎性变化，需与病理检查结果结合做出最终判断。慢性萎缩性胃炎的诊断包括内镜诊断和病理诊断，而内镜下判断的萎缩与病理诊断的符合率较低，确诊应以病理诊断为依据。

内镜下将慢性胃炎分为慢性非萎缩性胃炎（即旧称的慢性浅表性胃炎）和慢性萎缩性胃炎两大基本类型。如同时存在平坦或隆起糜烂、出血、粗大黏膜皱襞或胆汁反流等征象，则可诊断为慢性非萎缩性胃炎或慢性萎缩性胃炎伴糜烂、胆汁反流等。由于多数慢性胃炎的基础病变均为炎症反应（充血渗出）或萎缩，因此，将慢性胃炎分为慢性非萎缩性胃炎和慢性萎缩性胃炎是合理的，亦有利于与病理诊断的统一。

慢性非萎缩性胃炎内镜下可见黏膜红斑、黏膜出血点或斑块、黏膜粗糙伴或不伴水肿、充血渗出等基本表现故又称"红斑渗出性胃炎"。其中糜烂性胃炎分为两种类型，即平坦型和隆起型，前者表现为胃黏膜有单个或多个糜烂灶，其大小从针尖样到直径数厘米不等；后者可见单个或多个疣状、膨大皱襞状或丘疹样隆起，直径5~10mm，顶端可见黏膜缺损或脐样凹陷，中央有糜烂。

慢性萎缩性胃炎内镜下可见黏膜红白相间，以白相主，皱襞变平甚至消失，部分黏膜血管显露；可伴有黏膜颗粒或结节状等表现。

特殊类型胃炎的内镜诊断必须结合病因和病理。特殊类型胃炎的分类与病因和病理有关，包括化学性、放射性、淋巴细胞性、肉芽肿性、嗜酸细胞性以及其他感染性疾病所致者等。

根据病变分布，内镜下慢性胃炎可分为胃窦炎、胃体炎、全胃炎胃窦为主或全胃炎胃体为主。内镜下较难做出慢性胃炎各种病变的轻、中、重度分级，主要是由于现有内镜分类存在人为主观因素或过于烦琐等缺点，合理而实用的分级有待进一步研究和完善。

放大内镜结合染色对内镜下胃炎病理分类有一定帮助。放大胃镜结合染色能清楚显示胃黏膜的微小结构，对胃炎的诊断和鉴别诊断以及早期发现上皮内瘤变和肠化生具有参考价值。目前亚甲蓝染色结合放大内镜对肠化生和上皮内瘤变仍保持了较高的准确率。苏木素、靛胭脂染色亦显示了对上皮内瘤变的诊断作用。

内镜电子染色技术结合放大内镜对慢性胃炎的诊断和鉴别诊断有一定价值。共聚焦激光显微内镜可实时观察胃黏膜的细微结构，对于慢性胃炎以及肠化生和上皮内瘤变与组织学活检的诊断一致率较高。电子染色结合放大内镜对于慢性胃炎以及胃癌前病变具有较高的敏感性和特异性，但其具体表现特征和分型尚无完全统一的标准。

共聚焦激光显微内镜等光学活检技术对胃黏膜的观察可达到细胞水平，能实时辨认胃小凹、上皮细胞、杯状细胞等细微结构变化，对慢性胃炎的诊断和组织学变化分级（慢性炎症、活动性、萎缩和肠化生）具有一定的参考价值。同时，光学活检可选择性对可疑部位进行靶向活检，有助于提高活检取材的准确性。

活检应根据病变情况和需要，取2块或更多。内镜医师应向病理医师提供取材部位、内镜所见和简要病史等资料。有条件时，活检可在色素或电子染色放大内镜引导下进行。活检重点部位应位于胃窦、胃角、胃体小弯侧以及可疑病灶处。

（2）X线检查　浅表性胃炎X线多无阳性表现。萎缩性胃炎可见皱襞细小或消失，张力减低。

（3）实验室检查　胃酸，胃蛋白酶原，可结合上述检查做出诊断。怀疑自身免疫所致者建议检测血清胃泌素、维生素B_{12}以及抗壁细胞抗体、抗内因子抗体等。

（4）^{13}C/^{14}C 呼气试验　近年来普遍认

为：幽门螺杆菌（Hp）感染与慢性胃炎、胃溃疡的发生有关，可行 $^{13}C/^{14}C$ 呼气试验以明确是否存在 Hp 感染。

（二）辨证诊断

慢性胃炎，临床表现缺乏特异性，可见实证、虚证，但一般多为虚实夹杂。也有一定的规律性及特点。属中医学的"胃脘痛""呕吐""泛酸""嘈杂""胁痛""郁证"等范畴，但辨证分型均以病机为依据，故辨证诊断合而论之。

望诊：精神萎靡，神疲乏力，面萎黄，舌质淡，苔白或黄，多厚腻。

闻诊：懒言，或声怯，多口气臭秽。

问诊：胃脘部疼痛，胀满不适或攻窜两肋，嘈杂，泛酸，呕吐，纳呆，便溏或大便不爽，便秘。

切诊：或见心下痞块，脉细弱或弦滑。

1. 食滞胃肠

临床证候：胃脘胀痛，嗳腐吞酸，或呕吐不消化食物，吐后痛缓，苔厚腻，脉滑。

辨证要点：胃脘胀痛，嗳腐吞酸，吐后痛缓，苔厚腻。

2. 肝胃气滞

临床证候：胃脘痞满胀痛，或攻窜胁背，嗳气频作，苔薄白，脉弦。

辨证要点：胃脘痞满胀痛，或攻窜胁背，脉弦。

3. 胃热炽盛

临床证候：胃痛急迫或痞满胀痛，嘈杂，吞酸，心烦，口苦或黏，舌质红，苔黄，脉细数。

辨证要点：胃脘痞满，嘈杂，呕吐，吐酸，心烦，口苦，脉细数。

4. 瘀阻胃络

临床证候：胃痛较剧，痛如针刺或刀割，痛有定处、拒按，或大便黑色，舌质紫暗，脉涩。

辨证要点：胃脘刺痛，痛有定处或便血，脉涩。

5. 胃阴亏虚

临床证候：胃痛隐作，灼热不适，嘈杂似饥，食少，大便干燥，舌红少津，脉细数。

辨证要点：胃脘灼热，嘈杂似饥，口干便燥，脉数。

6. 脾胃虚寒

临床证候：胃痛绵绵，空腹为甚，得食则缓，喜热喜按，泛吐清水，神疲乏力，手足不温，多有便溏，舌质淡，脉沉细。

辨证要点：胃脘隐痛，得食则缓，喜温喜按，脉沉细。

7. 痰饮停胃

临床证候：呕吐清水痰涎，脘闷痞满，口干不欲饮，饮水则吐，或头晕心悸，苔白滑或腻，脉弦滑。

辨证要点：呕吐痰涎，胃脘痞满，口干不欲饮，苔滑腻。

三、鉴别诊断

（一）西医学鉴别诊断

1. 与消化性溃疡病相鉴别

消化性溃疡多见上腹部规律性疼痛，十二指肠溃疡多在餐前疼痛，胃溃疡多在餐后，绝大多数患者有疼痛，伴有反酸，胃灼热，食欲差，体重下降等，胃镜检查发现溃疡及其数目、大小、部位等变化，X线检查可见溃疡壁龛或十二指肠变形。

2. 与胃癌相鉴别

胃癌患者早期临床表现无特异性，常在体检时发现，中晚期患者常有纳差，消瘦，上腹灼痛或刺痛，痛处固定不移，或有吞咽困难。X线检查可见胃内充盈缺损。胃肿瘤表面有溃疡时也可见龛影，电子胃镜检查及组织活检可明确诊断；大便潜血持续阳性也是早期发现胃癌的方法之一。

3. 慢性肝病、胆囊病变相鉴别

慢性肝病、胆囊病变亦可出现上腹部胀满、疼痛等不适，纳食差，食欲不振，呕吐等，但肝功、肝胆B超及肝炎病毒学检测有助于诊断。

（二）中医病证鉴别诊断

胃痛与腹痛、真心痛、胁痛病相鉴别。

腹痛是指胃脘部以下，耻骨毛际以上整个位置疼痛为主症；胃脘痛是以上腹部胃脘部近心窝处疼痛为主，两者主要是疼痛部位的区别。但胃处腹中与肠相连，因而在个别特殊病症中，胃病可以影响全腹，而腹痛亦可牵连于胃，这就要以疼痛的主要部位和发病的先后加以辨别；真心痛系心经病变而引起的心痛症，疼痛程度重，常有突发突止的特点，病情危重。如《灵枢·厥论》篇记载："真心痛手足青至节，心痛甚，旦发夕死。"心居胸中，其病变部位、疼痛程度与特征及预后等方面与胃痛是有明显区别的；胁痛是以两胁胀痛为主症，疼痛部位与胃脘痛不同。肝气犯胃的胃脘痛有时亦可攻窜两胁，但仍以胃脘部疼痛为主。

四、临床治疗

（一）提高临床疗效的基本因素

1. 辨明虚实，急则治标，缓则治本

临床实证症状突出，可先治标，后治本。实证明显可通腑泄热，理气除胀，降逆止呕，待症状有所缓解，可谨守病机分型证治。若为虚证，多病程已久，症状较轻，根据辨证以补气活血，滋阴养胃等法治疗。

2. 依据病机，辨证施治

慢性胃炎，病因众多，病机复杂，一病一方，难以奏效，须根据病因病机和疾病的不同阶段，分型证治，本病多为本虚而标实，攻邪时勿忘补虚。

3. 合理饮食，祛除病因，防止复发

慢性胃炎与饮食习惯及饮食结构关系密切，改变不合理的饮食习惯和结构，避免对胃黏膜有刺激的食物和药物非常重要，要戒烟戒酒，避免辣椒、大蒜、芥末等强刺激性食物。

4. 调畅情志，消除心理压力

慢性胃炎的形成与情志不畅有密切关系。暴怒伤肝，肝失条达，横克脾土，可加重病情，即"见肝之病，知肝传脾，当先实脾"。患病日久不愈，忧思伤脾，亦可加重病情，使疾病缠绵不愈。

（二）辨病治疗

慢性胃炎无特效疗法，一般主张无症状者无需治疗，若有症状，可参考下列方法进行治疗（对症治疗）。

避免对胃黏膜有刺激的因素，须戒烟戒酒，尽可能避免使用对胃黏膜有刺激的药物，如阿司匹林等。避免生冷及各种刺激性食物，宜少量多餐。

1. 药物治疗

（1）抑酸药　H_2受体阻断剂，如西咪替丁、雷尼替丁、法莫替丁、罗沙替丁等；质子泵抑制剂，如奥美拉唑、兰索拉唑、泮托拉唑、雷贝拉唑、埃索美拉唑、艾普拉唑等。

（2）制酸剂　复方氢氧化铝、碳酸氢钠、氢氧化铝等。

（3）胆汁结合剂　适用于各类胃炎伴胆汁反流者，有考来烯胺、甘羟铝、铝碳酸镁（达喜、铝碳酸镁片）等，后者兼有抗酸、保护黏膜作用。

（4）根除Hp治疗　适用于Hp阳性者；胃黏膜糜烂、萎缩病变的慢性胃炎；有胃癌家族史者；伴糜烂性十二指肠炎者；有消化不良症状的慢性胃炎。目前推荐方案是铋剂、PPI加2种抗生素组成的四联方

案，适用于发达城市、中心地区 Hp 耐药较高的地方；而对于广大农村、边远地区和社区基层 Hp 耐药较低的人群，则仍可采用铋剂或 PPI 加 2 种抗生素组成的三联疗法。为克服耐药，提高 Hp 根除率，可在原三联疗法基础上加用中药、益生菌或口腔洁治等形成新的四联疗法。

（5）黏膜保护剂　适用于胃黏膜糜烂、出血或症状明显者。常用的药物有铋剂（丽珠得乐、果胶铋等）、硫糖铝、康复新液、米索前列醇、复方谷氨酰胺、吉法酯、替普瑞酮、膜固思达等。

（6）促动力剂　适用于上腹饱胀、早饱、嗳气、呕吐等症状为主者，常用药物有多潘立酮、莫沙比利、盐酸伊托必利、马来酸曲美布汀等。

（7）助消化药　适用于萎缩性胃炎、胃酸偏低，或食欲减退等症状为主者，常用药物有稀盐酸、胃蛋白酶、复方阿嗪米特肠溶片、米曲菌胰酶、得每通等。

（8）其他　抗抑郁药和镇静药适用于睡眠差、有明显精神因素者。常用药物有三环类抗抑郁药（阿米替林、多虑平等）、选择性 5-HT 再摄取抑制药（帕罗西汀、盐酸氟西汀、西酞普兰、氟伏沙明、舍曲林）、选择性 5-HT 及 NE 再摄取抑制药（文拉法辛）等。

2. 手术治疗

慢性萎缩性胃炎伴重度不典型增生或重度大肠型肠腺化生者可行黏膜剥离术或胃切除手术治疗。

3. 内镜治疗

对病灶局限、范围明确的胃癌前病变可行内镜下黏膜切除术（EMR）或内镜下黏膜剥离术（ESD），也可酌情分别采用微波、激光、射频、氩气刀或高频电切治疗。

4. 针灸治疗

针灸与药物比较在临床总有效率、胃镜检查改善情况、降低胃黏膜组织病理评分、症状改善情况、改善血清胃泌素含量方面有优势。结论：研究表明，针灸治疗慢性萎缩性胃炎与药物比较有一定优势。

（三）辨证治疗

1. 辨证施治

（1）食滞胃肠

治法：消食导滞，理气和胃。

方药：保和丸（《丹溪心法》）加减。

组成：陈皮 10g，半夏 12g，茯苓 10g，焦山楂 10g，神曲 10g，莱菔子 10g，连翘 10g，木香 6g，厚朴 6g。

加减：呕吐呃逆可加藿香、姜竹茹；泄泻如败卵者加槟榔、白术、枳实以行气消积。

（2）肝胃气滞

治法：疏肝理气，和胃止痛。

方药：柴胡疏肝散加减。

组成：柴胡、香附、枳壳、川芎、芍药各 10g，甘草 6g。

加减：胁痛甚者加陈皮、郁金、延胡索；呃逆呕吐者加姜半夏、旋覆花、代赭石、生姜等；胃灼热泛酸者加煅瓦楞、乌贼骨等。

（3）胃热炽盛

治法：养阴清胃。

方药：玉女煎加减（《景岳全书》）。

组成：生石膏 15~30g，生地 9~30g，麦冬 12g，黄芩 10g，知母 4~5g，牛膝 4~5g。

加减：若口臭衄血者可加玄参；大便干结加大黄、芒硝、枳实；胃出血者合十灰散。

（4）瘀阻胃络

治法：祛瘀通络，理气止痛。

方药：膈下逐瘀汤（《医林改错》）。

组成：当归 9g，川芎 6g，桃仁 9g，红花 9g，牡丹皮 6g，香附 4~5g，白芍 6g，五灵脂 9g，乌药 6g，延胡索 3g，枳壳 5g，甘草 9g。

加减：腹胀甚者加陈皮、木香、莱菔子；腹痛可重用延胡索加失笑散；吐血者加用三七、地榆炭、侧柏炭、白花蛇舌草。

（5）胃阴亏虚

治法：养胃生津。

方药：益胃汤加味。

组成：沙参 12g，麦冬 15g，玉竹 12g，生地 20g，冰糖 30g，天花粉 12g，甘草 6g。

加减：阴伤便干者加玄参、油当归、火麻仁；阴虚火旺者加石膏、知母、黄连；阴虚口干加陈皮、柴胡。

（6）脾胃虚寒证

治法：温中祛寒，益气健脾。

方药：理中汤（《伤寒论》）加味。

组成：干姜 9g，人参 9g，白术 9g，甘草 9g。

加减：虚寒甚者加桂枝、吴茱萸、大枣；脾虚甚者加云苓、山药、白扁豆；纳差腹胀者加焦三仙、陈皮、莱菔子、槟榔；大便溏泻者加补骨脂、肉豆蔻、五味子。

（7）痰饮停胃

治法：燥湿化痰，和胃止呕。

方药：温胆汤（《三因极一病证方论》）加减。

组成：半夏 9g，竹茹 9g，枳实 9g，陈皮 9g，茯苓 9g，炙甘草 6g，生姜 3 片，大枣 6 枚。

加减：脾虚不运加白术、山药、扁豆、神曲、麦芽、山楂；腹胀加莱菔子、枳壳、木香；痰湿内盛加南星。

2. 外治疗法

（1）针刺治疗　针刺治疗对活动性胃炎缓解症状效果良好，取中脘、内关、足三里，可配胃俞、脾俞、肝俞。配穴：肝木犯胃配章门、阳陵泉；食滞不化、湿热积滞配上脘、下脘；脾胃虚寒配梁门，瘀血伤络配膈俞。每日选主穴 3~5 个，配穴

1~2 个，用提插补泻，先泻后补，留针 30 分钟，隔 10 分钟行针 1 次，每日针刺 1 次，2 周为 1 疗程。

（2）耳针　选胃、脾、肝、交感、神门、皮质下、十二指肠，每次选 3~4 穴，先探测出准确穴位，消毒后用 5 分长针刺之，留针 20~30 分钟，或用王不留行籽贴于穴位。嘱患者每日按压 3 次，每次 10~20 下，3 天更换 1 次。

（3）灸法　选中脘、足三里，或肝俞、胃俞、脾俞，用艾灸或隔姜灸，每日 3~5 壮，每日 1 次，2 周为 1 疗程。

（4）穴位埋线疗法　选取足三里、中脘、脾俞、胃俞等穴位。1 周 1 次，连续 4~6 周，可缓解症状。

（5）穴位贴敷法　本法简便易行，不良反应小，是广泛治疗消化系统疾病的方法。常用穴位有中脘、神阙、胃俞、足三里等，根据临床辨证选取不同的中药贴敷，每日 1 次。

3. 成药应用

（1）保和丸　消食和胃，主治一切食积，适用于脘腹痞满胀痛，嗳腐吞酸，恶食呕逆，大便泄泻，舌苔厚腻，脉滑。每日 3 次，每次 1 丸，温开水送服。

（2）摩罗丹　和胃降逆，健脾消胀，通络定痛。口服一次 1~2 丸，日 3 次，饭前用米汤或开水送下。

（3）胃复春　健脾益气，活血解毒。口服一次 4 片，日 3 次，温开水送服药或遵医嘱。

（4）达立通颗粒　清热解郁、和胃降逆、通利消滞。适用于肝胃郁热所致胃脘胀满、嗳气纳差、胃中灼热、嘈杂反酸、脘腹疼痛、口干口苦。1 次 6g，日 3 次。

（5）气滞胃痛冲剂　疏肝行气，和胃止痛。用于肝郁气滞，胸痞胀满，胃脘疼痛。用法与用量：开水冲服，1 次 5g，1 日 3 次，注意：孕妇慎用。

（6）荜铃胃痛颗粒　行气活血、和胃止痛。用于气滞血瘀所致的胃脘痛。用法用量：一次1袋，日3次。

（7）荆花胃康胶丸　理气散寒、清热化瘀。适用于寒热错杂、气滞血瘀所致的胃脘胀闷、疼痛、嗳气、反酸、嘈杂、口苦。一次2粒，日3次。

（8）温胃舒　扶正固本，温胃养胃，行气止痛，助阳暖中。适用于慢性萎缩性胃炎，慢性胃炎所引起的胃脘凉痛、胀气、嗳气纳差、畏寒、无力等症。胃大出血忌用。用量：每次10~20g，每日2次，温开水送服。

（9）养胃舒　扶正固本，滋阴养胃，调理中焦，行气消导。适用于慢性萎缩性胃炎，慢性胃炎所引起的胃脘灼热胀痛，手足心热，口臭，纳差等症。每次10~20g，每日2次，温开水送服。

（10）胃苏冲剂　理气消胀，和胃止痛。主治气滞型胃脘痛，症见胃脘胀痛，窜及两肋，得嗳气或矢气则舒，情绪郁怒则发作加重。胸闷食少，排便不畅，舌苔薄白，脉弦等。用于慢性胃炎及消化性溃疡见上述症状者。用量：口服1次15g，1日3次。15天为一疗程，可服1~3个疗程或遵医嘱。

4. 单验方

四消饮：神曲、麦芽、山楂、槟榔各15g水煎服，适用于气滞胃肠证。

萝卜子25g，水煎服。适用于腹胀脘闷者。

（五）名医治疗特色

1. 田德禄

田德禄教授将舌象与镜像相结合，将外科疮疡用药用于胃病治疗，他认为，慢性胃炎、溃疡在胃镜下所表现出的胃黏膜充血、糜烂、溃疡、出血与外科痈疡有相近的病机，都是邪热毒盛的表现，称之为内痈或内疡，因此将土贝母、蒲公英、连翘等外科疮疡要药用于胃炎及溃疡的治疗中，取得了显著的临床疗效。同时根据其临床表现，治宜和胃通降法，以香苏散化裁，基本方为：苏梗、荷梗、制香附、炒陈皮、焦三仙、大腹皮及子、连翘、蒲公英、土贝母。病由外感诱发，风寒所伤加苏叶、生姜；寒凉直中加高良姜、桂枝等；风温所伤加荆芥、薄荷；暑湿所伤加藿香、佩兰；病因气恼所伤，兼见胁肋胀满者加柴胡、青皮、郁金；兼烧心、吐酸、嘈杂者加黄连、吴茱萸或乌贼骨、煅瓦楞；苔黄腻者合小陷胸汤；腑气不通者加炒莱菔子或大黄；胃病日久兼胃脘刺痛者加炒五灵脂、生蒲黄或三七粉；分泌物多且黏腻苔腻者加生薏苡仁；若为胆汁反流所致，症见口苦泛呕，宜苦辛通降，加生姜、黄芩、半夏。

2. 于汇川

于汇川认为胃脘痛即胃痛，其原因多为感受寒邪，忧思郁怒，饮食不节或素体脾虚，痰涎湿浊，瘀血虫积等，其病机主要是气机不通，以"老十针"作为治疗胃脘痛的首选方，它不仅只适用于胃脘痛，对于腹痛，食滞，腹泻，便秘等都有极好的疗效。"老十针"的组方原则属八法中的"和"法。组成上脘、中脘、下脘、气海、天枢（双）、内关（双）、足三里（双）功能：调中健脾，理气和血，升清降浊。"老十针"所选十个穴位中以中脘、足三里为主穴，其他则为配穴。适用范围很广，对于一切消化系统疾病不论虚实寒热，根据"虚则补之，实则泻之"的原则，使用手法补泻，均可首选。用于胃脘痛，对其寒实证，实热证均用泻法，治虚寒证针后加灸。"老十针"去上脘、下脘加章门，太冲则名为"老实针"，实有实脾之意，目的在于疏肝理气，只有肝气条达，脾胃和健，气血生化源源不息。"老十针"加曲池、合谷，旨在健脾和胃、降逆止呕，适用于胃失和降所致的呕逆、嗳气、泄泻等。"老十针"加三阴交，灸关元以加强补中益气、温中散寒之功，适用于脾胃虚寒或寒邪直中所致的胃脘痛。

3. 危北海

危北海认为健脾滋阴法对胃黏膜肠化生，非典型增生和慢性胃炎的疗效较好，常用药如黄芪、党参、白术、芍药、甘草、黄精、石斛等。清热利湿、解毒消痈法对胃内急性活动性炎症和糜烂出血等病变消退有良效，常用药如银花、连翘、公英、大黄、土茯苓、野菊花、白花蛇舌草、败酱草等。疏肝和胃、解郁导滞法对胆汁反流性胃炎的症状缓解为佳，常用木香、川楝子、鸡内金、丁香、郁金、乌梅、沉香等。活血化瘀法则可贯穿于整个治疗的过程，配合其他治疗，相得益彰，收效尤为显著。

五、预后转归

慢性胃炎是由多种有害因素长期反复作用于易感人体的结果，起病隐袭，发展较慢。但是一般认为慢性胃炎是一个慢性进展过程，由轻到重，由浅表到萎缩，即先有浅表性炎症，最后变为不可逆的萎缩性炎症。慢性胃炎特别是慢性萎缩性胃炎的患病率一般随年龄的增加而升高。慢性胃炎包括慢性萎缩性胃炎的患病率一般随年龄的增加而升高，这主要与Hp感染率随年龄增加而升高有关，萎缩、肠化生与"年龄老化"亦有一定关系。这也反映了Hp感染产生的免疫反应导致胃黏膜损伤所需的演变过程。慢性胃炎的患病率与性别的关系不明显。慢性胃炎人群中，慢性萎缩性胃炎的比例在不同国家和地区之间存在较大差异，一般与胃癌的发病率呈正相关。

六、预防调护

（一）预防

慢性胃炎是多种有害因素长期反复作用于易感人群的结果，因此预防就要避免各种有害因素的刺激，这些措施包括控制或戒除吸烟、饮酒，不吃各种刺激性食物和过冷过热的食物，防止放射性损害，避免使用对胃黏膜有损害的药物，积极治疗其他原发病，积极控制体内各种细菌或病毒感染。

（二）调护

说服患者积极配合治疗，尽可能避免引起急性胃炎的因素，如戒烟酒，避免服用对胃黏膜有刺激的食物及药物，调整饮食习惯，宜少量多餐，软食为主，避免生冷及刺激性食物。结合个人生活习惯总结一套适合自己的食谱。

（三）食疗

当归生姜羊肉汤：纯羊肉500g，洗净切成小块状，当归30g，生姜10g，加水适量，盐少许，文火炖羊肉熟烂为止，吃羊肉喝汤。羊肉生姜辛温散寒，当归补血活血，共奏温中散寒，补虚活血之功。

七、专方选介

半夏泻心汤：半夏泻心汤出自《伤寒论》149条："伤寒五六日，呕而发热者，柴胡汤证俱，而以他药下之……但满而不痛者，此为痞，柴胡不中与之，宜半夏泻心汤"，本方由半夏、黄芩、干姜、党参、炙甘草、黄连、大枣7味药组成，全国名老中医隗继武认为脾胃为五脏和合的中心，临床用半夏泻心汤治疗慢性胃炎，认为本方旨在苦辛用以顺其升降，甘温相伍以调补中州，补泻同施扶正祛邪，有和胃降逆、开结除痞之功，凡脾胃不和、升降失常、湿热留恋等皆可选用，临床用于寒湿阻中郁而化热或湿热阻中等所致中焦升降失常的慢性胃炎。

旋覆代赭汤：广东省名老中医何炎燊擅长用经方治疗慢性胃炎。其治则有以下四法：和胃降逆，宽中舒脘；寒热并调，虚实兼顾；清养胃阴，近凉远热；疏肝解郁，止呕制酸。应用旋覆代赭汤治疗慢性胃炎之胃脘气逆、呃逆、嗳气等症，并在方中加入厚朴花、枳壳，则能除上、中、下脘之痞胀，大大增强了疗效。

香苏饮加减：董建华教授擅长应用香苏饮加减治疗慢性胃炎之脾胃气滞者。胃脘痛常因情志不遂、饥饱劳倦或冷热无度等影响胃气通降而成。董老认为病机属胃气阻滞，不通则痛，应用该方加减理气和胃、疏畅郁滞，承其通降下行之性，收到治病之功。

八、研究进展

慢性胃炎的辨证分型目前尚无统一标准，临床医家各抒己见，在传统的分类方法上又结合自己的经验及临床体会分为若干证型，如钱岳华等将慢性萎缩性胃炎分为脾胃虚寒，肝胃不和及虚寒兼气滞。董建华等辨证在气阴两虚证、虚火灼胃证、脾胃虚弱证的基础上，分别以甘平养胃方、酸甘益胃方、甘温健胃方治疗。陈泽民则分为6型。①脾胃虚弱证，以健运脾胃为原则；②脾虚胃热证，以补脾胃泻阳火为原则；③肝胃不和证，治以疏肝和胃法；④胃阴不足治以养阴益胃；⑤脾胃湿热证，治以清化湿热；⑥脾胃亏虚证，治以温补脾胃，和胃理中。然而在传统辨证分型的基础上，一些医家结合西医学的检测手段，采取辨证与辨病相结合的方法，根据自己的经验，把一些西医学的检查结果，引入辨证论治理论之中，也取得了可喜的效果。

如危北海认为慢性胃炎黏膜相的微观辨证与中医的一般客观辨证有明显的相关性。若以胃黏膜相红白相间，以白为主，血管透见为慢性萎缩性胃炎的基本病变，其在中医辨证上多属脾胃虚弱型；若病机转化，以热为主，出现热象或虚中挟实，出现虚热证候，则多见胃黏膜充血、水肿、溃疡、出血、糜烂等急性活动性炎症病变。若病机转化，以寒为主，出现虚寒证候，则多见胃黏膜苍白、水肿，肠上皮化生。非典型增生及萎缩性病变，若阴液亏损，则多见胃黏膜分泌量少，呈现龟裂样改变；若为痰浊内阻则多见胃黏膜分泌黏液量多而稀薄；若为肝胃不和，则多见幽门括约肌舒缩障碍，胆汁反流。中国中西医结合学会消化系统疾病专业委员会在诊疗共识意见中指出：针对胃黏膜炎症，可选择采用具有清热消炎、去腐生肌、保护胃黏膜和止血等作用的中药如黄芩、栀子、连翘、黄芪、茯苓、白芍、白及、延胡索、木香、砂仁、败酱草、鱼腥草等治疗，或采用黄芪建中汤、香砂六君汤、理中汤等方加减治疗。

主要参考文献

[1] 房静远，杜奕奇，刘文忠，等. 中国慢性胃炎共识意见（2017）[J]. 中华中医药杂志，2017（6）：269-272.

[2] 孙长虎，张心海. 柴胡疏肝散加减联合抗Hp疗法治疗慢性浅表性胃炎40例 [J]. 河南中医，2012，32（10）：1349-1350.

[3] 叶立昌，何炎燊. 名老中医何炎燊运用经方治疗慢性胃炎经验介绍 [J]. 新中医，2010，42（09）：146-147.

[4] 王春燕. 黄连平胃汤治疗慢性胃炎脾胃湿热证的临床效果观察 [J]. 中药药理与临床，2015，1：149.

[5] 中国中西医结合学会胃肠病专业委员会. 慢性非萎缩性胃炎中西医结合诊疗共识意

见（2017）[J].中国中西医结合消化杂志，2018，1（26）：1-8.

第三节　胃溃疡

胃溃疡是多种致病因素引起的胃黏膜的缺损。溃疡浅者累及黏膜肌层，深者达肌层甚至浆膜层，愈合后必然遗留瘢痕，是一种常见的慢性消化系统疾病。胃肠道与酸性胃液接触的任何部位均可发生溃疡，包括食管下段、胃、十二指肠、胃肠吻合术后接受胃内容物的肠袢和具有异位胃黏膜的 Meckel 憩室。其中十二指肠溃疡最常见，其次是胃溃疡，二者之比约为 4：1，溃疡的形成与胃酸／胃蛋白酶的消化作用有关，故名为消化性溃疡病。但溃疡的形成很可能是多种因素引起的疾病的局部表现。溃疡和糜烂不同。在病理学上，糜烂是一个局限性的黏膜缺损，它不穿透黏膜肌，愈合后不遗留任何痕迹。胃溃疡病和十二指肠溃疡病虽然有许多相似之处，且二者在年龄、性别上的发病率、胃分泌、并发症、治疗，甚至在发病原理上存在着明显的不同，此节先讨论胃溃疡。

胃溃疡的主要症状是上腹胃脘部疼痛、吐酸、胃上腹部嘈杂不适，或见大便下血（黑便）。中医学多归属于胃脘痛、吐酸、嘈杂、血证等范畴。如《灵枢·邪气脏腑病形》篇指出："胃痛者，腹䐜胀，胃脘当心而痛。"《外台秘要·心痛方》说："足阳明为胃之经，气虚逆乘心而痛，其状腹胀归于心而痛甚，谓之胃心痛也。"这里的心痛都是指胃脘痛。《伤寒论》中所谓的心下痞，按之濡，或心下痞、按之痛等，实皆指胃部而言。古籍九种心痛说，亦多指胃痛而言。吐酸是指泛吐酸水，有寒热之分。高鼓峰《四明心法·吞酸》说："凡为吞酸尽属肝木，曲直作酸也。河间主热，东垣主寒，毕竟东垣是言其因，河间言其化也。"嘈杂是脘中饥嘈，或作或止。《景岳全书·嘈杂》说："其为病也则腹中空空，若无一物，似饥非饥，似辣非辣，似痛非痛，而胸膈懊侬，莫可名状，或得食而暂止，或食已而复嘈，或见恶心，而渐见胃脘作痛。"其病因有胃热、胃虚、血虚之不同。便血或为胃热炽盛，灼伤胃络，或为脾胃虚寒，无力统血。《金匮要略》中也早有关于黄土汤治疗便血的记载。

一、病因病机

（一）西医学研究

近年研究表明，幽门螺杆菌和非甾体类抗炎药是损害胃十二指肠黏膜屏障导致胃溃疡发病的最常见病因。

1. 幽门螺杆菌

幽门螺杆菌感染与溃疡病的关系甚为密切，胃溃疡患者中 70%~80% 的病例有检查出幽门螺杆菌。大量临床研究肯定，成功根除幽门螺杆菌后胃溃疡复发率明显下降。其发病机制一般认为是幽门螺杆菌感染引起的胃黏膜炎症削弱了胃黏膜的屏障功能，胃溃疡好发于非泌酸区与泌酸区交界处的非泌酸区，反映了胃酸对屏障受损的胃黏膜的侵蚀作用。

2. 非甾体类抗炎药

非甾体类抗炎药是引起胃溃疡的另一个重要病因。非甾体抗炎药的作用和毒性作用是由于环氧化物酶（COX）受抑制导致局部前列腺水平的下降引起。现在公认环氧化物酶有两种不同的亚型：COX-1 和 COX-2。COX-1 抑制剂能引起胃黏膜前列腺素的合成下降，同时黏膜屏障的有益效应丧失，如流经黏膜的血流减少、碳酸氢盐分泌及黏液的疏水性降低。COX-2 抑制剂降低炎症部位的前列腺素合成，减轻炎症反应。非甾体类抗炎药能抑制这两种酶，因此能够改善炎症患者的症状，同时降低胃黏膜保护屏障依赖 COX-1 的前列腺素的水平，导致了消化性溃疡。

3. 酸和胃溃疡病

没有酸便没有溃疡，酸在胃溃疡发病上的作用也受到广泛注意，但是由于胃体部溃疡患者的酸分泌降低或正常，所以酸可能不是决定溃疡的发病，而是决定于溃疡的部位。

4. 胆汁反流和胃溃疡病

在一些病理情况下，胆汁可以反流入胃。胆汁反流入胃，常见于胃溃疡病而不常见于正常人。胆汁在胃溃疡病患者的空腹胃液标本和餐后胃液标本均存在。胃溃疡愈合以后，反流可以减少或停止。

5. 胃或十二指肠的动力障碍

是导致胆汁反流的原因，然而造成动力障碍的基本因素仍然不明。某些患者可能与吸烟有关。胆汁能破坏黏膜屏障，还能破坏胃黏膜表面上皮细胞，但是实践已证明，十二指肠内容物对胃黏膜的损伤，较单纯胆汁或胰腺分泌一种，对黏膜的损伤大得多。

6. 胃溃疡病时的胃排空和运动性

胃排空延缓和滞留被认为是一个重要因素，但对绝大多数自然发生的胃溃疡来说，远非一种满意的解释。胃溃疡病经常和慢性胃炎同时存在。一般认为胃溃疡病发生在慢性胃炎的基础上。

（二）中医学认识

胃脘痛发生的常见原因有寒邪客胃，饮食伤胃，肝气犯胃，脾胃虚弱等几个方面。如《素问·痹论篇》说："饮食自倍，肠胃乃伤。"《医学正传·胃脘痛》中说："致病之由，多由纵容口腹，喜好辛酸，恣饮热酒煎煿，复餐寒凉生冷，朝伤暮损，日积月深，故胃脘疼痛。"《沈氏尊生书·胃痛》所说："胃痛，邪干胃脘病也……惟肝气相乘为尤甚，以本性暴，且在克也。"脾胃为仓廪之官，主受纳和运化水谷，若饥饱失常，或劳倦过度，或久病伤胃等，均能引起脾阳不足，中焦虚寒，或胃阴亏损，失其濡养，久则气血生化乏源，胃膜不生，而形成胃溃疡之胃脘痛。

胃为五脏六腑之大源，主受纳腐熟水谷，上述各种原因，皆能引起胃受纳腐熟之功能失常，胃失和降，而发生疼痛。若寒客胃中，则气机受阻而为痛，或暴饮暴食，胃之受纳过量，纳谷不下，腐熟不收，食谷停滞而痛。或饮酒过度，嗜食肥甘辛辣之品，则易耗损胃阴。或过食生冷，寒凉药物，则易耗伤中阳。日积月累，则胃之阴阳失调，而出现偏盛，产生偏寒偏热或寒热错杂的胃痛。

肝与胃是木土乘克的关系，肝为刚脏，性喜条达而主疏泄。若忧思恼怒，气郁伤肝；肝气横逆，势必克脾犯胃，致气机阻滞，胃失和降而为痛。如肝气久郁，即可出现化火伤阴，又能导致瘀血内结。脾与胃同居腹内，以膜相连，一脏一腑互为表里，共主升降，故胃病多涉于脾，脾病如可及于胃。若饮食劳倦，以及久病正虚不复等，均能引起脾胃虚弱而胃脘痛。脾阳不足，则寒自内生，致胃失温养，而成虚寒胃痛；如脾润不及，或胃燥太过，致胃失濡养而成阴虚胃痛；阳虚寒化，则血行不畅，涩而成瘀；阴虚热化，则灼伤胃络而溢血，因而胃痛出血的病机应分寒热两端。

上述各种致病因素，可单独致病，而更多的是合而为害。在胃溃疡和十二指肠溃疡的辨证过程中不难发现胃脘痛由多种致病因素合而为害，其病理变化及临床证候比较复杂，故为难治。肝与胃，木土相克，胃与脾，表里相关。故胃痛与肝脾关系最为密切。且肝与脾为藏血统血之脏，胃为多气多血之腑。胃痛初起，多在气分迁延，日久则深入血分，所以久病胃络受伤，则多见呕血或黑便等证，气病较轻，血病较重。胃脘痛的病因虽然有种种不同，但其发病机制确有共同之处，即所谓"不通则痛"。但在痛的程度上又各有特征和差异，临床不难分辨。

二、临床诊断

（一）辨病诊断

1. 临床表现

胃溃疡病患者可完全没有症状，有症状也不像十二指肠溃疡病有典型的临床表现。疼痛是症状性胃溃疡病的最重要症状，但是一些不典型症状，如食欲不振，饭后胀满，恶心和呕吐也颇为常见，反酸和胃脘灼热也很常见，无并发症的胃溃疡缓解期无阳性体征，在活动期可有上腹部压痛。

（1）疼痛　胃溃疡病疼痛部位多在上腹中线左侧或左上腹部，而不在中线右侧，定位不如十二指肠溃疡病局限。胃体部高位溃疡病疼痛可现于前胸的左下，后壁溃疡也可出现背痛。但要注意不少胃溃疡患者并无明显疼痛或仅有轻度不适。胃溃疡病的疼痛多出现餐后 0.5~2 小时，持续 1~2 小时，在下次进餐前自然消失。

（2）其他消化不良症状　表现为上腹胀满，嗳气、胃灼热和反酸等。

（3）体重减轻　胃溃疡疼痛常与进食的性质有关，为减轻疼痛，患者常减少或选择食物，久之摄入热量减少而致体重下降。

（4）出血　溃疡破坏血管可能出现出血，且出血量大，容易复发。

2. 内镜检查胃黏膜活组织检查

胃镜检查是确诊胃溃疡的首选方法。胃镜检查不仅可对胃、十二指肠黏膜直接观察、摄像，还可以在对病变部位取活组织做病理学检查。胃镜检查对胃溃疡的诊断及良、恶性溃疡鉴别的准确性高于 X 线检查。内镜检查优势：①为了进一步确定溃疡的性质；② X 线不能发现的溃疡；③ X 线发现的不典型溃疡，如胃皱襞粗大，呈放射状纠集，而无龛影等进一步明确；④确定是否伴有胃炎。

胃镜下胃溃疡通常呈圆形、椭圆形或线形，边缘锐利，底部为坏死组织所覆盖，呈灰白色或黄白色，有时呈褐色，为陈旧性出血所致；周围黏膜充血、水肿，略隆起；胃皱襞放射至溃疡壁龛的边缘。内镜下溃疡分为活动期（A）、愈合期（H）、和瘢痕期（S）三期。其中每期又分 1 和 2 两个阶段。

3. X 线检查

适用于胃镜检查的禁忌或对胃镜检查抗拒者。主要 X 线征是壁龛或龛影，是钡剂充填溃疡的凹陷部分所造成的，在正面观，龛影呈圆形或椭圆，边缘整齐，因溃疡周围的炎性水肿可形成环状透亮区，该透亮区可随施加压力的不同略有明显变化。因纤维组织的收缩，四周黏膜皱襞呈放射状向壁龛集中，直达壁龛边缘。在切面观，壁龛突出胃壁轮廓以外，乳头形，长方形，漏斗形。溃疡四壁一般光整而平滑，龛影与胃脘的交界以外，即溃疡口部，有时可见一宽 1~2mm 的透光细线，或见一条较宽的（0.5~10mm）透光带，多见于良性溃疡，偶见于溃疡性胃癌。

有时胃溃疡在 X 线上不能显示，如溃疡过浅，溃疡内有黏液或血液，或溃疡的周围水肿将溃疡口闭合。若溃疡形成包裹性穿孔则可在胃旁形成一个圆形或椭圆形的囊与胃相通，称为副囊。

4. C^{13}/C^{14} 呼气试验

近年来普遍认为幽门螺杆菌感染与胃溃疡的发生相关，通过 C^{13}/C^{14} 呼气试验明确是否存在幽门螺杆菌感染，同时指导治疗。

5. 血清胃蛋白酶测定

研究显示，胃溃疡患者血清胃蛋白酶水平显著升高，提示高水平血清胃蛋白酶是胃溃疡的高危因素，并对胃溃疡的诊断及治疗有重要的临床意义。

6. 并发症

胃溃疡主要并发症有出血、穿孔、梗阻和癌变，部分胃溃疡患者以并发症为首诊症状。

（二）辨证诊断

胃溃疡多属中医胃脘痛范畴，其辨证分型以病机为依据。

望诊：可有面色萎黄，肌肤消瘦，舌质淡或红，苔厚。

闻诊：语言、气味无明显异常。

问诊：胃脘部疼痛或胀满不适，或拒按，或喜温喜按，或嘈杂，反酸，纳呆，便溏，或大便不爽，便秘。

切诊：或见心下痞块，脉弦滑或细弱。

1. 食滞胃肠

临床证候：胃脘胀满，嗳腐吞酸，或呕吐不消化食物，吐后痛缓，苔厚腻，脉滑。

辨证要点：胃脘胀痛，嗳腐吞酸，吐后痛缓，苔厚腻。

2. 胃热炽盛

临床证候：胃痛急迫，或痞满胀痛，嘈杂吐酸，心烦口苦，舌质红，苔腻，脉数。

辨证要点：胃脘痞满，嘈杂吐酸，心烦，口苦，脉数。

3. 肝胃气滞

临床证候：胃脘痞满胀痛，或攻窜胁背，嗳气频作，苔薄白，脉弦。

辨证要点：胃脘痞满胀痛，或攻窜胁背，脉弦。

4. 胃阴亏虚

临床证候：胃痛隐作，灼热不适，嘈杂似饥，食少口干，大便干燥，舌红少津，脉细数。

辨证要点：胃脘灼热，嘈杂似饥，口干便燥，脉细数。

5. 脾胃虚寒

临床证候：胃痛绵绵，空腹为甚，得食则缓，喜热喜按，泛吐清水，神倦乏力，手足不温，便多溏，舌质淡，脉沉细。

辨证要点：胃脘隐痛，得食则缓，喜热喜按，脉沉细。

6. 瘀阻胃络

临床证候：胃痛较剧，痛如针刺或刀割，痛有定处，拒按或大便黑色，舌质紫暗，脉涩。

辨证要点：胃脘刺痛，痛有定处或大便色黑，脉涩。

三、鉴别诊断

（一）西医学鉴别诊断

良性溃疡（胃溃疡）与恶性溃疡（胃癌）的鉴别：良性溃疡与恶性溃疡的预后和治疗截然不同，因此鉴别诊断非常重要，其重点如下。

1. 内镜加活组织检查

①良性溃疡多为圆形，椭圆形或线形，而恶性溃疡多不规则；②良性溃疡的基底部多平滑，有灰白或黄白苔覆盖，而恶性溃疡的基底部多凹凸不平，颜色污秽；③良性溃疡周边多有充血红晕，略显肿胀，但柔软、平滑、无糜烂和结节状改变；而恶性溃疡周边多呈结节状隆起、僵硬，可有糜烂；④如有出血，良性溃疡的出血多来自底部，而恶性出血在病灶周边。病理报告更具诊断价值。

2. X 线检查

①良性溃疡多为圆形、椭圆形或线形，边缘光滑整齐，而恶性溃疡多不规则，边缘不整齐；②良性溃疡底部常平滑，而恶性溃疡底部可呈结节状；③大多数良性溃疡突出胃轮廓以外，而恶性溃疡多在胃轮

廓以内；④良性溃疡周围黏膜水肿范围小，突入胃腔不深，形成边缘光滑而对称的充盈缺损，而恶性溃疡周围缺损范围广，突入胃腔较深，表面凹凸不平，呈结节状；⑤良性溃疡的胃皱襞放射至溃疡口部，而恶性溃疡没有放射皱襞或皱襞在与溃疡有一段距离处即行变钝和中断；⑥良性溃疡周围胃壁柔软、蠕动正常，而恶性溃疡周围胃壁僵硬、蠕动消失。

3. 胃酸检查

胃酸存在，不能除外胃癌，但如发现真性抗组胺或五肽胃泌素的胃酸缺乏，不管是否有其他指标，胃癌不能除外。

4. 大便潜血检查

大便潜血持续阳性多见于恶性溃疡，而良性溃疡不常见。良性溃疡出血严格治疗2周后粪潜血多转阴，若仍不转阴有恶性可能。

5. 临床特征

长期典型的溃疡史有利于良性溃疡的诊断，而恶性溃疡发展较快，病程较短，缺乏典型的节律特点。全身症状良性溃疡较轻而恶性溃疡较重，恶性溃疡晚期转移可有相应的临床表现，但要注意与良性溃疡的封闭性穿孔相鉴别。

6. 治疗试验

无证据显示恶性溃疡者可行内科治疗观察，良性溃疡经严格内科治疗后愈合较快，而恶性溃疡多治疗无反应。

（二）中医病证鉴别诊断

本病应与胁痛、腹痛相鉴别。

胁痛是以一侧或两侧胁肋疼痛为主症，肝气犯胃的胃痛有时亦可牵连两胁胀痛，但仍以胃脘部疼痛为主症，两者具有明显的区别，胁痛多见西医学的病毒性肝炎、肝硬化等病。

腹痛是指胃脘部以下，耻骨毛际以上整个位置疼痛为主症，包括胁痛，大腹、少腹等部位的疼痛，较本病疼痛范围广泛。

胃脘痛要辨明虚实寒热，新病暴病，病势急迫，痛处拒按多属实证；久病痛缓解，病势缠绵，痛处喜按多属虚证；寒证疼痛，喜温烫热饮，遇寒则痛增；热证疼痛，喜凉饮冷，遇热则痛剧；以胀痛为主，或痛引胸胁，疼痛每因情志变化而增减，此多气滞；痛处固定，多为刺痛，常属久病血瘀；若烦热似饥，舌红无苔或少津，多属胃阴不足之证。

四、临床治疗

（一）提高临床疗效的基本要素

1. 辨明虚实，分清寒热

胃溃疡病在病机上多属正气虚弱、血分瘀阻，以致胃黏膜溃烂的虚实夹杂证。临证中可见脾胃虚寒的一面，又可见胃气不降，夹滞夹瘀的一面，因此温养脾胃，勿忘祛邪；寒热夹杂亦是胃溃疡病变过程中的常见证型。多由饮食、失治、误治等因素，使寒热互结于中焦，脾胃阴阳、寒热、升降等失调所致，临床可见胃脘灼热疼痛，喜温喜按，喜热食，嘈杂，吞酸，口干，大便干，小便短赤，苔黄脉弦数，宜寒热平调，辛开苦降。

2. 谨守病机，药随证变

临床上胃溃疡病各证之间不是固定不变，而是可以相互转化的，要注重虚实转化和寒热互化。临床上如初用药时效果良好，而长期用药效不如初时，要注意：①是否有化热趋势；②是否有伤阴倾向；③是否久病入络，有无瘀血征兆。注意基本病机上的转化演变，做到方随证转，药随证变。

（二）辨病治疗

胃溃疡和十二指肠溃疡病同属消化性溃疡病，内科治疗基本相同，但二者在病理上有显著不同，治疗上又各有特点。如在酸分泌上，十二指肠溃疡患者约有40%超过正常，而胃溃疡患者多数正常；在胃的运动性上，十二指肠溃疡病时胃排空增快，而胃溃疡病时胃排空延缓。此外胃溃疡的形成还与十二指肠胃反流有关，因此治疗时药物选择应有区别。对于十二指肠溃疡病应主要选择降低胃酸分泌的药，而胃溃疡病重点选择增强黏膜抵抗力的药物，如胶体果胶铋和硫糖铝等。此外，胃溃疡病时要采取增加胃排空，减少十二指肠胃反流等措施，避免使用抑制胃运动的药物。关于胃和十二指肠溃疡病的基本内科治疗参考十二指肠溃疡病治疗内容，此处仅介绍胃溃疡的特殊治疗。

1. 一般治疗

注意卧床休息，可加快胃溃疡的愈合，戒烟以减少胆汁反流；结合个人情况制定适合自己的食谱。避免进食生冷、硬及刺激性食物，尤应忌酒。

2. 药物治疗

（1）增强黏膜抵抗力药物

氢氧化铝片：口服0.14g，日3~4次，饭前1小时或睡前。

铝碳酸镁咀嚼片：咀嚼成粉末后与温开水吞服。餐后1~2小时，一次1~4片，1日3~4次。

胶体铋：果胶铋胶囊（枸橼酸铋钾或三钾二酸铋），有液剂和片剂两种剂型，液剂每5ml含铋剂120mg，片剂每片含量与5ml液体剂含量相同，每次120mg，1日4次（每次餐前半小时及晚餐后2小时）。4周为1疗程。必要时可进行第二疗程。或果胶铋胶囊100mg，1日3次口服。

考来烯胺：考来烯胺可与胆汁酸结合，减少对胃黏膜的损伤，加速溃疡愈合。

（2）制酸剂 质子泵抑制剂或组胺受体拮抗剂：质子泵抑制剂有强大的胃酸抑制作用；H_2受体拮抗剂能抑制酸分泌，对

溃疡病的治疗非常重要。但是对胃溃疡病的治疗效果不如十二指肠溃疡，在治疗胃溃疡时用药时间要比十二指肠溃疡延长1~2周。具体药物，用法，用量参见十二指肠溃疡病章节。

（3）增加胃动力的药物 多潘立酮片20mg，1日3次，饭前口服；或10mg，1日3次，饭前口服，睡前加服20mg，疗程为4周。

莫沙必利片5mg，1日3次，餐前30分钟口服。

其他如甲氧氯普胺片、伊托比利片等。

（三）辨证治疗

1. 辨证施治

（1）食滞胃肠

治法：消食导滞，理气和胃。

方药：保和丸加减。

组成：陈皮10g，半夏12g，茯苓10g，焦山楂10g，神曲10g，莱菔子10g，连翘10g，木香6g，厚朴10g。

加减：腹痛甚加延胡索12g，白及10g，便血加三七（冲）3g，黄芪30g，党参15g；大便不畅加槟榔10g，或大黄（后下）9g。

（2）胃热炽盛

治法：养阴清胃。

方药：玉女煎或清胃散。

组成：石膏15g，熟地15g，麦冬6g，知母9g，牛膝10g。

加减：胃脘灼热加黄连；嘈杂、吐酸加焦三仙、煅瓦楞、乌贼骨；大便秘结加大黄；若见吐血或便血，可合十灰散（大蓟、小蓟、荷叶、侧柏叶、茅根、茜根、山栀、大黄、牡丹皮、棕榈皮），适量水煎服，或合四生丸（生荷叶、生艾叶、生柏叶、生地黄）水煎服。

（3）肝胃气滞

治法：疏肝理气，和胃止痛。

方药：柴胡疏肝散加减。

组成：柴胡、香附、枳壳、芍药各 10g，甘草 6g。

加减：胁痛甚者加陈皮、郁金、延胡索；嘈杂、吐酸加旋覆花、煅瓦楞、乌贼骨各 15g，浙贝母 15g；胃脘发凉，喜热饮者加吴茱萸、干姜以温中散寒；胃脘灼热，苔黄者加黄连、栀子以清降胃火；嗳气频繁加沉香、白蔻仁、代赭石以顺气降逆；苔厚腻者加焦三仙、半夏、茯苓；阴虚者去香附，加石斛、麦冬、郁金以滋养胃阴，疏肝止痛。

（4）胃阴亏虚

治法：益胃生津。

方药：益胃汤加味。

组成：沙参 12g，麦冬 15g，玉竹 12g，冰糖 12g，天花粉 12g，甘草 6g。

加减：阴伤便干加火麻仁、郁李仁、玄参、油当归；阴虚火旺可加知母、黄连。

（5）脾胃虚寒

治法：温中健脾，和胃止痛。

方药：黄芪建中汤合良附丸加味。

组成：黄芪 30g，桂枝 10g，白芍 20g，高良姜 10g，香附 10g，党参 15g，白术 12g，茯苓 15g，木香 10g，煅瓦楞子 10g，生姜 10g，大枣 12g。

加减：泛吐清水明显者加半夏、陈皮、干姜温胃化饮，泛酸明显者加吴茱萸、乌贼骨、益智仁以温中制酸，大便潜血阳性者加炮姜炭、白及、伏龙肝、仙鹤草等以温中止血，若见吐血、便血，可用《金匮要略》黄土汤（甘草、干地黄、白术、炮附子、阿胶、黄芩、灶心黄土）水煎服。

（6）瘀阻胃络

治法：活血化瘀，通络止痛。

方药：丹参饮合失笑散。

组成：丹参 30g，檀香 6g，砂仁 10g，生蒲黄 10g，五灵脂 10g，当归 12g，赤白芍各 12g，党参 15g，香附 10g，延胡索 10g，乌贼骨 15g，三七粉 3g（冲），甘草 6g。

加减：疼痛较剧者，加乳香、没药、延胡索、大黄以加强化瘀定痛的作用；兼气滞者加柴胡、枳壳以疏肝理气止痛；瘀血日久，耗伤正气者加黄芪、白术以益气健脾；兼吐血、便血者加生大黄、白及、藕节以化瘀止血。

2.外治疗法

针刺疗法：中脘、上脘、下脘、气海、内关、足三里，配胃俞、膈俞、肝俞随证取穴。用提插补泻，先泻后补法，留针 30 分钟，隔 10 分钟行针 1 次，每日针治 1 次，2 周为 1 疗程。

3.成药

①健胃愈疡片：疏肝健脾、解痉止痛、止血生肌之功；用于肝郁脾虚证；每次 4~6 片，日 3 次。

②溃疡宁胶囊：珍珠、珍珠层粉、象牙屑、青黛、人指甲、蚕茧（炭）、牛黄、冰片。具有清热解毒、生肌止痛之功；用于肝气犯胃及脾胃湿热证；每次 0.9g，日一次，睡前服。

③乌贝散：海螵蛸、浙贝母、陈皮。具有制酸止痛、收敛止血之功；用于肝胃不和证；每次 3g，日 3 次。

④康复新液：美洲大蠊干燥虫体的乙醇提取物；具有通利血脉、养阴生肌之功；用于瘀血阻络证。

⑤安胃疡胶囊：甘草黄酮类化合物；具有补中益气、解毒生肌之功；用于脾胃虚弱证；每次 2 粒，日 4 次。

⑥胃康胶囊：白及、海螵蛸、黄芪、三七、白芍、香附、乳香、没药、鸡内金、鸡蛋壳（炒焦）；具有健胃止痛、制酸之功；用于肝气犯胃证；每次 2~3 粒，日 3 次。

4.单验方

（1）三七粉　6g 冲服，用于胃溃疡出血、吐血、便血者或潜血阳性者。

（2）云南白药　3g 冲服，用于胃溃疡

病出血、吐血、黑便者。

（3）益气止痛散　党参 3g，黄芪 3g，白术 3g，白及 3g，延胡索 3g，三七 1.5g，煅瓦楞 3g，川楝子 3g，浙贝母 3g。共研极细末，口服 3 次/日，每服 6g，温开水送服，亦可装入胶囊吞服，用于胃及十二指肠溃疡。

（4）锡黄散 0.3g，生肌散 1.5g，早晚各 1 次。脾胃虚寒者用黄芪建中汤加减送服，肝胃不和者用柴胡疏肝散加减送服。用于消化性溃疡。

（四）名医治疗特色

1. 江尔逊

江尔逊认为十二指肠溃疡与胃溃疡同属消化性溃疡，而其疼痛性质，同中有异，胃溃疡疼痛夹杂胃气不降，不通则痛之病机，为虚中夹实；十二指肠溃疡多属脾不升清，"不荣则痛"，几无实像可稽。

2. 顾丕荣

顾丕荣认为溃疡宜补不宜通，补可保护黏膜，促进溃疡愈合，但也不可执甘温一法，唯用黄芪建中汤一方，而应据证选用归脾汤、妙香散、理中汤、六君子汤、一贯煎等，同时亦需整体结合局部，加乳没、乌贼骨、煅瓦楞、白及等制酸、止血、止痛之品。

3. 张羹梅

张羹梅认为消化性溃疡比较复杂，临床证型很多，但从整体论，消化性溃疡病久必虚；一般以补为主。常用：党参 12g，白术 15g，茯苓 12g，白芍 15g，甘草 15g，姜川连 3g，吴茱萸 1.5g，瓦楞子 30g。苔腻加半夏 9g，陈皮 6g；如舌红脉数有阴虚表现，以养胃阴为生，方用石斛 15g，太子参 12g，白术 9g，茯苓 9g，川连 9g，吴茱萸 1.5g，延胡索 9g。有时痛处拒按，属于实痛，以五香丸主之；寒痛者以良附丸为治；热痛，痛有定处，按之更甚，以左金丸、

金铃子散主之。对消化性溃疡并发呕吐者，轻者用左金丸，稍重加二陈汤，再重者加旋覆代赭汤，若仍不见效，再加乌梅。无效应疑及肿瘤，需详加检查。

4. 董建华

董建华认为治疗消化性溃疡属瘀久入络之重证，常用猬皮香虫汤：炙刺猬皮、炒九香虫、炒五灵脂、川楝子、延胡索、制乳没、香附、木香、橘皮、佛手等。

5. 颜亦鲁

颜亦鲁认为消化性溃疡胃脘痛日久，不可俱谓虚证，临床上属实者亦不少。其实证大致有两类：一类为日久化热，民间用生山栀 15 只，连翘炒焦与川芎各 3g，生姜汁 5 滴，水煎服，可使胃痛迅速缓解；另一类为久病必瘀，习用小瓜蒌 1 只，红花 2~4g，炙甘草 6g，水煎服。疼痛顽固者，加醋炒五灵脂以增强活血止痛之功，效果更佳。有时还配合散剂止痛，如五香粉（沉香、降香、木香、檀香、乳香各等份，共研细末）每次 3g，日服 2~3 次。吞酸虽有寒热夹杂之分，皆以左金丸、乌贼骨为主治之。

6. 岳美中

岳美中推崇《医学衷中参西录》之内托生肌散（生黄芪 120g，甘草 60g，生乳香 45g，生没药 45g，生杭芍 60g，丹参 45g，天花粉 50g，共为细末开水送服 10g，日 3 次）。治疗胃溃疡正虚血瘀之虚实夹杂证，疗效满意。

7. 俞尚德

俞尚德自拟补中生肌汤（黄芪 15~20g，党参 12~15g，炙甘草 12~18g，赤芍 9~15g，白及 9g，制乳香 5g，当归 6~9g，茯苓 15g，海螵蛸 15g），治疗胃溃疡。并指出溃疡面积大及难治性溃疡，黄芪应加大剂量，可用至 60g，气滞加甘松，或徐长卿，泛酸多加洗吴茱萸或益智仁；痛重加三七粉或云南白药；脾胃虚寒加炙桂枝、干姜；幽门

管溃疡加苏木等，疗效满意。

8.田德禄

田德禄认为胃溃疡处于活动期，需在和胃通降方的基础上加强清化湿热与活血化瘀药物，甚至采用化浊通胃法才能取效。并可针对溃疡筛选数味具有敛疮作用的药物如乌贼骨、血竭、生蒲黄、三七、白及、大黄，另外锡类散、养阴生肌散、云南白药、血伤宁等，亦能生肌敛疮、散瘀止痛。

五、预后转归

活动性胃溃疡病的治疗并不困难，但治疗时间较十二指肠溃疡应当稍长。只要坚持正规治疗，活动性胃溃疡多能愈合。一般以为胃溃疡病的复发率低于十二指肠溃疡，但实际上胃溃疡的复发率也很高，大量资料表明，5年内的复发率50%~90%。胃溃疡病的死亡率较低，25岁前病死率几乎为零。随年龄增大死亡率有所增加。胃溃疡的死亡原因主要是并发大出血和穿孔，手术治疗出血和穿孔降低了死亡率，也可用于顽固性溃疡的治疗，但仍不免有手术后的并发症和术后溃疡的复发。

六、预防调护

（一）预防

胃溃疡病是多种致病因素引起的胃黏膜缺损，应积极避免和预防各种高危因素，如戒烟戒酒，避免暴饮暴食，调理饮食习惯，避免长期大量食用刺激性食物，积极治疗十二指肠胃反流等。另外心理、社会因素对消化性溃疡起着重要作用。因此预防本病应注意保持心情愉快、乐观、避免精神过度紧张。劳逸结合，进行体育锻炼。在治疗其他疾病时，慎用对胃黏膜有损害的药物：如阿司匹林、保泰松、激素等。

（二）调护

（1）溃疡病活动期应注意卧床休息，有利于溃疡愈合。

（2）做患者的思想工作，避免过度紧张和各种不良精神刺激，戒烟戒酒，制定适合个人情况的食谱，注意适当增强营养。

（3）注意观察病情变化，如疼痛加剧，出现呕血、便血应立即报告医生，进行处理。如发现疼痛规律与以往不同，也要立即报告医生，进一步检查，以查明原因。

（4）如呕吐者，要注意保持呼吸道通畅，避免呕吐物进入气道。呕吐严重不能进食或服药者，可采用少量多次食入的办法，汤药也可分次服用。也可试用鲜姜擦舌面止呕的办法。

（5）忌食各种辛辣刺激性食物，限制避免进食肥甘厚味等不易消化食物，胃痛持续不止者，可一定时间内予流食或半流食。

七、专方选介

（1）姜春华教授治疗消化性溃疡之疼痛剧烈，遇寒而发者，常用制川乌6g，肉桂3g，乳香9g，九香虫9g，高良姜6g，日一剂，水煎服，常可应手取效。若患者脘痛彻背，背痛彻胸，可用全瓜蒌15g，薤白头9g，太子参9g，对胸膈痞闷效佳。

（2）王宗连用加味乌贝散治疗消化性溃疡。药物组成：乌贼骨、浙贝母、生白芍、生甘草、乳香、没药、三七粉。功能制酸止痛通瘀，养胃和中通络。

八、治疗共识

（一）病因病机

溃疡病的主要病机在肝、脾、胃。脾胃虚弱是本病的基本特征。气滞血瘀是常见的重要的病理改变。岳美中等用益气活血之托里生肌散治疗本病取得很好疗效。本病病程较长，易见血分证候。王乐善认为本病均属经久不愈，气血亏虚之证。陈泽民指出难治性溃疡是气滞血瘀恶性循环的结果。李克绍认为痰浊、积滞、瘀血等病理产物常是溃疡病缠绵难愈，疼痛加剧的重要因素。赵荣莱用自主神经功能活动来阐明溃疡病中虚实寒热的发病机制。牟德俊、尹光耀报告溃疡病病机与免疫功能、胃黏膜细胞脱氧核糖核酸（DNA）含量有密切关系。

（二）辨证分型

中医学没有胃溃疡的病名。胃溃疡病及十二指肠溃疡病均属于胃脘痛范畴，传统医学对胃脘痛辨证，实际上包括胃溃疡病和十二指肠溃疡病。临床医者基于对疾病的不同的认识，从不同的角度观察，因此临床报道证型极不一致，文献报道分3~7型不等。在引入胃溃疡病及十二指肠溃疡病病名之后，临床证型相对集中，目前国内多数学者分为脾胃虚寒、胃阴不足、气滞血瘀、肝胃不和4型。但目前尚缺乏统一的诊断标准。田德禄认为胃溃疡与十二指肠溃疡在中医辨证上存在着明显差异，胃溃疡在活动期以实证、热证居多；十二指肠溃疡活动期以本虚而标实者居多。本虚为脾气虚或脾阳虚，标实为气血瘀滞或湿浊困阻、蕴积化热，而二者的静止期即愈合期、瘢痕期多表现为脾气虚或脾阳不振。有人统计溃疡病脾胃虚寒型者占60%~78%。也有人对胃镜诊断与辨证分型关系进行研究，尚未取得一致性意见。

近年来，许多人对辨证分型的病理学基础研究做了大量工作，初步得出了"溃疡病的分期与证型都是以病理改变为基础"的结论，"病期与证型必有内在联系，随着病程的发展，出现相应的证型演变"。提出溃疡病证型演变的大体规律是早期为肝胃不和型，活动期多为寒热夹杂型，慢性退行期多为胃阴不足或寒热夹杂型，愈合过程期多为脾胃虚寒型，瘢痕期主要表现为肝胃不和型或无明显症状。也有人对溃疡部位与证型关系、Hp感染与证型关系进行研究。

（三）临床治疗

（1）辨证分型治疗　脾胃虚寒型宜温中健脾。常用方如黄芪建中汤、理中汤、良附丸、香砂六君子汤、吴茱萸汤；肝胃不和型治宜疏肝和胃、理气止痛。常用方如柴胡疏肝散、四逆散、沉香降气汤、逍遥散、金铃子散、左金丸等；肝胃郁热型治宜疏肝泄热和胃，或清胃泻火。常用方如化肝煎、一贯煎、竹叶石膏汤；寒热错杂型，宜辛开苦降，寒热并用。常用甘草泻心汤、半夏泻心汤等；胃阴不足型，治宜滋养胃阴。常用益胃汤、一贯煎、麦门冬汤、六味地黄汤；瘀血停滞，治宜活血化瘀。常用方如失笑散、丹参饮、膈下逐瘀汤、少腹逐瘀汤、血府逐瘀汤、活络效灵丹。

（2）专病专方治疗　常用的有加味乌贝散（乌贼骨、浙贝、白芍、甘草、乳香、没药、三七粉）；自拟溃疡汤（黄芪、乌贼骨、丹参、陈皮、黄连、甘草），利膈汤（党参、厚朴、当归、枳实、槟榔、郁金、广木香、甘草、大黄、红花、桃仁、麻仁）等，并随症加减，均取得满意疗效。因Hp在胃及十二指肠溃疡的形成中占有重要作用，因此也有人观察了中药在清除Hp促进溃疡愈合方面的作用。如徐建国等用清幽汤（半夏、黄连、黄芩、吴茱萸、党参、白术、白芍、枳壳、当归、木香、砂仁、地锦草、炙甘草），进行治疗，临床总有效率为87.1%，病理改善率为57.1%。

（3）中西药结合治疗　亦取得了较好的疗效。如翁松梅用白及、枳实、呋喃唑酮合用，近期有效率89%。陈谓陵用胃速康散剂（肉桂、香附、丁香、连翘、复方氢氧化铝、甘草、呋喃唑酮、阿托品、安定），治疗消化性溃疡184例，痊愈180例，占97.3%，好转4例，占2.7%。张方岱用生胃宁（甘珀酸、呋喃唑酮、乌贼骨、白及、川芎、洋金花、黄芪等）片剂，治疗150例胃溃疡，总有效率97.1%，治愈率65.7%；并观察大白鼠实验性胃溃疡的疗效，也取得了相似的结果。

（4）成药及单验方　李元荣用逍遥丸、锡类散、白药合用治疗溃疡病。王苑本用锡类散口服治疗溃疡病，张玉亮用椰林胃乐冲剂（金银花、连翘、白芷、党参、公英、白及、黄芪、大黄、乳香、没药、细辛）治疗胃溃疡156例，治愈率、复发率、疗效巩固率均优于西咪替丁对照组。单味药有报道用甘草粉、乌贼骨、珍珠层粉、高良姜、草珊瑚、地龙粉、蒲公英、莪术、甜瓜子、红花等。

（5）内外合治　中药治疗溃疡病，采用温中健脾，疏肝理气，清热养阴，活血化瘀，收敛制酸等方面与西医增强保护因子，抑制攻击因子等有相同之处。如温中健脾法能使胃黏膜屏障功能恢复正常；疏肝理气药可调节神经功能，减少胃酸分泌；清热类药有抗炎作用，抑制Hp功能；活血化瘀可改善微循环。乌贼骨、瓦楞子等制酸药能中和胃酸，也有用针灸、气功、埋线、穴位注射治疗本病的报道。2017年消化性溃疡中西医结合诊疗共识意见推荐中医特色治疗如下。①针灸疗法：主穴选中脘、足三里、内关、胃俞、脾俞、肾俞；辨证配穴。②中药穴位贴敷：寒证予热敷方，取干姜、吴茱萸等调制成膏外敷脐部或疼痛最明显处，可配合红外线照射；热证予寒敷方，取大黄、黄柏调制成膏外敷脐部或疼痛最明显处，每日1~2次。③穴位注射：取足三里穴位各注射灯盏细辛注射液或丹参注射液1ml。

主要参考文献

李军祥，陈誩，肖冰等. 消化性溃疡中西医结合诊疗共识意见（2017年）[J]. 中国中西医消化杂志，2018，26（02）：112-120.

第四节　十二指肠溃疡病

十二指肠溃疡病是一个多种因素引起的十二指肠黏膜缺损性疾病。由于胃酸和胃蛋白酶的消化作用在溃疡的形成中占有主要地位，故称为消化性溃疡。十二指肠溃疡病约占整个消化性溃疡病的80%，是一个遍布世界的慢性疾病。它的发病率很高，且可发生于任何年龄，最常见的是青年和壮年，80%在20~50岁之间，男性明显多于女性，两者之间比（3~10）：1，然而青春期前和绝经期后这种差异常不明显。十二指肠溃疡与胃溃疡有很多相似之处。同属中医"胃脘痛"范畴。

一、病因病机

（一）西医学研究

1. 流行病学

十二指肠溃疡病约占整个消化性溃疡病的80%，是一个遍布世界的慢性疾病。它的发病率很高，且可发生于任何年龄，最常见的是青年和壮年，80%在20~50岁之间，男性明显多于女性，两者之间比（3~10）：1，然而青春期前和绝经期后这种差异常不明显。

2. 病因和发病机制

十二指肠溃疡病的病因病机尚未完全阐明，有证据表明它不是一个单一的疾病，而是以溃疡这一临床表现为基础的多种疾病所构成。它涉及多种因素，包括环境、遗传和其他因素。其中胃酸在十二指肠溃疡的形成过程中起重要作用，因此有"没有酸就没有溃疡"的说法。幽门螺杆菌感染与溃疡病的关系甚为密切，十二指肠溃疡患者中约90%的病例有检查出幽门螺杆菌。

（1）幽门螺杆菌感染（Hp）　大量研究已经证实 Hp 与消化性溃疡病有着非常密切的关系。胃溃疡与十二指肠溃疡患者的 Hp 检出率分别为70%~80% 和90%，显著高于普通人群，并且根除 Hp 后消化性溃疡的复发率明显降低。

（2）酸和胃蛋白酶的分泌　酸和胃蛋白酶分泌在十二指肠溃疡病的发病机制中占重要地位。胃酸和胃蛋白酶分泌多时，胃液的消化作用增强，从而产生溃疡，其中胃酸分泌的增多更为重要。胃蛋白酶的作用赖于胃酸的存在。引起胃酸分泌增多的因素主要有：①壁细胞数增多；②分泌酸的"驱动性"增加；③壁细胞对泌酸刺激物敏感性增加；④对酸的分泌抑制减弱。然而约有一半的十二指肠溃疡患者的胃酸分泌不超过正常，因此其发病肯定有其他因素的参与。

（3）黏膜抵抗力　黏膜的抗损伤能力下降，也是溃疡形成的重要因素。决定胃黏膜抵抗力的因素还不十分明确，可能包括黏膜的血流，上皮细胞的再生，黏液分泌和黏膜屏障的完整性。

（4）胃运动功能　十二指肠溃疡病一般胃排空增快，但也有胃排空速率正常的报道。胃排空增快容易使十二指肠内容物的 pH 值降低。而胃溃疡病时多有胃排空延缓。

（5）吸烟　长期以来已经证明吸烟可以增加胃溃疡病和十二指肠溃疡病的发病率、患病率、死亡率和复发率，同时可以

影响溃疡的愈合，其机制尚不十分清楚。

（6）药物　长期大量应用非甾体类消炎药如阿司匹林、肾上腺皮质类固醇等，可引起溃疡或使其病情加重，其他非类固醇抗炎药如吲哚美辛、保泰松、布洛芬、奈普生等，也可能与溃疡的形成有关。

（7）膳食　酒精和咖啡，部分人认为过度饮酒、进食辛辣刺激食物及嗜饮咖啡与溃疡病的发生有一定关系，但目前尚无令人信服的证据表明这些因素与胃或十二指肠溃疡的发病有直接的因果关系。

（8）精神、神经、内分泌功能失调因素　很多人相信应激和焦虑可以诱发消化性溃疡病，应激可引起胃分泌和运动性的改变，但尚不能证明这些改变可以导致溃疡形成，因此精神应激与溃疡病的关系尚有争议。内分泌系统，通下丘脑－垂体－肾上腺皮质轴使皮质酮释放，促进胃酸分泌，并减少胃黏液分泌。

（9）遗传因素　现已公认消化性溃疡病的发生具有遗传素质，而且证明胃溃疡病和十二指肠溃疡病系单独遗传，互不相干。

（二）中医学认识

十二指肠溃疡病和胃溃疡病一样，同属中医"吞酸""胃脘痛"之范畴，有着相同的病因病机，其病因主要与情志所伤、饮食劳倦等有关。忧思恼怒，七情刺激，肝气不疏，横逆犯胃或饮食劳倦，损伤脾胃，或湿热之邪，蕴结中焦，阻碍气机，脾气不升，胃失和降，发为"吞酸""胃脘痛"等症。劳倦过度，耗伤脾气，脾失健运，气血生化乏源，黏膜不生，而形成溃疡，病位在胃，与肝脾关系密切，在病机转化方面，可由实转虚，或虚实夹杂，由气及血，寒热互转或寒化伤阳，或化热伤阴，但是十二指肠溃疡病的中医辨证以虚

证为多或虚实夹杂。

二、临床诊断

（一）辨病诊断

1. 临床表现

疼痛：疼痛是十二指肠溃疡病的突出症状。至少有90%病例有疼痛表现，少数患者可完全没有症状，约有10%的患者首发症状为呕血（短时间内出血量达250ml以上即可出现呕血）、黑便（出血量达50ml即可出现黑便）或急性穿孔。疼痛位于剑突和膈之间，多在上腹部，靠近中线的任何一侧，通常是右侧，范围局限，少数部位可不典型。疼痛可向背部、肋缘和胸部放射。疼痛程度可轻可重，十二指肠溃疡疼痛的典型特征是和进食有固定关系，即疼痛－进食－缓解－疼痛。如果失去以往的疼痛规律，要考虑有并发症可能。十二指肠溃疡的另一特征性表现是疼痛的周期性。周期性是指十二指肠溃疡病的症状每日出现，持续数日、数周或数月后缓解，缓解数月至数年后又行复发。

其他可见反酸、泛口水、胃灼热、食欲多良好，体重无明显变化或大便正常或便秘、左下腹隐痛、贫血等症状。

2. 胃镜检查

镜下十二指肠溃疡呈圆形、椭圆形、线性和不规则形。其中以圆形和椭圆形最常见，尚有已经部分去掉类纤维蛋白坏死的愈合中的溃疡，日本学者称之为"霜斑溃疡"。对于十二指肠溃疡病的诊断，胃镜检查优于X线检查，其阳性率较X线高，但对球外形的观察不如X线检查准确，两者结合可提高十二指肠溃疡病诊断的正确率。

3. X线检查

十二指肠钡透是诊断十二指肠溃疡采用的手段之一，发现壁龛或龛形影是诊断活动性溃疡的唯一依据。

直接征象：①龛影，在正面观，溃疡壁龛呈圆形，椭圆形，或线形，边缘光滑，周围可见水肿组织形成的透光圈。切面观，龛影可突出腔外，呈乳头状，半圆形或漏斗形，和胃溃疡相似，有时在壁龛口部显示Hampton线。②黏膜改变，反复发作的溃疡由于瘢痕收缩与牵拉，使黏膜向溃疡处纠集，可呈放射状。③球部变形及幽门管偏位，球部可呈"山"字形，"三叶"形，"花瓣"形、"葫芦"形等。

间接征象：①激惹征，钡剂在球内不能久留，很快排至降段，一次透视很难观察到球部全貌；②幽门痉挛，钡剂在幽门区可有暂时性停留，变形严重时可出现幽门梗阻；③胃分泌液增多，能见到大量空腹滞留液；④有固定压痛点。

壁龛虽然是诊断十二指肠溃疡的唯一依据，但在下列情况下难以发现和辨认：①溃疡浅在或接近愈合，不能保留钡剂。②巨型十二指肠溃疡可与十二指肠球部正常的上下穿窿，甚至整个十二指肠球极为相似。③在一个瘢痕变形的十二指肠球内有时不易发现活动性溃疡。

4. 胃液分析

正常男性和女性基础酸排出量平均分别为2.5mmol/L和1.3mmol/h，其范围为0~6mmol/h。一般来说，十二指肠溃疡、胃和十二指肠复合性溃疡的患者基础酸分泌和刺激后酸分泌增多，但是很多十二指肠溃疡患者酸分泌正常，而酸分泌增多也未必都有溃疡，皮下注射胃促分泌剂（磷酸组胺、氟乙吡唑、五肽胃泌素）的最大酸排出量超过40mmol/h，有利于十二指肠溃疡的诊断。

5. 其他检查

活动性溃疡，大便中可出现潜血。

6. 并发症

十二指肠溃疡主要并发症有出血、穿

孔、梗阻和癌变，十二指肠溃疡癌变极少见，部分患者以溃疡的并发症为首诊症状。

黑，脉涩。

三、鉴别诊断

（一）西医学鉴别诊断

1. 与胃溃疡相鉴别

90%的十二指肠溃疡病患者有上腹部疼痛，疼痛多在上腹部，靠近中线的任何一侧，常在右侧，范围局限，可向背部、肋缘和胸部放射，典型特征与进食有固定关系，疼痛常发生于胃处于空虚状态时，即疼痛－进食－缓解，且常有一定的周期性。而胃溃疡病多在上腹部中线左侧或左上腹，范围较广，且疼痛多在餐后很快出现，在下次进餐前自然消失，且常伴有体重减轻；而十二指肠溃疡患者常有体重增加。内镜及X线检查有助于胃及十二指肠溃疡病的鉴别诊断。

2. 与慢性胃炎相鉴别

慢性胃炎上腹部疼痛及嗳气，吐酸，胃灼热等症状，但慢性胃炎的胃部症状无一定的规律性，全身症状如贫血，疲乏等症状较突出，胃液多缺乏胃酸，内镜检查有助于鉴别诊断。

与慢性胆道疾病相鉴别慢性胆囊炎，胆石症可见上腹部疼痛，但其疼痛缺乏溃疡病的节律性，主要为右上腹疼痛不适或典型的胆绞痛，多因进食脂肪而发作，降低胃内酸度治疗不能奏效，墨菲征阳性，B超检查有助于诊断。

3. 与胃黏膜脱垂相鉴别

胃黏膜脱垂为间歇性上腹部疼痛，但无溃疡的节律性，降低胃内酸度药物不能缓解，左侧卧位使疼痛缓解。X线钡餐检查能证明脱垂的存在。

4. 与胃神经官能症相鉴别

胃神经官能症以中年妇女较多，多有精神创伤史，主要表现为间歇性上腹痛，胃灼热或不适感、泛酸、嗳气、呃逆等，

（二）辨证诊断

中医学以往没有十二指肠溃疡病的诊断，属中医学"胃脘痛""泛酸"范畴。辨证分型以病机为依据，但研究发现十二指肠溃疡病，临床以虚证和虚中夹实证为多，而单纯实证少见。

1. 胃阴亏虚

胃痛隐作，灼热不适，嘈杂似饥，食少口干，大便干燥，舌红少津，脉细数。

辨证要点：胃脘灼热，嘈杂似饥，口干便燥，脉细数。

2. 脾胃虚寒

胃痛绵绵，空腹为甚，得食则缓，喜热喜按，泛吐清水，神倦乏力，手足不温，大便多溏，舌质淡，脉沉细。

辨证要点：胃脘隐痛，得食则缓，喜热喜按，脉沉细。

3. 肝胃气滞

胃脘痞满胀痛，或攻窜胁背，嗳气频作，苔薄白，脉弦。

辨证要点：胃脘痞胀疼痛，或攻窜胁背，脉弦。

4. 胃热炽盛

胃痛急迫，或痞满胀痛，嘈杂吐酸，心烦口苦或黏，舌质红，苔腻，脉数。

辨证要点；胃痛急迫，嘈杂吐酸，口苦，舌红，脉数。

5. 食滞胃肠

胃脘胀满，嗳腐吞酸，或呕吐不消化食物，吐后痛缓，苔厚腻，脉滑。

辨证要点：胃脘胀痛，嗳腐吞酸，吐后痛缓，苔厚腻。

6. 瘀阻胃络

胃痛较剧，痛如针刺或刀割，痛有定处、拒按，大便黑色，舌质紫暗，脉涩。

辨证要点：胃脘刺痛，痛有定处或便

但症状缺乏溃疡病的节律性，常伴有头痛、头晕、乏力、失眠、抑郁或焦虑等神经精神症状，各种检查均无异常。

（二）中医病证鉴别诊断

与胁痛、腹痛相鉴别：胁痛是以一侧或两侧胁肋疼痛为主症，肝气犯胃的胃痛有时亦可牵连两胁胀痛，十二指肠溃疡疼痛以剑突与脐之间的疼痛为主症，且痛有规律，两者具有明显的区别。腹痛是指胃脘部以下，耻骨毛际以上整个位置疼痛为主症，包括胁痛、大腹、少腹等部位的疼痛，较本病范围广泛。

四、临床治疗

（一）提高临床疗效的基本要素

1.分清虚实寒热，辨明气分血分

大抵新病暴病，病势急迫，病处拒按者多实；久病痛缓，病势缠绵，痛处喜按者多为虚；喜温熨热饮，遇寒痛增为寒；喜凉饮冷，遇热痛剧多热，以胀痛为主，痛引两胁，每因情志变化而增减，多为气滞在气分；痛处固定，多为刺痛者常属久病血瘀，病在血分。临床上十二肠溃疡病多为虚中夹实，多有脾胃虚弱之征、又有食滞、气滞、血瘀之候，有是证，用是药。

2.不同时期，不同证型，药随证转

临床上十二指肠溃疡的不同时期，其临床表现不尽相同，病机证型在不断变化，要注意虚实转化和寒热互化。有人认为证型是一个疾病不同阶段的不同表现，临床要方随法出，法随证转。

3.辨证和辨病相结合

十二指肠溃疡病，疼痛、泛酸是其主要临床表现，也是患者的主要痛苦。临床在辨证治疗的同时，可适当选用理气活血止痛的药物，如延胡索、白及、乌贼骨、煅瓦楞、浙贝母等，亦符合西医学"没有酸便没有溃疡"，十二指肠溃疡多属胃酸偏高的理论。

（二）辨病治疗

治疗十二指肠溃疡病的目的有四：①缓解症状；②促进溃疡愈合；③预防并发症；④预防复发。原则：所有无并发症的患者应首先采用内科治疗，内科治疗无效或发生并发症的患者才考虑外科治疗。内科治疗包括：药物治疗，包括应用根除幽门螺杆菌的药物，降低胃内酸度的药物和增强黏膜抵抗力的药物；消除有害的环境因素，避免使用非甾体类消炎药、激素等药物，戒烟、戒酒；减少精神应激；休息。

1.药物治疗

（1）降低胃内酸度的药物　降低胃内酸度是缓解疼痛、促进溃疡愈合的主要措施，常用降低胃酸药物有抑酸剂：首选质子泵抑制剂（奥美拉唑、兰索拉唑、泮托拉唑、埃索美拉唑、雷贝拉唑、艾普拉唑等），标准剂量，每天1~2次；也可选用H_2受体拮抗剂（西咪替丁、雷尼替丁、法莫替丁、罗沙替丁等），标准剂量每天2~3次；制酸剂：如碳酸氢钠、氢氧化铝、复方氢氧化铝、乐得胃等，一般用于临时给药，不作长期治疗。

①抗酸药：可降低胃内酸度，种类繁多，如碳酸氢钠、碳酸钙、氧化镁、氢氧化镁、氢氧化铝、三硅酸镁等。多有严重的不良反应而很少应用。现在比较常用的抗酸药有铝碳酸镁咀嚼片、硫糖铝混悬液、氢氧化铝和氢氧化镁按不同的比例的混合物等。

②组胺H_2受体拮抗剂：有西咪替丁、雷尼替丁、法莫替丁、尼扎替丁、罗沙替丁，其作用强度，毒副作用有所不同，临床可根据病情、年龄、患者的经济情况等选用。用法：传统上根据药物的半衰期，采用一日多次剂量给药方法，西咪替丁

200mg，1日4次或400mg，1日2次；雷尼替丁20mg，1日2次；法莫替丁20mg，1日2次；尼扎替丁150mg，1日2次；罗沙替丁75mg，1日2次；但近年来研究表明，单一剂量给药与1日多剂量给药法在临床作用、毒副作用等方面相同，可采用西咪替丁800mg，雷尼替丁300mg，法莫替丁40mg，尼扎替丁300mg，罗沙替丁150mg均为睡前服，疗程为6~8周。

③质子泵抑制剂：是已知的胃酸分泌最强大的抑制剂，可抑制H^+-K^+-ATP酶，药物有奥美拉唑、兰索拉唑、雷贝拉唑、埃索美拉唑等，疗程2~4周，不良反应较少，比较安全。奥美拉唑、兰索拉唑、雷贝拉唑、埃索美拉唑均能提高胃内pH值，但埃索美拉唑起效快，疗程短。动物试验表明长期大量应用可引起胃体肠嗜铬样细胞增殖和类癌，人体尚无发现类似作用，但可延长安定、苯妥英钠等的药效。

④抗胃泌素药：丙谷胺，常用剂量400mg，1日3次，不良反应有轻度失眠、乏力口干、头晕等。因不良反应大临床较少应用。

⑤抗毒蕈碱药：仅用为抗酸治疗的辅助治疗药物，且不宜用于胃溃疡病。近年来一种新药哌仑西平，不良反应较小，常用剂量为50~100mg，早晚各1次，疗程4~6周。

（2）黏膜保护剂 黏膜保护剂是促进黏膜修复、提高溃疡愈合质量的基本手段。常用黏膜保护剂有：如铋剂（丽珠得乐、果胶铋等）、硫糖铝、康复新液、米索前列醇（喜克溃）、复方谷氨酰胺、吉法酯、膜固思达、替普瑞酮等，标准剂量，每天3次；胆汁结合剂适用于伴胆汁反流者，有考来烯胺、甘羟铝、铝碳酸镁（达喜、威地镁）等，后者兼有抗酸、黏膜保护作用，常用剂量是1次1g，1天3次内服。

（3）根除幽门螺杆菌（Hp）的药物 对Hp阳性的消化性溃疡，无论初发或复发，有无并发症均应根除Hp，这是促进溃疡愈合和防止复发的基本措施。常用方案有含铋剂四联疗法作为首次治疗以提高Hp根除率，防止继发耐药。或以PPI三联或铋三联为主的传统三联疗法。

各方案均为每天2次，疗程10天、最长14天。PPI早、晚餐前服，而抗生素餐后服用。

中国消化性溃疡中西医结合诊疗共识意见（2017年天津）制定抗Hp方案如下，表6-4-1。

表6-4-1　中国消化性溃疡中西医结合诊疗共识意见

方案	抗生素1	抗生素2
1	阿莫西林1000mg，2次/天	克拉霉素500mg，2次/天
2	阿莫西林1000mg，2次/天	左氧氟沙星500mg，1次/天；或200mg，2次/天
3	阿莫西林1000mg，2次/天	呋喃唑酮100mg，2次/天
4	四环素500mg，3次/天或500mg，4次/天	甲硝唑400mg，3次/天或400mg，4次/天
5	四环素500mg，3次/天；或500mg，4次/天	呋喃唑酮100mg，2次/天
6	阿莫西林1000mg，2次/天	甲硝唑400mg，3次/天
7	阿莫西林1000mg，2次/天	四环素500mg，3次/天；或500mg，4次/天

注：标准剂量（PPI+铋剂2次/天，餐前0.5h口服）+2种抗生素（餐后口服）。标准剂量PPI为艾司奥美拉唑20mg，雷贝拉唑10mg，奥美拉唑20mg，兰索拉唑30mg，泮托拉唑40mg，艾普拉唑5mg，以上选一；标准剂量铋剂为枸橼酸铋钾220mg。根除方案不分一、二线，应尽可能将疗效高的方案用于初次治疗。

中成药：三九胃泰、荆花胃康胶丸、养胃舒、胃复春、康复新液等，据适应证型分别选取1种中成药。

益生菌：含双歧杆菌、嗜酸乳杆菌为主的微生态制剂（如双歧三联活菌、金双歧、思连康、美常安等）任选1种，按常规剂量，与抗生素间隔3小时服用。

2. 一般治疗

（1）注意休息　休息可促进溃疡的愈合，胃溃疡病患者卧床休息较非卧床患者溃疡愈合快，而十二指肠溃疡没有此方面证据，故十二指肠溃疡不一定非要卧床休息。

（2）戒烟　吸烟可影响十二指肠溃疡的愈合，应嘱患者积极戒烟。

（3）注意调理　饮食宜少量多餐，禁食辛辣刺激性食物，注意摄入足量的维生素。

（4）减少精神应激　精神应激与溃疡的形成相关，亦影响溃疡的治疗效果。因此要减少精神应激。

（5）避免使用致溃疡的药物　这些药物主要是水杨酸盐及其他一切非类固醇抗炎药，肾上腺皮质类固醇和促肾上腺皮质激素、利血平等。

3. 手术治疗

绝大多数无需手术治疗，主要指征有：①溃疡而致大量出血，内科紧急处理无效；②急性穿孔；③器质性幽门梗阻；④溃疡久治无好转，病理检验提示重度非典型增生有癌变倾向者。

（三）辨证治疗

1. 辨证施治

（1）胃阴亏虚

治法：益胃生津。

方药：益胃汤加味。

组成：沙参12g，麦冬15g，玉竹12g，生地12g，冰糖12g，天花粉12g，甘草6g。

加减：阴伤便干加火麻仁、郁李仁、玄参、当归；阴虚火旺加知母、黄连。

（2）脾胃虚寒

治法：温中健脾，和胃止痛。

方药：黄芪建中汤。

组成：黄芪30g，桂枝10g，白芍20g，高良姜10g，香附10g，党参10g，白术12g，茯苓15g，木香10g，煅瓦楞30g，炙甘草10g，生姜10g，大枣10g。（临证加减参见胃溃疡病章节）

（3）胃热炽盛

治法：养阴清胃。

方药：玉女煎。

组成：石膏15g，熟地黄15g，麦冬6g，知母9g，牛膝10g。

加减：大便秘结加大黄；若见吐血或便血，可合十灰散（大蓟、小蓟、荷叶、侧柏叶、茅根、茜根、山栀、大黄、牡丹皮、棕榈皮）适量水煎服或合四生丸（生荷叶、生艾叶、生柏叶、生地黄）水煎服。

（4）食滞胃肠

治法：消食导滞，理气和胃。

方药：保和丸加减。

组成：陈皮10g，半夏12g，茯苓12g，山楂10g，神曲10g，莱菔子10g，连翘10g，木香6g，厚朴10g。

加减：腹痛甚者加延胡索、白及；便血如参三七（冲）、黄芪、党参；大便不畅加槟榔，或大黄（后下）。

（5）肝胃气滞

治法：疏肝理气，和胃止痛。

方药：柴胡疏肝散加减。

组成：柴胡、香附、枳壳、川芎、芍药各10g，甘草6g。

加减：胁痛甚者加陈皮、郁金、延胡索；嘈杂、吐酸加旋覆花、煅瓦楞、乌贼骨、浙贝；胃脘发凉，喜热饮者加吴茱萸、干姜以温中散寒；胃脘灼热，苔黄者加黄连、栀子以清降胃火；嗳气频作加沉香、白蔻仁、代赭石，以顺气降逆；苔厚腻者加焦三仙、半夏、茯苓；阴虚者去香附、木香加石斛、麦冬、郁金以滋养胃阴疏肝止痛。

（6）瘀阻胃络

治法：活血化瘀，通络止痛。

方药：丹参饮合失笑散。

组成：丹参30g，檀香6g，砂仁10g，生蒲黄10g，五灵脂10g，当归12g，赤白芍各12g，党参15g，香附10g，延胡索10g，乌贼骨15g，三七粉3g（冲服），甘草6g。

加减：疼痛较剧者加乳香、没药、延胡索、大黄以加强化瘀定痛作用，兼气滞者加柴胡、枳壳以疏肝理气止痛；瘀血日久，耗伤正气者加黄芪、白术以益气健脾；兼呕血，便血者加生大黄、白及、藕节以化瘀止血。

2. 外治疗法

（1）针刺　中脘、上脘、下脘、气海、内关、足三里配胃俞、膈俞，随证取穴用提插补泻，先泻后补，留针30分钟，隔10分钟行针1次，每日针治1次，2周为1疗程。

（2）穴位埋线疗法　选取足三里、中脘、脾俞、胃俞等穴位。一周一次，连续4~6周。可缓解症状，促进溃疡愈合。

（3）穴位贴敷疗法　是一种简便易行，不良反应小的广泛治疗消化系疾病的方法。常用穴位有中脘、神阙、胃俞、足三里等，根据临床辨证选取不同的中药贴敷，每日一次。

3. 成药

（1）荆花胃康胶丸　理气散寒，清热化瘀。主治：寒热错杂、气滞血瘀所致胃脘胀满、疼痛，嗳气、反酸、嘈杂、口苦；十二指肠溃疡见上述证候者。用法：一次2粒，一日3次，饭前服。

（2）胃苏冲剂　理气消胀，和胃止痛。主治气滞型胃脘胀痛，症见胃脘痛，常及两胁，得嗳气或矢气则舒，情绪郁怒则发作加重。胸闷食少，排便不畅，舌苔薄白，脉弦等。用于慢性胃炎及消化性溃疡见上述症状者。用法与用量：口服1次15g，1日3次，15天为1疗程，可服1~3个疗程或遵医嘱。

（3）安胃疡　甘草黄酮类化合物。功效：补中益气、解毒生肌。用于脾胃虚弱证。1次0.4g，1日3次。

（4）珍珠胃安丸　珍珠层粉、甘草、豆豉姜、陈皮、徐长卿。功效：健胃和中、制酸止痛、收敛生肌。用于脾胃虚寒证。每次1.5g，每日4次。

（5）胃舒宁片　海螵蛸、白芍、延胡索、党参、白术、甘草。功效：镇痛，健胃，制酸。用于胃脘疼痛，胃酸过多，胃及十二指肠溃疡，慢性胃炎。用法用量：一次3片，一日3次。

4. 单验方

（1）三七粉6g冲服，适用于胃溃疡等出血、吐血、便血者或潜血阳性者。

（2）云南白药3g冲服，用于胃溃疡等出血、吐血、黑便者。

（3）党参3g，黄芪3g，白芍3g，白及3g，延胡索3g，三七1.5g，煅瓦楞3g，川楝子3g，浙贝母3g，共研细末，口服每日3次，每次6g，温开水送下。亦可装入胶囊吞服，用于胃及十二指肠溃疡。

（4）锡黄散0.3g，生肌散1.5g，早晚各1次，脾胃虚寒者用黄芪建中场加减送服，肝胃不和者用柴胡疏肝散加减送服。用于消化性溃疡。

（四）名医治疗特色

1. 田德禄

田德禄认为，处于活动期的十二指肠球部溃疡多属本虚标实证，治宜补泻兼施，以自拟益气活血解毒法治之。基本方：生黄芪、连翘、赤芍、生甘草、炒五灵脂、生蒲黄、三七粉、黄连、吴茱萸、乌贼骨等。可资借鉴。

2. 颜亦鲁

颜亦鲁认为消化性溃疡病日久，不可但谓虚证，临床上实者也复不少，其实证大致有两类。一类为日久化热，民间单方用生山栀15只，连翘（炒焦）、川芎各3g，生姜汁5滴，水送服，可使胃痛迅速缓解。另一类为久痛必瘀，可用小瓜蒌1只，红花2~4g，炙甘草6g，水煎服，临床颇验。疼痛顽固者可加醋炒五灵脂以增强活血止痛之功，效果更佳。有时还配合散剂止痛，如五香粉（沉香、降香、木香、檀香、乳香等分，共研细末）3g，日2~3次。吞酸虽有寒热夹杂之分，皆以左金丸、乌贼骨为主治之。

3. 董建华

董老治疗消化性溃疡属瘀久入络之重症，常用猬皮香虫汤，炙刺猬皮、炒九香虫、炒五灵脂、川楝子、延胡索、制乳没、香附、香橼皮、佛手等。

4. 唐旭东

唐旭东认为引起慢性胃病的原因很多，如饮食不洁/节，起居失常；气候变化，外感风邪，寒湿入侵，情志影响等。唐旭东教授认为：慢性胃病是一个长期反复发作的慢性疾病，久病多表现为脾胃虚寒、气阴两虚，或脾胃湿热、虚中夹实、寒热错杂等。"脾宜升则健，胃宜降则顺"，慢性胃病的治法可归纳为：以恢复脾胃的通降功能为根本的脾胃"通降理论"为大纲，兼辨脏腑、气血、寒热、虚实的小八纲理论为指导，从辨脏腑、气血、寒热、虚实等方面综合把握病机，进行施治，恢复脾胃的通降功能。

5. 张羹梅

张羹梅认为消化性溃疡比较复杂，临床证型很多，但从整体论：消化性溃疡病久必虚，一般以补为主，常用党参12g，白术15g，茯苓12g，白芍15g，甘草15g，姜川连3g，吴茱萸1.5g，瓦楞子30g。苔腻加半夏9g，陈皮6g；如舌红脉数，有阴虚表现，以养胃阴为主，用石斛15g，太子参12g，莪术9g，茯苓9g，川连9g，吴茱萸1.5g，延胡索9g。有时疼痛拒按属于实证，以五香丸主之；寒痛者以良附丸为治；热痛，痛有定处，按之更甚，以金铃子散主之。对消化性溃疡并发呕吐者，轻者用左金丸，稍重加二陈汤，再重加旋覆代赭石汤，若仍不效，再加乌梅，无效应疑及肿瘤，需详加检查。

6. 顾丕荣

顾丕荣则认为溃疡宜补不宜通，补可保护黏膜，促进溃疡愈合，但也不可执甘温一法，唯用黄芪建中一方。而应据证选用归脾汤、妙香散、理中汤、六君子汤、一贯煎等。同时亦需整体结合局部，加乳香、没药、乌贼骨、煅瓦楞、白及等制酸、止血、止痛之品。

五、预后转归

十二指肠溃疡病是一个遍布世界的慢性疾病，发病率很高，约占整个消化性溃疡病的80%，西方学者统计，约有10%的人口在其一生中患过此病。国内消化性溃疡尚无大规模的流行病学研究，从溃疡的内镜检出率显示，南方高于北方，农村高于城市，男性发病多于女性，以冬、春为高发季节。十二指肠溃疡病具有反复发作，复发率较高的特点，不接受积极治疗的患者1年内复发率为70%~80%。单用根除Hp可促进溃疡愈合，而加用抑酸药可缩短愈合时间，根除Hp可使溃疡年复发率50%~80%降至5%~10%，并降低其出血发生率。十二指肠溃疡病可现出血、穿孔、梗阻等并发症，严重的并发症可危及生命。

如果患者积极配合治疗，积极消除致病因素，十二指肠溃疡可以愈合，预后一般还是良好的。

六、预防调护

（一）预防

十二指肠溃疡病同胃溃疡病一样是多种致病因素综合作用的结果，应积极避免和预防各种高危素，如戒烟戒酒，避免暴饮暴食，调理饮食习惯，避免长期大量食用刺激性食物。另外，要注意保持心情愉快、乐观，避免精神高度紧张，劳逸结合，积极参加体育锻炼，在治疗其他疾病时避免使用水杨酸盐及其他一切非甾体类消炎药，肾上腺皮质类固醇和促肾上腺皮质激素，利血平等。

（二）调护

（1）溃疡病活动期应注意卧床休息，有利于溃疡愈合。

（2）做患者的思想工作，避免过度紧张和各种不良精神刺激、戒烟、戒酒、制定适合个人情况的食谱，注意适当增强营养。

（3）注意观察病情变化。如疼痛加剧或出现呕血，便血应立即报告医生进行处理。如发现疼痛规律与以往不同，也要及时就医，进一步检查，以查明原因。

（4）如呕吐者，要注意保持呼吸道通畅，避免呕吐物进入气道。呕吐严重不能进食或服药者，可采用少量多次食入的办法，汤药也可分次服用，也可试用生姜擦舌面止呕的办法。

（5）忌食各种辛辣刺激性食物，限制避免过食肥甘厚味等不易消化食物，胃痛持续不止者，可一定时间内予以流食或半流食。

七、专方选介

目前临床报道较多的半夏泻心汤、小建中汤、黄芪建中汤、乌贝散、四逆散等，辨证加减选用多能取得较好疗效。

白芍30g，甘草15g，地榆30g，黄连5g。水煎服，日1剂。用于十二指肠溃疡证属肝胃郁热者。

当归12g，白芍12g，乌贼骨15g，薏苡仁24g，五灵脂12g，佛手15g，白檀香9g，川楝子12g，炙甘草9g。水煎服。用于胃及十二指肠球部溃疡。

主要参考文献

[1] 武洁，王会香，杜景芳. 半夏泻心汤治疗消化性溃疡60例[J]. 河南中医，2013，33，（6）850-851.

[2] 王志花，戴兆燕，钱耀华，等. 四逆散加减治疗消化性溃疡63例[J]. 实用中医内科杂志，2012，26（6）：12-13.

[3] 李燕，王海彬. 香砂六君子汤联合西药治疗消化性溃疡109例[J]. 河南中医，2013，33（5）：789-790.

[4] 赵建平，冯振宇，马小娟. 加味黄芪建中汤治疗脾胃虚寒证消化性溃疡的效果评价[J]. 世界华人消化杂志，2015，23（10）：1627-1631.

第五节　胃黏膜脱垂症

胃黏膜脱垂症是指胃窦部黏膜松弛、肥大，在增强的胃蠕动下逆行突入食管或滑入到幽门管及十二指肠球部的一种病症，以30~60岁的男性多见，可分为原发和继发两种。前者与高度活动的胃黏膜皱襞和先天性胃皱襞肥大有关，后者继发于胃炎、消化道溃疡等引起的黏膜下水肿。

胃黏膜脱垂症的主要临床症状为不规则上腹部疼痛，右侧卧位加重，常伴上腹胀满、嗳气、泛酸、食欲不振、恶心呕吐等消化不良症状，病情严重时发生上消化道出血及幽门梗阻。属中医学"胃脘痛""反胃""痞满""呕吐"等范畴。

一、病因病机

（一）西医学研究

西医学认为胃黏膜脱垂症是胃窦黏膜皱襞活动度过大和胃蠕动活跃相互作用所致，其确切原因尚不明确，多与胃窦部及十二指肠黏膜的慢性炎症、溃疡及黏膜水肿关系密切。

本病依发病原因可分原发性和继发性。原发性如先天性胃皱襞肥大松弛，胃窦部黏膜与肌层之间移动度过高，黏膜肌层功能不良，胃窦收缩时不能使胃窦黏膜与胃的纵轴平行而远离，幽门及胃窦存在一黏膜隔，阻止了黏膜的逆行蠕动，被收缩的胃窦推入幽门。继发性如急慢性胃炎、消化性溃疡及其他疾病导致胃窦膜黏膜及黏膜下层充血、水肿引起局部黏膜皱襞肥大松弛，恶性病变浸润黏膜造成黏膜增生、冗长，均可使胃黏膜正常的活动性丧失，肥大松弛的黏膜皱襞在增强的胃蠕动下被挤向幽门而逐渐脱入十二指肠而形成本病。此外，过量吸烟、饮酒、咖啡或药物刺激及幽门狭窄等均可使胃蠕动增强，易导致胃黏膜脱垂症。

由于绝大多数胃黏膜脱垂是可复性的，所以手术或尸检时未必能证实其存在，解剖难以发现的原因可能是当胃蠕动消失后脱垂的胃黏膜退回到胃内。少数患者在手术时，十二指肠球部可触到一子宫颈样柔软的包块，其病理标本主要表现为胃黏膜皱襞松弛，黏膜和肌层间移动度较大，脱垂的黏膜发生糜烂、溃疡或息肉样增生，幽门口多增厚，幽门管增宽，显微镜下可见幽门部黏膜及黏膜下层充血、水肿和腺体增生，并有不同程度的淋巴细胞、浆细胞及嗜酸细胞浸润。

（二）中医学认识

胃黏膜脱垂症的发病原因多为饮食不节、饥饱失常、情志失和及劳逸过度，损伤脾胃之气或挟气滞、食积、痰湿等，日久脾胃虚弱，失于升提，气机壅滞而致，病位在脾胃肝，为本虚标实之证。

脾主运化为气血生化之源，胃主受纳和腐熟水谷，脾宜升则健，胃宜降则和，二者燥湿相济，阴阳相合，共同完成饮食物的消化和吸收。若暴饮暴食、饥饱无常最易损伤脾胃之气，久可形成积滞，积滞不化可生痰生热，恣食肥甘辛辣、过饮烈酒，聚湿生痰化热伤络；过食生冷则伤脾阳；服辛温燥热之品，耗损胃阴；身体脾胃虚弱之人，劳倦内伤、久病不愈延及脾胃或用药不当，皆可损伤脾胃；脾胃虚寒者，中阳不振，寒从内生；遭遇精神刺激，忧思恼怒，肝郁气滞则疏泄失职，横逆犯胃；气血壅滞，日久产生瘀血；以上诸因素均可导致脾胃气机升降失常，脾气不升，胃浊不降，功能受阻而成本病。

二、临床诊断

（一）辨病诊断

1.临床诊断

胃黏膜脱垂症的临床表现常缺乏特异性，可以没有任何症状仅在胃肠 X 线钡剂造影时发现。单纯性胃黏膜脱垂可以出现症状，但症状的严重程度与脱垂的轻重并不成比例关系。

本病的主要症状为上腹部不规则疼痛，多发生在饭后，呈阵发性，缺乏周期性和规律性，服用碱性药物不易缓解，进食可诱发和使疼痛加剧，呕吐后可有所缓解。临床以灼痛常见，也可以为胀痛、刺痛、隐痛甚至绞痛，左侧卧位可使疼痛减轻缓解，右侧卧位可使疼痛加重，有人认为此点为本病的特征性表现，常伴上腹胀满，嗳气，胃灼热，胃纳不佳等消化不良症状。

脱垂的黏膜引起幽门梗阻时，出现恶心呕吐，右上腹剧烈疼痛，脱垂黏膜发生嵌顿时，上腹持续剧痛，并可见到胃型和蠕动波，在幽门区可摸到质软的肿块，上腹部有振水音。脱垂黏膜表面糜烂、溃疡或嵌顿可发生上消化道出血，多数为少量出血，表现为黑便，呕血较少见，出血前常有恶心呕吐，部分患者可发生大出血，重则出现失血性休克。

体格检查多无阳性发现，部分患者上腹部压痛，可消瘦、轻度贫血貌，严重脱垂者偶在上腹部可扪及柔软包块。

2. 实验室检查

大便潜血可呈阳性，少数患者血红蛋白降低，胃液分析多正常，若有高度胃酸时，应注意合并十二指肠球部溃疡病。

3. 胃镜检查

胃镜检查对诊断胃黏膜脱垂有一定帮助，有些患者可以看到胃窦黏膜进入幽门或将幽门口阻塞，胃窦部黏膜正常或充血水肿，有些可见出血点、糜烂或浅表溃疡等，当胃窦部收缩时，黏膜皱襞明显随蠕动经幽门进入十二指肠，当胃窦部收缩后松弛时可见脱入十二指肠的黏膜皱襞经幽门管向胃腔内反涌而来，当胃窦部舒张时脱垂的胃黏膜可自幽门以下回复胃腔。

4. X线检查

X线胃肠钡餐造影是诊断胃黏膜脱垂的重要依据，但X线表现变化多端，而且常为一过性，右前斜卧位检查阳性发现率较高。

典型的X线表现为十二指肠球部基底处有凹而充盈缺损，呈菜花样，蕈状或伞状，脱垂到十二指肠球部的胃黏膜在球部可形成蜂窝状或分叶状的充盈缺损。

（二）辨证诊断

胃黏膜脱垂症多以不规则胃脘部疼痛为主要临床症状，属中医"胃脘痛"范畴，亦有以脘腹痞胀、恶心呕吐为突出表现，属中医"痞满""反胃"范畴。病程常迁延，日久不愈，反复发作多变，临证时注意把握病机变化，辨其虚实寒热。

望诊：面色萎黄，身体消瘦，或神情倦怠，舌淡或暗，苔白或腻。

闻诊：口气臭秽，嗳气频作，气味酸腐，或呕吐及呻吟。

问诊：胃脘胀满疼痛，进食后加重，左侧卧位可使疼痛减轻，右侧卧位可诱发或使疼痛加重，或纳食不佳，宿食不化，或恶心泛酸，呕吐秽浊酸臭或不消化食物。

切诊：脘腹柔软，有压痛，偶可触及柔软包块，脉沉细或弦滑。

1. 脾胃气虚

胃脘隐痛，食后脘胀或疼痛加重，面色萎黄，消瘦，纳呆，懒言，四肢倦怠，或伴反胃，吞酸，呕吐，舌淡，苔白，脉沉缓。

辨证要点：胃脘胀痛，食后加重，纳呆乏力，舌淡，苔白，脉缓。

2. 脾胃虚寒

胃脘隐痛，喜温喜按，纳少，时吐清水痰涎，过食生冷及触冒风寒易诱发或加重，神疲乏力，四肢不温或周身困重，大便溏薄，小便清长，舌淡胖，苔白腻，脉沉细无力。

辨证要点：胃痛喜温喜按，四肢不温。

3. 脾胃湿热

胃脘胀满疼痛，食后烦热，嘈杂吞酸，口苦口干，不欲饮水，小便短赤，大便不爽，舌质红，苔黄腻，脉濡滑。

辨证要点：胃脘胀痛，食后烦热，嘈杂吞酸，舌红，苔黄腻，脉濡滑。

4. 肝胃郁热

上腹灼热疼痛，频繁反复，嘈杂吞酸，呕吐，嗳气，胁肋胀满，口苦而干，性情急躁易怒，舌红，苔黄，脉弦数。

辨证要点：胃脘灼痛，烦怒，口干苦，舌红，苔黄，脉弦数。

5. 气虚血瘀

胃脘隐痛或胀痛，日久不愈，痛处固定拒按，食后痛甚，倦怠乏力，消瘦。肌肤甲错，有时剧痛，甚则吐血、黑便，舌质紫暗，有瘀斑，脉细涩。

辨证要点：胃脘隐痛或刺痛，痛处固定拒按，乏力，舌紫暗有瘀点。

6. 胃阴不足

胃脘隐痛，口燥咽干，口渴，饥不欲食，干呕，呃逆，大便干燥，舌红少苔，脉弦细数。

辨证要点：胃脘隐痛，口燥咽干，舌红少苔，脉细数。

三、鉴别诊断

（一）西医学鉴别诊断

胃黏膜脱垂症缺乏特征性症状和体征，内窥镜检查价值有限，诊断主要依靠 X 线钡剂造影特征性表现，本病须与下列疾病鉴别。

1. 与慢性胃炎相鉴别

慢性胃炎和胃黏膜脱垂症均有不典型的上腹部疼痛胀满、嗳气、反酸等症状，仅凭症状难以区分，二者主要依靠 X 线钡剂造影或电子胃镜相鉴别。慢性胃窦炎时，黏膜及黏膜下水肿等因素易致发生胃黏膜脱垂，黏膜脱垂后胃窦部受幽门括约肌的挤压也可使黏膜发生充血水肿等炎性反应，甚则出现糜烂及溃疡，胃黏膜脱垂嵌顿时，炎症反应加剧。目前二者的因果关系尚不能肯定。

2. 与消化性溃疡相鉴别

消化性溃疡与胃黏膜脱垂症均可出现上腹部疼痛，但消化性溃疡疼痛多为慢性、节律性，服制酸药可使疼痛缓解，电子胃镜检查可见溃疡，X 线钡剂检查可见龛影，胃黏膜脱垂症多为间歇性上腹痛，无规律性，服制酸药不能缓解，左侧卧位可使疼痛减轻，X 线钡剂检查可发现脱垂征象。此外，十二指肠球部溃疡和幽门前区溃疡，其 X 线钡剂检查也可使球底部出现充盈缺损及球部变形，与胃黏膜脱垂相似，但球部溃疡多在前、后壁，黏膜有集中趋势，球部有激惹征象，与黏膜脱垂不同。

3. 与胃长蒂息肉相鉴别

有蒂的胃息肉可脱入幽门管或脱出至十二指肠球部，X 线钡餐检查在十二指肠出现圆形充盈缺损，但其位置不固定，而且阴影的形状一致，看不到脱垂的黏膜纹，通过电子胃镜检查可以确诊。

4. 与幽门肌肥大相鉴别

成人幽门肌肥大症常伴随胃窦炎或胃溃疡，X 线钡剂检查时，可在球部造成明显压迹，酷似胃黏膜脱垂，但是压迹边缘较整齐，球部看不到脱垂的黏膜纹，幽门管变细，胃排空延迟。

5. 与胃癌相鉴别

胃癌患者也出现上腹部疼痛不适，但其疼痛无规律性，伴明显消瘦，食欲不振。胃幽门前区癌若侵犯十二指肠基底部时，X 线钡餐透视也可有球基底部充盈缺损，但此充盈缺损持续存在，边缘不整，黏膜纹消失；胃镜和组织病理学有助于鉴别。

（二）中医病证鉴别诊断

胃黏膜脱垂症病因多为饮食不节、劳倦过度、情志失调致脾胃虚弱，气机阻滞，升降失常所致脘腹部疼痛，常伴呕吐、呕血及黑便。胸痹心痛之不典型者其疼痛可在胃脘部易与本病混淆，但本病多伴嗳气、吐酸、呃逆等脾胃证候；胸痹心痛病因多为寒邪内侵、饮食不当、情志失调、年迈体虚，病机实为寒凝气滞、血瘀痰阻痹遏胸阳，阻滞心脉，或为心脾肝肾亏虚，心脉失养致胸部闷痛，甚则胸痛彻背，短气，喘息不得卧。

胃痛以胀痛、隐痛常见，亦有疼痛剧烈如针刺者，但一般不如胸痹心痛之剧烈，胸痹心痛的疼痛可表现为绞痛如割，痛彻胸背，发时心悸，憋闷，甚则有濒死的感觉。

胃痛一般预后较好，而胸痹心痛一般病情较重，特别是真心痛，其疼痛持续不已者，每每"夕发旦死，旦发夕死"甚至危殆立至。

四、临床治疗

（一）提高临床疗效的基本要素

1. 辨清虚实及病机变化

胃黏膜脱垂多由饮食不节、劳倦内伤、情志失调损伤脾胃引起脾胃气机阻滞，气血生化之源不足所致，病程迁延，反复发作，以虚证为多见，中虚日久饮食不受而生积滞，或木旺乘土，气滞于中，久病入络形成瘀血，出现本虚标实、虚实夹杂之证。临床辨证治疗中应辨其虚实，治以标本兼顾。还应注意病机转化，分清因虚致实还是因实致虚。其虚是脾胃气虚中气下陷还是脾胃虚寒失于温养，其实是气滞、食积、瘀血，以何为主。如疾病进一步发展，气郁可以化火，积滞可变生湿热、瘀血伤络，脾虚不能统血还可合并出血，食积、痰饮、气滞、血瘀壅阻日久，胃气通降不利致幽门不通。由于本病病程长，病机变化复杂，需详以辨证施治，切中病机方能取得满意疗效。

2. 调节脾胃升降为主，扶正祛邪

胃黏膜脱垂症在病机上既有中气虚弱清气不升，又有邪气壅滞胃气不降，治疗当以益气健脾、和胃逆降为法，若补益升提太过则胃气愈加壅滞，若降逆疏导又恐脾虚气陷愈甚，需根据虚实孰重孰轻，治宜升降适度。

本病治疗常以扶正升补为法，但当邪实为主时，还要治以祛邪通降为先，如降气化痰、消食导滞、活血化瘀等。

3. 防治并发症

胃黏膜脱垂症常伴慢性胃炎、消化性溃疡，病情严重者出现上消化道出血及幽门梗阻。需采取中西医结合方法，积极防治这些并发症。并注意减少导致胃黏膜脱垂的诱因。

（二）辨病治疗

本病以内科对症处理为主，必要时行手术治疗。

1. 腹痛剧烈

肌内注射654-2针10mg，每日1~2次，口服颠茄片每次1片，每日3次。

2. 并发胃炎的治疗

彻底治疗急性胃炎及口腔咽喉部慢性感染灶，避免食用对胃有刺激的食物及药物。奥美拉唑胶囊20mg，每日2次口服；铝碳酸镁片，每次2片，每日3次口服；或胶体果胶铋胶囊，每次2粒，每日3次口服。

若合并幽门螺杆菌感染，参见十二指肠溃疡幽门螺杆菌根治的诊疗。

3. 合并营养不良性贫血

维生素B_{12}针250μg，每日1次肌内注射；叶酸片10mg每日3次，口服。

4. 合并反流性食管炎、胃炎

可使用奥美拉唑胶囊20mg每日2次口服；多潘立酮片，每次10mg，每日3次。

5. 并发消化性溃疡的治疗

（1）奥美拉唑胶囊20mg，每日2次口服，或雷贝拉唑肠溶片10mg，每日1次口

服，或泮托拉唑胶囊 40mg，每日 1 次口服，6~8 周为一疗程。

（2）铝碳酸镁片，每次 2 片，每日 3 次口服；或胶体果胶铋胶囊，每次 2 粒，每日 3 次口服。

（3）多潘立酮片，每次 10mg，每日 3 次口服。

（4）如合并幽门螺杆菌感染　参照十二指肠溃疡幽门螺杆菌感染治疗方案。

6. 并发上消化道出血的治疗

（1）补充血容量　根据失血量多少补充血容量。

（2）口服止血　以去甲上腺素 8mg 加入冰盐水 100ml 中，每次 10ml 口服，每隔 2 小时口服一次；凝血酶冻干粉 500U 加入冰盐水 10ml 中口服，每隔 2 小时一次。

（3）静脉滴注奥美拉唑 40mg 每日 2~3 次或静脉滴注泮托拉唑 40mg 每日 2~3 次。

（4）内镜下止血　局部喷涂 5% 孟氏液或凝血酶 500~1000U 溶于 10~20ml 生理盐水中，亦可用激光、微波、高频电凝等止血。

7. 幽门梗阻

（1）禁食。

（2）胃肠内减压。

（3）补液，纠正水电解质紊乱。

（4）治疗原发病。

8. 手术治疗适应证

（1）病情严重，经常发生幽门梗阻，反复出血尤其是大量出血的患者。

（2）合并胃或十二指肠溃疡反复出血者。

（3）合并胃部肿瘤者。

（4）内科治疗腹痛不缓解。

（三）辨证治疗

1. 辨证施治

（1）脾胃气虚

治法：益气健脾和胃。

方药：香砂养胃汤加减。

组成：党参 15g，白术 12g，云苓 12g，陈皮 10g，柴胡 10g，砂仁 6g，生姜 9g，木香 6g，炙甘草 6g。

加减：腹痛甚加金铃子散，食滞加神曲、莱菔子、枳实，恶心呕吐加旋覆花、代赭石，黑便加灶心土、三七、白及，中气下陷、脘腹坠胀、乏力倦怠可以补中益气汤加减。

（2）脾胃虚寒

治法：温中健脾。

方药：黄芪建中汤加减。

组成：黄芪 15g，桂枝 6g，白芍 15g，干姜 10g，甘草 6g，党参 15g，白术 12g，吴茱萸 1g，升麻 6g。

加减：泛吐清水加陈皮、半夏、云苓，胃寒痛甚加高良姜、香附。

（3）脾胃湿热

治法：健脾和胃，清热除湿。

方药：补中益气汤合半夏泻心汤加减。

组成：炙黄芪 15g，柴胡 10g，升麻 6g，半夏 10g，黄连 10g，黄芩 10g，陈皮 10g。

加减：呕甚去黄芪，加枳壳、生姜，泄泻者加薏苡仁、云苓、车前子，嘈杂反酸加左金丸。

（4）肝胃郁热

治法：疏肝泄热和胃。

方药：化肝煎加减。

组成：陈皮 10g，青皮 10g，白芍 15g，丹皮 10g，栀子 10g，泽泻 10g，浙贝 10g，佛手 10g，柴胡 10g。

加减：疼痛明显重用白芍、甘草，吞酸嘈杂加黄连、吴茱萸，口干加花粉、石斛，恶心呕吐加竹茹、半夏，火热内盛灼伤胃络而致出血者可加黄连、黄芩、大黄、白茅根。

（5）气虚血瘀

治法：益气健脾，活血化瘀止痛。

方药：四君子汤合丹参饮、失笑散加减。

组成：党参 15g，云苓 15g，白术 12g，丹参 30g，檀香 6g，砂仁 6g，生蒲黄 10g，五灵脂 10g，枳实 10g，炙甘草 6g。

加减：血虚者加当归、白芍，气虚下陷加升麻、黄芪，呕血黑便加灶心土、白及、三七。

（6）胃阴不足

治法：养阴益胃。

方药：一贯煎合芍药甘草汤加减。

组成：沙参 15g，麦冬 15g，当归 12g，生地 15g，川楝子 9g，杞子 10g，白芍 12g，甘草 6g。

加减：干呕呃逆加石斛、竹茹，大便干燥加蜂蜜、麻子仁。

2. 外治疗法

（1）针刺治疗　取中脘、足三里为主穴，脾胃气虚加梁门、脾俞、胃俞，肝胃郁热加肝俞、太冲、上脘、大陵，胃阴不足加胃俞、梁门、上脘，血瘀加上脘、大陵、三阴交。肝胃郁热、血瘀用捻转泻法，脾胃气虚、胃阴不足行捻转提插补法。行针 10~15 分钟，针后加灸，7~10 次为 1 疗程。

（2）三棱针　取穴脾俞，胃俞点刺少量出血，隔日 1 次。

（3）头针　取双侧胃区，头针常规操作，每日 1 次，每次留针 20~30 分钟，10 次为 1 疗程。

（4）灸法　取脾俞、胃俞、中脘、右梁门、足三里，每穴灸 3~5 壮，每日 1 次，10 次为 1 疗程。

（5）耳针　取脾、胃、内分泌、交感、三焦、神门，分次选 3~4 穴，留针 20 分钟或埋王不留行籽。

（6）穴位注射

①取足三里、中脘、三阴交、胃俞穴，用黄芪注射液 2ml，每次取 1~2 穴，每日 1 次，10 次为 1 疗程。

②取中脘、内关、足三里穴，用 654-2 注射液 10mg 每次取 1~2 穴，每日 1 次 10 次为 1 疗程。

（7）拔罐法　取脾俞、胃俞、上脘、中脘、关元穴，用闪火罐法，每日 1 次，10 次为 1 疗程。

（8）电针　双内关、足三里、合谷、三阴交接通电针仪，以患者有舒适的感觉及酸胀感为度，调到适当的频率和强度，留针 40 分钟，每日治疗 1 次，30 次为疗程。

（9）穴位埋线疗法　取中脘透上脘、梁门，胃俞透脾俞，用 2% 普鲁卡因局部麻醉，再将 0-1 号羊肠线穿至肌层，剪断肠线埋于肌层，每次间隔 30 天。

（10）按摩　患者仰卧位，医者用右手掌按摩上腹部，着重按中脘、下脘、右梁门，再以右手拇指按压在右梁门 3~5 分钟，至指下有温热感止。亦可用双手拇指分别按揉脾俞、胃俞、三焦俞。

（11）贴敷法

①暖脐膏：沉香、小茴香、乳香、肉桂、麝香等，每次 1 贴，微火焙开，贴脐腹，用于虚寒胃痛。

②吴茱萸 45g，薄荷 30g，研末，灶心土一块，葱白一把，炒热醋煎布包，热敷痛处，用于虚寒疼痛。

（12）刮痧法　头部取四神聪、后顶、天柱；胸腹部取膻中、中脘、天枢、章门；背腰部取肝俞、胆俞、脾俞、胃俞、三焦俞；下肢部取足三里、内庭。

3. 中成药

（1）舒肝健胃丸　具有疏肝开郁，导滞和中之功效。用于肝胃不和引起的胃脘胀痛，胸胁满闷，呕吐吞酸，腹胀便秘。每次 6g，每日 2 次，口服。

（2）补中益气丸　具有调补脾胃，益气升阳，甘温除热之功效。用于脾胃气虚引起的食少腹胀、体倦乏力。每次 9g，每日 2 次，口服。

（3）黄芪注射液　30ml 加入 5% 葡萄糖注射液 500ml 中静脉滴注，每日 1 次。

另外可辨证选用气滞胃痛冲剂、温胃舒等药，详见其他篇章。

4. 单验方

①虚滞散：丁香 3g，党参 10g，九香虫 10g，刀豆子 10g。共研细末，每服 3g，每日 3 次，适用于脾胃虚弱兼气滞胃痛。

②红灵丸：桃仁、五灵脂各 15g，微炒为末，米醋为丸如小豆粒大，每服 15~20 粒，温开水送下，用于血瘀胃痛，孕妇忌服。

③川楝子 6g，玫瑰花 10g，共研细末，每服 6g，每日 2 次，用于肝胃气滞胃痛。

④丁香 15g，肉桂 10g，共研细末，分 10 次，每日 2 次。

⑤丹参 30g，檀香 3g，水煎服，每日 2 次，适用于气滞血瘀胃痛。

⑥参灵散：党参 40g，五灵脂 15g，水煎服，每日 1 次，适用于气虚血瘀证。

⑦延胡索 10g，肉桂 10g（研细末），青木香 30g，水煎混后每服 10g，每日 3 次。

（四）新疗法选粹

1. 高频电灼凝法治疗胃黏膜脱垂症

方法：将球形电凝器的电灼头对准并贴紧要灼凝的胃黏膜，根据黏膜隆起高度掌握灼凝的时间，一般为 1~2 秒。灼凝治疗后 2 小时内禁食，当天半流食，1 周内过渡到正常饮食。治疗后应用口服抗生素和质子泵抑制剂至症状消失，预防创面感染和形成溃疡，一般用药 15~20 天。治疗一月后复查胃镜。

2. 钛夹联合内镜下黏膜切除术治疗胃黏膜脱垂症

方法：内镜下确定病变范围后，于病灶周围黏膜下注射 1∶10000 肾上腺素生理盐水 + 0.5% 美兰 + 10% 甘油果糖混合液 2~10ml（以病灶完全抬起为准）。注射后迅速用套扎器套住隆起的黏膜，使

之形成假蒂。间断通高频混合电流切除。切除后，根据创面大小选用金属钛夹封存创面。此法主要适用于重度胃黏膜脱垂症。

（五）名医治疗特色

郭士魁

中国中医科学院郭士魁教授认为胃黏膜脱垂症和消化性溃疡类似，属中医"胃痛""嘈杂""吞酸"等范畴，病程常迁延日久不愈，反复发作多变，辨证时要注意寒、热、虚、实，并对症下药。对胃热疼痛常用清热散结，止痛和胃的小陷胸汤加减，药用黄连、半夏、全瓜蒌、陈皮、黄芩、生龙骨、茯苓、木香。反酸重者加乌贼骨粉；病重者加沉香。对脾胃虚寒型腹痛用黄芪建中汤加减，药用黄芪、桂枝、杭芍、炙甘草、大枣、饴糖等。肝胃不和胃痛用小柴胡汤加减，药用柴胡、黄芩、半夏、党参、炙甘草、陈皮、生姜、大枣、生龙骨。有胃出血时用三白散：白及、三七等量研末服，对止血有一定效果。

五、预后转归

本病系慢性疾病，往往伴发胃窦部黏膜慢性炎症、慢性十二指肠球炎、消化性溃疡、幽门梗阻及上消化道出血。经内科治疗一般预后良好，有些病例有自愈趋向，但遇不良刺激易复发或变化，病程日久，迁延不愈。若内科保守治疗效果不明显，采用手术治疗，可以痊愈。

六、预防调护

（一）预防

（1）积极治疗急性胃肠炎、慢性胃炎、十二指肠溃疡等以减少胃黏膜脱垂症的诱发因素。

（2）避免对胃有刺激性的食物及药物，

戒除烟酒。

（3）保持精神愉快，避免情绪波动及精神紧张，了解一般常识，作好自身预防。

（4）劳逸结合，适当进行体育锻炼，使脾胃强健，可减少本病发生的概率。

（二）调护

本病患者一般情况下生活自理，可给予采取内科三级护理，上腹痛重时取左侧卧位，热敷痛处或按摩、保暖，避免受寒使胃部受刺激。

呕吐不能进食，要给予补液，维持水电解质平衡，大量呕血伴头昏、四肢厥冷、脉数、血压下降者应进行抢救处理。

1. 休息

可进行轻度活动，避免剧烈运动，餐后取左侧卧位休息1小时，生活规律，保证充足的睡眠，使机体阴阳调和、正气充沛，减少机械性刺激而造成的胃蠕动增强。

2. 饮食

《冯氏锦囊》提出：宁少毋多食，宁饥毋食饱，宁迟毋食速，宁热毋食冷，宁零毋食顿，宁软毋食硬，为调摄本病之要法。胃黏膜脱垂症患者食物要清淡易消化，富于营养，避免食辛辣、油腻、香料、饮酒、浓茶、咖啡，亦不宜坚硬、粗糙、过凉、过烫之品，以减少对胃的刺激。可多食牛奶、山药、莲子、佛手等。

3. 食疗

四和汤：炒白面500g，炒芝麻500g，炒茴香50g，为末拌匀，空腹时服用，每次10g，每日2次，温水送下，适用于脾胃虚寒者。

生姜煲猪肚：生姜250g，猪肚1个，将生姜洗净切碎，放入洗净的猪肚中，小火煲熟喝汤吃肚，每2天吃1个，连吃3~4个。用于脾虚寒湿型。

田七莲藕炖鸡蛋：鸡蛋1只，莲藕250g，田七末3g，鸡蛋液搅匀，加藕汁30ml及田七末可酌加冰糖调味后搅匀，隔水炖熟服用，每日1剂，连服8~10天，用于脾虚血瘀型。

七、专方选介

1. 升提活血汤

该方出自《中国中医秘方大全》。药物组成：黄芪30g，党参10g，升麻10g，柴胡10g，细辛5g，蒲公英10g，枳实10g，肉桂10g，红花12g，蒲黄10g，川芎15g，丹参30g，三棱10g，莪术10g，丹皮10g，甘草6g，水煎服，每日1剂分2次温服。合并有胃、十二指肠溃疡者，加白及12g，白芷10g，延胡索8g，儿茶10g，或用锡类散3g，饭后2小时服，每日3次。伴有疣状胃炎或肥厚性胃炎者，加王不留行12g，合并有萎缩性胃炎或肠上皮化生者，加水蛭或土鳖10g，伴有食管炎者，饭后吞服小檗碱粉0.4g，每日3次，温开水送服（不能多喝水）。一般42天为一疗程，本方药能补气升提，温中化饮，活血祛瘀，适用于虚寒性上腹痛者，对饭后痛甚，尤其以右侧卧位疼痛加重，左侧卧位痛减，伴腹胀，嗳气，无泛酸者疗效较好。

2. 升阳益胃汤

该方出自《内外伤辨惑论》。药物组成：党参、半夏、炙甘草、羌活、独活、防风、白芍、陈皮、白术、茯苓、泽泻、柴胡各10g，黄芪30g，黄连2g，生姜5片，大枣5枚。水煎服，日1剂，早晚分服。功效：健脾益胃，升阳举陷。

3. 乌贝散加味

药物组成：乌贼骨、公英各30g，炙鸡内金20g，贝母、制香附、枳壳、郁金、佛手、玉蝴蝶、钩藤各10g。日1剂，水煎服，用15日。原方剂量加大10倍，研粉，水泛丸如梧桐子大，为1日量；每次10g，每天3次口服。停用其他药，禁烟酒，忌食辛辣肥腻物，睡眠左侧卧位。

4.丹参饮加味

药物组成：丹参 30g，檀香 6g，砂仁 10g，延胡索 15g。肝郁气滞加柴胡 5g，枳壳 10g，香附 10g；肝胃郁热加黄连 6g，吴茱萸 10g；胃阴虚加石斛 10g，五灵脂 10g；脾胃虚弱者加党参 15g，白术 15g，干姜 10g，水煎服，每日 1 剂，分 2 次口服。疗程为 4 周。

八、研究进展

（一）病因病机

关于胃黏膜脱垂症研究报道较少，多数医家认为本病属中医的"胃脘痛"范畴，兼见于"反胃""痞满""呕吐""血证"之中。多因饮食不节、精神紧张、情志失和、劳倦过度等日久损伤脾胃、耗伤正气所致。其病机是脾胃气机阻滞，气血生化不足，血虚无以自养则黏膜松弛、气虚无力升提则黏膜滑脱，为本虚标实之证。或各种病因致脾胃纳运功能受损，渐至脾胃虚寒，或气滞不畅，或血行受阻，或湿热蕴结，脾虚为本、气血痰湿瘀滞为标，病位在胃，但常常关系到肝脾。辨证过程应注意把握病机变化：①因虚致实，因实致虚；②气滞、食积、痰饮日久，多可化热，出现邪热、湿热壅阻中焦，或寒热夹杂；③呕吐日久致气阴两虚；④食积、痰饮、气滞血瘀等壅阻胃脘日久，常可导致幽门不通，胃气不能通降，以胃剧痛，恶心呕吐，便秘等。

（二）辨证思路

由于本病主要病机为脾虚不升，胃气不降本虚标实之证，补中益气健脾为治疗大法，兼以辨证施治。故其治宜升降有度，尽管治疗上常以升补为主，但当邪实为主要矛盾时，还要恰当地运用祛邪通降法。考虑到本病病机属虚实夹杂，宜采用益气温中，或升阳健脾法，配合和胃降逆、活血化瘀、化痰蠲饮、清利湿热等法进行治疗。由于本病疗程较长，在治疗用药中，应注意保护胃气，补虚不可滋腻，理气攻伐不可太过。

（三）治法探讨

中医辨证论治与西医对症处理相结合，胃痛较剧时给阿托品解痉止痛，中医用行气活血方药，也可配合针灸疗法。合并幽门梗阻进行胃肠减压，禁食和补液，合并上消化道出血采取止血、输液等措施，以对症治疗。中医根据病因病机的寒热虚实，分别采用益气健脾、温中健脾、清热除湿、疏肝和胃、活血化瘀止痛等法治疗，常取得较好的疗效。周干平用益气升阳、养血柔肝、缓急止痛的升阳收膜汤加减，除升提胃黏膜外，并有止血和保护胃黏膜之功，比补中益气汤更为有效，马哲河用仙方活命饮治疗胃黏膜脱垂合并胃溃疡获显效。段小明用益气健脾，化瘀行滞法，以参灵散治疗慢性萎缩性胃炎合并胃黏膜脱垂症取得明显疗效。陆文彬用温肾升阳法治疗本病亦获临床痊愈。

（四）评价及展望

中医药对胃黏膜脱垂症治疗取得一定疗效，目前西药对该病尚无特效，中医药治疗本病有广阔的前景。

目前关于治疗本病的临床报道太少，缺乏对照及系统观察，药物研究落后，今后应加以努力发掘治疗该病中医特色，改革剂型及有效方药筛选，加强针灸、按摩及外治法等研究。

参考文献

［1］胡熙明主编. 中国中医秘方大全·中［M］. 上海：文汇出版社，1989. 10.

[2]（金）李东垣著. 内外伤辨惑论［M］. 北京：中国医药科技出版社，2019. 07.

[3]姚欣艳，李点，何清湖，等. 熊继柏教授辨治胃痛经验［J］. 中华中医药杂志，2015，30（01）：143-145.

[4]陈晓辉，杨博文. 唐宋教授用加味丹参饮治疗脾胃病经验探微［J］. 中国中医药现代远程教育 2016，14（22）：75-76.

第六节　胃癌

胃癌是指原发于胃黏膜上皮的恶性肿瘤，可发生于胃的任何部位，多见于胃窦部，尤其是胃小弯侧，为消化道最常见的癌瘤。在我国胃癌发病率仅次于肺癌，居第二位，死亡率排第三位。全球每年新发胃癌病例约120万，中国约占其中的40%。我国早期胃癌占比很低，仅约20%，大多数发现时已是进展期，总体5年生存率不足50%。多在中年之后发病，男性多于女性。

胃癌以腹痛、食欲减退、呕吐、呕血、黑便、上腹包块等为主要临床表现。早期可无明显症状，当临床症状明显时大多已进入中晚期。按其不同的病理阶段和临床表现，可分别归属于中医学"胃脘痛""胃反""伏梁""癥积"等病范畴。

一、病因病机

（一）西医学研究

1.病因

有关胃癌的病因及发病条件比较复杂，目前尚不十分明确，但大都认为与幽门螺杆菌感染、饮食习惯、地理环境、遗传因素、癌前疾病等有关。在胃癌众多的危险因素当中，幽门螺杆菌感染是最重要的一个。在此之前，生活方式和精神压力一直被认为是消化系统溃疡的主要危险因素。现在，已被证实有约80%的胃溃疡和约90%的非贲门胃癌是由幽门螺杆菌造成的。此外，近年来逐渐重视微量元素与肿瘤发生的关系。我国胃癌流行病学研究表明，饮食中镍、锌含量增高与胃癌的发病率呈正相关系，硒能抑制某些致癌物质的致癌作用。细菌感染与胃癌的发生亦有关。胃癌流行病学调查结果发现，我国胃癌高发区居民常食用久储霉变的食物，且在居民胃液中检出杂色曲菌、黄曲霉菌等毒菌，由其产生的杂色曲霉毒素、黄曲霉素等可诱发大鼠胃癌。胃癌遗传易感性：遗传易感性是指由于遗传因素的影响，或由于某种遗传缺陷，使其后代的生理代谢具有容易发生某些疾病的特性，从基因层面阐述胃癌发病的基础。

2.病理

胃癌可发生于胃的任何部位，最多见于胃窦，其次为胃小弯，再其次为贲门，胃大弯和前壁较少。胃癌的大体形态，随病期而不同，早期胃癌多分为隆起型、平坦型、凹陷型；进展期胃癌分为三型：①块状型；②溃疡型；③弥漫浸润型。胃癌的组织学分型：乳头状腺癌、管状腺癌、黏液腺癌、黏液（印戒）细胞癌、低分化腺癌、未分化癌、腺鳞癌、鳞状细胞癌、类癌。有人根据胃癌的生物学特性将其分为2种，即肠型癌和弥漫型癌。胃癌的转移途径有：直接蔓延、淋巴转移、血行转移、腹腔种植。

（二）中医学认识

中医学认为，本病的形成，多由长期的饮食不节，忧思过度，损伤脾胃，致痰湿凝结、瘀毒内阻而成，如《太平圣惠方》中说："夫反胃者……则有因饮酒过伤脾胃，劳气所致……则有因忧悒怏蓄怒，肠结胃翻所致，则有宿滞痼癖，积聚冷痰，久不全除，致成兹疾。"

1. 饮食不节

食饮过度，饮食不洁，饮酒过度或过食辛辣，均可损伤脾胃，使胃不受纳，脾失健运，痰湿内聚，气血运行不畅，脉络壅遏，痰湿与气血搏结成块，积于心下，发为本病。

2. 情志失调

恼怒伤肝而气郁，或忧思过度而伤脾，均可导致气机紊乱，脏腑功能失调，进而使气血津液运行失常，痰湿、瘀血内生，痰瘀互结，阻隔胃气，发为本病。

3. 脾胃虚弱

素体脾胃虚弱，或劳倦过度，或久病脾胃受伤，均可导致中焦虚寒而胃寒。若素体虚弱，邪毒内侵，内外合邪，亦可致病；若胃阴受伤，胃失濡养，则表现为阴虚胃痛。正如《活法机要》所云："脾胃怯弱，气血两衰，四时有感皆能成积。"可见脾胃虚弱是本病发病之根本。

二、临床诊断

（一）辨病诊断

1. 临床诊断

应当结合患者的临床表现、内镜及组织病理学、影像学检查等进行胃癌的诊断和鉴别诊断。

（1）病史　有慢性萎缩性胃炎、胃息肉、胃切除术、胃溃疡等病史。

（2）临床表现　早期胃癌患者常无特异的症状，随着病情的进展可出现类似胃炎、溃疡病的症状，主要有：①上腹饱胀不适或隐痛，以饭后为重；②食欲减退、嗳气、反酸、恶心、呕吐、黑便等。

进展期胃癌除上述症状外，常出现以下症状。①体重减轻、贫血、乏力。②胃部疼痛，如疼痛持续加重且向腰背放射，则提示可能存在胰腺和腹腔神经丛受侵。胃癌一旦穿孔，可出现剧烈腹痛的胃穿孔症状。③恶心、呕吐，常为肿瘤引起梗阻或胃功能紊乱所致。贲门部癌可出现进行性加重的吞咽困难及反流症状，胃窦部癌引起幽门梗阻时可呕吐宿食。④出血和黑便，肿瘤侵犯血管，可引起消化道出血。小量出血时仅有大便潜血阳性，当出血量较大时可表现为呕血及黑便。⑤其他症状如腹泻（患者因胃酸缺乏、胃排空加快）、转移灶的症状等。晚期患者可出现严重消瘦、贫血、水肿、发热、黄疸和恶病质。

（3）体征　一般胃癌尤其是早期胃癌，常无明显的体征，进展期乃至晚期胃癌患者可出现下列体征。①上腹部深压痛，有时伴有轻度肌抵抗感，常是体检可获得的唯一体征。②上腹部肿块，位于幽门窦或胃体的进展期胃癌，有时可扪及上腹部肿块；女性患者于下腹部扪及可推动的肿块，应考虑 Krukenberg 瘤的可能。③胃肠梗阻的表现：幽门梗阻时可有胃型及振水音，小肠或系膜转移使肠腔狭窄可导致部分或完全性肠梗阻；④腹水征，有腹膜转移时可出现血性腹水；⑤锁骨上淋巴结肿大；⑥直肠前窝肿物；⑦脐部肿块等。其中，锁骨上窝淋巴结肿大、腹水征、下腹部盆腔包块、脐部肿物、直肠前窝种植结节、肠梗阻表现均为提示胃癌晚期的重要体征。因此，仔细检查这些体征，不但具有重要的诊断价值，同时也为诊治策略的制订提供了充分的临床依据。

2. 辅助检查

（1）胃液分析　约2/3病例之空腹胃液中无酸，在最大刺激后约有1/3仍无酸分泌。该现象在正常人也可出现。

（2）粪便潜血试验　多持续阳性，经内科治疗很少转阴。

（3）肿瘤标志物　广泛应用于临床诊断，而且肿瘤标志物的联合检测为我们提供了动态观察肿瘤发生发展及临床疗效评价和患者的预后，从而提高了检出率和鉴别诊断准确度。建议常规推荐CA72-4、CEA和CA199，可在部分患者中进一步检测AFP和CA125，CA125对于腹膜转移，AFP对于特殊病理类型的胃癌，均具有一定的诊断和预后价值。CA242和肿瘤特异性生长因子（TSGF）、胃蛋白酶原PG-Ⅰ和PG-Ⅱ的敏感度、特异度尚有待公认。目前肿瘤标志物检测常用自动化学发光免疫分析仪及其配套试剂。

（4）X线气钡双重对比造影　定位诊断优于常规CT或MRI，对临床医师手术方式及胃切除范围的选择有指导意义。

（5）腹部CT检查　CT检查应为首选临床分期手段，我国多层螺旋CT广泛普及，特别推荐胸腹盆腔联合大范围扫描。在无CT增强对比剂禁忌情况下均采用增强扫描，常规采用1mm左右层厚连续扫描，并推荐使用多平面重建图像，有助于判断肿瘤部位、肿瘤与周围脏器（如肝脏、胰腺、膈肌、结肠等）或血管关系及区分肿瘤与局部淋巴结，提高分期信心和准确率。为更好地显示病变，推荐口服阴性对比剂（一般扫描前口服500~800ml水）使胃腔充分充盈、胃壁扩张，常规采用仰卧位扫描，对于肿瘤位于胃体下部和胃窦部，可以依检查目的和患者配合情况采用特殊体位（如俯卧位、侧卧位等），建议采用多期增强扫描。CT对进展期胃癌的敏感度为65%~90%，早期胃癌约为50%；T分期准确率为70%~90%，N分期为40%~70%。因而不推荐使用CT作为胃癌初诊的首选诊断方法，但在胃癌分期诊断中推荐为首选影像方法。

（6）超声检查（ultrasonography，US）超声检查因简便易行、灵活直观、无创无辐射等特点，可作为胃癌患者的常规影像学检查。充盈胃腔之后常规超声可显示病变部位胃壁层次结构，判断浸润深度，是对胃癌T分期的有益补充；彩色多普勒血流成像可以观察病灶内血供；超声双重造影可在观察病灶形态特征的基础上观察病灶及周围组织的微循环灌注特点；此外超声检查可发现腹盆腔重要器官及淋巴结有无转移，颈部、锁骨上淋巴结有无转移；超声引导下肝脏、淋巴结穿刺活检有助于肿瘤的诊断及分期。

（7）MR　推荐对CT对比剂过敏者或其他影像学检查怀疑转移者使用。MRI有助于判断腹膜转移状态，可酌情使用。增强MRI是胃癌肝转移的首选或重要补充检查，特别是注射肝特异性对比剂更有助于诊断和确定转移病灶数目、部位。腹部MRI检查对了解胃癌的远处转移情况与增强CT的准确度基本一致，对胃癌N分期的准确度及诊断淋巴结侵犯的敏感度较CT在不断提高，MRI多b值DWI对胃癌N/T分级有价值。MRI具有良好的软组织对比，随着MR扫描技术的进步，对于进展期食管胃结合部癌，CT平扫不能明确诊断，或肿瘤导致EUS无法完成时，推荐依据所在中心实力酌情尝试MRI。

（8）PET-CT　可辅助胃癌分期，但不做常规推荐。如CT怀疑有远处转移可应用PET-CT评估患者全身情况，另外，研究显示PET-CT对于放化疗或靶向治疗的疗效评价也有一定价值，但亦不做常规推荐。在部分胃癌组织学类型中，肿瘤和正常组织的代谢之间的呈负相关联系，如黏液腺癌，印戒细胞癌，低分化腺癌通常是18F-FDG低摄取的，故此类患者应慎重应用。

（9）发射单光子计算机断层扫描仪（ECT）骨扫描在探测胃癌骨转移病变方面应用最广、经验丰富、性价比高，且具有较高的灵敏度，但在脊柱及局限于骨髓内的病灶有一定的假阴性率，可与MRI结合提高探测能力。对高度怀疑骨转移的患者可行骨扫描检查。

（10）内镜检查技术

①普通白光内镜（white light endoscopy）：普通白光内镜是内镜检查技术的基础，对于病变或疑似病变区域首先进行白光内镜观察，记录病变区域自然状态情况，而后再进行其他内镜检查技术。

②化学染色内镜（chromoendoscopy）：化学染色内镜是在常规内镜检查的基础上，将色素染料喷洒至需观察的黏膜表面，使病灶与正常黏膜对比更加明显。物理染色（靛胭脂、亚甲蓝）：指染料与病变间为物理覆盖关系，由于病变表面微结构与周围正常黏膜不同，染料覆盖后产生对光线的不同反射，从而突出病变区域与周围正常组织间的界限。化学染色（醋酸、肾上腺素）：指染料与病变区域间发生化学反应，从而改变病变区域颜色，突出病变边界。

③电子染色内镜（digital chromoendoscopy）：电子染色内镜可通过特殊光清晰观察黏膜浅表微血管形态，常见电子染色内镜包括窄带成像技术、智能电子分光技术及智能电子染色内镜。

④放大内镜（magnifying endoscopy）：放大内镜可将胃黏膜放大并观察胃黏膜腺体表面小凹结构和黏膜微血管网形态特征的细微变化，可用于鉴别胃黏膜病变的良恶性，判断恶性病变的边界和范围。

⑤内镜超声（endoscopic ultrasound，EUS）：EUS被认为是胃肠道肿瘤局部分期的最精确方法，在胃癌T分期（特别是早期癌）和N分期不亚于或超过CT，常用以区分黏膜层和黏膜下层病灶，动态观察肿瘤与邻近脏器的关系，并可通过EUS导引下穿刺活检淋巴结，明显提高局部T、N分期准确率，但EUS为操作者依赖性检查，因此，推荐在医疗水平较高的医院或中心。对拟施行内镜下黏膜切除（Endoscopic mucosal resection，EMR）、内镜下黏膜下剥离术（Endoscopic submucosal dissection，ESD）等内镜治疗者必须进行此项检查。EUS能发现直径5mm以上淋巴结。淋巴结回声类型、边界及大小作为主要的判断标准，认为转移性淋巴结多为圆形、类圆形低回声结构，其回声常与肿瘤组织相似或更低，边界清晰，内部回声均匀，直径＞1cm；而非特异性炎性肿大淋巴结常呈椭圆形或三角形高回声改变，边界模糊，内部回声均匀。

⑥其他内镜检查技术：激光共聚焦显微内镜（confocal caser endomicroscopy，CLE）：可显示最高可放大1000倍的显微结构，达到光学活检的目的。荧光内镜（fluorescence endoscopy）：以荧光为基础的内镜成像系统，能发现和鉴别普通内镜难以发现的癌前病变及一些隐匿的恶性病变。但上述方法对设备要求高，目前在临床常规推广应用仍较少。

⑦胃镜检查操作规范：胃镜检查是确诊胃癌的必须检查手段，可确定肿瘤位置，获得组织标本以行病理检查。内镜检查前必须充分准备，建议应用去泡剂和去黏液剂等。经口插镜后，内镜直视下从食管上端开始循腔进镜，依次观察食管、贲门、胃体、胃窦、幽门、十二指肠球部及十二指肠降部。退镜时依次从十二指肠、胃窦、胃角、胃体、胃底贲门、食管退出。依次全面观察、应用旋转镜身、屈曲镜端及倒转镜身等方法观察上消化道全部，尤其是胃壁的大弯、小弯、前壁及后壁，观察黏膜色泽、光滑度、黏液、蠕动及内腔的形状等。如发现病变则需确定病变的具体部位及范围，并详细在记录表上记录。检查过程中，如有黏液和气泡应用清水或去泡剂和去黏液剂及时冲洗，再继续观察。保证内镜留图数量和质量：为保证完全观察整个胃腔，如果发现病灶，另需额外留图。同时，需保证每张图片的清晰度。国内专

家较为推荐的是至少 40 张图片。必要可酌情选用色素内镜 / 电子染色内镜或放大内镜等图像增强技术。

（二）辨证诊断

本病辨证当审病期新久，察病邪性质，辨本虚标实。一般初期以标实为主，当辨气结、热结、食积、痰凝、血瘀之不同；后期以正虚为主，可表现为脾胃虚寒或气血双亏之证。胀痛多为气滞，刺痛多属血瘀，隐痛多为虚证。

望诊：面黄虚浮，或便溏肢肿，或大便干结，或见痰核累累，舌质淡或紫暗，苔白腻或黄腻。

闻诊：或呕吐呃逆，或嗳气，或口气秽臭。

问诊：胃脘胀痛或刺痛，伴灼热，或嘈杂，或胸膈满闷，或呕血、便血，或口干咽燥，或五心烦热。

切诊：心下痞硬拒按，可扪及痞块，脉沉或弦细。

1. 肝胃不和

胃脘胀满，时时隐痛，窜及两肋，或食少嗳气，或呕吐呃逆，或大便不畅，舌质淡，苔薄白，脉沉或弦细。

辨证要点：胃脘胀满疼痛，窜及两肋，嗳气纳少。

2. 胃热伤阴

胃脘灼热，嘈杂疼痛，食后痛剧，口干咽燥，大便干结，或五心烦热，舌红少津，脉弦细数。

辨证要点：胃脘灼热，嘈杂疼痛，口干，舌红少津。

3. 瘀毒内阻

胃脘刺痛，心下痞硬拒按，食后痛剧，吐血便血，或肌肤甲错，舌质紫暗或有瘀斑，脉沉细涩。

辨证要点：胃脘刺痛，心下痞硬拒按，舌质暗紫。

4. 痰湿凝结

胃脘疼痛，胸膈满闷，呕吐痰涎，面黄虚浮，腹胀便溏，或见痰核累累，舌质淡，苔白腻，脉弦滑。

辨证要点：胃脘疼痛，胸膈满闷，呕吐痰涎，苔白腻。

5. 脾胃虚寒

胃脘隐痛，喜温喜按，泛吐清水，或朝食暮吐，暮食朝吐，神疲乏力，面色无华，纳少，便溏，舌质淡，苔白滑，脉沉缓或沉细。

辨证要点：胃脘隐痛，喜温喜按，呕吐，便溏，脉沉弱。

三、鉴别诊断

（一）西医学鉴别诊断

胃癌早期症状与一般胃部疾病极为相似，尤其与胃良性溃疡、胃淋巴瘤等最易混淆，必须精心鉴别。

1. 胃良性溃疡

与胃癌相比较，胃良性溃疡一般病程较长，曾有典型溃疡疼痛反复发作史，抗酸剂治疗有效，多不伴有食欲减退。除非合并出血、幽门梗阻等严重的并发症，多无明显体征，不会出现近期明显消瘦、贫血、腹部肿块甚至左锁骨上窝淋巴结肿大等。更为重要的是 X 线钡餐和胃镜检查，良性溃疡直径常小于 2.5cm，圆形或椭圆形龛影，边缘整齐，蠕动波可通过病灶；胃镜下可见黏膜基底平坦，有白色或黄白苔覆盖，周围黏膜水肿、充血，黏膜皱襞向溃疡集中，而癌性溃疡与此有很大的不同。

2. 胃淋巴瘤

占胃恶性肿瘤的 2%~7%。95% 以上的胃原发恶性淋巴瘤为非霍奇金淋巴瘤，常广泛浸润胃壁，形成一大片浅溃疡。以上腹部不适、胃肠道出血及腹部肿块为主要临床表现。

3. 胃肠道间质瘤

间叶源性肿瘤，约占胃肿瘤的 3%，肿瘤膨胀性生长，可向黏膜下或浆膜下浸润形成球形或分叶状的肿块。瘤体小症状不明显，可有上腹不适或类似溃疡病的消化道症状，瘤体较大时可扪及腹部肿块，常有上消化道出血的表现。

4. 胃神经内分泌肿瘤（neuroendocrine neoplasm，NEN）

神经内分泌肿瘤是一组起源于肽能神经元和神经内分泌细胞的具有异质性的肿瘤，所有神经内分泌肿瘤均具有恶性潜能。这类肿瘤的特点是能储存和分泌不同的肽和神经胺。虽然胃肠胰 NEN 是一种少见的疾病，占胃肠恶性肿瘤不足 2% 的比例，但目前在美国 NEN 是发病率仅次于结直肠癌的胃肠道恶性肿瘤。其诊断仍以组织学活检病理为金标准，然常规的 HE 染色已不足以充分诊断 NEN，目前免疫组织化学染色方法中突触素蛋白（synaptophysin，Syn）和嗜铬粒蛋白 A（chromogranin A，CgA）染色为诊断 NEN 的必检项目，并需根据核分裂像和 Ki-67（%）对 NEN 进行分级。

5. 胃良性肿瘤

胃良性肿瘤占全部胃肿瘤的 2% 左右，按组织来源可分为上皮细胞瘤和间叶组织瘤，前者常见为胃腺瘤，后者以平滑肌瘤常见。一般体积较小，发展较慢。胃窦和胃体为多发部位。多无明显临床表现，X 线钡餐为圆形或椭圆形的充盈缺损，而非龛影；胃镜下则表现为黏膜下肿块。

（二）中医学鉴别诊断

古代文献中所说的心痛、心下痛等，亦多包括胃脘疼痛，但本症应与真心痛鉴别。真心痛常在左侧胸膺部，每突然发作，疼痛剧烈，或如锥刺，或心胸闷痛窒塞，难以忍受。疼痛可向左侧肩背或左臂内侧放射，即所谓"心痛彻背"。病情严重者，可"旦发夕死，夕发旦死"，其预后和治疗与胃脘痛截然不同，不可混为一谈。

此外，胃脘痛应与腹痛相鉴别。腹痛是指胃脘以下，耻骨毛际以上整个位置疼痛为主症。胃脘痛是以上腹胃脘部近心窝处疼痛为主症。两者仅就疼痛部位而言，是有区别的。但胃处腹中，与肠相连，因而在个别患者，胃痛可以影响及腹，而腹痛亦可牵涉于胃，这就要从疼痛的主要部位、起病情况等加以鉴别。总之，必须根据临床证候而辨，只要医者细心询问，详察病情，辨别并不困难。

四、临床治疗

（一）提高临床疗效的要素

1. 早诊早治是提高疗效的关键

外科手术至今仍是治疗胃癌的主要手段。由于 X 线气钡双重造影及电子胃镜的问世，早期胃癌的发现率有所增加，据统计早期胃癌根治切除术后五年生存率可达 90% 以上，但是我国目前就诊的胃癌早期患者占 10% 左右，绝大多数仍属中晚期，其手术切除率仅 50% 左右，术后五年生存率仅为 20%~30%。因此，努力提高早期胃癌的诊断率，是提高胃癌疗效的关键。

2. 进展期胃癌多学科综合治疗是必然趋势

应当采取综合治疗的原则，即根据肿瘤病理学类型及临床分期，结合患者一般状况和器官功能状态，采取多学科综合治疗（multidisciplinary team，MDT）模式（包括胃肠外科、消化内科、肿瘤内科、内镜中心、放疗科、介入科、影像科、康复科、营养科、分子生物学家、生物信息学家等），有计划、合理地应用手术、化疗、放疗和生物靶向等治疗手段，达到根治或最大幅度地控制肿瘤，延长患者生存期，改善生活质量的目的。

①早期胃癌且无淋巴结转移证据，可根据肿瘤侵犯深度，考虑内镜下治疗或手术治疗，术后无需辅助放疗或化疗。

②局部进展期胃癌或伴有淋巴结转移的早期胃癌，应当采取以手术为主的综合治疗。根据肿瘤侵犯深度及是否伴有淋巴结转移，可考虑直接行根治性手术或术前先行新辅助化疗，再考虑根治性手术。成功实施根治性手术的局部进展期胃癌，需根据术后病理分期决定辅助治疗方案（辅助化疗，必要时考虑辅助化放疗）。

③复发/转移性胃癌应当采取以药物治疗为主的综合治疗手段，在恰当的时机给予姑息性手术、放射治疗、介入治疗、射频治疗等局部治疗，同时也应当积极给予止痛、支架置入、营养支持等最佳支持治疗。

3. 姑息治疗是改善预后的主要手段

姑息治疗包括化疗、临床试验、最佳支持治疗、中医中药及生物治疗等，可提高晚期患者的生存率，改善生存质量。如果患者KPS评分<60或ECOG评分>3分，可只给予最佳支持治疗。对于不能行根治性切除的Ⅲ期胃癌和Ⅳ期胃癌，治疗目的是改善或消除症状，延长生存期，提高生存质量，应根据体质状况酌情进行化疗或放疗，中医药治疗宜辨证与辨病相结合，标本兼顾，配合单方验方，同时加强营养支持疗法。

（二）辨病治疗

1. 早期胃癌内镜治疗

早期胃癌的治疗方法包括内镜下切除和外科手术。与传统外科手术相比，内镜下切除具有创伤小、并发症少、恢复快、费用低等优点，且疗效相当，5年生存率均可超过90%。因此，国际多项指南和共识均推荐内镜下切除为早期胃癌的首选治疗方式。早期胃癌内镜下切除术主要包括内镜下黏膜切除术（endoscopic mucosal resection，EMR）和内镜黏膜下剥离术（endoscopic submucosal dissection，ESD）。

2. 手术治疗

手术切除是胃癌的主要治疗手段，也是目前治愈胃癌的唯一方法。胃癌手术分为根治性手术与非根治性手术。根治性手术应当完整切除原发病灶，并且彻底清扫区域淋巴结，主要包括标准手术、改良手术和扩大手术；非根治性手术主要包括姑息手术和减瘤手术。

①根治性手术：A.标准手术是以根治为目的，要求必须切除2/3以上的胃，并且进行D_2淋巴结清扫。B.改良手术主要针对分期较早的肿瘤，要求切除部分胃或全胃，同时进行D_1或D_1+淋巴结清扫。C.扩大手术包括联合脏器切除或（和）D_2以上淋巴结清扫的扩大手术。

②非根治性手术：A.姑息手术主要针对出现肿瘤并发症的患者（出血、梗阻等），主要的手术方式包括胃姑息性切除、胃空肠吻合短路手术和空肠营养管置入术等。B.减瘤手术主要针对存在不可切除的肝转移或者腹膜转移等非治愈因素，也没有出现肿瘤并发症所进行的胃切除，目前不推荐开展。对于进展期胃癌较为统一的认识是根治性切除术要求切除2/3以上胃及D_2淋巴结清扫术。淋巴结清扫范围要求至少检查15个或更多淋巴结。

3. 化学治疗

化学治疗分为姑息化疗、辅助化疗、新辅助化疗和转化治疗，应当严格掌握临床适应证，排除禁忌证，并在肿瘤内科医师的指导下施行。化疗应当充分考虑患者的疾病分期、年龄、体力状况、治疗风险、生活质量及患者意愿等，避免治疗过度或治疗不足。及时评估化疗疗效，密切监测及防治不良反应，并酌情调整药物和（或）剂量。按照 RECIST 疗效评价标准评价疗效。不良反应评价标准参照 NCI-CTC 标准。

（1）姑息化疗　姑息化疗目的为缓解肿瘤导致的临床症状，改善生活质量及延长生存期。适用于全身状况良好、主要脏器功能基本正常的无法切除、术后复发转移或姑息性切除术后的患者。禁忌用于严重器官功能障碍，不可控制的合并疾病及预计生存期不足 3 个月者。常用的系统化疗药物包括：5-氟尿嘧啶（5-FU）、卡培他滨、替吉奥、顺铂、奥沙利铂、紫杉醇、多西他赛、白蛋白紫杉醇、伊立替康、表柔比星等；靶向治疗药物包括：曲妥珠单抗、阿帕替尼。化疗方案包括 2 药联合或 3 药联合方案，2 药方案包括：5-FU/LV+顺铂（FP）、卡培他滨+顺铂（XP）、替吉奥+顺铂（SP）、5-FU+奥沙利铂（FOLFOX）、卡培他滨+奥沙利铂（XELOX）、替吉奥+奥沙利铂（SOX）、卡培他滨+紫杉醇、卡培他滨+多西他赛、5-FU+伊立替康（FOLFIRI）等。对 HER2 表达呈阳性［免疫组化染色呈（+++），或免疫组化染色呈（++）且 FISH 检测呈阳性］的晚期胃癌患者，可考虑在化疗的基础上，联合使用分子靶向治疗药物曲妥珠单抗。既往 2 个化疗方案失败的晚期胃癌患者，身体状况良好情况下，可考虑单药阿帕替尼治疗。

但应该注意的是，胃癌是异质性较强的恶性肿瘤，治疗困难，积极鼓励患者尽量参加临床研究。对于复发转移性胃癌患者，3 药方案适用于肿瘤负荷较大且体力状况较好者。而单药化疗适用于高龄、体力状况差或脏器功能轻度不全患者。对于经系统化疗疾病控制后的患者，仍需定期复查，根据回顾性及观察性研究，标准化疗后序贯单药维持治疗较标准化疗可改善生活质量，减轻不良反应，一般可在标准化

疗进行 4~6 周期后进行。腹膜转移是晚期胃癌患者的特殊转移模式，常因伴随癌性腹水、癌性肠梗阻影响患者进食及生活质量。治疗需根据腹胀等进行腹水引流及腹腔灌注化疗，改善一般状况，择期联合全身化疗。

（2）辅助化疗　辅助化疗适用于 D2 根治术后病理分期为Ⅱ期及Ⅲ期者。Ⅰa 期不推荐辅助化疗，对于Ⅰb 期胃癌是否需要进行术后辅助化疗，目前并无充分的循证医学证据，但淋巴结阳性患者（pTlN1M0）可考虑辅助化疗，对于 pT2N0M0 的患者，年轻（＜40 岁）、组织学为低分化、有神经束或血管、淋巴管浸润因素者进行辅助化疗，多采用单药，有可能减少复发。联合化疗在 6 个月内完成，单药化疗不宜超过 1 年。辅助化疗方案推荐氟尿嘧啶类药物联合铂类的两药联合方案。对体力状况差、高龄、不耐受两药联合方案者，考虑采用口服氟尿嘧啶类药物的单药化疗。

辅助化疗始于患者术后体力状况基本恢复正常时，一般在术后 4 周开始。特别注意患者术后进食需恢复，围手术期并发症需缓解。其他氟尿嘧啶类药物联合铂类的两药联合方案也可考虑在辅助化疗应用。最新研究提示在Ⅲ期胃癌术后使用多西他赛联合替吉奥胶囊较单药替吉奥胶囊预后改善，多西他赛联合替吉奥有可能成为辅助化疗的另一个选择。观察性研究提示Ⅱ期患者接受单药与联合化疗生存受益相仿，但Ⅲ期患者从联合治疗中获益更明显。同时需结合患者身体状况、年龄、基础疾病、病理类型综合考虑，选择单药口服或联合化疗。辅助化疗期间需规范合理地进行剂量调整，密切观察患者营养及体力状况，务必保持体重，维持机体免疫功能。联合化疗不能耐受时可减量或调整为单药，在维持整体状况时尽量保证治疗周期。

（3）新辅助化疗 对无远处转移的局部进展期胃癌（T3/4、N+），推荐新辅助化疗，应当采用铂类与氟尿嘧啶类联合的两药方案，或在两药方案基础上联合紫杉类组成三药联合的化疗方案，不宜单药应用。新辅助化疗的时限一般不超过3个月，应当及时评估疗效，并注意判断不良反应，避免增加手术并发症。术后辅助治疗应当根据术前分期及新辅助化疗疗效，有效者延续原方案或根据患者耐受性酌情调整治疗方案，无效者则更换方案或加用靶向药物如阿帕替尼等。

三药方案是否适用于全部新辅助化疗人群，特别是东方人群，尚存争议。小样本前瞻性随机对照研究未显示三药方案较两药方案疗效更优，生存获益更加明显。我国进行了多项两药方案的前瞻性临床研究，初步显示了良好的疗效和围手术期安全性。建议根据临床实践情况，在多学科合作的基础上，与患者及家属充分沟通。对于达到pCR的患者，考虑为治疗有效患者，结合术前分期，原则上建议继续术前化疗方案。新辅助化疗疗效欠佳的患者，应由MDT团队综合评估手术的价值与风险、放疗的时机和意义、术后药物治疗的选择等，与患者及家属详细沟通。

（4）转化治疗 对于初始不可切除但不伴有远处转移的局部进展期胃癌患者，可考虑化疗，或同步放化疗，争取肿瘤缩小后转化为可切除。

不可切除的肿瘤包括原发肿瘤外侵严重，或区域淋巴结转移固定、融合成团，与周围正常组织无法分离或已包绕大血管；因患者身体状况基础疾病等不能切除者，转化治疗不适用，可参考姑息化疗及放疗。肿瘤的可切除性评估，需以肿瘤外科为主，借助影像学、内镜等多种手段，必要时进行PET-CT和（或）腹腔镜探查，精准进行临床分期，制订总体治疗策略。不同于新辅助化疗，转化治疗的循证医学证据更多来源于晚期胃癌的治疗经验，只有肿瘤退缩后才可能实现R0切除，故更强调高效缩瘤，在患者能耐受的情况下，可相对积极考虑化疗方案。初步研究提示同步放化疗较单纯放疗或单纯化疗可能实现更大的肿瘤退缩，但目前其适应人群、引入时机等均需进一步探索，建议在临床研究中开展；在临床实践中，建议由多学科团队进行评估，确定最佳治疗模式。

初始诊断时不伴有其他非治愈因素而仅有单一远处转移，且技术上可切除的胃癌，是一类特殊人群，例如仅伴有肝转移、卵巢转移、16组淋巴结转移、腹膜脱落细胞学阳性或局限性腹膜转移。在队列研究中显示通过转化治疗使肿瘤缩小后，部分患者实现R0切除术，但目前仅推荐在临床研究中积极考虑。在临床实践中，必须由多学科团队全面评估，综合考虑患者的年龄、基础疾病、身体状况、依从性、社会支持度、转移部位、病理类型、转化治疗的疗效和不良反应以及手术之外的其他选择等，谨慎判断手术的获益和风险。胃癌根治术后局部复发，应首先评估再切除的可能性；如为根治术后发生的单一远处转移，除上述情况之外，尚需考虑首次手术分期、辅助治疗方案、DFS时间、复发风险因素等综合判定。经过转化治疗后，推荐由多学科团队再次评估根治手术的可行性及可能性，需与患者及家属充分沟通治疗风险及获益。围手术期的疗效评估、安全性管理等同新辅助化疗。

4. 放射治疗

放疗是恶性肿瘤的重要治疗手段之一。根据临床随访研究数据和尸检数据，提示胃癌术后局部区域复发和远处转移风险很高，因此只有多个学科的共同参与，才能有效地将手术、化疗、放疗、分子靶向治疗等结合为一体，制订出合理的治疗方案，使患者获益。对于局部晚期胃癌，美国 NCCN 指南或欧洲 ESMO 指南均推荐围手术期放化疗的治疗模式，使局部晚期胃癌的治疗疗效取得了提高。随着 D_2 手术的开展和广泛推广，放疗的适应证以及放疗的范围都成为学者探讨的热点。目前现有的研究证据，局部晚期胃癌接受术前 / 术后同步放化疗联合围手术期化疗的治疗模式，有望获得进一步改善局部复发、局部区域复发和无病生存率。

（1）放疗指征

①一般情况好，KPS ≥ 70 分或 ECOG 0~2 分。

②局部晚期胃癌的术前放疗：a. 对于可手术切除或者潜在可切除的局部晚期胃癌，采用术前放疗同步化疗或联合诱导化疗可提高 R0 手术切除率以及 pCR 率，改善长期预后。

b. 无远处转移。

c. 临床诊断：T3、T4 和（或）局部区域淋巴结转移。

③不可手术切除的胃癌：a. 无远处转移。b. 外科评估临床诊断：T4b。

④拒绝接受手术治疗或因内科疾病原因不能耐受手术治疗的胃癌。

⑤术后辅助放疗：a. 无远处转移。b. 非根治性切除，有肿瘤残存，切缘阳性。c. < D2 手术：术后病理提示 T3、T4 和（或）淋巴结转移。d. D2 手术：术后病理提示淋巴结转移。

⑥局部区域复发的胃癌：如果无法再次手术且未曾接受过放疗，身体状况允许，可考虑同步化放疗，化放疗后 6~8 周评价疗效，期望争取再次手术。

⑦晚期胃癌的减症放疗：远处转移的胃癌患者，推荐可通过照射原发灶或转移灶，实施缓解梗阻、压迫、出血或疼痛为目的的减症治疗，以提高患者生存质量。仅照射原发灶及引起症状的转移病灶，照

射剂量根据病变大小、位置及耐受程度判定给予常规剂量或高剂量。

（2）放疗技术　IMRT 技术包括容积旋转调强放疗（VMAT）技术及螺旋断层调强放疗（TOMO）等，比三维适形放疗（3D-CRT）拥有更好的剂量分布适形性和均匀性，结合靶中靶或靶区内同步加量（SIB）放疗剂量模式，可在不增加正常组织受照剂量的前提下，提高胃肿瘤照射剂量。

①放疗靶区：对于未手术切除的病变，常规分割剂量放疗范围包括原发肿瘤和转移淋巴结，以及对高危区域淋巴结进行预防照射（表 5-6-1）。

表 5-6-1　高危选择性照射淋巴引流区

原发灶部位	需照射淋巴引流区
近端 1/3	7，8，9，11p，16a2，16b1*
中段 1/3	7，8，9，11p，12a，13，14#，16a2，16b1*
远端 1/3	7，8，9，11p，12a，13，14#，16a2，16b1*

#: 如 6 区淋巴结转移，则须包括 14 区；
　*: 如 7~12 区淋巴结转移或者 N2/3 病变，则须包括至 16b1。

术后辅助治疗的病变放疗范围包括原发肿瘤和转移淋巴结，以及对高危区域淋巴结进行预防照射，如切缘 < 3cm 应包括相应吻合口，如 T4b 病变应包括瘤床侵犯区域（表 5-6-2）。

表 5-6-2　术后靶区选择性照射范围

分期	吻合口	瘤床及器官受累区域	淋巴引流区
T4bNany	切缘 ≤ 3cm 则须包括	是	是
T1~4aN+		否	是
T4aN0		否	是
T3N0		否	是

姑息治疗的病例可仅照射原发灶及引起症状的转移病灶。

②放疗剂量：三维适形照射和调强放疗应用体积剂量定义方式，常规照射应用等中心点剂量定义模式。同步放化疗中常规放疗总量为45~50Gy，单次剂量为1.8~2.0Gy；根治性放疗剂量推荐同步或序贯加量56~60Gy。

a. 术后放疗剂量：推荐 CTV DT 45~50.4Gy，每次 1.8Gy，共 25~28 次；有肿瘤和（或）残留者，大野照射后局部缩野加量照射 DT 5~10Gy。

b. 术前放疗剂量：推荐 DT 41.4~45Gy，每次 1.8 Gy，共 23~25 次。

c. 根治性放疗剂量：推荐 DT 54~60Gy，每次 2 Gy，共 27~30 次。

d. 转移、脑转移放疗剂量：30Gy/10f 或 40Gy/20f 或者 SRS。

（3）照射技术　根据医院具有的放疗设备选择不同的放射治疗技术，如常规放疗、三维适形放疗、调强放疗、图像引导放疗等。建议使用三维适形放疗或调强放疗等先进技术，更好地保护周围正常组织如肝、脊髓、肾脏和肠道的照射剂量，降低正常组织毒副作用，提高放疗耐受性。

a. 模拟定位：推荐 CT 模拟定位。如无 CT 模拟定位，必须行常规模拟定位。体位固定，仰卧位。定位前 3 小时避免多食，口服对比剂或静脉应用造影有助于 CT 定位和靶区勾画。

b. 建议 3 野及以上的多野照射。

c. 如果调强放疗，必须进行计划验证。

d. 局部加量可采用术中放疗或外照射技术。

e. 放射性粒子植入治疗不推荐常规应用。

（4）同步化疗　同步化疗方案单药首选替吉奥或者卡培他滨。有条件的医院可开展联合静脉化疗的临床研究。

替吉奥剂量，表 5-6-3。

表 5-6-3　替吉奥剂量换算

体表面积	剂量（以替加氟计）
$< 1.25m^2$	40mg/ 次
$1.25~1.5m^2$	50mg/ 次
$\geq 1.5m^2$	60mg/ 次

卡培他滨剂量：800mg/m² 放疗日口服，一日 2 次。正常组织限量，如 5-6-4。

表 5-6-4　卡培他滨剂量换算

器官	限量
肺	$V_{20} < 25\%$
心脏	$V_{30} < 30\%$
脊髓	$Dmax \leq 45Gy$
肾脏	$V_{20} < 25\%$
小肠	$V_{45} < 195cc$
肝脏	$V_{30} < 30\%$ $D_{mean} < 25Gy$

5. 免疫治疗

在晚期胃癌的三线或二线治疗中已有前瞻性研究结果支持免疫检查点抑制剂可改善生存期。目前国内外多个新型抗 PD-1 抗体正在申请适应证，如纳武单抗和碘解磷定单抗，分别已在日本或美国获批适应证，分别为三线治疗以上的晚期胃腺癌，或 PD-L1 阳性的二线治疗及以上的胃腺癌。另外，派姆单抗亦被批准用于所有 MSI-H 或 dMMR 的实体瘤患者的三线治疗。预计今年在我国将有国内外相关药物上市，目前建议患者积极参加临床研究。

6. 靶向治疗

（1）曲妥珠单抗

适应证：对人表皮生长因子受体 2（HER2）过表达［免疫组化染色呈（+++），

或免疫组化染色呈（++）且 FISH 检测呈阳性］的晚期胃或胃食管结合部腺癌患者，推荐在化疗的基础上，联合使用分子靶向治疗药物曲妥珠单抗。适应人群为既往未接受过针对转移性疾病的一线治疗患者，或既往未接受过抗 HER2 治疗的二线及以上治疗患者。

禁忌证：既往有充血性心力衰竭病史、高危未控制心律失常、需要药物治疗的心绞痛、有临床意义瓣膜疾病、心电图显示透壁性心肌梗死和控制不佳的高血压。

治疗前评估及治疗中监测：曲妥珠单抗不良反应主要包括心肌毒性、输液反应、血液学毒性和肺毒性等。因此在应用前需全面评估病史、体力状况、基线肿瘤状态、HER2 状态以及心功能等。在首次输注时需严密监测输液反应，并在治疗期间密切监测左室射血分数（LVEF）。LVEF 相对治疗前绝对降低 ≥ 16% 或者 LVEF 低于当地医疗机构的该参数正常值范围且相对治疗前绝对降低 ≥ 10% 时，应停止曲妥珠单抗治疗。

注意事项：根据 ToGA 研究结果，对于 HER2 阳性胃癌，推荐在 5-FU/ 卡培他滨联合顺铂基础上联合曲妥珠单抗。除此之外，多项 Ⅱ 期临床研究评估了曲妥珠单抗联合其他化疗方案，也有较好的疗效和安全性，如紫杉醇、卡培他滨联合奥沙利铂、替吉奥联合奥沙利铂、替吉奥联合顺铂等。但不建议与蒽环类药物联合应用。

一线化疗进展后的 HER2 阳性晚期胃癌患者，如一线已应用过曲妥珠单抗，跨线应用的高级别循证依据尚缺乏，有条件的情况下建议再次活检，尽管国内多中心前瞻性观察性研究初步结果显示二线继续应用曲妥珠单抗联合化疗可延长 mPFS，但暂不建议在临床实践中考虑。

（2）其他 以 HER2 为靶点的药物有抗 HER2 单克隆抗体帕妥珠单抗、小分子酪氨酸激酶抑制剂拉帕替尼、药物偶联抗 HER2 单克隆抗体 TDM-1 等，目前这些药物的临床研究均未获得阳性结果，均不推荐在临床中应用。

7. 胃癌介入治疗

主要包括针对胃癌、胃癌肝转移、胃癌相关出血以及胃出口梗阻的微创介入治疗。

（1）胃癌的介入治疗 经导管动脉栓塞（Transcatheter arterial embolization，TAE）、化疗栓塞（Transcatheter arterial chemoembolization，TACE）或灌注化疗（Transcatheter arterial infusion，TAI）可应用于进展期胃癌和不可根治胃癌的姑息治疗或辅助治疗，其疗效尚不确切，需大样本、前瞻性研究进一步证实。

（2）胃癌肝转移的介入治疗 介入治疗可作为胃癌肝转移瘤除外科手术切除之外的局部微创治疗方案。主要包括消融治疗、TAE、TACE 及 TAI 等。

（3）胃癌相关出血的介入治疗 介入治疗（如 TAE）对于胃癌相关出血（包括胃癌破裂出血、胃癌转移灶出血及胃癌术后出血等）具有独特的优势，通过选择性或超选择性动脉造影明确出血位置，并选用合适的栓塞材料进行封堵，可迅速、高效地完成止血，同时缓解出血相关症状。

（4）胃出口梗阻的介入治疗 晚期胃癌患者可出现胃出口恶性梗阻相关症状，通过 X 线引导下支架植入等方式，达到缓解梗阻相关症状、改善患者生活质量的目的。

8. 支持治疗

胃癌支持 / 姑息治疗目的在于缓解症状、减轻痛苦、改善生活质量、处理治疗相关不良反应、提高抗肿瘤治疗的依从性。所有胃癌患者都应全程接受支持 / 姑息治疗的症状筛查、评估和治疗。既包括出血、梗阻、疼痛、恶心、呕吐等常见躯体症状，也应包括睡眠障碍、焦虑抑郁等心理问题。同时，应对癌症生存者加强相关的康复指导与随访。

（1）胃癌患者支持/姑息治疗的基本原则　医疗机构应将胃癌支持/姑息治疗整合到肿瘤治疗的全过程中，所有胃癌患者都应在他们治疗早期加入支持/姑息治疗、在适当的时间或根据临床指征筛查支持/姑息治疗的需求。支持/姑息的专家和跨学科的多学科协作治疗组（MDT），包括肿瘤科医师、支持/姑息治疗医师、护士、营养师、社会工作者、药剂师、精神卫生专业人员等方面的专业人员，给予患者及家属实时的相关治疗。

（2）胃癌患者支持/姑息治疗的管理

①出血：胃癌患者出血包括急性、慢性出血。急性出血是胃癌患者常见的症状，可能是肿瘤直接出血或治疗引起的出血。

a. 急性出血应对生命体征及循环状况监测，及早进行液体复苏（血容量补充、血管活性药物等），给予抑酸等止血措施。出现急性严重出血（呕血或黑便）的患者应立刻进行内镜检查评估。

b. 虽然内镜治疗最初可能有效，但再次出血的概率非常高。

c. 普遍可用的治疗选择包括注射疗法、机械疗法（例如内镜夹）、消融疗法（例如氩等离子凝固）或这些方法的组合。

d. 血管造影栓塞技术可能适用于内镜治疗无效的情况。

e. 外照射放射治疗可以有效地控制多个小血管的急性和慢性消化道出血。

f. 胃癌引起的慢性失血可应用质子泵抑制剂、止血药物、外放射治疗等。对于存在贫血的患者可根据病情，酌情给予促红细胞生成类药物（ESAs）、铁剂、叶酸、维生素 B_{12} 等药物。

②梗阻：对于合并恶性胃梗阻的患者，支持/姑息治疗的主要目的是减少恶心/呕吐，并且在可能的情况下允许恢复口服进食。

a. 内镜：放置肠内支架缓解出口梗阻或放置食管支架缓解食管胃结合部/胃贲门梗阻。

b. 手术：可选择胃空肠吻合术，对于一些选择性患者行胃切除术。

c. 某些患者可选择体外放射治疗及化疗。

d. 当梗阻不可逆时，可通过行胃造口术以减轻梗阻的症状（不适合进行内镜腔内扩张或扩张无效者）。如果肿瘤位置许可，经皮、内镜、手术或介入放射学放置胃造瘘管行胃肠减压。对于伴中部或远端胃梗阻、不能进食的患者，如果肿瘤位置许可，可放置空肠营养管。

f. 如果存在腹水，应先引流腹水再放置胃造瘘管以减少感染相关并发症的风险。

③疼痛：a. 患者的主诉是疼痛评估的金标准，镇痛治疗前必须评估患者的疼痛强度。疼痛评估首选数字疼痛分级法，评估内容包括疼痛的病因、特点、性质、加重或缓解因素、疼痛对患者日常生活的影响、镇痛治疗的疗效和不良反应等，评估时还要明确患者是否存在肿瘤急症所致的疼痛，以便立即进行相应治疗。

b. 世界卫生组织（WHO）三阶梯镇痛原则仍是临床镇痛治疗应遵循的最基本原则，阿片类药物是癌痛治疗的基石，必要时加用糖皮质激素、抗惊厥药等辅助药物，并关注镇痛药物的不良反应。

c. 80%以上的癌痛可通过药物治疗得以缓解，少数患者需非药物镇痛手段，包括外科手术、放疗止痛、微创介入治疗等，应动态评估镇痛效果，积极开展学科间的协作。

④恶心、呕吐：a. 化疗所致的恶心/呕吐的药物选择应基于治疗方案的催吐风险、既往的止吐经验及患者自身因素，进行充

分的动态评估以进行合理管理。

b. 恶心/呕吐可能与消化道梗阻有关，因此应进行内镜或透视检查评估以确定是否存在梗阻。

c. 综合考虑其他潜在致吐因素：如前庭功能障碍、脑转移、电解质不平衡、辅助药物治疗（包括阿片类）、胃肌轻瘫：肿瘤本身、化疗诱导或由其他原因引起（如糖尿病）、恶性腹水、心理生理学（包括焦虑、预期性恶心/呕吐）。

d. 生活方式管理可能有助于减轻恶心/呕吐，如少吃多餐，选择健康食品，控制食量，忌过冷忌过热。必要时可行饮食会诊。

⑤营养：首先需要正确评定每个肿瘤患者的营养状况，筛选出具备营养治疗适应证的患者，及时给予治疗；为了客观评价营养治疗的疗效，需要在治疗过程中不断进行再评价，以便及时调整治疗方案。

a. 恶性肿瘤患者一经明确诊断，即应进行营养风险筛查。

b. 现阶段应用最广泛的恶性肿瘤营养风险筛查工具为营养风险筛查量表（NRS2002）及患者营养状况主观评估表（PG-SGA）。

c. NRS 评分 < 3 分者虽然没有营养风险，但应在其住院期间每周筛查 1 次。NRS 评分 ≥ 3 分者具有营养风险，需要根据患者的临床情况，制订基于个体化的营养计划，给予营养干预。

d. PG-SGA 评分 0~1 分时不需要干预措施，治疗期间保持常规随诊及评价。PG-SGA 评分 2~3 分由营养师、护师或医师进行患者或患者家庭教育，并可根据患者存在的症状和实验室检查的结果进行药物干预。PG-SGA 评分 4~8 分由营养师进行干预，并可根据症状的严重程度，与医师和护师联合进行营养干预。PG-SGA 评分 9 分急需进行症状改善和（或）同时进行营养干预。

e. 询问病史、体格检查及部分实验室检查有助于了解恶性肿瘤患者营养不良发生的原因及严重程度，以对患者进行综合营养评定。

f. 营养风险筛查及综合营养评定应与抗肿瘤治疗的影像学疗效评价同时进行，以全面评估抗肿瘤治疗的受益。

⑥心理痛苦：a. 心理痛苦是心理（即：认知、行为、情感）、社会、精神和（或）躯体上的多重因素决定的不愉快的体验，可能会影响患者应对肿瘤、躯体症状以及治疗的能力。心理痛苦包括了如抑郁、焦虑、恐慌、社会隔绝以及存在性危机。

b. 心理痛苦应在疾病的各个阶段及所有环境下及时识别、监测记录和处理。

c. 应根据临床实践指南进行心理痛苦的评估和管理。组建跨学科 MDT 治疗组对患者及家属的心理痛苦进行管理和治疗。

⑦厌食、恶病质：a. 评估体重下降的原因及严重程度，建议及早治疗可逆的厌食原因（口腔感染、心理原因、疼痛、便秘、恶心、呕吐等），评估影响进食的药物等。

b. 考虑制订适当的运动计划，积极给予营养支持（肠内或肠外营养）。

⑧其他症状：a. 便秘：出现便秘时，需评估便秘原因及严重程度，排出梗阻、粪便堵塞、治疗其他引起的便秘。排除其他原因后，可给予缓泻剂、胃肠动力药物、灌肠等治疗。积极给予预防治疗，如多喝水、适当运动，预防性用药等。

b. 睡眠、觉醒障碍：评估睡眠、觉醒障碍的类型及严重程度，患者对死亡、疾病的恐惧和焦虑，以及治疗相关影响因素。提供睡眠卫生教育；提供认知行为疗法治疗。对于难治性的睡眠、觉醒障碍应在专业人员的指导下给予药物治疗。

（3）胃癌生存者健康行为的辅导

①终生保持一个健康的体重。特别是在胃癌术后，应定期监测体重，鼓励少食多餐，必要时转诊至营养师或营养部门进行个体化辅导，关注并积极评估处理引起体重减轻的医疗和（或）心理社会的因素。

②重视植物来源的健康饮食，根据治疗后遗症（例如：倾倒综合征、肠功能障碍）按需调整。

③采取健康的生活方式，适当参与体力活动。目标：尽量每日进行至少30分钟的中等强度的活动。

④限制饮酒。

⑤建议戒烟。

（三）辨证治疗

1.辨证施治

（1）肝胃不和型

治法：疏肝和胃，降逆止痛。

方药：逍遥散合参赭培气汤加减。

组成：柴胡12g，当归15g，白芍12g，香附12g，木香9g，枳壳12g，厚朴12g，川楝子12g，旋覆花15g（包），代赭石30g，党参12g，半夏12g，陈皮9g。

加减：如气郁化火，口干口苦，便秘尿赤者，可用丹栀逍遥散加减；伴口渴欲饮者，加石斛、玉竹、麦冬；气滞血瘀，胃脘刺痛，舌暗，脉涩者，可合失笑散。

（2）胃热伤阴型

治法：养阴清热。

方药：益胃汤加减。

组成：沙参15g，麦冬12g，生地15g，玉竹12g，知母12g，白芍15g，甘草9g，延胡索9g，川楝子12g，半枝莲30g，藤梨根30g，黄连6g。

加减：大便秘结加生大黄、火麻仁；吐血者，加藕节、侧柏叶、紫草；食欲不振者加生山楂、谷芽、麦芽、鸡内金。

（3）瘀毒内阻型

治法：祛瘀解毒，活血止痛。

方药：膈下逐瘀汤加减。

组成：生蒲黄9g，五灵脂9g，当归15g，川芎9g，桃仁12g，红花9g，赤芍12g，延胡索12g，枳壳12g，莪术12g，白花蛇舌草30g，半枝莲30g，藤梨根30g。

加减：若吐血便血较多，可去桃仁、红花、莪术，加三七粉、炒大黄、仙鹤草、藕节炭；口干欲饮、五心烦热者，加生地、黄连、丹皮；腹中积块，加海藻、夏枯草、生牡蛎。

（4）痰湿凝结型

治法：健脾燥湿，化痰散结。

方药：开郁二陈汤加减。

组成：陈皮12g，半夏12g，茯苓12g，白术12g，全瓜蒌30g，胆南星12g，竹茹9g，海藻12g，夏枯草30g，郁金15g，广木香9g，川贝母12g。

加减：若胃脘刺痛，加延胡索、三七、五灵脂、蒲黄；呕吐痰涎多者，重用半夏、茯苓，加白芥子、紫苏，纳呆不食者，加砂仁、蔻仁、鸡内金、焦山楂。

（5）脾胃虚寒型

治法：温中散寒，健脾和胃。

方药：理中汤合吴茱萸汤加减。

组成：党参12g，白术9g，茯苓15g，高良姜6g，吴茱萸9g，干姜6g，陈皮9g，姜半夏12g，白蔻仁9g，白芍12g，甘草6g。

加减：大便溏加赤石脂、禹余粮、补骨脂、肉豆蔻；面色苍白、头目眩晕者，加黄芪、当归、阿胶；下肢肿，加车前子、泽泻、制附子。

2.外治疗法

（1）针刺疗法

主穴：足三里、三阴交、梁丘、内关、曲池、合谷、阿是穴。胸胁痛甚加膻中、大包或支沟、阳陵泉；后背痛甚加身柱、天宗或后溪、悬钟。并配合辨证选穴。每次先用 4~5 个主穴及 2~4 个配穴，左右交替使用。以 1.5 寸毫针针刺，以平补平泻法，留针 20 分钟，行针、留针过程中，嘱患者意守病所。2 周为一疗程。

（2）穴位注射疗法

取穴：天泉、不容、冲门、血海。注射药物：冻干注射用转移因子。

方法：每次选同侧 4 穴，每穴注入转移因子溶液 0.5ml，每周注射 2 次，左右穴交替应用。本法可与上述针刺疗法合并使用。

（3）挑治法

取穴：肝俞、胆俞、脾俞、胃俞、三焦俞、魂门、阳纲、意舍、胃仓、肓门等。通常选 6~7 穴。

（4）热熨疗法

组成：肉桂 50g，干姜 50g，香附 80g，荜茇 40g，丁香 15g，木香 40g，肉豆蔻 30g，茯苓 50g。用法：将上药风干，研粉，另将铁粉、木粉置容器内，加入催化剂，配成溶液，再将上述药物加入，搅拌匀，装入布袋。将药包摩擦发热后敷在胃脘部，每日换 1 次，7 日为一疗程。适用于寒凝、气滞和脾胃虚寒型。

（5）贴敷疗法

①蟾酥消肿膏：主要药物有蟾酥、生川乌、七叶一枝花、红花、莪术、冰片等。用橡胶、氧化锌为基质，加工制成布质含中药的橡皮膏，贴敷于胃脘疼痛处，止痛起效时间为 15~30 分钟，可反复应用。

②消积止痛膏：本膏有三组药物，即樟脑、阿丁粉（阿魏、丁香、山柰、白蚤休）、藤黄。上药等量分研为末，密封备用。根据疼痛范围大小剪胶布膏，然后将上述药末按顺序分别撒于胶膏上，贴敷于患处，随即用 60℃左右的热毛巾在药膏上敷 30 分钟（以不烫伤皮肤为度），每天热敷 3 次，5~7 天换药一次，可反复应用。

（6）灌肠疗法

主方：延胡索、没药、香附、五灵脂各 10g。气滞甚加木香、枳壳；痛甚加入金地牛、蟾酥（后下）、蜈蚣；湿热中阻加苍术、黄连；便秘加大黄（后下）；脾胃气虚加黄芪、党参；胃阴不足加沙参、麦冬；脾肾阳虚加附子、肉桂。加水 600ml，煎至 240ml，180ml/次，3 次/日，灌肠，2 日为 1 疗程。

3. 成药

①抗癌平片：珍珠菜、藤梨根、肿节风、蛇莓、半枝莲、白花蛇舌草、石上柏、蟾蜍等。功能主治：清热解毒，散瘀止痛。用于热毒瘀血壅滞肠胃所致胃癌、食管癌、贲门癌等消化道肿瘤。每次 0.5~1g，一日 3 次，饭后半小时服。

②消癌平片：通关藤。功能主治：抗癌、消炎、平喘。用于胃癌、食管癌、肺癌等。用法用量：一次 8~10 片，一日 3 次。

③平消胶囊：郁金、马钱子粉、仙鹤草、五灵脂、白矾、硝石、干漆、枳壳。功能主治：活血化瘀、止痛散结、清热解毒、扶正祛邪。用于肺癌、胃癌、食管癌等辅助治疗。一次 4~8 粒，一日 3 次，口服。

④仙蟾片：马钱子粉、半夏、人参、黄芪、仙鹤草、补骨脂、郁金、蟾酥等。功效：化瘀散结，益气止痛。用法用量：一次 4 片，一日 3 次，口服。

⑤一粒止痛丹：披麻草、重楼、乳香、没药、金铁锁、麝香。功效：镇痛。用于恶性肿瘤晚期镇痛。每次 1 粒，口服 3 次，或痛时服 1 粒。

⑥华蟾素片：干蟾皮提取物。功效：解毒、消肿、止痛。用于中晚期肿瘤，慢性乙型肝炎。用法用量：每次 3~4 片，一日 3 次，口服。

⑦金蒲胶囊：人工牛黄、金银花、蜈蚣、蟾酥、蒲公英、半枝莲、山慈菇、莪术、白花蛇舌草等。功效：清热解毒、消

肿止痛，益气化痰。用于晚期胃癌、食管癌患者痰湿瘀阻及气滞血瘀证。用法用量：一次 3 粒，一日 3 次，饭后温水送服。

⑧胃复春片：红参、香茶菜、麸炒枳壳。功效：健脾益气、行气利湿、活血解痛。用于胃癌癌前期病变，胃癌手术后辅助治疗。用法用量：一次 4 片，一次 3 次。

（四）名医治疗特色

1. 钱伯文

钱伯文认为胃癌属于中医"噎膈""反胃""积聚"等范畴，尤其与"积聚"相关。积聚之成乃气滞所致，气滞现象可出现于胃癌的早、中、晚期；因此，理气乃治本之法。消结散结亦为胃癌的一个重要治则，但不喜用有毒之品，习用壁虎、蜂房之性缓者。同时还重视扶正，扶正着重脾胃。

2. 余桂清

余桂清认为晚期胃癌多有中焦虚寒证候，手术及放化疗后更使元气大伤，极易出现命门火衰，因此，当力补脾肾，温养命门。明代张景岳对治疗反胃也主张："健脾宜温养，治肾宜滋润，舍此二法，别无二法。"依据上述理论，拟健脾宜肾方，药选党参甘平，补中益气；白术苦甘而温，健脾运湿；枸杞子甘平，滋补肝肾；女贞子甘苦微寒，滋阴益精；菟丝子甘平，补肾益气；补骨脂辛温，温补命门。全方既补先天又补后天，补而不滞，温而不燥，突出健脾益肾大法。适用于术后、放化疗后胃癌患者，同时佐以适当抗癌中药，长期服用，可稳定病情，改善患者的生活质量，延长生存期。

3. 于尔辛

于尔辛提出胃癌术后的Ⅲ、Ⅳ期患者，如长期服用中药，5 年生存率可提高至 50% 以上。中药短期服用不一定有益，笔者体会，服中药需坚持 3 年以上，术后用何种中药，笔者意见是：常见之所谓抗癌中药，如半枝莲、半边莲、白花蛇舌草等，为苦寒清热药，对胃癌术后患者，长期服用不利，宜少用、不用。

4. 段凤舞

段凤舞提出胃癌患者临床表现有三个特点，一为升降失常，二为虚实夹杂，三易旁及四脏。余症每多注意兼顾，用药亦寒温并用，升降并用，补泄并用。初期，病邪尚浅，正气未虚，临床表现多为气机不畅，升降失度，水湿运化失常，痰热结滞……多以寒温并用，辛苦相配，可选用小陷胸汤加味，辛开苦降。若病及肝，致肝胃不和，胃脘胀满，时时隐痛，窜及两肋，嗳气吞酸，可选小陷胸汤合逍遥散或左金丸加减。中期，胃气已虚，体弱乏力，证每虚中夹实，虚多实少，寒多热少……以呃逆为主者，可选补虚降逆、消痰涤饮的旋覆代赭汤加减。若以体弱乏力，饮食大减为主者，可选香砂六君子汤加减。末期，病程日久，气血虚衰，累及肾，脾肾虚寒……治以补虚升提为主，可选补中益气汤或理中汤、附子理中汤、八珍汤、十全大补汤加减。胃癌非一般胃病，余多以辨证与辨病结合，在辨证用药基础上，常选用抗癌中草药 1~3 味加入。

5. 何晓晖

何晓晖治疗胃癌患者强调整体观念，重视辨证施治，其经验归纳起来有以下四点：以人为本治神为先，正气为本脾胃为枢，病证结合攻补相宜，重视体质辨体调治。临床治疗胃癌分为四型，均以参苓白术散或四君子汤、六君子汤加减为基础方，在扶正的同时，根据患者病情及体质变化，佐以化疗或抗癌中药治疗，效果较佳。

6. 顾振东

顾振东提出胃之受纳、腐熟水谷靠胃气通达、脾气健运，治胃必先调其胃气，健其脾气。胃癌患者多有面色无华、少气懒言，倦怠乏力、纳呆、舌淡、脉细等脾胃气虚之象，胃部胀满不适、隐痛、嗳气、恶心呕吐等气滞之症，病理基础以气虚、气滞为特点，当以益气行气为治疗大法，常用"胃癌基本方"（黄芪、党参、白术、茯苓、佛手、川楝子、延胡索、砂仁、白花蛇舌草、半枝莲、甘草）随症加减治之，疗效尚佳。疾病的阶段不同，气虚、气滞程度亦不同，如胃癌手术切除的患者因手术多伤及脾气，气虚重于气滞，故宜重用补气药；失去手术机会的晚期患者，不仅气虚气滞并重，还有痰瘀、邪毒等互结之积聚，故治疗除益气行气外，宜再加入有攻坚化瘀解毒功能的鳖甲、水蛭、蜈蚣、全蝎之类。

7. 孙桂芝

孙桂芝临证喜用经验方，乃因经验方多经反复锤炼，组合得法，疗效显著。其常用的藤虎汤由藤梨根、虎杖组成，用于胃癌肝转移后出现肝胃郁热的患者，常伴有胁痛、口干、口苦、心中懊侬等症状，取其清热解毒、调和肝胃之功效。蒲黄白芷蜂房汤由生蒲黄、白芷、露蜂房、血余炭四味药物组成，常用于胃癌切除术后出现胃热炽盛、瘀毒互结、血腐肉败的患者，多见于胃癌根治术后残胃炎或吻合口炎，甚至出现局部溃疡者，常伴有恶心、反酸、胃灼热、上腹不适等症状，取其拔毒抗癌、消肿散结、祛腐生肌、化瘀止痛之功效。金麦代赭汤由鸡内金、生麦芽、代赭石组成，常用于胃癌根治术后残胃排空延迟患者，多见腹部饱胀、恶心、反胃、呃逆等消化不良症状，取其消食化积、和降入肠之功效，以减少食物残渣停留于胃的时间。三方功效、主治不同，孙师临床每每三方合用，既可以改善胃癌切除术后患者残胃不适症状，又可以有效防治胃癌复发、转移，临床应用取得了较好的疗效。

五、预后转归

胃癌是威胁我国人民生命健康最严重的恶性肿瘤之一，由于病情发展较快，如出现症状后不进行手术治疗，90%以上的患者在一年内死亡。近年来随着早期胃癌发现率的提高，手术方法的改进以及综合治疗的应用，胃癌治愈率有所提高，但大多数报道的5年生存率仍徘徊于20%~30%。在诸多影响预后的因素中，病灶的浸润深度与淋巴结转移是最重要的因素，其次是治疗方法包括手术类型、淋巴结清扫范围、综合治疗措施等，其他如肿瘤的病理类型及生物学行为，患者的年龄性别等对预后亦有一定影响。

1. 与胃壁的浸润程度相关

①早期胃癌预后佳，若只侵及黏膜层，术后5年生存率可达95%以上。

②侵及浅肌层者，术后5年生存率50%，深肌层为25%。

③侵及浆膜层，术后5年生存率仅为10%。

2. 与胃癌的淋巴结转移相关

①无淋巴结转移41.1%。

②第1站转移13.3%。

③第2站转移10.1%，有的资料报道，第2站以远淋巴结有转移者其5年生存率为0。

3. 与肿瘤的生长方式相关

①团块生长：预后最好。

②巢状生长：介于两者之间。

③弥漫性生长：预后最差。

六、预防调护

（一）预防

（1）提高对胃癌发病的认识和警觉性　无论男女达40岁以上者患有慢性胃炎、溃疡病史，经常反复发作，且越来越频，内科治疗效果不佳者，应定期作 X 线钡餐或胃镜检查。

（2）注意饮食卫生　避免进粗糙食物，少吃或不吃烟熏油炸和腌制食品，多吃新鲜蔬菜、水果，多饮鲜奶，节制烟酒，饮食规律和适度，避免暴饮暴食。

（3）积极、正确地治疗胃溃疡、萎缩性胃炎、多发性胃息肉等胃部疾病。

（4）开展普查。对 35 岁以上有长期胃病史，经内科治疗无效者，可列为普查对象。

（5）保持乐观情绪，加强体育锻炼。

（6）现各种特色内镜（如超声内镜、窄带成像技术、放大内镜、色素内镜等的出现）及影像学、实验室技术的更新使得早癌及癌前病变的诊断率明显提高，并且内镜技术（如内镜黏膜下剥离术等）及微创外科（腹腔镜等）使得早癌及癌前病变的治疗疗效更好、创伤更小，能减少术后并发症的发生、改善患者术后生活质量。

（二）调护

（1）胃癌患者的饮食宜清淡，忌生冷、粗硬、辛辣、油腻之品，宜少食多餐。

（2）注意心理护理，消除紧张恐惧情绪，积极配合治疗。

（3）恢复期患者，可适当活动，配合气功、太极拳等，以增强体质。

七、专方选要

健脾和胃汤：陈皮 12g，清半夏 12g，代赭石（先煎）30g，旋覆花（包煎）12g，生黄芪 15g，太子参 12g，鸡内金 10g，焦三仙各 10g，茯苓 12g，白术 10g，生薏苡仁 30g，鸡血藤 15g，菟丝子 10g，女贞子 10g。每日 1 剂，水煎服，用至化疗结束后一周。加减：若恶心呕吐甚者加竹茹、生姜汁，宜少量频服；口干舌燥者加天花粉、沙参、石斛、玉竹；严重吞咽不顺者，加威灵仙、急性子、八月札；腹胀便秘者，

加大黄、番泻叶、川朴、火麻仁、木香，或合增液承气汤加减；腹痛者，加延胡索、五灵脂、白芍、甘草；适用于晚期胃癌。日 1 剂水煎服。

加味八珍汤：黄芪、鳖甲、鸡血藤各 30g，党参、白术、茯苓熟地黄、川芎各 10g，白芍、穿山甲（国家保护动物，需以他药替用）各 15g，当归 12g，法半夏 9g，陈皮、三七各 6g，甘草 5g。每日 1 剂，水煎服。配合化疗，治疗晚期胃癌 38 例，总有效率为 68%，明显优于单用化疗组。

八、研究进展

（一）病因病机

胃癌的病因比较复杂，中医认为多因饮食失节、忧思过度、脾胃受损、气结痰凝所致。明·张景岳认为病因病机为"阳虚"与"气结"，说明脾胃虚寒，阳气不化，气结于内，血行受阻，久则形成瘀血。清《医宗金鉴》则认为三阳热结，灼伤津液，三门干枯，则水谷出入之道不得流通。根据本病的临床证候，当代医家通过"审证求因"对其病因病机的研究日趋深入。郁仁存认为气结、热结、食结、瘀血及脾胃虚寒乃本病形成之主要病机。气结常由忧虑等情绪因素所引起；脏腑功能失调，脾胃气虚，运化失调，升降失司引起宿饮不化成食积。脾虚而痰湿内生，郁久化热，气滞而伴血瘀，加之饮食不洁，损伤脾胃而发为本病。钱伯文明确指出：气机失调是诱发胃癌的一个重要因素，亦是胃癌发病过程中的病理变化，其中主要是肝气郁结。长期的情志抑郁不舒，肝气郁滞，导致了脾胃气机不畅，由气滞而导致血瘀、痰凝等系列病理变化，致使肿瘤形成。周阿高等人则认为正虚是胃癌发病的关键，正虚血瘀是胃癌患者基本特征，治疗中晚期胃癌，除了扶正法外，还要应用活血法。

（二）辨证思路

李腾飞等通过 Pubmed、中国知网等检索胃癌中医辨证分型的相关文献，分析并总结胃癌的中医辨证分型、相关影响因素，以及其与不同分子表达的相关性。临床上胃癌常见的中医证治分型依次为肝胃不和型、脾胃虚寒型、胃热伤阴型、气血双亏型、瘀毒内阻型与痰湿凝结型 6 种。为胃癌的临床辨证分型的标准化提供理论依据。

王程燕通过分析近 10 年来的在国内公开发表的有关胃癌中医辨证分型的文献，进行多组间两两比较的卡方检验，同时对其中明确术前术后的病例进行统计分析。发现 6970 例胃癌最常见的证型分别为脾胃虚弱型、肝胃不和型、气血双亏型、痰湿凝结型、瘀毒内结（湿热）型。肝胃不和型为胃癌术前最常见的证型，脾胃虚弱型为胃癌手术后最常见的证型。

（三）治法探讨

上海中医药大学附属龙华医院邱佳信等人对健脾法为主治疗晚期胃癌进行了大量深入的研究。实验采用前瞻性随机分层配对分为中药组、西药组和中西医结合组，三组间各指标水平无显著性差异，具有可比性。结果表明，健脾法为主的中药及中西医结合用药，各项指标的改善及中位生存期、生存质量均优于化疗组，为晚期胃癌的治疗探索出一条新路。钱伯文认为胃癌多因气滞所致，因此提出把理气作为胃癌的治本之法，同时重视消坚散结药物的应用，认为肿块（积聚）是胃癌之主要表现，只有尽力设法消除或缩小肿块，才能有效地控制病情、防止发展，以致痊愈。在治疗中还十分重视患者的正气，强调扶正药物的应用。林宝福以补肾法为主，方用六味地黄汤加减，亦取得满意疗效。周阿高、吴肾益等人提出扶正与解毒抗癌、

活血化瘀法并用，同时结合化疗，对临床治疗有一定影响。宋静以清热解毒为主采用五味消毒饮加味治疗早期胃癌 33 例，总有效率为 90.91%。

（四）分型论治

自 1985 年中国中西医结合研究会肿瘤专业委员会制订了胃癌中医分型的全国协作方案以后，辨证分型治疗本病已得到较为广泛的应用。王龙宝认为，该病本虚标实，应以健脾与利湿兼施、攻补并举为治疗原则。将本病分为四型辨证施治：痰气凝滞型，治用香砂宽中汤、五膈宽中汤、海藻玉壶汤加减；瘀毒内阻型，治用仙方活命饮、普济消毒饮、四生丸等加减；脾胃虚寒型，治用异功散、香砂六君子汤、补中益气汤、黄芪建中汤加减；脾肾阳虚型，治用金匮肾气丸加健脾益气方。王晓亦分为四型治疗：气滞血瘀型用旋覆花、代赭石、延胡索、白芍、佛手、丹参；气血两亏型用党参、黄芪、当归、白术、熟地、白芍、香附、砂仁；脾胃不和型用茯苓、白术、陈皮、木香、枳壳、川楝子、谷芽、山楂。以上各型均可佐以抗癌草药如半枝莲、土茯苓等。周宜强治疗本病 18 例，其中胃体癌 12 例，胃窦癌 6 例，中医辨证分为痰瘀互结、肝胃不和、脾胃虚弱、湿热中阻、阴虚五型，结果服药后大多症状减轻，食纳好转，生存期明显延长。邱佳信对 102 例晚期胃癌辨证分为脾气虚弱、热毒壅盛、实痰结聚三型。分别治以健脾益气、清热解毒、软坚化痰，并设对照组，结果中药辨症治疗组一、二、三年生存率分别为 71.6%、51.6%、30%，对照组分别为 31.6%、10%、8.3%，二者有显著性差异。李岩辨治胃癌分以下四型：肝胃不和、毒气上逆型，治宜疏肝和胃、解毒降逆，方用四逆散气平胃散加减；脾胃虚寒、中焦受阻型，治宜温中健脾，化瘀和胃，方

用香砂六君子汤合旋覆代赭汤加减；胃热伤阴、瘀毒凝滞型，治宜养阴清热、化瘀解毒，方用麦门冬汤合失笑散加减；脾肾阳虚、气血双亏型，治宜温脾益肾，补气养血，方用当归补血汤合八珍益母丸加减。吴建光报道72例胃癌患者，分肝胃不和、脾胃虚寒、胃热伤阴四型，分别给予相应中药治疗，也取得较好疗效。

（五）中药研究

1. 单味药物研究

根据药理试验及临床研究结果发现，对胃癌有效的中草药有：半枝莲、白花蛇舌草、山豆根、重楼、白英、龙葵、蛇莓、冬凌草、肿节风、喜树果、藤梨根、野葡萄根、水杨梅根、狼毒、断肠草、石蒜、干蟾皮、土茯苓、菝葜、土鳖虫、蜂房、生半夏、生南星、乌头等。此外，在此基础上，各地还研制出一些成药制剂。

潘明继调查发现，民间喜食大蒜者，胃癌的发生率较低，有研究表明，大蒜注射液对人体胃癌有治疗作用；王美玲等则更进一步阐明，大蒜具有抑制胃液内硝酸盐还原菌和降低胃液内亚硝酸盐含量的作用。同时研究鲜大蒜汁对N-亚硝胺合成的阻断作用比亚硝酸、维生素C和二烯丙三硫都强，其阻断作用来源于大蒜中的硒元素及维生素C。邱佳信通过实验研究发现：炒白术具有反突变作用和抑制某些肿瘤细胞转移的作用，太子参具有反启动作用，茯苓具有反突变作用。实践证实，这三味药加甘草组成的复方能显著加强上述作用，提高了胃癌治疗效果。

2. 复方的研究

近年来，各地许多医疗单位，根据各自的经验，制定了协定复方治疗胃癌，疗效确切。福州市第一医院肿瘤科对晚期胃癌患者施行根治术后，服用理胃化结汤（党参、白术、茯苓、生黄芪、白花蛇舌草、熟地、三七、枸杞等），其5年和10年生存分别为47.3%和18.42%，较单纯西医晚期胃癌根治术5年、10年生存率高。周阿高报道，运用小金丸为主药加减治疗晚期胃癌术后患者44例，可明显提高1年、2年生存率，药物为马钱子0.5g，当归、制乳香、制没药各6g，白胶香、地龙、五灵脂、丹参、制草乌、陈皮、厚朴、木香各9g，砂仁4.5g。王冠庭等人认为，晚期胃癌患者多属正虚邪实，故制定扶正抗癌方（潞党参、生黄芪各15g，生白术10g，薏苡仁、仙鹤草、白英、白花蛇舌草各30g，七叶一枝花15g，石见穿18g），并随症加减，治疗晚期胃癌158例，结果3年、5年生存率分别为40.9%和31.8%。顾照雄采用六君薏苡三虫汤，药用党参、半夏、僵蚕、炒白术、九香虫、茯苓各10g，炙甘草、陈皮各6g，生薏苡仁30g，守宫2条，水煎服，每日1剂，连服3~4个月。治疗30例晚期胃癌术后患者，结果存活1年以上者2例，2年以上者3例，3年以上者11例，4~5年者各6例，6年以上者1例，10年以上者1例。崔同健等人采用中药复方结合化疗治疗晚期胃癌29例，中药用生黄芪、党参各18g，茯苓、制香附、菟丝子、女贞子各12g，白术、郁金各9g，薏苡仁24g，化疗期加鸡血藤、黄精（或盐陈皮、姜半夏、旋覆花）；间歇期加白花蛇舌草、半枝莲。日1剂，水煎服，每周5剂，疗效满意。

此外，运用复方成药治疗胃癌，临床亦多见报道。如有人报告用复方天仙胶囊治疗失去手术、放疗、化疗机会或治疗后复发的晚期胃癌患者，可明显抑制肿瘤的发展，提高患者的生存质量。彭大为报道用平消片与卡莫氟联用。

（六）评价及瞻望

综上所述，近年来中医药治疗胃癌的临床研究，进展迅速，疗法众多，疗效肯定，且显示了一定的优势，为多方法、多途径征服、攻克胃癌提供了新的思路。尤其是随着中西医结合研究的不断深入，中药与手术、放疗、化疗等方法的有机结合，在一定程度上提高了疗效，减少了毒副作用，改善了生存质量。各地还开展有关对胃癌有效中草药的实验研究，如喜树碱、乌头碱、鸦胆子、蟾蜍、狼毒等的抗癌活性、药理、毒性等方面进行了研究，对一些扶正药如人参、黄芪、刺五加、枸杞子、女贞子、茯苓等也进行了研究，并逐渐研制出一些新药，为胃癌的治疗带来了新的曙光。然而，在许多方面也存在不足之处，如中医辨证分型尚缺乏过硬的客观指标，疗效标准也不够统一，多数临床报道缺少严格科研设计，大宗病例的前瞻性研究极少，重复性较差，对中、晚期胃癌的疗效仍不够理想。因此，探求中医早期辨证诊断及不同阶段的证型规律，制定相对统一、客观的观察指标和疗效标准，开展多学科的、基础与临床相结合的中西结合的胃癌综合研究，充分利用新技术、新方法，认真验证、筛选抗癌中草药、方剂，提高胃癌防治水平，仍是目前和今后研究的关键。相信通过不断的努力，不久的将来一定会发展成我国独特的胃癌防治体系，为世界医学和全人类的保健事业做出贡献。

主要参考文献

［1］周骏，赵智强，刘晓芬. 周仲瑛教授论治胃癌术后的经验［J］. 中医临床研究，2018；10（36）：1-3.

［2］李腾飞，朴瑛. 胃癌辨证分型及其影响因素的研究进展［J］. 实用中医内科杂志，2019，08：74-77.

［3］王程燕，谢长生. 6970例胃癌辨证分型临床报道的统计分析［J］. 云南中医学院学报，2015，03：58-61.

［3］中华医学会肿瘤学分会，中华医学会杂志社. 中华医学会胃癌临床诊疗指南（2021版）［J］. 中华医学杂志，2022，16：1169-1189.

［4］国家卫生健康委员会. 胃癌诊疗规范（2018年版）［J/CD］. 中华消化病与影像杂志（电子版），2019，9（3）：118144.

［5］周雷，王小龙，周东亚，等. 扶正抗癌方联合FOLFOX6化疗方案治疗晚期胃癌临床研究［J］. 河南中医，2020，11：1684-1687.

第七节 功能性消化不良

功能性消化不良是一组临床常见的证候群。患者常有上腹部胀满不适、餐后饱胀、食欲不振、嗳气、恶心、呕吐、胃灼热、胸骨后隐痛或反胃等消化不良症状，经胃镜、上消化道钡餐，腹部B超、CT等相关检查和各项化验等检查而无局部和全身器质性病变证据，症状呈反复或持续性，病程4周以上，占消化系统疾病20%~40%。按其临床表现，可分别归入中医学"痞满""胃痛""嘈杂""胃痞"等证范畴。

一、病因病机

（一）西医学研究

功能性消化不良的病因和发病机制可能是多方面的，与本病可能相关的因素如下。

1. 胃肠动力障碍

近年来研究表明胃的动力功能障碍是功能性消化不良的主要发病基础，患者有胃排空延迟，固体食物尤为明显，由于胃肠神经递质、激素水平异常而导致胃排空减慢、胃电活动失常、胃十二指肠协调运动减弱、十二指肠酸清除降低，引发了上腹胀痛不适、早饱等一系列症状。

2. 精神因素

功能性消化不良的发病与精神因素密

切相关，国外研究本病患者较正常人更焦虑和有抑郁心理障碍，发现精神障碍和应激状况下，胃的运动及分泌受到明显抑制，由于应激使中枢促皮质释放因子分泌增加，致胃排空延迟，胃敏感性增高，近端胃容受性障碍。

3. 幽门螺杆菌感染

幽门螺杆菌使胃泌素分泌增加，十二指肠酸灌注，促使胃黏膜上皮细胞凋亡，损害胃黏膜的屏障功能，而导致胃、十二指肠慢性炎症。

4. 内脏（胃）感觉过敏

功能性消化不良患者存在内脏感觉过敏已被肯定，主要表现为近端胃对机械扩张的敏感性增加和消化道其他部位的感觉异常。

5. 神经系统和胃肠激素

胃肠运动受自主神经、肠神经系统和中枢神经系统的调节，如果这些激素的分泌比例失调，可导致胃的运动功能障碍。功能性消化不良患者存在肠神经功能及其介质，如胃动素、一氧化氮等的异常，其中胃动素临床研究最多。

6. 高胃酸分泌

一般认为消化不良症状不是胃酸高分泌引起的，而是对胃酸的高敏感。

7. 血液流变学的改变

功能性消化不良患者存在血液流变的异常，降低血液的黏稠度、改善微循环可使 FD 患者的症状。

（二）中医学认识

中医学虽无功能性消化不良之病名，但对其病因病机却早有类似论述。如《素问·太阴阳明论篇》云："饮食不节，起居不时者，阴受之……阴入之则入五脏……入五脏则膜满闭塞。"《素问·异法方宜论篇》亦云："脏寒生满病。"其病因病机大致如下。

1. 七情失和

思则气结，怒则气上，悲忧则气郁，惊恐则气乱等，均可使气机逆乱，升降失调，其中尤以肝部气滞，横逆犯胃多见。

2. 食滞中阻

饮食不节、暴饮暴食或恣食生冷损伤中阳，或食谷不化、脾失健运，胃失和降、食滞中阻则成痞满。

3. 误下伤中

外邪侵袭肌表，治不得法，反攻其里，损伤中气，表邪乘虚内陷，结于心下胃脘，寒热交阻于中宫，阻塞气机，升降失常而成。

4. 痰湿阻滞

脾虚运化不良，或感受湿热，内阻中焦，痰湿内生，中焦气机不利，升降失司。

5. 脾胃虚弱

素体不健脾胃虚弱，或饮食不节，劳倦内伤，或过用寒凉克伐之剂，以及病后胃气未复中气更亏，脾失健运，胃纳呆钝，气滞不行则生本病。

本病常见饮食不节、情志内伤及劳倦过度等诱因，病位主要在胃，涉及肝、脾，主要病机为脾虚气滞，为本虚标实，虚实夹杂之证。

二、临床诊断

（一）辨病诊断

1. 临床诊断

功能性消化不良临床表现多样，缺乏特异性。常见症状有：上腹部胀满不适，早饱，食量减少，厌食，嗳气，恶心，呕吐，胃烧灼感，反酸及胸骨后疼痛等，一般无阳性体征。

根据其临床特点，早些时期曾分为 5 种不同的类型：①溃疡样消化不良；②反流样消化不良；③运动障碍样；④吞气症；⑤特发性消化不良。目前国际工作组将其分为运动障碍样型、溃疡型和不定型，如兼有以上几种类型的表现归为混合型。

2.实验室检查

血、尿、便常规，空腹血糖，肝、肾功能检查及肿瘤标志物等，目的是排除器质性病变。

3.特殊检查

胃镜检查排除食管炎，胃十二指肠溃疡、糜烂、肿瘤及其他器质性病变，X线检查既可排除器质性病变，又可借助钡餐造影了解消化道功能。彩超检查除外肝、胆、胰疾病。

4.胃运动功能试验

有条件可采用核素检查，胃肠测压，超声波阻抗技术，肌电描记及氢呼气试验法等测定胃排空功能，还可测定基础胃酸排出量和最大胃酸排出量。

诊断功能性消化不良临床缺少特异诊断方法，常用排除法确诊，以间断或持续上腹不适或疼痛1个月以上，又缺乏临床、生化、内镜、超声检查能解释症状的结果时，才可确诊为本病，全面的检查目的是排除器质性病变。

（二）辨证诊断

望诊：面色正常或萎黄，或神情倦怠，舌淡，苔白或腻。

闻诊：嗳腐酸臭，矢气酸臭，或气味及语音无明显异常。

问诊：腹胀，纳差，易饱，厌食，或恶心呕吐，或泛酸，胃灼热，或嗳气，或肠鸣下利，或脘腹隐痛。

切诊：脉弦或弦滑或细弱。

1.肝胃不和

脘腹胀满，攻撑作痛，两胁作胀，嗳气，厌食，时作太息，常因情志不畅而加重，苔薄白，脉弦。

辨证要点：脘胁作胀，嗳气叹息，脉弦。

2.饮食停滞

脘腹胀闷或疼痛，按之尤甚，恶心欲呕，或吐出宿食积滞，厌食，嗳腐酸臭，舌苔厚腻，脉弦滑。

辨证要点：腹满拒按，嗳腐酸臭，吐出宿食。

3.肝胃郁热

胃脘灼痛胀满，泛酸嘈杂，心烦易怒，口干口苦，大便干结，舌红，苔黄或薄黄，脉弦或弦数。

辨证要点：胃脘灼痛，泛酸嘈杂，心烦，舌红，苔黄，脉弦数。

4.寒热错杂

胃脘痞满，隐痛，泛酸，胃灼热，恶心欲呕，纳呆，心烦口渴，或肠鸣下利，苔白或黄腻，脉沉弦。

5.脾胃虚弱

胃脘痞满，食后尤甚，喜温喜按，腹胀，时减、时宽、时急，饥不欲食，恶心欲呕，气短乏力，体倦懒言，大便溏薄，舌质淡，苔薄白，脉沉细。

辨证要点：脘痞喜温喜按，气短乏力，体倦，大便溏薄，舌淡，脉沉细。

三、鉴别诊断

（一）西医学鉴别诊断

诊断功能性消化不良首先应排除器质性消化不良，引起器质性消化不良的疾病较多，常见的疾病如下。

1.消化性溃疡

胃或十二指肠溃疡患者主要表现为上腹部疼痛，常伴腹胀、嗳气、反酸、恶心呕吐、食欲不振等消化不良症状，内镜下可见溃疡灶，据此与功能性消化不良可鉴别。

2.胃癌

发病年龄多在45岁以上，上腹部出现疼痛不适，食欲减退，恶心呕吐，消瘦，贫血，明确诊断依靠内镜及内镜下活检。

3. 胆石症、慢性胆囊炎

常有右上腹部疼痛和饱胀、嗳气，典型者餐后发作腹部疼痛，疼痛从右胁缘放射至后背部，通过腹部 B 型超声和 X 线造影可以确诊。

另外，胃食管反流病，肠易激综合征，幽门梗阻，胰腺癌，胰腺炎，胃部手术后动力异常或胆汁反流，全身性疾病如糖尿病，进行性系统硬化症，长期服用影响胃动力功能的药物及精神因素、应激等，均可出现消化不良的临床表现，需注意加以鉴别。

（二）中医病证鉴别诊断

功能性消化不良常出现脘腹痞满不适，需与胸痹心痛病鉴别。

胸痹也偶有脘痞不舒，但胸痹属胸阳痹阻，心脉瘀阻，心脉失养为患，以胸痛、胸闷、短气为主症，而胃痞则为脾胃气机升降失司所致；此病以胃脘满闷为主症，虽然也影响胸中阳气流畅，而出现胸膈满闷不舒，但无胸痛症状，据此为别。

四、临床治疗

（一）提高临床疗效的基本要素

1. 辨有邪无邪，调脾胃为先

功能性消化不良有虚实之异，有邪者为实，无邪者为虚，因此首当辨别邪之有无。如表邪未解，邪气内陷，阻遏中焦；饮食无度，积谷难消；情志不遂，气机郁结，升降失调皆属有邪。脾运不健，胃纳呆钝，则属虚证。

论其病因病机虽有虚实寒热之不同，但均与脾胃功能失调有关，故辨证本病，当以健脾为先。《冯氏锦囊秘录·杂证·脾胃方论大小合参诸方》云："脾胃虚则百病生，调理中州，其首务也。"实则以祛邪为主，虚则以扶正为先，总不离调理脾胃，

脾健胃和，诸证悉除。

2. 审证论治，权衡消补

功能性消化不良的病因主要在于情志不和，饮食不节及劳倦内伤，病因为脾失健运，胃失和降，病位在脾胃肝，治疗原则当遵实则泻之，虚则补之之大法，临证虽有虚、实、寒、热之不同，但多虚实夹杂，寒热互见，故需权衡邪正孰为主要矛盾，使补而毋滞，通而不伤，寓消于补，寓补于消，灵活运用，因证施治，方可取得疗效。

3. 中病即止，身心同治

《素问·五常政大论》云："大毒治病，十去其六，常毒治病，十去其七，小毒治病，十去其八，无毒治病，十去其九，谷肉果蔬，食养尽之，无使过之，伤其正也。"本病无明显器质性损害，临床常反复发作，经久不愈或时发时止，病久出现虚实转化。因误治引起的变证亦不少，中土不健，勿妄行克伐，更伤脾胃之气，立法选方宜顾护脾胃，以平和之剂，中病即止，辅以食疗及体育疗法。

部分病例可能是抑郁症的消化系表现，治疗应进行精神分析，帮助患者分析可能的发病因素，向患者说明疾病性质，解除不必要的恐惧及顾虑，使之能正确对待本病，树立起治愈疾病的信心，怡情自遣，宽怀调养，保持乐观情绪，可取得事半功倍的疗效。

（二）辨病治疗

主要是针对不同症状采用相应治疗措施。

1. 运动障碍型

给予胃动力药物：①多潘立酮每次10mg，每日 3 次，餐前半小时服，能增加食管下括约肌张力，加强胃的收缩，提高胃排空力，还能协调胃、十二指肠运动，防止胆汁反流。②莫沙比利或伊托必利每

次 5~10mg，每日 3 次，餐前服，它可以增进胃十二指肠的收缩力与加强胃窦、十二指肠的协调，从而加快胃十二指肠排空，主动增加胃肠动力，但不影响胃酸分泌，对功能性消化不良有很好的疗效，为当前治疗胃肠动力障碍疾病的常用药物，不良反应小，无药物耐受性，长期应用安全。

另外，可应用甲氧氯普胺 10mg，每日 3 次，或红霉素 0.2~0.4g，每日 3 次。

2. 溃疡型

给予胃黏膜保护剂、抑酸剂，抑酸剂可选用 H_2 受体拮抗剂或质子泵抑制剂。

①胃黏膜保护剂：铝碳酸镁片，每次 2 片，每日 3 次口服；或胶体果胶铋胶囊，每次 2 粒，每日 3 次口服。② H_2 受体拮抗剂：西咪替丁每次 200mg，每日 3 次；雷尼替丁每次 150mg，每日 2 次；法莫替丁 20mg，每日 2 次。③质子泵抑制剂：奥美拉唑胶囊 20mg，每日 2 次口服；或雷贝拉唑肠溶片 10mg，每日 1 次口服；或泮托拉唑胶囊 40mg，每日 1 次口服；或雷贝拉唑、兰索拉唑、埃索美拉唑等。

3. 反流型

给予胃黏膜保护剂，抑酸剂及促动力药。

4. 吞气症治疗

以精神疗法为主，嘱患者口含青果、麦冬，不断咽下唾液，以减少气体吞入。

5. 非特异型

予对症治疗，酌情应用抑酸剂、促动力药、胃黏膜保护剂。生长激素释放肽（Ghrelin）是一种主要由胃的内分泌细胞（X/A 样细胞）分泌的脑肠肽。受体在体内广泛分布，具有调节生长激素分泌、摄食和能量平衡，影响神经内分泌及胃肠功能等多种生物学作用。研究表明 Ghrelin 在 FD 中对于提高摄食量、产生饥饿感及促进胃排空方面有积极作用。目前，Ghrelin 已成为研究 FD 的新热点。

6. 幽门螺杆菌阳性

对幽门螺杆菌阳性者可抗幽门螺杆菌治疗，常用药物：参见十二指肠溃疡幽门螺杆菌诊疗。

7. 胆汁分泌不足或消化酶缺乏

复方阿嗪米特片 1~2 片，日三次口服。复方阿嗪米特与盐酸伊托必利联合治疗 FD 具有较好效果，可以有效减少功能性消化不良患者的腹胀计分，并且治疗有效率高于单独使用复方阿嗪米特肠溶片。

（三）辨证治疗

1. 辨证施治

（1）肝胃不和

治法：疏肝理气，健脾和胃。

方药：柴胡疏肝散加减。

组成：柴胡 10g，白芍 12g，枳壳 10g，香附 12g，川芎 10g，炙甘草 6g，郁金 10g，神曲 10g，栀子 9g。

加减：嗳气者加沉香，气滞化火加左金丸；脾虚加白术、云茯苓等。

（2）饮食停滞

治法：消食导滞。

方药：保和丸加减。

组成：山楂 15g，神曲 10g，莱菔子 10g，陈皮 10g，云茯苓 10g，白术 12g，枳壳 10g，连翘 10g。

加减：食积化热加黄连；大便秘结加大黄、槟榔；泛酸加浙贝母、煅瓦楞；脾虚加党参、黄芪。

（3）肝胃郁热

治法：泄肝清热，和胃通降。

方药：化肝煎合左金丸。

组成：白芍 15g，青皮 10g，陈皮 10g，丹皮 10g，栀子 6g，黄连 6g，吴茱萸 3g。

加减：口干、口苦甚加龙胆草、柴胡、麦冬；兼食滞加鸡内金、谷麦芽；湿浊内阻加川朴花、砂仁；便秘加大黄；胃痛甚加延胡索、佛手。

（4）寒热错杂

治法：和中降逆消痞。

方药：半夏泻心汤加减。

组成：半夏10g，党参10g，干姜10g，黄芩9g，黄连3g，炙甘草6g，陈皮10g。

加减：恶心、呕吐加竹茹、砂仁，下利甚加车前子、云茯苓，反酸、胃灼热明显加乌贼骨、煅瓦楞子。

（5）脾胃虚弱

治法：益气健脾，升清降浊。

方药：补中益气汤加减。

组成：党参12g，黄芪20g，白术10g，当归10g，升麻3g，柴胡3g，陈皮10g，炙甘草6g。

加减：阳虚加附子或以理中汤温补；气滞酌加佛手、郁金；湿盛脘闷纳呆加茯苓、薏苡仁；腹胀、纳呆加砂仁、木香。

2.外治疗法

（1）针刺治疗　取内关、中脘、胃俞、足三里为主穴，肝胃不和加肝俞、期门、太冲；饮食停滞加章门、内庭、天枢、下脘；均用泻法。脾胃虚弱加脾俞、关元，用补法。

（2）艾灸法　取中脘、足三里、内关、神阙每日灸1次，每穴灸3~5壮，大便溏薄加关元。

（3）耳针　取穴脾、胃、肝、交感、皮质下、神门，毫针轻刺激，留针15~30分钟，每日1次，15次为1疗程。或用王不留行籽贴压，每3天换1次，每日按压10次。

（4）推拿按摩　患者取仰卧位，在胃脘部环行按摩10~15分钟，然后按揉中脘、气海、天枢、关元、足三里、阳陵泉、三阴交均100次，每日1次。

患者取俯卧位，循足太阳经下至三焦按摩5~10遍，然后按揉肝俞、脾俞、胃俞、三焦俞、肾俞5分钟。

患者坐位，取肩井、内关、合谷、足三里，用一指禅法，然后搓揉两胁，由上而下往返数次；胃脘灼痛，嗳气加内庭、太冲；食滞按大肠俞、脾俞、胃俞、八髎、足三里，并顺时针摩腹；肝胃不和以一指禅自天突向下至中脘穴治疗；脾胃虚弱取大椎、脾俞、胃俞，揉气海、关元、足三里。

也可自行按摩，以双手拇指按揉双侧足三里穴，顺时针、逆时针方向各揉50次，使局部有酸、麻、胀感为宜。

（5）穴位注射法　取双足三里、内关或配合中脘，以维生素$B_1$100mg，维生素B_{12}500μg，每穴注入0.5ml，或以当归注射液4ml，胎盘多肽注射液2ml，每穴注入1ml，每日1次，10次为1疗程。

（6）拔罐法　取脾俞、胃俞、三焦俞、气海俞、关元俞，或中脘、天枢、关元、气海，每次3~4穴，每日1次，10次为1疗程。

（7）埋线疗法　取中脘透上脘，脾俞透胃俞或中脘透梁门，足三里透上巨虚，用2ml普鲁卡因局部麻醉，将0-1号铬制羊肠线缝入，剪断肠线，埋入肌层，每次间隔30天。

（8）热熨法　麸皮30g，生姜渣15g，拌匀炒热后用布包裹，熨敷患处。

（9）穴位贴敷法　吴茱萸、五倍子、公丁香、灵磁石、白芥子各等份，冰片、麝香少许，上药研末加酒调成黄豆大药丸备用。主穴取足三里、天枢、中脘、关元；配穴内关、大椎、脾俞、胃俞、大肠俞，常规外部消毒，贴丸药于穴位，胶布固定，每天换药1次，5次为1疗程。

（10）脐疗法　吴茱萸30g，丁香6g，胡椒30粒，研末，凡士林调糊，敷脐部，每天换药1次。

（11）电针法　取穴足三里、内关，每日1次，10日为一疗程。

3.成药

（1）启脾丸　具有健脾和胃之功效。

适用于脾胃气虚者，消化不良，腹胀便溏，每次9g，每日2次。

（2）胃肠安丸　具有芳香化浊、理气止痛、健胃消滞之功效。用于湿浊中阻、食滞不化所致的腹胀、纳差、恶心、呕吐、腹胀、腹痛；消化不良见上述症状者。一次4丸，日3次。

（3）香砂养胃丸　木香，砂仁，白术，陈皮，茯苓，半夏（制），醋香附，枳实（炒），豆蔻（去壳），姜厚朴，广藿香，甘草。功效：温中和胃。用于胃阳虚、湿阻气滞所致的胃痛、痞满，症见胃痛隐隐、脘闷不舒、呕吐酸水、嘈杂不适、不思饮食、四肢倦怠。用法用量：一次6g，一日2次。

（4）枳术宽中胶囊　白术、枳实、柴胡、山楂。功效：健脾和胃，理气消痞。用于脾虚气滞症见呕吐、反胃、纳呆、反酸，功能性消化不良见上述症状者。用法用量：饭前一次3粒，一日3次。

（5）越鞠丸　香附、川芎、栀子、苍术、六神曲。功效：理气解郁，宽中除满。用于胸脘痞闷，腹中胀满，饮食停滞，嗳气吞酸。用法用量：每次6~9g，每日2次。

（6）达立通颗粒　柴胡、枳实、陈皮、木香、清半夏、延胡索、焦山楂、六神曲等。功效：清热解郁，和胃降逆，通利消滞。用于肝胃郁热所致痞满证，症见胃脘胀满、嗳气、纳差、嘈杂反酸、脘腹疼痛，口干口苦；运动障碍型功能性消化不良。用法用量：一次1袋，一日3次。饭前服用。

（7）健胃消食口服液　太子参、陈皮、山药、麦芽、山楂。功效：健脾消食。用于脾虚食积证。一次10ml，日2次。

（8）三九胃泰颗粒　三叉苦、黄芩、九里香、两面针、木香、茯苓、白芍、地黄。功效：清热燥湿、行气活血、柔肝止痛、消炎止痛、理气健脾。用于除脾胃虚寒的其他证型。一次10g，日2次。

（9）虚寒胃痛颗粒　黄芪、党参、桂枝、白芍、高良姜、干姜、炙甘草、大枣。功效：益气健脾、温胃止痛。用于脾胃虚寒证。一次5g，日3次。

4. 单验方

（1）加减思食丸（王肯堂）　炒神曲60g，炒麦麸60g，乌梅120g，干木瓜15g，茯苓18g，甘草8g。蜜丸如樱桃大，每次1丸，每日3次，细嚼，米汤送下。

（2）复方乌贝散　乌贼骨900g，浙贝母600g，甘草600g，白及300g，研末服，每次服3g，每日3次，适用于胃酸过多者。

（3）砂仁3g，白蔻3g，水煎服。

（4）槟榔烧存性为末，每次5g，每日1次。

（5）鸡内金50g，胡椒10g，共为细末，每次服6g，每日2次。

（6）生姜10g，槟榔10g，红糖6g，水煎服。

（四）名医治疗特色

1. 傅元谋

成都中医药大学傅元谋教授认为功能性消化不良与中医的痞证相类似，病机特点为肝郁气滞，木郁克土，致脾胃升降失调，胃失和降，寒热错杂，本虚标实，而情志不畅是病情反复和加重的主要原因，故常用桂枝汤扶正祛邪，四君子汤培元固本，半夏泻心汤调节脾胃的升降，四逆汤合小柴胡汤调节气机，以达到平肝和中之功。合方具有疏肝解郁、散结和胃、扶正祛邪、祛湿健脾的功效。傅老将功能性消化不良分为4型：脾胃虚弱痰湿停滞型、寒热互结升降失调型、肝气犯胃型、饮食停滞型，应用基础方随症加减。

2. 符思

中日友好医院符思教授从六郁理论出

发，认为"气郁""食郁"贯穿本病的始终，主张以行气解郁、健脾消食为治疗本病之法。"气郁"现代社会生活及工作压力巨大，容易导致焦虑、紧张等情绪，久而久之导致肝气郁滞，肝郁犯脾，影响脾胃的运化功能，导致该病的发生。治疗上主要以行气解郁为法，方以自拟加味三香汤为主（木香 10g，香附 10g，藿香 10g，槟榔 20g，莱菔子 30g，白豆蔻 10，厚朴 10g，党参 20g，枳实 10g，白术 10g）。"血郁"气机不畅，必然会影响血液的运行，导致血瘀，血瘀于胃肠，必定会影响胃肠的运化功能，导致本病的发生。治疗上主要以行气活血为主，方用加味三香汤合桃红四物汤为主。"痰郁"脾胃功能减弱，会导致痰浊内生，痰浊内生也会导致本病的发生，两者相互影响。治疗上以健脾化痰为法，方用六君子汤合二陈汤加减。"湿郁"现代人多过食肥甘厚味，导致湿邪内生，另外现代人喜静少动，素体肥胖，聚而成湿。治疗以利湿健脾为主。方用参苓白术散合三仁汤加减。"火郁"本病多见肝气郁滞、情志不舒，日久导致气郁化火，成火郁之证。方用龙胆泻肝汤合左金丸加减。"食郁"由于饮食不节，饥饱失宜，以致脾失运化，胃失受纳，而成食郁之证。治法以行气健脾、消食化积，方用加味三香汤合保和丸加减。

五、预后转归

功能性消化不良一般预后良好，若能正确治疗，保持心情舒畅，饮食有节，多能痊愈。但本病为慢性过程，若久病失治或治疗不当，转为虚实夹杂或变生他证，可使病程延长，或呈慢性进展，治疗则较为棘手，有报道发现 3% 的患者可发展为消化性溃疡，其中约 25% 患者可多年不愈，有的甚至可终身罹患。

六、预防调护

（一）预防

（1）保持心情舒畅，避免精神刺激。

（2）饮食有节，食宜清淡，勿恣食肥甘辛辣厚味，贪凉饮冷，戒除烟酒，以免损伤脾胃。

（3）起居有常，生活规律，预防外邪侵袭犯胃。

（4）劳逸适度，参加锻炼和有益于身心的文体活动，增强体质。

（二）调护

（1）精神安慰　明确诊断后要向患者说明疾病的性质，解除不必要的顾虑和恐惧心理，避免过度劳累及精神紧张。性情抑郁或烦躁可服逍遥丸、疏肝健胃丸或安定、罗拉片等。

（2）饮食　宜少量多餐，食物清淡易消化，勿粗糙少油腻。鼓励患者戒烟酒，少饮浓茶、咖啡，忌生冷及刺激性强的食物。反流样患者避免甜、酸性食物，运动不良型患者避免摄入诱发症状及产气过多食物如红薯、马铃薯等。

（3）食疗　①莱菔子粥：莱菔子炒后研末，每次取 10~15g，与米同煮。

②萝卜丝饼：鲜白萝卜，洗净，切成丝，用素油煸炒五成熟，加肉末，调匀为馅备用。面粉适量，加水揉拌成稍软的面团，切成片，填夹萝卜丝馅，烙成小饼。可治胃痛，食欲不振，食后饱胀。

③炒扁豆：扁豆 500g，先将扁豆洗净，摘去筋，再起油锅炒，并加酱油，糖等调料用于脾虚者。

④砂仁猪肚：砂仁 5g，猪肚 1 只洗净。将砂仁纳猪肚内，用慢火炖煨，熟后调味食用。

七、研究进展

（一）病因病机

中医学虽没有功能性消化不良这一病名，但对其病情的描述却有十分丰富的内容，与"痞满""胃脘痛""嘈杂"多有相似之处，可相参论治。病机以脾虚为本，气滞血瘀、食积痰湿等邪实为标。潘志恒认为功能性消化不良的发病常与精神因素，工作压力导致肝失疏泄有关，基本病机为肝失疏泄，肝气犯胃，肝胃不和。罗日永认为本病病因主要在于情志不畅及饮食不节等方面，由于情志不畅，肝失疏泄，气机郁滞，横犯肝胃，或由于饮食伤脾及素体脾虚，致土虚木贼，进而发展成肝胃不和、肝胃郁热、肝郁脾虚、脾胃亏虚等证。症位主要在肝脾。

（二）辨证思路

本病的病机要点为脾虚气滞，故以健脾利气为基本治法。罗日永观察临床以肝胃不和，肝郁脾虚两证为常见，研究中医证型与某些实验室指标之间存在一定相关性，在临床上可辨证与辨病相结合，以提高疗效，动力障碍型多属于肝胃不和，肝郁脾虚证；溃疡样型表现为肝郁脾虚证；反流样型表现为肝胃郁热证，用左金丸加黄芩、栀子等药物清散郁热常能取得满意的疗效。本病为慢性疾病，久而出现虚实转化，由误治引起的变证亦不少，临证往往虚实或寒热并见，当审证求因，辨证论治。李承乾认为宜标本同治，通补兼施，寒热并用。辨治中需时时顾护脾胃，防妄行克伐，致轻病变沉疴。

（三）治法探讨

李振华对脾胃气虚者，宗东垣之说甘温补之，脾胃阴虚者，遵天士之论甘凉养之，自拟加味香砂六君子汤合沙参益胃汤，随症加减，疗效颇为满意。潘志恒以疏肝理气，和胃健脾之法用疏肝调胃汤调整脾胃功能治疗功能性消化不良显效率明显优于单纯胃动力药多潘立酮对照组。谈娴娴将功能性消化不良辨为气郁以越鞠丸合柴胡疏肝散、逍遥散等方加减，取得理想疗效。

（四）分型论治

目前功能性消化不良多依临床症状，采用分型论治。牛正先根据中医理论，结合西医学的诊断检查手段，采用辨证施治的原则将功能性消化不良分为4种类型：肝胃不和型，治以柴胡疏肝散；肝胃郁热型，治以化肝煎、乌贝散；中虚气滞型，治以香砂六君子汤；脾胃虚寒型，以黄芪建中汤治之。另外对上腹胀满，嗳气、恶心表现为主者，应用旋覆代赭汤取得良好疗效。

严光俊辨证治疗功能性消化不良，主症见上腹痛、腹胀、易饱、嗳气、泛酸、胃灼热、恶心呕吐等。肝胃不和用通降胃灵汤1号：苏梗、神曲、山楂、金不换、陈皮、赤芍各15g，香附、腹皮各12g，枳壳10g，丹参30g，三七6g。脾胃虚寒型用2号：黄芪、陈皮、枳壳、神曲、山楂、赤芍、白芍、金不换各15g，干姜、肉桂各10g，细辛、三七各5g，香附12g，丹参30g。湿热中阻型用3号：法半夏、香附各12g，黄芩、陈皮、枳壳、神曲、山楂、赤芍、金不换各15g，黄连、三七各6g，丹参30g。日1剂水煎分3次服。

2017年中国中西医结合学会消化系统疾病专业委员会拟定的功能性消化不良中西医结合诊疗共识意见中将其分为脾虚气滞证、肝胃不和证、脾胃湿热证、脾胃虚寒证及寒热错杂证五型论治，分别予香砂六君汤、柴胡疏肝散、连朴饮、黄芪建中汤及半夏泻心汤治疗。意见中指出：以早饱感、餐后上腹部饱胀不适为主要症状的，西药予胃肠动力药快速消除症状，中药予香苏散、柴胡疏肝散理气消胀或香砂六君汤健脾理气消胀。以上腹烧灼感，上腹痛为主要症状，予中药左金丸合旋覆代赭汤泄肝清热、和胃降逆，半夏泻心汤合旋覆代赭汤辛开苦降、和胃降逆。

（五）中药研究

李岩等就与消化系统疾病有关的经典中药方剂20种进行研究发现以下10种有明显促进胃肠推进功能的作用，其中多数方剂的作用在动物实验中与西沙必利的作用相近似。如四逆散、半夏泻心汤、人参汤、半夏白术天麻汤、茯苓饮、半夏厚朴汤、小建中汤、二陈汤、柴胡桂枝汤等。另对芍药甘草汤、四逆散进行拆方研究证实柴胡枳实合用对人体胃排空及小肠推进功能有明显的增强作用，并且血中胃动素水平明显升高。这提示了柴胡枳实合剂增加胃排空及小肠推进功能的机制是由于内源性的胃动素增加的途径而致。动物实验表明，五积散亦有明显促进胃排空及小肠推进作用，提示该方剂可作为一种胃肠运化功能促进药，用于胃肠动力障碍性疾病。

（六）外治疗法

庞国明用敷脐法治腹胀肝脾不调者用消胀1号：苍术、柴胡、薄荷、枳实各等份为末，用黄酒调糊贴脐，外用胶布固定，24小时更换1次。脾胃虚寒者用消胀2号：苍术、黄芪、干姜、陈皮、枳壳各等份为末，生姜汁调糊敷脐。痰湿中阻者用消胀3号：苍术、陈皮、厚朴、白豆蔻各等份为末，用鲜藿香汁或姜汁调糊敷脐。不能分型者，可用苍朴消胀4号方（通用方）苍术、厚朴、枳实各等份，冰片少许为末，温水调糊敷脐。用上法治腹胀300例次，用药1次见效者占60%以上，占80%以上者用药1~3次腹胀消失。

（七）评价与展望

胃肠动力学近年来国内外医学界研究广泛，但功能性消化不良的发病机制尚不明，治疗缺乏特异性手段，多按临床分类治疗，较好的方法是采用口服莫沙必利、伊托必利等药物。中医药在治疗功能性疾病方面历来有着丰富的临床经验和明显的优势，辨证论治功能性消化不良的效果是肯定的，临床观察统计治疗本病有效率达93%以上。开展中医特色研究将大大改善目前胃肠功能性疾病药品种类少的状况，促进胃肠动力疾病的治疗。

2017年中国中西医结合学会消化系统疾病专业委员会组织全国中西医消化研究领域专家，对FD诊疗方面形成的主要观点进行总结，最终形成了功能性消化不良中西医结合诊疗共识意见，以期更好地指导临床。

主要参考文献

李军祥，陈誩，李岩. 功能性消化不良中西医结合诊疗共识意见（2017年）[J]. 中国中西医结合消化杂志，2017，25（12）：889-894.

第七章 小肠疾病

第一节 肠梗阻

肠内容物在肠腔内通过障碍称为肠梗阻，是一种常见的急腹症。肠管发生梗阻后可引起一系列局部和全身的病理变化，临床上以腹痛、腹胀、呕吐、排便排气停止为主要表现。急性肠梗阻有病因复杂、病情多变、发展迅速等特点，处理不当，可造成严重后果，其中绞窄性肠梗阻常伴有严重并发症，甚至引起死亡。

中医学在《内经》中已有类似肠梗阻的记载，后世医书对这方面的论述更多。按肠梗阻不同的病理阶段和主要临床表现可分别列入"腹痛""呕吐""便秘"等证范畴。

一、病因病机

（一）西医学认识

1.病因

引起肠梗阻的因素很多，有些常同时存在着交叉影响，可见于多种疾病，因此，其病因较为复杂，按基本的发病环节可归纳为五类。其中，管腔堵塞、管腔受压、肠壁病变属机械性肠梗阻。

（1）管腔堵塞 肠管因食积、虫团、粪块、结石、肿瘤、异物等阻塞而致肠内容物通过障碍。

（2）管腔受压 如粘连带压迫或牵扯成角、肠管扭转、肠管嵌顿于疝囊颈、肿瘤或其他腹腔内肿块等压迫而致的肠梗阻。

（3）肠壁病变 如肿瘤、肠套叠、炎症等引起的肠梗阻。

（4）血运障碍 肠系膜血管的病变引起肠壁缺血进而引起的蠕动障碍造成血运性肠梗阻。

（5）动力障碍 中枢及／或外周的神经体液调节障碍，引起肠管张力及／或动力障碍，或麻痹，或痉挛，导致肠内容物通过障碍而引起的肠梗阻。

2.病理

肠梗阻发生后，肠管局部和机体全身都将出现一系列复杂的病理变化。

（1）局部变化 由于肠梗阻以上肠管蠕动亢进，可表现为阵发性肠绞痛，且伴有肠蠕动音高亢，腹壁有时可见肠蠕动波。在肠管蠕动加强的同时，又可因肠内容物堆积的刺激而出现逆蠕动，使肠内容物吐出。

（2）全身变化 主要表现为全身水、电解质代谢和重要脏器功能的紊乱。由于肠梗阻时腹痛、腹胀、腹式呼吸减弱，又因腹压上升，妨碍下腔静脉血液的回流，还可出现呼吸循环功能障碍。正常时小肠内仅有少量细菌，肠梗阻时，肠壁血运障碍，通透性增加，肠腔内细菌数量则显著增加，并产生多种强烈毒性物质，而致全身中毒症状，细菌和毒素可通过已失去活力的肠腔壁渗透至腹腔内，加之肠管坏死、穿孔可引起腹膜炎和毒血症。

（二）中医学认识

1.病因

中医关于肠梗阻的病因可分为气、血、寒、热、湿、食、虫七种，认为气机不行，瘀血滞留，寒邪凝滞，热邪郁闭，湿邪中阻，食积阻肠，蛔虫聚团和燥屎内结等均可导致发病，本病病位在肠胃，肠道气机不利，腑气不通是本病发生的主要机制。

2.病机

肠为"传化之腑"，虚而不藏，实而不满，动而不静，降而不升，以通畅下降为顺，滞塞不通为逆。所以前人有"六腑以通为用""腑病以通为补"。由于肠道气机不利，复因以上诸因均可导致肠道梗阻，肠腑痞塞不通，中焦之气不得下降，逆而上行则腹痛、呕吐；气阻于中，滞塞不通，水谷之精微不得上升，浊物不得下降，积聚为患，故腹胀膨隆；肠腑闭阻，大肠传导失司，故大便秘结，矢气闭结不通；迁延日久，瘀久化热，热与瘀血郁结不散致肠腑血肉腐败，腐肉为脓，可见毒热炽盛之证；病至晚期，正气已衰以致正不胜邪，可严重损耗阳气和阴液，出现脱证，甚至出现亡阴亡阳之证候。

二、临床诊断

（一）辨病诊断

1.临床诊断

（1）症状　腹痛、腹胀、呕吐和排便排气停止等。

（2）体征　心率正常或加快；体温正常或略有升高，伴有严重休克时反而下降；腹壁紧张、压痛、反跳痛；可见肠型或蠕动波；肠鸣音亢进，且有气过水声或金属声；直肠指诊：直肠是否有肿瘤，指套是否有鲜血。

2.实验室检查

（1）血液检查　肠梗阻早期正常，梗阻过久出现脱水时，可发生血液浓缩和白细胞升高，绞窄性肠梗阻白细胞明显升高。

（2）生化检查　血清电解质，二氧化碳结合力，血气分析，尿素氮，红细胞比容的测定可出现变化。

（3）血清酶学改变　血清无机磷，肌酸激酶及肌酸激酶同工酶可出现异常。

（4）尿液检查　尿量减少，尿比重升高，多在 1.025~1.030 之间，pH 值偏酸性。

（5）大便检查　镜检可见大量红细胞，或隐血试验阳性，提示肠管有血运障碍。

3.影像检查

（1）X 线检查　腹部 X 线平片是肠梗阻筛选及复查的主要手段，肠梗阻的 X 线表现多种多样，一般有气液平面，肠管扩张积气明显，气液平面一般为呈阶梯状多个。根据 X 线表现可以大致判断梗阻部位，梗阻程度，也可以进行梗阻原因的推测。特别值得一提的是不要认为一旦发现气液平面即诊断为肠梗阻，因为一些慢性腹泻患者也可以有小的多个呈阶梯状的气液平面，所以，肠梗阻的诊断必须密切结合临床。

（2）B 超检查　可见小肠明显增粗，肠管内液性暗区，有时扩张的肠管内可见气体反射。

（3）CT 检查　肠梗阻的 CT 表现主要为梗阻近侧肠腔扩张，远侧肠腔萎缩，肠道扩张迂曲，积气、积液明显，液平较窄，数目多，分布多位于中腹部。CT 显示小肠的梗阻主要为肠粘连或肠扭转，可以显示出梗阻部位肠管纠集紊乱，腹膜不正常分布等征象。

（4）MRI 成像　无肠道准备的 MRI 成像可以较为明确地显示肠梗阻的梗阻平面，对明确肠梗阻病因也有很高的诊断价值；而且具有无痛苦、无辐射、无损伤的独特优势，可以作为临床上怀疑肠梗阻患者的重要检查手段。

（5）双气囊小肠镜（DBE）　既往由于检查手段的局限，小肠病变的诊断一直是消化界的难题。DBE 可完成充气、吸引、冲洗、反复观察、取活检标本，通过经口和经肛进镜途径相结合，可以完成全消化道的检查。但是，DBE 作为一项侵入性检查，存在以下局限性：需在全麻下进行，患者可能出现呕吐误吸；检查后可能出现腹胀、腹痛症状加重；不完全小肠梗阻患者肠道扩张肿胀迂曲，容易出现穿孔等并发症。

（二）辨证诊断

肠梗阻属中医"腹痛""呕吐"等范畴，虽病名有别，但辨证分型均以病机为据，故辨证诊断合而论之。

望诊：急性肠梗阻表现为急性病痛苦病容，早期有神，病转危重时失神，甚至神昏，舌淡红，或红绛，或淡白，苔薄或白腻、黄腻，或伤津为黄干，或光而无苔，或灰黑苔。

闻诊：口气秽臭，或呼吸急促，或腹中肠鸣，辘辘有声。

问诊：腹胀痞满，或绞痛难忍、恶心、呕吐、大便干结、矢气不通，或身热口干，或手足厥逆。

切诊：腹痛拒按，或触及痞块，或有条索状物感，或肌肤发热，或身冰肢寒，脉弦、脉涩或脉洪数。

1.气滞肠腑

胀重于痛、痛无定处、时痛时止，气聚痛见形、气散平无迹，气逆于上则呕吐频繁，气虚则全腹胀满、叩之如鼓，苔白、脉弦。

辨证要点：胀重于痛、呕吐、腹胀如鼓，苔白，脉弦。

2.瘀滞肠腑

痛重于胀、疼痛剧烈、痛有定处、胀无休止，局部拒按、可扪及肿块，或呕吐，或大便秘结，便咖啡样物，舌黯红或瘀斑，脉涩。

辨证要点：痛重于胀、疼痛剧烈、痛有定处，舌黯红或瘀斑，脉涩。

3.热结肠腑

腹部绞痛拒按、腹胀痞满，全身发热，口渴唇燥，小便短赤，矢气不通，大便秘结，甚至神昏谵语，苔黄干或燥，舌质红，脉洪数。

辨证要点：腹痛腹胀，身热口干，尿赤便秘，舌红苔黄，脉洪数。

4.寒凝肠腑

发病急骤、腹痛剧烈，脘腹怕冷，面色青晦，舌质淡，苔薄白，脉沉紧或沉迟。

辨证要点：腹痛怕冷，舌淡苔白，脉沉紧或沉迟。

5.湿蕴肠腑

脘腹胀满、全腹拒按，水走肠间、辘辘有声，苔腻，脉滑而实。

辨证要点：水走肠间、辘辘有声，苔腻，脉滑而实。

6.饮食积滞

多发于餐后，剧烈运动或进食过多油腻食物，突然腹痛不止、坐卧不安、频吐酸臭物，苔黄厚或腻，脉滑而实。

辨证要点：餐后腹痛、嗳腐吞酸，苔黄厚或腻，脉滑。

7.虫结肠腑

腹痛绕脐阵作，不痛时嬉笑如常、烦躁不安，可吐蛔虫，面色少华，身体消瘦，腹部有绳条状包块，可触及，压之变形，稍可活动，苔薄，脉滑或弦。

辨证要点：腹痛阵作、可吐蛔虫，腹部按之有块、苔薄、脉滑或弦。

三、鉴别诊断

（一）西医学鉴别诊断

肠梗阻时右腹部疼痛伴有呕吐，早期应与一些急腹症相鉴别。如胆道与泌尿系结石、卵巢囊肿扭转等以腹部绞痛为主的疾病，此外还要与急性胃肠炎、胰腺炎等相鉴别。

1.急性胃肠炎

急性肠梗阻可有阵发性肠绞痛，出现腹胀、呕吐，停止排便、排气，腹部X线透视可见气液平面；但急性胃肠炎临床表现以腹泻为主、呕吐较轻，腹部X线透视无气液平面。

2. 卵巢囊肿扭转

卵巢囊肿扭转仅限于女性患者，下腹部剧烈疼痛、体检下腹部有压痛、可触及痛性肿物，阴道检查可触及一圆形、光滑、活动而有明显触痛的肿块，B超及腹部平片可以鉴别。

3. 胆道或泌尿系结石

胆道或泌尿系结石可出现腹部疼痛，甚至绞痛，或伴有呕吐，但体检可见墨菲征阳性、肾区叩击痛，或有泌尿系症状，B超、腹部平片可助鉴别。

4. 急性胰腺炎

急性胰腺炎可突然发生腹部疼痛，常伴有恶心、呕吐及发热，可有黄疸。严重者可有麻痹性肠梗阻，腹膜炎及休克。血清及尿淀粉酶升高，CT表现为胰腺弥漫性肿大或局限性肿大，胰腺前缘模糊不清，胰腺周围脂肪间隙由于炎性渗出，出现密度增高。

肠梗阻的诊断确定后，需进一步鉴别肠梗阻的类型：鉴别机械性肠梗阻和动力性肠梗阻、鉴别单纯性肠梗阻和绞窄性肠梗阻，同时要鉴别肠梗阻的部位及引起肠梗阻的原因。

（二）中医病证鉴别诊断

肠梗阻以痛、呕、胀、闭为临床主要表现，属"腹痛""呕吐"等病范畴。腹痛一证，牵扯范围较广，如痢疾、霍乱、肠痈以及妇科等疾病。痢疾之腹痛是与里急后重、下痢赤白黏液同时出现；而霍乱之腹痛是与上吐下泻交作；肠痈之腹痛集于右少腹部，拒按明显，转侧不便，右足喜屈而畏伸；妇科之腹痛多见到经、带、胎、产的异常。另腹痛与胃痛之区别，首先就部位而言，以上腹胃脘部近心窝处疼痛为胃痛，以胃脘以下耻骨毛际以上疼痛者为腹痛，且胃痛多伴有脘腹胀闷、纳差或得

食痛减，或食后痛增，或口苦泛酸，或恶逆嗳气等症状。这些症状在腹痛是少见的。临床上呕吐常与反胃相鉴别，呕吐是以有声有物为特征，反胃是以朝食暮吐为特征。

四、临床治疗

（一）提高临床疗效的基本要素

1. 通下为主，攻补兼施

肠梗阻以痛、呕、胀、闭为临床主要表现，病在肠腑，以闭塞不通为其病理基础，因闭而生痛、胀、呕，治宜通腑攻下，且一般采用峻下通里之法，因势利导，排除积滞以利解除梗阻。但通腑攻下之品，多为苦寒峻泻之品，易于损伤脾胃，阻遏气机，晚期伤津耗气，甚至加重休克而致"亡阴亡阳"之候，故治疗上除攻下通腑之外，还应保护脾胃，攻补兼施，特别是年老体弱者更多以润下或攻补兼施为宜。

2. 内外结合、双管齐下

肠梗阻系肠腑痞塞不通所致，肠腑闭阻，胃脘之气上逆而呕吐，频繁剧烈的呕吐，影响药物口服，故非口服药疗法在肠梗阻的治疗上，发挥着重要作用，故在注重内服药物治疗的同时，还应注重外治疗法（包括灌肠、中药直肠滴入、针灸、按摩、手术等），只有这样，内外结合，协同作用，才能提高治疗临床疗效。

3. 中西结合，优势互补

肠梗阻是一种常见急腹症。如果是单纯性肠梗阻，通过中药口服，灌肠及其他综合疗法，往往可取得较好疗效，经过几十年来中西结合治疗的不断探索，肠梗阻的非手术率已达70%以上。但是对疑有血运障碍的急性肠梗阻，特别是绞窄性肠梗阻，因其往往危及生命，故单纯内科保守治疗，不是解决问题的唯一办法，而需手术治疗。另外胃肠减压、维持水电解质平衡、防止感染等配合中医疗法，可取长补

短，缩短病程，提高疗效。

（二）辨病治疗

肠梗阻的治疗，在于缓解梗阻，恢复肠管的通畅，包括非手术和手术治疗。

1. 保守治疗

（1）胃肠减压 通过放置胃管，减轻胃肠压力，可引出吞入的气体和滞留的液体，改善腹胀症状，还可以改善老年患者误吸的发生及有利于手术探查。对于麻痹性肠梗阻和单纯性的粘连性肠梗阻有时仅用胃肠减压与静脉输液即可治愈，另外还可通过胃管注入中药，避免服药引起的呕吐。

（2）水与电解质的补充 失水和电解质丢失在急性肠梗阻时相当突出，故根据肠梗阻部位、时间长短以及实验室检查来进行水与电解质的补充。单纯性肠梗阻给予常规补液，在绞窄性肠梗阻和机械性肠梗阻的晚期，除补充等渗液体外，还应补充血浆及全血等。

（3）应用抗生素 一般单纯性肠梗阻可不用抗生素，对绞窄性肠梗阻，应积极应用广谱抗生素，以减少或抑制细菌繁殖，特别是肠管发生坏死引起腹膜炎，甚至毒血症时更应使用。

（4）解除梗阻 可根据不同病因采取相应的措施，如使用乙状结肠镜插入等治疗乙状结肠扭转、肠套叠等。

（5）其他

①生长抑素的应用：生长抑素是存在于胃黏膜、胰岛、胃肠道神经中的一种肽激素，具有胃肠调节功能，改善小肠运动，还能抑制炎性肠梗阻早期消化道分泌，减轻梗阻段肠腔内液体的堆积和肠腔的扩张，促进肠壁水肿和炎症的消退，维持水、电解质和酸碱平衡，减少肠梗阻的发生。有研究表明应用生长抑素后，能有效降低胃肠减压量，缓解腹胀痛、肛门排气、排便

时间，有效提高平均白蛋白水平和降低血清肌酸磷酸激酶含量，并且无相关并发症发生，结合营养支持可以进一步提高临床对早期肠梗阻治疗效果，减轻患者的就医负担。

②地塞米松的应用：地塞米松能够通过减轻肠壁炎症、水肿和通透性，从而促进粘连性肠梗阻恢复、增加粘连性肠梗阻保守治疗成功率。

③泛影葡胺的应用：泛影葡胺是一种高渗性有机碘苦味水溶液，渗透压为细胞外液的6倍，在胃肠道内几乎不被吸收，其高渗性作用可将组织间及血管内的液体转移至肠腔，使肠内容物稀释，梗阻近端肠管扩张，同时刺激小肠蠕动，这样可使肠梗阻段的压力梯度增加，稀释的肠内容物容易通过梗阻部位；还可减轻肠壁水肿，促进肠梗阻缓解。

④乌司他丁联合泛影葡胺在粘连性肠梗阻治疗中的应用：乌司他丁是一种生物蛋白酶抑制剂，对多种蛋白酶具有抑制作用，同时具有稳定溶酶体膜的作用，用于治疗肠梗阻的药理基础是抑制肠管分泌腺分泌肠液，减少肠腔水肿。一般在诊断成立后便开始应用乌司他丁，同时加用胃黏膜保护剂，共用3~5天。腹痛有所缓解后开始加用泛影葡胺。泛影葡胺无毒，很安全，使用时即使出现肠穿孔，泛影葡胺进入腹腔后也易被腹膜吸收。但其可能引起或加重低血容量状况及导致电解质平衡紊乱，还可引起呕吐和胃黏膜应激性损害、肠梗阻症状加重等并发症，故不可长期应用，一般用2~3天，治疗期间注意腹部症状、体征和电解质、酸碱平衡变化。

2. 手术治疗

手术治疗原则上适用于各种类型的绞窄性肠梗阻、肿瘤引起的肠梗阻、先天性肠道畸形以及采用非手术治疗无效的病例。

（1）适应证

①患者腹痛的程度，持续时间，腹痛变化情况，当腹痛为持续性并阵发性加剧，且有腹肌紧张体征时；

②排泄物、呕吐物带血或果酱样褐色大便，怀疑有内出血者或腹部穿刺结果为血性液体；

③血压下降，脉细弱，WBC $> 15 \times 10^9$/L，中性粒细胞 $> 80\%$，出现休克或提示严重感染者；

④腹部 X 片示液平面伴有"假肿瘤征"梯影或巨大孤立的肠襻长时间存在；

⑤保守治疗时间过长，单纯机械性肠梗阻保守治疗时间 > 48 小时；亚急性肠梗阻保守治疗有效，但治疗时间 > 1 周。

老年患者一旦发展到肠绞窄甚至肠坏死时，并发症发生率和病死率较高，预后较差，且老年患者机体反应差，不一定能出现成人典型肠梗阻症状。因此在治疗老年患者时，不可过于拘泥传统诊断方式，必须密切观察，必要时反复行腹部平片，适当放宽手术指征。

（2）治疗方法

手术方法根据梗阻原因有所不同，大致有以下四种。

①粘连松解术、复位术：为解决引起的梗阻的原因，可根据病因进行粘连松解，肠扭转，肠套叠复位术。

②肠襻间短路吻合术：若梗阻的原因不能解除，如癌肿、放射性肠炎、腹腔结核等所引起的粘连十分严重，难以分离，可行短路手术。

③肠切除吻合术：如肿瘤梗阻所致的肠壁坏死，肠系膜血管栓塞的肠梗阻等。

④肠造瘘术或肠外置术：一般适用于结肠梗阻，对患者情况极差，或手术过程中血压下降，虽经抢救而血压仍不能维持，并有肠坏死也宜用此法。

⑤腹腔镜手术：腹腔镜可以代替开腹手术治疗选择性的急性肠梗阻。对于梗阻原因不明者，腹腔镜手术是一种既可以明确梗阻原因，又可以同时进行有效治疗的方法。

3. 腹腔镜

腹腔镜可以代替开腹手术治疗选择性的急性肠梗阻。对于梗阻原因不明者，腹腔镜手术是一种既可以明确梗阻原因，又可以同时进行有效治疗的方法。适用于各种原因引起的，无明显腹胀或有轻中度腹胀的单纯性肠梗阻；急性单纯性肠梗阻经非手术治疗后无效，或者症状与体征加重者；估计急性肠梗阻原因需用手术方能解除，或者经非手术治疗后已有肛门排气、排便，但肠梗阻症状仍然没有完全解除者；复发性肠梗阻或腹部手术后曾经发作 3 次以上肠梗阻者。

4. 肠道支架置入术

肿瘤原发灶导致的恶性肠梗阻可通过肠梗阻导管、肠道支架缓解肠梗阻及完善肠道准备，后择期行手术切除解决梗阻因素。肠道支架的置入在恶性结肠癌肠梗阻中推荐，但需把握适应证及医疗条件以恰当选择。《中国恶性肿瘤相关急腹症专家共识》认为恶性肠梗阻的管理需要多学科参与评估，对于可切除的患者，以手术为主；对于潜在可切除的患者，可通过支持手段或造口、短路手术实现可切除；对于晚期转移患者，以支持及姑息治疗手段为主。欧洲胃肠内镜学会（ESGE）和美国胃肠内镜学会（ASGE）推荐肠道支架置入可以作为缓解恶性肠梗阻和姑息治疗的选项。ESGE 建议，结肠支架置入是姑息恶性结肠梗阻的首选治疗方法；在共享的决策过程中，对于潜在可治愈的左半梗阻性结肠癌，支架植入桥接择期手术可以作为急诊手术的一个替代选项，同时需要考虑支架技术的可获得性，支架相关穿孔的风险，较高的复发率，以及支架的技术和临床失败率等各方面；对于支架相关穿孔的患者应考虑紧急切除。但选择适合放置支架的患者需要仔细讨论风险和获益，同时考虑可能的系统性抗肿瘤治疗和预后，支架植入需要考虑多方面因素：当地医疗能力、梗阻部位及长度、并发症风险、手术选择、预后等；肠道支架可以帮助缓解单部位恶性肠梗阻患者的症状，但是并不适用于多部位梗阻的患者；根据适应证对肠梗阻患者置入肠道支架可以增加临床获益、减少住院时间、重症监护时间、化疗时间，但是置入肠道支架比手术具有更高的穿孔、复发转移及再梗阻的风险。梗阻部位、支架长度、支架置入相关穿孔均可影响后续手术的难度及顺利进行。

（三）辨证治疗

1. 辨证施治

（1）气滞肠腑

治法：行气通下。

方药：硝菔通结汤（峻）合理气宽肠汤（缓）。

硝菔通结汤：鲜萝卜 1000g，芒硝 15g。

理气宽肠汤：全当归 25g，桃仁 10g，乌药 10g，青、陈皮各 10g。

加减：腹胀甚加厚朴，呕吐频加竹茹。

（2）瘀滞肠腑

治法：祛瘀通下。

方药：桃仁承气汤合肠粘连缓解汤加减。

桃仁承气汤加减方：桃仁 15g，当归 20g，赤芍 20g，红花 10g，川朴 15g，大黄（后下）15g，芒硝（冲服）10g。上方加水 500ml，煎成 200ml，每日 1~2 剂，分 2~4 次服。

肠粘连缓解汤：川朴 25g，木香 15g，乌药 15g，炒莱菔子 15~25g，桃仁 15g，赤芍 15g，芒硝（冲服）10g，番泻叶（泡服）15g。

加减：腹痛甚加延胡索、制乳没，结块质硬者加生蒲黄、五灵脂。

（3）热结肠腑

治法：泻热通下。

方药：复方大承气汤或大陷胸汤。

复方大承气汤：川朴 25g，枳实 25g，炒莱菔子 45g，桃仁 15g，赤芍 15g，生大黄（后下）15g，芒硝（冲服）15g。

复方大陷胸汤：大黄 15g（后下），川朴 15g，枳实 15g，芒硝 15g（冲服），甘遂末 1.0g（冲服）。

用法：煎法同上。口服或由胃管注入，也可灌肠以加强通下作用。

加减：热甚者加栀子、黄连等。

（4）寒凝肠腑

治法：温中通下。

方药：三物备急丸（峻）合大黄附子汤加减（缓）。

三物备急丸：生大黄、生巴豆（去皮膜）、干姜各等份，研细末，装入胶囊，每胶囊含生药 300mg，每次口服 2~3 粒。

大黄附子汤：大黄 15g（后下），附子 15g，细辛 4g。

加减：寒甚加干姜，腹胀加木香、芍药。

（5）湿蕴肠腑

治法：逐水通下。

方药：甘遂通结汤。

组成：甘遂末 0.5~1g（冲服），桃仁 10g，赤芍 15g，生牛膝 10g，川朴 15g，大黄（后下）15g，木香 10g。

（6）饮食积滞

治法：消导通下。

方药：消导承气汤。

组成：生大黄 10g（后下），厚朴 12g，枳壳 10g，芒硝 15g（冲服），当归 15g，鸡内金 6g，山楂 10g，神曲 10g，麦芽 10g，莱菔子 15~30g，陈皮 6g，甘草 6g。

（7）虫结肠腑

治法：安蛔通下。

方药：驱虫承气汤。

组成：生大黄10g（后下），玄明粉10g（冲服），槟榔10g，川楝子10g，乌梅15g，木香10g，苦参10g，川椒3g。小儿每剂分3次服。

加减：呕吐甚加生姜、代赭石、半夏；气虚加党参；中寒加炮姜、附子；热甚加银花、黄芩。

2. 外治疗法

（1）针刺疗法　该疗法能调整胃肠运动功能，增进胃肠道分泌和改善肠管血液循环等。取穴：中脘、天枢、足三里、内庭为主穴。腹痛加合谷、内关、腹结、大肠俞、脾俞、次髎；呕吐加曲池、内关透外关；腹胀取关元、气海；发热加曲池。每次取3~4穴，强刺激以捻转手法为主，留针10~15分钟，如症状不缓解，隔2~3小时再针1次。

（2）电针　取上述体穴两对（如双侧天枢、双侧足三里），给予电针刺激，强度以能耐受为度。留针20~30分钟。如症状不缓解，隔2~3小时可再行1次。

（3）水针　取足三里注射新斯的明，每侧0.25mg，用于肠麻痹；双侧足三里注射阿托品，每侧0.25mg，用于预防服药后呕吐。

（4）耳针　取交感、大小肠、皮质下、腹部、神门等。每次选2~3穴，强刺激。

（5）推拿疗法　适用于腹胀不重，无腹膜刺激征的肠扭转、肠粘连和蛔虫性肠梗阻。患者仰卧位，于腹壁上涂抹少许滑石粉，如为蛔虫性肠梗阻，顺其梗阻肠段纵轴两端按摩，促其松散，对肠扭转则应顺扭转相反方向按摩，用时需配合体位的多次改变以促使回旋复位。

（6）颠簸疗法　运用于早期肠扭转病例。操作时患者取膝肘位或膝掌位，并加大膝肘间的距离，充分暴露下腹部，术者立于患者左侧，让患者放松腹肌，先做腹部按摩，然后两手合抱于患者腹下，托起腹部按摩，突然放松，或左右振荡，力量和幅度逐渐加大，如此反复进行，一般每次5~10分钟，可连续进行3次。重点颠簸脐部或脐下区，初时患者有疼痛感，但很快适应，通常在1~2次颠簸后就有轻快感而症状减轻，扭转解除1~2小时可有排气排便。

（7）灌肠法　用大承气汤煎成200ml液体，患者取左侧卧位，以细肛管插入乙状结肠，每分钟60滴，6小时后可重复1次。适用于低位肠梗阻。以中药煎剂、温盐水或肥皂水500~1000ml灌肠，可反复使用，适用于低位肠梗阻。

（8）中药外敷法　吴茱萸30g，莱菔子30g，大腹皮10g，炒热用纱布包扎外敷腹部，或逆时针方向推按，每次15~30分钟，每天2~3次。用于治疗粘连性肠梗阻。

（9）穴位贴敷法　大黄50g，芒硝15g，枳实、厚朴、大腹皮、赤芍、延胡索各30g，川芎10g，全蝎9g，蜈蚣2条，白花蛇舌草30g熬制成膏。将膏剂置于贴敷贴中央，贴于神阙穴，辅以热敷，每贴4~6小时，每日2次。适用于结直肠癌术后肠梗阻的患者。

（10）隔姜灸　通过在三角灸、下巨虚、小肠俞等穴，艾炷隔姜灸可使气血得充，气机通畅，恢复肠功能运行，达到治愈目的，适用于粘连性肠梗阻的治疗。

（11）综合疗法　适用于非手术疗法的各型肠梗阻，其治疗过程一般分三个阶段。

①总攻前准备阶段：应进行一段时间的有效的胃肠减压，为运用攻下药物创造条件，同时纠正水、电解质及酸碱失衡状态，可酌情应用抗生素。此阶段一般需要1~3小时。

②总攻阶段：根据三辨诊断（辨病、辨证、辨型）不同病因，采用不同的总攻方案。由胃管注入辨证论治中药煎剂200ml后夹管，1小时后予双侧天枢（阴极）、双

侧足三里（阳极）穴位，电针强刺激，留针10~15分钟；半小时后腹部按摩10~15分钟（肠扭转配合颠簸疗法）；半小时后予辨证施治中药煎剂（或肥皂水）200ml，加温盐水300ml，灌肠15分钟后可于足三里穴位注射新斯的明0.25mg。总攻方案中的治疗措施有针对性，执行中要加强针对性，使方案中的治疗措施紧凑、及时，以取得协同作用，此阶段需2~3小时。

③巩固疗效阶段：肠梗阻解除后，仍需继续服中药3~5天，一般用肠粘连缓解汤等，以清除肠内积粪，减少毒素吸收并促进肠管功能恢复，防止梗阻再发。

注意事项：总攻过程中出现手术指征者，应停止使用此法，及时行手术治疗。每位患者可行1~2次总攻治疗，两次总攻的间隔以1~2小时为宜。

对各类单纯性肠梗阻可采用非手术疗法，对已有血运障碍的粘连性肠梗阻、肠套叠等应在严密观察下行非手术疗法治疗。而有以下指征考虑中转手术：全身情况恶化、烦躁，甚至转为神志恍惚甚至昏迷，脉率增快，四肢发凉或体温上升，腹痛加重，腹痛阵发转为持续性，腹胀加剧，或弥漫性腹胀转为不对称（可能有扭转），肠鸣音减弱或消失，甚至出现腹膜刺激征，腹腔穿刺有血性液体，反复发作的肠梗阻，梗阻缓解不满意。

（12）中药封包联合复方大承气汤治疗不完全性肠梗阻　中药封包药物组成：茴香、莱菔子、艾叶、荆芥、红花、没药、五加皮、五灵脂、赤芍、泽泻、乳香等，将上述中药各取50g置入布袋封包内，于蒸气锅中蒸煮20分钟，然后外敷于腹部30分钟，再辅助按摩腹部。每日1~2次。复方大承气汤方药组成：厚朴15g，炒莱菔子10g，枳实10g，桃仁10g，赤芍15g，大黄10g，芒硝10g。每日一剂，煎煮2次，每次加水500ml，各煎取汁200ml，2次煎汁混匀，

分2次温服，通过胃管或经口服药，早晚各1次。方中大黄泻热通便，荡涤肠胃，为君药；芒硝助大黄泻热通便，并能软坚润燥，为臣药，二药相须为主，峻下热结之力甚强。积滞内阻则腑气不通，故以厚朴、枳实行气散结，消痞除满，并助硝、黄荡涤积滞，加入桃仁、赤芍活血化瘀，有助化瘀生新，共为佐使。

（13）中医定向透药治疗粘连性肠梗阻　中医定向透药治疗主要是通过应用生物电刺激经络或皮下穴位，将药物传导入体内，以达到治疗疾病的目的。在西医治疗基础上采用大承气汤（大黄12g，厚朴24g，枳实12g，芒硝9g；气虚者，加人参、黄芪各6g；阴液不足者，加玄参、生地黄各6g）。穴位定向透药治疗粘连性肠梗阻湿热壅滞证患者，穴位选取中脘、神阙、气海、中极、足三里（双）、下巨虚（双），每次30分钟，每日2次。有研究结果提示，该疗法发挥了透皮吸收和经络穴位效应的双重作用，可降低患者肠源性炎症反应程度，缩短症状持续时间，提高治愈率。

4. 成药

四磨汤口服液：每次20ml，每日3次，口服。适用于气滞肠阻型。

5. 单验方

（1）沉香粉　每次3g，每日3次，吞服。用药一周。

（2）番泻叶　适量开水泡饮。适用于急性单纯性肠梗阻。

（3）生油疗法　可用生豆油、花生油、香油200~300ml（小儿酌减）口服或经胃管内注入。此法适用于不耐受急剧泻下的肠梗阻（如蛔虫性、粘连性、粪块性等）。

（4）通便药条　细辛、皂角等份为末，以蜂蜜做成药条塞入肛门，如属蛔虫性肠梗阻，可先针刺大横穴，随后塞通便条，效果更好。

（5）皂角刺50g，火麻仁15g，水煎成

约 200ml，冲蜂蜜 200g，顿服。治疗麻痹性肠梗阻。

（五）名医治疗特色

1. 张圣德

张圣德治疗粘连性肠梗阻的原则是：理气活血、清热导滞、通腑散结。按照辨证施治的原则随证治之。肠为"传化之腑"，总司饮食之传导，消化转输之功。根据本病的病因病机和"六腑以通为用"的理论，治疗当以清热导滞、活血逐瘀，理气通腑为要。张圣德先生治疗粘连性肠梗阻擅长用复元活血汤、木香槟榔丸、枳实导滞丸为辨证论治基本方加减，重点针对气滞血瘀证、饮食积滞证、湿热内蕴证辨证论治。

2. 于庆生

于庆生认为肠梗阻多因气血虚弱、阴虚肠燥、瘀血滞留、寒凝固结、燥热内结、食积阻肠以及蛔虫聚阻等均可致肠道运化传导功能失职，则致本病的发生。于庆生教授根据病程发展的症状特点，将肠梗阻分为痞结期、瘀结期、疽结期、恢复期，并根据不同分期的辨证特点，分别应用通腑润下、行气活血，通里攻下、清热解毒，外科手术以及健脾益气、养阴润肠等辨证治疗。

五、预后转归

肠梗阻的预后与转归，取决于肠梗阻的性质和病理程度，另外患者的年龄也有影响。单纯性不完全性肠梗阻，一般预后良好；完全性机械性肠梗阻，如早期明确诊断，及时治疗，除少数病例中转手术外，预后尚好；绞窄性肠梗阻死亡率高，手术是否及时，对患者的生命有影响，早期诊断与及时手术是治疗绞窄性肠梗阻，减少死亡率的关键。常见的死亡原因是腹膜炎、感染性休克、肠瘘和多脏器衰竭。

六、预防调护

（一）预防

根据肠梗阻的发病原因，采取有效的预防措施，以避免某些类型肠梗阻的发生是可能的，鉴于大多数腹腔粘连是腹膜对感染及手术损伤的反应，积极防治腹腔脏器的炎性疾病，严格选择手术治疗适应证，细致进行手术操作，减轻手术损伤，减少异物刺激，预防腹腔内感染，认真做术后处理，早期活动，尽早恢复胃肠道蠕动功能等，对于预防肠粘连的发生将有很大裨益；积极预防蛔虫感染，积极治疗肠蛔虫病，可降低蛔虫性肠梗阻的发生率；老年人或习惯性便秘患者，应注意饮食调理，养成定时排便的习惯，多食富含粗纤维的食品等，可减少粪块堵塞性肠梗阻等的发生；避免腹腔大量进食柿子、黑枣等食物可避免食物团性肠梗阻；根据婴儿生理特点，合理增添辅助食品，是预防婴幼儿肠套叠的重要措施；避免暴饮暴食，饱食后不立即从事剧烈的劳动和运动，对预防肠扭转有积极意义；其他如防治肠道疾病，肠蛔虫病，便秘等及防治腹部手术的肠粘连，都可预防肠扭转和肠套叠。

（二）调护

严密观察体温、呼吸、脉搏及血压的变化，记录 24 小时出入量、记护理记录，常规禁食，胃肠减压的同时观察胃内容物的性状。内服中药应温后分次少量缓缓以胃管注入，中药量应控制在 200ml 以下。注药前应抽空胃液，注药后夹管观察 2~3 小时。观察药后有无肛门排便排气现象，还应密切观察患者神志及腹痛、腹胀情况，对疑有血运障碍肠梗阻患者更应仔细观察，如有变化及时报告。

七、专方选介

大承气汤：大黄 20g，厚朴 15g，枳实 12g，芒硝 12g。脉细无力、体质弱者，加麦冬 10g，红参 10g，天冬 10g；血瘀者加桃仁 10g，延胡索 10g。胃管注入治疗完全性肠梗阻患者，每次 30~50ml，闭管 1 小时，每日 1 剂，每 6 小时给药 1 次，疗程为 7 天。

厚朴三物汤：生白术 20g，厚朴、莱菔子各 15g，生大黄 12g（后下），枳实、砂仁各 9g，川楝子 6g，加水煮至 200ml，早晚经胃肠减压管注入，每日 1 剂。气虚者加黄芪、党参各 10g；阴虚者加生地、麦冬各10g；阴虚发热者加青蒿 9g，地骨皮 30g；湿重者加藿香、佩兰各 3g；呕吐剧烈者加旋覆花、半夏各 9g，7 天为 1 个疗程，共治疗 2 个疗程。

肠粘连缓解汤：厚朴 15g，大黄（后下）15g，莱菔子 15g，桃仁 10g，木香 10g，芒硝 10g，赤芍 10g，乌药 10g，延胡索 10g，番泻叶 10g，红花 5g。上述药物加水 1000ml 浸泡 2 小时后使用武火煮沸，然后再改为文火煎煮 10 分钟，浓缩去渣取药液 400ml，从胃管注入 100ml，闭管 1 小时，每日 1 剂，每 6 小时给药 1 次，连续治疗 7 天。

通肠汤：黄连 10g，木香 10g，丹皮 12g，丹参 12g，大黄 8g，芒硝 8g，蒲公英 15g，冰片 3g，赤芍 15g，枳实 10g，厚朴 10g。以上诸药加清水 600ml，煮沸后文火煎熬浓缩至 300ml，待药液冷却至常温后保留灌肠。

八、治疗共识

（一）病因病机

中医关于肠梗阻的病因主要有气滞、血瘀、热结、寒凝、湿阻、食积和虫结七种，病位在肠腑，但晚期可伤及气血阴阳，

恢复期可影响脾胃。随着当代医家不断深入的研究探索，从肝、脾、胃、痰湿论治的报道日渐增多。目前有医家认为，粘连性肠梗阻患者多因手术致气血虚弱，病情往往反复不愈，进一步耗气伤阴，加之中焦气机不畅，运化失职，气血生化乏源，故多兼气虚、阳虚、精亏，形成虚实夹杂之证。也有医家认为单纯性肠梗阻与肺、脾、胃、肾、三焦等脏腑相关，病机与津液代谢失常密切相关。其治疗需在通腑、扶正、祛邪的基础上，重视"调水道，行津液"，治疗原则需以通腑、调气与利水并重，兼以扶正、祛邪。

（二）辨证思路

本病主要病理基础为闭塞不通，故通腑攻下为治疗之大法，通为要点。但目前运用者多仅以寒凉峻下来促进通气排便，患者本就脏腑气机受阻，气血津液运转失调，如若再单纯攻下则有加重疾病的风险。此时需明确"通"并非单纯攻下，正如《医学真传》言："通之之法各有不同……若必以下泄为通则妄矣。"因此对于肠结病的治疗，益气养阴，调畅中焦枢机则为通法辨证运用，既避免了泻下药耗气伤阴，损伤正气，又辅助泄下药通气排便，有健运脾胃之效。

（三）治法探讨

治疗肠梗阻主要有理气、活血、泻下、攻下、润下之法，但随着对其他治法不断深入研究，对肠梗阻的中药治疗也不断完善。王宝迎教授提出在治疗粘连性肠梗阻时以泻下通积、清热凉血、化痰散结三法攻邪外出，填精益气以扶正祛邪、攻补兼施，达到标本同治之效。

（四）分型论治

于庆生教授根据病程发展的症状特点，

将肠梗阻分为痞结期、瘀结期、疽结期、恢复期。

（1）痞结期　多属腑实气滞，治疗宜疏为主，治疗方法应润下通腑，行气活血，治疗方多选火麻仁、枳实、厚朴、大黄（后下）、生白术、生地、北沙参、黄芪、党参、桃仁、赤芍、丹参等加减。

（2）瘀结期　多属实热内结，治疗原则宜攻为主，治疗方法应通里攻下，清热解毒，活血化瘀；治疗方多选择大黄、芒硝、枳实、厚朴、大腹皮、木香、桃仁、赤芍、丹参、黄芩、金银花、连翘等加减。

（3）疽结期　多属脉络瘀阻证，此期为肠梗阻变证特殊时期，不宜继续保守治疗，应及时选择外科手术。手术一般行粘连松解，扭转复位，甚则肠管切除等。

（4）恢复期　多属气阴两虚，治疗原则宜调为主，治疗方法应健脾益气，养阴润肠；药用黄芪、党参、生白术、茯苓、山药、生地、北沙参、白芍、火麻仁、丹参加减。

（五）中药研究

通里攻下是肠梗阻的治疗大法，其代表药物是大黄。大黄是急腹症中最常应用的泻下药，且具有攻积导滞、泄热凉血、活血祛瘀、利湿退黄等功效。根据现代实验方法证明：大黄具有增加肠蠕动、减少肠道毒素的吸收、抗感染等作用，若配合与芒硝、甘遂及理气开郁、活血化瘀药能更大地发挥大黄的泻下作用。番泻叶也可刺激肠道引起收缩，并通过肠管收缩和蠕动因势利导加强机体抗梗阻能力，克服管腔障碍，产生治疗作用。厚朴、乌药均有调整肠蠕动、消胀等作用；川楝子、使君子、槟榔等有杀虫、驱虫及麻痹虫体等作用。

（六）外治疗法

张福忠使用甘遂通结汤加减进行灌肠，药物组成为生甘遂10~20g，生大黄（后下）、芒硝、枳实、厚朴各10g。煎汤200~300ml进行中药直肠滴入，滴入速度40~60滴/分钟。滴入的中药温度通常为37~39℃，温度过低对肠黏膜刺激性大，温度过高易烫伤肠黏膜。每日2次，4~6小时后若梗阻不缓解，可再灌肠1次，必要时4~6小时灌1次。滴入后让患者右侧卧位，保留药液60~120分钟。之后可配合中药敷脐，最常使用敷脐的药物为芒硝、吴茱萸，二者一寒一热，颇具有代表性。将200~300g芒硝装入棉布袋内，封闭后平铺于脐部。棉布袋潮湿或芒硝结块后即予更换，每日1~2次。芒硝咸苦而寒，具有较强的泻热通便、润下软坚作用。芒硝可促进肠蠕动，吸收腹腔内的渗出液，消除肠壁水肿，促进肠管血液运行，促进胃肠道功能的恢复。或取吴茱萸10g，研为细末，加米醋适量调为稀糊状，贴敷于脐部，外用敷料盖住并以胶布固定，每12小时换药1次。吴茱萸辛苦而热，入肝、脾、肾经，上可暖脾胃，下可温肾阳，有疏肝下气、散寒止痛之效，可促进胃肠蠕动，加快胃肠功能恢复。

杨维建用中药健胃清肠合剂保留灌肠和针灸早期介入治疗肠梗阻，疗效显著。健胃清肠合剂组方：大黄、芒硝、槟榔、木香等。该方有荡涤肠胃、消积散结之功，又具有健脾消食、行气和胃作用。杨维建教授在肠梗阻的治疗中常选用足三里、合谷、神阙、中脘、气海、天枢等。中脘为腑之会穴，胃之募穴，善于行气消胀、消食导滞、和胃健脾。气海为盲之原穴，治疗腹痛、厥逆、疝气及尿潴留、尿路感染、肠梗阻等，具有强壮作用。神阙是经络的总枢，药物外敷时可调理三焦气机，使药力直入大肠经，以和胃行气，通肠解滞。天枢募集气血，上输大肠经，疏通肠腑，理气行滞。大肠俞具有理气降逆，调和肠胃的作用。足三里为足阳明胃经的合穴，其有健脾行气、和胃消滞之效，为保健要穴。合谷是手阳明经大肠经的原穴，现代研究证明，针刺合谷穴能促进肠蠕动的恢复。

（七）评价及展望

中医药治疗急性肠梗阻的效果是肯定的，以通里攻下法为主的疗法治疗各类肠梗阻，收到了较为满意的疗效，使不少患者免除了手术痛苦，降低了死亡率，经过多年来中西医结合治疗的不断探索，肠梗阻的非手术率可达 70%，死亡率已降至 3% 以下。

临床研究表明，中医药在非手术疗法治疗肠梗阻上有着巨大优势。而传统的剂型及给药方法和途径显然困扰着疗效的进一步提高。虽然有外敷、灌肠等法的应用，但还是缺乏其他有特效而且方便的剂型，尤其是静脉给药途径，何况急性肠梗阻发病急、变化快，严重时危及生命，用药方法和途径往往可影响其病的治疗和变化，故加快剂型改革，增加给药途径是今后研究的方向。

主要参考文献

[1] 沈毅. 于庆生运用中医药分期治疗肠梗阻临床经验 [J]. 中医药临床杂志，2021，33（05）：870-873.

[2] 苏鸿，何永恒. 中西医结合治疗不完全肠梗阻临床观察 [J]，实用中医药杂志，2020（03）：364.

[3] 张琦，于庆生. 张福忠采用通里攻下法治疗肠梗阻经验 [J]. 安徽中医药大学学报，2015，34（01）：33-34.

[4] 张晓琪，孙路，王宝迎. 王宝迎治疗粘连性肠梗阻经验 [J]. 中国民间疗法，2022，30（07）：39-41.

[5] 王晓，李兆星，范焕芳，等. 恶性肠梗阻的中西医治疗进展 [J]，中国老年学杂志，2020（05）：1101-1105.

[6] 吴德峰，张英，陈璇，等. 张圣德先生运用古方治疗粘连性肠梗阻经验 [J]，中医临床研究，2018（30）：1-2.

[7] 刘华，张小田. 乙状结肠癌并发恶性肠梗阻处理的临床决策讨论 [J]. 中国肿瘤临床，2022，49（09）：467-473.

[8] 范旭，杨维建. 杨维建教授治疗肠梗阻专家经验 [J]，中医临床研究，2019（10）：85-87.

[9] 陈佳芸，张子敬，黄展明，等. 谢晓华基于"调水道，行津液"针药结合治疗单纯性肠梗阻的思路探讨 [J]. 广州中医药大学学报，2022，39（09）：2161-2166.

第二节　急性出血性坏死性肠炎

急性出血性坏死性肠炎是一种以急性出血坏死为特征的肠道非特异性炎症。本病曾被称作坏死性肠炎、出血性肠炎、肠坏死症等。临床以腹痛、腹泻、便血、发热、呕吐及腹胀为主要症状，严重者可发生小肠坏死、穿孔，甚至可导致腹膜炎，肠麻痹和中毒性休克。少数病例可表现为腹痛突然发作后休克。本病起病急骤，病情凶险，病变迅速，死亡率很高。

本病属于中医学"脏毒""肠风""肠澼""肠痈""血证"等病范畴。中医认为，本病多因外感风热暑湿之邪、饮食不洁、暴饮暴食，致使湿热毒邪蕴结胃肠，阻塞气机，灼伤肠道血络，甚而血肉腐败。

一、病因病机

（一）西医学认识

1.流行病学调查

本病曾有两次大的暴发，一次发生于

第二次世界大战后的德国；另一次发生于20世纪60年代的巴布亚新几内亚，均由于食物未煮熟或已变质的肉类食物而引起。除此两次大的暴发之外，本病一般呈散发性。在我国，农村发病率高于城市，南方高于北方。本病一年四季均可发生，以夏秋两季居多。每年的7~9月份为发病高峰期。本病在各年龄组均可发生，但以5~14岁儿童及青少年为多。在性别上男性发病率略高于女性。

2. 病因

本病的病因目前尚不完全清楚，据研究多与下列因素相关：急性出血性坏死性小肠炎与 C 型产气荚膜芽孢杆菌感染有密切联系，病变主要在小肠。C 型产气荚膜芽孢杆菌可产生 B 毒素，于小肠血管产生特异性作用，加速其凝血，引发小肠血管痉挛，最终表现为小肠黏膜出血、发炎、水肿、坏死等症状，可发展为急性出血性坏死性小肠炎。有学者认为，肠管病变引起细菌在肠道内大量繁殖，累及其他肠道，降低肠道功能，使肠道内气体逆流进入肠管，引起急性出血性坏死性小肠炎。

3. 病机

（1）肠道缺血 多种原因造成的内脏血管收缩，肠系膜血管供血不足均可导致肠道缺血性损害，肠黏膜对缺血的易感性最为突出。

（2）肠道感染 肠道是人体最大的细菌库，由于肠黏膜自身的保护作用致使细菌和毒素不能入侵，这种保护作用被称为防御屏障。休克、肠缺血、窒息、人工喂养不良等均可导致肠屏障的破坏，进而造成肠道内细菌微生态的失衡以及细菌及毒素的入侵而诱发本病。

（3）肠屏障功能不全 肠屏障功能包括了机械、免疫、生物、化学及运动功能屏障。在正常情况下由肠黏膜分泌的分泌型免疫球蛋白 A（sIgA）对黏膜局部免疫功能极为重要，是为免疫屏障，sIgA 的缺乏，细菌黏附于黏膜上皮并形成集落，进而造成细菌和内毒素经门静脉和淋巴系统侵入体循环，形成肠源性内毒素血症和细菌易位。

（4）有关炎性介质的作用 肠源性内毒素血症和细菌易位在一定条件下会激发细胞因子和炎性介质的连锁反应，在急性出血性坏死性肠炎的动物实验模型中已发现血小板活化因子、肿瘤坏死因子 -α、白细胞介素 -6 及内皮素 -1 可能是引发其发病的重要炎性介质。

（二）中医学认识

1. 病因

急性出血性坏死性肠炎，中医学认为多因正气内虚，复感外邪，或饮食不节，积滞化热所致。夏秋季节，暑湿热毒之邪郁积肠内，导致运化失司，气血阻滞，郁积化热化火，火热邪毒灼伤肠道脉络，气血与邪毒搏结，化为脓血而致；饮食不节、暴饮暴食，或嗜食肥甘厚味，积食不化，酿成湿热火毒，熏蒸肠腑，或因误食污染的食物或变质的肉浆，损伤脾胃，导致小肠失职，气机痞塞，清浊不分，血聚成瘀，津留为湿，瘀、湿与热相并，化生邪毒，使血肉腐败，肠壁坏死；或因蛔虫内扰肠腑，导致肠道气机壅滞，腑气阻塞，气血凝滞，气血与湿毒、秽浊相搏结，化为脓血。

2. 病机

暑、湿、热毒之邪郁于肌表或侵及肠胃，郁积化热，故有发热；肠道腑气不通，而致腹痛、腹胀；胃气不降而上逆，故呕吐；肠内腐烂，秽浊之物化为脓血排出，故便下脓血；若热毒炽盛，蒙蔽清窍，可致高热惊厥、昏不识人；吐泻便血量多，津血流失，阳随阴脱，则见肢冷厥逆、脉微欲绝的危象。

二、临床诊断

（一）辨病诊断

1.临床诊断

本病的诊断主要依据临床症状，结合病史、体征及腹部X线检查。

（1）病史　起病急、发病前多有不洁饮食史。受冷、劳累、肠道蛔虫感染及营养不良为诱发因素。

（2）症状　①腹痛：为起病的首发症状，常突然腹痛，由轻渐重，初为阵发性、渐至持续性疼痛、阵发性加剧。腹部常为绞痛，疼痛部位不定，与病变部位和范围有关，多在脐周或左上腹，渐遍及全腹部。腹痛常为本病贯穿始终的一个症状。

②腹泻：每日2~10次，初为糊状，渐至蛋花样，不久即为血性，无里急后重。

③便血：腹泻中多有便血，为血水样或果酱样，或有暗红色血块、有恶臭味。

④发热：一般为低热或中度热，也有达40℃以上的高热。

⑤呕吐：呕吐频繁，呕吐物为咖啡样或血水样，常混有胆汁，部分患者可呕出蛔虫。

⑥腹胀：腹痛后即出现腹胀。

⑦其他：中毒症状严重者可出现抽搐、昏迷或四肢厥冷、皮肤可现暗紫花纹、血压下降，甚至休克。腹泻、便血严重者，可出现贫血、脱水和酸中毒。

（3）体征　腹部饱胀、有时可见肠型。早期或轻症患者触诊腹部柔软，轻度压痛。并发急性腹膜炎时，有明显压痛或反跳痛，腹肌紧张，或可触及压痛性腹块。有腹水时可叩出移动性浊音或抽出血性腹水。早期时肠鸣音亢进，有肠麻痹及腹水时，肠鸣音减弱或消失。有肠梗阻时可闻及气过水声或金属音。脓毒性休克时，精神淡漠、神志障碍，皮肤呈花斑状，肢端湿冷、血压下降。

（4）临床分型　根据临床表现可分5型。①胃肠炎型：主要见于疾病早期，可有腹痛、水样便、低热、部分伴恶心、呕吐。②脓毒性休克型：常在起病后1~5日内发生，可伴高热、寒战、神志淡漠、嗜睡、谵语、休克等表现。③腹膜类型：一般表现明显腹痛、恶心、呕吐、腹胀，腹部压痛及反跳痛，若受累肠壁坏死或穿孔，则腹腔内可有血性渗出液。④肠梗阻型：腹胀、腹痛、呕吐频繁，排便、排气停止，肠鸣音消失。⑤肠出血型：腹痛、便血、大量血水样或暗红色血便，伴明显的贫血和脱水。这些分型在病程中可以某一型为主要临床表现，也可交替或重叠出现。

2.实验室检查

（1）血液检查　白细胞计数增加，多在（15~30）×10^9/L之间，常有核左移现象；红细胞、血红蛋白及血小板常不同程度地降低。血培养可有非特异性细菌生长。血沉可见增快。

（2）粪便检查　粪便呈鲜红色或暗红色，常有大量红细胞、少量白细胞，潜血试验呈阳性。大便胰蛋白酶活性显著降低。细菌培养可有大肠埃希菌、葡萄球菌、链球菌等生长，厌氧菌培养偶可发现产气荚膜杆菌。

3.影像检查

X线检查：X线以平片检查为主，可见小肠扩张积气或液平面，肠坏死穿孔可有气腹症。急性期忌做钡餐及钡灌肠检查，以免发生肠穿孔。急性期后钡餐可见肠管狭窄、扩张、僵直，肠间隙增宽、蠕动减弱或痉挛，肠壁增厚、黏膜粗糙，可有肠囊肿样充气。

腹腔镜检：可见肠管充血、水肿、出血，肠壁粗糙、坏死、粘连等。

X线检查及腹腔镜检对本病诊断参考意

义较大。血、便常规对本病病因诊断参考意义较大。随着近年来电子结肠镜的普及，对本病的诊断也有一定的指导作用。

（二）辨证诊断

本病初期多为里实热证，以邪实为主，证属实热蕴结；若不能及时控制病情发展，则可致热毒炽盛、内陷血分、耗血动血，证属热毒蕴结；或热毒蕴结肠胃，使腑气不通，证属阳明腑实。少数病例可因热毒炽盛、蒙蔽清窍，出现神昏谵语，证属热毒内闭；或出血过多、气随血脱，甚至亡阴亡阳，发生休克。本病后期，由于伤阴失血耗气，可出现气阴两虚。部分病变以气虚血瘀或脾胃虚弱为主要表现。

望诊：腹部胀满，两手护腹、不时倦卧成团，呕吐物和大便夹杂血液，舌质红，苔黄。

闻诊：不时呻吟，呕吐物和大便腥臭难闻。

问诊：腹痛、腹泻、便血、呕吐、腹胀、发热。

切诊：腹部按之灼热，有充实感，压痛明显，肌肤发热，脉弦。

临床将本病分为7型辨证施治。

1. 湿热蕴蒸

轻度腹胀痛，阵发性加重，大便稀溏，形如黄酱，气味腥臭，便次频繁，发热身困，恶心呕吐，口渴不欲饮，小便短赤，舌质红，苔黄腻，脉滑数。多见于发病初期。

辨证要点：大便溏稀、腥臭，发热身困，苔黄腻，脉滑数。

2. 热毒壅滞

腹部胀痛剧烈、拒按，呈阵发性加剧，范围逐步扩大，大便带血，呈果酱色或洗肉水样，或便中有瘀血块，量多而数，气味腥臭，壮热烦渴，呕吐剧烈，呕吐物呈咖啡色，舌质红或绛，苔黄厚，脉弦数或

滑数。本型多见于发病急骤者和发病初期未能引起重视或失治、误治后病情迅速发展者。

辨证要点：腹部胀痛剧烈，利下血污腥臭，壮热烦渴，舌质红绛，苔黄厚，脉数。

3. 热毒结腑

腹部硬满撑胀难忍，腹痛剧烈，呈持续性，拒按，呕吐频繁，大便呈稀水样，奇臭难闻，或肠道梗阻，欲下不得下，壮热，舌质红绛，苔黄厚腻，脉滑数或弦数有力。多见于平素体壮或阳盛患者。

辨证要点：腹部胀痛难忍，疼痛剧烈，利下血水或无大便，壮热，舌质红绛，苔黄厚腻，脉数。

4. 热毒内闭

发病急骤，腹痛剧烈，腹部胀甚，大便呈暗红色血水或夹有瘀块，腥臭难闻，呕吐频频，面色青灰，呼吸急促，壮热心烦，甚至昏不识人，谵语抽搐，四肢厥冷，舌质红绛或紫黯，苔黄燥或焦黑，脉弦数有力。

辨证要点：壮热心烦，腹胀剧烈，便血腥臭及神志不清，谵语，抽搐，舌质绛紫，苔黄燥，脉弦数。

5. 气随血脱

面色苍白或青灰，额汗如珠，精神萎靡，目合口张，气短不续，二便自遗，皮肤可见花斑，舌质淡紫，脉空虚或微细欲绝。常见于呕吐腹泻、便血量多者或素体虚弱的患者。

辨证要点：大汗淋漓，面色苍白，精神萎靡，脉空虚或微细欲绝。

6. 气阴两虚

腹痛腹泻减轻，便血量减少，午后低热，口干欲饮，神疲纳呆，舌红少津，舌苔剥落，脉细数或虚数。为疾病恢复期。

辨证要点：午后低热，口干欲饮，舌红少津，舌苔剥落，脉细数或虚数。

7.脾胃虚弱

面色萎黄，倦怠少言，腹胀纳差，大便溏薄，腹部隐痛，舌质淡，苔白，脉缓细。为疾病的恢复期。

辨证要点：面色萎黄，倦怠少言，大便溏薄，舌质淡，苔白，脉缓细。

三、鉴别诊断

（一）西医学鉴别诊断

本病起病急骤、发展迅速、病情复杂多变，临床症状与多种内科疾病及某些外科疾病十分相似，故误诊率较高，应注意鉴别。

1.中毒性菌痢

起病较急性出血性坏死性肠炎更急，开始即出现高热、惊厥、神志模糊，严重者血压下降、休克，数小时后出现脓血样大便、次数频频、量不多、黏液多、无明显腥臭味，常有明显的里急后重。大便培养可发现痢疾杆菌。

2.克罗恩病

克罗恩病无季节性和地区性差异，多发于青壮年，发病部位多在回肠末端，腹痛以右下腹为主，血便少见，休克少见，约有 3/4 病例转为慢性、粘连、瘘管，经常复发。X 线检查不一定有肠胀气及液平面典型表现，病理上有非干酪样肉芽组织。

3.腹型过敏性紫癜

以腹痛便血起病，但无腹泻与发热，中毒症状不重，待皮肤出现紫癜后，诊断更明确。

4.绞窄性肠梗阻

腹痛突发而剧烈，腹胀呕吐更重，无排便排气，血便出现晚且量少。二者的 X 线腹平片，也有助于鉴别。

合并肠蛔虫病或呕吐者，要与胆道蛔虫、蛔虫性肠梗阻相鉴别。此外，本病还应与急性阑尾炎、肠套叠、急性胃肠炎等病相鉴别。

（二）中医病症鉴别诊断

本病与霍乱临床症状极为相似，但霍乱较本病吐泻次数更频繁、量更大且吐泻物多不含血液。

四、临床治疗

（一）提高临床疗效的基本要素

1.清下合用是基本治疗方法

本病乃湿热毒邪蕴结肠腑所致，临床所见的腹泻、便血，表面现象是通达，但究其本由是肠腑气机痞塞所致，应通因通用、因势利导。热为本病重要病理特点，清热解毒乃通用之法。清热解毒与通下之法合用，能迅速清除肠道的湿热毒邪、瘀血，减轻或清除已吸收的毒素，有利于迅速控制病情，预防并发症，化险为夷，故清下合用是治疗本病的基本方法。

2.注意活血化瘀药物的使用

本病的致病因素为湿热毒邪，湿热之邪易阻遏气机，气滞则血瘀；热易耗伤阴津，血液被火热之邪蒸灼浓缩，运动迟滞，阻塞脉络，故本病既有胃肠湿热火毒表现，又有血脉瘀阻症状。西医学研究发现，本病的病理改变主要为肠壁小动脉内类纤维蛋白沉着，栓塞而致小肠出血和坏死。微循环障碍贯穿整个病程。活血化瘀类药物具有抗凝化瘀、疏通肠道微循环、改善组织缺氧、恢复肠壁正常通透性、抑制变态反应、促进炎症吸收和消失的作用；与清热解毒药物配伍，可明显提高其杀菌能力；与益气药配伍，可明显提高人体免疫功能。恰当运用活血化瘀药物，不仅可以提高疗效，而且能够缩短疗程。

3.采用中西医结合疗法

本病属于重症、急症、险症，应立即控制病情。采用中西医相结合的方法，在中医中药辨证施治的基础上，参考现代仪器的各种检查结果，辅以西医西药治疗，可较快控制病情发展，预防休克、肠穿孔等并发症发生，降低死亡率。尤其是对于毒邪炽盛合并有严重肠梗阻、肠坏死、肠穿孔及毒血症；或正虚邪盛、气随血脱合并休克者，更必须采取中西医相结合的疗法，必要时予以手术治疗。实践证明，中西医结合疗法，可以提高疗效、缩短疗程、降低药物毒副作用，有效预防并发症、降低死亡率，往往收到事半功倍的效果。

（二）辨病治疗

1. 保守治疗

目的在于增强机体抵抗力，纠正水、电解质、酸碱平衡失调，控制中毒症状，预防休克、肠穿孔等严重并发症。

（1）禁食　禁食在本病治疗中起着相当重要的作用，应绝对做到。但整个病程，服中药不禁。

（2）补液　补充水分、电解质、维生素等，纠正酸碱平衡。本病低血钾及代谢性酸中毒最为常见，应倍加注意。禁食期间，应补充葡萄糖、氨基酸等营养药，以维持机体正常代谢。

（3）输血　便血者应少量多次输新鲜血浆或全血。严重低蛋白血症者可输入血白蛋白。

（4）抗感染治疗　抗生素应早期、足量、联合使用，一般选用对革兰阴性菌敏感的抗生素，联合抗厌氧菌药物抗感染治疗。国外应用 Welchii 杆菌抗血清 42000~85000U 静脉注射，疗效较好。合并蛔虫感染者，应驱虫。

（5）抗休克疗法　是治疗成功的关键。应采取补液纠正有效循环血容量不足，应用升压药和胆碱能受体阻滞剂等多种措施治疗。

（6）肾上腺皮质激素应用　早期应用可抑制变态反应，改善和提高机体应激能力，抗休克。但有加重肠道出血和促发肠穿孔的危险，应予注意。

（7）对症治疗　腹痛可用阿托品或山莨菪碱；腹胀明显者，可用胃肠减压；便血严重者，可试用氨甲苯酸、凝血酶等；高热烦躁者，可物理降温或用解热镇静剂。

2. 手术治疗

（1）手术适应证　①肠穿孔、肠坏死致严重腹膜炎者。②经中西医结合保守治疗无效的肠梗阻。③反复大量肠出血，经中西医结合治疗无效者。④不能排除其他外科急腹症。

（2）手术治疗方法　根据患者的具体情况，采用肠系膜封闭法或小肠减压术、穿孔修补术、肠切除术、肠外置术等。

（三）辨证治疗

1. 辨证施治

（1）温热蕴蒸型

治法：清化湿热。

方药：葛根芩连汤加减。

组成：葛根 15g，黄芩 9g，黄连 9g，云苓 6g，车前子 6g。

加减：湿重者，加佩兰、猪苓；热重者，加大黄、栀子；挟食滞者，加焦三仙、莱菔子；腹部胀痛明显者，加木香、槟榔。

（2）热毒蕴滞型

治法：清热解毒，活血消肿。

方法：芩连解毒汤加减。

组成：黄连 15g，黄芩 9g，黄柏 9g，栀子 9g，大黄 6g，丹皮 6g，赤小豆 9g。

加减：高热者，加服紫雪丹或牛黄清宫丸；腹痛剧烈者，加厚朴、木香、白芍；脓血较多者，加白头翁、冬瓜子；吐、下蛔虫者，加乌梅、川椒；便血较多者，加墨旱莲、地榆炭或加服云南白药。

（3）热毒结腑型

治法：清热解毒，通腑泄浊。

方药：大黄牡丹皮汤合小承气汤加减。

组成：大黄 30g，丹皮 9g，芒硝 9g，桃仁 9g，黄连 12g，枳实 6g，厚朴 6g。

加减：高热神昏谵语者，加服牛黄清宫丸、安宫牛黄丸或紫雪丹；腹痛剧烈者，加延胡索；腹胀严重者，重用厚朴，加萝卜籽。本方易伤正气，应中病即止。

（4）热毒内闭型

治法：清热解毒，开窍镇惊。

方药：清营汤合黄连解毒汤加减。

组成：水牛角（冲）2g，生地 12g，银花 9g，连翘 12g，黄连 9g，栀子 15g，黄芩 9g，丹参 6g，郁金 12g，石菖蒲 9g。

加减：抽搐者，加石决明、珍珠母；内热盛者，加生石膏；兼阴虚者，加玄参、麦冬；病情严重者，急服安宫牛黄丸或紫雪丹或至宝丸。

（5）气随血脱型

治法：益气固脱。

方药：独参汤（《十药神书》）。

组成：人参 30g。

加减：四肢厥冷、口臭气冷者，可用参附汤（《妇人大全良方》）或参附龙牡汤加减。气阴两虚，脉微欲绝者，可用生脉散加味。

（6）气阴两虚型

治法：养阴清热，健脾益气。

方药：增液汤合枳术丸加减。

组成：玄参 9g，生地 12g，麦冬 6g，枳实 6g，白术 15g，太子参 9g，当归 6g。

加减：身热心烦、口干纳差、舌红苔燥、脉虚数者，可用竹叶石膏汤加减。

（7）脾胃虚弱型

治法：培补脾胃。

方药：四君子汤加减。

组成：人参 12g，云茯苓 9g，白术 9g，佛手 6g，甘草 5g。

加减：心烦口干者，加连翘、生地；腹痛者，加香附、丹参；头晕乏力，大便失禁者，可用补中益气汤。

2. 外治疗法

（1）针刺疗法

体针：以手足阳明经穴为主。腹痛者，选足三里、合谷、中脘、内关；腹胀明显者，取足三里、内关；呕吐者刺内关、中冲、气海；腹泻便血者，刺足三里透上巨虚、天枢透大巨、大肠俞透小肠俞；高热者刺大椎、曲池。均用泻法，每日针刺 1~2 次，或根据病情随时针刺。

三棱针点刺：取曲泽、尺泽、内庭点刺，出血 2~3 滴，隔日 1 次。

耳针：取大肠、小肠、交感、神门、皮质腺、腹，每次取 2~3 穴，先针刺，然后埋耳针，每日按压 3~5 次。高热者，耳尖放血 2~5 滴。

（2）艾灸法　厥逆者灸百会、关元、气海、神阙、足三里。疾病后期脾胃虚弱者，灸中脘、气海、神阙、足三里。每日 1 次，每次 15~30 分钟。

（3）拔罐法　疾病后期脾胃虚弱者，取脾俞、胃俞、神阙、足三里拔罐，每次取 2~3 个穴位，每日 1 次。

（4）中药外敷法　大黄 10g，打粉以醋调成糊状，敷脐，每日一次，每 12 小时换药一次，连用 3~5 天。适用于以邪实为主者。

3. 单验方

（1）生大蒜 30g（去皮捣烂），芒硝末 30g，生大黄 30g，米醋适量，调成糊状，敷在脐部压痛点周围，下垫凡士林纱布 2 层，防皮肤发红起泡，每日敷 12 小时，连用 5~7 天。有明显解痉止痛除胀作用。

（2）大黄 24~30g，水煎服，日 2~3 次。煮沸时间不超过 10 分钟，能减轻腹痛及中毒症状。

（四）名医治疗特色

1. 皮执民

皮执民认为本病的病机为湿热毒邪蕴

结肠腑，气滞血瘀，初期多为里实热证，病变过程中，若热毒炽盛，正不胜邪，则可出现阳气虚脱，阴气亏损之证。主张将本病分为湿热内蕴、气滞血瘀、阳气虚弱、脾气下陷4型辨证施治。

2. 隋建屏

隋建屏认为本病多因湿热毒邪蕴结肠腑，以致脾失健运、胃失和降，而致气滞血瘀、热邪壅结，结合西医学的临床特点，分为肠炎型、便血型、梗阻型和腹膜炎型。并自拟桃红解毒承气汤，用于本病急性期的治疗。

五、预后转归

本病起病急、变化快、病情重、全身中毒症状出现较早，并发症较多，常见者有肠梗阻、肠麻痹、肠穿孔、脓毒性休克及失血性休克。在我国，本病的发生南方较北方为重，少年儿童较成年人为重。本病如能及早得到治疗，无并发症发生，则一般预后较好，能够控制病情和治愈。如有并发症，则死亡率较高。据国内有关报道，单纯西医治疗，病死率在18%~50%之间；中西医结合治疗，病死率降低为3%~11%之间。其中大半死于休克，其次为肠穿孔、腹膜炎。本病病程平均约2周，死亡时间多在起病后1周内，最急者，数小时死亡。死亡者多为病前营养不良或儿童及年老体弱者。本病如治疗得当，度过危险期，即可痊愈，一般不再复发，也不会留下肠管狭窄或慢性炎症等后遗症。

六、预防调护

（一）预防

（1）注意饮食卫生，养成良好习惯。平素勿食病原菌污染过的变质食品，饭前便后要洗手，定期到医院检查，发现肠道蛔虫及时驱虫，生活有节律，饮食有节制，不暴饮暴食或过食生冷，以免损伤肠胃，诱发本病。

（2）合理调配饮食，摄取足量的蛋白质食品及新鲜蔬菜水果，增强自身抵抗力。避免偏食，尤其注意不要过食生甘薯、沙葛、生豆粉类物质，以免抑制肠内胰蛋白酶活力，导致肠道菌群失调，诱发本病。

（3）本病流行期间，体质较差者可用C型魏氏杆菌类毒素自动免疫。

（4）对已确诊或怀疑本病，应及早治疗，以预防各种并发症的发生。

（5）本病流行期间可采用针刺或中草药进行预防　针刺预防，取足三里、气海、中脘、脾俞、胃俞穴，每日1~2个穴位，虚则补之，实则泻之，以调理脾胃功能。中药预防：①大黄3g，公英9g，水煎服，适用于素体阳盛者；②党参6g，云苓9g，白术9g，大黄1g，甘草3g，适用于素体脾胃虚弱者。

（二）调护

（1）急性期必须禁食（不禁中药），待病情缓解后，可进少量高营养流质饮食。还要绝对卧床休息。

（2）保持病室安静、清洁、避免秽浊气味刺激，安定患者情绪、消除恐惧紧张心理。

（3）保持患者清洁卫生，便后清洗臀部，及时更换衣裤，被褥床单保持干净整洁。

（4）呕吐频繁者，应取侧卧位式或仰卧位头偏向一侧。呕吐物要及时清除干净，保持呼吸道畅通。

（5）随时观察病情变化。了解腹痛的性质和部位，观察排出物的性质和数量，注意体温、脉搏、呼吸、血压、神志、面色、皮肤、出汗等情况对症处理。如高热者应采取物理降温或口服紫雪丹；面色苍白、汗出肢冷、血压下降，脉微细弱者，应使患者平卧，立即吸氧、急给参附针肌内注射或口服独参汤。

（6）针刺调护　呕吐甚者刺内关，腹痛甚者刺足三里、气海，高热者刺大椎，便血甚者刺天枢、水分。

（7）药膳调护　①马齿苋粥：马齿苋50g（鲜品120g），粳米60g，将马齿苋切碎，同粳米煮粥，若用鲜品，宜待粥将成时加入。本粥具有清热化湿凉血之功。

②无花果炖肉（《生草药性备要》）：鲜无花果120g（干品60g），猪瘦肉120g，调味品适量。将无花果洗净切、瘦肉切成小块，加水适量，隔水炖熟，具有清肠健胃，解毒消肿之功。

七、专方选介

葛根芩连汤合槐花散加减：葛根20g，黄连15g，黄芩12g，槐花、侧柏叶各20g，炙甘草5g，生地黄、地榆炭各30g，当归6g，炒白芍18g，苍术、厚朴、陈皮、枳壳各30g。每日一剂，分2次口服。

八、治疗共识

（一）病因病机

本病多因暑湿热邪外侵，或饮食生冷不洁，或暴饮暴食而积滞化热，致使胃肠功能紊乱、热毒内蒸、迫血妄行，或热毒与肠中燥屎瘀热互结、灼伤肠络，导致出血。其病变部位在小肠，初期多为里实热证，病变过程中因热毒炽盛、正不胜邪，则可出现阴血亏竭、气随血脱，甚至休克之虚证。

（二）辨证思路

1. 清热解毒

"热"为本病的主要病理特点，清热解毒为基本治则。临床应根据不同阶段、不同证型的热之轻重、热之部位、热之兼挟，采用不同的清热解毒方法。发病初期，多为湿热壅结肠腑，病在气分应清化湿热，同时应分清热与湿之偏盛。继而，邪由气分渐至血分、迫血妄行、内溢肠道，则应清热解毒，活血逐瘀。若热毒与肠中燥屎瘀热互结，表现为阳明腑实证，就应清热解毒与通里攻下之法并用。如热毒炽盛、蒙蔽清窍，则当清热解毒、开窍镇惊。疾病后期，气阴两虚、脾胃虚弱，清热时宜佐以益气养阴、健脾醒胃之品。

2. 通里攻下

本病表面现象是通，实乃湿热毒邪与瘀血阻结肠腑，故应通因通用，因势利导，及早运用通里攻下法，将积滞在肠腑的湿热毒邪、瘀血、病原菌、毒素及其他代谢物排出体外。运用攻里通下法时，应根据病情辨证施治。如阴液大伤者，非急下存阴不可，可用大承气汤合增液汤加味，攻下护阴并施。若症见腹部剧烈疼痛、拒按、血便呈鲜红色、壮热等实热证时，应清热解毒与寒下，用大承气汤。若症见腹痛减轻而腹胀加重，血便呈红色或黑色，或寒性便秘等寒滞证时，可用大黄附子汤加减或用寒热兼顾辨证施治之法。兼有蛔虫者，在攻下时加乌梅汤。

4. 托里解毒

临床观察到本病在发病过程中，开始多以实证为主，继之虚实互见。故强补强攻均非病所宜。治当攻补兼施，扶正祛邪。常用托里解毒方药治疗。

（三）治法探讨

1. 中西医结合治疗

近年来有学者结合中医药辨证论治，从症状及中医体征入手治疗本病，能起到良好效果，并且在疾病初起阶段对疾病发展有一定的拮抗作用。患者疾病初起以葛根芩连汤内服，后根据临床表现，全身中毒症状明显者用加减半夏泻心汤，血便明显者用加减白头翁汤，有肠梗阻表现者用加减承气汤。此外，针对胃肠减压患者的中医给药问题，认为应遵循中医所说"有故无殒，亦无殒也"的说法，给药时加承气汤促进胃肠蠕动，并尽量浓缩药液。另外，中药甘草中的甘草甜素有糖皮质激素作用，与氢化可的松在抗炎、抗变态反应方面有协同作用，又能抑制氢化可的松在体内的代谢灭活，使其血药浓度升高，联合应用可减少肾上腺皮质激素用量或减少不良反应。

2. 基础方为主加减治疗

泻心汤加减治疗儿童急性出血性坏死性肠炎，大黄（后下）5g，黄连3g，黄芩各3g，地榆、槐花（炒）、丹皮、枳实（炒）各5g，木香2g，当归、甘草各5g，每日一剂，水煎400ml，早中晚温服。如兼见肠道瘀滞，加桃仁、红花、川芎等行气化瘀、和络止血之药；兼见脾气下陷，加黄芪、党参、柴胡等补益中气、升阳举陷之品；兼见气阴亏虚药证相符，加西洋参、麦冬等养阴生津之品；因虫积者，加乌梅、使君子等杀虫消积之类。

（四）分型论治

（1）湿热内蕴　治以清热利湿解毒。方用白头翁汤加减：白头翁15g，陈皮10g，黄连6g，黄柏10g，车前子10g，广木香6g，枳壳10g。热重加银花15g，黄芩10g；湿重加厚朴10g，苍术10g。

（2）气滞血瘀　治以理气通络、活血化瘀、托里解毒。方用托里解毒活血汤加减：丹参15g，田三七3g，赤芍10g，银花15g，当归10g，乳香6g，没药6g，白头翁15g，川朴10g，沉香3g，薏苡仁30g，西党参20g，甘草3g。便结用大黄10g，便血加血余炭10g；明显血瘀便秘者，可采用桃仁承气汤。

（3）阳气虚弱　治以益气补阳活血，托毒排脓。方用牡丹皮散加味：黄芪20g，西党参20g，当归10g，川芎6g，肉桂4g，桃仁12g，丹皮10g，赤芍10g，白芷12g，薏苡仁15g，木香6g，甘草8g。

（4）脾气下陷　治以补中益气，升阳举陷。方用补中益气汤加味：黄芪20g，西党参20g，白术10g，广陈皮10g，升麻6g，柴胡8g，当归10g，薏苡仁15g，砂仁6g，荷叶4g，川芎6g，甘草6g。若患者出现休克时，阳脱者用红参15g，附片10g；阴脱者用白参15g，麦冬15g，五味子3g。

（五）中药研究

1. 药物的研究

中药对本病的治疗，以清热解毒、活血化瘀及通里攻下三法为主。据现代药物药理学研究，清热解毒类药物如黄芩、黄连、黄柏、栀子、公英、连翘、败酱草、大黄等具有抗菌消炎、增强机体免疫力的功能，有利于控制肠道感染，同时还有清热、促进肾上腺皮质功能、改善微循环及抑制血小板的功效。此外，还有抗休克的作用。大黄号称将军，有斩关夺门之力，具有泻火解毒、活血消瘀之功效，许多学者单用大黄或以大黄为主，内部组方加减敷脐治疗本病，收效甚好。现代药物研究证明，大黄具有广谱抗菌作用，能够促进肠壁节律性蠕动及肠内容物的输送和排泄、改善肠壁血液循环、促进凝血、减少毒素吸收、预防或减轻肠麻痹、防止休克等并发症。活血化瘀类药物如丹参、当归、桃仁、红花、川芎、丹皮、莪术、大黄等，能促进小血管血流加速、改善微循环、改善组织缺氧、恢复肠壁的正常通透性、消散肠壁的充血、水肿、防止血流停滞和微血栓形成。此外，还有抗病原体和抑制变态反应的作用，与清热解毒类药物配伍，可增强抗菌消炎的作用。通里攻下药物如大黄、芒硝、枳实、厚朴等具有促进肠壁节律性蠕动、防止肠麻痹，促使病原菌及其毒素、瘀血和其他代谢产物及时排出体外，降低肠腔内压、改善肠壁微循环，解除肠壁缺血、缺氧状态，恢复肠黏膜毛细血管通透性和单核－巨噬细胞吞噬功能，减少毒素的吸收、感染机会及水电解质的平衡失调。

2. 复方的研究

大承气汤由大黄、芒硝、枳实、厚朴组成，源于《伤寒论》，用于阳明经病腹满、燥实等症，为寒下峻剂。本病的腹痛拒按、腹胀、下利血水臭秽、利后腹痛不减等与阳明腑实之热结旁流相似，故多数学者主张运用大承气汤加减论治本病，并取得良好疗效。现代药理研究证明，大承气汤具有增强胃肠蠕动，增加胃肠道容积、改善胃肠道血液循环、降低毛细血管通透性及抗菌抗感染的作用，有利于坏死细胞组织的排出，促进坏死组织的修复。

（六）外治疗法

敷脐疗法可使药力直达病所，是治疗本病的有效方法之一。临床多选用芒硝、大黄、厚朴、红花等行气通里攻下、活血化瘀消脓类药物。

（七）评价及瞻望

目前，本病多采用清热解毒，通里攻下，活血化瘀的方法辨证施治。但本病由于发病急骤、病情凶险、变化迅速、病死率高，单用中药治疗，难以应急；单用西药，疗效亦欠佳；而中西医相结合，已显示出良好的前景，治愈率有了明显提高，病死率有了显著降低。今后，可望在中西医相结合治疗方面，还会有很大进展。另外，中药剂型和给药途径应加以改革，以适应本病的特点。

主要参考文献

［1］黄象谦主编. 胃肠道疾病治疗学［M］. 天津：天津科学技术出版社，1996. 06.

［2］司启贤. 急性出血性坏死性小肠炎的病因及诊疗方法［J］. 黑龙江科学，2021，12（06）：68-69.

［3］徐力. 中西医结合治疗急性出血性坏死性肠炎1例［J］. 中西医结合研究，2013，5（03）：167-168.

［4］杨健. 清肠饮治疗坏死性肠炎23例临床体会［J］. 实用中西医结合杂志，1993，6（4）.

［5］喻媛媛，董卫国，邓育. 核桃承气汤配合西药治疗急性出血坏死性肠炎的疗效观察［J］. 检验医学与临床. 2015（06）：814-815.

［6］杨兴祥，陈有明. 泻心汤治愈儿童急性出血性坏死性肠炎2例报告［J］. 实用中医内科杂志，2015，29（08）：169-170.

［7］章德华，张进谷. 中西医结合治疗急性坏死性肠炎60例［J］. 实用临床医学，2009，10（11）：30-31.

第三节　肠结核

肠结核是结核分枝杆菌侵袭肠壁引起的一种肺外结核病，是一种慢性特异性感染性疾病。本病最常见于青少年，30岁以下者约占2/3，40岁以下者约占90%，女性略多于男性。绝大多数病例继发于肠外结核病，尤其是肺结核。无肠外结核病灶者称原发性肠结核，约占肠结核的10%以下。

肠结核在临床上表现为腹痛、腹泻、便秘、腹部积块、潮热盗汗等症状，属于中医"痨瘵""泄泻""癥积"等范畴。

一、病因病机

（一）西医学认识

1. 病因

1824年，Medler和Sassano通过动物

实验，肯定了吞入含有结核杆菌的物质可以发生肠结核。1935年Carnot也证实了这一事实，从而证明了人的肠结核是进食带有结核杆菌的物质感染肠道引起的。含有结核杆菌的痰是引起肠结核的主要原因。

2.病理

目前认为人型结核杆菌是肠结核的主要病原菌。结核杆菌被吞入胃以后，在胃中不被消化，到达小肠后，可依次在回肠、结肠、空肠、阑尾、乙状结肠、直肠发生病变。回盲部发病率最高，达82.5%。此外，空肠也是结核发病相对比较多的部位（5%~35%）。因为小肠内容在空肠部位消化吸收快且完全，结核杆菌与肠黏膜接触更密切。根据大体形态学表现，肠结核可分为溃疡型、增殖型、混合型。临床以溃疡型多见，早期病变见于肠壁的集合淋巴结和孤立的淋巴滤泡，呈灰色半透明的小结节，直径约1mm。病变进一步发展，结节中心坏死，干酪化并相互融合，表面黏膜坏死、脱落形成溃疡。溃疡大小不等，多发性，并沿肠壁淋巴管走行呈环形扩展。浆膜面可见结核结节，肠系膜淋巴结受累肿大。增殖型肠结核，因患者机体免疫力强，侵入细菌量少且毒力较弱，病变仅局限于回盲部，有时可累及升结肠近端或回肠末端。由于大量结核性肉芽肿和纤维组织增长，导致肠壁增厚、变硬及肠腔变窄。

（二）中医学认识

中医学认为本病先发于肺，久则传于肠胃，肠胃受邪，腑气不通，不通则痛；病久入络，痰瘀互结，故腹内结块，发为癥积。一般认为本病日久不愈，正气亏虚，尤以肾之精气亏虚为根本。

1.病因

中医学认为发病原因：外因是痨虫，内因是正气亏虚。关于病原，中医古代文献有"尸虫""痨虫""肺虫"等记载，属疫毒之邪。本病的形成，往往是内外二因互相作用的结果，而正虚不足之人，最易感染成疾。

2.病机

痨虫多首先犯肺，经久不愈或治之失当，则痨虫肆虐，侵入胃肠。脾胃受邪，运化失职，内生湿浊，聚而成痰，中焦气机郁滞，痰结血瘀；痨虫聚积肠道，发为肠结核，使其传导失司，而见腹痛腹泻。

二、临床诊断

（一）辨病诊断

1.临床诊断

（1）症状

①腹痛：疼痛的部位因病变所在的部位不同而异。常见的腹痛部位为右下腹。

②腹泻：常与腹痛相伴，大便每日数次至数十次，半成形或水样，常有黏液。重症患者可有脓血便、量多、有恶臭味，或"鸡鸣泻"。

③腹泻与便秘交替：常被认为是肠结核的典型症状。

④体重下降：因食欲不振，畏惧进食，食量减少而体重下降。

⑤结核病的毒性症状：低热、盗汗、虚弱等表现。

（2）体征

轻者无体征，重者依病变发生的部位、范围和程度而有不同的体征。常见者为右下腹可触及肿块，并有压痛。有肠梗阻、肠穿孔、局限性腹膜炎时，可出现有关体征，如肠鸣亢进、肠型、局限性压痛和反跳痛甚至全腹部压痛和反跳痛等。

（3）并发症

①肠梗阻：增生型肠结核易并发肠梗阻，多为慢性、部分性肠梗阻，进行性加重，严重者也可发生完全性肠梗阻。

②肠穿孔：溃疡型肠结核易发生，多

为亚急性或慢性穿孔。可在腹腔内形成脓肿，溃破后形成肠瘘，急性穿孔较少。有时穿孔发生在梗阻极度扩张的近端肠曲，因并发腹膜炎及感染性休克而死亡。

2. 实验室检查

（1）90%病例血沉增快，白细胞数稍增高，结核菌素皮肤试验呈阳性。

（2）大便浓缩法检查结核杆菌和结核菌培养阳性率都不高，如为阳性将有助于诊断。

（3）PCR（聚合酶链反应）检查　粪便和血结核杆菌检查均为阳法。

（4）伴有肺结核的患者痰结核杆菌可以阳性。

3. 影像检查

X线检查：X线钡剂造影检查对肠结核的诊断帮助较大。①肠蠕动过快，钡剂通过加速，有间歇性的张力亢进，形成肠管分节过多，病变部位黏膜皱襞僵硬和增厚；②回盲部病变处钡剂不停留，而病变的两侧则有钡剂停留。这是由于钡剂通过病变部位时出现激惹现象，钡剂随即排空。此征为Stierlin首先描述，故称为Stierlin征。但并非所有病例都具有；③小肠结核，当钡剂通过病变部位时可出现激惹现象，小肠动力加强，出现狭窄征象；④小肠有梗阻时，有肠管扩张和钡剂排空延迟和分节现象。钡剂呈雪花分布，边缘锯齿状；⑤单纯的盲肠不充盈，常见于结核，但不易与其他性质的肉芽肿或恶性肿瘤相鉴别。如同时伴有升结肠缩短，则是结核常见的表现；⑥双重对比造影时，可见盲肠部位扭曲，回盲瓣可出现裂隙，为瓣膜收缩所引起。回肠末端出现宽底三角形，底向盲肠，被称为Fleischner征，为结核所常见，而克罗恩病则不常见。

4. 纤维结肠镜检查

可看到溃疡或增殖性病变。活检如发现结核性病变，则可确诊。

（二）辨证诊断

肠结核起病缓慢，而且经常与肺外结核并存，故早期常被忽视。近年来由于抗结核药物的广泛应用，典型病例更少见。

望诊：溏便或水样，常有黏液，重症患者可有脓血便，量多；约25%患者可有便秘，患者形体消瘦，贫血貌，舌淡苔白。

闻诊：重症患者粪便恶臭。

问诊：腹痛，常位于右下腹，有时亦伴有脐周及上腹部疼痛，疼痛性质为隐痛、胀痛，疼痛常发生于进食之后，常与腹泻并存。便后可获不同程度的缓解。大便轻者2~4次/日，重症者多则日十余次或"鸡鸣泻"。常伴盗汗、倦怠乏力、纳呆、痞满、恶心、腹胀等。

切诊：多数患者腹部未触及异常，或可有轻度压痛。严重者腹内肿块，或痛，或不痛，推之不移。脉沉细或弦涩。

1. 脾虚气滞

腹痛腹胀，肠鸣泄泻，腹痛喜暖喜按，大便溏薄不实，面色萎黄，神疲乏力，舌淡胖苔白，脉沉细无力。

辨证要点：肠鸣泄泻，大便溏薄不实，舌淡胖苔白，脉沉细无力。

2. 痰凝血瘀

腹泻、便秘交替，腹胀腹痛，痛处不移，右下腹可触及包块，舌淡红苔薄白，脉弦涩。

辨证要点：腹泻、便秘交替，痛处不移，舌淡红苔薄白，脉弦涩。

3. 气阴两虚

体倦乏力，头晕耳鸣，潮热盗汗，腹痛腹胀，大便不调，舌淡苔薄白或少苔，脉细数。

辨证要点：体倦乏力，潮热盗汗，大便不调，舌淡苔薄白或少苔，脉细数。

4. 脾肾虚寒

腹痛腹泻，大便溏泻，或鸡鸣泻，纳

减，倦怠，形体消瘦，肠鸣腹胀，形寒肢冷，舌淡苔白，脉沉细。

辨证要点：大便溏泻，或鸡鸣泻，形寒肢冷，舌淡苔白，脉沉细。

5. 肝肾阴虚

大便秘结，腹部隐痛挛急，纳少消瘦，低热盗汗，舌嫩红苔少，脉弦细。

辨证要点：大便秘结，低热盗汗，舌质嫩红苔少，脉细。

6. 寒凝气滞

腹痛甚，腹部触及包块，大便频数但量少，或有脓血便，伴呕吐，畏寒，舌质暗苔白，脉弦紧。

辨证要点：腹痛甚，大便频数但量少，畏寒，舌暗苔白，脉弦紧。

三、鉴别诊断

（一）西医学鉴别诊断

1. 克罗恩病

本病的临床表现、X线征象与克罗恩病相似，依据以下各点可以相鉴别：①克罗恩病病程更加漫长，常呈缓解与复发的过程；②克罗恩病无结核中毒征象；③大便中查不出结核杆菌；④抗结核治疗无效；⑤X线征象主要位于回肠末端，呈节段性。鉴别有困难时可借助肠镜以确诊。

2. 结肠癌

结肠癌发病年龄常在40岁以上，无结核病史及病灶，无结核中毒症状，而表现为进行性消瘦和贫血明显，肠梗阻症状出现较早。X线检查表明病变局限，主要为钡剂充盈缺损。肠镜检查及活组织病检可确诊。

3. 阿米巴病

该病变涉及盲肠者常与肠结核表现相似，但既往有相应的感染史，脓血便常见，可以粪便常规或孵化检查发现有关病原体，结肠镜检查多有助于鉴别诊断，相应特效

治疗有明显疗效。

4. 其他

肠结核有时还应与肠恶性淋巴瘤及一些少见的感染性肠病相鉴别。如非结核性杆菌（多见于艾滋病患者）、性病性淋巴肉芽肿、梅毒侵犯肠道、肠放线菌病等鉴别。伴发热时需与伤寒等长期发热性疾病相鉴别。

（二）中医病证鉴别诊断

1. 泄泻

一般起病较急，大便次数明显增多，甚至数十次，为溏稀便或水样便，病程短，经过治疗即可痊愈；若久治不愈，患者形体日见消瘦，或腹部可触及包块者，则应谨防肠结核。

2. 痢疾

痢疾为急性起病，呈脓血黏液便，伴腹痛、里急后重、发热等。患者一般不伴有形体消瘦，盗汗等表现。

四、临床治疗

（一）提高临床疗效的基本要素

1. 遵循五项原则

（1）早期用药 早期用药可使抗结核药物易发挥杀菌和抑菌作用。

（2）联合用药 可达到多药协同作用，防止耐药菌的发生。

（3）适量用药 量过低则疗效差，且易产生耐药菌株；量过大可使毒副作用增大。

（4）规律用药 是治疗成功的关键。

（5）全程用药 疗程不足则易复发。

2. 要树立战胜疾病的信心

肠结核为慢性病，鼓励患者要树立战胜疾病的信心，应配合气功、太极拳等体育锻炼方法以增强体质，提高机体对疾病的抵抗能力，长期用药时应注意勿伤胃气，可将药制成丸药，以图缓效。

（二）辨病治疗

1.保守治疗

（1）膳食　以营养充分、易消化、少刺激食物为宜。腹泻较明显者可采用少渣食物，有脂肪泻者减少脂肪饮食。

（2）补充维生素　补充复合维生素 C 和钙，吸收不良和脂肪泻者，需注射脂溶性维生素 A、D。

（3）抗结核药　抗结核药物应根据药物敏感试验选择。用药过程中，应复查药物敏感试验。如出现耐药现象，应及时改换药物。

抗结核药物的抗菌作用取决于三个方面：①病变中结核菌的代谢状态；②细菌所处环境的氧供给及 pH 值；③抗结核药物浓度：经实验证明，达到最大药物浓度的 10 倍以上可起杀菌作用；达到最大药物浓度的 10 倍只起到抑菌作用。

肠结核初治方案适用于肠结核初起或无耐药菌株感染者。

肠结核初治方案如下。

强化阶段——IRSZ，2~3 个月；

巩固阶段——IR，3~6 个月；

总疗程，6~9 个月。

目前认为，抗结核药长程化疗方案，在用药期间药物的不良反应大且发生并发症的机会增多。因此提倡短程化疗方案，并制定了不同的实施措施。

（4）静脉高营养　伴有肠与肠之间或肠与皮肤之间瘘管的患者可出现严重的营养不良，必要时需用静脉高营养，以维护身体的需要，直至进食能维持身体需要时为止。

2.手术治疗

（1）手术适应证　手术只限于并发症的治疗。包括以下情况：①结核溃疡发生穿孔；②局限性穿孔伴有脓肿形成或瘘管形成；③瘢痕引起狭窄或肠系膜缩短，造成肠扭曲；④局部的增殖型结核引起部分肠梗阻。术前和术后均需进行抗结核药物治疗。

（2）手术方法　①修补术：病变穿孔形成局限性脓肿或肠瘘可行修补术，因修补是在有急性炎症、活动性结核病灶上进行，失败率甚高；②肠段切除吻合术：溃疡性病变伴瘢痕形成或增生型病变形成肠梗阻者做肠段切除吻合；③分段切除吻合术：多发性病变可作分段切除吻合，应避免作广泛切除；④回盲部或右半结肠切除术：回盲部增生性病变可行回盲部或右半结肠切除，如病变浸润因炎症固定，可在病变的近侧切断回肠，造口，远端缝闭，以后二期手术时切除病变肠袢。

（三）辨证治疗

1.辨证施治

（1）脾虚气滞

治法：温阳健脾，理气燥湿。

方药：厚朴温中汤加味。

组成：党参18g，苍白术各10g，干姜10g，草豆蔻6g，厚朴6g，陈皮10g，木香6g，茯苓15g，白扁豆15g，炙甘草10g，大枣10g。

加减：腹泻不止者，可加黄连、山药、赤石脂，以燥湿涩肠；腹痛甚，加川楝子、延胡索、三七粉以行气止痛；如兼见晨泄，腰酸肢冷者，为脾肾阳虚，可合用四神丸以温脾肾之阳气。

（2）痰凝血瘀

治法：消瘀化痰，软坚散结。

方药：膈下逐瘀汤加味。

组成：五灵脂10g，当归12g，川芎10g，桃仁10g，丹皮6g，赤芍6g，乌药6g，延胡索10g，牡蛎15g，三棱10g，莪术10g。

加减：纳差加砂仁、麦芽；大便秘结加芒硝以软坚通便。

（3）气阴两虚

治法：滋阴益气，清热降火。

方药：知柏地黄汤加味。

组成：生地 18g，山药 30g，山萸肉 10g，丹皮 12g，泽泻 6g，知母 10g，黄柏 10g，地骨皮 20g，太子参 30g，白薇 10g，制鳖甲 30g，沙参 15g。

加减：眩晕、头痛者加钩藤、牡蛎；潮热、咽干去泽泻、茯苓，加银柴胡、胡黄连；伴咳嗽加川贝母、百部；痰中夹血加白及、仙鹤草、三七粉。

（4）脾肾虚寒

治法：补肾健脾。

方药：四神丸加减。

组成：补骨脂 10g，吴茱萸 10g，肉豆蔻 10g，五味子 10g，云茯苓 15g，白术 10g，炮姜 10g，制附子 10g。

加减：腰膝酸软者加桑寄生、杜仲；多梦易醒者加远志、酸枣仁。

（5）肝肾阴虚

治法：益肾养阴。

方药：济川煎加减。

组成：当归 10g，怀牛膝 15g，肉苁蓉 10g，泽泻 10g，升麻 10g，枳壳 10g，墨旱莲 30g，女贞子 15g。

加减：有瘰病者，加夏枯草、穿破石、蜈蚣等；腹部触之包块加龟甲、鳖甲、水蛭等。

（6）寒凝气滞

治法：温中散寒，理气导滞。

方药：阳和汤加减。

组成：枳壳 10g，麻黄 10g，鹿角胶 10g，肉桂 6g，熟地 30g，艾叶 10g，炮姜 3g，白芥子 6g，香附 15g，川楝子 15g。

加减：腹痛甚者加乌药、延胡索、郁金。

2. 外治疗法

（1）针灸疗法　气滞血瘀腹痛取阿是穴、足三里、阳陵泉等穴位进行普通针刺；脾虚气陷之久泻，可隔姜灸神阙、气海、关元等；血瘀痰凝之腹部包块，在局部隔蒜灸。

（2）耳穴压豆法　可选用脾、胃、大肠、肾等耳穴，用王不留行籽贴压，每日刺激数次。

3. 单验方

（1）白石榴花、夏枯草各 30g，加黄酒少量煎服。

（2）十大功劳叶 30g，女贞子 10g，甘草 8g，水煎服。

（四）名医治疗特色

1. 蔡淦

蔡淦将本病分为 2 型，脾肾虚弱型多见于溃疡型患者，以参苓白术散合四神丸加减；瘀血内结型多见于增生型患者，以少腹逐瘀汤加减。

2. 钱瑞生

钱瑞生认为补气药党参、黄芪、白术、灵芝等有增强网状与内皮系统吞噬作用和增强脾脏的杀菌功能，与利福平同用有增强抗结核的作用。

五、预后转归

本病系慢性病，其预后与是否能早期发现，早期治疗有关。早期即实行正规短程化疗者，几乎全部均可治愈。若延误治疗，患者体质过分衰弱，以及并发腹膜炎、肠穿孔者则预后不良。如并发肠梗阻，未及时救治，也可以造成死亡。

六、预防调护

（一）预防

做好预防工作是防治结核病的根本办法。积极治疗肺结核或其他肠外结核，以免发生结核，是预防本病的十分重要的环节。正规、普遍接种卡介苗是预防结核的重要手段。对已患肺结核的患者，应及时发现，并采取抗结核药物治疗。对开放性肺结核的患者应采取有效的抗结核药，尽快使痰菌转阴，以免吞入含菌的痰而造成肠感染。

（二）调护

活动期肠结核应卧床休息，以减轻体力消耗。饮食以易消化软食为主，注意饮食搭配，以保证体内有充分的热量、蛋白质及维生素。宜选择食用牛奶、鸡蛋、瘦肉、蔬菜、水果等；亦可经常以百合、银耳、莲子、贝母、冬虫夏草、龟、鳖等作为食疗配合服用。忌食烟、酒、辛辣刺激之品。

居所宜保持安静，空气流通，阳光充足。如潮热汗多腹泻次数多者，宜补充水分，口服盐开水，食用梨、鲜藕、橘子等，必要时可静脉补充液体。

七、专方选介

肠粘连缓解汤加减：厚朴、赤芍、炒莱菔子各15g，木香、乌药各10g，桃仁12g，芒硝、番泻叶各6g，枳实、大黄各9g。1日1剂。配合针刺中脘、水分、天枢（双）、腹结（双）、足三里（双）、上巨虚（双）、下巨虚（双），以泻为主，留针15~30分钟，每日1~2次。无法服药者用本方或复方大柴胡汤保留灌肠；邪实而正不虚者，用本方上服下灌疗效更佳。

肠结散汤：黄芪、当归、黄精各30g，黄柏、败酱草、地榆各15g，木香、陈皮、吴茱萸、厚朴各12g，丹参、白花蛇舌草、赤芍、秦皮、穿心莲、白及、延胡索、白薇、地骨皮各10g，甘草6g。分早晚2次口服，3个月为1疗程。病情稳定后改用散剂服之。

八、研究进展

关于肠结核的中医药文献报道较少见。中医认为肠结核属"痨瘵"范畴，脾胃气虚、邪毒入侵为其发病根本，脾胃为后天之本、气血生化之源，脾胃虚弱则饮食运化不调、水湿内生、气滞血瘀，易致脘痛、便秘，久之则脾阳亏虚、机体失养。美沙拉嗪是一种新型5-氨基水杨酸制剂，可抑制结肠黏膜分泌功能，减少前列腺素及白三烯分泌，抑制氧自由基形成从而发挥抗炎作用。近年来，研究发现中药治疗肺结核具有独特优势，可广泛用于肺结核治疗中，并取得较好疗效，显著改善患者的临床症状，降低抗结核药物带来的毒副反应，增强机体免疫功能。参苓白术散以人参、白术、茯苓为君药，具有益气健脾、补阳益阴之功，其中人参"补五脏"，为抗结核之主药，具有气阴双补之功，药理作用研究表明，人参可增强机体免疫功能，具有抗氧化、抗衰老、抗肿瘤等作用。在此基础上，进一步研究发现参苓白术散联合美沙拉嗪肠溶片治疗肠结核较单纯应用美沙拉嗪治疗肠结核疗效更好，临床有效率显著提高，患者临床症状明显减轻，安全性好。

近年通过实验证实对结核杆菌有抑制、杀灭作用的药物：大蒜、银杏、黄芩、黄连、地榆、石榴皮、猫爪草、连翘、苦参、玉竹、黄精、穿破石、百部、夏枯草、银花、大蓟、蜈蚣、石吊兰等，以上药物可在辨证施治中酌情选用，以提高疗效。

主要参考文献

［1］胡永峰. 中西医结合治疗混合型肠结核36例临床观察［J］. 四川中医，2012（10）：90-91.

［2］孙菁. 美沙拉嗪肠溶片联合用药对肠结核的疗效观察［J］. 中国当代医药，2013（07）：59-60.

［3］范伟芳，伊良胜. 美沙拉嗪联合参苓白术散治疗肠结核的疗效探讨［J］. 中国现代医生，2019（36）：26-28.

第四节　病毒性胃肠炎

病毒性胃肠炎是由数种不同的病毒引起小肠急性炎症的一组疾病。

病毒性胃肠炎临床以大便频数、水样便或稀便、呕吐伴腹痛、发热等为主要症状，归属于中医学"泄泻""腹痛""腹胀"等证的范畴。

一、病因病机

（一）西医学研究

1.病原学

现已知轮状病毒和诺沃克病毒最多见，此外尚有肠腺病毒、嵌杯状病毒、星状病毒。近几年研究小轮状病毒、杯状病毒及冠状病毒等，也可导致病毒性胃肠炎的发生。

（1）轮状病毒　轮状病毒广泛存在于世界各地并可感染各种哺乳类动物。用检测抗原结构及免疫特性和病毒核图像分析等方法，有人将形态上完全相同的轮状病毒分为A、B、C、D、E和F几组。引起人患病目前认为主要为A组，为婴幼儿腹泻的重要病原；B组可引起成年人腹泻；C组亦有感染人的少量报道。轮状病毒在外界环境中较稳定。在室温中可保持其传染性7个月。耐酸，不为胃酸破坏。感染后不论有无临床症状，均可产生特异性的抗体。

（2）诺沃克样病毒　诺沃克样病毒是从急性胃炎患者粪便中检出的抗原性并不相同的一组病毒。除人和黑猩猩外无其他敏感动物，难以获得病毒及其抗原。这组病毒对各种理化因子有较强抵抗力：耐热，60℃、30分钟不被灭活；耐酸，在pH值2.7的环境中可存活3小时，故不被胃酸破坏；4℃时能耐受20%乙醚24小时。

（3）肠腺病毒　腺病毒主要引起呼吸道感染，但其40及41型因主要侵袭小肠而引起胃肠炎，故称之为腺病毒。本病毒已被世界卫生组织确认为引起儿童病毒性腹泻第二重要病原。

（4）嵌杯状病毒　嵌杯状病毒为Madeley等人于1976年首次从患儿粪便中发现。病毒直径30nm，特点是表面环绕分布6个空洞，宛如嵌入表层的杯子，中心部位是空洞。

（5）星状病毒　星状病毒是Madeley和Cosgrove1975年首先描述并命名。病毒形态特征为表面有5~6个突起呈星芝状，大小不一。

2.流行病学

（1）轮状病毒　A组轮状病毒感染遍及世界各地。据世界卫生组织报道腹泻患儿中11%~71%（平均33%）为A组轮状病毒引起。我国多发于冬季和春末夏初。

B组轮状病毒传染性及致病力是相当强的，多为青壮年发病，一次流行可高达2~3万余人，北方地区多发生在冬季，南方则多发生在春末夏初。主要在我国发病率较高。

C组轮状病毒只在英国、日本有引起流行的报道。

传染源是患者和带毒者。患者从粪便中排出病毒，粪－口为主要传播途径。常有水型及食物型的暴发流行。婴幼儿聚集的地方如幼儿园极易发生流行。

（2）诺沃克样病毒　诺沃克样病毒感染分布于世界各地，全年可发生，寒冷季节时更多见。传染源为急性期患者。传播途径以粪－口途径为主，但患者的呕吐物也具有传染性，污染环境形成气溶胶从空气传播的可能性也存在。故在流行中人－人接触传播也很重要。

（3）肠腺病毒　本病可发生于世界各地。感染的高峰年龄为5岁以下，特别是2岁以下的婴幼儿。但成年人也可受累。患者为主要传染源，粪－口传播为主要途径，少部分患者可能由呼吸道传播。幼儿机构易发生流行。医院内感染率较高。

（4）嵌杯状病毒　本病毒感染存在于世界各地。全年均可发生。患者为主要传染源。幼儿园、孤儿院、学校、养老院等易流行。

（5）星状病毒　传染源为患者和带毒者。人－人传播为主要途径。多为散发，水及食物被污染可引起暴发流行。

3. 发病机制及病理

从 A 组轮状病毒感染研究得知，病毒主要侵犯十二指肠和空肠。在绒毛变粗变短，细胞变形，继而空泡变性坏死，致使小肠失去了消化、吸收蔗糖、乳糖等功能。这些糖类的滞留形成高渗透压，更多的液体进入肠腔，导致患者腹泻水样便，同时丢失各种电解质特别是钠，因而出现脱水、电解质紊乱以及酸中毒的临床表现。

诺沃克样病毒病变主要在空肠。肠黏膜上皮细胞酶活性改变，糖类及脂类的吸收障碍，引起肠腔内渗透压增高，使大量水分进入而导致患者腹泻和呕吐。

（二）中医学认识

1. 病因

中医认为病毒性胃肠炎的主要病变部位在于脾胃与大小肠。其致病原因，有感受外邪、饮食所伤、七情不和及脏腑虚弱等，但关键在于脾胃功能障碍。

外邪引起的泄泻，以寒、湿、暑、热为常见，其中尤以湿邪为多见。由于脾喜燥恶湿，外来湿邪最易困阻脾阳，脾失健运，水湿相杂而发病。故古有"湿多成五泄""无湿不成泻"之说。寒邪与暑热之邪，既能侵袭皮毛肺卫，从表入里，使脾胃升降失调，亦可直接损伤脾胃，导致运化失常、清浊不分。但寒邪与暑热之邪，多与湿邪有关。如《杂病源流犀烛·泄泻源流》

说："湿盛则飧泄，乃独由于湿耳。不知风寒热虚，虽皆能为病，苟脾强无湿，四者均不行而干之，何自成泄。"可见外邪引起的泄泻，实与湿邪关系最为密切。

2. 病机

饮食过量，宿食内停，或过食肥甘、呆胃滞脾，或多食生冷、误食不洁之物、损伤脾胃；平时脾胃素虚，复因情志影响，忧思恼怒，精神紧张，以致肝气郁结，横逆犯脾；若因饮食不节，劳倦内伤、久病缠绵，均可导致脾胃虚衰；久病之后，损伤肾阳，或年老体衰、阳气不足，脾失温煦等因素，均会导致胃失受纳腐熟，脾失健运，水谷停滞，胃气上逆，浊气不降，清阳不升，水谷、精微杂下于大肠而发病。

总之，脾虚湿盛是导致本证发生的重要因素。内因则与脾虚关系最为密切。肝肾致病，也多在脾虚的基础上发生。《景岳全书·泄泻》所谓："泄泻之本，无不由于脾胃。"

二、临床诊断

（一）辨病诊断

1. 临床诊断

（1）症状　腹泻，水样便或稀便，日数次或数十次，无脓血有黏液。恶心、呕吐、腹痛，多伴有头痛、发热等上呼吸道感染症状，严重者出现脱水、电解质紊乱及酸中毒。

①轮状病毒胃肠炎：A 组轮状病毒主要侵袭婴幼儿，潜伏期 2~3 天。起病较急，突然呕吐，继之腹泻，日十余次至数十次，水样便或黄绿色稀便，无脓血及黏液，有酸臭味。部分患儿伴有上呼吸道感染症状。病程 3~7 天，少数可达两周。

B 组轮状病毒可感染任何年龄的人，但多为青壮年。潜伏期 3 天左右。突然出现严重的腹泻，日数次到数十次，水样便，无脓血及黏液。病程5~6天，少数持续两周。

C组轮状病毒主要侵袭儿童，症状以腹泻为主。

②诺沃克样病毒胃肠炎：潜伏期24~48小时。成年人突然腹泻、腹痛，可有恶心、呕吐。腹泻为水样便或黄稀便，日数次至十数次。腹痛有时可呈剧烈绞痛。同时伴有食欲减退、全身乏力、头痛和低热。儿童则可首先出现呕吐，呕吐物为水样物，后出现腹泻。婴儿发病者少。病程1~3天。

③肠腺病毒胃肠炎：潜伏期7天。腹泻日数次至数十次，为稀水样便，2/3以上患儿伴有呕吐。发热者2/5在38℃以上，发热持续2~3天，腹泻则持续1~2周，平均8~9天，少数患儿可持续3~4周。不少患儿可同时出现鼻炎、咽炎、气管炎等上呼吸道症状，甚至3%~6%的患儿出现肺炎改变。

④嵌杯状病毒胃肠炎：潜伏期1~3天。腹泻和呕吐为主要症状。儿童以呕吐为主要症状，故有冬季呕吐的报道，可伴有恶心、腹痛等；成年人主要症状为腹泻，水样便，也可有恶心、呕吐和腹痛，少数人还有头痛和全身不适等。病程3~5天。

⑤星状病毒胃肠炎：潜伏期24~36小时。主要症状为腹泻，为稀水样便，可伴有呕吐、恶心、腹痛等。病情较轻，病程1~4天。

（2）体征　腹胀，有压痛，肠鸣音亢进。

2.实验室检查

（1）血常规　白细胞总数正常或稍高。

（2）粪便常规　稀水样便、红细胞（－）、白细胞（－）。

（3）电镜或免疫电镜　从粪便中直接查找病毒颗粒。

（4）酶联免疫吸附测定（ELISA）　检测粪便中病毒特异抗原。

（5）PCR检测　从粪便中直接查找病毒。

（6）血清中特异性抗体检测　可收集急性期和病后14天左右的血清测定病毒IgG抗体，也可检测血清特异性IgG抗体。

（二）辨证诊断

望诊：大便为水样便或稀便，黄色或绿色，呕吐物为食物残渣，小便少或正常，苔白或腻。

闻诊：大便酸臭或无异常气味或口气秽臭，重者言语低沉。

问诊：水样便或稀便，日数次或十数次，呕吐、恶心、腹痛等，有时伴有发热。

切诊：腹部压之疼痛，脉濡、滑或细。

1.常证

（1）寒湿犯胃　急则如水样，起病较急，突然呕吐，腹痛肠鸣，脘闷食少，苔白腻，脉濡缓。若兼外感风寒，则恶寒发热头痛，肢体酸痛，苔薄白，脉浮。

辨证要点：泄泻清稀，甚则如水样，突然呕吐，腹痛肠鸣，苔薄白，脉浮。

（2）湿热蕴结　泄泻腹痛，泻下急迫，或泻而不爽，粪色黄褐或绿，气味臭秽，肛门灼热，食入即吐，呕吐酸臭，烦热口渴，小便短黄，苔黄腻，脉滑数或濡数。

辨证要点：泄泻腹痛，泻下急迫，粪色黄褐而臭，肛门灼热，呕吐酸臭，苔黄腻，脉濡数或滑数。

（3）食滞肠胃　腹痛肠鸣，泻下粪便臭如败卵，泻后痛减，伴有不消化之物，脘腹痞满，常伴呕吐酸腐、恶心、嗳腐酸臭，不思饮食，舌苔垢浊或厚腻，脉滑。

辨证要点：腹痛肠鸣，泻下粪便臭如败卵，泻后痛减，伴有不消化之物，呕吐酸腐，舌苔垢或厚腻，脉滑。

（4）肝气乘脾　平时多有胸胁胀闷，嗳气食少，每因抑郁恼怒或情绪紧张之时，发生腹痛泄泻，舌淡红，脉弦。

辨证要点：每因抑郁恼怒或情绪紧张之时，发生腹痛泄泻，舌淡红，脉弦。

（5）脾胃虚弱　大便时溏时泻，水谷不化，稍进油腻之物，则大便次数增多，干呕、呕吐物不消化，臭味不大，或吐清稀痰涎，饮食减少，脘腹胀闷不舒，面色萎黄，肢倦乏力，舌淡苔白，脉细弱。

辨证要点：大便时溏时泻，水谷不化，稍进油腻之物，则大便次数增多，面色萎黄，肢倦乏力，舌淡苔白，脉细弱。

（6）肾阳虚衰　黎明之前，腹部作痛，肠鸣即泻，泻后则安，舌淡苔白，脉沉细。

辨证要点：黎明之前，肠鸣即泻，舌淡苔白，脉沉细。

2. 变证

（1）伤阴证　泻下无度，质稀如水，色黄浑浊，小便短少，皮肤干燥或干瘪，目眶及前囟凹陷，啼哭无泪，精神萎靡或烦躁不安，口渴引饮，齿干唇红，舌绛无津或起刺，脉细数。

辨证要点：泻下无度，质稀如水，口渴引饮，皮肤干瘪，舌红少津，脉细数。

（2）伤阳证　暴泻或久泻不止，便稀如水，面色苍白或青灰，表情淡漠，精神萎靡，哭声低微，四肢清冷，舌淡苔白，脉沉细欲绝。

辨证要点：暴泻或久泻不止，便稀如水，面色苍白或青灰，四肢清冷，舌淡苔白，脉沉细欲绝。

三、鉴别诊断

（一）西医学鉴别诊断

1. 细菌性痢疾

常见于夏季节，多有饮食不洁史。有发热，大便次数增多，夹杂黏液脓血，腹痛，里急后重等症状。如为中毒性菌痢常为发病即有高热呕吐，神昏抽搐，而无下痢。粪便镜检有大量红细胞、白细胞及脓细胞，如发现巨噬细胞更有助于诊断。大便细菌培养痢疾杆菌阳性。

2. 霍乱

该病便呈水样或米泔水样，腹泻次数极多，常伴有呕吐，迅速出现脱水，有流行病学史，大便中可找到霍乱弧菌可鉴别。

3. 大肠埃希杆菌性胃肠炎

多发生于 5~8 月份，起病较缓，开始为轻型，不发热，很少呕吐，逐渐发展为重型，发热、呕吐、脱水常同时存在。大便呈水样便，腥臭，有黏液。大便镜检有脂肪滴、黏液和少数白细胞。多发生于婴幼儿。

4. 伪膜性肠炎

是主要发生在结肠内的黏膜坏死性炎症病变，最常见的病因是难辨梭状芽孢杆菌的毒素引起。表现有严重腹泻及中毒症状，与本病相似，但伪膜性肠炎均有近期应用广谱抗生素，特别是林可霉素或氨苄青霉素的历史，大便多有白细胞，有时可有伪膜，大便培养有难辨的梭状芽孢杆菌生长，也可查出有细胞毒素，可用特异的毒素中和。乙状结肠镜看到黏膜坏死及伪膜，停用抗生素后病情很快好转。

（二）中医病证鉴别诊断

1. 痢疾

本病以大便次数增加，粪质稀溏，甚则如水样，或完谷不化为主症。大便不挟有脓血，也无里急后重，腹痛或有或无。本病的主要病变在于脾胃及大小肠。受外邪影响，脾胃本身虚弱，肝脾不和以及肾阳不足等，均可导致脾胃功能失常而发病。但痢疾以腹痛、里急后重，利下赤白脓血为主症。其病位在肠。湿热、疫毒、寒湿之邪壅塞肠中，气血与之相搏结，使肠道传导失司，脉络受伤，气血凝滞，腐败化为脓血而痢下赤白；气机阻滞，腑气不通则腹胀、里急后重。本病病情轻，而痢疾病情重。

2. 霍乱

霍乱是一种上吐下泻同时并作的病证，其发病特点是来势急骤，变化迅速，病情凶险，起病时先突然腹痛，继则吐泻交作，所吐之物多为未消化之食物，气味酸腐热臭；所泻之物多为黄色粪水，或如米泔，常伴恶寒发热，部分患者在吐泻之后，津液耗伤，迅即消瘦，或发生转筋，腹中挛痛；若吐泻剧烈，则见面色苍白，目眶凹陷，汗出肢冷等津竭阳亡危候。病机为外感秽浊之气，壅滞中焦，损伤脾胃，清气不升，浊气不降而发病。

四、临床治疗

（一）提高临床疗效的基本要素

1. 合理运用利湿及苦寒药物

病毒性胃肠炎治疗中宜加用利湿药物，但尤其是轮状病毒性胃肠炎，因其暴泻，易伤阴，故应选用利湿而不伤阳之品。如泽泻、猪苓、车前子等。本病多属于实证、热证，苦寒药物可以运用，但苦寒重剂易伤脾胃，故用时要慎重，宜选用寒水石、六一散等清热化湿之品。

2. 合理应用液体疗法

液体疗法是通过口服或静脉补液以纠正机体的水、电解质及酸碱平衡等方面的紊乱从而维持内环境稳定。为此目的应注意以下几点：①全面掌握病史（包括治疗情况）、临床表现和必要的实验室材料，判断水电失衡的性质及程度；②熟悉常用各种输液用制剂的组成、作用及适应证；③在制定液体疗法计划时，应包括使用液体的总量、组成、步骤、速度；④注意不同年龄小儿水、电解质方面的特点，注意心、肾、肺功能状态，正确估计机体自身调节能力；⑤输注过程中密切观察病情变化，必要时监测化验指标的变化，随时调整输液计划。

（二）辨病治疗

尚无特效抗病毒药物用于临床，应以对症治疗为主。

1. 一般治疗

发热高时物理降温，必要时给予解热药。腹痛重者给予解痉镇痛剂。

2. 改善腹泻症状

蒙脱石散（思密达）每次 3~6g，每日3次，口服，小儿减半。

3. 调节肠道微生态

枯草杆菌二联活菌颗粒1包，每日3次口服。双歧杆菌四联活菌片小儿1片/次，成人2片/次，每日3次口服。布拉酵母菌散小儿3岁以下半包/次，3岁以上1包/次，成人2包/次。每日2次。

4. 维持水电解质平衡

根据脱水程度、电解质及酸碱平衡紊乱的情况综合考虑给予处理。

（1）轻症者口服补液盐。

（2）脱水严重者需静脉补液，同时纠正酸中毒和电解质紊乱，特别注意补钾。

（3）尽快使患者脱离酸中毒、严重脱水及电解质紊乱的状态，可降低死亡率。

液体疗法的具体应用：根据脱水的程度决定补液量。

①对于无脱水患儿应口服补液预防脱水。可用口服补液盐（ORS）、米汤或糖盐水，20~40ml/kg，4小内服完，以后随时口服，尽可能多喝。

②对于轻、中度脱水，可应用ORS或改良ORS纠正脱水。

③对于重度脱水采用静脉补液：在第一天的治疗方案中，应包括补充累积损失量、继续损失量和生理需要量三部分。第二天以后主要是补充继续损失量和生理需要量，继续补钾，供给热量，根据病情一般可改为口服补液。

（4）纠正电解质紊乱及代谢性酸中毒

①纠正低血钾：重症腹泻常在补液后出现低钾，故应注意补钾。补钾应遵循以下几点。a.有尿，肾功能好；b.因钾为细胞内离子，应逐渐补充，至少2天；c.严重者静脉补钾，不大于4mmol/（kg·d），成人3~6g/d，浓度应小于40mmol/L（0.3%kcl），一般浓度为20~25mmol/L，如只静脉补钾，应将时间延长至3天完成。静脉补钾浓度过高可致高钾血症，甚至死亡；d.进食能恢复到正常的半量时应停止补钾。

②补钙和镁：有佝偻病及营养不良的小儿在纠正酸中毒后易有惊厥，可给10%葡萄糖酸钙10ml，静脉滴注或推入，可重复1~2次。如抽风不止或血镁低，可给25%硫酸镁，每次0.2ml/kg，肌内注射，1日2~3次，至抽风停止。

③纠正代谢性酸中毒：一般经过上述补液后，肾功能得以改善，酸中毒即可纠正。但如酸中毒严重，则应使用碱性药物。一般主张pH＜7.30时即补碱性液。

（三）辨证治疗

1.辨证施治

（1）常证

①寒湿犯胃

治法：芳香化湿，解表散寒。

方药：轻证用平胃散；重证用胃苓汤；兼风寒表证用藿香正气散加减。

组成：轻证者用苍术20g，厚朴20g，陈皮20g，甘草6g。重证者用桂枝10g，苍白术各10g，茯苓15g，猪苓10g，泽泻10g，厚朴10g，陈皮10g，甘草6g。兼风寒表证用紫苏10g，白芷10g，藿香10g，厚朴10g，大腹皮30g，姜半夏10g，陈皮10g，茯苓15g，白术10g。

加减：表寒重者加荆芥、防风。

②湿热蕴结

治法：清热利湿。

方药：葛根芩连汤加减。

组成：葛根30g，黄芩10g，黄连10g，甘草3g。

加减：湿偏重者加苡仁、厚朴；挟食滞者加神曲、山楂、麦芽；如有发热，头痛，脉浮等风热表证，上方加金银花、连翘、薄荷等；如在长夏之间，症见发热头重，烦渴自汗，小便短赤，脉濡数等，是暑湿入侵，表里同病，用新加香薷饮合六一散以解暑清热，利湿止泻。

③食滞肠胃

治法：消食导滞。

方药：保和丸加减。

组成：神曲10g，山楂10g，莱菔子10g，陈皮10g，半夏10g，茯苓15g，连翘10g。

加减：如食滞重加大黄、枳实。

④肝气乘脾

治法：抑肝扶脾。

方药：痛泻要方加减。

组成：白术30g，白芍30g，陈皮15g，防风10g。

加减：如水泻者加炒升麻以升脾止泻。

⑤脾胃虚弱

治法：健脾益气。

方药：参苓白术散加减。

组成：人参10g，白术10g，茯苓15g，甘草6g，砂仁10g，陈皮10g，桔梗6g，扁豆30g，莲子肉10g，薏苡仁30g，山药10g。

加减：若脾阳虚衰，阴寒内盛，亦可用附子理中汤；若久泻不愈，中气下陷，而兼有脱肛者，可用补中益气汤，并重用黄芪、升麻、党参等。

⑥肾阳虚衰

治法：温补脾肾，固涩止泻。

方药：理中汤合四神丸。

组成：补骨脂30g，肉豆蔻30g，吴茱萸10g，五味子10g。

加减：如年老体衰，久泻不止，中气

下陷，宜加黄芪、诃子肉、赤石脂等。

（2）变证

①伤阴证

治法：育阴增液。

方药：养胃汤加减。

组成：沙参 15g，麦冬 15g，石斛 15g，玉竹 15g，乌梅 15g，白芍 30g，甘草 6g。

②伤阳证

治法：回阳救逆。

方药：参附龙牡救逆汤加味。

组成：人参 10g，附子 30g，龙骨 15g，牡蛎 15g，白芍 30g，炙甘草 30g。

2. 外治疗法

（1）外敷法

①吴茱萸、葱白等分，捣烂，加食醋捣成糊状，敷脐，外以胶布固定，1~2 日换药 1 次。

②五倍子、肉桂、冰片，每次 15g，碾碎为细粉，温开水调，敷于脐部，并加热熨。

（2）针刺疗法

①成人针刺上巨虚（双）、天枢（双）、足三里（双）。吐者加内关、中脘，以平补平泻手法，每日 1 次，连续 2 次。

②小儿针刺合谷（双）、足三里（双）、承山（双）、长强穴，1 寸毫针快速针刺，平补平泻，不留针，每日 1 次，重者连续 3 次，轻者隔日 1 次。

（3）艾灸法

上脘、天枢（双）、关元、足三里（双）、隐白、脾俞，适用于病程较长者。

（4）拔火罐法

用口径 6cm 中型火罐，肚脐窝处（相当于神阙穴，包括天枢穴处）拔一罐，隔 1 天或隔 4 天 1 次。适用于大便溏薄次数多，或为清冷之灰白色稀便，或为完谷不化之食物残渣。

（5）穴位封闭法

①消旋山莨菪碱针剂（654-2）足三里穴位封闭，小儿每次 0.5mg/kg，成人 10mg/次，分注双侧足三里，每日 2 次，1~3 日为 1 疗程。

②维生素 B_{12} 注射液，足三里、天枢穴位封闭，取维生素 B_{12} 500μg，分 4 份封闭天枢（双）、足三里（双），每日 1 次，连用 3 日。

3. 成药

（1）藿香正气水　适用于外感寒湿而致急性泄泻，或伴有腹胀呕吐者，每次 1 支，每日 3 次。

（2）保和丸　适用于伤食泄泻，每次 1 丸，每日 2~3 次。

（3）舒肝健胃丸　适用于肝气乘脾之泄泻，每次 6g，每日 2 次。

（4）附桂理中丸　适用于脾肾阳虚泄泻，每次 1 丸，每日 3 次。

4. 单验方

（1）炒车前子研末，每服 6g，1 日 3 次，米汤调服。适用于暴泻不止，小便不通。

（2）将新鲜番石榴叶 500kg 洗净后放入锅中，加水浸过药，煎至 4~5 小时倾去药渣，再浓缩为 1000ml。成人量 1 次 10~30ml，1 日 3 次，患儿用量酌减。

（3）暴泻不止，陈艾 1 把、生姜 1 块，水煎服。

（4）神曲炒焦成炭，研为细末，成人 1 日 9g，开水送服，治泄泻不止。

（5）久泻不止，蜜炙罂粟壳、姜制厚朴各 120g，为细末。每服 3g，米饮下，忌生冷。

（6）芡实、百合各 60g，煮稀饭食用。治脾虚泄泻。

（7）将大蒜捣烂，贴敷足心或贴脐中，适用虚寒久泻。

（8）膏药贴脐部：吴茱萸、神曲、罂粟壳粹面煎熬成膏药，贴于神阙穴，效果良好。

（四）名医治疗特色

1.潘金辉

潘金辉治疗本病多从三焦论治。外邪侵袭上焦常用藿香正气散、六和汤加减等，湿热重者则用葛根芩连汤加减。湿困中焦多应用六和汤合痛泻要方，偏湿热者采用香连痛泻要方加减。下焦火衰方用六和汤合痛泻要方、四神丸、真人养脏汤等，久泻者加肉桂、肉豆蔻、炮姜、五味子、益智仁、诃子、乌梅等，也可加煅牡蛎、海螵蛸等收敛止泻。若病程较长热未清，本又虚，则多用乌梅丸加减。寒热错杂者多用半夏泻心汤加减平调寒热以止泻。此外，潘老注重肝脾同调，情志因素所致泄泻者，潘老以自拟十味保和丸治疗，该方由藿香、香附、党参、白术、茯苓、木香、砂仁、柴胡、白芍、枳壳、厚朴、浙贝母、海螵蛸、法半夏组成，具有疏肝和胃、益气健脾之效，应用时随症加减。

2.罗荣泉

罗荣泉治疗轮状病毒胃肠炎风寒证以藿香正气散加减；湿热证以葛根芩连汤加减。

3.陈琴玲

陈琴玲治疗轮状病毒胃肠炎以加味葛根芩连汤及藿朴夏苓汤加味分治风热、风寒证型，并提出轮状病毒胃肠炎，临床见严重水样泻，与"泻皆兼湿，脾为湿困"病机相似，取"治湿不利小便，非其治也"之意，各方均加茯苓、泽泻。

4.陈吉生

陈吉生认为轮状病毒胃肠炎为脾气虚衰，清浊不分而发病，以七味白术散加味治疗。

五、预后转归

病毒性胃肠炎的转归有三：一是治愈；二是暴泻无度，伤阴耗气，很快造成亡阴亡阳之变；三是少数患者，初因暴泻，或因失治，或治不对症，迁延日久，由实转虚，变为久泻。久泻患者经治疗多能获愈，但也有少数患者由于反复泄泻，致脾胃愈虚，脾病日久及肾，脾肾同病。若久泻脾肾衰败，纳食呆滞，形体消瘦，为脾气下陷。若肾虚进一步发展，既不能温养于脾，又不能固摄于下，致使泄泻无度，则病情趋向重笃。

病毒性胃肠炎是一个常见病例，除部分暴泻急剧，以致气阴两衰或久泻肾脾衰败，造成亡阴亡阳之变外，一般若能正确治疗，多能获愈，预后良好。

如《医宗金鉴·泄泻死证》曰："泄泻形衰脉实大，五虚哕逆手足寒，大孔直出无禁止，下泻上嗽命多难。"五虚指脉细、皮寒、气少、大便不禁、水浆不入。病毒性胃肠炎若出现上述证候，预后多不良。

六、预防调护

隔离患者应加强消毒，病房内的桌椅、生活用具可用（1~3）：1000 的过氧乙酸溶液消毒。患儿尿布须高压消毒。对感染动物尤其是患病的幼狗、猫等，也应该加强管理和治疗。

病室内宜通风，保持适当室内温度，并专人管理。尤其是轮状病毒性胃肠炎，因其水样便、量多，易引起脱水、电解质紊乱、尿量变化，应及时处理。患者不宜长时间禁食，应给予清淡、富有营养的饮食。

七、专方选介

1.葛根芩连汤

轮状病毒肠炎属中医"泄泻"范畴。多为湿热证，治疗应以清热止泻、运脾化湿为原则。近年来有研究表明，葛根芩连汤合四苓散辅治轮状病毒肠炎效果较好，且不增加不良反应。方剂：葛根10g，黄芩 5g, 茯苓 10g, 猪苓 6g, 黄连 3g, 泽泻 6g, 车前子 10g, 白术 10g, 扁豆衣 6g。发热者加淡竹叶 3g, 金银花 10g; 湿重者加苍术 6g; 舌红少苔者加乌梅 3g; 苔腻泛恶者加藿香 6g, 陈皮 6g; 脾虚者, 去黄连、黄芩, 加山药 10g, 干姜 2g; 腹痛重者加广木香 5g。水煎至 100ml, 日 1 剂, 分多次服用, 不计次数。研究指出, 葛根具有解毒、增强免疫力、抗感染、调节胃肠功能等作用, 黄连、黄芩有抗病毒、抗炎、抗菌作用。轮状病毒是引发轮状病毒肠炎的病原体, 轮状病毒转阴率是评判治疗效果的重要指标之一。在西医治疗基础上给予葛根芩连汤合四苓散加减治疗后, 可明显提高病毒转阴率。

2. 胃苓汤

中医认为轮状病毒性肠炎属泄泻范畴, 小儿脾胃尚处于发育之中, 饮食不节致外邪侵染, 脾胃虚弱导致患儿脾胃功能失调, 出现腹泻及呕吐症状。因此, 中医在治疗轮状病毒性肠炎时一般多采用健脾祛湿为主要目标, 并酌患儿病情予以辨证施治, 取得了较好的临床效果。有研究采用胃苓汤治疗小儿轮状病毒性肠炎。方剂: 茯苓、泽泻、陈皮、苍术、白术、猪苓、桂枝各 5g, 厚朴、甘草各 3g。酌患儿病情予以加减: 呕吐患儿加用藿香与砂仁、口渴患儿加用木瓜与乌梅、严重腹泻患儿加用补骨脂与肉豆蔻、积食患儿加用神曲与焦山楂。上述药物煎汤取汁, 分 3 份口服。其中, 苍术与白术为君药, 入脾经, 起到益气健脾、利湿化浊之功效; 陈皮、厚朴、猪苓、泽泻与茯苓为臣药, 具有理气健脾、和中利水、下气消痰、清热燥湿作用; 桂枝为佐药, 有温经助阳、驱寒发汗的效果; 甘草为使药, 调和上述药效, 共奏健脾胃、祛湿邪、益中气功效。在此基础之上, 根据患儿疾病情况与体质特点予以加减应用, 能够提升临床治疗效果。

主要参考文献

[1] 杨义维, 梁学艳, 莫怡丰, 等. 潘金辉治疗泄泻经验 [J]. 中国民间疗法, 2021, 29 (18): 16-18.

[2] 徐丹, 肖达民, 石艳红. 葛根芩连汤合四苓散加减辅治轮状病毒肠炎临床观察 [J]. 实用中医药杂志, 2021, 37 (11): 1848-1849.

[3] 廖巧红, 冉陆, 靳森, 等. 诺如病毒感染暴发调查和预防控制技术指南 (2015 版) [J]. 中华预防医学杂志, 2016, 50 (1): 7-16.

[4] 张绪富, 戴迎春, 周迎春. 诺如病毒样颗粒的表达及其与 HBGAs 受体的结合研究 [J]. 重庆医科大学学报, 2011, 36: 315-318.

[5] 马淑红, 王红燕. 胃苓汤加减治疗小儿轮状病毒性肠炎 46 例临床观察 [J]. 世界最新医学信息文摘, 2018, 18 (73): 132-134.

第八章 大肠疾病

第一节 阑尾炎

阑尾炎是指阑尾发生炎性病变及其他病理改变引起的疾病，以持续性右下腹疼痛为主要临床表现，可分急性、慢性两类。急性阑尾炎是临床最常见的急腹症之一，居各种急腹症的首位，可发生于任何年龄，但多见于青壮年，男性发病高于女性。慢性阑尾炎可由急性阑尾炎转化而来，或由腔内粪石、异物、寄生虫等所致管腔梗阻和机械刺激引起。阑尾炎属于中医学"肠痈"范畴。

一、病因病机

（一）西医学研究

1. 病因

阑尾炎的最常见病因是阑尾管腔的阻塞，这与阑尾解剖结构关系密切，阑尾为细长弯曲的管道，长5~10cm，管腔直径0.5~0.7cm，由于阑尾管腔细、开口狭小、系膜短使阑尾蜷曲，因此容易因食物残渣、粪石等外物而发生梗阻。阑尾管腔阻塞后阑尾黏膜仍继续分泌黏液，腔内压力上升，血运发生障碍，使阑尾炎症加剧。细菌侵入阑尾壁是急性阑尾炎发生的另一主要病因。由于阑尾管腔阻塞，细菌繁殖，分泌内毒素和外毒素损伤黏膜上皮并使黏膜形成溃疡，细菌穿过溃疡的黏膜进入黏膜肌层。阑尾壁压力升高，妨碍血运，造成阑尾缺血，最终可形成梗死和坏疽。其致病菌多为肠道内的革兰阴性杆菌和各种厌氧菌。

2. 临床病理分型

根据急性阑尾炎的临床过程和病理解剖学变化，可分四种类型。

（1）急性单纯性阑尾炎 发病初期，阑尾轻度肿胀，炎症自黏膜、黏膜下层开始，向肌层、浆膜层扩散，管壁水肿，白细胞浸润，浆膜充血失去光泽，并有少量渗出液形成，黏膜层可有溃疡及出血点。

（2）急性蜂窝织炎性阑尾炎 即化脓性阑尾炎；当阑尾炎症加重时，阑尾肿胀更为显著，黏膜高度充血及脓性物质渗出，黏膜溃疡面增大，至管壁各层均有小脓肿形成，腔内及阑尾周围亦有积脓，但细菌培养常为阴性。

（3）坏疽性及穿孔性阑尾炎 出现阑尾部分坏死或累及整个阑尾，坏死部分呈暗紫或黑色，甚或发生穿孔，黏膜大部溃烂，阑尾腔内脓液呈血性，腹腔内有积脓。此时，细菌培养多为阳性。

（4）阑尾周围脓肿 阑尾化脓坏疽时，若穿孔前阑尾被大网膜及邻近的肠袢包裹粘连，穿孔后将形成局限性炎症，肿块或阑尾周围脓肿，若穿孔前没有形成足够的粘连包裹，穿孔后将导致弥漫性膈下或腹腔内多发脓肿。

（二）中医学认识

肠痈病名最早见于《素问·厥论》："少阳厥逆……发肠痈不可治，惊者死。"《金匮要略》总结了肠痈辨证论治的基本规律，推出了大黄牡丹汤等有效方剂。中医学认为肠痈的形成，主要由于饮食不节，暴饮暴食，嗜食膏粱厚味，或暴急奔走，或寒温失调，或精神压抑，或肠道蛔虫种种因素，导致胃肠功能紊乱，传导不利，糟粕积滞酿湿生热，致阑门壅塞，气血瘀滞，郁而化火，热毒内聚，热壅血瘀，肉腐血败化脓而成肠痈。故本病病位在肠腑，其病机可概括为：气滞、血瘀、湿阻、热壅四方面。肠道气滞血瘀是病变发生的病理基础，化热为主要病理环节，邪正的消长是决定病机演变和病情发展的关键因素。

病变初期病机为气滞血瘀、积热内聚、胃肠气机不通，故初期表现为腹痛走窜。若病变进一步发展，则腹痛逐步固定于右下腹阑门部位，形成典型的瘀血作痛。同时因湿热温蒸于胃肠，传送不利，腑气不降，胃气上逆则恶心呕吐。病情深笃，热毒壅盛，血腐化脓，痈脓溃破，则可在短期内发生满腹疼痛，腹膨胀拒按，同时因热毒炽盛故见高热不退，烦渴欲饮，大便秘结，小便短赤等症。甚至由于热毒炽盛，正气耗伤，正不胜邪，正气内溃，可发生厥脱等严重变症。

二、临床诊断

（一）辨病诊断

1.急性阑尾炎

（1）病史　本病多发生于青壮年，平均年龄为 20 岁，起病急，病程短，多无既往发作病史。

（2）症状与体征

①主要症状：a.腹痛：腹痛多起于上腹部，数小时后（一般为 6~8 小时），腹痛转移并固定在右下腹部，疼痛多为持续性钝痛或胀痛，上腹或脐周疼痛逐渐消失。70%~80% 的患者具有转移性右下腹痛之特点，少数病例一开始即表现右下腹痛。

b.胃肠道症状：恶心呕吐是本病仅次于腹痛的常见症状，或有食欲减退，约 30% 的患者出现便秘或腹泻，有的屡有排便感，但排出粪便不多，或仅有少许黏液。

c.全身症状：一般均较轻，主要为发热、头痛、乏力等。合并腹膜炎时可有畏寒、高热、脉数等中毒症状。

②主要体征：a.右下腹压痛：是急性阑尾炎最常见体征。压痛点通常位于右下腹麦氏点（右髂前上棘与脐连线中外 1/3 交点），可随阑尾变异而改变，但压痛点始终在一个固定位置上。发病早期腹痛尚未转移至右下腹时，右下腹便可出现固定压痛。即使炎症扩散，但仍以阑尾处压痛明显。

b.腹膜刺激征：可有轻度右下腹壁紧张，反跳痛及肠鸣音减弱或消失。提示阑尾炎症加重，出现化脓、坏疽或穿孔等病理改变。腹膜炎范围扩大，说明局部腹腔内有渗出或阑尾穿孔。但是，在小儿、老人、孕妇、肥胖、虚弱者或盲肠后位阑尾炎时，腹膜刺激征可不明显。

c.右下腹包块：如体检发现右下腹饱满，扪及压痛性包块，边界不清，固定，应考虑阑尾周围脓肿的诊断。

d.其他协助诊断方法：结肠充气试验：以双手按压左侧结肠，将肠腔内气体推向右侧结肠，引起右下腹疼痛为阳性。

腰大肌试验：患者左侧卧位，右下肢向后伸，引起右下腹疼痛者为阳性。

闭孔肌试验：患者仰卧位，右腿前屈 90 度并向内旋，引起右下腹疼痛者为阳性。

经肛门直肠指检：直肠右前方有压痛为阳性，临床提示为盆腔阑尾或炎症已波及盆腔。

蹲足跟征：令患者站起，足尖着地，足跟提起，然后足跟猛蹲地，出现右下腹疼痛为阳性，此征对轻型不典型阑尾炎常有鉴别意义。

③辅助检查：a.血常规检查：一般均可发现血白细胞计数增高，中性粒细胞比数增多，约 70% 的患者白细胞计数在（10~20）×10^9/L，但有 10% 左右的患者低于 $10×10^9$/L，中性粒细胞 0.80~0.95，白细胞的增高不一定说明病情的严重性，但中性粒细胞增高对反映病变的严重性较有意义。

b.超声检查：由于阑尾充血渗出水肿，

超声有时可发现肿大的阑尾或脓肿。

c. CT 检查：尤其有助于阑尾周围脓肿的诊断。

d. 腹腔镜检查：通过下腹部插入腹腔镜可以直接观察阑尾有无炎症，也能分辨与阑尾炎有相似症状的邻近其他疾病，可同时进行治疗。

e. 内镜逆行性阑尾造影术（endoscopic retrograde appendicography，ERA）：为了提高急性阑尾炎的诊断准确性，刘冰熔教授提出了 ERA，即在阑尾插管成功后，在放射线下向阑尾腔内注入造影剂，可观察到阑尾的形状、长度、位置及腔内情况。ERA 能够迅速、有效的区分急性阑尾炎的类型，并排除阴性阑尾炎，有助于临床医师及时、有效地制定治疗方案。因其不仅能较为准确地诊断出阑尾炎，而且可进行阑尾腔冲洗、抽吸、放置阑尾支架等解除阑尾梗阻，快速缓解症状，目前逐渐应用于临床并被患者所接受。

2. 慢性阑尾炎

（1）病史及临床表现 常具有典型的急性阑尾炎发作史，及经常发作的右下腹间歇性轻度疼痛或持续性隐痛及不适感，常因剧烈运动，过久行走及饮食不节而引起或加重。阑尾所在部位的局限性压痛为重要体征，还可出现上腹部不适、反酸、腹胀、便秘及排便次数增多等胃肠道症状。

（2）X 线钡剂检查 ①阑尾虽充盈但排空延迟；②阑尾不充盈或充盈不规则呈分节状；③阑尾较固定或扭曲。

（二）辨证诊断

本病辨证应脏腑、气血、病因辨证相互结合，综合分析。脏腑辨证本病病变主要在大肠阑门部位，属腑病范围，以腑实为主。气血辨证当辨明腹痛的性质是气滞偏重或以瘀血为主。至于病因辨证，一方面要详细询问，分析起病的诱因，但更重要在于审证求因，以辨明疾病的属性。

望诊：精神紧张，表情痛苦，辗转不安，舌质红、苔黄腻。

闻诊：时发呻吟，呕恶嗳气，气味无明显异常。

问诊：右下腹剧痛拒按、发热、恶心呕吐不欲饮食，头痛；甚或畏寒、高热、烦渴欲饮、小便短赤，大便秘结等症。

切诊：右下腹切按疼痛，触之腹壁紧张，压之痛甚，脉弦滑数。

1. 急性阑尾炎

（1）瘀滞期 腹痛起始于上腹部或绕脐周围，随后转移右下腹疼痛，呈持续性或阵发性，按之痛甚，不发热或有轻度发热，体温常在 38℃ 以下。伴脘腹胀满，恶心嗳气，或大便秘结，小便微黄，舌淡红，脉弦数。本型多见于急性单纯性阑尾炎或其他各类阑尾炎及阑尾周围脓肿炎症消退的后期。

辨证要点：腹痛起始于上腹部或绕脐周围，随后转移右下腹疼痛，按之痛甚。不发热或轻度发热。

（2）蕴热期 若病情进一步发展，腹痛及右下腹压痛加剧，腹皮绷紧，右下腹部或可扪及肿块，并出现反跳痛、发热、体温在 38℃ 以上。

以实热为主者，见高热口渴、大便秘结，小便短赤、舌红、苔黄糙、脉弦数。以温热为主者，见胸脘痞闷、恶心呕吐、便溏不爽、苔黄腻、脉滑数。本型多见于化脓性阑尾炎，急性阑尾炎并发局限性腹膜炎及阑尾周围脓肿。

辨证要点：腹痛及右下腹压痛加剧，腹皮绷紧，出现反跳痛，发热较高，38℃以上，苔黄腻，脉弦滑数。

（3）热毒期 腹痛剧烈，全腹呈弥漫性压痛，反跳痛及腹皮绷紧，高热持续不退，或有寒战，时时汗出，烦渴欲饮，面红唇干、腹胀，呕吐不食，大便秘结或似痢不爽，小便短赤或频数如淋，甚全腹膨胀，频频呕吐，两眼凹陷，舌质红苔黄糙，脉细数。本型见于急性阑尾炎并发弥漫性腹膜炎。

辨证要点：腹痛剧烈，全腹呈弥漫性压痛。反跳痛及腹皮绷紧，高热持续不退，甚全腹膨胀，舌质红、苔黄糙，脉细数。

2. 慢性阑尾炎

脾虚湿盛，气滞血瘀

慢性发作，病情发展缓慢，右下腹隐痛，低热或无寒热，少气懒言，疲倦乏力，大便溏泻，小便清长，苔薄白腻，脉濡弦。

辨证要点：病情发展缓慢，右下腹隐痛，少气乏力便溏。

三、鉴别诊断

（一）西医学鉴别诊断

1. 胃、十二指肠溃疡穿孔

起病急骤剧烈，除右下腹疼痛症状外，同时有上腹压痛，腹肌较紧张，有溃疡病史，X线立位透视检查腹腔有游离气体，腹腔诊断性穿刺，可抽出血性液体。

2. 右侧输尿管结石

疼痛多呈阵发性绞痛，并向会阴部放射，右侧肾区明显叩击痛，尿中多出现红细胞，超声检查及腹平片可发现右侧输尿管结石。

3. 急性胃肠炎

急性胃肠炎具有呕吐、腹泻、腹痛及腹部压痛等症，与急性阑尾炎有相似之处，但急性胃肠炎临床以呕吐、腹泻为主，腹痛部位不仅局限于右下腹，压痛范围较广，多在脐周，一般无腹肌紧张，腹痛时常有排便感，便后腹痛缓解，听诊肠鸣音有阵发性亢进，大便常规化验可有白细胞。

4. 异位妊娠

腹痛常以下腹开始，有停经史及阴道不规则出血史，妊娠试验阳性，腹痛伴有急性失血症状，如头晕、心慌、脉速等，宫颈举痛阳性，附件肿块，腹腔或阴道后穹隆穿刺可抽出血性积液。

5. 急性输卵管炎或盆腔炎

有白带增多史，腹痛始于下腹部，呈双侧对称性触痛，常伴有腰痛。盆腔炎时后穹隆穿刺可抽出脓液，超声检查探查有液性暗区。

（二）中医病证鉴别诊断

肠痈临床典型症状右下腹疼痛，所以主要应与中医胃痛、虫痛、淋证、疝气等进行鉴别。

1. 胃痛

胃痛部位多局限于胃脘部近心窝处，伴有吐酸、嗳气、嘈杂等症状，局部无腹皮绷紧等体征；肠痈则痛在腹部或右下腹痛，局部压痛明显，有发热、恶寒、呕吐等全身症状，腹皮绷紧，天枢穴有压痛，两者不难鉴别。

2. 淋证

淋证以小便频数短涩，滴沥刺痛，欲出未尽，少腹拘急，痛引脐中为其主症，小腹部亦可出现疼痛拒按等体征，热淋患者亦可出现发热、恶寒等全身症状。肠痈一般不会出现小便频数短涩，滴沥刺痛，欲出未尽等尿道不利症状，尿常规化验，可有助于鉴别。

四、临床治疗

（一）提高临床疗效的基本要素

1. 早诊早治，选法得当

急性阑尾炎是最常见的外科急腹症，严重时可形成坏疽性穿孔性阑尾炎，使肠壁坏死，管壁穿孔，早期明确诊断首为重要，要做到早期诊断，及时治疗。其中手术治疗是较安全最彻底的治疗方法，手术越早越简单安全，且术后并发症越少，患者康复越快，如诊断明确，应首选手术治疗。

对于妊娠妇女，年迈体弱，或患心血管疾病而不宜手术的患者，可选择保守疗法（非手术治疗），在联合运用抗生素或抗菌药物同时，应配合中医行气攻下、清热解毒、活血化瘀之法。现代药物研究，清热解毒之品，对各种细菌病毒有显著的抑制作用，防止炎症扩散，使炎症得以有效控制，通里攻下之品，能增强肠道运动功能，促进肠管收缩，蠕动增强，使肠内容物及毒素及时排出，肠腔内压降低，有利于阑尾穿孔的愈合；活血化瘀之品，能改善病灶局部的血液运行，促进坏死肠组织的吸收及病变组织的修复，减少肠粘连等并发症的发生，加速病情好转。

2. 肠痛初发，通腑为先

中医学认为，本病初期，气滞食阻，湿热蕴积，肠腑传导失常，病理过程以肠道气滞血瘀为主要环节，病机在于"不通"。从临床观察来看，大便通利，腹痛减轻，压痛范围缩小，体温下降。通利越快，疗效越为明显，若不得通利或通利不畅，则疗效不著，病程拖长。本病"邪在于肠"，六腑以通为用，故应攻里通下，通利则邪有出路，是本病趋向好转的重要标志，是获愈的始动环节。治疗急性阑尾炎要首先解决"通"的问题，主张重攻早通，去菀陈莝，通里攻下之法，对于防止病情向严重发展，缩短疗程，减少并发症的发生是极为重要的。

3. 清热解毒，重用早用

清热解毒是本病的重要治法，应抓住本病热毒为患的主要病理特性，适时而用。一是快上早用，病初瘀滞期虽热象不胜，也应辅以清热解毒，蕴热期、热毒期即给予清热解毒治疗，才能有效控制病情的发展。二是足量重用，据药理研究，清热解毒之品均有抑菌抗感染作用，量足药

重，使药能胜病，使炎症得以有效控制。三是要有足够的疗程，清热解毒之法应贯穿于治疗全过程，即使见效后也不应减量太快，以防炎症扩散或清除不彻底。在本病后期，尽管热象大减，也应继续使用，以免死灰复燃。但要注意苦寒太过，易伤脾胃，在运用过程中，应适当加调理脾胃之品。

4. 活血化瘀，贯彻始终

活血化瘀之法应用于本病治疗的全过程，在瘀滞期早用延胡索、丹皮、桃仁、大黄等，可防止病情向蕴热期发展，即使发展到蕴热期也较易控制病情。蕴热期及时应用活血化瘀之品，有防止包块及脓肿形成的作用，阑尾已形成包块时应用，可防止包块增大，减少脓肿形成。后期应用，通过改善血液动力异常和微循环障碍，改善病灶局部的血液运行，使肠蠕动加强，新陈代谢旺盛，促进坏死肠组织的吸收及病变组织的修复，可加速病情好转，减少肠粘连等并发症的发生。

（二）辨病治疗

1. 手术治疗

绝大多数急性阑尾炎一旦确诊，应早期施行阑尾切除术，但手术方式随临床类型而不同。

（1）急性单纯性阑尾炎，早期切除阑尾，切口一期缝合。

（2）急性化脓或坏疽性阑尾炎，如腹腔感染重，又不局限时，可清除脓液后关闭腹膜，可在切口处放置乳胶片作引流。

（3）穿孔性阑尾炎，宜采用右下腹经腹直肌切口，切除阑尾，清除腹腔脓液或冲洗腹腔，根据情况放置腹腔引流。术中注意保护切口，冲洗切口，一期缝合。

（4）阑尾周围脓肿，手术方式以引流脓肿为主。如阑尾已脱落尽量取出，闭合盲肠壁。

2.非手术治疗

适应于妊娠、年龄较大或由于心血管等疾病不宜手术的患者。

（1）抗菌治疗　早期应用广谱抗生素如三代头孢类、氨基糖苷类等，联合应用甲硝唑。

（2）保留灌肠　对阑尾周围炎性包块或脓肿，可用40℃生理盐水200~300ml保留灌肠，每日1次。也可选用大黄、蒲公英、白花蛇舌草等中药煎剂保留灌肠。

（3）穿刺抽脓　阑尾周围脓肿包块张力较大，全身有中毒症状者，在叩诊及超声波诊断仪定位下穿刺抽脓，同时注入抗生素或抗感染药物，脓腔较大者，应进行引流。采用非手术疗法后，若效果不明显或在短期内病情继续进展，应及时改用手术治疗，观察时间一般为24~48小时。

（4）内镜逆行阑尾炎治疗　近年来随着内镜技术的发展，内镜下治疗阑尾成为可能。目前各种原因引起的急慢性阑尾炎而未坏死穿孔者，均适合内镜逆行阑尾炎治疗。刘冰熔教授通过内镜对梗阻的阑尾管腔进行插管、抽吸脓液、造影、取石、引流和冲洗，治疗效果确切，由此开创了内镜下逆行阑尾炎治疗术（ERAT），在急性非复杂性阑尾炎治疗中，ERAT具有明显的治疗效果，而且创伤小，预后效果显著、保留了阑尾的免疫功能。

（三）辨证治疗

1.辨证施治

（1）急性阑尾炎

①瘀滞期

治法：行气活血，通腑泄热。辅以清热解毒。

方药：大黄牡丹汤合红藤煎加减。

组成：生大黄（后下）20g，芒硝10g，桃仁10g，丹皮15g，冬瓜仁15g，薏苡仁20g，赤芍15g，枳实10g，红藤10g，乳香10g，没药10g，紫花地丁15g，金银花10g，甘草5g。

加减：气滞重者，加青皮、厚朴；瘀血重者，加丹参；恶心者，加姜半夏、竹茹。

②蕴热期（湿热期）

治法：清热解毒，行气活血，辅以通腑泄热。

方药：复方大柴胡汤加减。

组成：柴胡15g，黄芩15g，蒲公英30g，川楝子15g，延胡索15g，白芍15g，生大黄（后下）15g，枳壳10g，木香10g，生甘草6g。

加减：热毒甚者加紫花地丁、白花蛇舌草；腹痛甚者加白芍；便结不通者加芒硝、莱菔子；湿重者加藿香、佩兰、薏苡仁；右下腹有包块形成者加皂刺。

以实热为主者，也可选用大黄牡丹汤合黄连解毒汤加减；以湿热为主者，可选用大黄牡丹汤合龙胆泻肝汤加减治疗。

③热毒期

治法：通腑泄热，清热解毒，辅以行气活血。

方药：大黄牡丹汤合透脓散加减。

组成：生大黄（后下）20g，芒硝10g，桃仁10g，丹皮15g，冬瓜仁15g，薏苡仁20g，赤芍15g，枳实10g，川芎10g，当归10g。

加减：若持续高热，热在气分者加白虎汤，热在血分者加犀角地黄汤；热毒盛者加败酱草、红藤、紫花地丁；成脓者加皂角刺、生薏苡仁；热盛伤阴者加生地、花粉、麦冬；腹痛剧烈者加延胡索、檀香、郁金、降香；大便似痢不爽者加槟榔、黄连、枳实。

（2）慢性阑尾炎（脾虚湿盛、气滞血瘀）

治法：疏化导滞，理气行瘀。

方药：藿香正气散合红藤煎加减。

组成：藿香12g，紫苏12g，白芷9g，桔梗 12g，白术 12g，厚朴 12g，半夏曲 9g，大腹皮 12g，茯苓 12g，陈皮 12g，大血藤 15g，地丁 15g，乳香 9g，没药 9g，大黄 6g（后下），延胡索 12g，丹皮 12g，金银花 15g，甘草 6g。

2. 外治疗法

（1）针刺疗法

①体针：取穴：阑尾穴、足三里、阿是穴（痛点穴）。高热痛甚者加合谷、曲池、内庭、天枢；恶心呕吐加内关、中脘；腹胀者加大肠俞、次髎。方法：强刺激，留针 20~30 分钟，每日 2~4 次。

②耳针：取穴：阑尾、阑尾点、神门、大肠、交感，选用有明显反应的上述穴位 2~3 个，强刺激后留针 30 分钟。

（2）中药外敷法

金黄散：大黄、黄柏、姜黄、白芷各 6g，南星、陈皮、苍术、厚朴、天花粉各 10g。玉露散：芙蓉叶 30g。双柏散：侧柏叶 60g，大黄 50g，黄柏 30g，薄荷 30g，泽兰 30g。以水蜜调成糊状，外敷右下腹，每日 1~2 次，用于阑尾脓肿或包块。

3. 中成药应用

（1）锦红新片　每 14 片中含红藤 60g，蒲公英 30g，生大黄粉 1.5g。每次 5 片，每日 3 次，用于急性单纯性、轻型化脓性阑尾炎。

（2）巴黄丸　巴黄丸每粒含巴豆霜 0.09g，大黄粉 0.22g 共为细末，装入肠溶胶囊，每次顿服 1~2 粒。适用于各型急性阑尾炎。

（3）肠痈丸　由乳香、没药各 90g，木香 120g，厚朴、生大黄各 180g，炼蜜为丸，每次 3g，每日 3~4 次。适用于各型急性阑尾炎。

4. 单方验方

（1）复方白花蛇舌草汤（广州中医药大学）　由白花蛇舌草、蒲公英、羊蹄草组成，随症加减，每日 1~2 剂，分 2~4 服。用于适应非手术治疗的各型阑尾炎。

（2）阑尾Ⅲ号方（遵义医学院）　红藤 60g，丹皮、桃仁、皂角刺各 9g，金银花、川楝子各 15g。每日 1 剂，分 2 次服。适用于阑尾周围脓肿的治疗。

（四）名医治疗特色

1. 刘尚义

国医大师刘尚义教授应用薏苡附子败酱散治疗阑尾炎，指出疡科"平衡阴阳，损其有余，补其不足，内外修治"的治疗特色，提出"引疡入瘤，从膜论治，扶正祛邪"的创新性学术观点。

2. 张笃庆

张笃庆名老中医认为，肠痈主要由于瘀热阻络，肠腑不通，不通则痛，以大黄牡丹皮汤合薏苡附子败酱散活血通络祛瘀，泄热通腑，消肿散结，并食用豆油，忌食生冷。临床用之，屡建奇功。

五、预后转归

急性阑尾炎的转归有以下几种：①炎症消退：一部分单纯性阑尾炎经及时抗生素或中药治疗后炎症可消退，但大部分转为慢性阑尾炎，易复发。②炎症局限化：化脓、坏疽或穿孔性阑尾炎被大网膜包裹粘连，炎症局限，形成阑尾周围脓肿。需用大量抗生素治疗，治愈缓慢。③炎症扩散：阑尾炎症重，发展快，未及时手术切除，又未被大网膜包裹局限，炎症扩散，发展为弥漫性腹膜炎、感染性休克等危及生命。

六、预防调护

（一）预防

对急性阑尾炎目前尚缺乏确切而有效的预防措施，但应注意避免饮食不节，食后急促奔走及剧烈运动，积极治疗上呼吸道感染，防治肠道感染性疾病，清除机体感染病灶，驱除肠道寄生虫，养成良好的排便习惯，及时治疗便秘，对反复发作者，可行阑尾切除。

（二）调护

（1）严密观察腹部体征，了解腹痛性质变化，记录患者神色、体温、脉搏、血压、呼吸、大便及呕吐物的数量、性状及舌脉象变化。

（2）急性初期，应卧床休息，合并腹膜炎者采取半卧位，病情缓解后应鼓励适当活动。

（3）饮食宜清淡，易消化，避免生冷肥腻辛辣及易引起便秘的食物，忌暴饮暴食，合并腹膜炎者，严格控制饮食或禁食。

（4）插引流管者，要注意观察固定位置有无变化，引出物的性状及数量。

（5）嘱咐患者按时服药，欲呕吐者，应少量多次顿服，药温以40~45℃为宜，必要时通过胃管给药。

主要参考文献

［1］刘冰熔，王宏光，孙相钊，等. 内镜逆行阑尾炎治疗术应用多中心回顾性分析［J］. 中华消化内镜杂志. 2016. 33（8）：514-518.

［2］王晓磊. 中西医结合治疗急性阑尾炎临床观察［J］. 中国中医急症，2014. 23（6）：1161-1162.

［3］周碧霞，叶明柱，杨安吉. 阑尾穴的发现、应用及启示［J］. 中国针灸，2018，38（7）：735-739.

［4］李乃卿. 实用中西医结合外科学［M］. 北京：科学技术文献出版社，2010：938-940.

［5］李燕，刘尚益. 刘尚益疡科治疗心得［J］. 中国中医基础医学杂志，2016；22（6）：762-763.

第二节　溃疡性结肠炎

炎症性肠病（inflammatory bowel disease, IBD）专指病因不明的慢性非特异性肠道炎症性肠病，包括溃疡性结肠炎（ulcerative colitis，UC）和克罗恩病（Crohn's disease，CD）。

目前对IBD的病因和发病机制尚未完全明确，已知肠道黏膜免疫系统异常反应所导致的炎症反应在IBD发病中起重要作用，目前认为这是多种因素相互作用所致，主要包括环境、遗传、感染和免疫等因素。可概括为：环境因素作用于遗传易感者，在肠道菌丛（或者目前尚未明确的特异性微生物）的参与下，启动了肠道免疫或非免疫系统，最终导致免疫反应和炎症过程。可能由于抗原的持续刺激或（及）免疫调节紊乱，这种免疫炎症反应表现为过度亢进和难于自限。一般认为UC和CD是同一疾病的不同亚类，组织损伤的基本病理过程相似，但可能由于致病因素不同，发病的具体环节不同，最终导致组织损害的表现不同。本节介绍溃疡性结肠炎。

溃疡性结肠炎（Ulcerative Colitis，UC），是一种原因不明的，主要发生于直肠和结肠黏膜的非特异性炎症性肠病，病变主要限于大肠黏膜层与黏膜下层。临床以腹泻、黏液脓血便、腹痛、里急后重等为主要症状，病程多较长，有反复发作的趋势。在中医古文献中，本病多在"肠澼""痢疾""泄泻"等病中论述。

一、病因病机

（一）西医学研究

1. 流行病学

本病在西方人群中有着较高的发病率，据统计，每年新病例的发生率为3~6例/10万人，目前我国UC患病率为例11.6/10万人。近年来随着社会的发展变化和医疗技术的普及提高，本病在我国的发病率和检出率均有较大幅度的升高。因本病病程长，易反复，甚至癌变，严重影响患者生活质量，因此对本病诊治的研究也日益受到重视。本病可发生于各年龄组，但多见于青壮年，据统计 73.11% 的患者在 20~50 岁之间。男女发病率无明显差别。

2. 发病机制

西医学认为，本病为原因不明的炎症性肠病。长期以来，有关本病的病因学说甚多。如感染因素、精神因素、溶菌酶学说、遗传因素和免疫因素等，但均无足够的证据。近年来，随着免疫学和遗传学研究的发展，对本病病因的探索也有了较大的进展。目前较一致的观点认为，在本病的发病中，既有免疫因素，又有遗传因素存在，而其他各种因素多是诱发因素。

（1）免疫因素　许多研究表明，溃疡性结肠炎是一种自身免疫性疾病，其发病与免疫因素有着密切的关系。这种关系主要体现在体液免疫、细胞免疫和免疫复合体 3 个方面。①体液免疫：本病患者的免疫球蛋白常有升高，并在血清中找到多种非特异性的抗结肠抗体。②细胞免疫：本病患者的周围血中 T 淋巴细胞数和比率、淋巴细胞转换率、白细胞及巨噬细胞游走阻断试验均有降低，说明本病的发生与细胞免疫功能下降有关。③免疫复合体：采用荧光免疫法显示本病患者的结肠黏膜固有膜中有 IgG，补体和纤维蛋白原沉积的免疫复合体存在，有人用人类血清蛋白和抗血清白蛋白预制成的复合物成功地制成了本病的动物模型。这些都说明免疫复合体可能是产生本病局部病变的原因之一。此外本病患者常伴有肠道外的免疫性疾病，也表明与免疫因素间有着密切的关联。由于参与免疫炎症过程中因子和介质相当多，相互作用间重要的致病因子和信息传递有待进一步探讨。

（2）遗传因素　本病有明显家族聚集性和种族差异，调查显示溃疡性结肠炎的一级家属中发病率是普通人群的 30~100 倍，且白种人发病率较高，而黑种人、黄种人则较低，犹太人较非犹太人高 3~6 倍。

（3）精神因素　本病患者大多数表现为情绪紧张，神经过敏，且在精神创伤后，易复发或病情恶化，提示精神因素与本病有关。研究表明，大脑皮质活动障碍可使自主神经功能紊乱，肠道运动亢进，肠道血管的平滑肌痉挛收缩，引起组织缺血，毛细血管通透性增高，从而形成结肠黏膜炎症性充血、水肿、糜烂及溃疡。

（4）感染因素　本病的发病与感染因素存在一定的关系。UC 患者的粪便中致病菌的检出率较非 UC 患者高，有益菌在 UC 患者肠道内降低。UC 患者粪便中致病菌生长较优。人体肠道的上皮层受到破坏后容易导致病菌侵袭，促使炎症逐渐发展，由此产生的宿主与微生物相互作用。

（5）过敏因素　部分患者表现为对某类食物，如牛奶等过敏，当进食该类食物后常可引起复发，禁食此类食物后病情可好转或症状消失。另在部分患者的血液循环和病变组织中有嗜酸细胞增多，有的病变黏膜中分泌 IgE 的浆细胞数及组胺含量均增高，有的应用色甘酸钠有效，这些现象提示部分患者有 I 型变态反应存在。

（二）中医学认识

1. 病因

中医认为本病由感受外邪、饮食不节、情志失调、劳倦内伤等因素所致。

（1）感受外邪　外感湿热之邪，湿郁热蒸，脾胃运化失司，大肠气血阻滞，湿热蕴结肠道，日久而成本病；若感受寒湿之邪，内犯阳明，留滞大肠，腑气凝涩，气化不行；或风邪由表入里，或直中肠胃，脾气受损，运化失调，升降失司亦可致病。

（2）饮食不节　恣食膏粱厚味，辛辣炙煿之品，损伤脾胃，湿热内生，或过食生冷之品，损伤脾之阳气，寒湿阻滞肠腑，均可使大肠气机不利而致病。

（3）情志失调　忧思恼怒，情志失和，日久则肝失疏泄，肝郁而克犯脾土，脾之转输失职，大肠通降不利，气血郁滞，糟粕浊气传导失常，日久为患。

（4）劳倦内伤　劳力过度，耗伤气血；劳神过度，损伤脾气；房劳过度，耗受肾精，均可影响大肠功能，复受邪侵，致阴阳失调，气机失常，传导失司而罹患此病。

（5）禀赋不足　由于先天不足，禀赋虚弱，或素体脾胃虚弱，不能受纳运化某些事物，而致此病。

虽然本病病因有外感、饮食、情志、劳倦之不同，临证有寒、热、虚、实之差异，但始终存在着脾失健运，大肠湿蕴，气血瘀滞的病机变化。因此，脾虚湿蕴、气血瘀滞是本病的基本病机，病位在肠，同时与肝、脾、肾密切相关。

2.病机特点

溃疡性结肠炎病程较长，病势缠绵大多表现脾胃阳气不足、温煦运化无力，湿热壅滞肠道，损伤肠道气血，从而出现本虚标实、寒热错杂，滞气伤血的复杂病机，治疗上宜补虚泻实，温清并用，气血兼顾。

（1）脾虚湿蕴泻痢生　脾虚湿蕴是本病的病理基础。藏象学说认为，脾与胃、大肠、小肠、三焦等皆为仓廪之本，共同构成人体五脏中的脾胃系统，以司传导化物之功，其中脾胃为主体，当各种致病因素影响及脾胃时，易致水谷运化传输、糟粕传导排泄等发生异常，脾失健运，水湿内生，致生多种病证。外感湿热邪毒，内犯脾胃，并于大肠；情志不畅，肝气犯脾，气郁湿蕴下迫大肠；先天禀赋不足，脾胃素虚，加之饮食不节，致伤中气，水湿停聚，蕴而化热，湿热阻滞于大肠；劳倦太过，耗伤肾中阳气，脾胃失于温养，致湿由内生，蕴积于大肠，均可致生本病。《内

经》云："湿胜则濡泄。"湿性重浊下趋，湿蕴大肠则腹泻、下痢、里急后重。湿热蕴阻大肠是本病在临床中最为常见的一个证型，大肠湿热多由中焦湿热下注而成，如《类证治裁·痢症》中言："症由胃腑湿蒸热壅，致气血壅结，挟糟粕积滞，进入大小腑，倾刮脂液，化脓血下注。"脾虚湿蕴，可化热致湿热为患，阻遏气血致气滞血瘀，病久及肾致脾肾两虚，久泻久痢还可耗伤阴血，正如叶天士《临证指南医案》所言："阳明胃土已虚，厥阴肝风振动……"因此，本病所见的各种证型 .均以脾虚湿蕴为病理基础。《景岳全书》中说："泄泻之本，无不由于脾胃。"《杂病源流犀烛》中说："是泄虽有风寒热虚之不同，要未有不源于湿者也。"脾虚湿蕴包含着虚实两个方面，其中脾虚为本，湿蕴常是脾虚的结果。湿作为一种脾虚的病理产物，又是致生其他病理改变的实邪，所以本病常以虚实夹杂为特点。在其病理变化过程中，缓解期以虚为主，发作期多以实为主。由此可见，脾虚湿蕴在本病发生、发展过程中具有重要意义。

（2）气血瘀滞病损成　气血瘀滞是本病的主要病理变化。大肠属六腑之一，以降为顺，以通为用。当脾失健运，湿邪内生，下注蕴结于大肠时，可致大肠气机不利，传导失常。大肠之气阻滞日久，必然影响大肠血脉的流通，继而造成大肠局部的气血瘀滞。大肠的气血瘀滞，功能失调，使湿热等邪气留滞固着难去；邪气蕴结又进一步加重大肠气滞血瘀。病邪与瘀血、浊气相结，可致局部组织产生一系列的损害。气血阻滞于大肠，郁而化热，或与湿热相搏，热盛则肉腐，血肉腐败，肠脂损脱则成内疡。肠镜检查本病所表现的病变区域黏膜有充血、水肿、出血点、糜烂、溃疡、脓苔附着、假性息肉等；粪检验本病可见红细胞、白细胞、脓球等；本

病患者临床所表现的便下脓血、腹痛、里急后重等，均系大肠气血凝滞，经络阻塞，溃腐成内疡所致。因此，可以认为，气血瘀滞是本病主要的病理变化。病邪之所以能侵害大肠而成本病，常以大肠气血运行不畅为致病条件，而大肠一旦为邪气所阻，气血必将更为滞涩，随着大肠瘀滞的加重，病情则日益加重。因此，气血瘀滞又是本病之所以经久难愈的重要因素，是本病发展、变化、转归的关键。

二、临床诊断

（一）辨病诊断

1.临床诊断

本病临床表现较为复杂，病情轻重悬殊，一般发病缓慢，最初表现为腹泻及腹部隐痛等，以后症状逐渐加重，出现黏液脓血便，并见不同程度的全身症状。其表现可分为肠道症状、肠道外症状和全身症状。根据其症状、体征，结合结肠镜、实验室等检查结果，溃疡性结肠炎的诊断并不困难。

（1）肠道症状　本病的肠道症状主要表现为大便异常和腹痛等。大便异常以腹泻为主，常为黏液血便、脓血便、水样便等。个别患者也可见便秘或便秘、腹泻交替出现。

腹泻常反复发作，甚至长期持续不愈，这主要与炎症导致大肠黏膜对水钠吸收障碍以及结肠运动功能失常有关，粪便中的黏液脓血则为炎症渗出、黏膜糜烂及溃疡所致。黏液脓血便是本病活动期重要表现。大便次数及便血的程度反映病情轻重，轻者每日2~5次，便血轻或无；重者每日10次以上，脓血显见，甚至大量血便。本病所见腹痛多局限在左下腹或下腹部，有时可为全腹痛。腹痛一般出现在急性发作期，多为绞痛，有的缓解期仍可有腹隐痛。许多患者有腹痛、腹泻、泻后痛减的特点，

常有里急后重。当结肠功能紊乱时易出现腹胀，有时也可见到恶心、呕吐、纳呆等胃肠道症状。

（2）肠道外症状　肠道外症状是指本病发展过程中所引起的全身性系统损害而表现出的症状，这些症状的存在也是本病的特点之一。肠道外症状一般见于本病的急性期，尤其是病变范围较广泛，病情较重者更易出现。肠道外症状与肠道症状可同时出现，也可先后出现，其表现的轻重常与本病的活动程度有关。最常见的肠道外症状有关节症状、皮肤症状、肝损害症状等。关节症状占本病的15%~20%，表现为多关节疼痛，为非侵袭性，不遗留退行性病变和功能障碍。皮肤症状多见于小儿患者，常见的皮肤损害有结节性红斑、脓毒性皮疹、坏死性丘疹等。肝脏损害的发生与本病病变程度及病变范围的变化是平行关系。肝脏损害所引起的病变常见的有脂肪肝、慢性活动性肝炎、胆管周围炎、肝硬化、原发性硬化性胆管炎、胆结石等。最常见的肝损害症状是肝区不适或疼痛等。此外，本病还可合并有眼病、杵状指、口腔黏膜阿弗他溃疡、心血管病变、胸膜炎、慢性胃炎、缺铁性贫血、吸收不良综合征等肠外表现。

（3）全身症状　一般出现在中、重型患者。中、重型患者活动期常有低度至中度发热，高热多提示并发症或见于急性暴发型。重症或病情持续活动期患者可出现衰弱、消瘦、贫血、低蛋白血症、水与电解质平衡紊乱等表现。

（4）体征　患者左下腹部或下腹部可有压痛，有的压痛部位可遍及全腹。如患者病情较重，并出现腹部压痛、反跳痛、腹肌紧张等，应注意并发急腹症，如肠穿孔的可能。

2.辅助检查诊断

（1）结肠镜检查　该检查是本病诊断

与鉴别诊断的最重要手段之一，可直接观察肠黏膜变化，取活组织检查，并确定病变范围。镜下表现：病变肠段黏膜充血、水肿、粒状突起、多发性点状或斑片状浅小糜烂或溃疡，表面有黏液或黄白色苔附着。肠黏膜较脆弱，镜身擦过易出血。由于水肿和淋巴组织增生，有时可见假性息肉。在急性期，肠管僵直，缺乏膨胀性；缓解期可见肠管呈管状，直肠瓣变钝而不清晰。

（2）实验室检查

①粪便检查：一般肉眼观察可见粪便中有血、脓及黏液。急性期作粪便涂片检查，镜下可见有大量红细胞、白细胞、脓细胞及巨噬细胞，此时大便内溶菌酶常有所增加。

②血液检查：病程较久、病情较重的患者多有轻、中度贫血，表现为血红蛋白低。白细胞多正常，重症者可明显升高，并可出现核左移及中毒颗粒等。血沉增快和 C- 反应蛋白升高是本病活动期重要的标志之一。重症患者可见低蛋白血症以及电解质紊乱，低血钾最常见，低血钠次之，也可见低血镁。

③免疫学检查：近年研究发现，血中外周型抗中性粒细胞胞质抗体（p-ANCA）和抗酿酒酵母抗体（ASCA）分别为溃疡性结肠炎和克罗恩病的相对特异性抗体，同时检测这两种抗体有助于二者的诊断与鉴别诊断。有报道 p-ANCA 阳性而 ASCA 阴性者诊断溃疡性结肠炎阳性率为 50%~70%，p-ANCA 阴性而 ASCA 阳性者诊断克罗恩病同样有较高特异性，但白塞病、原发性硬化性胆管炎等也可阳性。

④病理检查：在病变处取活体组织进行病理检查可确定病变性质，对本病的诊断与鉴别诊断，及早期发现癌变有重要意义。组织学检查可见黏膜炎性细胞浸润、异型上皮细胞增生、腺体排列异常、上皮纤维化、有隐窝脓肿形成等。应用擦拭法进行细胞学检查，活动期可见中性粒细胞、浆细胞、网状细胞、异型上皮细胞、多核巨细胞等有明显增加。

3. 分类

（1）按病情分度　可分为轻、中、重 3 度。

①轻度：每日腹泻不超过 4 次，便血量少或无，病变范围局限于直肠和乙状结肠。脉率正常，无发热，体重减轻小于 3.5kg，血沉不超过 30mm/h。

②中度：介于轻度和重度之间。

③重度：腹泻每日超过 6 次，便血较多，腹痛较重，病变范围广泛，甚至波及全结肠，脉率常超过 90 次 / 分钟，体温 38℃以上，体重减轻超过 7kg，血沉明显增快，多在 30mm/h 以上。

（2）按临床过程分型　①初发型：无既往史初次发病者，病情轻重不同。

②慢性复发型：多见，症状较轻，复发期与缓解期交替。以肠道症状为主，全身症状不明显。

③慢性持续型：症状持续半年以上，提示病变范围较广泛。严重者可发生中毒性巨结肠、肠穿孔等并发症。由于病情持久，患者可出现贫血、消瘦。死亡率、癌变率较高。

④急性暴发型：少见，起病急骤，多见于青少年患者。其肠道症状及全身症状均严重。

（3）按病程分期　可分为活动期和缓解期。

（4）按病变范围分类　可分为直肠炎、乙状结肠炎、左半结肠炎、右半结肠炎、区域性结肠炎、全结肠炎。

（二）辨证诊断

本病属中医学的"肠澼""痢疾""泄泻"等病范畴。其致病多与外邪、饮食、情志、劳倦、禀赋等因素有关。其诊断主要是依据病因、病症、病位、病性等进行辨证分型。其前提是应用四诊八纲、气血、脏腑、病因辨证方法，全面分析病情，进行辨证诊断。根据患者不同的临床表现，及病因病机、病位病性，在脏在腑，可将本病分为以下六种证型。

1. 湿热下注型

下痢赤白，腹痛，里急后重、肛门灼热，脘痞纳呆，身重倦怠，小溲短赤。舌红苔黄腻，脉滑或濡数。

辨证要点：下痢赤白，腹痛，里急后重，舌红苔黄腻，脉滑或濡数。

2. 寒湿阻滞型

大便稀溏，夹有赤白黏液，白多赤少，里急后重，腹痛拘急，神疲乏力，腹胀不适，口淡乏味，纳差。舌淡胖有齿痕，苔白，脉濡缓。

辨证要点：大便稀溏，夹有赤白黏液，白多赤少，里急后重，腹痛拘急，舌淡胖有齿痕，苔白、脉濡缓。

3. 气滞血瘀型

便下脓血黏液，时有紫、黑血块，里急后重，腹部胀痛，大便不爽，胸腹胀满，少腹下坠，嗳气食少。诸证常因情志不畅而加重。舌暗，苔白，脉弦。

辨证要点：便下脓血黏液，时有紫黑血块，里急后重，腹部胀痛，舌暗，苔白，脉弦。

4. 脾肾虚寒型

久泻不愈，大便稀薄，带有黏液白冻，腹中隐痛，喜暖喜按，食少腹胀，倦怠乏力，四肢不温，甚者大便滑脱不禁。舌淡，苔白，脉沉细。

辨证要点：久泻不愈，大便稀薄，带有黏液白冻，舌淡，苔白，脉沉细。

5. 寒热夹杂型

大便稀薄，时夹脓血、黏液，口苦而干，腹痛里急，畏寒，常时发时止，经久难愈。舌淡，苔腻，脉濡或虚数。

辨证要点：大便稀薄，口苦而干，畏寒，舌淡苔腻，脉濡或虚数。

6. 阴血亏虚型

大便赤白黏垢，虚坐努责，腹痛绵绵，午后潮热，形瘦乏力，失眠盗汗。舌干红，少苔，脉细数。

辨证要点：大便赤白黏垢，虚坐努责，腹痛绵绵，午后潮热，舌干红，少苔，脉细数。

三、鉴别诊断

（一）西医学鉴别诊断

1. 与急性感染性肠炎相鉴别

各种细菌感染如志贺菌、空肠弯曲杆菌、沙门菌、产气单胞菌、大肠埃希菌等。常有流行性学特点（如不洁食物史、疫区接触史），急性起病伴发热、腹痛，具有自限性（病程一般数天至1周，一般不超过6周），抗菌治疗有效，粪便检出病原体可确诊。

2. 与慢性阿米巴痢疾相鉴别

粪便中可检出溶组织阿米巴包囊或滋养体，抗阿米巴治疗有效，该病所形成的结肠溃疡边缘为潜行性，溃疡之间的结肠黏膜正常。

3. 与肠道易激综合征相鉴别

慢性病程，有间歇性腹泻伴腹痛，但粪便量少，有黏液便，里急后重，但无血便、脓血便，发病与情绪关系密切，各项理化检查多正常，结肠镜检查无器质性病变证据。

4. 与克罗恩病相鉴别

克罗恩病又称肉芽肿性结肠炎，也属炎症性肠病。克罗恩病常为缓慢发病，腹泻不重，粪便稀软，少有便血，便秘多见，腹痛多位于右下腹或脐周，常见肛周病变和瘘管。病变为节段性分布，常见为右侧结肠和回肠，其余结肠也可累及，直肠和乙状结肠较少有病变。窥镜检查可见病变肠段有溃疡，溃疡周围黏膜正常，可见鹅卵石样增生改变。X线钡剂灌肠检查可见肠腔狭窄，结肠袋形状不对称等。病理检查以淋巴组织肉芽肿样增生为主。

5. 与结肠癌相鉴别

多见于中年以后，通过直肠指检、X线钡剂灌肠及电子纤维结肠镜等检查可发现肿块，通过活体组织检查可确诊。

（二）中医病证鉴别诊断

本病常需与疫毒痢及食滞胃肠之泄泻相鉴别。

1. 与疫毒痢相鉴别

此为感受疫毒，毒盛于里，熏灼肠道，耗伤气血所致，发病急骤，表现为痢下鲜紫脓血，腹痛剧烈，里急后重甚，或壮热口渴、头痛烦躁，甚则神昏惊厥。舌质红绛，苔黄燥，脉滑数。皆为疫毒炽盛于内之证，以实为主，病情险恶，发展较快。

2. 与泄泻之食滞胃肠相鉴别

此因饮食不节，宿食内停，阻滞肠胃，传化失常所致。表现为腹痛肠鸣，泻下粪便臭如败卵，泻后痛减，伴有不消化之物，脘腹痞满，嗳腐酸臭，不思饮食。舌苔垢浊或厚腻，脉滑，俱为宿食内停之象。

四、临床治疗

（一）提高临床疗效的基本要素

1. 健脾祛湿乃治疗本病之主法

本病属中医泄泻、痢疾范畴，其病理基础为脾虚湿蕴，故健脾祛湿应为治疗本病的基本法则。治疗应以健脾燥湿为主，而利水之品用量宜轻。脾主运化而升清，清阳升则水湿化。欲使清阳升发，当扶土升阳，用健脾燥湿和性主升浮之品鼓动脾胃清阳之气上升。因此，治疗本病应以健脾燥湿、祛风胜湿、淡渗利湿并用，广开湿邪之出路，同时还应注意湿从热化或湿从寒化的不同。

2. 行瘀导滞乃治疗本病之关键

本病是在脾虚湿蕴的基础上气血瘀滞所成。因此，治疗本病应以行瘀、导滞为法，气血调畅则诸症可消。正如《素问·病机气宜保命集》所论："行血则便脓自愈，调气则后重自除。"只有以活血行气之品使大肠气机通畅，瘀滞化解，血脉通利，才有利于邪去正复，营血充盈流运，肠中病损修复愈合。本病日久不愈，病久入络，湿邪内伏，常致血瘀、气阻，故活血祛瘀、行气导滞之法是治疗本病的关键。行瘀导滞具有去瘀生新，止痛敛疡之效，对缓解腹痛等症状，促进肠内溃疡愈合有着重要作用。

3. 扶土莫忘抑木，治虚仍需疏导

本病患者常伴有情志改变，如急躁易怒、多愁抑郁、善疑敏感等。情志变化常为本病诱发或加重的因素。这与本病多存在肝郁气滞的病机变化有关。肝喜条达而恶抑郁，体阴而用阳。肝木柔达，外可调畅气血，内能疏达脾土，助脾胃运化升降，下可调肠腑以助传导；若肝失条达，横逆克犯脾土，则致脾胃运化失司，气机升降失调，大肠传导失职，泄泻乃作。正可谓"肝强则脾盛""肝为起病之源，脾为传病之所"。治疗不可一味温运涩补，应以疏肝扶脾为正法。临床常用酸甘阴柔之品以养肝阴缓肝之急，用甘补之品健脾培土，助脾运化，脾气健旺，清阳升而浊阴降，大肠气机调顺，泄泻乃止。本病以虚为本，但虚中夹实，治疗时还应注意疏泄导滞，活血祛瘀，非到滑脱不禁时，不可轻投收敛固涩之品。补益与疏导同用是治疗本病之又一要点。若纯以补益之法，则瘀滞难以消除；若单以行瘀导滞之品，又恐耗伤正气，只有补益疏导同用，俾气壮血行，络通瘀祛，则邪易祛，疡易平，症易消。

4.灌肠口服并用，治本兼顾治标

本病病变多位于直肠和乙状结肠，少数可上升累及降结肠甚或整个结肠，但仍以直肠及乙状结肠病变为主。局部用药在本病的治疗中具有极为重要的意义。保留灌肠所灌注的药液主要分布于直肠和乙状结肠的黏膜表面，正符合本病的病变的特点。灌入肠腔中的药液主要通过两个方面发挥作用。一方面，药物高浓度的直接作用于病变局部，有利于充分发挥药物的局部作用；另一方面，药物经直肠吸收后大部分绕过肝脏进入大循环，对全身发挥治疗作用。此法可避免药物经过肝脏的首过代谢，还可避免药物对胃肠道功能的干扰和胃酸或消化酶等对药物的破坏。但由于本病病因病机复杂，常涉及多个脏器同时罹患，仅用灌肠难以达到彻底治愈的目的，因此治疗时应口服灌肠并用，治标治本兼顾。

5.中西有机结合，实现优势互补

西医学认为本病是一原因不明的炎症性肠病，有关本病的病因学说很多，但均无足够的证据阐明其病因、对本病的治疗也尚处于试验性阶段。近年来，多数学者倾向于本病属自身免疫性疾病，在治疗方面多用激素、水杨酸柳氮磺胺吡啶、免疫抑制剂等，虽取得一定疗效，但应用中存在的用药时间长、复发率高、不良反应大等问题，也不容忽视。中医在认识和诊治疾病中注重整体，运用辨证的思维方式对疾病的理解，从某种意义上讲较为深刻全面，加之灵活多样的治疗方法在治疗溃疡性结肠炎方面日益显示出良好的效果。尤其与西药配合应用，能明显地提高疗效，缩短疗程，减轻西药之毒副作用。因此中西医结合治疗溃疡性结肠炎具有更加广阔的发展前景。

（二）辨病治疗

1.一般治疗

轻、中度者，进食高营养，易消化饮食；重症者应禁食水，静脉给予营养要素。及时纠正水、电解质失衡，贫血和低蛋白血症。轻、中度患者应注意休息，防止过劳；重症患者应卧床休息。精神过度紧张者，可给小剂量镇静剂；腹痛者，使用抗胆碱能药物应慎重，重症患者有诱发中毒性巨结肠的危险。抗生素治疗对一般病例无指征。但对重症有继发感染者，应积极抗菌治疗，予广谱抗生素，合用甲硝唑对厌氧菌感染有效。

2.常用药物治疗

（1）水杨酸柳氮磺胺吡啶（SASP） 适用于轻、中度患者，或用于间歇期以防复发，也可与肾上腺皮质激素并用治疗重症患者。剂量为发作期每日4~6g，4次/天，口服，用药3~4周后病情缓解可减量使用3~4周，然后改为每日2g，分次口服，如此长期维持1~2年。近年来有此药衍生物5-氨基水杨酸（5-ASA）问世，如美沙拉嗪肠溶片及颗粒等，因不含磺胺吡啶，作用较强，不良反应少。另有不少学者注意到局部给药能减少不良反应，如应用SASP或5-ASA肛栓或灌肠剂，局部药物浓度提高并维持时间较久，使疗效提高。尚有报告局部用药与全身治疗，有协同作用，可减少SASP口服量。

（2）肾上腺皮质激素 对急性发作期有较好疗效。基本作用机制为非特异性抗炎和抑制免疫反应。能降低毛细血管通透性，稳定细胞及溶解体膜，调节免疫功能，减少巨噬细胞及中性粒细胞进入炎症区。能阻滞白三烯、前列腺素、血栓素等形成，降低炎症反应，而使溃疡性结肠炎临床症状迅速改善。适用于对氨基水杨酸制剂疗效不佳的轻、中型患者，特别适用于重型活动期患者及急性暴发型患者。一般予口服泼尼松 40~60mg/d；重症患者先予较大剂量静脉滴注，如氢化可的松 200~300mg/d 或地塞米松 10mg/d，7~14 天后改为口服泼尼松 60mg/d，病情缓解后逐渐减量至停药。注意减药速度不要太快以防反跳，减量期间加用氨基水杨酸制剂逐渐接替激素治疗。病变局限在直肠、乙状结肠患者，可用琥珀酸钠氢化可的松 100mg，泼尼松龙 20mg 或地塞米松 5mg 加生理盐水 100ml 作保留灌肠，每天 1 次，病情好转后改为每周 2~3 次，疗程 1~3 个月。

（3）免疫抑制剂和调节剂　当糖皮质激素治疗不佳或不能耐受其不良反应时，可选用硫唑嘌呤、环磷酰胺、6-MP 等。近年应用氨甲蝶呤、环孢素 –A（Cyclosporin–A）10mg/kg，有时获良好疗效，但这类药均有一定不良反应应慎用。亦有报道应用青霉胺、左旋咪唑、干扰素、7S-γ 球蛋白等，有一定疗效。

（4）英夫利西单克隆抗体（infliximab，IFX）　当激素和免疫抑制剂治疗无效或激素依赖或不能耐受上述药物治疗时，可考虑 IFX 治疗。国外研究已肯定其疗效，我国 IFX Ⅲ 期临床试验也肯定其对中重度 UC 的疗效，其 8 周临床应答率 64%，黏膜愈合率为 34%。IFX 使用方法为 5mg/kg，静脉滴注，在第 0、2、6 周给予作为诱导缓解；随后每隔 8 周给予相同剂量行长程维持治疗。使用IFX前接受激素治疗时应继续原来治疗，在取得临床完全缓解后将激素逐步减量直至停用。对原先使用免疫抑制剂无效者，不必继续合用免疫抑制剂；但对 IFX 治疗前未接受过免疫抑制剂治疗者，IFX 与硫唑嘌呤合用可提高撤离激素缓解率和黏膜愈合率。

3. 手术治疗

（1）手术指征

①形成严重的并发症者，如肠穿孔、扩张、梗阻、大出血等。

②病情较重，而药物治疗无效，或有严重的不良反应者。

③因本病经久不愈，影响患者发育，或导致丧失劳动力者。

④有癌变危险，或已并发结肠癌者。

（2）手术种类

①结肠全切，回肠造口术：此术式是溃疡性结肠炎的根治术式，疗效较满意。

②回肠断端造口术：此术式固然简单，但因病变结肠仍在，中毒、出血等问题不能得到较满意的解决。因此，此术式只适用于因全身或局部原因不能行结肠大部切除的患者。

③回肠断端造口及横结肠或乙状结肠造口：适用于急性中毒性结肠扩张而又不能耐受结肠大部切除者。结肠造口后，可达到减压防止穿孔的目的。经急症手术，待患者病情稳定后，根据需要再择期行二期手术。

（三）辨证治疗

1. 辨证施治

（1）湿热蕴阻型

治法：清热利湿，行瘀导滞。

方药：芍药汤加减。

组成：白芍 15g，黄芩 12g，黄连 10g，当归 6g，肉桂 6g，甘草 3g，木香 10g，槟榔 15g，大黄 12g。

加减：热重于湿，痢下赤多白少，兼身热、口渴喜冷饮者，加马齿苋、秦皮、败酱草、生地；湿重于热，下痢白多赤少、纳呆、腹胀者，加苍术、厚朴、陈皮、茯苓；血色鲜红、下痢频频者，去大黄，加槐花、地榆、侧柏叶。

（2）寒湿阻滞型

治法：温化寒湿，活血理气。

方药：理中汤合胃苓散。

组成：人参 6g，白术 9g，干姜 6g，桂枝 6g，苍术 9g，茯苓 12g，泽泻 9g，厚朴

9g，陈皮 6g，当归 12g，肉桂 6g，甘草 3g。

加减：便中带血者，加三七、侧柏炭、阿胶珠；里急后重者加木香、槟榔，脾虚纳呆者可加白术、神曲健脾开胃。

（3）气滞血瘀型

治法：活血理气，散瘀导滞。

方药：少腹逐瘀汤加减。

组成：当归 9g，川芎 6g，赤芍 9g，肉桂 6g，干姜 6g，蒲黄 9g，牛膝 9g，延胡索 6g，枳壳 9g，木香 6g，白术 9g，甘草 6g。

加减：肛门灼热，舌红、苔黄、脉数者，去肉桂、干姜，加黄柏、秦皮、丹皮等；泻痢不止者，加诃子肉、五味子、乌梅等；纳呆、乏力、便溏者，加黄芪、白术、茯苓、芡实、山药等；里急后重者，加升麻、柴胡等。

（4）脾肾虚寒型

治法：温补脾肾，涩肠止泻。

方药：真人养脏汤加减。

组成：党参 15g，白术 10g，白芍 12g，当归 10g，肉桂 3g，肉豆蔻（面裹煨，去油）12g，诃子 15g，罂粟壳 12g，木香 6g，甘草 3g。

加减：纳呆、气短、乏力者加黄芪、升麻、柴胡；脾阳虚甚者加干姜、附子。若久泻不止，中气下陷，或兼有脱肛者，可用补中益气汤以健脾止泻，升阳举陷。

（5）寒热夹杂型

治法：温中清肠，行瘀导滞。

方药：连理汤加减。

组成：人参 9g，白术 12g，干姜 9g，黄连 9g，茯苓 9g，木香 6g，槟榔 6g，当归 12g，甘草 6g。

加减：下痢赤白脓血者，加秦皮、赤芍、地榆；泻痢滑脱者，加诃子、乌梅、石榴皮。

（6）阴血亏虚型

治法：养血滋阴，清肠止痢。

方药：驻车丸加减。

组成：黄连 12g，干姜 6g，当归 9g，阿胶 9g。

加减：津亏甚者加沙参、石斛；便中带血较多者加地榆、槐花、三七等；腹胀，大便不爽者，加木香、陈皮、枳壳。

2. 保留灌肠法

由于本疗法能使药物直达病所，充分发挥药力，故取得较好的疗效，现已成为本病的主要治法之一。灌肠的方法除应用输尿管推注外，还可用点滴法进行保留灌肠。此法采用静脉输液的原理，可控制滴入肠腔的药液速度，一般滴速 60 滴 / 分钟左右，一次药量 200ml 左右。目前国内应用的保留灌肠法就其用药而言可分为辨证用药、专方用药和中西医结合用药 3 类。

（1）辨证用药灌肠法　根据临床辨证，常用以下治法和方药。

①清热利湿：适用于湿热蕴阻型。方用秦艽椿皮汤或二黄三白汤加减。

②温化寒湿：适用于寒湿阻滞型。方用祛湿散寒汤加减。

③活血行气：适用于气滞血瘀型。方用行消汤加减。

④温补脾肾：适用于脾肾虚寒型。方用温补汤加减。

⑤养阴清肠：适用于阴血虚亏型。方用双止汤加减。

（2）专方用药灌肠法

①锡类散、云南白药、生肌散各 1 支，溶于水中，每晚睡前保留灌肠 1 次。

②明矾合剂（明矾、苍术、苦参、槐花各 15g，大黄 10g），水煎，灌肠。

3. 外治法

（1）塞药法　将具有清热解毒、凉血止血、化腐生肌等功效的肛门剂栓剂纳入直肠，药物溶化后直接作用于直肠黏膜，也可经直肠吸收而发挥治疗作用。适用于以直肠炎为主者。

（2）针灸法　运用针灸治疗本病，有

调整肠道功能，提高机体免疫力等作用。

①针刺法：常用穴位为中脘、天枢、足三里、关元、大肠俞等，采用平补平泻手法，得气后留针 30 分钟。

②艾灸法：取穴天枢、关元、神阙、脾俞、大肠俞等，灸 30~40 分钟，15~20 次为 1 疗程。

4. 成药应用

（1）补脾益肠丸　补中益气，健脾和胃，涩肠止泻，止痛止血，生肌消肿。每次 6g，每日 3 次，口服。

（2）参苓白术散　补气健脾，渗湿和胃，止泻。每次 9g，每日 3 次，口服。

（3）四神丸　温肾暖脾，固肠止泻。每次 6~9g，每日 2~3 次，口服。

（4）加味香连丸　清热化湿，理气止泻。每次 9g，每日 2~3 次，口服。

（5）人参健脾丸　益气健脾，消食止泻。每次 12g，每日 2 次，口服。

（四）名医治疗特色

1. 李振华

李振华教授治疗溃疡性结肠炎经验：健脾化湿用白术，再温燥一些用苍术，辛温大热药用干姜、丁香，更热则要用大辛大温之附子，附子温脾肾之阳，防止过腻。攻而不过，补而不腻，热而不燥。干姜先用 5~6g，药对症后再渐渐加量，腹泻收敛而不过涩，诃子肉不过 10g，寒而不过苦，黄连不过 5~6g。治疗过程中一定要注意药物本身不能损伤脾胃。有黏液脓血便者，常加黑地榆、干姜、乌贼骨，收敛止血，化黏液。

2. 严世芸

严世芸教授认为，慢性泻痢病，久治不愈，辨证既有脾气虚弱的一面，又有湿热滞留的存在，即所谓的虚实并见、寒热错杂，故而在治疗上既需补脾益气，又需通郁滞、化湿热；应调气和血并进，重视气血关系。调气和血即是顺畅肠腑凝滞之气血，祛除腐败之脂膜，恢复肠道传送功能，促进损伤之脂膜血络尽早修复，以改善腹痛、里急后重、下痢脓血等临床症状。严世芸深谙气为血帅、气能摄血之旨，故虽见便血，并未一味止血，而是补气健脾而固摄止血。严世芸教授常运用经方薏苡附子败酱散治疗溃疡性结肠炎。此方张仲景用治肠痈，借治肠痈之力治痢疾，一因病位都在肠，二因病机皆为湿热郁遏，三是本方温清并用，配伍精妙。方中薏苡仁既利肠胜湿，又补益脾胃；败酱草辛苦微寒，具清热解毒化湿之能，擅治肠炎；尤妙在用附子，借其温行通达之力，以通肠间湿热之蕴结，合补脾胃之品，使患者气机畅通，脾胃健运，郁遏之湿热顿消而泄止。

3. 李佃贵

李佃贵认为溃疡性结肠炎病位在肠，可分为发作期和缓解期，发作期主要泻实，兼以补虚，缓解期主要补虚，不忘泻实。就病机而言，溃疡性结肠炎本虚在脾，标实为浊毒、瘀血的堆积，久病化火，伤阴耗液，阴损及阳，正虚邪恋，缠绵难愈，此本虚标实之证，需要补泻兼施。对于本虚标实之证，抓住正虚和邪实的主要矛盾，审病之虚实轻重，分清补泻之侧重，精准施治，不可偏执一端。寒热并用之法在运用时，应该使用不伤阴的温性药物，在使用寒凉的药物清热的同时，注意不要伤及脾胃，以顾护胃气为先，临床运用寒热并用法的关键，在于分析病机主次，掌握病位所在，了解病势发展，分清寒热位置、寒热真假、寒热先后、寒热转化、寒热多少、寒热错杂，从而辨证施治。溃疡性结肠炎一般表现为脾肾虚寒、肠腑湿热。李佃贵认为本病总属寒热错杂之证，治疗当明辨标本缓急，温清并用。治疗上还要顺应脾胃之升降属性，同时借助肝肺升降的助力，做到脾主升清，胃主降浊，肝肺协调，使清浊对立双方回归正位，统一于升降。由于溃疡性结肠炎的主要症状之一就是脓血便，其作为不在其位的"离经之血"，治法上不仅要止血，也要活血。瘀血不除，出血不止，新血不生，但一味活血有动血出血之弊，而一味止血，有留瘀之嫌，所以要使用化瘀不伤正、止血不留瘀的中药，例如三七、蒲黄等药。李佃贵认为溃疡性结肠炎病机复杂，病情多变，血瘀作为临床常见的病理因素，在病程中兼有血瘀证候者甚多，因此临证用药时应格外注意患者病情，辨证用药。

五、预后转归

本病病因复杂，发病机制不明，目前尚无特效疗法，一般呈慢性过程，大部分患者反复发作，首次发病时治疗效果较好，此后病情长期缓解和长期持续者各占10%，余者病情缓解与反复间歇发作交替。急性暴发型、有并发症及年龄超过60岁者预后不良，但近年由于治疗水平提高，病死率已明显下降。慢性持续活动或反复发作频繁，预后较差，但如能合理选择手术治疗，亦可望恢复。病程漫长者癌变危险性增加，应注意随访。

六、预防调护

（一）预防

由于本病病情较为复杂，病因尚未完全探明，故其预防尚无针对性较强的措施。可从精神、饮食、起居等方面加以注意。精神上应保持心情舒畅、乐观，避免恶性刺激、过度紧张等；饮食上宜食低脂肪、高蛋白、易消化的食物，避免进食刺激性强、生冷等食品；起居方面应注意劳逸有度，尤其是已患本病者，应避免过劳，以防复发或加重病情。

（二）调护

1.起居调护

对于病情较重、急性发作期的患者，就注意卧床休息，病室应保持安静、整洁、通风、温凉适宜。对于病情较轻、缓解期者，应注意劳逸结合，参加适当的体育活动。生活要有规律，按时就寝，保证充足的睡眠。

2.饮食调护

饮食以细软、易消化、富营养，少纤维、无刺激性为宜；饮食勿过量或偏嗜，避免进生冷、油腻及乳制品。注意通过饮食补充足量的水、电解质、维生素和热量。急性发作期应给予流质饮食，严重者最初几天宜禁食，同时给予静脉高营养。

3.情志调护

本病的发生、发展、变化常与情志密切相关，做好情志调护在本病的治疗过程中具有重要意义。本病患者常见的不良情绪变化主要有：焦虑、多疑、消极、悲观、烦躁、抑郁等。医务人员要注意了解和掌握患者的情绪变化特点，以及存在的心理问题，同情体谅患者，通过谈心、劝慰、疏导，在精神上给予鼓励，在方法上给予指导，使患者改变不良情绪，建立起乐观豁达、愉快舒畅的心境，正确面对疾病，以充足的信心，积极配合好治疗。

七、专方选介

解毒祛湿愈疡汤：蒲公英20g，败酱15g，马齿苋30g，黄芪15g，炒白术12g，茯苓15g，防风10g，黄柏10g，黄连5g，木香6g，丹参12g，赤芍10g，本方可使毒解湿祛、疡敛血止、肌生肠愈。水煎，每日1剂。

补脾运湿汤：仙鹤草30g，炒白术25g，陈皮12g，防风9g，麸炒薏苡仁30g，炒山药30g，炒白扁豆30g，炒芡实30g，炒白芍 12g, 炙甘草 6g, 本方健脾运湿、涩肠止泻。水煎, 每日一剂。

主要参考文献

[1] 华荣, 罗湛滨, 李郑生. 李振华教授健脾温肾法治疗溃疡性结肠炎经验 [J]. 河南中医, 2006 (08): 17-18.

[2] 吴开春, 梁洁, 冉志华, 等. 炎症性肠病诊断与治疗的共识意见 (2018年·北京) [J]. 中国实用内科杂志, 2018, 38 (09): 796-813.

[3] 杨强, 王绪霖主编; 吕宗舜, 李慧臻, 周正华, 穆标副主编. 胃肠道疾病中西医实用手册 [M]. 北京: 人民军医出版社, 2015. 02.

[4] 李军祥, 陈誩. 溃疡性结肠炎中西医结合诊疗共识意见 (2017年) [J]. 中国中西医结合消化杂志, 2018, 26 (02): 105-111+120.

[5] 黄娟. 解毒祛湿愈疡汤联合西药治疗溃疡性结肠炎的疗效观察 [J]. 中国中医药科技, 2020, 27 (03): 478-479.

[6] 党中勤, 党志博, 王宇亮, 等. 健脾清肠汤内服联合愈疡灌肠方保留灌肠治疗慢性持续型溃疡性结肠炎活动期患者 31 例临床观察 [J]. 中医杂志, 2015, 56 (17): 1487-1490.

第三节　克罗恩病

克罗恩病是消化道慢性非特异性炎性肉芽肿性疾病, 其病因至今不明, 本病可累及胃肠道任何部位, 呈阶段性或跳跃式分布, 临床以远端回肠和结肠最为常见。表现为肉芽肿性炎性病变伴有溃疡与纤维组织增生, 临床表现多样, 部分可自行缓解, 但多数患者迁延不愈, 反复发作。本病有终生复发倾向, 重症患者迁延不愈, 预后不良。发病年龄多在 15~30 岁, 但首次发作可出现在任何年龄组, 男女患病率近似。本病在欧美多见, 且有增多趋势。在我国本病发病率不高, 但并非罕见。

克罗恩病临床上以腹痛、腹泻、腹部包块、体重下降、瘘管形成和肠梗阻为特点, 可伴有发热、营养障碍等全身表现以及关节、皮肤、眼、口腔黏膜、肝等肠外表现。中医学虽无克罗恩病的病名, 但根据不同的病理阶段和主要临床表现, 可分别归属"泄泻""腹痛""积聚"等病范畴。

一、病因病机

(一) 西医学研究

1. 病因

本病病因不明。目前倾向于多种致病因素的综合作用, 认为与病毒感染、免疫异常及遗传因素有密切关系。

(1) 感染学说　有报道显示克罗恩病肠黏膜中检测出副结核分枝杆菌和麻疹病毒, 但至今并未发现直接特异性的病原体。也有病例对照研究发现 UC 患者生活中进食冷冻、冷藏食品的频次较高, 由此推断食物中嗜冷细菌感染可能是 UC 发病的一种诱因。

(2) 免疫学说　多数学者认为与免疫反应有关。①本病的主要病理表现是肉芽肿性炎症, 也是迟发型变态反应的组织学变化。②在组织培养中, 患者的淋巴细胞对正常的结肠上皮细胞有细胞毒作用。约半数患者的血清中发现抗结肠上皮细胞抗体或病变组织中查到抗原-抗体复合物。③本病常并发肠外表现: 如关节炎、虹膜睫状体炎、胆管周围炎等, 且经肾上腺皮质激素治疗能使病情缓解。

(3) 遗传学说　有明显家族性和种族患病倾向, 具有阳性家族史的克罗恩病患者占 10%~20% 且多发于北美犹太人, 故认为与遗传有关。经观察发现克罗恩病与溃疡性结肠炎可共存于同一家族中，提示二者或可有相同的基因类型，但家族成员中，同患本病时仍不能排除相同环境饮食和卫生习惯带来的影响。

2. 病理变化

本病是贯穿肠壁全层的增殖性炎症性疾病，并侵犯肠系膜和局部淋巴结。本病常呈典型的节段分布，病变肠段和正常肠段分界清楚。最多累及回肠末端和右侧结肠，略超过半数；只涉及小肠者占其次，主要在回肠，少数见于空肠；局限在结肠者约占20%，以右半结肠为多见。此外病变可在阑尾、回肠近端、肛门、直肠等处，胃、十二指肠、口腔、食管少见。

本病可分急性炎症期、溃疡形成期、狭窄期和瘘管形成期（穿孔期）。急性炎症期，肠壁水肿、充血、呈紫红色，浆膜层有纤维素性渗出物，相应的肠系膜肿胀、充血、淋巴结肿大，具有炎症反应。慢性期，肠壁因纤维增生而显著增厚、僵硬、外形似水管样，致肠腔狭窄，引起肠梗阻，在其上段可有肠管扩张，肠系膜和周围脂肪组织增厚，集合淋巴结和肠系膜淋巴结肿大，黏膜的典型病变有：①溃疡，呈多发纵行裂隙状；②卵石样结节，由于黏膜下层水肿和细胞浸润形成的小岛突起，加上溃疡愈合后纤维化和瘢痕的收缩，使黏膜呈卵石状；③肉芽肿，由类上皮细胞和郎罕氏巨细胞组成，无干酪病灶；④瘘管和脓肿，肠壁的深层溃疡可穿透肠壁，其他器官和腹壁形成脓肿、内瘘和外瘘。

（二）中医学认识

中医对克罗恩病的认识是以发病过程及临床表现为依据的，属中医学"泄泻""腹痛""积聚"等范畴。饮食不节、感受外邪、情志不畅、久病体虚，皆可导致脾胃运化失健、小肠分清泌浊功能失司，大肠传导失常而致本病。其病位主要在肠，与肝脾密切相关，其发病或为湿热之邪蕴结于肠道，气机阻滞，肠道功能紊乱，清浊不分而致腹痛腹泻；或因脾虚之体，又遇忧思恼怒，肝郁不达，肝气横逆犯脾，而致肝郁脾虚、脾胃运化受制形成泄泻；若肝脾两伤，气滞血瘀，瘀血停阻于肠络而见黑便，腹部包块；若久病缠绵，劳倦内伤而脾胃虚寒，中阳不足，失于温煦，运化无力，而致久泻不愈形成本病。

二、临床诊断

（一）辨病诊断

1. 临床表现

克罗恩病的潜伏期较长，常为慢性发病，有长短不等的活动期与缓解期交替，有终生复发倾向。临床表现轻重不一，不同病例差异较大，轻者仅有较少的腹部症状，重者往往有明显的全身症状和并发症。

（1）腹泻　常见，占80%~90%，多数每日大便2~5次，主要由病变肠段炎症渗出、蠕动增加及继发性吸收不良引起。腹泻先是间歇发作，病程后期可转为持续性。粪便多为糊状，常无脓血、黏液，无里急后重，病变涉及下段结肠或肛门直肠者，可有黏液脓血便及里急后重。

（2）腹痛　占80%~90%的病例，轻者仅感腹部不适及肠鸣，重者呈绞痛、多为阵发性、排便后缓解，进食后加重，常位于右下腹及脐周，压痛明显。易误诊为阑尾炎。

（3）腹部肿块　多位于右下腹及脐周，较固定。系肠粘连、肠壁和肠系膜增厚、肠系膜淋巴结肿大、内瘘和腹内脓肿等形成的炎性肿块。

（4）瘘管形成　因透壁性炎性病变穿

透肠壁全层至肠外组织或器官而成，是克罗恩病的临床特征之一，往往作为与溃疡性结肠炎的鉴别依据。瘘分内瘘和外瘘，前者可通向其他肠段、肠系膜、膀胱、输尿管、阴道、腹膜后等处，后者通向腹壁或肛周皮肤。肠段之间内瘘形成可导致腹泻加重及营养不良。肠瘘通向的组织与器官因粪便污染可致继发性感染。外瘘或通向膀胱、阴道的内瘘均可见粪便与气体排出。

（5）肛门直肠周围病变　包括肛门直肠周围瘘管、脓肿形成及肛裂等病变，有时这些病变可为本病的首发或突出的临床表现。

（6）发热　占5%~40%，活动性肠道炎症及组织破坏后毒素的吸收均可导致发热，一般为低热或中等度热，常间歇出现。

（7）其他症状　纳差、腹胀、恶心呕吐、消瘦乏力、头晕、贫血和低蛋白血症、营养障碍症状。口腔呈鹅口疮样溃疡，出现杵状指、关节痛、虹膜睫状体炎、皮肤溃疡等。

（8）并发症　肠梗阻最常见，其次是腹腔内脓肿，可出现吸收不良综合征，偶可并发急性穿孔或大量便血。直肠或结肠黏膜受累者可发生癌变。肠外并发症有胆石症，系胆盐的肠内吸收障碍引起；可有尿路结石，可能与脂肪吸收不良使肠内草酸盐吸收过多有关。脂肪肝常见，与营养不良及毒素作用等因素有关。

2.辅助检查诊断

（1）胃肠道钡餐检查　可见病变呈节段分布，小肠黏膜增宽、扁平，甚至消失，并可见线型溃疡，卵石征和息肉状变，肠腔边缘见有棘状壁龛，肠管狭窄程度不一，病变近段肠管有扩张和积液等肠梗阻X线征。钡灌肠检查示末端回肠黏膜皱襞增粗，并有刺激现象，结肠管腔缩小，狭窄并缩短。溃疡间有炎性息肉充盈缺损，且可发

现瘘管和肠梗阻等特征。

（2）电子结肠镜检查　病变呈节段性分布，见纵行溃疡，溃疡周围黏膜正常或增生呈鹅卵石样，肠腔狭窄，炎性息肉，病变肠段之间黏膜外观正常。病变处多部位活检有时可在黏膜固有层发现非干酪坏死性肉芽肿或大量淋巴细胞聚集。

（3）实验室检查　白细胞常增高，有不同程度的贫血，红细胞和血红蛋白降低，粪便检查可见红、白细胞，大便隐血试验可阳性，血清 α_2 球蛋白、血沉增快，此两项常用以估计病变活动程度；血浆白蛋白，血清钾、钠、钙和镁可降低，血浆凝血酶原时间延长；有报道 p-ANCA 阳性而 ASCA 阴性者诊断溃疡性结肠炎阳性率为 50%~70%，p-ANCA 阴性而 ASCA 阳性者诊断克罗恩病同样有较高特异性，但白塞病、原发性硬化性胆管炎等也可阳性。粪便标志物检测中钙卫蛋白（FC）、乳铁蛋白（FL）目前也逐步应用于临床，可作为 UC 诊断的辅助指标。

（4）小肠造影检查技术（CTE）　CT 小肠造影是结合了多层螺旋 CT（multi-slice CT，MSCT）和钡剂小肠造影优点的小肠检查方法，是一种新型消化系统影像学检查技术。该技术可以明确肠壁是否增厚以及病变对肠腔外结构是否有侵犯，这些信息对 CD 的诊断具有较强的特异性，通常肠壁的增厚以及溃疡的增多提示患者病情严重。CTE 的优势还在于可清楚显示 CD 的并发症，尤其是结合冠状面重组图像对于肠周病变的显示更加直观。

（二）辨证诊断

克罗恩病属于中医"泄泻""腹痛""积聚"范畴。病名诊断虽有"泄泻""腹痛""积聚"之别，但辨证分型，主要根据疼痛的部位、疼痛的性质等，来辨别其寒热虚实，在气在血，在脏在腑。

望诊：面色不华，或形体消瘦，精神不振，苔腻或白或黄。

闻诊：语言无明显异常，或大便臭秽。

问诊：大便溏泻，无脓血、黏液，无里急后重，腹痛以右下腹较多、肠鸣、食欲不振。

切诊：右下腹压痛，右下腹部可触及包块，脉细。

1. 湿热蕴结

肠鸣腹痛，大便量多稀薄臭秽，或油腻呈蛋花状，或夹有鲜血，肛门灼热肿痛，小便短赤，口苦口腻，胃脘痞胀，恶心纳呆，舌红苔黄腻，脉濡数。

辨证要点：腹痛，大便泻下臭秽夹鲜血，肛门灼热肿痛，口苦口腻，舌红，苔黄腻。

2. 气滞血瘀

腹部积块，固定不移，腹部胀痛或刺痛，大便溏泻，或为黑便，形体消瘦，面色晦暗，嗳气纳呆，神疲乏力，舌质紫暗，或有瘀斑，脉细涩。

辨证要点：腹部积块，腹部刺痛，大便溏泻或为黑便，舌紫暗或有瘀斑，脉细涩。

3. 肝郁脾虚

右少腹或脐周胀痛，痛则欲泻，便后痛减，大便稀溏，胸胁胀闷，嗳气食少，抑郁恼怒或情绪紧张时腹痛、腹泻复发或加重，矢气频作，舌质淡、苔薄，脉弦。

辨证要点：右少腹或脐周胀痛，痛则欲泻，便后痛减，胸胁胀闷，抑郁恼怒时腹痛腹泻加重，脉弦。

4. 脾胃虚寒

腹部隐痛，喜温喜按，肠鸣，久泻不愈，呕吐清水，食欲不振，面色萎黄；神疲乏力，四肢畏寒，少寐头晕，舌质淡，苔薄白，脉沉迟。

辨证要点：腹部隐痛，喜温喜按，久泻不愈，四肢畏寒，神疲乏力，舌淡、苔白，脉沉迟。

三、鉴别诊断

（一）西医学鉴别诊断

1. 与肠结核鉴别

绝大多数继发于肠外结核，因此常有开放性肺结核，病变虽可涉及回肠末端，但同时多累及盲肠、升结肠，无节段分布，瘘管形成较少，结核菌素试验阳性，抗结核治疗有效，组织学检查可见干酪性肉芽肿病变。

2. 与溃疡性结肠炎鉴别

克罗恩病与溃疡性结肠炎有许多相似之处，二者临床容易混淆，其不同之点：①克罗恩病常易累及回肠远端，并可累及整个消化道；而溃疡性结肠炎主要累及远端结肠，严重者可蔓延至全结肠及回肠末端，但不侵犯小肠。②克罗恩病变累及肠壁全层，以肉芽肿为典型病变；而溃疡性结肠炎的病变表浅，主要累及黏膜层及黏膜下层。③克罗恩病的病变呈节段性，而溃疡性结肠炎病变则连续而均匀。④克罗恩病常并发瘘管及不完全性肠梗阻；而溃疡性结肠炎则少见。

3. 与急性出血坏死性小肠炎鉴别

本病亦呈节段分布，临床表现和克罗恩病呈急性起病者相似。但本病多见于儿童及青年，有地区性和季节性，发病前有不洁饮食或暴饮暴食史，腹痛以左上腹、左中腹为主，便血多见，呈血水样或暗红色糊状粪便，且味腥臭，本病中毒症状较明显，病程较短，很少复发。

（二）中医病证鉴别诊断

克罗恩病属中医的"泄泻""腹痛""积聚"等病范畴。故本病主要与中医的"胃脘痛""痢疾"等病鉴别。

1. 与痢疾的鉴别

痢疾患者的临床特点是腹痛，里急后

重，痢下赤白黏液，其腹痛是与里急后重同时出现，其痛便后不减，大便中可培养出痢疾杆菌或找到阿米巴原虫。本病患者临床表现为泄泻时，主要出现排便次数增多，粪便稀溏，甚至如水样，一般无脓血和黏液，其腹痛多与肠鸣腹胀同时出现，其腹痛便后即减，无里急后重感，大便中检查虽有红细胞、白细胞，但不能培养出痢疾杆菌或阿米巴原虫。

2. 与胃脘痛鉴别

主要是疼痛部位之异，胃居中焦，其疼痛部位在胃脘近心窝处，常伴有纳少，泛恶，嗳气，呃逆等症状。本病疼痛部位多见脐周及右下腹部，局部压痛，且很少有泛酸，呕吐，呃逆等症状。故二者不难鉴别。

四、临床治疗

（一）提高临床疗效的基本要素

1. 谨守病机，辨证准确

本病主要病机是湿热蕴结于大肠，气血壅滞，大肠传导失常，而大肠主传导功能有赖于脾胃的健运，大肠有病必延及中焦脾胃。少腹属肝，肝病必传之于脾，加之患者久病必虚多瘀，往往易于形成肝脾不和，升降失司，寒热不调，正虚邪实的局面。这就必须加以全面的分析，准确地辨证。

2. 证变法亦变，论治要周密

本病的病机多居湿热蕴结下焦，气血壅滞，正气虚衰。在施治时除紧紧抓住这个病机外，还要具体分析正邪力量的对比，或以祛邪为主，补虚为辅，或补虚为主，兼以祛邪，或补消并用，做到证变法也变。用药有效则应守方，不要轻率改变。

3. 扶助胃气，饮食有节

胃为水谷之海，胃气一虚，则五脏六腑化源匮乏。本病属消化系统疾变，扶助胃气是自始至终应重视的关键环节，务

必做到饮食有节，这是提高临床疗效的必备条件，否则会前功尽弃。

4. 内外合治，双管齐下

在整体辨证施治同时，配合中药灌肠。内服可照顾机体的全局，外治灌肠能直接作用于病变肠道，保留时间长，浓度高，有利于药物吸收和发挥作用，又能避免胃酸对药物的影响，使药物成分免受破坏，有利于局疗炎症消退和病变修复，共达标本兼治之目的。

（二）辨病治疗

治疗方案的选择应建立在对病情进行全面评估的基础上。开始治疗前应认真检查有无全身或局部感染，特别是使用全身作用激素、免疫抑制剂或生物制剂者。治疗过程中应根据对治疗的反应和对药物的耐受情况随时调整治疗方案。决定治疗方案前应向患者详细解释方案的效益和风险，在与患者充分交流并取得合作之后实施。

1. 一般治疗

（1）必须要求患者戒烟　继续吸烟会明显降低药物疗效，增加手术率和术后复发率。

（2）营养支持　CD患者营养不良常见，注意检测患者的体重和BMI，铁、钙和维生素（特别是维生素D、维生素B_{12}）等物质的缺乏，并做相应处理。对重症患者可予营养支持治疗，首选肠内营养，不足时辅以肠外营养。

2. 药物治疗

（1）氨基水杨酸制剂　柳氮磺吡啶对控制轻、中型患者的活动性有一定疗效，但仅适用于病变局限在结肠者。美沙拉嗪能在回肠、结肠定位释放，现已证明对病变在回肠和结肠者均有效，且可作为缓解期的维持治疗用药。

（2）肾上腺皮质激素　是目前控制病

情活动最有效的药物，适用于本病活动期。一般主张使用时初量要足、疗程偏长。可采用泼尼松10~20mg，每日3次口服；或用相应量的氢化可的松静脉滴注。直肠病变者可用泼尼松龙肛门栓剂，每日1~2次。或用氢化可的松25~50mg保留灌肠，病情缓解后剂量逐渐减少至停用，并以氨基水杨酸制剂作长程维持治疗。

（3）免疫抑制剂 硫唑嘌呤适用于对激素治疗效果不佳或对激素依赖的慢性活动性病例，加用这类药物后可逐渐减少激素用量甚至停用。每日100~150mg，分次口服。疗效不如皮质激素或不明显，不良反应较多，而与激素合用，有减轻症状，增强疗效的作用。

（4）抗生素或抗菌药物治疗 其作用机制，可能为杀灭肠道细菌，从而减少细菌产生的大量抗原参与肠道的免疫反应，使病变好转，腹泻减轻，可选用广谱抗生素如头孢菌素类、喹诺酮类等，并联合应用甲硝唑，有一定疗效。

（5）生物制剂 抗TNF-α单克隆抗体用于激素和上述免疫抑制剂治疗无效或激素依赖者或不能耐受上述药物治疗者，IFX仍然是我国目前唯一批准用于CD治疗的生物制剂。沙利度胺：已有临床研究证实，沙利度胺对儿童及成人难治性CD有效，可用于无条件使用抗TNF-α单克隆抗体者。其起始剂量建议75mg/d或以上，值得注意的是该药治疗疗效及不良反应与剂量相关。

3.手术治疗

手术治疗不可能根治克罗恩病，术后复发率高。但在内科治疗失败，伴有某些并发症时需要手术治疗。

（1）手术指征

①积极内科治疗无效。②发生肠穿孔。③发生完全性肠梗阻。④腹腔脓肿，内外瘘。⑤消化道大出血，内科治疗无效。⑥并发癌肿。

（2）手术方式

①单纯病灶切除。②直肠结肠切除术或次全结肠切除术。③回肠造瘘术。

（三）辨证治疗

1.辨证施治

（1）湿热蕴结

治法：清化湿热，理气和胃。

方药：白头翁汤加减。

组成：黄连6g，白头翁15g，黄柏12g，秦皮12g，黄芩12g，马齿苋12g，赤芍12g，槟榔10g，陈皮12g，焦山楂12g，广木香10g，甘草6g。

加减：若便下鲜血者加地榆15g，藕节12g，白及6g，仙鹤草12g，凉血止血。胃脘痞胀纳呆者加佛手12g，炒枳壳12g，焦楂曲12g，理气健脾。小便短赤者加炒车前子15g，六一散30g，清热利尿，兼实大便。兼发热恶风表证者，可配合用银翘散，疏风解表清热。

（2）气滞血瘀

治法：理气活血，通络消积。

方药：膈下逐瘀汤加减。

组成：五灵脂10g，当归15g，川芎12g，桃仁12g，红花10g，赤芍12g，乌药12g，延胡索15g，制香附12g，枳壳12g，甘草6g。

加减：若肛门脓肿者加公英、红藤、皂角刺活血透脓。若女子闭经加泽兰、益母草，行气活血通经。

（3）肝郁脾虚

治法：疏肝理气，健脾化湿。

方药：痛泻要方加减。

组成：白术12g，白芍20g，防风10g，陈皮10g，茯苓15g，枳壳12g，乌药12g，白扁豆20g，木瓜12g，薏苡仁30g，炙甘草5g。

加减：若食少神疲，加党参、山药、焦山楂、焦神曲健脾助运。若腹痛较重、胸胁胀满，加柴胡、制香附、延胡索疏肝理气。若泻下垢腻加黄连、败酱草清肠化湿。若便血鲜红，加仙鹤草、地榆凉血止血。

（4）脾胃虚寒

治法：温阳散寒，健脾和胃。

方药：参苓白术散合附子理中汤加减。

组成：党参15g，白术15g，茯苓15g，陈皮12g，山药30g，白扁豆15g，附子6g，莲子肉15g，砂仁6g，苡仁15g，甘草6g，生姜6g。

加减：若久泻不愈者加用四神丸。若少寐头晕者加丹参、当归、夜交藤、合欢花，养血宁心安神。食欲不振者加山楂、神曲、麦芽健脾和胃。

2.外治疗法

（1）针灸

①体针：泄泻取脾俞、中脘、章门、天枢、足三里；腹痛取脾俞、胃俞、足三里、中脘、气海、关元；便血取足三里、三阴交、关元、阴陵泉。伴出血性休克者取人中、少商、合谷、涌泉、百会。

②耳针：泄泻取大肠、小肠、胃、脾、交感、神门；腹痛者取交感、神门、皮质下、胃、脾、小肠；便血取皮质下、心、肾上腺、肝、脾、胃、十二指肠、神门。

（2）穴位埋线　一组胃俞透脾俞（双），中脘透上脘、天枢（双）；二组，同一组去天枢，加大肠俞（双）足三里（双），每隔15~20天，两组交替埋植1号羊肠线1次，10次为1疗程。

（四）新疗法选粹

1.粪菌移植

近年研究认为，肠道菌群紊乱在IBD发病机制中占有重要地位。因此，通过粪菌移植（FMT）重建肠道菌群用以治疗IBD已经成为近年研究热点，并已取得不错疗效。2015年，有学者提出FMT升阶治疗策略，认为FMT联合肠内营养（EN）治疗CD，能发挥协同作用，有助于CD患者临床症状的改善和脱离激素依赖，这给CD的治疗研究带来新的方向。

2.干细胞移植

近年来，干细胞疗法作为一种新兴的治疗炎性反应性肠病的生物治疗手段，利用干细胞移植治疗修复机体的组织成为国内外学者研究的重点之一，越来越多的学者发现了干细胞在治疗肠道疾病中的作用，这为克罗恩病（CD）的临床治疗提供了一个新的方向，同时也为克罗恩病肛周瘘管形成提供了新的治疗思路。干细胞作为具有多向分化潜能和自我复制能力的原始未分化细胞，同时具有免疫调节、免疫重建和促进血管增生等功能。

（五）名医特色治疗

1.王爱华

王爱华教授认为，脾虚乃克罗恩病发病关键，湿热为本病之标，本虚标实是克罗恩病的发病特点。先天禀赋不足，素体脾气虚弱，中焦运化失司，湿邪继而内生，郁久化热，湿热蕴结肠道，气机阻滞，致血行不畅而瘀，久病及肾，终致脾肾两虚。每逢外邪侵袭、情志刺激、饮食不节等易诱发本病。诊治本病应注重分期论治，活动期以清热燥湿为主，辅以健脾、益气、活血、止痛，缓解期以固本培元（健脾、补肾）为主要治则，兼顾祛湿止泻。对于克罗恩病脾气虚弱证，治以健脾益气、祛湿止泻，方用参苓白术散加减；湿热蕴结证，治以清热化湿、行气导滞，方用芍药汤加减；气滞血瘀证，治以理气活血、消积止痛，方用膈下逐瘀汤加减；脾肾阳虚证，治以健脾补肾、固本培元，方用芪杞固本汤加减。

2.姜树民

姜树民教授从痈论治本病，认为本病

可因饮食不节，感受外邪，情志不畅，久病体虚而致脾胃运化失健，小肠分清别浊功能失司，大肠传导失常乃至热盛血败，肉腐成脓，湿、热、血、脓、腐俱下而成，病位在大肠和小肠，同时与脾、胃、肝、肾等脏腑密切相关，病理因素主要是湿、热、血、脓、腐，而其中湿热为最重要的因素。治疗本病应首先区分发作期和缓解期，发作期以祛邪为主，治以清热解毒利湿、祛腐化浊、护膜生肌；缓解期以扶正为主，治以补虚益气健脾、和血宁血、养血止血。发作期多用苦参、蒲公英、连翘以清热解毒、消肿散结兼利湿；用白头翁、马齿苋以清热解毒、凉血消肿祛瘀；白及、白蔹等药止血祛腐、护膜生肌；槟榔、厚朴行气破滞，通腑降浊止痛。缓解期治疗应以补虚为主，重在调补脏腑阴阳气血。本病发病多责之于脾，病久及肾，在缓解期多应用黄精、芡实健脾益肾；对于缓解期出现的气血亏虚之证，可选用人参、党参补气健脾；当归、三七和血宁血止血，化瘀止痛；病程日久伤阴者，选用玄参、太子参以清热滋阴生津，或以龟甲、鳖甲滋阴潜阳。若患者出现寒热错杂、虚实夹杂的证候时，治以辛开苦降、寒热并用之法，以黄芩、胡黄连、茵陈等清热燥湿；吴茱萸、高良姜等温中止痛。治疗本病应慎用补涩，少佐皮类药，取其收涩清热之性，如秦皮有清热燥湿、收涩止痢之效；石榴皮有涩肠止泻、收敛止血之功。

五、预后转归

本病多为慢性进行性，部分患者虽可自行缓解，但常反复发作，甚难根治。40%以上病例有程度不等的肠梗阻（尤其小肠病变），可反复发生。肛门、直肠病变和瘘管不多见。中毒性巨结肠和癌变也较少。癌变的病程一般在10年以上，结肠癌远多于小肠癌，早期还可以见黏膜癌。我国所见克罗恩病伴癌率只有 0.8%~1.15%。全身性或肠外并发症可有关节炎、口疮性溃疡、结节性红斑、坏疽性脓皮病、炎症性眼病、慢性活动性肝炎、脂肪肝、胆石症，硬化性胆管炎和胆管周围等，国内均少见。急性重症病例可于数日或数周内因毒血症，水和电解质紊乱及各种并发症而死亡，近期死亡率 3%~12%，15 年病死亡率在 50% 以上。

六、预防调护

（一）预防

因本病病因至今不明，尚缺乏具体的预防措施，其中注意饮食卫生、预防肠道感染，可能有一定的意义。

（1）注意饮食卫生，不食生冷、油腻、不洁及变质食物。

（2）顺应气候变化，纳凉取暖皆应适宜。

（3）避免忧思郁怒、情感内伤。

（4）适当参加体育运动，配合气功、太极拳增强机体抗病能力。

（二）调护

1. 一般护理

（1）做好情志调整，保持患者心情舒畅，消除精神，神经因素，给予安慰和鼓励颇为重要。

（2）饮食宜少量多餐，少刺激、易消化、新鲜食品，避免生冷、油腻食物。

（3）保持肛门和臀部干燥，若肛门因便次多而糜烂、出血，便后清洗肛门，清洗后涂少许外用油膏。

2. 活动期护理

（1）活动期应限制活动。进食高热量、高蛋白、低脂肪、低纤维和易消化食物。当病变部位广泛，脂肪吸收低下和腹泻时应限制脂肪摄入，给予要素饮食，这种饮食脂肪含量少，不含抗原性蛋白质。

（2）对肠梗阻患者要禁食水，给予静脉高营养法，以使病情得到缓解。

（3）便血量多的患者，应密切观察血压，脉搏，呼吸情况；注意便血时的伴随症状，如头晕、心悸、出冷汗、脉细数；注意小便量，大便颜色、次数和量的变化。

七、专方选介

痛泻要方加味：党参、白术各10g，茯苓、白芍各12g，陈皮、防风各6g，红藤、车前草各12g，生甘草6g。用法：每日1剂，水煎分服。本病多因饮食失调，致脾胃运化失司，日久积湿生热，湿热蕴阻肠腑而出现腹痛、泄泻，土虚木贼则腹胀、纳呆、形瘦、神疲。治以痛泻要方为主补脾泻肝，加红藤清热解毒，车前草利尿使湿热下行而出。终以人参健脾丸从本图治，俾脾旺而不受邪，疗效得以巩固。

薏苡附子败酱汤：生薏米30g，制附子（先煎）6g，败酱草15g，党参12g，炒白术9g，川楝子6g，延胡索6g，丹皮6g，赤芍、白芍各9g，砂仁5g，生甘草6g。本方化湿清热兼行瘀滞、辅以扶正理气止痛。适用于湿热蕴结肠道、气血壅滞证型。水煎，每日1剂，早晚分服。

连脂清肠汤：补骨脂、黄连、白术、茯苓、山药、白芍、甘草、防风、五灵脂。徐景藩认为：对本病当以健脾化湿为主，抑肝温肾，温中佐清，除其肠热，活血化瘀，通络消积。

主要参考文献

[1]何植，张发明. 中华粪菌库的原则、方案和风险管理[J]. 胃肠病学，2017，22（4）：193-198.

[2]徐隽，智发朝. 炎症性肠病治疗新进展——干细胞治疗[J]. 现代消化及介入诊疗，2015，20（4）：447-451.

[3]石长珍. 仙方活命饮加减治疗克罗恩病[J]. 浙江中医杂志，2010，45（7）：481.

[4]王芳，王旭. 浅谈王瑞麟教授"主辅保抗"组方用药方法[J]. 中医学报，2015，30（10）：1430-1432.

[5]吴开春，梁洁，冉志华，等. 炎症性肠病诊断与治疗的共识意见（2018年·北京）[J]. 中国实用内科杂志，2018，38（09）：796-813.

[6]罗瑿，宾东华，王爱华. 王爱华教授辨治克罗恩病经验[J]. 亚太传统医药，2021，17（5）：102-103.

[7]燕姝璇，姜树民. 姜树民从痈论治克罗恩病经验[J]. 湖南中医杂志，2015，31（9）：27-29.

第四节　肠道寄生虫病

肠道寄生虫病就是寄生虫在人体肠道内寄生而引起的疾病。人体肠道寄生虫有多种，本篇重点介绍蛔虫病、蛲虫病、钩虫病。

大多数肠道寄生虫感染与当地的卫生条件、生活习惯、健康意识、经济水平和家庭聚集性等因素有关。自然界的气温、雨量以及人们的生产和生活习惯是流行病学上的重要的因素。发展中国家及农村发病率尤高。肠道寄生虫的危害性很大，会导致消瘦和严重程度不等的胃肠道症状如腹痛、呕吐、消化不良等。肠道寄生虫在人体内寄生过程复杂，引起的病变并不限于肠道，还可引起严重的并发症，损害人体脏腑气血，临床常见患者面黄肌瘦，精神萎靡，喜嗜异物等症。由于感染寄生虫种类的不同及感染程度的差异，其临床表现也存在较大的差别，其治疗主要是杀虫驱虫以消除病因，健运脾胃以改善症状。

蛔虫病

蛔虫病（Ascariasis）是似蚓蛔线虫（简称蛔虫）寄生于人体小肠所引起的传染性疾病。多见于儿童。病程早期其幼虫在人体内移行可引起呼吸道疾病和过敏症状。当成虫在小肠内寄生则可引起腹痛等肠道功能紊乱。大多数为无症状性感染。临床以腹痛、消瘦、食欲不振、嗜食异物等为主要表现，偶可引起胆道蛔虫病，蛔虫性肠梗阻等严重并发症。

一、病因病机

（一）西医学认识

蛔虫是人体最大的寄生线虫，寄生于小肠上段，活体为乳白色或粉红色。雌虫每日产卵约 20 万个，虫卵分受精卵和未受精卵，后者不能发育。受精卵随粪便排出，在适宜的环境下发育成感染性虫卵，此时被人吞食后即可受感染。其幼虫在小肠孵出，经第一次蜕皮后，侵入肠壁静脉 – 门静脉 – 右心 – 肺。在肺泡与支气管经第二次蜕皮逐渐发育成长。感染后 8~9 天向上移行，随唾液或食物吞入，在空肠经第四次蜕皮发育为童虫，再经数周发育为成虫。整个发育过程需 10~11 周。宿主体内的成虫数目一般为一至数十条，最多可寄生 1000 多条。蛔虫的寿命为 10~12 个月。成虫寄生于肠道，由于虫体的机械性刺激，分泌的毒素与代谢产物可致消化道功能紊乱症状；蛔虫有钻孔特性，钻入胆道可引起胆道蛔虫病，并可继发细菌感染引起胆道感染，亦可引起胰腺炎。

人是蛔虫的唯一终宿主，蛔虫患者是唯一传染源。感染期虫卵经口进入人体，污染的土壤、蔬菜、瓜果等是主要媒介。人对蛔虫普遍易感。儿童喜爬行、吸吮手指，故易感染。3~10 岁年龄组感染率最高。在使用未经无害化处理人粪施肥的农村地区，人口感染率可达 50% 以上。本病以散发为主，但有时可发生集体性感染。

（二）中医学认识

我国古代对于肠道虫证记载较早，《素问·咳论》："胃咳之状，咳而呕，呕甚则长虫出。"《金匮要略·趺蹶手指臂肿转筋阴狐疝蛔虫病脉证治》提出："蛔厥者，乌梅丸主之。"对于蛔虫寄生于肠腑及其产生的并发症已有明确论述。后代则在此基础上，不断丰富了对于蛔虫病的认识及治疗方法。中医认为蛔虫病是由于以下原因引起。

（1）脾胃虚弱　脾胃虚弱，胃中虚冷，脏腑之气虚，则虫易乘虚而入，为蛔虫病的主要致病原因，历代医家对此皆有论述，《诸病源候论·九虫病诸候》提出："腑脏虚弱而动，或因食甘肥而动。"宋代《太平惠民和剂局方·治小儿诸疾》曰："小儿疾病多有诸虫，或因脏腑虚弱而动。"

（2）湿热内蕴　《丹溪手镜·虫十八》曰："盖因湿热之生，脏腑虚则侵蚀。"明代《景岳全书·诸虫·蛔虫》曰："而虫能为患者……然则或由湿热……非独湿热已也。"

（3）饮食不当　唐代《备急千金要方·治蛔虫攻心腹痛方》曰："凡得伤寒及天行热病，腹中有热，又人食少肠胃空虚，三虫行作求食，食入五脏及下部。"宋代《太平惠民和剂局方·治小儿诸疾》曰："小儿疾病多用诸虫……或因食甘肥而动。"

因虫性好动，喜钻孔窍，若钻入胆道，气机阻滞，胆失疏利，发为蛔厥；扭结成团，壅结肠道，阻塞肠腑，升降悖逆，可发生"虫瘕"；钻入阑尾，使气血瘀滞，血败肉腐，则形成肠痈。

蛔虫寄生于肠腑还可损伤脏腑，吮吸精微，损耗气血，日久脏腑虚弱，脾运失健，而见面色萎黄，形体消瘦等虚弱之象。故本病病初为实证，日久可由实转虚形成虚实夹杂证。

二、临床诊断

（一）辨病诊断

1.临床诊断

蛔虫病的致病包括蛔虫幼虫在人体内移行和成虫在小肠内寄生引起的宿主免疫反应、机械性损伤和成虫夺取宿主营养作用。临床表现可按病程相应地分为幼虫致病和成虫致病。

（1）幼虫致病

①蛔蚴性肺炎蛔虫幼虫在肺内移行，患者可出现畏寒、发热、咳嗽、痰中带血、嗜酸性粒细胞增多以及荨麻疹等过敏性肺炎症状。如短期吞入大量感染性虫卵，则可引起蛔虫性哮喘症，主要症状为气喘、干咳和喉部异物感。

②幼虫异位寄生引起相应部位病变重度感染时，幼虫可通过肺毛细血管、左心，进入体循环，侵入一些组织或器官，如甲状腺、淋巴结、胸腺、脾脏、脑和脊髓等处，引起相应的异位病变，如肝脓肿、脑膜炎、癫痫、浮肿等，也有入肾，经尿排出或通过胎盘进入胎儿体内寄生。

（2）成虫致病

①肠蛔虫病间歇性脐周疼痛或上腹部绞痛是肠蛔虫病的特点，其他症状和体征还有腹胀、腹部触痛、消化不良、腹泻或便秘以及食欲不振、恶心、呕吐等。可伴有营养不良、维生素缺乏甚至发育障碍。

②蛔虫性中毒症一般表现为头痛、失眠、精神烦躁、磨牙等神经系统症状；也可出现低热、荨麻疹、哮喘、皮肤瘙痒、结膜炎等过敏症状。重者可引起蛔虫中毒性脑病，此病初期以消化道及神经系统症状为主，多伴有阵发性头痛，有吐蛔虫史及排蛔虫史，起病急，绝大多数于阵发性腹痛开始，24小时内进入抽搐状态，甚至因中毒休克而死亡。

③并发症：异位蛔虫症，即蛔虫离开其主要寄生部位而至其他器官或脏器者，可引起相应的病变和症状。

a.胆道蛔虫病：系肠内蛔虫进入胆管所致。临床表现为突发阵发性上腹部钻顶样疼痛，辗转不安，面色苍白。疼痛向右肩、腰背或下腹部放射。间歇期如正常人。常伴有恶心、呕吐，时吐出蛔虫。体检腹部体征不明显，与腹痛之剧烈程度不相称，仅剑突下或稍偏右有局限性轻度压痛点，无腹肌紧张。若蛔虫完全进入胆管，甚至进入胆囊，疼痛反而减轻。但炎症现象进一步发展，则表现为明显的固定压痛，并有肌紧张、反跳痛，伴有发热、寒战或黄疸。并发胆囊炎时可摸到肿大胆囊。从远期影响看，胆道蛔虫病易并发胆结石，在胆管或胆囊内以蛔虫卵或蛔虫残体为核心，可逐渐形成结石。

b.蛔虫性肠梗阻：大量蛔虫体扭结堵塞肠管可引起机械性肠梗阻，有时蛔虫虽不多，也可因虫体机械刺激或其所分泌的毒素使肠蠕动发生障碍而导致梗阻。肠壁的痉挛和水肿可加重梗阻的程度，严重的梗阻可造成肠扭转或肠套叠。临床特点为腹部阵发性绞痛，以脐周或右下腹部为甚，呕吐并常吐出蛔虫，停止排气和排便。梗阻形成后，疼痛可逐渐加剧，持续数分钟，间歇短时间可再出现。多数病例在脐部右侧可触及软的、无痛的、可移动的团块或香肠形索状物，常随肠管收缩而变硬。早期可有低热、白细胞增多，晚期可出现严重脱水或酸中毒，甚至休克。小儿蛔虫病肠梗阻发病率较高，这是因为小儿肠腔小，肠腔调节功能差，因而易被蛔虫毒素刺激引起痉挛，或被蛔虫团堵塞而发生肠梗阻。

c. 蛔虫性阑尾炎：蛔虫钻入阑尾可引起阑尾炎，本病临床特点为：有吐蛔虫或便蛔虫史；突然发生阵发性腹部绞痛，而且发作时疼痛难忍，并有频繁呕吐，但缓解时则安然如常；疼痛部位起初在全腹或脐周，以后即转移至右下腹部；早期症状重而体征较轻，仅在麦氏点附近有压痛或在右下腹可触及有压痛的活动性条索状物；病程进展一般较快，多在8小时后局部出现不同程度的肌紧张，压痛和反跳痛明显以及皮肤痛觉过敏，且穿孔发生较早，继发腹膜炎，重症者迅速陷入感染性休克和衰竭状态。

d. 蛔虫病肠穿孔：蛔虫可使病变或正常的肠壁发生穿孔，如十二指肠溃疡、肠梗阻、肠伤寒、阑尾炎等病变处或阑尾切除、胃切除后的缝合口，或经梅克耳憩室进入腹腔，其临床表现为亚急性腹膜炎，也可形成弥漫性或局限性腹膜炎。腹腔穿刺有渗出液，并可能检测到蛔虫卵。临床表现为发热不明显，伴有恶心及呕吐，腹胀逐渐明显，腹部触诊有柔韧感。

e. 肝蛔虫病：肝蛔虫病为蛔虫钻入肝脏所致。在患有重症全身感染性疾病（如肺结核或败血症等）、十二指肠肠炎、胆总管炎、胆结石以及反射性障碍使壶腹口松弛等患者中，蛔虫易钻入胆管进入肝脏，尤其是较小的蛔虫。

本病是胆道蛔虫病的严重并发症，易被误诊为胆道蛔虫病、胆石症、胆囊炎、中毒性肝炎、肝癌、阿米巴或细菌性肝脓肿。如被误诊或仍按胆道蛔虫病处理，可引起严重后果。

本病临床特点是：持续性右上腹痛，性质较胆道蛔虫病缓和，且病程越长症状越轻，可造成病情好转的假象，从而延误诊断和治疗；高热，一般体温持续在38℃以上，药物治疗效果不显著；肝大，多因右上腹肌紧张而不易触及；恶心、呕吐、周期性呕血、便血或继腹痛之后发生呕血、便血；呼吸困难和咯脓血痰；有吐蛔虫史及胆道蛔虫病史。

f. 胰腺蛔虫病：胰腺蛔虫病是蛔虫钻入法特壶腹或整个胰管引起梗阻感染所致。主要体征是在上腹部出现阵发性剧痛，可放射至左肩背部和腰部，疼痛间歇时间较短。化验血淀粉酶及尿淀粉酶均高于正常，粪检蛔虫卵阳性或者近期有排蛔虫史或吐蛔虫。

g. 气管和支气管蛔虫病：蛔虫可由肠道上窜食管经喉头钻入气管。气管蛔虫病主要表现为：突发性呼吸急促、呼吸困难，甚至呼吸停止。喉头有鸣音，严重者呈支气管哮喘持续状态。外科手术时，在全身麻醉下，喉头的保护性反射功能暂时失去作用，如患者有蛔虫感染，则因胃肠功能紊乱及麻醉诱导不平顺所致的呕吐，增加蛔虫从食管窜出的机会，一旦窜入咽喉，其出路受阻，而在此扭曲，影响通气或刺激声门喉头痉挛，蛔虫若钻入气管，就可造成阻塞。

h. 肺动脉及心脏蛔虫病：本病是蛔虫钻入心脏和肺动脉所致。这是最严重而难以确诊的致命性疾病。主要表现为高热、寒战、上腹部疼痛、腹肌紧张、呼吸困难、中枢性发绀或昏迷。

i. 蛔虫性肉芽肿：雌蛔虫侵入肝、腹腔或肺等处均可排虫卵。虫卵若遗留在某些脏器组织中，所引起的早期病变为嗜酸性脓肿，进而转变为由组织细胞、上皮细胞和多核巨细胞等形成的肉芽肿病变。

常见的有腹腔蛔虫卵肉芽肿、肝脏蛔虫卵肉芽肿、胰腺蛔虫卵肉芽肿、横结肠蛔虫卵肉芽肿、肺蛔虫肉芽肿、肺蛔虫卵肉芽肿、胆囊管蛔虫卵肉芽肿和阑尾尖部蛔虫卵肉芽肿等。

j. 其他异位蛔虫病：蛔虫有游走、钻孔习性，蛔虫可侵入胸腔、肾、眼、耳、鼻、膀胱、尿道、输卵管、子宫以及皮肤肌肉等处，造成异位寄生，引起各器官和组织的发炎、阻塞、坏死和穿孔。以上这些部位的异位蛔虫病国内都有病例报告。

2. 相关检查

（1）病原学检查

①痰或支气管肺泡灌洗液检查早期感染若在痰或支气管肺泡灌洗液中查到蛔虫幼虫，即可确诊。

②粪便检查成虫感染期可用直接涂片法、厚涂片法（Kato 法或 Kato-Katz 法）以及饱和盐水浮聚法检查患者粪便，用任何一种方法查到蛔虫卵即可确诊。

（2）血常规检查 蛔蚴移行时，白细胞总数增高，为（15~20）×10⁹/L；嗜酸性粒细胞明显增高，为 0.03~0.06。

（3）其他检查 粪检阴性时并不能肯定体内无蛔虫寄生，如果肠内仅有雄虫寄生或雌虫未达成熟产卵阶段，粪便就查不到虫卵。据统计 3.4%~5% 的蛔虫感染者仅有雄虫寄生，此时可试用驱虫方法或用 X 线诊断法。

（二）辨证诊断

望诊：面色萎黄、形体消瘦，或精神萎靡，或烦躁不安、面部白斑、巩膜蓝斑，舌淡红苔薄腻。

闻诊：气味无明显异常，或龋齿。

问诊：脐周疼痛、食欲不振或嗜食异物，恶心呕吐，轻泻或便秘，或吐蛔，剑突下或右上腹阵发性剧烈绞痛，或阵发性剧烈腹痛，或见黄疸。

切诊：腹部可触及条索状包块，脉弦。

1. 虫踞肠腑

脐腹疼痛，时作时止，嗜食异物、面部白斑、巩膜蓝斑、唇内有散在的白色小颗粒，或见吐蛔、大便不调、或大便下虫，食欲不振，面色萎黄，形体消瘦，苔薄腻或花剥，脉弦。

辨证要点：脐腹疼痛，时作时止，食欲不振或嗜食异物，面部白斑，或见吐蛔、便蛔。

2. 蛔厥证

突然右上腹剧烈绞痛，时作时止，痛引肩背，肢冷汗出，恶心呕吐，甚或吐蛔，或出现黄疸，或见恶寒发热，苔黄腻，脉弦数。

辨证要点：突然右上腹剧烈绞痛，时作时止，痛引肩背，甚或吐蛔。

3. 虫瘕证

突发剧烈腹痛，腹中可扪及条块状包块，腹部胀满，恶心呕吐，不能进食，大便不通，舌淡红，脉弦数。

辨证要点：突发剧烈腹痛，腹内包块，腹部胀满，大便不通。

三、鉴别诊断

（一）西医学鉴别诊断

1. 胃、十二指肠溃疡穿孔

突然发生呈刀割样剧烈腹痛，从上腹开始，很快扩散到全腹，呈持续性腹痛，多发于饱食后。肠鸣音一开始即消失。有多年反复发作的胃痛史或溃疡病史。全腹有压痛和反跳痛，腹肌紧张十分明显，如"木板样"强直。大便潜血试验阳性，X 线检查可发现膈下游离气体。

2. 急性胆囊炎

持续性疼痛，剧烈程度不如胆道蛔虫病。通常放射至右肩或右背部。右上腹肌紧张较明显，胆囊触痛征阳性。B 超可见胀大和充满积液的胆囊。囊壁增厚，大部分患者可见胆囊结石影像。

3. 胆石症

阵发性腹痛，无"钻顶样"痛感，剧烈程度不如胆道蛔虫病，间歇期较长，常起病在进油腻食后，患者年龄多在 30 岁以上，常出现黄疸。腹肌紧张，多有胆囊触痛征。B超可见胆囊内有结石影。

4. 急性阑尾炎

大多具有典型的转移性腹痛的特点，即多起于脐周和上腹部，数小时后腹痛转移并固定在右下腹，疼痛呈持续性加重。麦氏点压痛和反跳痛明显，腹肌紧张。肠鸣音减弱或消失，体温轻度升高，白细胞增多。

5. 肠套叠

突然发生阵发性腹部绞痛，果酱样血便。腹部可触及肿块。空气或钡剂灌肠X线检查，可见空气或钡剂在结肠受阻，阻端钡影呈杯口状或螺旋状阴影。

（二）中医学鉴别诊断

1. 胃痛

疼痛在胃脘部，多伴有胃脘痞痛、嗳气泛酸、恶心呕吐等，多与情志刺激，饮食不节或胃脘部受凉有关。

2. 痧证腹痛

多发生在炎夏季节，见于胃脘部或大腹部猝然绞痛，伴有欲吐不吐，欲泻不泻，胸脘闷胀，肢体发麻等。

3. 肠痈腹痛

腹痛开始多在上腹部或脐周，数小时后转移至右少腹，呈固定压痛，或右脚屈伸不利，起病时常有发热恶寒等。

4. 伤食腹痛

多有暴饮暴食史，胃脘部或大腹部胀满疼痛，嗳腐吞酸，或腹痛即泻，泻后痛减，矢气臭秽。

5. 痢疾腹痛

可见腹痛、腹泻，里急后重、痢下赤白脓血。

四、临床治疗

（一）提高临床疗效的基本要素

1. 驱蛔杀虫，固护中气

虫疾为患，喜居肠道，吮吸水谷精微，耗伤气血，损伤脏腑，使脾胃虚弱，营养被耗，人体日渐消瘦，《奇效良方》云："脏腑不实，脾胃俱虚，杂事生冷肥甘油腻之物，或食瓜果与畜兽内脏遗诸虫子类而生。"治疗时应驱蛔杀虫，同时固护中气，以防驱虫荡涤，损伤中气，临证驱虫当中病即止。

2. 中西合璧，提高疗效

蛔虫病的治疗以驱虫为主，中西药均有较好效果，但西药多有毒副作用，因此，对肝肾功能不良及体弱的患儿可选用中药驱虫。胆道蛔虫病的治疗中药以安蛔驱虫为主，同时配合西药镇痛解痉，对继发胆道感染者配合抗生素控制感染；蛔虫性肠梗阻中药以承气汤驱泻虫体，或服生豆油，以驱导蛔虫团，同时配合西医胃肠减压，注意纠正水、电解质紊乱和酸碱失衡，也可配合针灸治疗，通过综合治疗，可使梗阻缓解。

（二）辨病治疗

1. 驱虫治疗

苯咪唑类药物是广谱、高效、低毒的抗虫药物，应用最广的是阿苯达唑和甲苯达唑。

（1）阿苯达唑　常用剂量为400mg顿服，虫卵转阴率90%以上。2岁以上儿童可以和成人剂量相同，但轻度感染儿童剂量可减半，或分2天服。一般规定12岁以下儿童剂量减半。阿苯达唑的排虫高峰常在服药后第3~5天，甚至10余天还可见虫体排出。

本药口服自肠道吸收差，故不良反应一般较少或很轻微，少数病例服药后有头晕、头痛、恶心、呕吐、腹泻、口干、乏力等现象，这些不良反应有的可持续2~3天，但轻者数小时即自行消失。1%~2%的病例服药后有吐蛔现象，偶见个别病例服药后出现全身瘙痒和皮疹。

肝、肾、心功能严重不良，化脓性皮炎、活动性溃疡病、神经系统疾病以及有癫痫史、药物过敏史者不服为宜。孕妇禁用。2岁以下儿童不宜服用。

（2）甲苯达唑　推荐剂量为每次100mg，每天2次，连服3天或200mg顿服。4岁以上儿童和成人剂量相同，4岁以下儿童剂量减半。由于本药口服后吸收差，以及治疗肠道蠕虫感染的疗程短，故不良反应少，少数患者服药后有胃部刺激症状，如恶心、呕吐、腹部不适、腹痛、腹泻等，还可发生头昏、乏力、皮疹等症状，但均可自行恢复正常，约5%的患者服药后有吐蛔虫现象。

有神经系统疾病、癫痫史、过敏史的患者以及孕妇禁用，肝、肾功能不全者应慎用，2岁以下儿童也不宜使用。

（3）广谱驱虫药伊维菌素　每日口服100μg/kg，连服2天，治愈率接近100%。

2. 蛔虫性急腹症的治疗

（1）胆道蛔虫病

①内科疗法：治疗原则包括解痉止痛；注意水与电解质平衡；通过早期驱虫以防止胆管感染、胆管坏死、肝脏病变等并发症；控制感染采用头孢菌素、氨基糖苷类等广谱抗生素和甲硝唑等抗菌药。

②内镜疗法：患者先经逆行胰胆管造影（ERCP）或超声检查确诊后，经口放入内镜取虫，如蛔虫部分进入胆管，用活检钳夹持随内镜一并取出，如蛔虫完全进入胆管，则用SD-8p圈套器经内镜置入胆总管内套取蛔虫，取出后，再做上述检查，直至取完为止。国内报告此法治疗胆道蛔虫病成功率为85%以上。此法既能直接观察到蛔虫的位置、数量，又能立即取虫，可马上解除患者的痛苦。

③手术治疗：在非手术治疗法不断扩大与肯定疗效的情况下，仍不能忽视手术指征的掌握，对个别病例还须及时手术抢

救生命。手术指征：经保守疗法48小时后患者腹痛仍无改善或加剧者；黄疸明显者；有明显腹膜炎体征；合并有胆囊炎胆石症；临床症状虽减轻或消失，但超声反复检查阳性，蛔虫不退出者；或经胆管造影，证明蛔虫已完全钻进胆管或死虫长期不能排出者；合并肝蛔虫、胰腺蛔虫病、蛔虫性肠梗阻、蛔虫性阑尾炎等；中毒症状显著、大汗不止、血压下降和休克体征明显者。

（2）蛔虫性肠梗阻　可采用中西医结合治疗和手术治疗。①中西医保守疗法：服用中药加减大承气汤（大黄10g，芒硝15g，枳壳10g，厚朴10g）煎药时大黄应后下，芒硝则需冲服。每剂浓缩200ml，分2次（间隔4~6小时）由胃管注入。另外还需依据患者体征对用药做辨证加减。②氧气驱虫：因蛔虫需寄生在低氧环境下。人肠道内含氧极低，当氧气注入胃肠道后，蛔虫的生活条件发生了剧烈改变，致使蛔虫麻痹死亡，然后随肠蠕动排出体外，通常在输氧后24小时内排虫最多，在1周内还可陆续排虫。为减少肠道内容物，保持输氧中肠道内氧气浓度，输氧前一日禁食易产气的食物如红薯、马铃薯、蚕豆等，输氧前还需禁食2~4小时。在上午空腹时输氧。操作时让患者仰卧床上，先用少量2%丁卡因溶液喷射咽部，以防止吞胃管时刺激咽部引起呕吐，然后置入胃管并接通输氧装置。

本法的适应证为单纯性不完全性肠梗阻且无明显腹部胀气者。不良反应可有轻度胃部饱胀感或腹部微痛。在输氧过速时如有嗳气、恶心、反胃、呃逆以及上腹部疼痛，这时应停顿数分钟后再继续输氧。有的患者于输氧后1小时有矢气，有的可引起血压及脉搏的轻度变化。本法的禁忌证为急性完全性肠梗阻、蛔虫性肠套叠、蛔虫性肠扭转、腹膜炎、溃疡病活

动期、年老体弱者以及孕妇。③手术治疗：尽管中西医结合疗法治愈率高，但遇到以下情况必须进行手术治疗：梗阻时间长，呕吐严重者；保守治疗无效，病情加重或伴有休克者；治疗较迟，出现肠管坏死，循环障碍者；蛔虫团过大而坚实，估计不能消散者；合并其他严重蛔虫性外科并发症，如蛔虫性肠扭转、蛔虫性肠套叠以及肝蛔虫病、胰腺蛔虫病、蛔虫性阑尾炎者；无法与其他类型肠梗阻相鉴别者。

（三）辨证治疗

1. 辨证论治

（1）蛔虫证

治法：驱蛔杀虫，调理脾胃。

方药：使君子散加减。

组成：使君子、槟榔各12g，白芜荑、鹤虱、苦楝根皮、雷丸各10g，甘草3g。

加减：若大便干者，加大黄、青皮；腹痛明显者可加川楝子、延胡索、木香行气止痛；呕吐者加竹茹、生姜降逆止呕。驱虫后以异功散或参苓白术散加减调理脾胃。

（2）蛔厥证

治法：安蛔定痛，继以驱虫。

方药：乌梅丸加减。

组成：乌梅15g，黄连、黄柏各6g，川椒、干姜各5g，细辛、附子各3g。

加减：腹痛剧烈者可加木香、枳壳行气止痛，黄疸及舌苔黄腻者，去附子、干姜，加茵陈、大黄、槟榔。

（3）虫瘕证

治法：通腑散结，驱蛔下虫。

方药：乌梅丸合小承气汤加减。

组成：乌梅12g，枳实、厚朴各10g，黄连、黄柏、川椒各6g，大黄、芒硝各5g，甘草3g。

2. 外治疗法

（1）针灸疗法

①蛔虫病可指压灵台、至阳两穴。患者俯卧，术者用双手拇指按压，手法由轻至重，直至腹痛缓解。

②胆道蛔虫病，可针刺迎香（透四白）、足三里、胆俞、鸠尾。呕吐加内关；疼痛不止加中脘。手法易取泻法，强刺激，留针30分钟。

③耳针：针刺左耳廓相应部位。

④拔罐：对应腹痛部位，在背部拔罐，或在腹痛部位拔罐。

（2）腹部热熨法　取食盐500g（糠麸亦可），加入食醋50~100ml，放锅内炒热，用两层纱布包裹。令患者仰卧屈膝，放于腹部热敷，冷后再加温，1小时左右。适用于虫瘕证（蛔虫性肠梗阻）。

用大黄、芒硝各50g，冰片15g，共研细末，和醋调匀，外敷痛处。治疗小儿胆道蛔虫病。

（3）推拿疗法　揉外劳宫，推三关、摩腹，揉神阙，用于蛔虫性腹痛；按压上腹部剑突下（以压痛点为准），采用一压一推一松手法，连续推压7~8次后重压1次，如此反复进行。用于胆道蛔虫病；用掌心以旋摩法顺时针方向按摩患儿腹部，手法由轻到重。用于蛔虫性肠梗阻。

3. 成药应用

（1）驱虫片　具有杀虫理气，导滞泻热之功效，适用于蛔虫寄居肠道所致湿热及食滞之证。体弱者不宜用。3~6岁每次1~3片；6~9岁每次3~5片；9岁以上者每次5~8片。每日2次，连服2天。

（2）化虫丸　具有杀虫消积功效，适用于小儿蛔虫病。3~6岁，每次2~3g；6~9岁每次3~5g；9岁以上每次5~8g。日服2次，早晨空腹或睡前服用。

（3）使君子丸　具有消疳驱虫，散结止痛之功。适用于小儿疳积、虫积。3~6

岁，每次20~30粒；6~9岁，每次30~50粒；9岁以上每次60粒。日服2次。

（4）乌梅丸　具有温脏安蛔之功效。适用于胆道蛔虫病。3~6岁，每次1/3丸，6~9岁，每次1/2丸；9岁以上每次1丸。日服2次。

（四）名医诊疗特色

1. 祁振华

祁振华以杀虫化滞导下为主治疗小儿蛔虫病。杀虫药首选雷丸、鹤虱、槟榔，配伍大黄、芒硝。体弱脾寒者则寒热并用，温中安蛔，驱虫后再温补健脾。祁老认为，诸驱虫药中以雷丸及生槟榔效力最峻。在驱虫时，一般须佐大黄以推导。体弱大便正常者用熟大黄，体壮大便干结者用生大黄。常用基本方为雷丸、槟榔、鹤虱、苦楝皮、大黄、使君子、生甘草。对蛔虫形成肠梗阻者，先克消导滞，行气降逆，予肥儿粉1.8g，分2次服，另以陈皮、枳壳煎汤为引。待虫团散开，梗阻缓解后再行驱虫。

2. 王伯岳

王伯岳认为，治疗小儿蛔虫，应根据体质强弱采用不同的驱虫方法。对体质健实者，可直接驱虫。对身体弱者，应着重调理脾胃，佐以安蛔，以苦酸之剂使虫安伏，再佐轻下之剂，使虫随大便排出。驱虫药一般2~3剂即可。如虫未净，隔2周再治疗。对体质强者用驱蛔连梅汤，由川黄连、乌梅、榧子、雷丸、芜荑、青皮、槟榔、使君子、川楝子、熟大黄、川椒组成。对体质弱者用理中安蛔汤，由党参、炒白术、干姜、乌梅、花椒、青皮、陈皮、茯苓、焦三仙、炙甘草组成。驱虫后用异功散调理脾胃。

3. 赵一斋

赵一斋对治疗胆道蛔虫病颇有经验。治疗原则：疏肝和胃，清热安蛔或温脏安蛔。基本方剂：柴胡10g，白芍18g，枳实6g，甘草9g。辨证加减：加川楝子、川椒、槟榔、使君肉、乌梅以驱虫，加延胡索以行气，加芦荟以通便去虫积。热盛加黄芩、黄连，寒盛加干姜、附片，体虚加党参、白术，妊娠加当归、川芎。唯妊娠忌用延胡索，并以枳壳代枳实。在治疗用药时，每重用白芍与甘草，而白芍的剂量又常大于甘草量的一倍。仿仲景芍药甘草汤之意也。症状和体征消失后，则须采用补益之剂调理之。

五、预后转归

蛔虫病待腹痛症状消除后，则如常人，预后通常良好，蛔虫钻入肠道，引起胆道蛔虫病（蛔厥证）。蛔厥证持续不减，可继发胆道感染、出现发热、黄疸、病情较重，需对应治疗，若蛔虫扭结成团，可引起蛔虫性肠梗阻，出现剧烈腹痛，大便不利，病情重笃，需进行急救，必要时可考虑外科手术治疗。

六、预防调护

（1）药后要注意有无不良反应及排虫情况。

（2）蛔厥证和虫瘕证经治疗症状消失后，要注意尽早用驱虫药驱除虫体，以防复发。

（3）体虚者平时可服景岳温脏丸，温养脏腑，培元固本。

蛲虫病

蛲虫病是蛲虫寄生于人体肠道而引起的寄生虫病。临床以夜间肛门及会阴附近奇痒并见蛲虫为特征，蛲虫色白，形细小如线头，俗称"白线虫"，好发于2~8岁集体机构中的儿童，流行极广无季节性。自隋朝以来，中医对蛲虫病的观察和认识有较详细的记载。《诸病源候论·九虫证》中就有"蛲虫至细微,形如菜虫也,居广肠间"的描述,首次提出蛲虫的病名,以后均沿用此名。与西医学的蛲虫病一致。

一、病因病机

(一)西医学认识

蛲虫成虫细小,呈乳白色。主要寄生于回盲部,头部附着在肠黏膜或刺入黏膜深层,吸收营养,并可吞食肠内容物。雄虫交配后死亡,雌虫在盲肠发育成熟后沿结肠向下移行,在宿主入睡后爬出肛门产卵,产卵后多数雌虫死亡,少数可再回肛门内,甚至可进入阴道、尿道等处。刚排出的虫卵在宿主体温条件下,6小时即发育为感染性虫卵,虫卵经手、污染食物和水等进入人体消化道,幼虫孵出并沿小肠下行,经两次蜕皮至结肠部位发育为成虫。这种自身感染是蛲虫病的特征,也是需要多次治疗才能治愈的原因。虫卵可在肛门周围孵化,幼虫可经肛门逆行进入肠内并发育为成虫,这种感染方式称为逆行感染。

蛲虫病是世界性疾病,发展中国家的发病率高于发达国家。温带、寒带地区感染率高于热带。人是蛲虫唯一的终宿主,患者是唯一传染源,排出体外的虫卵即具有传染性。蛲虫病主要经消化道传播,人对本病普遍易感,并可反复多次感染。儿童及托幼机构最多见。卫生条件和不良生活习惯者常呈家庭聚集现象。

(二)中医学认识

中医学认为,蛲虫病的发生主要是饮食不洁,误食虫卵所致。蛲虫寄生于肠内,导致脾胃运化失职,生湿蕴热,湿热下注,而致肛门瘙痒,如《圣济总录·蛲虫》云:"蛲虫咬人,下部痒。"虫踞日久,损伤脾胃,

耗伤气血,可见面色萎黄,食欲不振等症。

二、临床诊断

(一)辨病诊断

1. 临床表现

(1)多数患儿无明显症状,仅在雌虫爬到肛门周围产卵时,感到肛门或会阴部瘙痒,以致引起夜睡不安,遗尿,或交叉擦腿动作。

(2)可出现食欲减退,恶心呕吐,腹痛腹泻等消化道症状,但一般较轻微。

(3)蛲虫偶可侵入邻近器官,引起异位并发症,如外阴炎、阴道炎、输卵管炎、阑尾炎以及尿频、尿急等症状。

(4)患儿夜间入睡后,可在肛门附近见到蛲虫。

2. 实验室检查

在清晨起床前,用肛门棉拭子拭抹肛门皱襞处,直接采取标本镜检,或用透明胶纸粘拭肛门皱襞处以粘贴虫卵后做镜检,可查到蛲虫卵。

(二)辨证诊断

蛲虫病较轻者,一般无明显全身症状,仅有肛门瘙痒及由于蛲虫刺激而产生的局部证候。若病程较久,可耗伤气血,亦可蕴生湿热,从而引发一些全身症状,以脾胃虚弱为主,一般较轻微。

1. 虫扰魄门

主症:肛门及会阴部瘙痒,夜间为甚,睡眠不安,伴尿频或遗尿,肛周红赤,粪便下虫,或晚间可见肛门处有蛲虫爬出,舌脉一般无异常。

辨证要点:肛门及会阴部瘙痒,夜间为甚,粪便下虫。

2. 脾胃虚弱

主症:食欲不振,形体消瘦,面色萎黄,睡眠不安,肛门及会阴部瘙痒,或见

腹痛，喜咬指甲，可伴尿频或遗尿，舌质淡，苔白、脉弱。

辨证要点：食欲不振，面色萎黄，肛门及会阴部瘙痒，舌淡。

三、鉴别诊断

（一）西医学鉴别诊断

与阴囊肛门湿疹鉴别：肛门湿疹与蛲虫病均可出现肛门瘙痒感，肛门湿疹见肛门阴囊，会阴等处出现红斑、丘疹、水疱、脱屑、糜烂渗出剧痒，但肛门周围未发现蛲虫，肛周取标本镜检未发现蛲虫卵。蛲虫肛门会阴瘙痒，以夜间尤甚，可伴食欲减退，恶心呕吐、腹痛等消化道症状，肛门附近可发现蛲虫，肛周取标本镜检，可查到蛲虫卵。

（二）中医病证鉴别诊断

由于蛲虫病病因单纯，症状典型，临床诊断率较高，易于确诊。主要与中医的腹痛鉴别。

腹痛是指胃脘以下，耻骨毛际以上发生的疼痛，其因多由阳虚、气滞、血瘀、食积等。临床在腹痛的同时常伴虚寒、气滞、血瘀、食积等兼症，作肛门皱襞蛲虫化验阴性；蛲虫病亦偶可产生腹痛，但较轻微，必伴有肛门瘙痒，夜晚尤甚，从肛门皱襞上可查到蛲虫卵。

四、临床治疗

（一）提高临床疗效的基本要素

1. 内外合治，以图效提

治疗蛲虫病，内服以杀虫、驱虫、止痒为主，使蛲虫在体内无生存环境以排出体外。由于蛲虫常寄生在人体盲肠、结肠、直肠、肛门等处，故在内治同时，积极配合外治疗法，使药力直达病所，并延缓药效持续时间，内外合治，以图效提。

2. 重视预防，避免重复感染

本病重复感染机会较多，在药物治疗的同时，必须重视与预防相结合。患儿应勤剪指甲，保持手的清洁，勤洗勤换内裤、被褥、内衣及被褥需煮沸消毒或日光下暴晒，以杜绝再感染。

3. 杀虫驱虫，勿忘顾护脾胃

对于蛲虫病的主要治疗方法，为杀虫驱虫止痒。在杀虫同时还要顾护脾胃，因蛲虫寄生在肠内可损伤脾胃，影响气机，日久耗伤气血，此外驱虫药多有一定的毒副作用，也可损伤脏腑，耗伤气血，故治疗蛲虫病要杀虫驱虫，但勿忘顾护脾胃，只有脾胃健运，气血充盛，则驱虫外泄，效果更佳。

（二）辨病治疗

1. 药物治疗

驱蛲虫治疗可快速有效治愈，由于感染途径和生活史的特性治疗需重复1~2次。

（1）甲苯达唑和阿苯达唑为驱蛲虫的首选药物。甲苯达唑 100mg/d，成人与儿童剂量相同，连服3天，治愈率可达100%。阿苯达唑 100mg 或 200mg 顿服，2周后重复一次，可全部治愈。2岁以下小儿禁用。

（2）扑蛲灵（恩波吡维铵）每次 5mg/kg，总量不超过 0.25g，睡前 1 次顿服，必要时 2~3 周后重复治疗。

2. 局部治疗

每次排便后或晚间，用温水洗净肛门，用 2% 氧化氨基汞软膏或 10% 氧化锌软膏，涂抹于肛门周围皮肤上，或用蛲虫软膏注入并涂抹于肛门，可止痒杀虫，并减少自体感染。

（三）辨证治疗

1. 辨证施治

（1）虫扰魄门

治法：杀虫驱虫止痒。

方药：化虫丸加减。

组成：槟榔、鹤虱、苦楝根皮、百部、使君子各10g，黄柏、苍术各6g，甘草3g。

加减：腹痛加青皮、白芍；尿频加滑石、木通。

（2）脾胃虚弱

治法：健脾驱虫。

方药：五味异功散加减。

组成：白术、党参、陈皮、茯苓各10g，槟榔、使君子、百部各6g，甘草3g。

加减：食少加砂仁、佛手；腹痛加白芍、木香。

2. 外治疗法

（1）熏洗　苦楝根皮20g，鹤虱15g，蛇床子15g，生百部15g，野菊花15g，生甘草5g。加水煎沸3~5分钟。坐浴熏洗，每晚睡前1次。

（2）灌肠　百部150g，苦楝根皮60g，乌梅9g，加水1200ml，煎400ml左右，过滤后于每晚用20~30ml保留灌肠。连续3次为1疗程。

（3）涂敷　百部50g，苦参25g。共研细粉，加凡士林适量调成软膏，晚睡前用温水洗肛门后涂药膏。每晚1次，连续7次为1疗程。

3. 成药应用

（1）化虫丸　具有驱虫导滞功效，适用于蛲虫病及其他肠道寄生虫病。3~6岁，每次2~3g；6~9岁，每次3~5g；9岁以上每次5~9g。日服1~2次，早晨空腹或睡前用温开水送服。

（2）追虫丸　具有驱虫除湿功效，适用于小儿蛲虫病肛门奇痒者。3~6岁，每次2~4g；6~9岁，每次4~6g；9岁以上每次6~8g。口服1次，空腹温开水送服。

（3）驱虫片　具有杀虫攻下功效，适用于个儿蛲虫及各种虫证。3~6岁，每次1~3片；6~9岁，每次3~5片；9岁以上每次5~8片。日服1~2次，体质虚弱者慎用。

（四）名医治疗特色

王伯岳以百部汤为主治疗小儿蛲虫病。百部汤由百部、槟榔、使君子各9g，青皮、苍术、黄柏各6g，甘草3g组成。水煎每日2次，早晚空腹口服，连服3剂。同时配合外用药，鹤虱、苦参、百部各15g，花椒6g。煎煮后于睡前洗肛门，连洗3天。此方治疗小儿蛲虫病，屡获效验。

五、预防转归

蛲虫病病情较轻，而且很少引起并发症，预后一般良好。

六、预防调护

1. 预防

加强卫生宣传，在集体儿童机构中，开展普查普治及卫生宣教，教育小儿养成良好的卫生习惯，饭前便后要洗手，勤剪指甲，勤换内衣内裤、被褥，纠正吮手等不良习惯。集体儿童机构的患儿同时治疗，是预防再感染和重复感染的重要措施。

2. 调护

勤洗肛门，被褥、衣裤等要经常换洗，并用开水洗烫煮沸，以便杀死虫卵，晚上睡觉要穿满裆裤或戴手套。避免患儿用手搔抓肛门。

七、专方选介

十味驱虫散：槟榔15g，使君子仁15g，雷丸9g，大黄9g，芦荟6g，榧子6g，二丑9g，苦楝根皮12g，雄黄2g，芜荑6g。共研细粉，口服每次12g。

驱蛲虫汤：槟榔20g，川楝子15g，细辛1g，百部10g，乌梅6g，大黄（后下）8g，使君子适量（不入汤剂，炒熟去壳食仁）。加水煎至60ml，每日1剂，晨起空腹先食炒熟使君子仁，1岁2粒，2岁4粒，其余按年龄每增加1岁加服2粒计算。随后服中药汤剂，药后 1 小时进食，连服 3 日。

钩虫病

钩虫病是钩虫寄生于人体小肠引起的肠道寄生虫病，临床以贫血、营养不良、异食癖、胃肠功能紊乱为主要特征，轻者可无症状，严重时致心功能不全或儿童发育障碍。寄生于人体的钩虫主要有十二指肠钩虫及美洲钩虫两种，我国华北、华东地区以十二指肠钩虫感染为主，华南及西南地区以美洲钩虫为主。近年来由于采取了有效防治措施，其发病已显著减少。

由于钩虫病在临床上以面色萎黄、浮肿、食欲减退，体虚乏力为主要表现，其证候与中医文献中的"懒黄病""黄胖病""桑叶病""黄肿病"等相似。《丹台医案》指出："黄肿之证，湿热未甚而多为虫积，食积为害也……面部黄而且浮，手足皆无血色，有虫者又吐黄水，且好食生米茶叶之类是也。"

一、病因病机

（一）西医学认识

钩虫感染遍及全球，约 10 亿以上人口有钩虫感染。感染高度流行区（感染率 80% 以上）发生在热带、亚热带地区，尤其是该区域发展中国家的农村，如潮湿的环境、缺乏粪便的无害化处理、赤足行走等，有利于本病流行。我国广大的农村，除西藏等少数高寒地区外，几乎均有钩虫病流行。钩虫感染率一般 5%~30%。患者及带虫者为传染源。钩虫病的感染途径主要是皮肤。患者是本病的传染媒介，钩虫卵随粪便排出体外，在适宜的温度、湿度条件下，迅速发育成钩蚴。①当人体赤足下田或裸露的皮肤接触被污染水后，具有感染性的丝状钩蚴可直接穿入人体皮肤或黏膜进入体内，经血液循环，最后移行于小肠，在小肠发育为成虫。②亦有的丝状蚴可借污染的食物经口侵入体内，直接进入小肠。钩虫寄生在小肠内，从肠黏膜吸取血液，并且分泌抗凝物质，从而引起一系列临床症状。

（二）中医学认识

中医认为，钩虫的病因，主要是虫毒。虫毒通过体表皮肤或随饮食侵入机体，湿热虫毒浸淫肌肤，引起局部颗粒样疱疹、瘙痒、流水，甚至湿烂。钩蚴虫毒犯肺，肺失宣降，可引起咳嗽气喘。成虫寄生肠腑，扰乱气机，损伤脾胃，使脾失健运，胃失和降，出现食欲不振，恶心呕吐，嗜食异物。若虫踞日久，吮吸水谷精微，致气血亏虚，机体失养，而见面色萎黄，神疲乏力，心悸、头晕、毛发稀疏，生长发育迟缓、脾胃虚损，水湿不化，泛溢肌肤，见面浮水肿，其病位主要在脾胃肠。病初实多虚少，病久虚多实少或为虚证。

二、临床诊断

（一）辨病诊断

1.临床表现

钩蚴引起的症状：主要是钩蚴性皮炎和呼吸系统症状。皮炎多发生于手指或足趾间、足背、踝部位，钩蚴侵入皮肤，数分钟或数小时后，皮肤有痒疹及丘疹，局部有灼热或奇痒感，1~2 天内变为水疱，常于 4~10 天症状消失。继之侵入血液循环可引起蠕虫蚴移行症，感染钩蚴 3~5 天，可出现咳嗽发热，嗜酸性粒细胞增多等症。

成虫引起的症状：主要包括慢性失血所致的贫血症状和肠黏膜创口引起的多种消化道症状。症见面色萎黄，皮肤干燥，毛发枯黄稀疏，精神萎靡，表情淡漠，四肢无力，心悸气短、水肿。发病初期可食欲亢进，继之食欲减退，腹部隐痛不适，有异食癖，腹泻或便秘，严重者有便血。贫血严重者可发生贫血性心脏病，甚至发生心力衰竭。

2.实验室检查

（1）血常规　常有不同程度的血红蛋白降低，呈低色素、小细胞性贫血。网织红细胞和嗜酸性粒细胞轻度增高，严重贫血患者常不升高。白细胞多在正常范围内。

（2）粪便检查　便潜血阳性。

①病原检查：直接涂片检查见钩虫卵可明确诊断。

②虫卵计数法：用于测定钩虫感染程度、流行病学调查和疗效评价。若粪便中钩虫卵 < 3000 个 /g 为轻度感染；3000~10000 个 /g 为中度感染；> 10000 个 /g 为重度感染。

（二）辨证诊断

本病辨证以气血不足，脾虚湿困为主，虽有湿热虫毒，总为虚多实少，其早期可有皮肤瘙痒浸淫，日久渐见黄胖虚肿。

望诊：面色萎黄虚浮，精神疲惫，毛发枯黄稀疏，或肢体浮肿，肌肤干燥不泽，舌淡胖苔薄。

闻诊：可有咳嗽，气味无明显异常。

问诊：可有食欲不振，或嗜食异物，腹胀不适，大便不调，或时有腹痛，或头晕心悸。

切诊：肌肤切按无明显异常，脉濡或细弱。

1.初期

（1）虫毒犯表　皮肤丘疹或水疱疹，糜烂、流水，局部红肿，瘙痒难忍，遇热更甚，畏寒发热，苔薄黄，脉浮或浮数。

辨证要点：皮肤丘疹或水疱疹、糜烂、流水、红肿、瘙痒。

（2）虫毒犯肺　咳嗽声嘶，重者发热气急，气喘，痰中带血，舌偏红，苔白或黄腻。

辨证要点：咳嗽、气喘，痰中带血。

2.后期

（1）脾虚湿滞　面黄虚浮，肚腹胀满，时有腹痛，好食懒动，或嗜食异物，大便溏泻，精神疲惫，舌淡苔微腻，脉濡。

辨证要点：面黄虚浮，便溏懒动，嗜食异物。

（2）气血亏虚　面色虚黄浮肿，甚则下肢浮肿，食欲不振，头晕目眩，心悸气短，毛发稀疏，肌肤不泽，神倦乏力，舌淡胖，边有齿痕，脉细弱。

辨证要点：面色虚黄浮肿，头晕心悸，脉细弱。

三、鉴别诊断

（一）西医学鉴别诊断

本病需与营养性贫血鉴别。

营养性贫血与钩虫病成虫期均可表现贫血和营养不良，症见面色萎黄或苍白，倦怠无力，精神不振，食欲减退，表情淡漠，水肿等贫血症状。但钩虫病有接触钩蚴，皮肤瘙痒及咳嗽发热病史，粪便镜检可查到钩虫卵，血液嗜酸性粒细胞增多。而营养性贫血，血液化验、红细胞、血红蛋白明显减少，经铁剂、叶酸、维生素 B_{12} 治疗后，贫血明显改善，大便镜检未发现钩虫卵。

（二）中医病证鉴别诊断

1.胃脘痛

胃脘痛与本病之消化道症状相似，均可见腹痛，食欲不振，恶心呕吐、大便溏泻等。但钩虫病之腹痛为隐痛，有手足皮肤发痒史，皮肤瘙痒 7~10 天后，有咳嗽哮喘史，且有异食癖，后期出现面色萎黄浮肿，大便隐血阳性。

2.感冒

感冒与本病初期均出现咳嗽咽痒等症。

但本病无鼻塞、流涕等感冒症状，有不发热或低热，皮肤丘疹，瘙痒病史出现。

3. 黄疸

黄疸与本病均出现面色发黄，黄疸之病因主要感受湿热邪毒，其病机，湿热阻滞中焦，熏蒸肝胆，胆汁疏泄不利，不循常道外溢肌肤而发黄，在面黄皮肤发黄同时，两目、小便均发黄，无面部虚浮，肢体浮肿，粪便涂片镜检无钩虫卵。钩虫病之病机是钩虫寄生肠腑，损伤脾胃，脾虚湿盛，耗伤气血，机体失养，临床见面黄虚浮，肢体浮肿等症，但无目黄、小便发黄，粪便镜检可查到钩虫卵。

四、临床治疗

（一）提高临床疗效的基本要素

1. 杀虫补虚，视证而定

钩虫病治疗以驱虫杀虫、补虚为根本大法。轻证宜先杀虫驱虫，再补虚扶正；重证则须杀虫补虚并治，标本兼顾；对脾胃受损，气血甚虚者，应先调理脾胃，补益气血，然后再予驱虫杀虫。

2. 钩虫浮肿，应补虚健脾扶正

钩虫病后期，常因虫毒久踞，耗伤气血，损伤脏腑，脾肾虚损，无力蒸腾运化水液，水湿停聚，故见面目浮肿，其治须补益脾肾，资助气血，脾肾强健，气血充盈，则水肿自消。

3. 中西合治，杀虫绝根

中药杀虫剂多作用缓慢，性质平和，须多次运用，功效方宏。在中药治疗同时，可配合西药杀虫剂，联合用药，增强杀虫之力，多次反复驱虫，杜其源绝其根，以提高临床疗效。

（二）辨病治疗

1. 一般治疗

（1）纠正贫血　给予口服铁剂，同时服用稀盐酸和维生素C，严重贫血者可少量输血。

（2）改善营养状况　给予高蛋白，富含维生素的膳食。

（3）防止并发症　继发感染者及时用抗生素控制感染。伴心力衰竭者，应采用输血、利尿等措施，强心药不宜过早使用。

2. 驱虫治疗

（1）羟基萘酸酚乙胺（灭虫宁）　为广谱抗肠虫药，以抗钩虫效果最好，剂量可按每岁0.2~0.3g计算，15岁以上用成人量（3~5g），清晨服药，服药前半小时口服或肌内注射氯丙嗪0.5~1.0mg/kg，以消除呕吐反应，服药10~15天后检查粪便，如未驱尽，可重复用药1次。

（2）双萘羟酸噻嘧啶（抗虫灵）　对十二指肠钩虫疗效好，剂量为每次10mg/kg，1次顿服。

（3）甲苯达唑　多用于年长儿，一般不用于婴幼儿。剂量为每次100~200mg，每天2次，连服3天。

（4）左旋咪唑　具有剂量小，不良反应少和疗效好的优点，对营养不良及婴幼儿均宜。剂量为每次1.5~3mg/kg，每晚顿服，连服3日为1疗程，必要时可连服两个疗程。

（5）阿苯达唑（肠虫清）　剂量为每次400mg，1次顿服，2岁以下小儿禁用。

3. 局部治疗

即治疗钩蚴性皮炎。钩蚴感染24h内可用左旋咪唑涂擦剂或15%噻苯达唑软膏。涂擦患处，3次/天，连用2天。可快速消肿、止痒，还能预防呼吸道症状的发生。

（三）辨证治疗

1. 辨证施治

（1）初期

①虫毒犯表

治法：疏风解毒，杀虫止痒。

方药：钩蚴感染基本方（全国中医内

科学会协定方）加味。

组成：百部15g，苦参30g，僵蚕10g，蝉蜕6g，荆芥10g，蛇床子12g，防风10g，黄柏10g，金银花12g，连翘10g，白鲜皮15g，甘草6g。

可配合外治法：5%硫酸炉甘石洗剂或1%樟脑酊涂擦局部。

②虫毒犯肺

治法：解毒杀虫，宣肺止咳。

方药：贯众汤合三拗汤加减。

组成：贯众15g，榧子10g，槟榔15g，百部6g，苦楝根皮12g，僵蚕12g，炙麻黄6g，射干10g，贝母10g，炙苏子12g，使君子10g，杏仁10g，甘草3g。

加减：痰热盛者，加瓜蒌、桔梗、牛蒡子12g；痰湿盛者，加陈皮、白芥子；哮喘者加代赭石、葶苈子；痰中带血者加仙鹤草、白茅根。

（2）后期

①脾虚湿滞

治法：健脾益气，化湿消积。

方药：贯众汤合香砂六君子汤加减。

组成：贯众15g，榧子10g，槟榔15g，百部6g，苦楝根皮12g，使君子10g，茯苓15g，党参12g，白术12g，砂仁6g，木香10g，鸡内金10g。

加减：大便稀溏者，加炒苍术、焦山楂、神曲；湿滞者加陈皮、苍术；浮肿者加泽泻、车前子。

②气血亏虚

治法：健脾益气养血。

方药：十全大补汤加减。

组成：党参、黄芪、茯苓、熟地各12g，白芍、当归、川芎、陈皮各10g，白术15g，砂仁6g，甘草6g。

加减：浮肿明显者加猪苓、泽泻、附子；心悸气短者加炒枣仁、五味子、煅龙骨。

2. 外治疗法

皮肤热敷法：用毛巾两块，浸入53~56℃热水中，趁热取出一块，挤成半，敷于虫邪侵入部位，每半分钟调换1次，反复热敷10~15分钟，注意避免烫伤。

3. 成药

（1）雷榧丸　有杀虫作用，用于虫伏肠胃，每次2丸，空腹顿服，连服3天。

（2）绛矾丸　具有健脾消积杀虫功效。适用于钩虫病属脾虚虫积证。3~6岁，每次1~2g；6~9岁，每次2~3g；9岁以上每次3~5g。每日1~2次。

（3）香砂六君子丸　具有健脾益气，理气和胃功效。适用于钩虫病气血亏虚证。3~6岁，每次2~3g；6~9岁，每次3~5g；9岁以上每次5~6g。

（四）名医治疗特色

1. 龚志贤

龚志贤治疗钩虫病以解毒杀虫，温中燥湿活血补血为法则，自拟青没丸，该方由青矾30g，制没药16g，干姜12g组成。青矾火煅，醋淬7次，使之变成红色为度。诸味共研细末，以朱砂为衣，制成水丸和蜜丸。青矾能燥湿杀虫补血，制没药活血止痛，干姜温运中阳，朱砂解毒，合而用之，共奏良效。

2. 姚传平

姚传平以健脾杀虫，消积化瘀法治疗小儿钩虫病。方用党参、白术、茯苓各6g，五加皮、当归炭各4g，鸡内金、寄生、生山楂各10g，胡黄连3g。水煎服。同时冲服雄黄粉每次0.2g。姚氏认为，小儿感染钩虫则损伤脾胃，使气血生化乏源，故临证见虚弱羸瘦，故治拟补益气血为主，具雄黄杀虫之力较剧，疗效持久，与上方同服，标本同治，攻补兼施，虫积得去。

五、预后转归

本病的转归预后决定虫体侵入的多寡，虫邪毒力的强弱与正气的盛衰。但钩虫病的预后一般是良好的，即使是后期重症，只要积极治疗，纠正贫血，杜绝重复感染，仍能完全恢复。若黄肿严重，并已导致心脾肾功能虚衰，则预后较差。如孕妇患重症钩虫病，常因胎气不足可致早产或死胎，故适时地驱虫和补虚是创造良好预后的关键。

六、预防调护

（一）预防

1. 粪便管理

采用沉淀密封式粪池，堆肥法，使用化学灭卵剂，旨在杀虫卵，杜绝传染。

2. 查治患者

目的是早发现、早治疗，起到控制传染源的作用。

3. 个人防护

减少感染机会，在夏秋季节早露未干或雨后初晴时，避免接触有钩蚴感染的作物、场地，必须作业时应穿胶鞋，戴手套防护。易感季节，下地作业前，在手足皮肤上涂上防护剂，如2%碘液，25%白矾液或15%左旋咪唑、硼酸、酒精溶液等。

（二）调护

（1）虫邪犯表期，应注意局部消毒，严禁用手搔抓，以防感染。

（2）虫毒犯表24小时内采用皮肤局部热敷杀虫法外治。

（3）虫邪犯肺期，咳出的痰液中含有钩蚴，不宜咽下。

（4）虫毒犯肺期，在1~2个月内应多次送检大便，一旦发现钩虫卵，应立即驱虫。

注意大便颜色，及时发现消化道出血情况，但服用铁剂时大便颜色呈黑色，应与消化道出血相鉴别。

主要参考文献

[1] 雷正龙，王立英. 全国重点寄生虫病防治形势与主要任务 [J]. 中国寄生虫学与寄生虫病杂志，2012，30（1）：1-5.

[2] 国家卫生计生委办公厅. 国家卫生计生委办公厅关于印发全国人体重点寄生虫病现状调查方案的通知 [J]. 首都公共卫生，2014，8（6）：241-244.

[3] 王卫平. 儿科学 [M]. 8版. 北京：人民卫生出版社，2013.

[4] 叶进，喻闽凤，徐卉卉，等. 中医儿科临床诊疗指南·蛲虫病（修订）[J]. 中医儿科杂志，2017，13（6）：6-10.

第五节　直肠肛门疾病

肛门直肠疾病是指发生于肛门直肠部位的疾病。常见的有痔、肛裂、肛门直肠脓肿等。在中医文献中统称为痔疮、痔瘘。

痔

痔是人体直肠末端黏膜下和肛管皮肤下静脉丛发生扩张和曲张所形成的柔软静脉团或肛管下端皮下血栓形成或增生的结缔组织，俗称痔疮。根据发病部位的不同，分为内痔、外痔和混合痔。

内痔是指肛门齿线以上，直肠末端黏膜下的痔内静脉丛扩大曲张和充血所形成的柔软静脉团，是肛门直肠病中最常见的疾病。外痔发生于齿状线以下，是由痔外静脉丛扩大曲张或痔外静脉丛破裂或反复发炎纤维增生而成的疾病。混合痔是同时兼有内痔、外痔两种特征的病变。

痔是一种常见的多发病，民间有"十人九痔"之称。中医学对痔的定义，《增韵》谓"隐疮也"。有关痔的成因，早在《内经》中已有论述："因而饱食，筋脉横解，肠澼为痔。"如果长期得不到治疗，痔核就会逐渐加重，可出现出血、炎性肿胀、疼痛、脱出、嵌顿等症状，严重者因反复发作，痔核出血而引起继发性贫血，影响患者的身体健康。

一、病因病机

（一）西医学研究

西医学对痔的病因至今仍未完全阐明，大致有以下几种因素。

1. 解剖学因素

（1）直肠上、下动脉和肛门动脉的终末走行都集中在齿线附近，细小的动脉与静脉以直接吻合的方式相连接，形成洞状静脉，洞状静脉血管的肌层较薄弱，弹力纤维少，胶原纤维多。在腹部压力增加情况下，可造成洞状静脉扩张而形成痔。

（2）直肠静脉中没有静脉瓣，使静脉血入肠系膜下静脉到门静脉回流困难，位于直肠下端黏膜下层的直肠静脉丛，以及位于齿线，肛管上皮、肛缘皮下的肛门静脉丛，由于缺乏弹力纤维的支持，易形成直肠静脉丛和肛门静脉丛的血管扩张。

2. 感染因素

早在十九世纪，Quenn 氏就提出炎症是痔的成因。肛隐窝炎症、直肠炎、痢疾等疾病，可引起直肠下部周围组织发炎，痔静脉丛形成静脉周围炎、静脉炎，使管壁脆化，继发血管扩张充血而形成痔。

3. 便秘与排便不当

顽固性便秘，排便时间过长，排便时用力努挣，造成直肠静脉丛和肛门静脉丛的瘀血。再加上不正常的大便习惯，蹲厕过多，就会加重局部血管瘀血扩张。

4. 妊娠与分娩

妊娠时胎儿压迫盆腔静脉，使直肠下部瘀血，引起直肠静脉丛和肛门静脉丛瘀血扩张，因此在分娩前后常发生痔。

5. 直立体位

痔是人类特有的疾病。爬行的哺乳动物不患痔。于是有的学者认为，由于人体的直立，在地球引力的作用下，直肠静脉丛和肛门静脉丛血液回流受阻，易瘀血扩张而生痔。

6. 肛门括约肌松弛无力

年老体虚患者常因肛门括约肌松弛而使痔脱垂加重。肛门部手术破坏括约肌的完整结构可促使痔的形成。

7. 门静脉系统高压

肝硬化、门静脉血栓等，使门静脉内压升高，直肠和肛门静脉丛血液回流受阻而致痔形成。

8. 遗传因素

一些学者指出小儿和青年人发生痔与先天性因素有关。日本学者统计痔疮患者44%有遗传因素的关系。认为家族成员具有痔静脉壁脆弱的先天因素。

（二）中医学认识

1. 饮食不节

《内经》曰："因而饱食，筋脉横解，肠澼为痔。"《疮疡经验全书》指出："饮食不节，醉饱无时，恣食肥腻，胡椒辛辣、炙煿酽酒，禽兽异物，任情醉饱……乃生五痔。"饮食过饱，恣食辛辣厚味，易生湿热，下注于肠，刺激肛门直肠黏膜，使之充血灼痛。

2. 便秘

长期顽固性便秘，可使肛门周围血行受阻，瘀积成痔。所以《疮疡经验全书》有："恣意耽看，久忍大便，遂致阴阳不合，关格壅塞，风热下冲，乃生五痔。"

3. 感受六淫外邪

《外台秘要》记载："此皆坐中寒湿。"《金匮要略》记载："小肠有寒者，其人下重便血，有热者必痔。"《中藏经》记载："热极则便血，又风中大肠，则下血。"这些均说明痔与六淫的关系。

4. 久坐久行，竭力负重

《医宗金鉴》记载："有负重远行，以

致气血交错而生痔者。"《外科正宗》曰："夫痔者……久坐而血脉不行，又因七情而过伤生冷，以及担轻负重，竭力远行，气血纵横，经络交错……以致浊气瘀血，流注肛门，俱能发病。"

5. 久泻、久痢、久咳

如《医宗金鉴》曰："有久泻、久痢而生痔者。""久病咳嗽而后生痔者。"

6. 妊娠、月经失调

《外科启玄》曰："痔曰肠风是也，妇女因难产久坐或经行时气怒，受冷受湿，余血渗出肛边而生。"《医宗金鉴》指出："又有产后用力太过而生痔者。"

7. 房事不节

《诸病源候论》曰："诸痔皆由伤风、房室不慎，醉饱合阴阳，致劳扰血气，而经脉流溢，渗漏肠间，冲发下部。"《古今医统大全》有："忍精不泄而成痔漏。"

8. 脏腑虚弱

如《丹溪心法》曰："痔者，皆因脏腑本虚，外伤风湿，内蕴热毒，醉饱交接，多愁自戕，以致气血下堕，结聚肛门，宿滞不散，而冲突为痔也。"

9. 遗传因素

《薛氏医案》有："痔疮之症或禀受胎毒，或母腹中受热也。"

二、临床诊断

（一）临床分类与诊断

西医学的痔分类，根据痔发生的部位和症状的不同，分为内痔、外痔、混合痔三种。

1. 内痔

内痔是指肛门齿线以上，直肠末端黏膜下的痔内静脉丛扩大曲张和充血所形成的柔软静脉团。其特点是便血，痔核脱出，肛门不适感。根据临床表现可分为四度：

Ⅰ度：便时带血，滴血或喷射状出血，便后出血可自行停止，无痔脱出。

Ⅱ度：常有便血，排便时有痔脱出，便后可自行还纳。

Ⅲ度：偶有便血，排便或久站、咳嗽、劳累、负重时之脱出，需用手还纳。

Ⅳ度：偶有便血，痔脱出不能还纳，多伴有感染、水肿、糜烂和坏死，疼痛剧烈。

2. 外痔

外痔发生于齿状线以下，是由痔外静脉丛扩大曲张或痔外静脉丛破裂或反复发炎纤维增生而成的疾病。其表面被皮肤覆盖，不易出血。其特点是自觉肛门坠胀、疼痛、有异物感。由于临床症状和病理特点及其过程的不同，可分为静脉曲张性外痔、血栓性外痔、结缔组织外痔等。

（1）血栓性外痔　由于排便用力过猛，抬举重物，活动过于激烈，或咳嗽过甚等原因致齿状线以下肛门静脉丛破裂，在肛缘形成皮下出血而成。好发于肛缘左右两侧（膀胱截石位的3、9点处）。初起为血栓外痔炎性水肿，疼痛较重，可扪及圆形血栓。

（2）静脉曲张性外痔　是齿线以下痔外静脉丛曲张，在肛门缘形成圆形、椭圆形柔软肿块。轻者，平时突出不明显，当排便或下蹲增加腹压时可以突出增大。重者，平时病变突出或脱出，常会并发痔嵌顿，外痔发炎水肿。本病一般不出血、不疼痛，仅觉肛门坠胀或有异物感，有静脉曲张外痔的患者，多伴有内痔。

（3）结缔组织性外痔　又称皮痔和皮赘痔。是指急、慢性炎症的反复刺激，使肛门缘皱褶的皮肤发生结缔组织增生、肥大，痔内无曲张的静脉丛。肛门异物感为其主要症状。

（4）炎性外痔　常由肛缘皮肤损伤和感染引起。多呈急性炎症，以红肿，疼痛为主。

3.混合痔

在齿线上下同一方位，由痔内静脉丛和痔外静脉丛扩大曲张，彼此联合，括约肌间沟消失，有内、外痔的特征。其症状有便血、内痔脱出、黏膜溢出、肛门瘙痒、疼痛等。

（二）辨证诊断

1.内痔

其临床症状主要是出血、脱出、黏液外溢及疼痛，证候分类如下。

（1）风伤肠络　大便带血、滴血或喷射状出血，血色鲜红，或有肛门瘙痒、舌红、苔薄白或薄黄，脉浮数。

辨证要点：大便带血，血色鲜红。

（2）湿热下注　便血色鲜，量多，肛内肿物脱出，可自行还纳，肛内灼热。舌红、苔黄腻，脉滑数。

辨证要点：肿物自肛门脱出，可自行还纳。

（3）气滞血瘀　肛内肿物脱出，甚或嵌顿，肛管紧缩，坠胀疼痛。甚则肛缘有血栓，水肿、疼痛明显。舌质暗红，苔白或黄，脉弦细涩。

辨证要点：肛内肿物脱出，坠胀疼痛。

（4）脾虚气陷　肛门坠胀，肛内肿物外脱，需手法复位，便血少或无，面色少华，头昏神疲，气少懒言，纳少便溏，舌淡胖，边有齿痕，舌苔薄白，脉弱。

辨证要点：肛门坠胀，肛内肿物外脱，需用手法复位。

2.外痔

其临床症见肛缘皮肤损伤或感染或突发青紫色肿块，疼痛明显或坠胀。

（1）气滞血瘀　肛缘肿物突起，排便时可增大，有异物感，可有刺痛或坠痛，局部可触及硬性结节。舌紫，苔淡黄，脉弦涩。

辨证要点：肛缘肿物突起，局部可触及硬性结节，有异物感，可有刺痛。

（2）湿热下注　肛缘肿物隆起，灼热疼痛或有滋水，便干或溏。舌红苔黄腻，脉弦数。

辨证要点：肛缘肿物隆起、灼热疼痛。

（3）脾虚气陷　肛缘肿物隆起，肛门坠胀，似有便意，神疲乏力，纳少便溏。舌淡胖，苔薄白，脉细无力，多见于经产妇，老弱体虚者。

辨证要点：肛缘肿物有坠胀感，神疲乏力，老弱体虚者。

3.混合痔

具有内痔和外痔共有的临床特点，好发于3、7、11点处。辨证诊断参照内痔、外痔。

三、鉴别诊断

便血、脱出和肿物是痔的主要症状，常与下列疾病混淆，应予鉴别。

（一）肛乳头肥大

起于齿线与肛管直肠柱之连接端，为黄白色乳头状物。因慢性炎症刺激增生肥大而成。大的有根蒂，有时大便可脱出肛外。质硬、形小，不出血。

（二）息肉病

息肉多生于直肠黏膜，附着直肠壁上。单发息肉多带细长蒂，表面红嫩易出血，多见于儿童，可脱出肛门外。多发息肉，体小，广泛分布于肠壁，色鲜红，易出血，可有家族史。确诊需作病理组织学诊断。

（三）肛裂

大便时带血、疼痛或伴有外痔，但出血很少，突垂的外痔上方肛管有纵向裂口。

（四）直肠脱垂

脱出物为直肠黏膜或直肠，有螺旋状

或环状皱折，色淡红，一般无出血。

（五）直肠癌

癌体质坚硬，形状不整齐，表面有溃疡，可见脓血及黏液，经病理组织学检查即可确诊。

（六）下消化道出血

溃疡性结肠炎、家族性息肉病等，常有不同程度的便血，需作纤维结肠镜检查，粪便致病菌培养及钡剂灌肠双重造影等。

四、临床治疗

（一）提高临床疗效的基本要素

（1）内外兼治，全身治疗与局部治疗相结合。针对引起痔的内因、外因，辨证施治，既根治痔又调整机体的全身性失调，才能取得良好的近期与远期疗效。

（2）针对具体病理改变，选用适宜的方法。以每一例患者的具体体征和病变为依据，选择能保证疗效和安全的方法。

（二）辨病治疗

目前，临床上尚没有统一的标准疗法，大致可以参照以下方案。

1. 保守疗法

适用于痔的急性炎症期，可用 0.1% 高锰酸钾溶液温水坐浴。肛管内注入消炎止痛的油膏或栓剂，可起润滑消炎的作用。

2. 注射疗法

注射宜在局麻下进行，使肛管括约肌松弛。先行指检，轻扪直肠左侧，右前及右后，感觉有无小动脉搏动；如果扪到搏动，则在其周围注射硬化剂。在上述三处各注入 2~3ml 硬化剂，然后牵开肛管，暴露痔块，在齿状线上用针头刺入痔体，抽出回血后注入硬化剂至痔块膨胀变白（1~2ml）。如果一次注射效果不理想，可在

一周后重复一次。如果痔块多，也可分 2~3 次注射。常用的硬化剂有 5% 苯酚植物油、5% 鱼肝油酸钠及 4% 明矾水等。

3. 透明帽辅助内镜下硬化术

将透明帽安装在结肠镜前，注气等候充分暴露视野，明确痔核基底部，从齿状线及以上选择注射点，内镜下直视下进针，每个点注射剂量为 0.5~2ml，一边注射一边退针，观察注射点有无出血，若有出血，则用透明帽进行短暂压迫 10~20s。

4. 手术疗法

非手术疗法无效，痔块脱出较重的病例，手术是应选择的治疗方法，局部应用长效止痛药，可使患者减少痛苦，对有指征的患者宜施行手术。

（1）结扎疗法　早在《太平圣惠方》中就有记载："用蜘蛛丝，缠系痔鼠乳头，不觉自落。"

在痔块深部用粗丝线贯穿结扎，使痔块缺血坏死而脱落，以后创面逐渐自行愈合。此法操作简单，效果切实可靠。结扎可在局麻下进行，使肛管括约肌松弛，显露痔块，用组织钳提起，在其根部用弯止血钳夹紧。在钳下将皮肤剪一裂口可以使根部变窄，便于结扎；并可留一引流口以减轻术后疼痛。从此裂口进针向钳下痔根部及其四周组织注射长效止痛剂，然后用圆针粗线贯穿钳下痔根部一或二次，"8"字结扎。术后用凡士林纱条引流，无菌纱布压迫，宽胶布固定。术后每日坐浴及应用抗生素以防感染，更换敷料至痊愈。

（2）痔切除术　可在骶管麻醉或局部麻醉下进行。暴露痔块后作与肛缘相垂直、围绕痔块的菱形切口。切开皮肤及黏膜后将曲张静脉团细致分出，直至暴露肛管括约肌。缝合齿状线以上黏膜，齿状线以下的皮肤切口不缝合作引流。术后用凡士林纱条引流，无菌纱布压迫，宽胶布固定。

（3）痔上黏膜环切术（PPH）　可在骶

麻或腰麻下进行。先扩开肛门，于齿状线上方2.5~4cm处将直肠黏膜下层环形缝合一圈，然后将PPH吻合器插入肛门，将脱垂的黏膜带切除，脱垂严重时可行双荷包缝合。

（三）辨证治疗

内痔、外痔、混合痔的分型均以病机为据，故辨证施治合而论之。

1. 辨证施治

（1）风伤肠络型

治法：清热凉血祛风。

方药：凉血地黄汤加减。

组成：细生地15g，当归尾10g，地榆炭20g，槐角20g，黄连15g，天花粉10g，升麻9g，赤芍15g，枳壳10g，荆芥炭15g。

加减：若大便秘结可加大黄、芒硝；出血甚者可加三七、藕节炭。

（2）湿热下注型

治法：清利湿热。

方药：止痛如神汤方合地榆散加减。

组成：秦艽15g，桃仁10g，皂角刺10g，苍术15g，防风9g，黄柏10g，当归15g，泽泻10g，槟榔12g，大黄15g，地榆5g，茜草根10g，黄芩10g，黄连10g，山栀10g，茯苓12g，薤白9g。

（3）气滞血瘀型

治法：理血活血化瘀。

方药：活血散瘀汤加减。

组成：当归20g，赤芍15g，桃仁15g，大黄10g，川芎12g，苏木10g，丹皮12g，枳壳10g，瓜蒌仁10g，槟榔10g，木香12g，延胡索15g。

（4）脾虚气陷型

治法：补气升提。

方药：补中益气汤加减。

组成：黄芪15~20g，甘草5g，人参10g，酒当归10g，橘皮6g，升麻3g，柴胡3g，白术10g。

2. 外治法

（1）贴敷法　以药物敷于患处，如五倍子散、黄连膏、九华膏、金黄膏等，具有消肿止痛等作用。

（2）熏洗法　以药物加水煮沸，先熏后洗，或用毛巾蘸药液乘热敷于患处，冷则更换。此法具有活血消肿，止痛收敛之功效。常用方药有五倍子散、苦参汤等。

（3）针刺法　取攒竹、燕口、龈交、白环俞、长强、承山为主穴，每次选1~2个，用提插补泻法，留针30分钟，隔10分钟行针1次。每日针治1次，1周为1疗程。

（4）痔点挑治疗法　一般可在上起第七颈椎棘突平面，下至第二骶椎平面，两侧至腋后线的范围找痔点，其特点是：形似丘疹，突起皮肤，如针头或粟米粒大，圆形，略带光泽，颜色可为灰白、棕褐或淡红色不等，压之不褪色。应选用其中明显的1~2点进行治疗。首先常规消毒局部，局麻后用普通手术刀片剔开表皮，伤口与脊柱平行，长约0.5cm，挑治深度0.2~0.3cm。挑治时针尖与脊柱平行，从浅向深部挑，一般可挑出白色纤维物，20~30条，把每条纤维挑断。最后用创可贴外敷。

（5）按摩和气功疗法　临睡前清洗肛门，用手按摩长强穴，疏通经络，改善肛门血液循环；另一种是运用意念，向上提肛，每日做3次，每次做30次，可防治痔疮、脱肛、肛门松弛、排便无力等病症。

（6）枯痔疗法　将含有腐蚀、收敛的药物直接涂于痔的表面，或插入痔核内，使其干枯、坏死、脱落以达到治愈的目的。从临床观察来看，笔者认为此法不良反应大，并发症多，疗效不如他法操作简便，故多不用。

3. 成药应用

（1）槐角丸　每次1丸，每日3次，口服。用于风邪热毒或湿热所致肠风、痔疮、下血等。

（2）痔康片 每次2片，每日3次，口服。具有清热凉血、泄热通便之功，用于热毒风盛或湿热下注所致便血，肛门作痛，有下坠感；Ⅰ、Ⅱ期内痔见上述证候者。

（3）痔速宁片 解毒消炎，止血止痛，退肿通便，收缩痔核。用于内痔、外痔、混合痔、肛裂等。每次4片，每日3次，口服。

（三）名医治疗特色

1. 郑明印

郑明印老中医根据前人的经验，结合临床，采用内服、外用相结合的方法，治疗内痔出血、血栓外痔、嵌顿痔疗效甚佳。郑老认为内痔出血是下焦郁火挟有风热邪客，热邪动血，血不归经，治宜泻火疏风，凉血止血。方药：黄芩10g，大黄9g，防风9g，地榆15g，槐花15g，生甘草6g，病久则加生黄芪30g，当归15g；血栓外痔郑老认为是风湿热夹杂客于下焦，引起局部气血瘀阻所致，治宜疏风利湿、清热行瘀。方药：防风9g，黄柏10g，桃仁9g，槟榔9g，皂角子6g，苍术9g，秦艽10g，泽泻12g，大黄9g；郑老认为嵌顿痔是风湿热瘀所致，病变在外，内服不如外用效果明显，治宜疏风利湿，清热祛瘀，散结止痛之品熏洗。方药：苦参60g，芒硝100g，羌活30g，狼毒50g，生甘草20g。惧怕疼痛，不愿接受手术治疗，渴望寻求无创伤性的治疗方法，郑老运用中医中药治疗上述三种疾病效果颇佳，值得同行一试。

2. 周济民

周济民老中医认为痔的治疗离不开辨证施治，但痔的局部特点是湿、热、风、燥四气郁滞，治疗上大都需要荡涤郁热之药。他又指出："痔之临证所见，实证者多，虚证者少，所谓虚证亦是虚中有实，只不过虚多实少而已。"针对其特点，常有清热、渗湿、润燥、疏风、和血等。扶正之法则有益气升提，滋阴养血。对于痔之实证，自当以祛邪为治，而对于虚证，却不宜一味投补，除其虚外，当参照局部特点相应地佐以清热，或佐以和血。如在健脾益气升提药中佐以清热解毒就是其例。其在治疗嵌顿痔、炎性外痔、血栓外痔时主张要重视外治，广泛运用"熏洗""外敷"，常选用清热解毒、散瘀止痛、软坚消肿、收敛止血之中药，如：五倍子、瓦松、马齿苋、侧柏叶、苦参、地榆、明矾、黄柏、白芷、赤芍、川椒外洗及四黄膏外敷，以重外治之法，而体现"异病同治"之理，再加上辨证求因，四诊合参，内服药物可达"釜底抽薪"之功效。

五、预后转归

痔的形成病因尚不完全明确，症状体征主要是便血、脱出、肛门坠胀疼痛等，长期下去，可引起轻度贫血及加重症状发展。治疗应全身治疗与局部治疗相结合，选用合宜的方法，预后转归常能取得良好效果。

六、预防调护

（一）预防

（1）及时治疗肛门周围炎症及肠道疾病，如肛窦炎、肛门瘙痒及腹泻、痢疾等。

（2）防止便秘，保持大便通畅。饮食方面应粗、细粮配合，多食水果、蔬菜等富含纤维素食品。纤维素能增强肠道蠕动，排出肠道有害物质，对预防便秘有很大好处。

（3）养成良好生活习惯。定时排便习惯，排便时不久蹲。不要大量饮酒、吃辛辣刺激性食物，便后用柔软手纸擦净肛门，便后或睡前用温水坐浴清洗肛门。每日早晚作2次提肛运动，每次作30回，对预防痔发生颇有益。

（二）调护

注意调整患者的饮食，使大便通畅；其次应注意休息，积极对症治疗，如内痔嵌顿，应及时还纳；便后肛门不适时，应及时检查，对症用药等。

七、专方选介

便后洗方：红花、防风、川椒、五倍子各15g，黄柏、银花、苦参各30g。本方具有消肿止痛，促进伤口愈合功能。适用于炎性外痔、内痔嵌顿、血栓痔。水煎熏洗。便后先熏后洗30~40分钟。痔术后熏洗368例，有效95.11%。

活血消肿汤：防风、秦艽、当归、桃仁、赤芍各15g，黄柏、苦参、苍术各20g，大黄、芒硝各30g，明矾20g。本方具有消肿、止血作用。适用于内痔、外痔、混合痔。上述药物加水2000ml，文火煎30分钟，先熏后洗，每次20分钟，每日2次，6天为1疗程。治疗炎性混合痔46例，男30例，女16例。本组治疗1个疗程后，39例痔核萎缩消失。

主要参考文献

[1] 张婷，龙楚彦，崔伯塔，等. 透明帽辅助内镜下硬化术治疗痔疮的前瞻性研究[J]. 中华消化内镜杂志，2017，34（10）：709-712.

[2] 中国中西医结合大肠肛门病专业委员会痔套扎治疗专家组. 痔套扎治疗中国专家共识（2015版）[J]. 中华胃肠外科杂志，2015，18（12）：1183-1185.

[3] 中华医学会外科学分会结直肠肛门外科学组，中华中医药学会肛肠病专业委员会，中国中西医结合学会结直肠肛门病专业委员会. 痔临床诊治指南（2006版）[J]. 中华胃肠外科杂志，2006，9（5）：461-463.

肛裂

肛裂是齿线以下肛管皮肤的纵向溃疡。呈菱形或椭圆形，临床上以肛门周期性疼痛、出血、便秘为主要特点。本病好发于青壮年，女性多于男性。肛裂的部位一般在肛门前后正中位，尤以后位多见，位于前正中线的肛裂多见于女性。

中医学多将肛裂归在痔门，称为"钩肠痔""裂痔"等，如《医宗金鉴·外科心法要诀》说肛裂的特点是："肛门围绕，折纹破裂，便结者，火燥也。"

一、病因病机

（一）西医学研究

1.外伤因素

排便用力或干硬粪便擦伤肛管，妇女分娩时撕裂肛管，肛门镜或乙状结肠镜操作粗暴等外部力量都可以引起肛管裂开。裂开创面一旦感染，形成久不愈合的溃疡则成肛裂。

2.感染因素

多认为先发生肛隐窝炎，炎症向肛管下蔓延，组织脆弱，在压力作用下损伤肛管，形成肛裂。

3.解剖因素

肛门外括约肌从尾骨起始，分左右两部分包绕肛管，在肛管前又汇合在一起，与会阴部肌肉连接。由于肌群在前后分开处留有一定间隙，加上耻骨直肠肌向前牵拉直肠。肛管在直肠的解剖弯曲接近于直角，排便时肛管后方承受压力较大，此外最易损伤。临床上肛裂发生在后正、中（6点位）最多，前正中（12点位）次之的原因就在于此。

急性肛裂发病时期短，色红、底浅、裂口新鲜整齐、无瘢痕的形成。慢性肛裂病程较长、反复发作，底深不整齐，上端常有肥大乳头，下端常有前哨痔，一般称为"肛裂三联征"，肛裂晚期可并发皮下脓肿及皮下肛瘘。

（二）中医学认识

1. 血虚肠燥

素体阴血亏虚，产后或贫血患者，血虚不能养肠，肠燥而为便秘，最易发生肛裂。

2. 湿热蕴结

外感湿热邪气，内积肥甘酒醇，以致湿热下注肛门生痛，痛溃不愈而成肛裂。

3. 感受风火燥热邪气

燥热之邪结于肠胃，灼津伤液，粪便秘结，难于排出，用力努挣，造成肛管撕裂，裂口因便秘久不愈合，造成肛裂。

二、临床诊断

（一）辨病诊断

1. 临床诊断

询问病史，有典型的疼痛周期。局部检查可见肛管后正中部位的肛裂"三联征"，则诊断明确。其临床表现是疼痛、便血和便秘。

（1）疼痛　是肛裂的主要症状。肛裂的疼痛呈周期性，即开始排便即疼痛，排便后有一短暂的疼痛减轻的间歇期，接着又出现更加剧烈的持续性疼痛，可达数小时至一日，形成所谓"肛裂疼痛周期"。肛裂的排便疼痛一般认为是创伤性疼痛，便后持续疼痛是内括约肌痉挛所致，直至括约肌疲劳，疼痛才能缓解。

（2）便血　由于粪便损伤创面所致。一般出血量不多，为鲜血点滴而下或手纸带血。

（3）便秘　多为直肠型便秘。因肛门疼痛，患者恐惧排便，结果使粪便在直肠内停留过久，水分被更多吸收，大便更

加干硬，便秘又可使肛裂加重，形成恶性循环。

2. 临床分类

肛裂分类法较多，目前国内外尚无统一方法，现将主要分类介绍如下。

（1）两类分类法　我国1975年全国肛肠学术会议将肛裂分为早期和晚期两类。国外将其分为急性期和慢性期两类。

①早期和晚期分类法，具体如下。

早期肛裂：裂口新鲜，尚未形成慢性溃疡，疼痛较轻者。

陈旧肛裂：早期肛裂未经适当治疗，继续感染，由于括约肌经常保持收缩状态，造成创口引流不畅，于是边缘变硬变厚，裂口周围组织发炎、充血、水肿，使浅部静脉及淋巴回流受阻，引起水肿及结缔组织增生，形成皮性外痔。在裂口上端齿线附近并发肛窦炎、肛乳头炎，形成单口内瘘及肛乳头肥大。溃疡基底因炎症刺激结缔组织增生，膜增厚变硬形成膜带，妨碍括约肌松弛，致使裂口边缘不整齐，缺乏弹性，形成较深大的溃疡而不易愈合。裂口、膜带、皮性外痔、单口内瘘、肛窦炎、肛乳头炎和肛乳头肥大的病理改变是陈旧性肛裂的特征。

②急性期和慢性期分类法，具体如下。

急性期肛裂：病程短，仅在肛管皮肤上有一棱形溃疡，裂口新鲜、底浅，创缘软而整齐无瘢痕形成，有明显触痛。

慢性肛裂：病程长、溃疡底部深、边缘增厚，质硬不整齐，基底有梳状硬结，裂口上端伴肛乳头肥大或肛窦炎，下端有哨兵痔和潜行性瘘管。

（2）三期分类法　1991年桂林全国肛裂专题会议原则制定的标准为四期分类，后修改为三期分类。

①三期分类法，具体如下。

一期肛裂：肛管皮肤全层裂开，形成炎症性溃疡，溃疡底部清洁，边缘整齐，

质软，无并发症或伴轻度肛窦炎、肛乳头炎。

二期肛裂：溃疡底部呈灰白色，边缘增厚不整齐，质硬呈潜行性。肛管弹性减弱，但能松弛，并发哨兵痔、肛乳头肥大，肛窦炎等。

三期肛裂：溃疡如二期，肛管纤维化，狭窄，并发哨兵痔，肛乳头肥大及皮下瘘等并发症直接影响溃疡。

②四期分类法，具体如下。

一期初发肛裂：即新鲜肛裂或早期肛裂。肛裂皮肤表浅损伤，创口周围组织基本正常。

二期单纯肛裂：肛管已形成溃疡性裂口，但尚无并发症，无肛乳头肥大、哨痔及皮下瘘。

三期三联肛裂：裂口呈陈旧性溃疡，合并肛乳头肥大及哨痔。

四期五联肛裂：裂口呈陈旧性溃疡，合并肛乳头肥大、哨痔、皮下瘘和肛隐窝炎。

（二）辨证诊断

肛裂按证候可分为三型，血虚肠燥型、燥火便结型和湿热蕴结型。临床诊断用望、闻、问、切就可以诊断。

望诊：大便出血，肛管皮肤有梭形溃疡、哨痔等。

闻诊：口气秽臭，或无明显气味。

问诊：大便时疼痛，便后稍减，继而疼痛加剧，可长达数小时至1日。

切诊：腹部胀满，按之作痛。

1. 血虚肠燥

大便干燥数日一行，便时疼痛瘙痒下血少或无血，口干咽燥，五心烦热。舌红，少苔或无苔，脉细数。

辨证要点：便时疼痛下血或无血，口干咽燥，五心烦热，舌红少苔或无苔，脉细数。

2. 湿热蕴结

便时腹痛不适，排便不爽，肛门灼痛，时有鲜血或带脓液，苔黄厚腻。

辨证要点：肛门灼疼，时有鲜血或带脓液。

3. 燥火便结

大便秘结坚硬，便时肛门剧痛，便后稍有减轻，继则持续疼痛数小时或整日不减，鲜血随粪便点滴而下。不敢进食，舌苔黄燥，脉数。

辨证要点：便时肛门剧痛，便后稍有减轻，继则持续疼痛数小时或整日不减。

三、鉴别诊断

1. 肛门皲裂

最易和肛裂混淆。皲裂是发生在肛缘和肛管外皮肤的浅表开裂，裂口可发生在肛管任何部位，局限于皮下，不波及肌层。裂口多发，几处裂口可同时存在。多见于肛门皮肤病。排便时虽有疼痛，但没有持续性痉挛性剧痛，局部常可见到丘疹、角质化和增生等皮肤病变。

2. 溃疡性肠炎

常可并发肛门周围炎、肛裂、肛瘘和内痔。肛裂的特点是肛裂较浅，多见于肛门两侧，伴有脓血便、腹泻和腹痛等症。

3. 肛门结核

溃疡形态不规则，边缘潜行，疼痛轻，无赘皮外痔，在病理切片中，可见结核结节及干酪样坏死。

4. 肛门皮肤癌

溃疡形态不规则，表面凹凸不平，边缘隆起，质硬，并有奇臭味和持续疼痛；病理切片中可见癌细胞。

5. 梅毒性溃疡

患者多有性病史，溃疡不痛，位于肛门侧面，对触诊不敏感。溃疡呈圆形或梭形，微微突起，较硬，有少量分泌物。双侧腹股沟淋巴结肿大。

四、临床治疗

（一）提高临床疗效的基本要素

（1）软化大便，制止疼痛，中断恶性循环，促进创面愈合。

（2）区别肛裂的不同病变，是合理施治，确保疗效的关键。如急性肛裂与慢性肛裂的治疗原则不同，慢性肛裂不经手术难以自愈。

（二）辨病治疗

1. 急性肛裂的治疗

① 1：5000 高锰酸钾温水坐浴，敷以消炎止痛膏或栓剂，保持局部清洁。

② 口服缓泻剂或液状石蜡，使大便松软，润滑以利大便。多吃蔬菜水果纠正便秘。

③ 侧卧位，局部用普鲁卡因麻醉，先以二食指逐渐扩张肛管，继而进入四指缓慢扩张，使肛门括约肌松弛，立即止痛。扩肛后裂口创面扩大开放，创面新鲜，引流通畅，促进愈合。但此法可并发出血、痔脱垂及短时大便失禁，且复发率高是不足之处。

2. 慢性肛裂

慢性肛裂可选用手术治疗。常用的手术方法是肛裂切除术。在局麻或腰麻下对肛裂行菱形或扁形切口，切除全部"前哨痔"、肥大肛乳头、肛裂及四周和深部不健康组织直至暴露肛管括约肌。垂直切断部分肛门外括约肌皮下部，创面敞开引流，换敷料至愈合。

（三）辨证治疗

1. 辨证施治

（1）血虚肠燥

治法：养血润燥通便。

方药：润肠丸加减。

组成：当归 20~30g，生地 15~30g，麻仁 20~30g，桃仁 20~30g，黑芝麻、肉苁蓉、制首乌各 20g，枳壳 15g。

加减：若阴虚内热，心烦，口干，脉细数加玄参、麦冬、知母，以滋阴润燥、清热生津。

（2）湿热蕴结

治法：清化湿热，润肠通便。

方药：止痛如神汤。

组成：秦艽 15g，桃仁 10g，皂角刺 10g，苍术 15g，防风 9g，黄柏 10g，泽泻 10g，当归尾 15g，槟榔 12g，熟大黄 15g。

（3）燥火便结

治疗：泄热通便。

方药：凉血地黄汤合麻仁丸。

组成：川芎 12g，当归 10g，白芍 15g，甘草 6g，生地 15g，白术 10g，茯苓 10g，黄连 15g，地榆 20g，人参 10g，山栀 15g，天花粉 15g，麻仁 20g，大黄 15g，杏仁 9g，枳实 9g，厚朴 9g。

2. 外治疗法

（1）针刺疗法　取长强、承山、白环俞。一般以长强为主穴，每次留针 10~15分钟，强刺激 1 次。

（2）中药熏洗　方用苦参 30g，川椒 10g，当归 15g，红花 10g，川乌 15g，首乌 15g，细辛 15g。水煎熏洗 20 分钟。

（3）腐蚀疗法　可用红升丹、红粉等腐蚀药物，用棉签蘸少许敷以裂口，每日 2次，腐脱肛裂表面陈旧组织，使成新鲜创面。再用生肌玉红膏上药，至愈合。

（4）局部封闭疗法　①长效止痛液封闭法：以 0.2% 复方亚甲蓝 10ml，局部常规消毒后距肛缘下端 1cm 处进针，针头由浅入深达肛门括约肌，沿肛裂基底部作扇形注射，每次 5~10ml，每周 1 次。

②激素封闭法：取泼尼松龙注射液 1ml加 2% 普鲁卡因或利多卡因 3~5ml 配成混悬液，在肛裂基底部作扇形注射，每周 1 次。

3. 成药应用

（1）通便灵 每次3粒，每日3次，日服。泻热导滞、润肠通便，用于热结便秘。

（2）肛泰软膏 凉血止血、清热解毒、消肿止痛，用于肛裂，外用，一次1~2次，睡前或便后应用。

4. 单验方

（1）川乌、首乌、细辛、生半夏、生南星、罂粟壳、胡椒各6g，蟾酥4g，研细末。用香油调成糊，取适量涂于肛裂处，每日3次。

（2）鸡子油膏（取熟蛋黄在文火下加香油煎炼，10~15分钟，即成）：取适量涂于肛裂处，每日3次。

（四）新疗法选粹

1. 二氧化碳激光仪

患者取侧卧位，常规消毒麻醉后，用二氧化碳激光束对准肛裂、裂痔进行烧灼，使其炭化后用京万红烧伤膏外涂，敷料包扎。术后每次便后用1∶5000高锰酸钾溶液坐浴，局部用京万红烧伤膏换药至痊愈。

2. 冷冻疗法

常规消毒麻醉，用液氮将肛裂面予以冷冻，每次冷冻时间为20~30秒，反复3~4次。冻毕以三黄液纱条敷以裂面，每日便后用1∶5000高锰酸钾溶液坐浴，外敷三黄液纱条至痊愈。

（五）名医治疗特色

陈民藩

陈民藩教授经过几十年的肛肠病基础理论探索和临床研究，认为肛裂的治疗原则是：解除括约肌痉挛、止痛、软化大便，终止恶性循环，促使创面愈合，解除伴随的各种并发症。临床应用时根据病情轻重缓急、因人而异、灵活施治，一期、二期肛裂应从调整大便着手，以清热凉血、养

阴生津、活血止血、润肠通便，并配合局部熏洗、换药治疗；三期肛裂则以手术治疗为主，辅以润肠通便。在临床上多主张内服外敷综合治疗。内服用增液汤加减治疗肛裂，方药组成如下：玄参15g，麦冬15g，生地12g，鬼针草15g，黄柏9g，白芷9g，甘草6g。方中增液汤滋阴濡润，佐以清热利湿止痛。若大便干结，舌质偏红，脉弦数，加枳壳、火麻仁、郁李仁；若口干咽燥，五心烦热，舌质红，苔少，脉细数，可加桑椹、沙参、麦冬；裂口色紫黯，腹部胀满，脉弦者加枳壳、桃仁；疼痛明显者加小春花、槟榔。外敷用陈教授研制出的紫白膏，由紫草、白及、大黄、煅石膏、冰片组成，经50多年的临床应用，效果显著。该药直接作用于患处，起效快，使用方便，可明显减轻患者疼痛，有止血消肿，祛腐生肌的作用，促进伤口愈合，缩短疗程。

五、预后转归

肛裂以疼痛、出血为主，进一步发展可伴有哨兵痔，肛门湿痒及皮下瘘等；严重时可影响患者休息，甚者引起神经衰弱。有的患者会恐惧排便，有意减少进食量，长期下去，可引起轻度贫血及营养不良等。

六、预防调护

（一）预防

（1）保持大便通畅，便秘时不要用力努挣排出，应用温盐水灌肠或开塞露注入肠内滑润排便。

（2）及时治疗肛窦炎，预防感染后形成溃疡和皮下瘘。

（3）扩肛和肛门镜检查时，应动作轻柔，避免暴力。

（4）及时治疗克罗恩病、溃疡性大肠

炎，防止并发肛裂。

（二）调护

（1）饮食　禁食辛辣刺激性食物，多食蔬菜、水果等富含纤维素食品，以利大便排出。

（2）休息　肛裂急性期应注意休息，减少活动刺激。大便前可用中药红花30g，丹参20g，细辛15g，川乌、首乌各15g，水煎熏洗，以减轻排便时疼痛，便后再用上药熏洗一遍，擦干后肛内上马应龙痔疮膏适量。

七、专方选介

便后洗方：红花、防风、川椒、五倍子各15g，黄柏、金银花、苦参各30g。本方具有消肿止痛，促进伤口愈合功能。适用于肛裂、炎性外痔、内痔嵌顿、血栓痔。水煎熏洗。便后先熏后洗30~40分钟。

主要参考文献

［1］张智娟，肖成，刘锡铨，等. 肛裂外科治疗的进展［J］. 内蒙古中医药，2014，33（25）：139-140.

［2］郑兰，张玥，张亮亮. 苦参汤熏洗法治疗肛裂的效果评价［J］. 当代医药论丛，2019，17（2）：178-179.

［3］柳瑞瑞，徐浩，李嘉钦，等. 梁林江治疗陈旧性肛裂经验［J］. 河南中医，2022，42（8）：1173-1177.

直肠肛门周围脓肿

直肠肛门周围脓肿是指直肠肛门组织内或其周围间隙内发生急、慢性感染，发展成为脓肿。但由于发生的部位不同，而有不同的名称。如于肛门旁皮下，称为肛门旁皮下脓肿；于坐骨直肠窝，称为坐骨直肠窝脓肿；于骨盆直肠间隙，称为骨盆直肠间隙脓肿；于直肠后间隙，称为直肠后间隙脓肿。

直肠肛门周围脓肿临床以发病急骤，疼痛剧烈，伴高热，破溃后多形成肛瘘为主要症状。如骨盆直肠间隙或直肠后间隙脓肿，常有下腹部疼痛和骶骨尾部疼痛。中医学将直肠肛门周围脓肿归于肛门痈疽范畴，有"脏毒""跨马痈""悬痈"等名称。中医辨证应辨其虚实和部位。治疗分为药物治疗和手术治疗。

一、病因病机

（一）西医学研究

直肠肛门周围脓肿的感染灶多来自肛腺。肛腺开口于齿线部肛窦，因肛窦开口向上，粪便损伤或嵌入肛窦引起水肿、感染延及肛腺，通过肛腺体的管状分支或联合纵肌纤维向上、下、外三处扩散、蔓延至直肠肛门周围间隙，形成各种不同部位的脓肿。

少数的直肠肛门周围脓肿可继发于外伤、注射药物、结核、溃疡性结肠炎或克罗恩病等。

（二）中医学认识

多因过食肥甘、辛辣、醇酒等物，湿热内生，下注大肠，蕴结肛门。《外科正宗》有："夫脏毒者，醇酒厚味，勤劳辛苦，蕴毒流注肛门结成肿块。"或肛门破损染毒，致经络阻塞，瘀血凝滞，血肉腐败而成。也有因肺脾两虚，湿热下注而致。

二、临床诊断

（一）辨病诊断

1.临床诊断

直肠肛门周围脓肿的诊断以局部检查为主，辅以体征及实验室检查。

（1）肛门旁皮下脓肿　发生于肛门周围皮下组织内，一般不大，主要症状是肛周持续性跳动性疼痛，大便、受压及咳嗽时加重，行动不便，坐卧不安，全身感染症状不明显。局部检查：局部红、肿、热、痛；伴有硬块和触痛，可有波动感，必要时可行穿刺证实。

（2）坐骨直肠窝脓肿 位于肛门与坐骨结节之间，多由肛腺感染穿破联合纵肌及外括约肌而进入坐骨直肠间隙而成。脓肿范围较肛门皮下脓肿广泛而深，容积60~90ml。初期只感肛门部不适或微痛，逐渐伴有全身感染，如发热、乏力、畏寒、头痛、恶心等。局部症状逐渐加重为明显跳痛，有时有反射性排尿困难、直肠指诊，患侧有压痛性肿块和波动感。

（3）骨盆直肠间隙脓肿 位于肛提肌以上，腹膜以下。局部症状不明显，有时仅有直肠下坠感，排便尤感不适，有时排尿困难。常无定位症状。但全身感染症状明显。肛门指诊，可触到患侧直肠壁处有浸润变硬、压痛、隆起及波动感。诊断主要靠穿刺抽脓，必要时作肛管超声波检查协助诊断。

（4）直肠后间隙脓肿 在直肠后骶骨前，上为腹膜，下为肛提肌。症状与骨盆直肠间隙脓肿相同，直肠内有明显的坠胀感，骶尾部可产生钝痛，并可放射至下肢。在尾骨与肛门之间，有明显深部压痛。肛门指诊，直肠后方肠壁处有触痛、隆起和波动感，必要时穿刺诊断。

（二）辨证诊断

直肠肛门周围脓肿发生部位不同，症状也各有差异。但统属中医"痈疽"的范围。按中医辨证诊断应首先辨虚实，其次辨部位，后者在辨病诊断中已论述。

1. 实证

（1）热毒蕴结 肛门周围突然疼痛，持续加剧，局部红、肿、热、痛，触痛明显，质硬，坐卧不安，伴有恶寒、发热，便秘溲赤，舌质红，苔黄，脉数。

辨证要点：肛门周围突然疼痛，局部红肿热痛，触痛明显，质硬。

（2）火毒炽盛 肛门肿痛剧烈，痛如鸡啄，夜寐不安，伴有恶寒发热，便秘、小便困难。肛周红肿，按之有波动感或穿刺有脓，舌质红绛，苔黄，脉弦数。

辨证要点：肛门痛如鸡啄，小便困难，肛周红肿，按之有波动感或穿刺有脓。

2. 虚证

（1）阴寒凝滞 肛门肿块红肿热痛不明显，成脓较慢，全身倦怠，畏寒肢冷，苔白滑，脉迟缓。

辨证要点：肿块红肿热痛不明显，成脓慢，畏寒肢冷。

（2）气血两虚 肛门肿块坠胀明显，疼痛轻微，局部红肿，溃后久不收口，溃面凹陷。少气懒言，面色苍白，舌质淡红，脉细弱。

辨证要点：肛门肿块坠胀明显，局部红肿，溃后久不收口，溃口凹陷。

三、鉴别诊断

直肠肛门周围脓肿在诊断中应注意与以下疾病相鉴别。

1. 肛周毛囊炎

好发于尾骨及肛门周围，有排脓的外口和短浅窦道，特征是在外口内有毛发和小毛囊。

2. 化脓性汗腺脓肿

多在肛门与臀部皮下，脓肿较浅而病变范围广，病变区皮肤变硬，有多个疮口，疮口间可彼此相通，形成皮下瘘管，但瘘管不与肛门齿线与直肠相通，有广泛慢性炎症。

3. 骶骨前畸胎瘤

临床有时与直肠后间隙脓肿相似，其特点是直肠后肿块光滑、无明显压痛，有囊性感及分叶。X线检查可见骶骨前有肿物将直肠推向前方或一侧，可见散在的牙齿等钙化阴影。

4.骶髂关节结核性脓肿

病程长，有结核病史，病灶与肛门和直肠无病理联系。X线检查可见骨质改变。

四、临床治疗

（一）提高临床疗效的基本要素

（1）脓肿一旦形成，应及时切开排脓，切口要大，引流应通畅，脓腔应充分打开，不要留下无效腔。

（2）对肛提肌以下的脓肿，要争取找到原发病灶，一次手术处理彻底。对肛提肌以上的脓肿，处理要慎重，不能轻易一次性切开，如果切断了肛门括约肌深部或肛提肌，就会引起肛门失禁，造成严重问题。最好先切开引流，待炎症消退，形成肛瘘，位置固定之后再作手术。

（二）辨病治疗

1.非手术治疗

①应用抗生素，根据不同的致病菌选用敏感的抗生素，联合应用。

②温水坐浴，局部理疗。

③口服缓泻剂或液状石蜡以减轻患者排便时疼痛。

2.手术疗法

诊断一旦明确，必须手术切开治疗。浅部脓肿可行放射状切口，深部脓肿应行弧形切口，避免括约肌损伤。

（1）一次切开法　适用于浅部脓肿。在局麻下，从波动感最明显的部位为中心，做放射状切口，长度应与脓肿等长，使引流通畅，同时寻找齿线处感染的内口，即将切口与内口之间组织切开，并搔刮清除，最后用凡士林纱条放入脓腔做引流。

（2）一次切开挂线法　适用于高位脓肿，如坐骨直肠窝脓肿，骨盆直肠间隙脓肿，直肠后间隙脓肿等。

操作方法：在腰俞穴麻醉下，患者取截石位，局部消毒，于脓肿波动明显处，或穿刺抽脓指示部位。作弧形切口，切口要大，以食指分离脓腔间隔，修剪切口扩大成梭形。然后以球头探针自脓肿切口探入并沿脓腔底部轻柔地探查内口，另一食指伸入肛内引导协助寻找内口，探通内口后，将球头探针拉出以橡皮筋扎于球头部，通过脓腔拉出切口，将橡皮筋两端收紧结扎，创口填以凡士林纱条引流，纱布包扎固定。

术后处理：酌情应用抗生素及缓泻剂，每次便后用 1：5000 高锰酸钾液坐浴，换药。挂线一般约10天自行脱落，10天后不脱落，可酌情紧线或剪除，换药至痊愈。

（3）分次手术　适用于体质虚弱或不愿住院治疗的深部脓肿患者。

操作方法：切口应在压痛或波动明显部位，尽可能靠近肛门，切口呈弧状或放射状，须有足够长度，用红油膏纱布条引流，以保持引流通畅。待形成肛瘘后，再按肛瘘处理。病变炎症局限和全身情况良好者，如发现内口，可采用切开挂线法，以免二次手术。

（三）辨证治疗

1.辨证施治

（1）热毒蕴结

治法：清热解毒，软坚散结。

方药：黄连解毒汤加减。

组成：黄连9g，黄芩6g，黄柏6g，栀子9g。

加减：若大便秘结者可加大黄以泻下实热；若口干、渴欲冷饮、苔黄燥者，合用龙胆泻肝汤。

（2）火毒炽盛，内腐成脓

治法：清热解毒，托毒溃脓。

方药：仙方活命饮加减。

组成：白芷、贝母、防风、赤芍、生归尾、甘草、皂角刺、天花粉、乳香、没药各6g，金银花、陈皮各9g。

加减：若脓成难溃，可合用透脓散。

（3）阴寒凝滞

治法：温经散寒，和阳散结。

方药：阳和汤加减。

组成：熟地30g，肉桂3g，麻黄2g，鹿角胶9g，白芥子6g，姜炭2g，生甘草3g。

加减：若脓肿已溃，去麻黄加黄芪、人参。

（4）气血两虚

治法：补益气血，和血消散。

方药：八珍汤合阳和汤加减。

组成：人参3g，当归10g，川芎5g，白芍8g，熟地15g，白术10g，茯苓8g，甘草5g，陈皮3g，黄芪5g，皂角刺、乳香、没药、金银花各3g。

2. 外治疗法

采用敷药治疗，以清热解毒，软坚散结，使脓肿局限，消散或破溃；或用丹药提脓、化腐、生肌；或促使脓成，及早手术。外敷药根据病情发展的不同阶段，所用药物亦有所不同。

初期：实证可用金黄散、五妙散、黄连膏；虚证可用冲和膏。

脓成期：宜早期切开引流。

溃破期：脓未净时，用红粉纱布条或五五丹纱布条化腐提脓；脓净后改用玉红膏纱条或生肌散，以生肌敛疮。如日久成瘘，则按肛瘘处理。

五、预后转归

直肠肛门周围脓肿是急性化脓性感染性疾病，其特点是自行破溃或在手术切开引流后常形成肛瘘。常见的致病菌有大肠埃希菌、金黄色葡萄球菌、链球菌和铜绿假单胞菌，偶有厌氧性细菌和结核杆菌。

多见多种病菌混合感染。值得注意的是若脓液培养出大肠埃希菌或厌氧性细菌，说明感染多来自直肠，术后多形成肛瘘，常需再次手术，若培养为金黄色葡萄球菌，说明感染多来自皮肤，术后发生肛瘘的机会较少。

六、预防调护

（一）预防

（1）防治便秘和腹泻，就可以避免肛腺感染，对预防肛周脓肿和肛瘘形成有重要意义。

（2）及时治疗肛管、直肠炎症，不要让发展成肛周脓肿。

（3）及时治疗可引起直肠肛门周围脓肿的全身性疾病，如克罗恩病、溃疡性结肠炎、肠结核等。

（4）坚持每日排便后坐浴，洗净肛门。如感肛门灼热不适，可及时放入痔疮栓等，然后就医，及时诊疗。

（二）调护

（1）患病期间忌食生冷辛辣、海腥发物及狗、羊肉等热性食物，并绝对禁酒。

（2）多食水果、蔬菜，以使大便通畅。

（3）患病期间应注意休息，少活动，及时作肛肠科检查。

七、专方选介

痔科Ⅰ号方：麝香0.59，冰片7.5g，象皮30g，石决明60g，煅石膏30g，珍珠0.45g，海螵蛸60g，轻粉60g，紫贝齿60g，川黄柏30g，共研细末备用。适用于无脓腐创面。具有消肿止痛，生肌收敛作用。

痔科Ⅲ号方：乳香30g，没药30g，儿茶15g，香白芷15g，煅龙骨30g，海螵蛸30g，血竭6g，珍珠3g，冰片3g，轻粉3g，延胡索30g，郁金30g，共研细末备用。适用于创面鲜红、疼痛无脓液者。具有活血止痛，生肌收口作用。

主要参考文献

［1］张振勇，杨干亭. 肛肠病术后换药经验［J］. 中国肛肠病杂志，1999，3（19）：68.

［2］中国医师协会肛肠医师分会指南工作委员会. 肛周脓肿临床诊治中国专家共识［J］. 中华胃肠外科杂志，2018，21（4）：456-457.

［3］冯利，金鑫，王波，等. 中药熏洗与贴敷结合手术治疗肛周脓肿临床研究［J］. 国际中医中药杂志，2017，39（1）：36-38.

［4］沈彬慧，郭修田，胡婕. 一次性根治术联合中药熏洗治疗肛周脓肿临床观察［J］. 陕西中医，2016，37（11）：1453-1454.

第九章 胃肠道感染性疾病

第一节 幽门螺杆菌感染

螺杆菌早在十九世纪初即于动物黏膜组织中发现，二十世纪早期由人类黏膜组织检出。但由于种种原因一直被忽视，直到1983年Marshall和Warren从人胃黏膜标本中成功地分离出幽门弯曲菌，后改称为幽门螺杆菌（简称Hp）才引起人们的重视。幽门螺杆菌是目前所知能够在人胃中生存的唯一微生物种类，被世界卫生组织国际癌症研究机构列为一类致癌物。目前认为Hp感染与胃炎、溃疡、胃癌等关系密切。

本病属中医学"胃脘痛"范畴。其主要表现为上腹部不适，痞满或疼痛，伴腹胀、纳差、泛酸或口干等。

一、病因病机

（一）西医学研究

1. 病原学

幽门螺杆菌（Helicobacter pylori）简称Hp，是一种单极、多鞭毛、末端钝圆、螺旋形弯曲的细菌。为"S形"或"海鸥形"革兰染色阴性的细菌。Hp的全基因序列已经测出，其中尿素酶基因有四个开放性读框，分别是UreA、UreB、UreC和UreD。UreA和UreB编码的多肽与尿素酶结构的两个亚单位结构相当。尚有VacA基因和CagA基因，分别编码空泡毒素和细胞毒素相关蛋白。根据这两种基因的表达情况，又将Hp分成两种主要类型：Ⅰ型含有VacA基因和CagA基因并表达两种蛋白，Ⅱ型不含有CagA基因，不表达两种蛋白，尚有一些为中间表达型，即表达其中一种毒力因子。现在多认为Ⅰ型与胃病关系较密切。

幽门螺杆菌为微需氧菌，在大气或绝对无氧环境下不生长。在5%O_2，10%CO_2，85%N_2件下生长良好。最适宜生长温度为37℃，在25℃条件下不生长，42℃少数生长。对湿度要求很高，以相对湿度在98%以上为宜。对生长营养要求较高，在含有血液的多种培养基中加入抗菌药物可用作分离该菌的选择性培养基。其生长缓慢，培养三天，方可在培养基上见到菌落。生化反应不活泼，不能利用糖类，不还原硝酸盐，不水解马尿酸盐。对外界环境的抵抗力不强，对干燥及热、酸均很敏感，在pH值为2的环境中10分钟即死亡，在pH值为6~8时生长最好。对常用消毒剂及许多药物敏感，如庆大霉素、红霉素、氨苄西林、头孢菌素等。尿素酶、氧化酶、过氧化氢酶试验均呈阳性。

2. 流行病学

（1）传染源 有胃肠不适或无症状者，检测Hp阳性者为传染源，主要是人与人之间密切接触而相互传播。家庭是幽门螺杆菌感染的主要来源。

（2）传播途径

①粪–口传播：幽门螺杆菌可通过肠道被带到粪便中，在Hp感染者中25%可从粪便中检测出该菌。粪便污染水，如家用井水，城市自来水或废水加工厂的水。饮用被Hp污染的水可造成传染。

②口–口传播：口腔弱碱性微环境提供了幽门螺杆菌生长的良好环境。在牙斑、唾液及口腔中检测到Hp提示存在口–口传播。另一项研究表明，使用筷子者幽门螺杆菌感染率最高。我国人们普遍用筷子共

餐以及用筷子喂小孩可造成感染机会。

③胃－口传播：常见于拥挤环境的家庭。幽门螺杆菌在胃呕吐物中被发现，但至今还没有有关呕吐物中分离到幽门螺杆菌的资料发表。另有资料表明，医院内医生和护士，患者和患者之间可通过医疗器械污染引起医源性胃－口传播。

④水、昆虫传播：有研究发现，在家用井水，城市自来水及废水加工厂的水中可检测出 Hp。而饮用沸水可减少由于水污染而感染的机会。最近又提出了昆虫携带感染的可能性，如家蝇，可作为 Hp 传播的载体。

（3）易感人群　男女老幼普遍易感。人类一旦感染 Hp 后，若不治疗，几乎终身处于持续感染中。因此，感染率总的来讲随年龄的增长而增长。新生儿血清中抗 Hp-IgG 水平很高，可能与从母体获得被动免疫相关。10 岁以上的儿童 Hp 检出率与成人相似。西方国家人群中感染率约为 40%，东方发展中国家在 50% 以上。生活在城市的儿童感染率比乡村高，这提示人口密度与感染 Hp 的危险率相关。而那些教育水平低、居住条件拥挤、缺少固定热水供应的儿童更易感染 Hp。

3. 发病机制

幽门螺杆菌感染的发病机制，目前尚不十分清楚。但近几年来，很多研究表明：幽门螺杆菌是慢性活动性胃炎的病原菌，是消化性溃疡的重要致病因子，也是胃 MALT 淋巴瘤（胃黏膜相关淋巴样组织淋巴瘤）的重要致病因子，是胃癌的协同致癌因子。

Hp 感染人体后，幽门螺杆菌进入胃后，首先通过菌膜表面的尿素酶分解尿素产生氨，在菌体周围形成氨云，并分泌酸性抑制蛋白降低胃部的 pH 值，以利于自身的存活。然后借助菌体一端的鞭毛运动穿过黏液层。研究表明，Hp 在黏稠的环境下具有极强的运动能力，强动力性是 Hp 致病力的

重要因素。Hp 的侵蚀性对黏膜的保护因素有一定程度的损伤作用，这是 Hp 致病的开端。被 Hp 紧密黏附的胃黏膜上皮细胞表面发生变形，微绒毛消失，胃黏膜上皮表层出现炎性浸润，引起急性胃炎。

Hp 对胃黏膜组织有特异性黏附作用，通过这种特异的黏附素，Hp 对胃黏膜上皮细胞进行侵蚀。Hp 亦可产生活性氧自由基，该自由基在黏膜的慢性损伤中起重要作用。各种细胞产生的细胞因子，也成为 Hp 感染的炎性介质。综上，Hp 感染引起的胃黏膜炎症反应，逐渐发展成为慢性胃炎。而 Hp 则成为慢性活动性胃炎的病原菌。

有实验表明，近 50% 的 Hp 均可产生细胞毒素，能使真核细胞发生空泡变性，这类毒素在十二指肠溃疡患者体内普遍存在。所有 Hp 菌株均有引发溃疡的能力。一般把 Hp 菌株大体分成产毒型和不产毒型两大类。越来越多的免疫学和分子生物学的证据表明，两种 Hp 菌株中的一种具有细胞毒素相关基因 A，可编码产生 128kDa 蛋白抗原和致空泡毒素，并认为表达 128kDa 蛋白的 Hp 菌株具有明显的致溃疡形成的能力。Hp 感染使胃上皮表面 pH 值升高，干扰了正常的胃酸对胃泌素的反馈作用，使胃泌素水平升高，胃泌素升高又使胃酸分泌增加，胃部的高酸度极易使感染 Hp 后损伤的胃黏膜形成溃疡。

Hp 感染后，初期可导致急性胃炎，长期感染可致慢性浅表性胃炎、萎缩性胃炎、肠上皮化生及异型增生等胃癌的癌前状态。有证据显示，胃黏膜上皮细胞的过度增生，是胃癌发生的重要原因。胃癌的发生，亦与长期的慢性炎症所造成的刺激及炎症过程的中介产物如氧自由基的基因毒作用等有关。以上多种因素的作用，导致多个癌基因的激活及抑癌基因的失活，最终结果是细胞逐步恶性变，胃癌发生。

Hp 感染引起胃黏膜上皮细胞过度增殖

的机制尚不十分清楚。推测与其直接或间接有关的因素包括：Hp产生的毒素、Hp尿素酶分解尿素产生的氨、Hp感染后炎症反应中释放的细胞因子和氧自由基及胃腔中维生素C含量减低等。

近年研究表明，Hp感染与原发性胃淋巴瘤、胃MALT淋巴瘤的关系较为密切。有证据证明Hp几乎存在于所有胃淋巴瘤患者的胃黏膜中。胃MALT淋巴瘤作为原发性胃淋巴瘤的一种特殊类型，其Hp感染率为92%，而原发性胃淋巴瘤患者中92%合并有Hp感染，90%患者Hp抗体阳性。

（二）中医学认识

中医认为本病的发生与饮食不当，情志不遂，素体虚弱等因素有关。

1. 脾胃虚寒

过食生冷之品或过服寒凉药物，均可耗伤中阳。中阳不运，气机失畅，导致脾胃虚寒而胃痛发作。

2. 胃阴不足

素体胃阴不足或大病久病之后，耗伤胃阴；或情志失调，肝气郁结，木郁化火，伤及胃阴；或饮酒过度，嗜食肥甘辛辣之品，耗损胃阴。均致脾胃阴虚，胃失濡养，发生疼痛。

3. 脾胃湿热

嗜食辛辣炙煿、肥甘之品，或饮酒过度，日久酿生湿热，困阻中焦，气机不畅，而致痛作。

4. 肝胃不和

忧思恼怒伤肝，肝木失于条达，郁而不疏，横逆犯胃，气机阻滞，不通则痛。

二、临床诊断

（一）辨病诊断

1. 临床诊断

本病潜伏期2~7天。Hp感染对大多数患者表现为隐匿型，常无胃炎的急性期表现，直接表现为慢性胃炎或消化性溃疡的临床症状。

Hp感染的急性胃炎，表现为上腹部痉挛性疼痛，腹胀，晨起恶心、呕吐，呕吐物为胃内容物，常无酸水，有饥饿感，食后又感上腹饱胀。患者有明显的口臭，呼气有异味，无腹泻及发热。

Hp感染的慢性胃炎主要表现为上腹部疼痛、饱胀。多数患者有一过性上消化道出血，有时伴有返酸及上腹嘈杂等。上腹部疼痛与进食无关，若有消化性溃疡形成，则常呈现与进食有关的规律性疼痛。部分患者上述症状呈持续性，多数患者疼痛时有时无或呈周期性。

2. 病原学诊断

（1）细菌培养　目前有两种技术，其一是直接用胃黏膜标本划种到固体培养基上，其二是将胃黏膜标本研磨成匀浆后接种到培养器皿上。本菌对营养要求不高，一般营养琼脂即可。但相对湿度要求在90%以上。接种后置微氧条件下，37℃培养，一般48~72小时后观察结果。

（2）细菌涂片　将胃黏膜活检标本直接涂抹于清洁载玻片上，经干燥固定后，革兰染色或Giemsa染色。镜检，发现Hp者为阳性。可作为验证其他诊断性试验的"金标准"，同时又能进行药敏试验，指导临床选用药物。

（3）组织切片染色　将胃黏膜组织活检标本固定、脱水后常规石蜡包埋、切片染色、镜下观察，根据幽门螺杆菌的形态学特征进行检测和分析，可以直接观察胃黏膜表面定植的幽门螺杆菌。其染色方法有W-S银染色、改良Giemsa染色、甲苯胺蓝染色、免疫组化染色等。因染色方法的不同，各有不同的特点，其中免疫组化染色是一个高敏感和特异性的染色方法，它是组织学检测的"金标准"。

（4）快速尿素酶试验（RUT） 胃镜检查时取胃窦距幽门 20~50mm 活检胃黏膜行 RUT，检测胃黏膜表面黏液层中的 Hp 产生的尿素酶，是我国各级医院胃镜室较易开展的 Hp 感染诊断方法，具有简便、快速、准确和价廉等优点。将活检组织块直接插入固体的或液体的尿素酶试剂（尿素、缓冲液、酚红指示剂）内，于一定时间内试剂变成红色，为尿素酶试验阳性，不变色者为阴性。因幽门螺杆菌能产生大量尿素酶，此酶能将试剂中的尿素水解而使试剂变碱性，故酚红指示剂由浅黄色变红色。

（5）^{13}C- 尿素呼气试验 将 75mg 粉末状 ^{13}C- 尿素溶于少量水内。采集基线呼气样本后，让患者喝下含 ^{13}C- 尿素的水，30 分钟后收集呼气作测定样本，用红外能谱仪测定服 ^{13}C- 尿素前后呼气样本。测定呼气样本的 ^{13}C 原子半度值超过基线呼气样本百万分之五的，为幽门螺杆菌阳性。本试验为一种可靠、准确、安全、简单而又实用的检测方法。

（6）^{14}C- 尿素呼气试验 给患者口服 ^{14}C- 尿素。若患者有幽门螺杆菌感染，20 分钟后在患者呼出的气体中有 $^{14}CO_2$，且在 100 分钟内，以恒定的比例增加。若无 Hp 感染，则无 $^{14}CO_2$ 呼出。此试验安全，重复性好，但需一定条件，因而不易推广使用。

（7）血清学检查 患者血清中可能存在抗菌特异性抗体（IgG、IgA），还可能有尿素酶抗体。可用经超声波处理制备的抗原素测定患者的血清抗体。但目前尚无公认的最佳测试方法。

（二）辨证诊断

望诊：舌质淡或红，舌苔薄白或黄腻，或无苔，大便不畅或溏，小便黄或正常。

闻诊：语言及气味无明显异常。

问诊：胃脘部或隐痛，或胀痛，攻撑胁背，或喜温，或灼热，口干或吐清涎。

切诊：胃痛喜按或拒按，脉数或虚，或弦。

1. 脾胃虚寒

胃脘部隐痛，绵绵不已，喜温喜按，空腹痛甚，得食痛减，多食则脘腹痞胀，泛吐清涎或酸水，四肢不温，倦怠乏力，大便溏薄，舌质淡，苔薄白，脉虚弱或沉细。

辨证要点：胃痛隐隐，喜温喜按，得食痛减，泛吐清涎。

2. 胃阴不足

胃痛隐隐，灼热不适，嘈杂似饥，口干咽燥，大便干结，舌质红少津或光剥无苔，脉细数。

辨证要点：胃痛隐隐，口干咽燥，舌质红，无苔，脉细数。

3. 脾胃湿热

胃脘部不适、灼热、痞满或疼痛，口干苦，腹胀纳少，大便不畅，小便黄，舌质红，苔黄腻，脉濡数或滑数。

辨证要点：胃脘部疼痛、灼热，口干苦，舌红苔黄腻。

4. 肝胃不和

胃脘胀痛、拒按，攻撑窜动，牵引背胁，每因情志不遂而痛作，嗳气频繁，大便不畅，舌质淡，苔薄白，脉弦。

辨证要点：胃脘胀痛拒按，攻撑牵引背胁，大便不畅，脉弦。

三、鉴别诊断

（一）西医学鉴别诊断

幽门螺杆菌感染与急慢性胃炎，消化性溃疡关系密切，且与胃癌的发生亦有关。有关这些病的鉴别诊断请参阅相关章节。

（二）中医病证鉴别诊断

胃脘上接胸膈，旁及胁肋，下连腹部，故须与下列病证鉴别。

1. 真心痛

真心痛位于心前区，左前胸，有时可偏在上脘部。其疼痛剧烈，甚则持续不解，或如绞痛，或有窒塞感。常胸痛彻背，牵引左肩臂，有明显恐惧感。且伴心悸，气短，头晕，面白，肢冷，汗出，唇指青紫，脉微细或结代等症。可"旦发夕死，夕发旦死"，预后较差。而胃脘痛其痛在胃脘部，剑突下与脐上之间，为胀痛或隐痛，时发时止，不至毙命。常伴有脘闷纳差，嗳气，泛酸，嘈杂，呕吐等症，且痛多与进食有关。一般预后较好。

2. 胁痛

疼痛位于一侧或两侧胁部，以胀痛或刺痛为主。而胃痛之攻撑连胁者仍以胃脘部疼痛为主。

四、临床治疗

（一）提高临床疗效的基本要素

1. 当辨寒热虚实

本病临床辨证当分寒热虚实。凡病程短，病势急迫，暴痛剧痛，痛处拒按，得食痛甚，空腹痛减，大便不畅，脉实有力者属实证；凡病程长，痛势缓慢，隐痛绵绵，痛处喜按，空腹痛甚，得食痛减，大便溏薄，脉弱者为虚证；凡胃痛喜温，遇冷加剧，口不渴，呕吐清涎，便溏，舌淡苔白者为寒；凡胃痛灼热，口干苦，吞酸，便秘，舌红苔黄者为热。

2. 治宜通降调气

本病之病因虽有多种，但其病机演变终致胃气郁滞，失于和降，不通则痛。故治疗应以通降调气为其基本原则。通降者，乃疏其壅塞，消其郁滞；调气者，乃调畅气血，调和升降，调理脾胃。胃为受盛之腑，以通为用，以降为顺。但"通"不能局限于狭义之法，而应从广义的角度去正确理解和运用"通"法。结合具体证型，

如脾胃虚寒，温阳健脾即为通；胃阴不足，养阴益胃即为通；脾胃湿热，清热化湿即为通；肝胃不和，疏肝理气即为通。

（二）辨病治疗

治疗幽门螺杆菌感染主要有以下几种方案。Hp 的清除是指治疗结束时复查 Hp 为阴性，Hp 的根除是指疗程结束，停止抗 Hp 药物 1 个月后复查 Hp 为阴性。

1. 三联疗法

（1）枸橼酸铋钾 120mg，4 次 / 天，加羟氨苄西林 500mg，4 次 / 天，加甲硝唑 500mg，3 次 / 天。用药 10~14 天。对甲硝唑敏感的 Hp 根除率为 91%~96%，而耐药者为 63%~71%。

（2）枸橼酸铋钾 120mg，4 次 / 天，加甲硝唑 400mg，3 次 / 天，加四环素 500mg，4 次 / 天。用药 14 天。Hp 根除率为 80%~92%。

（3）奥美拉唑 20mg 加甲硝唑 400mg 加克拉霉素 250mg，均为每日 2 次，7 天为 1 疗程。Hp 根除率为 90% 以上。

（4）奥美拉唑 20mg 加羟氨苄西林 1000mg 加克拉霉素 500mg，均为每日 2 次，7 天为一疗程。Hp 根除率为 90% 以上。也有用呋喃唑酮 100mg，每日 2 次替代甲硝唑，从而减弱其不良反应而不影响疗效。

2. 四联疗法

由上可知，单用一种药物所获得的 Hp 根除率较低，联合用药，Hp 根除率较高。目前多采用"第五次全国幽门螺杆菌感染处理共识报告"中推荐的治疗方案。铋剂四联（PPI+ 铋剂 +2 种抗生素）即有铋剂，质子泵抑制剂，加两种抗生素。标准剂量（质子泵抑制剂 + 铋剂，2 次 / 天，餐前半小时口服）+2 种抗生素（餐后口服）。标准剂量质子泵抑制剂为艾司奥美拉唑 20mg、雷贝拉唑 10mg（或 20mg）、奥美拉唑 20mg、兰索拉唑 30mg、泮托拉唑 40mg、艾普拉

唑 5mg，以上选一；标准剂量铋剂为枸橼酸铋钾 220mg（果胶铋标准剂量待确定）。所有方案中均含有 PPI 和铋剂，因此选择方案就是选择抗生素组合。具体方案如下。

阿莫西林 1000mg，2 次 / 天；加克拉霉素 500mg，2 次 / 天。

阿莫西林 1000mg，2 次 / 天；加左氧氟沙星 500mg，1 次 / 天。

阿莫西林 1000mg，2 次 / 天；加呋喃唑酮 100mg，2 次 / 天。

四环素 500mg，3 次 / 天或 4 次 / 天；加甲硝唑 400mg，3 次 / 天或 4 次 / 天。

四环素 500mg，3 次 / 天或 4 次 / 天；加呋喃唑酮 100mg，2 次 / 天。

阿莫西林 1000mg，2 次 / 天；加甲硝唑 400mg，3 次 / 天或 4 次 / 天。

阿莫西林 1000mg，2 次 / 天；加四环素 500mg，3 次 / 天或 4 次 / 天。

但应用以上药物时应注意以下几点。

①服药方法对疗效有影响：质子泵抑制剂在饭前 30 分钟效果最佳，铋剂和抗菌药在餐间给药可取得最佳杀菌作用而又可减少胃肠反应。四环素片不要用糖衣片。

②甲硝唑和克拉霉素易发生耐药性，故使用含甲硝唑方案时应询问其甲硝唑用药史，估计有耐药可能者应换用不含甲硝唑的治疗方案。

③有青霉素过敏史者忌用含羟氨苄西林方案，发育期儿童禁用含四环素方案。

④其副反应，一般有金属味觉或口酸，口苦（多由甲硝唑、克拉霉素引起），恶心，食欲减退，腹泻，皮疹和铋剂引起的黑便。

⑤根除方案中抗生素组合的选择应参考当地人群中监测的 Hp 耐药率和个人抗生素使用史。不论用于其他疾病或根除 H.pylori 治疗，曾经应用过克拉霉素、喹诺酮类药物和甲硝唑者，其感染的 H.pylori 有潜在耐药可能。此外，方案的选择应该权衡疗效、费用、潜在不良反应和药物可获得性，做出个体化抉择。

⑥如需选择含克拉霉素、甲硝唑或左氧氟沙星的三联方案，应进行药物敏感试验。

⑦阿莫西林抗 H.pylori 作用强，不易产生耐药，不过敏者不良反应发生率低，是根除 H.pylori 治疗的首选抗生素。青霉素过敏者可用耐药率低的四环素替代阿莫西林。

⑧左氧氟沙星的方案不推荐用于初次治疗，可作为补救治疗的备选方案。

⑨克拉霉素和左氧氟沙星应避免重复使用。

本共识推荐的 7 种经验治疗方案的临床试验均采用了 14 天疗程，根除率 > 90%，因此尽可能将疗程延长至 14 天应该是合适的选择。但鉴于我国 H.pylori 耐药率有可能存在显著的地区差异，如果能够证实当地某些方案 10 天疗程的根除率接近或达到 90%，则仍可选择 10 天疗程。

（三）辨证治疗

1.辨证施治

（1）脾胃虚寒型

治法：温阳健脾。

方药：黄芪建中汤。

组成：黄芪、白芍、桂枝、炙甘草、生姜、大枣、饴糖。

加减：若泛酸者，去饴糖，加吴茱萸、瓦楞子、乌贼骨、白及以暖肝温胃制酸；若吐清水较多者，或胃中辘辘有声者，可加干姜、陈皮、半夏、茯苓以温胃化饮；若疼痛较甚者，可加延胡索以缓急止痛；若痛止而胃部仍有不适感者，可用香砂六君子汤以善其后；若脾气虚寒，不能摄血，而见黑便呕血者，可加黄土汤温脾摄血。

（2）胃阴不足型

治法：养阴益胃。

方药：叶氏养胃汤合芍药甘草汤加减。

组成：沙参、玉竹、石斛、花粉、麦冬、白芍、乌梅、木瓜、甘草。

加减：若肝肾阴虚明显者，可加一贯煎以滋肾养肝；若阴虚胃火上炎，出现口干、舌红、牙痛者，可加石膏、知母、竹叶、生地以清胃泄热，甘寒养阴；若纳少者，可加谷麦芽以醒脾悦胃；若胃中嘈杂、吞酸者，可加左金丸以辛开苦降，制酸和胃；若阴虚火炎，灼伤胃络而见出血者，可加阿胶、生地炭、丹皮炭及少量大黄以滋阴降火，宁络止血；若阴虚气血不畅，可加佛手、甘松、当归、赤芍、丹参等行气活血；若大便干结者，可加火麻仁、瓜蒌仁润肠通便。

（3）脾胃湿热型

治法：清热化湿。

方药：连朴饮加减。

组成：黄连、半夏、槟榔、川朴、陈皮、知母、草豆蔻、川楝子、延胡索、芦根、谷芽、麦芽、吴茱萸、甘草。

加减：若呃逆、嗳气者加绛香、旋覆花、代赭石以顺气降逆；吐酸烧心者加煅瓦楞、乌贼骨以制胃酸；恶心、呕吐者加竹茹、藿香以清热化湿止呕；痛连两胁者加柴胡、木香、香附以疏肝理气解郁；合并溃疡者加乌贼骨、浙贝母以促进溃疡愈合。

（4）肝胃不和型

治法：疏肝理气。

方药：柴胡疏肝散加减。

组成：柴胡、川芎、芍药、香附、陈皮、枳壳、郁金、青皮、甘草。

加减：若胀痛较甚者，可加川楝子、延胡索、木香、佛手以加强理气止痛之力；嗳气频繁者，加沉香、旋覆花、代赭石以加强顺气降逆之力，或用沉香降气散；泛吐酸水者，加左金丸、乌贼骨、川贝母、瓦楞子以和胃制酸。

2. 外治疗法

（1）针刺

取脾俞、胃俞、中脘、章门、足三里为主穴。脾胃虚寒者加关元、气海；肝胃不和者加太冲、阳陵泉；脾胃湿热者加内庭、太白。实证者予捻转泻法，虚证者用补法。

（2）灸法

取中脘、气海、足三里、脾俞、胃俞穴。用艾条悬灸，每穴5~10分钟，或隔附子饼灸，每穴灸3次，每日1次。15天为1疗程，主治脾胃虚寒证。

3. 成药及单验方

（1）成药

①胃苏冲剂：每次1袋，每日3次，冲服，主治肝胃不和证。

②理中丸：每次9g，每日2次，口服，主治脾胃虚寒证。

③香砂养胃丸：每次9g，每日2~3次，口服，主治胃阳不足、湿阻气滞证。

④温胃舒冲剂：每次1袋，每日2~3次，冲服，主治脾胃虚寒证。

⑤养胃舒冲剂：每次1袋，每日2~3次，冲服，主治胃阴不足证。

⑥牛黄清胃丸：每次9g，每日2~3次，口服，主治胃火炽盛证。

（2）单验方

①薏苡仁30g，白扁豆30g，佛手9g，山药30g，水煎服，每日1剂。主治脾胃湿热证。

②干姜6g，胡椒10粒，共研细末，每日2次，冲服。主治脾胃虚寒证。

③党参15g，柴胡6g，陈皮6g，大枣10枚，煎汤代茶服，每日1次。主治肝胃不和证。

④石斛12g，玉竹9g，大枣5枚，煎汤代茶服，每日1次。主治胃阴不足证。

（四）名医治疗特色

李任先总结多年临床经验，认为胃脘

痛病机为脾胃虚弱，或脾虚肝郁，肝气犯胃，病久多瘀。治疗上遵"脾以守为补，胃以通为补，肝以散为补"的原则。如脾胃虚弱型，治以甘温健脾，调气和中，方用四君子汤加味。处方：党参18g，白术、茯苓、砂仁（后下）、佛手各12g，丹参20g，香附、鸡内金各10g，甘草6g。脾虚肝郁型，治以健脾调肝，行气止痛，方用柴芍六君汤化裁。处方：柴胡、白术、白芍、茯苓、砂仁（后下）、佛手各12g，党参18g，香附10g，木香、黄芩各15g，甘草6g。肝气犯胃型，治以疏肝理气为主，方用四逆散加味。处方：柴胡、枳壳、佛手、砂仁（后下）、郁金各12g，延胡索、黄芩各15g，香附10g，丹参20g，白芍18g，甘草6g。

（五）Hp 疫苗研究现状

Hp 疫苗被认为是在全球范围内预防和治疗 Hp 感染最有前景的方法，Hp 疫苗研制已成为全球研究热点，美国（疫苗优先发展研究委员会）已将其列为 21 世纪疫苗优先发展 Ⅱ 类项目。

目前针对幽门螺杆菌研究最多的疫苗有：Hp 全菌体灭活疫苗、核酸疫苗、联合疫苗、亚单位疫苗。可用于研发疫苗的 Hp 菌体成分主要有尿素酶、热激蛋白、空泡毒素和细胞毒素相关蛋白 A、过氧化氢酶、黏附素、中性粒细胞激活蛋白、脂多糖或其提取物类脂 A 等。第三军医大学已成功研制了口服重组的幽门螺杆菌疫苗，并进行了预防感染效果的系列定期观察和检测。结果显示疫苗安全性良好，特异性抗体阳性率为 85%，预防 Hp 感染的保护率为 72%。该疫苗成为国际上首个完成 Ⅲ 期临床试验的 Hp 疫苗。但是将 Hp 疫苗成功地应用于人群、预防或临床治疗还需要解决以下几个问题：①进一步阐明人体 Hp 感染后的免疫应答及疫苗免疫保护机制，为疫苗的设计及免疫策略提供依据；②选择更为有效的抗原或复合抗原制备疫苗或研制更完善的核酸疫苗；③研究制备更安全的佐剂、疫苗运载释放系统及有效的免疫接种方案；④建立更能客观评价疫苗效果的模型；⑤经临床证实疫苗具有明确的预防或治疗作用。

五、预后转归

幽门螺杆菌感染后，初期引起急性胃炎，日久可致慢性胃炎。慢性浅表性胃炎可以恢复，而慢性萎缩性胃炎难以复原，部分可逐渐形成肠上皮化生、异型增生等癌前状态。中医认为胃脘痛一般初病较易治疗，若病久而成宿疾，反复发作或正虚邪实者则治疗较难，往往病程迁延。若寒邪久郁可化热，气滞日久可化火，加之病久脾胃虚弱，健运无力，而出现虚实夹杂之证，此属难治。

六、预防调护

（一）预防

1. 加强传染源的管理

发现患者和带菌者，应及时隔离治疗。因家庭是 Hp 的主要传播来源，故患者应与家人分开进餐。

2. 切断传播途径

积极消灭苍蝇，管理好粪便，防止 Hp 污染水源。不提倡母亲咀嚼食物后或用自己的筷子、勺子喂婴儿。减少人口密度，改善居住条件，提倡饮用热水，不食生水。

3. 关注易感人群

积极参加体育锻炼，增强体质，提高自身抗病能力。即所谓"正气存内，邪不可干"。

（二）调护

（1）调节情志，避免忧思恼怒，保持乐观、开朗。

（2）注意饮食卫生，勿食变质、生冷、炙煿、辛辣刺激性食物，少食多盐、熏制、煎炸食物，多食新鲜蔬菜和水果，以清淡易消化为宜。合理安排饮食时间，勿暴饮暴食，要定时定量，以少食多餐为原则。

（3）积极消除发病因素，克服不良习惯，节制烟酒。

（4）注意适当休息，不可过度劳累，每次进餐后最好休息片刻，勿做剧烈运动。

（5）注意起居，避免外邪内客于胃。

（6）掌握服药方法和时间。制酸剂宜饭前半小时服用，理气剂宜餐后半小时服用。脾胃虚寒性疼痛，药宜温服；脾胃湿热性疼痛，药宜凉服。呕吐频繁者，可予少量多饮法服用。

七、专方选介

胃炎冲剂：水菖蒲 30g，丹参 20g，没药、延胡索、砂仁、广木香、麦冬、鸡内金各 15g，呋喃唑酮、维生素 B_6 各 300mg。制成冲剂 20g。每日 1 剂，分 2~3 次饭后服。此方主要治疗幽门螺杆菌感染性慢性胃炎。

胃炎宁：蒲公英 30g，地锦草 15g，徐长卿、蓬莪术各 10g，广木香 6g，吴茱萸 3g，生甘草 12g。每日 20~30ml，每日 3 次，饭后口服。此方主要治疗幽门螺杆菌阳性的胃炎、溃疡病。

八、研究进展

（一）发病机制

关于幽门螺杆菌的致病机制目前尚无完整的统一理论，有多种假说，如 Hp 感染后引起高胃泌素血症，继而产生胃酸分泌增高的胃泌素链学说和 Hp 引起胃黏膜损伤致 H 离子逆向扩渗的漏屋学说等。通过细菌动力、尿素酶活性及黏附机制等使 Hp 定植于宿主体内。当 Hp 与胃上皮细胞结合，

其产生的代谢产物、细胞空泡毒素、脂多糖、氧自由基和各种细胞因子等引起上皮细胞内空泡形成、炎症及胃泌素或生长抑素分泌紊乱。而磷脂酶、黏蛋白酶、细胞空泡毒素、活性氧族、诱导型 - 氧化氮合成酶及细胞增殖与凋亡失衡、癌基因与抑癌基因突变等可引起胃黏膜屏障的破坏，发生溃疡或癌症等疾病。

（二）辨证思路

本病不论何种原因均可导致气机阻滞，胃失和降而发生疼痛，故"理气和胃止痛"为其基本治疗大法。再者须审证求因，邪盛者以祛邪为主，如肝胃不和，脾胃湿热；正虚者以养正为先，如脾胃虚寒、脾胃阴虚，在理气和胃止痛基础上，根据寒热虚实之不同，分别予温阳健脾，养阴益胃，清热化湿，疏肝和胃之法。

（三）治法探讨

有报道一些清热解毒之中药如白花蛇舌草、蒲公英、黄连、黄芩、徐长卿等可有效地杀灭或抑制幽门螺杆菌，故采用清热解毒、清热化湿方法治疗，可大大提高临床疗效。

（四）评价及瞻望

Hp 在我国人群中感染率为 50%~80%。大量研究表明：Hp 是慢性活动性胃炎的病原菌，是消化性溃疡的重要致病因子，也是胃 MALT 淋巴瘤的重要致病因子，可能是胃癌的协同致癌因子，与功能性消化不良的关系有待进一步证实。慢性浅表性胃炎→慢性萎缩性胃炎→肠上皮化生→异型增生→胃癌的演变过程目前已经明确，但确切的机制尚不完全清楚。根除 Hp 治疗方案多种多样，一般采用以铋剂或质子泵抑制剂联合应用 1~2 种抗生素，形成二联、三联疗法或四联疗法，其 Hp 根除率较高。

中医治疗本病多以"清热化湿，清热解毒"为主，其疗效满意。故中西医结合治疗方案是值得进一步研究和探索的领域。

主要参考文献

［1］张洪芳. 中西医结合治疗幽门螺杆菌阳性消化道疾病临床观察. 新中医. 2014，46（08）：28-30.

［2］刘文忠，谢勇，陆红，等. 第五次全国幽门螺杆菌感染处理共识报告［J］. 中华消化杂志，2017，37（6）：1-16.

［3］张声生，赵鲁卿. 功能性消化不良中医诊疗专家共识意见（2017）［J］. 中华中医药杂志，2017（6）：269-272.

［4］孙凤娇，李振麟，钱士辉，等. 干姜化学成分和药理作用研究进展［J］. 中国野生植物资源，2015，34（3）：34-37.

［5］谢明，宗可欣，富波，等. 中药白术的研究综述［J］. 黑龙江医药，2015，28（2）：299-301.

第二节　细菌性痢疾

细菌性痢疾，简称菌痢，是由痢疾杆菌引起的急性肠道传染病，以结肠黏膜的炎症和溃疡为基本病理变化，主要临床表现为全身中毒症状、发热、腹痛、腹泻、里急后重和排泄黏液及脓血便。本病轻重悬殊，轻者可自愈，重者可发生呼吸衰竭，循环衰竭而致死亡。

本病属中医学"痢疾"范畴。古代尚有"肠澼""赤利""热利""下利""滞下""痢"等名称。

一、病因病机

（一）西医学研究

1.病原学

（1）形态　痢疾杆菌属肠杆菌科的志贺菌属，是一种引起人类痢疾样腹泻最常见的病原菌。其革兰染色阴性，细长杆菌，在幼龄培养物中可呈球杆菌，菌体短小，需氧、无动力、无荚膜、无芽孢、无鞭毛，有菌毛，在普通培养基中生长良好，最适宜温度为37℃。

（2）生存特性　痢疾杆菌对热、化学消毒剂及酸性物质均较敏感。如日光直接照射30分钟，加热56~60℃、10分钟或100℃、1分钟即死亡。对新洁尔灵、苯酚、石灰水、过氧乙酸、含氯消毒剂等均敏感。

2.流行病学

（1）传染源　患者与带菌者为传染源。志贺菌属随粪便排出体外，其中健康带菌者、不典型和慢性病例在流行病学上的意义不大。如慢性患者排菌时间可长达数年之久，由于其症状轻或无临床症状，故在人群中可经常传播。急性典型患者排便次数多，排菌量大，传染性最强。

（2）传染途径　主要借染菌的食物、饮水，通过手、生活接触、苍蝇等传播而经口感染。

①食物型传播：大多发生在夏季，因瓜果、蔬菜等食物直接或间接被污染而经口感染，集体食堂的食物受污染、病菌繁殖，可引起食物型暴发流行。

②水型传播：多发生在夏季，井水、池塘、供水系统受污染而造成水型暴发流行。

③日常生活接触型传播：排菌者通过沾污粪便的手污染环境、物体，而健康人因手被物体上的志贺菌所污染，造成经口传播。这种日常生活接触、通过污染的手而传播，是非流行季节中散发病例的主要传播途径。

④苍蝇传播：苍蝇有粪食兼食的习惯，体内体外均可带菌，从而起传播作用。此外蟑螂亦可起传播作用。

（3）易感人群　男女老幼均易感，但

以儿童和青壮年为多见。受凉疲劳、营养不良、素体虚弱、暴饮暴食或因其他疾病造成机体抵抗力下降者，对本病均易感染，且排菌时间长，易发展为慢性菌痢。同型菌痢感染后，无巩固的免疫力，不同菌群与血清型痢疾杆菌之间无交叉免疫力，故可重复感染和多次发病。

（4）流行特点　本病在我国各地全年均可发病，但以夏秋两季为发病的高峰季节，约占全年发病率总数的 46.5%~80%。发病率一般在 5~6 月份开始上升，7~9 月份达高峰，10 月份开始下降。因为此季节细菌在外界容易繁殖，苍蝇密度高，加之夏季气温较高，人们普遍喜食生冷、蔬菜、瓜果等食物，从而增加接触污染食物的机会，易导致胃肠功能失调而发病。

3. 发病机制

痢疾杆菌进入人体后是否发病，取决于机体的防御功能状态、痢疾杆菌的数量、侵袭力和毒力。机体防御功能包括：①胃酸的非特异性防御屏障；②肠道正常菌群产生的短链脂肪酸、过氧化氢和大肠菌素，对痢疾杆菌均有杀灭和拮抗作用；③肠黏膜表面的特异性抗体 IgA 对痢疾杆菌有排斥作用；④肠道的淋巴组织。有实验证明：吞下少于 200 个活菌即可使易感成年人发病。其致病作用主要是侵袭力和内毒素，其毒力特征是能侵入上皮细胞并在细胞内繁殖。目前认为：只有具备侵袭力的菌株才能致病，而对上皮细胞无侵袭力的菌株并不引起任何病变。当人体抵抗力下降时，如过度疲劳、营养不良、饮食失常、胃酸缺乏或稀释、慢性病或消化道疾病时，即使感染小量痢疾杆菌也易发病。

当人体抵抗力下降，或大量痢疾杆菌进入机体后，病菌即侵入肠黏膜上皮细胞，并在其中繁殖，迅速扩散至邻近上皮细胞，然后通过基底膜进入固有层，继续迅速繁殖，且释出内毒素，引起炎症反应，内毒素被吸收进入血液，引起发热及全身中毒症状。此外，尚可引起固有层小血管循环障碍，导致上皮细胞的缺血、缺氧、变性甚至坏死。坏死组织脱落后，形成小而表浅的溃疡。浅表溃疡上附有灰白色纤维性伪膜，坏死一般限于黏膜下层，故肠穿孔和肠出血少见。少数痢疾杆菌能到达肠系膜淋巴结，但很快就被网状内皮细胞消灭。因此，痢疾杆菌败血症极为少见。肠黏膜下神经丛受到炎症刺激，引起肠痉挛而发生腹痛；直肠、肛门括约肌痉挛则出现里急后重；肠黏膜充血水肿，导致吸收障碍，渗出增多，肠腔液量增加，蠕动增快，发生腹泻；肠壁坏死组织、血液、黏液及脓性渗出物一起排出，形成黏液脓血便；痢疾杆菌还分泌肠毒素，刺激肠黏膜分泌水分和电解质，引起病初时的水样腹泻。

发病后约 1 周，人体产生抗体，溃疡逐渐愈合，病原菌被杀灭，症状消失。较深溃疡愈合后可留有瘢痕，瘢痕收缩可致肠腔狭窄。慢性患者因炎症和溃疡时好时坏，长期不能修复，可致肠壁增厚，溃疡边缘黏膜增生，可有息肉形成。

其病变部位主要在结肠，一般以乙状结肠和直肠最为显著，严重者累及升结肠和回肠盲端，偶然也延及小肠下段。

中毒性菌痢，主要是机体对细菌毒素产生异常强烈的反应所致。痢疾杆菌释放的内毒素，从肠壁被吸收入血后，可使组胺等血管活性物质释放，引起全身微小动脉血管痉挛，组织缺血、缺氧，无氧代谢增强，酸性代谢产物增加，重要内脏微循环灌注血流量不足，脑微循环障碍致脑组织缺氧、脑水肿甚至脑疝，出现惊厥、昏睡和中枢性呼吸衰竭；肺循环障碍可引起肺淤血、肺水肿，出现急性进行性呼吸频率加快、呼吸困难及低氧血症，为急性呼吸窘迫综合征（ARDS）。当全身有效血容量不足时，回心血量进一步减少，血压明显下降，出现休克状态。重症或晚期休克时，有效血液循环量减少，血流缓慢，纤维蛋白沉积，血小板凝聚，以致在毛细血管和小静脉内形成淤泥样广泛的血栓，引起DIC（弥散性血管内凝血），最后导致不可逆的微血管麻痹。

（二）中医学认识

本病因外受湿热、暑湿、寒湿、疫毒之邪侵袭，内伤饮食生冷或七情所伤，加之素体脾肾不足，导致浊邪壅塞肠中，传导失司，脉络受损，气血凝滞，腐败化为脓血而痢下赤白。正如《类证治裁·痢疾》所说："痢多发于秋……由胃腑湿裹热壅，致气血凝结，夹糟粕积滞，进入大小肠腑，倾刮脂液，化脓血下注。"现针对其发病机制，具体阐述如下。

1. 感受时邪

在夏秋暑湿交蒸之季，湿热、疫毒之邪侵及胃肠，郁蒸于内，熏灼肠道，与气血相搏，使肠道传导功能失司，气血凝滞，其肠腑脂膜和血络受损，腐败而下。若脂膜受损则下痢白冻，血络受损则下痢赤白，若二者均受损则下痢赤白脓血。若寒湿之邪侵及肠胃，因寒性凝滞，湿性黏腻，寒湿相兼，以致气滞血涩，肠液凝滞，与肠中秽浊之物相结，亦可下泻为痢，而形成寒湿痢。也有感受湿邪，湿从寒化，而成寒湿侵袭肠胃发生痢疾者。且为寒湿所伤者，多为素体虚弱之人。正如《症因脉治·痢疾论》曰："寒湿痢之因……寒湿时行，内气不足，乘虚感人，郁遏营卫，卫郁营泣，内传肠胃，则水谷不化，气血与糟粕互相蒸酿，而痢下赤白之症作矣。"

2. 饮食不节

饮食不洁或平素嗜食肥甘厚味，酿生湿热。湿热郁蒸，腑气壅阻，气血凝滞，化为脓血，则为湿热痢。正如《医碥·痢》认为："痢由湿热所致，或饮食湿热之物……积于肠胃。"若湿热内郁不清，伤及阴血，则形成阴虚痢。若平素恣食生冷瓜果，损伤脾胃，致中阳不足，脾虚不运，水湿内停，湿毒从寒化，寒湿内蕴，壅滞肠中，腑气受阻，气血凝滞，肠络腐蚀，下痢脓血，则为寒湿痢。如《景岳全书·痢疾》中曰："因热贪凉者，人之常事也，过食生冷，所以致痢。"

3. 七情内伤

若因郁怒所伤，肝失条达，疏泄不畅，横逆犯脾，运化失职，饮食难化，日久胶结，滞留肠腑，气血凝滞，渐成下痢赤白粘冻。或因忧愁思虑，脾胃受伤，运化失职，饮食不化，停滞肠中，与气血胶结，日久肠络受损，化为脓血而下。如《症因脉治·痢疾论》云："七情内伤痢之因，忧愁思虑则伤脾，脾阴既伤，则转输失职，日饮水谷，不能运转，停积肠胃之中，气至其处则凝，血流其处则泣。气凝血泣，与稽留之水谷互相胶固，则脾家壅滞而贼邪传肾之症作矣。"

4. 脾肾不足

若素体禀赋不足，肾之阴阳本虚，肾虚则脾失温养和濡润而亦虚，脾肾俱虚，感邪又易。感受外邪，或为饮食所伤，终至运化无能，气血凝滞肠中而成痢。如《景岳全书·痢疾》曰："脾肾虚弱之辈，但犯生冷，极易作痢。"若痢疾失治、误治或迁延不愈，饮食水谷不能化生精微营养脏腑，必使脾胃亏损更甚，日久及肾，而湿热疫毒之痢，多耗伤阴血津液，终至肾阴不足而成阴虚痢。寒湿之痢易损伤中阳，致命门火衰，痢久脾肾阳虚，湿从寒化，或热痢过服寒凉之药，终致虚寒痢。故《医宗必读·痢疾》曰："未有久痢而肾不虚者。"

若湿热疫毒之气，在邪阻肠腑的同时，热毒炽盛，内陷而逆传心肝，扰乱神明或引动肝风而成为疫毒痢。

若浊气上攻，胃失和降，胃气逆而不降。呕恶不食，或久痢伤正，胃虚气逆，胃不纳食，则成为噤口痢。

若痢疾迁延日久，正虚邪恋；或治疗不当，收涩太早，关门留寇；或脾虚而积滞未除，成为时发时止、虚实夹杂的休息痢。

综上所述，饮食内伤是痢疾发病的重要原因。它既可单独致病，亦可与感染湿热、暑湿、寒湿、疫毒之外邪合而为病。正如《医宗金鉴·痢疾总括》曰："然痢之为病……皆因外受风、暑、湿蒸之气，内伤生冷、饮食过度而生也。"其病位在肠腑，与脾、胃、肾关系密切，病重者也涉及心、肝二脏，其发病轻重程度，与感染病邪的种类、致病强度和机体正气强弱、抗病能力大小密切相关。

二、临床诊断

（一）辨病诊断

1. 临床诊断

该病潜伏期为数小时至 7 天，多数为 1~2 天。由于痢疾杆菌菌株众多，且人体反应性各不相同，故临床症状多种多样。根据病情轻重和缓急，通常将本病分为急性和慢性两期。发病急、病程短者为急性菌痢，临床较多见；若治疗不彻底，病程超过 2 个月者为慢性菌痢。

（1）急性菌痢　根据全身毒血症和肠道症状的严重程度又可分为四型，即轻型、普通型、重型、中毒型。

①轻型（非典型）：全身症状轻，多无全身中毒症状，不发热或微热。腹痛不著，轻度腹泻，呈水样或糊状便，每日 3~6 次，不超过 10 次。粪便内含少量黏液，肉眼观察无脓血，显微镜下可见少数红、白细胞。里急后重不明显或缺如，或有恶心、呕吐，病程 3~7 日。可不治自愈，亦可演变为慢性。易被误诊为肠炎或结肠炎，常成为痢疾的传播者。查体：左下腹明显压痛。

②普通型（典型）：有全身中毒症状，起病急骤，体温一般在 38~39℃或更高。早期有恶心、呕吐。持续性腹痛、阵发性加剧，一般便前加重，便后暂时缓解。大便频数，每日 10~30 次或 30 次以上。初期排出糊状或稀水样便，以后逐渐转为黏液或脓血便，量少，有时纯为脓血或呈黏冻状，里急后重较显著。病程持续 10~15 天，大多数可缓解或恢复，少部分患者可转为慢性菌痢。病程中一般失水不明显，少数患者，尤以老年人、儿童容易发生脱水、酸中毒和电解质紊乱，甚至发生继发性休克。个别急性期和恢复期的患者，大关节可出现渗出性关节炎，与痢疾病情无相关性，大多是病原菌引起的变态反应，用泼尼松治疗可痊愈。

③重型：多有严重的中毒及肠道症状。起病急骤，高热，伴恶心、呕吐，脓血黏液便，大便次数可达 30 次以上，以至大便失禁，偶尔排出片样伪膜。腹痛剧烈，里急后重显著，常伴脱水、酸中毒、电解质紊乱、周围循环衰竭，患者出现四肢厥冷、意识模糊、谵妄或惊厥、血压下降以至休克。

④中毒型：多见于 2~6 岁的儿童、青年人，老年人亦可发病。起病急骤，高热，体温达 39.5℃以上，个别体温不升或低温，精神萎靡，面色青灰，四肢厥冷，呼吸微弱而表浅，反复惊厥，神志不清，皮肤发花，指甲毛细血管充盈，时间延长；呼吸衰竭或循环衰竭，出现休克和昏迷。早期胃肠道症状常不明显，腹泻、呕吐亦不严重，甚至无腹痛与腹泻。大便次数不一定很多，性状亦未必是脓血便，呕吐物可呈咖啡色。用直肠试液或生理盐水灌肠后才能发现黏液，显微镜下可见红、白细胞。此型病死率可达 20% 以上。临床主要以重度毒血症，休克和中毒性脑炎为表现，故可分

为三种类型：休克型（即周围循环衰竭型）、脑水肿型（即呼吸衰竭型）和混合型。

a.休克型：以感染性休克为主要表现。早期为微循环障碍，出现面色苍白、四肢厥冷、呼吸急促、血压正常或偏低、脉压差小，脉细数；后期出现微循环瘀血缺氧，口唇及指（趾）甲发绀，皮肤花纹，血压下降甚或测不出，气急加重，并可出现心肾功能不全症状，少尿或无尿，伴不同程度的意识障碍。肺循环衰竭可引起肺水肿或肺不张，患者突然呼吸加快，呈进行性呼吸障碍，直至呼吸停止，曾称肺型，实为呼吸窘迫综合征。

b.脑水肿型：是中毒型痢疾最严重的表现，以严重的脑部症状为主。多数患者无肠道症状而突然起病，由于脑血管痉挛，引起脑缺氧、脑水肿、颅内压增高或脑疝，并出现中枢性呼吸衰竭。早期出现频繁的呕吐、嗜睡、面色苍白、反复惊厥，血压正常或稍高；后期则昏迷、瞳孔大小不等，对光反射迟钝或消失，眼球下沉（落日眼）。呼吸深浅不匀，节律不齐，呈双吸气或叹气样呼吸，常因呼吸骤停死亡。

c.混合型：为最凶险的类型，具有周围循环衰竭与呼吸衰竭的综合临床表现。

（2）慢性菌痢 其发生有以下几种原因：急性期延误治疗或治疗不当、营养不良、胃酸过低、胆囊炎、肠道寄生虫病、福氏菌感染等。由于未能彻底消灭结肠黏膜中的病原菌，慢性菌痢常有间歇性排菌现象。患者除有痢疾症状外，尚有头晕、失眠、健忘等一般症状和肠功能紊乱现象。根据临床特征分为三种类型：慢性隐匿型、慢性迁延型、慢性菌痢急性发作型。

①慢性迁延型：急性菌痢发作后，迁延不愈。有轻重不等的肠道症状，如腹痛、腹胀、腹泻、大便不成形或稀便，便下黏液或依附有少许脓血等，或腹泻与便秘交替进行。粪便呈长期间歇性排菌，也是重要的传染源。长期腹泻导致营养不良、贫血、乏力或维生素缺乏症。

②慢性菌痢急性发作型：半年内有急性中毒性菌痢史。急性期过后症状不明显，可因进食生冷食物、受凉或劳累等诱因而引起急性发作，但症状较急性期轻，表现为腹痛、腹泻和脓血便，但发热等全身毒血症症状不明显。

2.并发症

急性期可并发中耳炎、皮肤感染、口角炎等。中毒症状严重者可出现麻痹性肠梗阻，腹泻严重者可出现水、电解质紊乱，中毒型菌痢可因呼吸衰竭、反复惊厥等而出现中毒性脑病。溃疡较深者可出现肠出血，腹泻频繁者可发生脱肛。慢性期可因营养不良和免疫力低下而并发营养不良性水肿、贫血、维生素缺乏症、神经官能症、佝偻病、脚气病等。此外还有并发志贺菌血症，多见于儿童，病死率较高，合并菌血症时症状较严重。

恢复期有时可见多发性、渗出性大关节炎，关节红肿，常见于膝关节，其次为肘和踝关节。

有些病例开始时出现类白血病反应，继而出现溶血性贫血和DIC，部分病例可出现急性肾衰竭，并发溶血性尿毒综合征，预后差。

3.实验室诊断

（1）血常规 急性菌痢者白细胞计数增多，（10~20）×10^9/L。中性粒细胞中等程度增高，核左移。慢性菌痢可有轻度贫血。

（2）粪便检查 典型病例粪便中无粪质或量少，呈鲜红黏冻样，无臭味。镜检可见大量脓细胞、分散的红细胞，若发现巨噬细胞，则更有助于诊断。粪便培养可检出痢疾杆菌，标本采集宜挑选脓血黏液部分，早期多次培养或选用适当培养基可提高阳性率。培养阳性者宜常规作药物敏感试验和菌群鉴定。

（3）免疫学检查　荧光抗体染色法对寻找粪便中痢疾杆菌抗体成分及大便培养阳性率不高的慢性病例有一定价值，且较细菌培养灵敏。国内采用免疫荧光菌球法，方法简便，灵敏性与特异性均高，采样后8小时即可做出诊断。建立不少检测粪便中志贺菌属抗原的免疫学技术，如荧光抗体染色法、玻片固相抗体吸附免疫荧光技术、对流免疫电泳法等，均有快速、敏感、简便等特点，但其敏感性和特异性有待于进一步改进和提高。此外还有粪便凝集试验、增菌乳胶凝集法、免疫染色法等，均有利于早期诊断。近年来，有人以葡萄球菌协同凝集实验作为菌痢的快速诊断手段，具有良好的敏感性和特异性。

（4）乙状结肠镜检　急性期可见肠黏膜慢性充血、水肿、大量黏液脓性分泌物及小的浅表溃疡，有时有伪膜形成。慢性期可见肠黏膜充血，水肿较轻，散在粗糙颗粒，可见溃疡、瘢痕和息肉。在肠镜直视下，自病变部位刮取分泌物作细菌培养，阳性率高于粪便培养。

（5）X线钡餐造影检查　慢性患者可见肠道痉挛、肠蠕动减慢、袋形消失、肠腔狭窄、肠黏膜增厚或呈切段状。

（二）辨证诊断

望诊：泻下赤白黏冻，或脓血，或白多赤少，或纯为白冻，或泻下稀薄，舌质红，或淡，或红绛，苔黄腻或白腻。

闻诊：大便有臭味，或口气秽臭。

问诊：肛门灼热，腹痛，里急后重，口渴或不渴，头身困重，脘闷、纳呆，或神疲乏力，嗜卧怯冷，或呕不能食，或泻下时发时止，经年不愈。

切诊：或肌肤发热，或腹痛拒按，左下腹痛甚，或喜按喜暖，脉滑数或细数或濡缓。

四诊合参，本病分型如下。

1. 湿热痢

腹痛，泻下赤白或黏冻或脓血，有臭味，里急后重，肛门灼热，小便短赤，舌质红，苔黄腻，脉滑数。兼表证者，则伴发热恶寒，头身困重，脉浮。热重于湿者，则痢下赤多白少，或色绛红，伴身热，口渴喜饮；湿重于热者，则痢下白冻或白多赤少，伴身热不畅，口渴不思饮，胸脘痞闷，恶心食少，舌苔白腻。挟食滞者，则腹痛拒按，痢下不爽，苔腻脉滑。若湿蕴化热，热毒郁结肠中腐烂者，痢下如"鱼脑"，腐臭逼人，腹痛如刀割。

辨证要点：痢下赤白黏冻，有臭味，肛门灼热，尿短赤，舌红、苔黄腻，脉滑数。

2. 寒湿痢

腹痛拘急，痢下赤白黏冻，白多赤少，或纯为白冻，里急后重，脘闷纳呆，头身困重，口黏不渴，舌质淡、苔白腻，脉濡缓。若湿邪偏重挟食滞者，痢下白多赤少，腹痛胀闷，里急后重较甚，舌苔厚腻而垢。若寒积偏盛者，面色青灰，肢冷，腹痛，痢下脓血，滞而不爽，苔白腻。若寒湿损伤脾阳者，痢下不止，状如鸭溏，畏寒不渴，四肢欠温，腹中微痛，苔薄白，脉沉迟。

辨证要点：痢下白多赤少，或纯为白冻，脘闷，头身困重。

3. 疫毒痢

发病急骤，痢下鲜紫脓血，腹痛剧烈，里急后重较湿热痢为甚，或伴壮热，口渴，头痛烦躁，恶心呕吐，甚则神昏、谵语，抽搐惊厥，舌质红绛，苔黄燥，脉洪大而数。

辨证要点：痢下鲜紫脓血，腹痛，里急后重较剧，壮热烦躁。

4. 阴虚痢

下痢日久，赤白夹杂，或脓血黏稠如

冻，量少难出，脐腹疼痛绵绵，虚坐努责，食少，心烦，口干，午后低热，神疲乏力，舌质红绛，苔少或舌质尖红，乏津，脉细数。

辨证要点：痢下赤白，或脓血黏稠，虚坐努责，口干，舌质红绛或舌尖红。

5. 虚寒痢

下痢日久，泻下赤白，夹有白冻，甚则滑脱不禁或脱肛，腹中隐痛，喜按喜暖，腰酸，肢冷畏寒，食少神疲，口淡不渴，舌质淡，苔薄白，脉细数。

辨证要点：痢下稀薄或白冻，或滑脱不禁，腰酸肢冷，食少神疲。

6. 休息痢

下痢时作时止，缠绵日久不愈，发作腹痛，里急后重，大便夹有白冻或呈赤色。休止期倦怠乏力，嗜卧怯冷，腹胀纳呆，舌苔黄腻；若寒湿征象明显者，痢下白冻涩滞，腹痛肢冷，舌苔白腻；若虚实夹杂，寒热互见者，症见久痢不愈，时轻时重，下痢脓血或夹杂赤白，或下痢清稀，腹中隐痛，口干口苦，心烦欲呕，舌苔黄或白，脉沉弦。

辨证要点：痢下时发时止，经年不愈。

7. 噤口痢

下痢不能进食者，或呕不能食，有虚实两类。

（1）实证　下痢胸脘痞闷，呕逆不食，口气秽臭，舌苔黄腻，脉滑数。

辨证要点：呕逆不食，苔黄腻，脉滑数。

（2）虚证　下痢呕恶不食，或食入即吐，精神疲乏，舌淡，脉细弱。若呕吐频繁，耗伤胃阴者则面红，唇干口燥，舌质红或绛，无苔，脉细数；若胃气腐败，元气欲脱者，则下痢无度，水浆不入，肢冷，脉微，为病势危重之征象。

辨证要点：呕恶不食，食入即吐，精神疲乏，舌淡，脉细弱。

三、鉴别诊断

（一）西医学鉴别诊断

1. 急性细菌性痢疾

急性细菌性痢疾应与下列疾病相鉴别，需进行病原学检查才能确诊。

（1）病毒性肠炎　多见于婴幼儿，由肠道病毒引起。起病急，常伴有上呼吸道症状，起病当日即有腹泻，大便呈水样，偶带黏液。病原繁多，以新轮状病毒、轮状病毒、诺瓦克病毒多见，此外还有星状病毒、腺病毒等。做粪便、血液等病原学检查，结合流行病学，可确诊。

（2）沙门菌属肠炎　临床上常见的有鼠伤寒沙门菌、肠炎沙门菌、婴儿沙门菌、纽波特沙门菌等。病程短，多有恶寒、发热2~4天。鼠伤寒沙门菌感染则发热期长，毒血症较重。常集体发作，呕吐较著，大便次数每日十几次，多呈水样，草绿色或黄绿色可带黏液，极少有脓血和里急后重。粪便细菌培养可分离出沙门菌，为确诊依据。

（3）大肠埃希菌肠炎　有些大肠埃希菌能侵袭肠壁，为侵袭性大肠埃希菌肠炎。其临床表现似菌痢，有发热和黏液便。有些能产生毒素，为肠产毒性大肠埃希菌肠炎，表现为水样腹泻，伴呕吐、腹痛。确诊主要依靠细菌培养或血清学检查及肠毒素测定。

（4）出血性肠炎　常发生于夏秋季节，青少年多见。急性发作，表现为呕吐、腹痛、腹胀、腹泻、发热等，大便以典型的血便为特点，全身毒血症症状较重，短时间内可出现贫血、衰竭和休克。本病临床以肠出血为主。大便培养可有革兰阳性球菌，部分有变形杆菌、产气荚膜杆菌，而菌痢的大便可培养出各型痢疾杆菌，这是两者的主要区别。

（5）空肠弯曲肠炎　发病季节与年龄

和菌痢相似，有发热、腹痛、腹泻，无里急后重，大便呈水样便、黏液血便或血便，伴明显腹痛，病程1~5天，可自限。少数患者有家禽、家畜接触史。镜检粪便可见红、白细胞、吞噬细胞。除大便培养外，可采用特殊压氧环境分离病原菌，或作血清特异性抗体检测以确诊。

（6）阿米巴痢疾　潜伏期长，呈散发性，起病缓慢，少有毒血症症状，全身症状较轻，不发热或低热。里急后重感较轻或无，腹痛多在右侧，左下腹压痛明显。腹泻次数多，大便呈暗红色，典型病例呈果酱样，味腥臭，黏液或血常附着在成形或半成形粪便表面或在便后出现。镜下可见成堆的红细胞、脓细胞，白细胞较少，有夏科－莱登结晶，可找出溶组织内阿米巴滋养体。

（7）霍乱　流行病学资料非常重要，患者来自疫区或有接触史。起病急，先泻后吐，无发热、腹痛、里急后重，大便开始呈黄水样，后转为米泔水样，大便培养可分离出霍乱弧菌。

2. 中毒型痢疾

（1）流行性脑脊髓膜炎　有头痛、高热、寒战、呕吐、烦躁等表现，有颈项强直等脑膜刺激征，可出现惊厥，皮肤黏膜有出血点。脑脊液检查白细胞及中性粒细胞数目明显增多，蛋白升高，糖量降低。本病由脑膜炎双球菌引起，细菌涂片或培养可发现致病菌。冬、春季节多发病，2~4月为流行高峰，通过空气飞沫传播，带菌者为传染源。

（2）流行性乙型脑炎　常急性起病，突然高热，头痛、呕吐、惊厥、昏迷等。有脑膜刺激征。脑脊液检查：白细胞数目增多，蛋白轻度升高，糖正常或升高。夏秋季节多发病，由蚊传播，儿童发病率高。补体结合试验阳性，免疫荧光试验可检出病毒抗原。

（3）热射病　亦称中暑高热，为重症中暑。以高热、无汗、昏迷为特征，往往在高温环境下工作数小时后发病。可有预兆，亦可突然发病。体温在40~42℃或以上。结合季节、气温、工作环境和临床表现即可诊断。

以上这些疾病，一般粪便或灌肠排出液中查不到大量的脓细胞。对疑难危重病例，大便不能证实菌痢的时候，应作脑脊液检查，以明确或除外神经系统疾患。

3. 慢性细菌性痢疾应和下列疾病相鉴别

（1）直肠癌和结肠癌　直肠癌主要表现为便血、排便不畅和里急后重等；结肠癌主要表现为腹泻、贫血、营养不良、体重减轻等。凡遇慢性腹泻患者，应常规进行肛指检查，或直肠镜、乙状结肠镜等检查，以排除癌肿。

（2）非特异性溃疡性结肠炎　以慢性反复发作的腹泻伴黏液脓血便、低热、贫血为主要症状。是一种自身免疫性疾病，病程长。纤维结肠镜检可见黏膜充血、水肿、表面粗糙，散在糜烂、溃疡，黏膜松脆易出血。

（二）中医病证鉴别诊断

本病需与泄泻在病因病机和主症上作如下鉴别。

1. 病因病机

两者均由外感时邪、内伤饮食而发病。在病机方面，泄泻多因脾虚湿盛、水谷不运所致；而痢疾则因邪滞肠中、气血壅滞而为病。其病位均在肠胃，多发于夏秋季节。

2. 症状

两者大便次数均增多，但泄泻以大便不成形，甚则泻下如水为主要临床特征，且便下爽利，腹痛多伴肠鸣，便后痛减；痢疾则以大便次数多、量少、夹杂赤白脓血为主要临床特征，且大便涩滞难下，虚坐努责，腹痛多伴里急后重，便后痛不减。另痢疾多在夏秋季节发病，而泄泻一年四季均可发生。

泻、痢两者，可以相互转化，有先泻转痢者，亦有先痢转泻者。一般先泻后痢者病情转重，先痢后泻者病情减轻。临证时须细心审察，同中求异。

四、临床治疗

（一）提高临床疗效的基本要素

1. 逆流挽舟，攘外安内

《医门法律·痢疾门·痢疾论》曰："外感之气热而成下痢，其必从外而出之，以故下痢必从汗先解其外，后调其内。首用辛凉以解其表，次用苦寒以清其里，一二剂愈也。失于表者，外邪但从里出，不死不休，故虽百日之远，仍用逆流挽舟之法，引其邪而出之于外，则死证可活，危证可安。"寒、暑、湿热疫毒之邪由表入里，阻滞肠道，若能将邪由里引表逐出体外，则三焦得以宣通。邪去而肠道自安，此即逆流挽舟之意。不论病之新久，病程长短，只要是痢疾挟表邪或表邪陷于内，表里俱急，均可用此法，通过疏表解邪，或表里双解而攘外安内。临证时还需辨明其表邪属风、寒、暑、湿等。根据具体情况，采用不同的治法，如辛温解表、辛凉解表、消暑祛湿解表等，举邪外出而滞自去。若其人正衰邪盛，可加入人参之类以扶正祛邪。

2. 调气行血，导滞化瘀，当辨虚实盛衰

《河间六书·滞下》曰："调气则后重自除，行血则便脓自愈。"本病乃浊邪壅塞肠中，传导失司，脉络受损，气血凝滞，肉腐血败所致。调气则可使气机宣通、腑气得畅，后重自除；和血则可使脉络通畅，瘀血得化，则便脓自愈。然调气之法，不可一味使用槟榔、枳实、木香、青皮等，当辨其虚实；行血之道，也不可一味使用当归、红花、丹参之类，当审其盛衰。病初起时，浊邪蕴结肠中，滞下不爽，正气未伤，可予木香、槟榔之类以调气导滞，用当归、赤芍之类以行血化瘀，即所谓通因通用也。若火热甚，则加清热之品以清调；若湿甚，则加燥湿之品以燥调；若食滞者，则加消导之品以消调。若病情迁延日久，则有伤阴伤阳耗气耗血之变。伤阳者，宜用温阳之品以温调；伤阴者，宜用滋阴之品以润调；耗气者宜用益气之品以升调；耗血者，宜用补血之品以补调。

3. 急开支河，慎利小便

痢疾初起，湿热壅盛肠道、弥漫三焦，气化失常，膀胱热郁，水道不利。当此之时，可予利小便而实大便之法，使湿热之邪从小便而解，此为急开支河之法。《平治荟萃·痢疾》中说："泻痢不分，两证混合，湿热不利小便，非其治也。"但在临证中还须详察病之新久和阴液盛衰，不可一味利小便。因痢疾一证，多因湿热胶滞、气血凝结、倾脂刮液而生，易致阴津枯涩。暴痢属疫毒炽盛者，若过利小便，致津枯液竭，热闭必煽风动火，内陷心肝，变生痉、厥、脱证，若属噤口痢者，过利小便，必致胃阴枯竭、胃气衰败，生阴竭阳亡之变；属湿热寒湿痢者，过利小便，则津液愈枯，滞涩愈盛，而致病情缠绵难愈；若患者素体阴虚，或久痢者，过利小便，则虚者更虚，气阴难复，终成危候。

4. 攻下通腑，勿恋苦寒

《万病回春·痢疾》中曰："太抵治痢疾一二日，元气未虚，治宜疏通积滞，此通因通用之法。"若诊为痢疾初起、正气壮实者，用苦寒攻下，通因通用，无可非议。但痢疾一证，证属湿热，若以寒攻下，热易速去，然湿性缠绵，难以显效。且大苦大寒之品易克伐正气，致气血衰败。故临证时须详察病情之轻重，病邪甚者，不可妄攻，以免邪陷入内，变生不测，应结合病性适当予寒下、润下、泻下等。用药不可太过，时间不宜太长，中病即止，注意保存正气。

5. 顾护胃阴，调补脾肾

胃乃仓廪之官，水谷之海，气血生化之源。历代医家治痢都十分重视胃气，认为"能食者痢易治，不能食者痢难治"。痢疾一证，最易耗伤阴津，若阴津枯竭，无以润养脏腑，则病必难愈。故临证时须处处注意顾护胃阴。

痢疾日久，脾易受损，进而及肾，脾肾虚弱，气血匮乏，不能濡养温运肠道，则痢疾更难治愈。《医宗必读·痢疾》曰："痢之为证多本脾肾""在脾者病浅，在肾者病深，肾为胃关，开窍于二阴，未有久痢而肾不损者，故治痢不知补肾，非其治也。"可见调补脾肾在治疗中起重要作用。

6. 涩肠止痢，升提固脱

前代有"痢无止法"之说。实际上是指肠中积滞，湿热系病邪内蕴而言。痢疾日久，肾虚滑脱不禁，或中气下陷者，则可予收涩止痢之品，同时加用升提固脱，益气举陷之品。否则痢下无度，正气愈亏，甚则气血阴阳俱亏，出现亡阴亡阳之证。

7. 虚实错杂，攻补兼施

一般而言，暴痢初起，多为实证，宜通之。久痢不愈，或阳虚，或阴亏，或气衰，或血耗，终成虚证，宜补之。然初痢未必全实，久痢未必全虚，而常虚实错杂。故治疗时，或先消后补，或通塞为治，或攻补兼施，助正以祛邪。治疗之初，切不可纯用滋腻、温燥、固涩、升提之品。若邪不除而先补益，必致邪不解、正更虚，此为邪不受补也。

（二）辨病治疗

1. 急性细菌性痢疾的治疗

（1）一般治疗　依肠道传染病治则，

患者应进行胃肠道隔离、消毒处理粪便，直至症状消失后一周、大便培养连续两次阴性为止。发病早期应卧床休息，以流质或半流质饮食为宜。忌食生冷、多渣、多油、粗纤维或刺激性食物，少食牛乳、蔗糖、豆制品等易产生气和增加腹胀的食物。视具体情况逐渐过渡到正常饮食。

（2）对症治疗

①脱水的纠正：呕吐不能进食或有脱水者，应予补液。口服补液应采用世界卫生组织（WHO）推荐的口服补盐溶液（ORS），配方为氯化钠 3.5g；碳酸氢钠 2.5g，氯化钾 1.5g，葡萄糖 20g 加开水一升。

对反复呕吐，脱水严重者，则应静脉补液。一般按脱水程度可分为轻、中、重度脱水。轻度脱水即缺水量为体重的 2% 左右，主要表现为口渴；中度脱水即缺水量为体重的 6% 左右，临床表现除口渴外，尚有"三少一高"症状，即唾液少、汗少、尿少、尿比重高，且有唇舌皮肤干燥，皮肤弹性差，眼球稍凹陷，脉搏增快。重度脱水即缺水量为体重的 10% 左右，除上述症状加重外，还可出现高热、谵妄、代谢性酸中毒、血压下降、意识模糊甚至昏迷。

按脱水性质又可分为高渗性脱水（即单纯性脱水）、低渗性脱水（即缺钠性脱水）、等渗性脱水（混合型脱水）。高渗性脱水主要通过胃肠道或肠道外的输液来补充水分；低渗性脱水则以补充生理盐水为主；等渗性脱水以补充 5% 葡萄糖生理盐水或平衡盐液为主。每日补液量的多少，需根据具体情况而定。注意应使血压维持在正常范围，成人每日尿量在 1200ml 以上为宜。

②酸中毒的纠正：菌痢发生严重脱水、休克及缺氧等都可导致酸碱平衡失调。一般表现为代谢性酸中毒，轻者仅有疲乏无力、头晕及食欲不振，重者可出现呼吸深而快、心音减弱、血压下降、意识障碍甚

至昏迷。一般予碱性溶液治疗，常用药有碳酸氢钠、乳酸钠等。

③低钾血症：血清钾低于 3.5mmol/L 为低血钾，轻度表现为乏力、恶心、呕吐、腹胀，重者神志淡漠、极度无力、呼吸表浅、脉搏无力、血压下降及心律失常。血清钾浓度稍低于 3.5mmol/L 为轻度缺钾，每日补氯化钾 3g；血清钾浓度为 2.5mmol/L，为中度缺钾，每日补氯化钾 6g；血清钾浓度低于 1.5mmol/L 左右，为重度缺钾，每日补氯化钾 9g。此外尿量正常者，还要加上每日钾的生理需要量，约相当于氯化钾 3g，补钾应采用静脉和口服相结合较为安全。

④痉挛性腹痛：可用胆碱能神经阻滞药或腹部热敷。因腹泻实际上是机体防御功能的一种表现，且可排除一定数量的致病菌和肠毒素，故不宜长期使用解痉剂或抑制肠蠕动的药物，以免延长病程和排菌时间。特别是对有高热、毒血症或黏液脓血便的患者，更应避免使用。此类药物主要有：阿托品、颠茄、哌替啶、吗啡、可待因、樟脑酊、地芬诺酯、盐酸洛哌丁胺等。

（3）抗菌治疗　为避免发生慢性菌痢，减少恢复期带菌，保证临床疗效，使用抗菌药物时应注意以下几点：a. 根据当地流行菌株药敏试验或患者大便培养的药敏结果，选择较敏感的抗菌药物；b. 选择易被肠道吸收的口服药物，病重或口服吸收不良者应加用肌内注射或静脉滴注抗菌药物；c. 原则上细菌性痢疾疗程不宜短于 5~7 天，以减少恢复期带菌；d. 抗菌药物疗效考核应以粪便培养转阴为准。

①喹诺酮类：此类药物对多种引起肠道感染的菌属均有良好的杀灭作用，且无毒副作用，目前已广泛使用。如诺氟沙星（诺氟沙星）成人：0.2~0.3g/ 次，2~4 次 /d，口服疗程均为 5~7 天。而依诺沙星、氧氟沙星、培氟沙星、环丙沙星，每日皆为

600mg，分 2 次口服，疗程 3~5 天。需静脉给药者，可用诺氟沙星注射液或用环丙沙星加入 5% 葡萄糖或生理盐水 50~100ml，每日 2 次。此药物不良反应：食欲不振、恶心、嗳气、胃痛、失眠，一过性血清转氨酶增高，尿素和嗜酸性粒细胞增加，还可影响儿童骨骼发。故儿童、孕妇及哺乳期妇女禁用。

②头孢菌素：头孢菌素目前已发展到第四代，第一代头孢菌素主要作用于革兰阳性球菌，第三代头孢菌素主要作用于革兰阴性杆菌，第二代头孢菌素作用介于第一、三代之间。第三代头孢菌素肾毒性较第一、二代弱，在治疗细菌性痢疾中显示很大作用。此类药物有头孢哌酮、复达新、头孢曲松、头孢呋辛等。常用头孢哌酮（头孢哌酮）2~4g/d，分等量，每 12 小时肌内注射 1 次；严重者可用 8g/d，或用 1~2g 溶于 20~100ml 稀释液中，15 分钟 ~1 小时滴入，每 6 小时 1 次；若直接静脉注射每日最大量为 2g。复达欣（头孢噻甲羧肟）1.5~6g/d，分 2~3 次深部肌内注射或静脉滴注。头孢曲松（头孢三嗪）1~2g/d，深部肌内注射或静脉滴注，重者 2~4g/d。头孢呋辛（头孢呋肟）0.75g/ 次，3 次 /d，肌内注射或静脉给药，严重者可用至 3~6g/d。

③其他药物：如呋喃唑酮（呋喃唑酮）0.2g/ 次，2 次 /d，疗程 5~7 天。长期使用可引起末梢神经炎。磷霉素钠 2~6g/d，静脉滴注，与喹诺酮类药物联合应用有协同作用。以上抗生素或抗菌药物应用时，一般剂量要充足，用药 3 天后若无效，可改用其他药物，或联合用药，不必频繁更换药物。

2. 中毒性菌痢的治疗

中毒性菌痢是细菌性痢疾的危重临床类型。其来势迅猛，发展快，病情严重，死亡率很高，必须采取综合性治疗措施进行抢救。分述如下。

（1）抗菌治疗　因抗药菌株增多，宜

选用两种抗生素联合用药，一般用庆大霉素或丁卡那霉素与氨苄西林合用。具体用法见"急性菌痢治疗"部分，待中毒症状好转后，按一般急性菌痢治疗，或改用口服药，总疗程7~10天。

（2）控制高热与惊厥 高热易引起惊厥而加重脑缺氧和脑水肿，故可用物理降温，同时用1%的温盐水作流动灌肠，可酌用退热剂。无效或伴躁动不安、反复惊厥者，可予人工冬眠方法，一般用氯丙嗪和异丙嗪各1mg/kg肌内注射，必要时静脉滴注，30分钟后疗效不明显，可加大剂量，按2mg/kg重复一次，病情稳定后，延长至2~6小时注射一次，一般5~7次即可停止。用药时间应掌握在8~24小时内，同时配合物理降温，尽快使体温保持在37℃左右。若抽搐不止者，可予安定0.3mg/kg肌内注射或静脉注射。

（3）防止循环衰竭

①扩充血容量，纠正酸中毒，维持水和电解质平衡。

因有效循环血量减少，为防止休克，应首先补充血容量，快速滴注低分子右旋糖酐或糖盐水，首剂10~20ml/kg，全日总补液量为50~100ml/kg，直至休克症状改善。若吐泻严重，酸中毒明显者，可予5%碳酸氢钠液，成人每次250~500ml，小儿每次5ml/kg推注或快速静滴。以后根据血气检查结果适当调整用量，低钾者需补钾。根据病情掌握液体总量及补液速度。

②应用血管活性药物：若患者出现面色苍白、口唇发绀、四肢发凉，血压下降，在扩充血容量、纠正酸中毒的同时，为解除微小动脉痉挛，可用解痉药如山莨菪碱，成人剂量10~20mg/次，儿童0.3~0.5mg/kg，缓慢静脉推注，视病情可酌加药量或重复给药，轻者每隔30~60分钟给药一次，重者每隔10~20分钟给药一次，待面色红润、四肢温暖、血压回升后可停药。一般用3~6

次即可奏效。若上述方法治疗后，血压仍未回升，则可加用缩血管药物以升压，如多巴胺、间羟胺等。但休克早期应用此类药物也可加重微循环障碍，弊多利少，故一般不用。

③强心治疗：心功能不全时，有左心衰或肺水肿时，可予西地兰治疗。

④激素治疗：早期应用激素可较快地缓解高热和感染中毒症状，防止病情加重，常用氢化可的松和地塞米松。如氢化可的松5~10mg/（kg·d），地塞米松0.5~1.0mg/（kg·d），加入生理盐水或5%葡萄糖注射液静脉滴注。

⑤防止脑水肿和呼吸衰竭：对脱水和酸中毒不明显的患者，应早期控制过多含钠溶液的摄入，可预防脑水肿。当出现呼吸衰竭时，应快速输入20%甘露醇或2%山梨醇，每次1g/kg，每6~8小时1次。病情好转后可与5%葡萄糖溶液交替使用，直至脑水肿症状消失。此外，还应保持呼吸道通畅，用鼻导管或面罩吸氧，必要时酌情应用呼吸兴奋剂，如山梗菜碱、尼克沙米等肌内注射或静脉推注，对于危重患者应予呼吸监护、气管插管，或用人工呼吸器辅助呼吸。

⑥其他措施：若出现DIC时，可用肝素抗凝疗法，并注意预防和纠正肾衰竭，防止并发症。

3.慢性细菌性痢疾的治疗

需要长期、系统、采用综合措施治疗。分述如下。

（1）抗菌治疗 根据药敏试验，选用适当的抗生素，或选用过去没有用过的有效的抗菌药物，应联合应用两种不同类的抗生素，剂量要充足，疗程需较长，一般为10~14天，且需重复1~3个疗程，可供选用的抗菌药物同"急性菌痢"。

（2）局部灌肠治疗 使用较高浓度的药物直接作用于病变部位，以增强杀菌作用，并可刺激肉芽组织增生。一般作保留灌肠，常用药物有 0.3% 小檗碱 50~100ml，5% 大蒜浸液 100ml，0.5% 新霉素 100~200ml，1%~2% 磺胺溶液 200ml，1∶5000 呋喃妥因淀粉浆液 50~100ml，0.1% 卡那霉素溶液 50ml。顽固病例可用庆大霉素 24~32 万单位，土霉素片 1.0g，甲硝唑片 0.4g，地塞米松 5~10mg 加生理盐水 50~100ml 制成浆液。以上药物均每晚一次，10~14 天为一疗程。亦有人主张灌肠溶液中加入 0.25% 普鲁卡因、氢化可的松 25mg 可提高疗效。

（3）肠道菌群失调的处理　由于久痢后体质下降，精神紧张，或长时间应用各种抗生素，而引起肠道菌群失调。它破坏了肠道菌群的平衡，如大肠埃希菌数量减少可给予乳糖和维生素 C，或口服枯草杆菌片，或以枯草杆菌溶液 100~200ml 灌肠，每晚 1 次，2~3 周为一疗程；肠球菌减少可给予叶酸；球菌/杆菌比例增加，甚至有较多葡萄球菌时可口服诺氟沙星；真菌较多时或有隐孢子虫时可口服大蒜素。饮用乳酸杆菌或牛乳制品，或口服乳酶生，或用双歧三联活菌 3~5 粒/次、2~3 次/天，丽珠肠乐 2 粒/次、2~3 次/天等亦可调整肠道菌群，使之恢复正常。

（4）肠功能紊乱的处理　肠道菌群失调，可引起腹胀、腹痛、腹鸣、消化不良、腹泻与便秘交替等肠功能紊乱现象。应根据情况予以调整，酌情选用镇静、解痉和收敛药，可予乳酶生或小剂量异丙嗪，或用 0.25% 普鲁卡因液 100~200ml 保留灌肠。限制乳类、豆制品和动物蛋白食品的摄入，配合针灸、理疗、穴位注射或埋线等方法，有利于早日康复。

（5）免疫治疗　应用自身菌苗或混合菌苗，以前者为最好。隔日皮下注射一次，剂量自每日 0.25ml 开始，逐渐增至 2.5ml，10~14 天为一疗程。同时加用左旋咪唑，每周 2 次，应用日每日 3 次，每次 50mg 可增加疗效。菌苗注入后，可致局部充血，血流增加，白细胞吞噬作用增强，亦可使抗生素易于进入病变部位而发挥作用。

（6）营养疗法　一般宜进食易消化、富含营养的食物。应供应大量的维生素，尤其 B 族维生素和维生素 A，尽量供给热量，补充适当的蛋白质，以 3~5g/（kg·d）为宜。忌食油腻、生冷、刺激性食物，不宜长期禁食，尤不能反复禁食。每次饭前半小时可先予消化酶类药物如胃蛋白酶、多酶片等以帮助消化。通过以上合理的饮食安排，使患者在短时间内改善营养状况，是疾病早日治愈的关键所在。

（三）辨证治疗

1. 辨证施治

（1）湿热痢

治法：清热利湿，行气导滞。

方药：芍药汤加减。

组成：黄连、黄柏、黄芩、秦皮、白头翁、赤芍、槟榔、当归、木香。

加减：若初起兼有表证见恶寒、发热、头痛身重，用活人败毒散以解表达邪；若风热犯表，可用银翘散清热解表；若夏季暑湿困表者，可用藿香正气散或加藿香、佩兰、荷叶、香薷等以芳香透达；若表邪未尽、里热已盛者，用葛根芩连汤加减以解表清里；若表证已解、痢犹未止，可加香连丸以调气清热；挟食滞者，可加莱菔子、神曲、山楂以消导；积滞较甚者，可用调胃承气汤加槟榔以破积通腑；热重于湿，症见高热、口渴、肛门灼热、舌红苔黄、脉滑数，可合用白头翁汤以加强清热解毒之力；湿重于热者，症见白多赤少、胸脘痞闷、发热不著，用胃苓汤或不换金正气散以加强温化湿浊之力；血热瘀阻、腹痛较甚者，可酌加地榆、桃仁、丹皮等以凉血行瘀；热毒蕴结、肠中腐烂可用解毒生化汤（金银花、白芍、甘草、三七、鸦胆子）以解毒祛腐。

（2）寒湿痢

治法：温化寒湿，调气和血。

方药：胃苓汤加减。

组成：陈皮、苍术、厚朴、甘草、白术、白芍、茯苓、当归、炮姜、木香、桂枝。

加减：兼表证者，可用藿香正气散或干葛平胃散以疏表解肌；若暑季感寒湿者，可用纯阳正气丸合藿香正气散以祛暑解寒、化湿止痢；湿偏盛，症见脘闷腹胀、头身困重、痢下稀薄、白多赤少，可加炒车前子、泽泻、炒白术以健脾化湿；寒偏盛，症见里急腹痛拘急、形寒肢冷，可加肉桂、附子以温阳散寒；食滞者，加炒山楂、炒麦芽、建曲以消导积滞；呕吐者，加制半夏、生姜以和胃降逆；因贪凉饮冷而致者，加草豆蔻、砂仁温中散寒。

（3）疫毒痢

治法：清热解毒、凉血开窍、息风止痉。

方药：白头翁汤加减。

组成：白头翁、秦皮、生地、黄连、黄柏、丹皮、赤芍、银花、苦参、当归。

加减：高热神昏者，可加服水牛角，或犀角粉，或合用犀角地黄汤，另服紫雪丹或至宝丹以清营凉血、解毒开窍；痉厥抽搐者为热盛风动，加钩藤、石决明，另加服止痉散或羚羊角粉冲服以镇肝息风止痉；正虚邪陷、内闭外脱，症见面色苍白、四肢厥冷、汗多喘促、脉微欲绝，可急服参附汤以回阳救逆，并配合针刺人中、内关等穴；腹痛剧烈、大便不爽者，可加生大黄以荡涤解毒，或用大承气汤通下秽浊积滞；热毒消灼、阴液将竭者，急用西洋参配三鲜汤（鲜生地、沙参、石斛）以养阴液。

（4）阴虚痢

治法：养阴清肠，泄热止痢。

方药：驻车丸加减。

组成：黄连、阿胶、当归、白芍、瓜蒌、炮姜。

加减：痢下血多者可加丹皮、赤芍、墨旱莲以凉血止血；阴虚较甚者，可加石斛、沙参、生地、麦冬以养阴生津；湿热未清而见口苦、肛门灼热者，可加黄柏、秦皮以清热燥湿。

（5）虚寒痢

治法：温补脾肾，收涩固脱。

方药：真人养脏汤加减。

组成：党参、白术、肉桂、罂粟壳、肉豆蔻、当归、诃子、炒白芍。

加减：久痢、脾虚、气陷脱肛者，可用补中益气汤以益气补中、升清举陷；虚寒较著者，可加附子、干姜以温阳散寒；积滞未尽者，可加枳壳、山楂、神曲以消导积滞；中气下陷而致虚坐努责者，可用三奇散或用五倍子煎汤熏肛门以益气升举；下痢不禁且厥且痢，宜参附龙牡汤合桃花汤固脱回阳。

（6）休息痢

①发作期

治法：温中清肠。

方药：连理汤加减。

组成：党参、干姜、白芍、黄连、木香、白术、当归、地榆。

加减：偏湿热者，可加白头翁、黄柏等清热利湿，但苦寒之品不可太过，以免苦燥伤阴、寒凉伤阳；偏寒湿者，可加苍术、草果仁等以温化寒湿；脾阳虚极、积滞不化，可用温脾汤以温脾逐积；虚寒夹杂、寒热互见、久痢不止者，可用乌梅丸加减以温脏散寒、化湿止痢，以达虚实兼顾、寒热并治之目的；若病由饮食不当引发者，可加服保和丸以消积导滞；因思虑劳心诱发者，可合归脾丸以养心健脾、补益气血；因郁怒诱发者，可合痛泻要方以抑肝扶脾；若痢下不止，时作时息，色如果酱者，可用鸦胆子仁治疗，成人每日3次，每次15粒，饭后服用，连服7~10天（胶囊分装）。

②休止期

治法：调理脾胃。

方药：香砂六君子汤加减。

组成：党参、白术、茯苓、陈皮、半夏、木香、砂仁。

加减：偏于脾虚而便溏者，加山药、薏苡仁、扁豆以健脾利湿；偏于肾阳虚者，加肉豆蔻、补骨脂、吴茱萸以温肾止痢；挟有肝郁乘脾者，加白芍、防风以缓肝；中气下陷者，改用补中益气汤以补气升举。

（7）噤口痢

①实证

治法：泄热和胃，苦辛通降。

方药：开噤散加减。

组成：大黄、人参、黄连、半夏、荷叶、石菖蒲、麦冬、陈皮。

加减：胃阴大伤，舌红绛而干，脉细数，方中去人参、陈皮，加西洋参、石斛、麦冬以养阴生津护胃；呕吐频繁或口噤者，此为胃气衰败，宜重用人参加麦冬、石斛以扶气养阴，佐加佩兰等以芳香化浊；若热毒炽盛，上攻胃口，急宜泻火解毒、降逆通下，用大黄黄连汤加白头翁、竹茹等治疗。

②虚证

治法：健脾和胃，降逆止呕。

方药：香砂六君子汤。

组成：党参、白术、茯苓、陈皮、半夏、木香、砂仁、石菖蒲、生姜汁。

加减：胃阴耗伤，用益母汤加怀山药、石斛、天花粉等滋养胃阴；若下痢无度、饮食不进、四肢不温，甚则胃气虚败、元气欲脱，急用独参或参附汤浓煎顿服，以益气回阳救逆。

2.外治疗法

（1）针刺疗法　取天枢（双）、关元、足三里（双）、气海、上巨虚（双）为主穴。发热者加大椎、曲池、风池；湿重者加阴陵泉；恶心呕吐者加中脘、内关；腹痛者加三阴交、中脘；里急后重者加下脘、照海；泻痢不止者配止泻穴（脐下两寸半）。每次选主穴2~3个，配穴1~2个，用提插配合捻转泻法，留针30~60分钟，每隔15分钟行针一次，每日针刺一次，10天为一疗程。慢性痢疾宜针脾俞、胃俞、肾俞、大肠俞、三阴交、足三里，采用平补平泻法或补法。

（2）电针　取足三里、三焦俞、天枢为主穴，根据病情加配穴。针刺得气后，用电针仪通电30~40分钟，每日治疗1~2次，10天为一疗程。适用于所有证型。

（3）灸法　取神阙、关元、气海、脾俞、肾俞、大肠俞、胃俞、足三里等穴。每次选2~3穴，用大艾炷隔盐灸或艾条温和灸。每次3~5壮，每日1~2次。适用于慢性痢疾日久不愈者。

（4）耳针　取小肠、大肠、胃、直肠下段、神门、交感、脾、肾等穴，一般留针10~20分钟，根据病情每次选穴3~5个，每日一次，10天为一疗程。也可用贴耳穴法，将王不留行籽置于上述穴位，胶布固定。每日按压3~7次，2~3日1换。适用于所有证型。

（5）灌肠疗法

①用白头翁15g，黄柏、黄连各10g，煎水200ml，保留灌肠，每日1次，7天为1疗程，适用于急性菌痢。

②大黄20g，赤芍30g，煎至150ml，分2次保留灌肠，每日2次，同时煎服葛根汤。适用于急性痢疾。

（6）敷脐疗法

将军丸：取大黄30g，川连、木香各等量。将三药研成细末，用食醋调和，制成厚泥状，捏成圆形弹子大药丸备用。取药丸1枚，纳入脐孔中，纱布敷盖，胶布固定。每日换药1次，5天为1疗程。治湿热痢。

3. 成药及单验方

（1）止痢灵片　每次4~6片，每日3次，口服，治湿热痢。

（2）香连丸，每次6~12丸，每天2或3次，口服，治湿热痢。

（3）复方小檗碱片，每次3或4片，每天2或3次，口服，治湿热痢。

4. 单验方

（1）单味药　如马齿苋、苦参、铁苋菜、地锦草、仙鹤草、萹蓄、穿心莲、败酱草等任选1~2味煎汤服，对湿热痢有效。

（2）乌梅散　乌梅烘干研末，每次吞服3~6g，每日3次。治疗赤白痢。

（四）名医治疗特色

1. 施今墨

治疗痢疾加用炭类药，既可促进水分吸收，又可保护肠壁，用之多效。

2. 董国光

痢疾一证，无论虚实，总由积滞寒热错杂滞结肠胃而成，即前人"无积不作痢也"。故治疗中切不可过早妄投温补、固涩、养脏之品，以免闭门留寇，病情反复发作。而应"通因通用"，尤其"滞因用通"。临证中用家传验方痢疾散，颇有疗效。其组成：酒大黄3份，制草乌1份，川羌活1份，炒杏仁1份，炒苍术1份，共为细末，急性痢疾者每日早晚空腹各服1.5g；慢性痢疾者，每日早晚饭后2小时各服1~1.5g，儿童用量酌减。

五、预后转归

本病有急、慢性之分。一般急性细菌性痢疾者，若治疗及时正确，大多预后良好；但若失治、误治则可迁延不愈，转变为慢性。亦有起病之初即为慢性者，此种痢疾，大多病情缠绵，治疗较难，须兼顾正邪两方面。如果辨证正确，治疗精当，大多亦能缓解或痊愈，否则病情日趋加重，终成痼疾。诸痢之中，疫毒痢和噤口痢为危重之证，疫毒痢即可出现邪毒上干清窍、内陷心营之证；又可消灼阴津、深入厥阴、引动肝风；亦可见正虚邪陷、内闭外脱，或毒热太甚、下痢不止、精神耗竭之象，均可导致死亡。故治疗时，当给予足够重视，积极抢救。噤口痢若见呕吐频繁、水浆难入、汗出肢冷、气促脉微等为胃气衰败之象，因食入即吐、汤药难下，故治疗较为困难，需中西医结合，方可获愈。另外，但有下痢，只见脓血，不见粪便者，病情较重；兼有粪便者，病情较轻。下痢过程中，下痢次数减少而全身症状不见减轻者，或下痢不禁，或见腹胀渐大，或见烦躁，或精神委顿，或手足渐凉，或脉证不符者，均预示病情将有恶化之可能，应引起高度重视。

六、预防调护

（一）预防

本病的预防应采取综合措施，重点是控制传染源，切断传播途径、保护易感人群。

1. 控制传染源

主要是对急性、慢性患者及带菌者。急性患者应住院，或在家隔离治疗，连续2次大便培养阴性者，才能解除隔离。对从事饮食业、保育及在水厂工作的人员，应定期进行大便培养，发现带菌者应及时治疗，在消除排菌前，需暂时调整工作岗位。

2. 切断传播途径

首先要做到"三管一灭"，即管好饮食、管好饮水、管好粪便，消灭苍蝇。注意"三要三不要"，即饭前便后要洗手、生吃蔬菜水果要洗烫、得了菌痢要早报告早治疗；注意饮食卫生，不喝生水，不吃生冷、变质、不洁的食物；饮食要有度，不可贪食酒肉肥甘之品；不随地大小便。加强社会环境卫生管理，对炊事、加工和生产食品及饮食服务人员，严格执行食品卫生管理法及有关制度，提高自我保健意识，严把"病从口入"关。

3. 关注易感人群

近年来采用的口服活菌苗具有一定的预防作用。我国目前采用的变异菌株、口服依链菌株活菌苗，有一定保护效果；或口服多价痢疾减毒活菌苗，以上这些方法均可提高人体抵抗力。另外在流行地区还可采用药物预防。

（二）调护

1. 休息

发病后应卧床休息，尤其是发热、中毒症状严重、排便频数，有脱水、酸中毒者。待病情缓解后，可下床活动，逐渐增加活动量。

2. 饮食

菌痢开始时，腹泻频繁伴呕吐者，需暂禁饮食。待呕吐停止后，可予果汁、淡盐水等，但不能用冷饮以免加剧胃肠蠕动。随着病情好转，可逐渐增加饮食，以流质为主，采用少食多餐法。至恢复期，给予半流质或普食。但应忌食生冷瓜果、荤冷油腻、不洁、变质、多渣之品。

3. 起居

注意纳凉取暖要适度，尤其夏季更应防止外邪侵入，注意保持心情舒畅、情绪稳定，避免抑郁恼怒、思虑过度等精神刺激。

4. 护理

注意加强口腔、皮肤及肛周护理。每日餐前餐后用温水漱口，以防口腔不洁而发生口腔炎或中耳炎。慢性菌痢常伴有营养不良、维生素缺乏等，更应注意。重症卧床患者应定时用温水擦洗皮肤，保持皮肤清洁，防止继发感染；定时更换体位，防止压疮。每次便后应用温水清洗干净，肛门周围可涂以凡士林，以防肛周感染或糜烂。

七、专方选介

菌痢方：白头翁 20g，葛根、槟榔各 15g，秦皮、黄柏、黄芩、乌药各 10g，黄连、木香、甘草各 5g。水煎，每日一剂，分早晚服。治疗急性细菌性痢疾 250 例，治愈 245 例，有效 4 例，无效 1 例有效率为 98%。

痢疾合剂：白头翁 18g，黄柏 30g，马齿苋 15g，竹茹 15g，地榆 12g，木香 12g，杭白芍 12g，生石膏 15g，炙甘草 10g。水煎，每日一剂，分早晚服。治疗急性细菌性痢疾 90 例，治愈率 100%。

八、治疗共识

（一）病因病机

本病病因为外感时邪、内伤饮食、内外合邪而为病。病机为寒、暑、湿、热、疫毒之邪，壅塞肠中，与气血相搏结，致使肠道传导失司、腑气通降不利，气血凝滞、脉络受伤、脂络受损而下痢赤白脓血。其病理因素，湿热疫毒之邪较多，寒湿之邪较少。其病位在肠腑，与脾、胃、肾关系密切，也可涉及心、肝两脏。其发病有两个特点：一为内外合邪，即先有饮食伤中、复感时邪而病；二为感受时邪后发病与否还取决于个人素质的差异、抵抗力的强弱。

（二）辨证思路

1. 先分急慢，后辨属性

本病之辨证，当先分急性与慢性，然

后须分清虚、实、寒、热及病在气分、血分之不同。

凡发病急骤，病程较短，腹痛、里急后重显著、下痢次数多、脓血鲜紫者为急性痢疾，又称暴痢，常为邪实之证，如湿热痢、寒湿痢、疫毒痢。

凡发病缓慢，病程较长或反复发作，腹痛较轻，里急后重不明显，泻下黏液多白冻或少量血液、肛门重坠者，为慢性痢疾。亦称久痢，常为正虚之证，实为虚实夹杂，如阴虚痢、虚寒痢、休息痢。

凡下痢赤白、积滞不化、腹痛明显、胀满坚硬而拒按、便后得减、里急后重较甚者，属实证，多为初痢、暴痢。

凡下痢赤白，迁延不愈，甚或滑脱、腹痛绵绵喜按、便后痛势反见明显、里急后重者，属虚证，多为久痢。

凡下痢脓血、黏稠腥臭，或痢下纯白鲜血，口渴喜冷饮、腹痛、里急后重明显，或发热，甚则高热不退、肛门灼热、尿短赤、舌质红苔黄腻、脉滑数者为热证。

凡下痢赤白清稀或下痢纯白清稀，无热臭，腹痛隐隐、喜温，里急后重，手足不温，舌淡苔白，脉沉细或迟者为寒证。

若痢下白色，或白多赤少，多为湿重于热，邪伤气分，病位尚浅；若纯白清稀，或如胶冻、如鼻涕者，为寒湿伤于气分。若痢下赤色，或赤多白少，多为热重于湿，邪在血分，病位较深；若痢下纯血鲜红，为热毒炽盛、热迫血分所致；痢下紫黑色，多属血瘀，亦即"热伤血深、湿热相瘀"。若痢下赤白相杂，则气血俱伤、深浅皆及。

2. 清热利湿

本病湿热疫毒之邪较多，故清热利湿之法多用。但临证时要注意人与自然界的统一性，具体分析天候地气。著名老中医蒲辅周强调："外感热病必须掌握季节性。"痢疾亦然，夏季以暑为主，还须分辨暑湿孰轻孰重；秋季以燥为主，而秋初常阴雨连绵，故需分辨燥与湿孰轻孰重。

3. 消积导滞，调和气血

赵绍琴根据多年治痢经验提出"无积不作痢、治痢分化"的观点。他认为胃肠积滞是作痢之本，是原因；气血受伤是标、是结果。痢疾之病，乃属肠中有滞、气血不畅，故消导、调气、和血是其基本治则。临证时强调用分化之药，如焦三仙、厚朴、槟榔等，使积滞去而病易愈。

4. 虚实分明，治重阴伤

赵绍琴认为，久痢未必全是虚证，往往是有形之邪未清、虚中挟实者多见，纯虚无实者少见。故治疗中不可拘泥于久病必虚、而妄投补涩之剂。疾病后期则可投养阴之品，以达扶正祛邪。

（三）治法探讨

近几十年来，中医界在对痢疾的辨证、治法、方药方面进行了深入研究，收效很大。如朱氏提出的发汗通下法、清泄湿热法、镇痛收敛法、健胃强壮法、强心解毒法、凉心解毒法等。田成庆总结前人治痢经验，提出以下十法：逆流挽舟法、利水除湿法、调气导滞法、清热解毒法、刚柔相济法、寒热错综法、堵截阴阳法、宽中温脾法、急救心阳法、补中益气法。

（四）分型论治

临床上将痢疾分为急性与慢性两类论，分述如下。

1. 急性菌痢

（1）湿热蕴结　以芍药汤加减。常用药为黄连、黄芩、槟榔、枳实、木香、当归、赤芍、白芍、马齿苋、银花、甘草等。

（2）寒湿壅盛　以平胃散加减。常用药为苍术、厚朴、陈皮、炮姜、茯苓、泽泻、枳壳、木香、当归等。

（3）疫毒内陷　以白头翁汤合紫雪丹加。常用药为白头翁、秦皮、黄连、黄柏、马齿苋、赤芍、银花等，亦可加服紫雪丹。

2. 慢性菌痢

（1）脾虚湿滞　参苓白术散加减。常用药为党参、白茯苓、扁豆、炒薏苡仁、山药、莲子肉、砂仁、木香、当归、马齿苋、炙甘草。

（2）脾肾阳虚　真人养脏汤加减。常用药为人参、白术、干姜、肉桂、诃子、罂粟壳、豆蔻、赤石脂、当归、白芍、木香等。

（五）中药研究

近年来研究发现，许多清热解毒的中草药对痢疾杆菌均有抑杀作用。常用的有白头翁、马齿苋、苦参、黄连、黄柏、秦皮、穿心莲等。现代药理研究证明：黄连、黄柏中的小檗碱，秦皮中的秦皮素、七叶内酯及七叶苷等均有较强的抗菌作用。现代研究发现一些活血化瘀药如丹参、蒲黄、桃仁、川芎等对痢疾杆菌亦有作用。这些药物可以改善微循环、增加血管开放数及血流速度、改善血管通透性从而减轻痢疾的渗出和炎症反应。此外，还可增强吞噬细胞清除坏死组织、减轻组织损伤、促进修复和愈合痢疾杆菌引起的局部肠道损害。现代研究还证明一些补气药如人参、党参、黄芪、白术等具有调节机体免疫功能、增强机体抗病能力的作用，有利于机体的康复。

（六）外治疗法

近几年来，在痢疾的治疗方法上，采用外治疗法，取得了良好的疗效。如杜氏等采用普鲁卡因穴位封闭，治疗菌痢257例，大部分病例在治疗1~3次后痊愈。

张氏用马尾连煎剂，方药组成：马尾连、黄芩、黄柏、菊花、地榆、小蓟各15g，加水煎成200ml溶液，保留灌肠，每晚一次。14~21天为一疗程。收治34例，有效30例，占88.2%。

吴红俭用锡类散配伍黄芩、黄连、黄柏灌肠治疗菌痢60例，总有效率95%。

（七）评价及瞻望

急性菌痢一般预后良好，但若失治、误治可能转为慢性细菌性痢疾，或因病情恶化而转变为中毒型痢疾，此为痢疾中最重、最急者，当立即积极抢救，否则可危及生命。慢性菌痢，一般病情缠绵，长期使用抗生素，多产生耐药性，久治不愈。故应运用中药治疗，根据临床表现，正确辨证，应用相应的理、法、方、药，加以合理的饮食调养，可逐渐痊愈。为便于广大患者服用方便，中药可配制成多种剂型，如丸、片、散、冲剂等，这有待于进一步解决。

参考文献

[1] 陈天月，张学峰，孟晨鑫. 氟喹诺酮类药物左氧氟沙星联合小檗碱治疗细菌性痢疾的有效性分析 [J]. 中国药物经济学，2018，13（7）：90-92.

[2] 李兰娟，任红. 传染病学 [M]. 北京：人民卫生出版社，2013：180.

[3] 蒋小春. 自拟中药汤剂联合西药治疗急性细菌性痢疾疗效观察 [J]. 中国中医急症，2015，24（1）：154-155.

[4] 李旦阳，张世标. 联用双歧杆菌活菌与蒙脱石散治疗小儿腹泻的临床效果 [J]. 中国基层医药，2016，23（16）：2518-2522.

第三节　阿米巴痢疾

阿米巴痢疾是溶组织阿米巴原虫寄生于人体结肠内引起的传染性疾病。临床多表现为腹痛、腹泻、里急后重、排暗红色果酱样便等痢疾症状。易于复发，易转变为慢性，部分病例阿米巴原虫可由肠壁经血流、淋巴或直接迁移至肝、肺、脑等器官，形成脓肿，致肠外阿米巴病，此不在本章讨论范围内。

本病属于中医学"痢疾"范畴，归属"久痢""休息痢"范围。以大便次数多、腹痛、里急后重、下痢赤白脓血为主要临床表现。

一、病因病机

（一）西医学研究

1. 病原学

寄生于人体口腔和肠道的阿米巴约有10种，溶组织阿米巴是其中之一。它有三种形态，即：大滋养体、小滋养体和包囊。

（1）大滋养体　具有侵袭力，是致病型，以二分裂法进行繁殖，无氧条件下生长最好，需细菌或其他活组织方可生存，在体外不能增殖，生活于结肠黏膜下层等病灶组织内，故又称组织型滋养体。主要见于急性期患者的粪便中。从患者新排出的粪便中可见大滋养体具有明显的活动力，此活动力及内质中含有红细胞是本型阿米巴的特点。当粪便冷却后，活动力迟缓而死亡。

（2）小滋养体　主要寄生于肠腔中，又称肠腔型滋养体。为包囊前期，是大滋养体和包囊的中间过渡类型。其运动迟缓，见于稀薄的粪便中。成熟的小滋养体可以进行二分裂。当宿主抵抗力下降或肠黏膜受损时，则可侵及肠壁组织转变为大滋养体而致病。否则，变成包囊前期，再变成包囊。

（3）包囊　为溶组织阿米巴的静止状态。成熟的四核包囊是感染体，是传播阿米巴的因子。包囊具有保护性外囊，对外界环境抵抗力较强，在大便中至少能存活2周。在酸性环境中可存活。对化学消毒剂有较大耐性，普通饮水消毒的氯浓度对其无杀灭作用。主要见于慢性患者的粪便及受感染但无症状的隐性感染者的粪便中。

2. 流行病学

（1）传染源　无症状带虫者或症状轻微的患者、慢性患者、恢复期患者及健康的排包囊者为传染源。自然界中的猿类、狗、猪、猫、鼠等动物间也有自然感染，但受感染者不多。

（2）传播途径　主要通过包囊污染饮水、食物、蔬菜，经口进入人体。苍蝇、蟑螂在传播包囊中起重要的媒介作用。包囊在手表面可存活10分钟，在指甲缝中可存活45分钟，所以不良的卫生习惯和饮食业工作人员及管理不良的幼儿园、精神病医院等个人卫生条件较差的地方，可通过污染的手、玩具、衣服、食物而被传播感染。

（3）易感人群　人群普遍易感，以男性青壮年较多，可能与吞噬含包囊的食物机会较多有关。患病后因无持久性免疫力，故可再次感染和发病。

（4）发病特点　本病遍及全球，以热带和亚热带为多。感染率为5%~25%之间。流行主要与社会经济水平、卫生条件、人口密度、生活环境和饮食习惯等因素有关。我国各地均见本病，农村高于城市，夏秋季发病较多，多呈散发性。

3. 发病机制

成熟的包囊被吞食后，常无损地通过胃和小肠上段，在小肠下段被肠液消化，借助于胰蛋白酶的作用而脱囊，释出小滋养体。小滋养体在肠道中一边分裂，一边随粪便下行并寄居于盲肠、结肠、直肠等部位，以细菌和组织碎屑为生，呈共生状态。其能否侵入组织，一方面取决于感染虫株的毒力，另一方面，与宿主的免疫状态有关。当营养不良、感染、肠功能紊乱、黏膜损伤等因素致宿主抵抗力下降时转变为大滋养体，并大量增殖，吞噬红细胞和组织细胞，对组织产生接触性杀伤作用，表现为对肠黏膜上皮细胞和组织黏附、杀伤、溶解吞噬一系列连锁过程，造成肠壁损害而发病。

大滋养体借其伪足的机械运动和溶组织酶的水解作用，侵入黏膜下层，并繁殖扩展，造成肠壁液化坏死，形成口小底大的烧瓶样溃疡。溃疡间黏膜正常，溃疡腔内充满棕黄色坏死物质，内含溶解的红细胞碎片、黏液和滋养体，重症患者可深达肌层，或邻近的溃疡相互融合致使大片黏膜脱落，造成穿孔。溃疡底部血管被破坏，可引起出血，也可引起穿孔，造成局限性腹腔脓肿或弥漫性腹膜炎。若继发细菌感染，黏膜可呈广泛急性炎症改变，并有大量中性粒细胞浸润，临床可出现严重的全身性反应及肠道症状。

若病变转入慢性期，可见肠黏膜上皮增生。由于组织修复，溃疡局部出现肉芽组织，溃疡周围有纤维组织增生，组织破坏与愈合常同时存在，使肠壁增厚，肠腔狭窄。有时可见因黏膜过度增生肥大而形成大块肉芽脓样的"阿米巴病"。在整个病变过程中，滋养体都有机会侵入肠壁的静脉和淋巴管，蔓延至肠外器官和组织引起栓塞和梗死，造成脏器的液化和脓肿，而致肠外并发症。其中最常见的是肝脓肿，其次为肺、脑、脾等处的脓肿形成。

本病以盲肠和近端结肠为主要病变部位，呈散在性分布。据统计，侵袭部位依次为：盲肠、升结肠、直肠、乙状结肠、阑尾、脾区、横结肠、肝区及降结肠。

（二）中医学认识

中医学认为，本病乃因正虚邪实，病情迁延所致，其病因病机与细菌性痢疾有相似之处，但又有其特殊性。

夏秋之季，暑热炽盛。若贪凉饮冷过度，伤津耗气；或因饮食不节、不洁，损伤脾胃；或因情志失和，恼怒思虑，伤及肝脾，而致肝脾不和。湿热疫毒之邪乘虚侵袭肠胃，而致气血阻滞，大肠传导失司，脉络受损，瘀血与邪热搏击肠中，肉腐血败，化为脓血，则见腹痛腹泻，下痢赤白脓血。因湿热疫毒之邪其性黏腻，故致病易反复，常缠绵难愈，而致正虚邪恋。

若湿邪偏盛或过用寒凉攻伐之品，易伤及脾胃之阳气，而致脾胃气虚。若热邪偏盛或素体阳盛之人，热邪化火易伤阴津，而致胃阴不足。若病久及肾，可致脾肾阳虚，或挟有湿滞。若瘀血阻于肝络，而致肝失疏泄，则见胁痛。若瘀热疫毒之邪上逆于脑，蒙蔽清窍，而见神昏惊厥。

二、临床诊断

（一）辨病诊断

1.临床诊断

该病潜伏期长短不一，可数日至数月不等，一般1~2周。据临床表现一般分为以下四型。

（1）无症状型（原虫携带状态）　感染者无任何临床症状，不影响日常工作，仅在粪便检查中发现包囊。此型的危害在于因排出包囊而造成疾病传播。原虫在肠腔中生长，无抗体形成，呈携带状态。肠道溃疡小而表浅时，虽有组织受累和抗体形成，却不产生症状，呈隐匿型感染。在某些因素作用下可引起严重的阿米巴痢疾或肝脓肿。

（2）普通型　由于病变广泛程度的不同，病情轻重不一。轻者仅有大便习惯改变，或偶有便血，病变局限于盲肠、升结肠。典型表现一般起病缓慢，体温正常或低热。从腹痛腹泻开始，大便次数逐渐增多，每日10次左右，量中等，色暗红呈果酱样，混有黏液和脓血，有腥臭味。全身症状轻微。发作时腹胀，轻中度腹痛。上述症状持续数日或数周可自行缓解，但若未及时治疗，可复发。

（3）暴发型（中毒型阿米巴肠病）　此型很少见，一般见于体弱、营养不良、孕妇或服用激素者。以恶寒，高热急性起病，大便次数增多，一日可达数十次，甚至失禁，大便呈血水样或水样，奇臭，伴呕吐，腹痛，里急后重。中毒症状严重，伴有不同程度的脱水与电解质紊乱，而出现谵妄、休克、虚脱。查体有弥漫性腹部压痛，肝大常见。镜检有大量阿米巴滋养体。本型易并发肠出血及肠穿孔，病死率很高。如不积极抢救，可于1~2周内因毒血症或衰竭而死亡。

（4）慢性型　常因普通型患者未经治疗或治疗不彻底而致。症状时轻时重、迁延不愈，或持续存在，反复发作。间歇期可无任何症状，或有腹胀、腹痛，轻度腹泻，或腹泻与便秘交替出现，甚至出现痢疾样症状。大便可成形或为糊状，一日数次，带少量黏液和血液，有臭味。镜检有较多包囊。当患者因饮食不当、受凉、疲劳等因素使抵抗力减低时，可急性发作，排出痢疾样大便，内含较多滋养体。久病者常伴贫血、消瘦、乏力、营养不良、维生素缺乏、神经衰弱等。查体可扪及肿大的肝脏及肥厚的结肠并伴有压痛。本型易并发阑尾炎及肝脓肿。

2.并发症

分肠道并发症和肠外并发症两类。

（1）肠道并发症

①肠出血：发生率约1%，因肠道病变广泛，溃疡侵入肠壁血管时可引起便血，依被损害血管的大小而异。若腐蚀大血管时则致大出血。虽少见，但一旦发生，病情危急，可致休克。

②肠穿孔：是最严重的并发症，发生率1%~4%。多见于暴发型及有广泛结肠溃疡的患者。穿孔部位多在盲肠、阑尾和升结肠。急性穿孔较少见，一般急性起病，有腹痛、腹泻史，中毒症状严重，可形成弥漫性腹膜炎，预后较差。慢性穿孔较多见于慢性病例，大多无剧烈腹痛，穿孔发生的具体时间难以确定，全身情况逐渐恶化，有时肠黏膜可形成局部脓肿或内瘘。

③阑尾炎：盲肠是阿米巴病的好发部位，因而很容易蔓延至阑尾。一般急性或缓慢起病，临床症状与一般阑尾炎相似。有慢性腹泻或阿米巴肠病史者，大便中能找到阿巴滋养体，则有助于鉴别诊断。

④肉芽肿：亦称阿米巴瘤。为大肠壁的炎性假瘤。好发于回盲部，其次为乙状结肠或直肠。以局限性腹痛和大便习惯改变为特点。一般无腹泻、可诱发肠套叠及肠梗阻。腹部检查可扪及可活动的有触痛的块物，酷似结肠癌。本病可同时与结肠癌合并存在，须加区别。

⑤肠狭窄、肠息肉、肠梗阻：由于肠道溃疡的纤维组织修复，可形成肠道狭窄及息肉，并可由此引起急性或慢性肠梗阻，出现阵发性腹痛、呕吐、腹胀、肠鸣音亢进等症状。

（2）肠外并发症　阿米巴滋养体亦可自肠道经血流、淋巴蔓延至远处器官而引起各种肠外并发症。其中以肝脓肿为最常见，其次如肺、脑、心包、腹膜、泌尿道、生殖系统、皮肤、胆囊及胃等均可被累及，形成脓肿或溃疡。

3.病原学及现代仪器诊断

（1）血常规　周围血中白细胞总数和分类正常。暴发型和有继发细菌感染时白细胞总数及中性粒细胞比例增高。慢性患者可有轻度贫血。

（2）粪便检查　肉眼观察呈暗红色果酱样。粪质较多，含血和黏液，有腥臭。镜检可见成串聚集的红细胞，少量的白细胞，有时可见夏科－莱登晶状体。找到溶组织阿米巴滋养体时方可确诊。可用生理盐水涂片法、包囊浓集法、汞碘醛离心沉淀法，取粪便镜检，查找阿米巴滋养体。

（3）血清学检查 主要用于肠外阿米巴病。使用提纯的阿米巴滋养体的抗原，采用间接血凝，免疫荧光，酶联免疫吸附试验等法，检测患者血清中抗体，其敏感性、特异性均很高，阳性率可达98%~100%。

（4）乙状结肠镜检查 适用于临床不能确诊的病例。可直接观察黏膜状况，溃疡形态。在2/3有症状的患者中，可见大小不等的口小底大的散在溃疡，表面覆有脓液，边缘整齐，稍充血，溃疡间黏膜正常。从溃疡处刮取内容物作镜检，可发现滋养体。取活组织检查，对于其他疾病尤其直肠癌的鉴别诊断有决定性意义。

（5）X线钡剂灌肠检查 可发现病变部位有充盈缺损、痉挛及壅塞现象，虽无特异性，但有助于阿米巴瘤与肠癌的鉴别。

（6）诊断性治疗 一般用于临床上高度怀疑而上述各种检查又不能确诊者。可选用抗阿米巴药物治疗，如疗效显著则有助于诊断。

（二）辨证诊断

望诊：泻下暗红色果酱样便，或为脓血、黏液，或便溏，或久痢不止，或滑脱不禁。舌质红，或淡，或边有齿痕，或红绛，或暗，或边有瘀斑。舌苔或黄腻，或苔少。

闻诊：大便腥臭。

问诊：口干、胸闷、腹痛，或里急后重，或体倦肢冷，或乏力，或干呕不能食，或腰酸怕冷，或头痛项强。

切诊：肌肤发热或四肢不温，或右胁有肿块，按之疼痛。脉滑数，或弦数，或沉弱。

四诊合参，结合病史，本病一般分急性期与慢性期两个阶段。急性期包括起病初与慢性期急性发作者，以湿热疫毒之邪为主，属实证。慢性期由于病情迁延，正虚邪恋而表现为虚实夹杂之象。

1.急性期

（1）湿热壅滞 腹痛腹泻，便次增多，大便呈暗红色果酱样，腥臭异常，里急后重，发热口干，头身重痛，胸闷纳呆。舌质红，苔黄腻，脉滑数。

辨证要点：泻下暗红色果酱样便，腥臭发热，口干，胸闷，舌质红，苔黄腻，脉滑数。

（2）寒湿困脾 多为慢性期急性发作者。症见：腹部隐痛，以便下脓血和黏液为主，里急后重不明显，食少，体倦肢冷。舌质淡，苔白腻，脉细。

辨证要点：腹部隐痛，食少，体倦肢冷，舌质淡，苔白腻，脉细。

（3）热毒上蒙 持续发热，头痛，项强，伴恶心，呕吐，口干苦，渐神昏谵语或惊厥抽搐，或腹痛下痢。舌质红绛，苔黄燥，脉洪数。

辨证要点：头痛项强，神昏谵语，舌红绛，苔黄燥。

2.慢性期

（1）脾胃气虚 腹泻反复发作，稍进生冷、肥腻之品则大便次数增多，呈糊状或溏便，或夹有少许黏液，纳少，体倦乏力，或有轻微腹痛。舌体胖，边有齿痕，苔薄白，脉细或缓。

辨证要点：溏便或糊状便反复发作，体倦乏力，舌淡胖有齿痕。

（2）胃阴不足 久痢不止，口干，或伴干呕，不能进食，舌质红绛而津少，苔薄而干，脉细数。

辨证要点：久痢不止，干呕，舌质红，脉细数。

（3）脾肾阳虚 大便滑脱不禁，下痢白冻，四肢不温，腰疼怕冷，倦怠少食，舌质淡，苔白，脉沉细或弱。

辨证要点：大便滑脱不禁，腰疼怕冷，四肢不温，脉沉细。

三、鉴别诊断

（一）西医学鉴别诊断

阿米巴痢疾应与下列疾病相鉴别。

1. 细菌性痢疾

参阅"细菌性痢疾"。

2. 血吸虫病

本病急性期和慢性期均有痢疾样腹泻。主要特点有间歇性腹泻，肝脾肿大，血嗜酸性粒细胞及白细胞增多，粪便中可找到血吸虫卵或孵化发现毛蚴。肠黏膜活检可发现血吸虫卵，并有流行区疫水接触史。

3. 慢性非特异性溃疡性结肠炎

临床上与慢性阿米巴病难以区别。多次病原体检查阴性，血清阿米巴抗体阴性，特效治疗无效时，可考虑本病。

4. 结肠癌

患者年龄较大。与慢性阿米巴病一样均有腹痛、腹泻、脓血便等表现。乙状结肠镜、活组织病理检查及钡剂灌肠等检查有助于诊断。

5. 肠结核

大多有原发结核病灶存在。患者有消耗性发热、盗汗、营养障碍、消瘦等。粪便多呈黄色，稀粥样，带黏液而脓血较少。腹泻与便秘交替出现。胸片及胃肠 X 线钡餐检查有助于诊断。

6. 急性坏死性出血性肠炎

该病起病急，有急性腹痛、腹泻、发热。大便呈血水样，有恶臭，颇似暴发型阿米巴肠病，但其呕吐、腹胀明显，里急后重少见。病程约一周，后期可出现麻痹性肠梗阻。查体：腹部压痛明显，可有腹肌紧张，反跳痛。腹部 X 线检查呈动力性肠梗阻征象。

（二）中医病证鉴别

参阅"细菌性痢疾"篇。

四、临床治疗

（一）提高临床疗效的基本要素

1. 急者祛邪，须辨寒热

本病急性期多属实证，为外感湿热、寒湿疫毒之邪所致。故治疗应以祛邪为主。湿热壅滞者治以清热凉血解毒化湿。若过用苦寒攻伐，则易损伤正气，导致正虚邪陷。此为"证热未已，寒证复起"，故治疗时应中病即止。寒湿困脾则以健脾化湿为主。

2. 益气养阴，扶正祛邪

痢久不愈，损伤脾胃，而致脾胃气虚；浊邪化火易伤阴液，导致胃阴不足，余邪留恋。故治宜攻补兼施。在益气养阴之同时，又予祛湿除邪之品，使正胜而邪却。

3. 温补脾肾，收敛止泻

本病之后期，易致脾肾阳虚，关门不固，甚则出现滑脱不禁。治疗时当予温补脾肾之时，酌加收敛止泻之品，否则正气愈亏，下痢无度，出现亡阴亡阳之重症。

（二）辨病治疗

1. 一般治疗

（1）急性期应卧床休息，给予流质、半流质、少渣、富含营养、易消化食物。肠道隔离至症状消失，或大便连续 3 次找不到滋养体和包囊。

（2）慢性患者和排包囊者，应注意避免刺激性食物，不饮酒。注意纠正肠道菌群失调。虚弱、营养不良者应加强营养。

2. 对症治疗

暴发型应及时抢救，脱水者给予静脉补液，注意水、电解质平衡。高热者给予物理降温或药物降温，并选用抗生素控制感染。出现循环衰竭、休克时要及时处理，并酌情加用血管活性药物，必要时输血。

3. 抗病原治疗

非致病性阿米巴感染，血清抗体阴性者不需治疗。而所有致病株感染，即使无症状，均应治疗。对侵入组织的阿米巴有杀灭作用的药称组织内杀阿米巴药：如依米丁（盐酸依米丁）、去氢依米丁（去氢依米丁）、氯喹、四环素。对肠腔内阿米巴有杀灭作用的药物称肠内抗阿米巴药：如双碘喹啉、氯碘喹啉、二氯尼特（糖酯酰胺，或安特酰胺）、对二甲苯氯醋胺、喹碘仿（药特灵、安痢生）、泛喹酮。对肠内外均有抗阿米巴作用的药物有甲硝咪唑（甲硝唑）、甲硝磺唑。另有一些抗生素主要通过抑制肠道共生菌而影响阿米巴原虫生长繁殖，对阿米巴肠病伴有细菌性混合感染时效果良好，如巴龙霉素、土霉素、多西环素、红霉素等。在治疗过程中，常联合用药，疗效显著。常用治疗方案如下。

（1）急性阿米巴肠病 宜选用肠内抗阿米巴药，同时加用组织内抗阿米巴药。

首选二氯尼特：成人 0.5g/次，3 次/天，连服 10 天。或对二甲苯氯醋胺，成人 1.5g/次，顿服或 24 小时内服完。或双碘喹啉 0.6g/次，3 次/日，连服 15~21 天为 1 疗程。加服四环素 0.25g 或 0.5g，每日 4 次，10 天为 1 疗程。以后用氯醛口服，第 1~2 天，1~1.5g/d；再以后，0.5g/d，分 2 次口服，服 7~14 天。

甲硝唑：成人 0.4~0.8g，每日 3 次，10~20 天为 1 疗程。加服四环素 1~2g/d，连服 5 天，可提高疗效。也可用甲硝磺唑代替甲硝唑，2g/d，顿服，连服 3~5 天，疗效佳，不良反应小。

巴龙霉素：成人 0.5g，每日 4 次，7~10 天为 1 疗程，继服氯喹或甲硝唑。

四环素：成人 2g/d，分 4 次口服，连服 2 天后，改为 0.3g/d，2~3 周为 1 疗程。再加服双碘喹啉，0.6g，每日 3 次，连服 15~21 天为 1 疗程。必要时可间隔 2~3 周服第二疗程。

安痢平：与其他抗阿米巴药物合用。必要时可连续给予两个疗程。

依米丁类：如去氢依米丁，剂量 1mg/（kg·d），但成人不超过 60mg/d，每日 1 次或分 2 次作深部皮下注射，6~10 天为 1 疗程。如需重复治疗，至少应间隔 30 天。

以上药物治疗无效时，可依米丁、滴灵、四环素联合应用。疗程结束后，每日查大便 1 次，连续查 3 日，以确定是否需要重复治疗。

（2）暴发型阿米巴肠病

①首选甲硝唑与二氯尼特或双碘喹啉连用 21 天。

②次选甲硝唑或依米丁与抗生素，如土霉素 1.5g，每日 4 次，连服 7~10 天。多西环素，首剂 0.2g，以后每日 0.1~0.2g，连用 7~10 天。或巴龙霉素、四环素等。

（3）慢性阿米巴肠病

①目前选用双碘喹啉 0.6g，每日 3 次，连用 15~20 天，可间隔 2~3 周再服 1 疗程。

②喹碘仿：0.5~1.0g，每日 3 次，连用 7~10 天，必要时可间隔 1 周后再服 1 疗程。二氯尼特 0.5g，每日 3 次，连服 10 天。对二甲苯氯醋胺 1.5g，1 次顿服。

③卡巴坤：0.1~0.2g，每日 3 次，连服 10 天。必要时可间隔 10 天再服第 2 疗程。

（4）轻型和无症状型 对于轻型或无症状的包囊携带者，二氯尼特、对二甲苯氯醋胺、甲硝唑、双碘喹啉、喹碘仿等均可选用。

4. 并发症的治疗

由于并发症均由阿米巴滋养体所引起，因此对并发症者均应采用高效，高速的甲硝唑治疗。有细菌混合感染时加用适当的抗生素，肠出血者应及时输血，肠穿孔者应及时进行手术治疗，并应同时给予甲硝唑及抗生素治疗。

（三）辨证治疗

1.辨证施治

（1）急性期

①湿热壅滞型

治法：清热化湿，凉血解毒。

方药：白头翁汤加减。

组成：白头翁、黄柏、黄连、厚朴、藿香、鸦胆子、甘草。

加减：其中鸦胆子去油研碎，装胶囊吞服，或用上述煎剂药汁送服。若见发热，口干者加连翘、葛根以清热滋阴；腹痛甚者加白芍、延胡索以缓急止痛；恶心呕吐者加竹茹、生姜、法半夏以和胃降逆；便下不爽者加枳壳、木香行气宽肠；大便鲜血量多者加仙鹤草、地榆凉血止血。

②寒湿困脾型

治法：健脾化湿，调气和营。

方药：连理汤加减。

组成：党参、茯苓、白术、苍术、当归、地榆、黄连、赤芍、木香。

③热毒上蒙型

治法：清热解毒，开窍镇惊。

方药：白头翁汤送服紫雪丹。

组成：白头翁、秦皮、银花、葛根、黄柏、黄连、栀子，送服紫雪丹。

加减：若惊厥者加钩藤、石决明、羚羊角粉等以息风止痉；热甚发斑者加白茅根、水牛角粉以凉血止血。

（2）慢性期

①脾胃气虚型

治法：健脾和胃，化湿止泻。

方药：四君子汤合香连丸加减。

组成：党参、白术、茯苓、白头翁、薏苡仁、谷芽、麦芽、黄连、木香。

加减：若情志不畅，肝郁乘脾者加白芍、防风、乌梅以柔肝；纳呆者加白蔻仁、鸡内金、焦山楂以和胃助消化。

②胃阴不足型

治法：养阴益胃。

方药：麦门冬汤加减。

组成：麦冬、沙参、太子参、山药、石斛、白头翁、竹茹、白芍、地榆、半夏。

加减：若呕吐不止，汤药不能进者可选用玉枢丹0.3g磨汁送服；纳呆不食者加谷麦芽、内金以健脾开胃。

③脾肾阳虚型

治法：温补脾肾，散寒止泻。

方药：真人养脏汤加减。

组成：赤石脂、补骨脂、肉豆蔻、白术、党参、炮附子、干姜、罂粟壳、诃子、木香、肉桂。

加减：若兼见腹胀或痛，纳减不适，可加当归、川芎、赤芍以养血和血；久痢气陷，导致少气脱肛，可加大党参、白术以升阳举陷，并加黄芪以增强益气健脾之力。

2.外治疗法

（1）针灸治疗　参照"细菌性痢疾"。

（2）止痢膏贴敷　取肉桂、砂仁、胡椒、枯矾等量，共研细末，用黄酒适量，调匀，制成稠膏状备用。将药膏适量涂满患者脐孔，用纱布覆盖，外缚以温灸炉，纱布固定，每天换药1次，3~5天为1疗程。治疗休息痢、脏腑虚寒者。

（3）灌肠疗法　白头翁、铁苋菜、苦参各30g，金银花、连翘各15g，再加水至500ml，浓煎成150ml保留灌肠，每日1~2次，7~10天为1疗程，主治湿热壅滞证。

3.单验方

（1）鸦胆子　取仁去壳，用龙眼肉包囊或装入胶囊，饭后温开水送服，每日3次，每次10粒，7~10天为1疗程，主治湿热壅滞证。

（2）解毒宽肠汤 当归、杭白芍各12g，薤白15g，酒炒黄连、莱菔子各9g，木香4.5g，主治暴发型阿米巴痢疾。

（四）名医治疗特色

1. 施今墨

施今墨将辨证与辨病相结合，联合运用温、清、补、消四法治疗一例脾肾俱虚，虚实寒热缠绵胶结，久治不愈的阿米巴痢疾患者。处方：白头翁6g，秦皮6g，黄柏、补骨脂各6g，炙甘草6g，椿根皮炭12g，赤石脂12g，阿胶12g，黄连5g，干姜炭10g，苍术炭10g，石榴炭10g，党参10g，苦参10g，山药25g。他还认为，遇此患者，不应墨守一法，理应活用，方可奏效。

2. 蒲辅周

蒲辅周认为，休息痢为痢邪伏藏于肠膜之间，病邪未尽所致。治宜攻补兼施，扶正祛邪，不能收涩补益太早。用古方救绝神丹效果较好。处方：当归10g，枳壳10g，槟榔10g，广木香10g，白芍15g，滑石18g，莱菔子6g，薤白6g，甘草6g。

五、预后转归

本病的预后，取决于病程的长短、有无并发症及能否及时诊治。一般人体感染阿米巴后，若身体健康，抵抗力强，又无其他感染存在时，阿米巴侵袭肠道黏膜，虽能形成小而表浅的溃疡，但不产生症状，呈隐匿型感染。但若诊治不及时或不彻底，可致病情发展，或转变为慢性，出现肠道不可逆转的广泛性病变，则预后较差。若治疗及时、彻底，则可痊愈。暴发型阿米巴痢疾，因其全身中毒症状较严重，可出现休克、虚脱等，若抢救不及时可因毒血症而死亡。本病并发症较多，急性患者以肠出血、肠穿孔最多最重。慢性患者以肝脓肿最常见。当并发症出现时，若不及时采取有效措施，则预后不良。

六、预防调护

（一）预防

预防措施与细菌性痢疾基本相似。应及时发现和治疗排包囊者和慢性患者。

1. 控制传染源

对阿米巴痢疾患者，包囊携带者及隐匿型患者应彻底治疗。对从事饮食业的排包囊者和慢性患者，治疗期间应调离工作岗位。对患者或包囊携带者的用具、排泄物要严格消毒，进行胃肠道隔离，直至症状消失，或大便连续三次找不到滋养体和包囊。

2. 切断传播途径

进行卫生宣传教育，搞好环境卫生，加强粪便管理，大力消灭苍蝇、蟑螂，保护水源。注意个人卫生和饮食卫生，不喝生水，不食不洁食物，饭前便后要洗手等。

3. 保护易感人群

近年来正在研制的多肽合成疫苗、基因工程疫苗、减毒人轮状病毒活疫苗等，对增强机体抵抗力，预防本病，防止感染均有一定效果。

（二）调护

1. 休息

轻者仅有肠道症状者，无需卧床休息。急性期应卧床休息。暴发型患者或有肠出血、肠穿孔者应绝对卧床休息。病情好转后，可适当增加活动量。出院后数月内仍应避免过度劳累。

2. 饮食

急性期患者应予清淡、易消化流质食物，避免粗纤维、刺激性、含糖量高的食物，以减轻肠道负担，以便利于病损愈合。随着病情好转，可逐渐增加饮食。给予高热量、高蛋白质、高维生素等营养丰富的半流质或普通饮食。忌食生冷、不洁、油腻、荤腥、坚硬食物。基本病愈后在数日内禁饮酒或暴食，防止复发。

3. 起居

注意起居适宜，勿受外邪侵袭，避免情志刺激，保持良好的心情。

4. 护理

注意口腔、皮肤及肛周护理。急性期或慢性病急性发作者，应注意餐前餐后要漱口，及时清除口腔残余食物。保护皮肤清洁，便前便后要洗手，必要时用温水清洗肛门周围的皮肤黏膜，并涂以矿物油，防止皮肤阿米巴病或溃烂。

七、专方选介

解毒生化丹：金银花 20g，生杭白芍 15g，甘草 6g，三七末 3g，鸦胆子 10 枚（龙眼肉包）。先将三七末、鸦胆子用温开水送服，后将全药煎汤温服，每日 1 剂，早晚分服。治疗急性阿米巴痢疾。

八、治疗共识

（一）病因病机

对阿米巴痢疾病因病理的认识，比较一致。它属于中医学"痢疾"范畴。其病因为饮食不节或不洁，损伤脾胃；或情志失和，损伤肝脾；湿热疫毒之邪乘虚侵袭胃肠，而致气血阻滞，化为脓血，发为本病。其病位在肠，涉及脾、胃、肾、肝、心、脑等脏腑。因湿性黏腻，故病情常反复发作，缠绵难愈。日久正虚邪实，耗气伤阴，出现虚实夹杂之象。湿热壅滞肠腑，多见于急性典型阿米巴肠病。湿热疫毒过盛，燔灼气血，多见于暴发性阿米巴肠病。疫毒侵及心包，上蒙清窍，则出现神昏谵语，痉厥抽搐之重症。热毒过甚，肠腑血络大伤，则出现肠出血。瘀热损伤肝络则见胁痛。急性阿米巴痢疾若未根治，则可转变为慢性，出现下痢时发时止，迁延不愈，正气耗伤，外邪未除，正虚邪实之证，而见脾胃气虚，胃阴亏虚或脾肾阳虚之证。

（二）辨证思路

1. 清热化湿，调气和营

本病急性期先以感受湿热疫毒之邪为主。湿热蕴结肠腑，气血阻滞而发病，故治疗应予清热化湿，调气和营，以祛除外邪。

2. 健脾养胃，补肾止泻

饮食内伤，脾胃受损，为本病重要致病因素。或慢性期，由于病情迁延，正气因病邪久恋而渐耗损，出现脾肾俱虚，邪气因正气虚备而留恋不化，以致下痢时作。故治疗应予健脾益胃，补肾止泻，攻补兼施。因其虚，实为虚中挟实也。

（三）中药研究

现代研究，一些中药对阿米巴原虫有抑杀作用，当数鸦胆子疗效最好。因其毒性较大，故一般去油后使用，可大大降低其对胃肠黏膜的刺激。

其次还有白头翁、苦参、石榴皮、大蒜等。另外还有一些补气药如人参、党参、白术、黄芪等，可提高机体对阿米巴原虫的抗病能力。

（四）评价及瞻望

本病急性期，中医的治疗原则为清热化湿、凉血解毒。临证时，根据具体情况，分别采用中西医结合，或内外合治，取得较好的临床效果。

而慢性患者因病情经年不愈致抵抗力较差，往往不能耐受抗阿米巴西药的反复、长期治疗。故可根据具体病情，以扶正祛邪为原则，制成各种剂型的中成药如丸剂、片剂、散剂等。以利于患者接受和坚持治疗。

参考文献

[1] 徐文成. 阿米巴痢疾的诊断和治疗 [J]. 国际医学寄生虫病杂志，2006，7 (1): 43.

[2] 李兰娟，任红. 传染病学 [M]. 8 版北京：人民卫生出版社，2013: 180.

第四节 伤寒

伤寒是由伤寒杆菌引起的急性消化道传染病。典型的临床特征是：持续发热、全身中毒症状、腹部不适、脾大、玫瑰疹、白细胞减少等。部分病例可发肠出血或肠穿孔。主要病理变化是：持续菌血症，全身网状内皮系统中大单核细胞（巨噬细胞）增生性反应，尤以回肠下段淋巴组织增生坏死为显著。

伤寒属于中医学"湿温"范畴。是一种发生于夏秋雨湿季节的由湿热病邪引起的急性外感热病。其特点是：发病缓慢、病势缠绵、病程较长、脾胃症状明显。初起主要表现为身热不扬，身重肢倦，胸闷脘热，口不渴，苔腻，脉缓等。

一、病因病机

1. 病原学

（1）形态　伤寒杆菌系埃希尔氏菌族，属沙门菌属中的 D 群，为革兰染色阴性杆菌。呈短杆状，长 1~3.5mm，宽 0.5~0.8mm，有鞭毛，能运动，无荚膜，不产生芽孢。

（2）生存特点　伤寒杆菌在自然界中生命力较强。在普通水中可存活 1~3 周，在粪便和污水中可生存 1~2 个月。能耐低温，在冰冻环境中可存活数月。但对阳光、热、干燥、消毒剂及酸抵抗力较弱。阳光直射数小时即死亡，加热 60℃ 10~15 分钟或煮沸后立即死亡。在 3% 碳酸中 5 分钟被杀死。消毒饮食，剩余氯达 0.2~0.4mg/L 可迅速致死。

（3）抗原属性　伤寒杆菌含有菌体抗原称"O"抗原，鞭毛抗原称"H"抗原，及表面抗原称"Vi"抗原。三者均耐热，且能刺激机体产生相应的抗体，但抗体并无免疫保护作用。

测量患者血清中的"O"及"H"抗体的肥达氏反应有助于临床诊断。而测量"Vi"抗体则有助于发现伤寒慢性带菌者。

2. 流行病学

（1）传染源　患者和带菌者为本病的传染源。主要通过大小便排出病原菌。也可从呕吐物、呼吸道分泌物或其他体液排菌。大便是病原菌的主要排出途径，在整个病程中都有传染性。患者从潜伏期开始即可排菌，在病程 2~4 周内传染性最大。进入恢复期后排菌量逐渐减少。排菌期限在 3 个月以内者称暂时带菌者。2%~5% 患者排菌时间可持续 3 个月以上，此称慢性带菌者，是引起本病不断传播或流行的主要传染源。

（2）传播途径　病原菌随粪、尿排出体外，通过污染的手、水、食物、苍蝇或蟑螂，及日常生活接触而传播。食物及水源污染是传播本病的主要途径。而水源污染往往造成暴发流行。日常生活接触传播是散发流行的主要传播方式。苍蝇、蟑螂、某些昆虫及鱼、牡蛎、蛤蜊等，可作为感染伤寒的媒介。

（3）易感人群　人对伤寒杆菌普遍易感，儿童与青壮年发病最多，老年人少见。无明显性别差异，病后可获持久免疫力，2% 左右患者可再次得病。

（4）流行特征　本病在世界各地均有发生，以热带、亚热带地区多见。全年均可发病，夏秋季节多见。卫生条件较差的地区发病率较高。近年来伤寒杆菌耐药性增加，及某些社会经济因素影响，致使某些地区仍有散发或暴发流行。

3.发病机制

伤寒杆菌随污染的水或食物进入胃后，若菌量少，可被胃酸杀灭。若菌量多或胃酸缺乏，残存的细菌可进入小肠，借助于肠腔内的碱性环境及胆汁等营养物质生存和繁殖。此时部分病菌被巨噬细胞吞噬并在其胞质内繁殖，部分则经淋巴管进入肠壁的集合淋巴结，孤立淋巴结和肠系膜淋巴结等处继续繁殖，之后再经门脉或胸导管进入血液，形成初期菌血症，即第一次菌血症。此阶段患者无症状，相当于临床上的潜伏期。

若机体免疫力强，则可将病菌全部消灭而不发病。若机体免疫力差，则病菌随血流进入全身各脏器，并在其内继续大量繁殖。至潜伏期末再次进入血流，引起第二次严重的菌血症，并释放出强烈的内毒素，导致全身感染中毒症状，此时血液及骨髓培养常呈阳性，约为第一病周。

伤寒杆菌随血流继续散播至全身各脏器，经肾脏随尿液排出。经胆管进入肠道随粪便排出，此时尿粪培养常为阳性。几乎所有病例的胆囊均被侵犯。进入胆系的病菌在胆囊、胆汁内大量繁殖，于第2~3病周，大量病原菌随胆汁入肠，部分通过肠黏膜再度侵入肠道淋巴组织，在原已致敏的淋巴组织中产生严重的炎症反应和单核细胞浸润，使淋巴结增生、坏死，坏死组织脱落而形成溃疡，临床表现达到极期。若波及病变部位血管则可引起肠出血，若侵入肌层与浆膜层则可引起肠穿孔。

随着病程进展，人体免疫力逐渐增强，于第4~5病周，病菌逐渐被消灭，症状渐趋消失，患者随之康复。但亦有少数患者症状消失后，胆囊长期存有病菌，成为慢性带菌者。亦有少数病例可因抵抗力差等原因，致使潜伏在体内的伤寒杆菌再度繁殖并侵入血流，引起复发。

由此可见，伤寒的发病主要取决于伤寒杆菌的感染量，毒力及人体的免疫力。有研究表明，伤寒杆菌的数量在伤寒的发病中起重要作用。其释放的内毒素是重要的致病因素，它可使机体产生持续性高热。目前认为，发热的机制主要是由于伤寒杆菌在局部繁殖时释出的毒力极强的内毒素，刺激邻近的巨噬细胞、内皮细胞、中性粒细胞等，释放出内源性致热原。毒素及这些内源性致热原进入血液，刺激下丘脑的体温调节中枢，增加产热和热量贮存，从而引起发热。人体的免疫功能低下，对侵入机体的病原菌杀灭作用弱，致病原菌广泛侵袭而发病。

（二）中医学认识

中医认为，其发病包括内外两个方面。

1.感受湿热

夏秋季节易感湿热。湿热之邪既含有热邪亢盛炎上之性，又含有湿邪黏腻郁滞之性，若伤及人体，黏滞难化，损伤脾胃，充斥三焦，发为本病。

2.饮食内伤

过食肥甘酒醇，酿成湿热，或因贪凉饮冷，过食生冷瓜果，致脾胃受伤，湿邪停聚，郁久化热，湿热内生。或因饥饱失常，暴食暴饮，损伤脾胃，津液不得转输，则湿从内生，郁久化热，湿热蕴结脾胃而致发病。

长夏初秋，外感时令之邪，因湿属阴邪，化热较慢，故病初热势不盛，多见湿重热轻之象，继而湿热困阻中焦，流连气分。若中气实，阳气旺，则邪从热化，热重湿轻，病变重心在胃；若中气虚，阳气不足，则邪从湿化，湿重热轻，病变重心在脾。湿热充斥三焦，波及他脏。若湿热郁蒸，蒙蔽于上，清窍壅塞，而致神志昏昧；湿邪下注，蕴结膀胱，而致小便不利；

湿热内蕴肝胆，则身目俱黄；湿热外蒸肌肤，则肌肤发热、干燥、发痒等；湿热困阻中焦日久，湿渐化热，湿热并重，蕴毒酿痰、蒙蔽心包，出现神志昏蒙，谵语等。

二、临床诊断

（一）辨病诊断

1. 临床诊断

据其临床表现，分为典型伤寒、不典型伤寒、儿童伤寒、老年伤寒、再燃与复发。

（1）典型伤寒

①初期（侵袭期）：相当于病程第1周。

起病缓慢，发热是最早出现的症状，体温呈梯形上升，于5~7天内达39~40℃。发热前可有畏寒、少有寒战。退热时出汗不多。同时伴有神经系统及消化道症状，如全身不适、头痛、乏力、肌肉酸痛、失眠、食欲减退、腹部不适、便秘等。部分患者首先表现为咽痛、咳嗽等，以咽炎、支气管炎、肺炎开始，呈急骤发病。

②极期：相当于病程第2~3周，有伤寒的典型表现，易发生肠出血、肠穿孔等并发症。具体有如下表现。

a. 高热：持续高热达40℃以上，多数呈稽留热型，少数呈弛张热或不规则热型，一般持续10~14天。

b. 循环系统症状：常有相对缓脉或重脉出现。由于内毒素作用，使迷走神经兴奋性增高而交感神经兴奋性受抑制所致。如患者体温40℃以上而脉搏仅在90~100次/分之间，称相对缓脉。儿童或并发中毒性心肌炎时，相对缓脉不明显。重症患者可出现脉快而弱，甚至血压下降，而致循环衰竭。

c. 神经系统中毒症状：是由于伤寒杆菌内毒素作用于中枢神经系统所致。表现为对周围事物漠不关心、表情淡漠、精神恍惚、反应迟钝、耳鸣、重听、嗜睡或失眠。重者可有震颤、撮空、谵妄、昏迷或出现脑膜刺激征（虚性脑膜炎）。少数病例可出现偏瘫，四肢紧张，或精神分裂症。这些症状多随体温下降而逐渐恢复。

d. 消化系统症状：食欲不振明显，腹部不适，腹胀，便秘或腹泻，舌质红，苔厚腻，舌尖和舌边无苔，重者舌呈煤烟色，唇焦舌燥，即所谓伤寒舌。右下腹可有轻度压痛。

e. 肝脾大：由于致病菌侵犯全身网状内皮系统，使之增生所致。从病程第6天开始，60%~80%患者出现脾大，质软或伴压痛。30%~40%患者肝脏亦大，质软或伴压痛。若出现黄疸或肝功能有明显异常者，常提示有中毒性肝炎存在。

f. 玫瑰疹：由于伤寒杆菌进入毛细血管丛后释放出内毒素，致局部毛细血管扩张和充血，皮肤出现淡红色小斑丘疹，直径2~4mm，压之褪色，多在10个以内，分批出现，主要分布在胸、腹部、背部及四肢。经3~5天即自隐退，一般于病程7~13天出现。此对临床诊断有很大价值。

③缓解期：相当于第4病周。随着人体对伤寒杆菌免疫力的逐渐增强，患者病情逐渐好转，体温出现波动并开始下降，症状逐渐减轻，肿大的脾脏亦开始回缩。但因患者消瘦虚弱，易出现肠出血，肠穿孔或其他并发症，仍应警惕。

④恢复期：相当于病程第5周。体温降至正常，临床症状、体征均消失、食欲恢复、需1个月左右可完全恢复健康。

（2）不典型伤寒　由于抗菌药物和预防接种的广泛应用，同时由于早期治疗，及不规则用药，使典型伤寒病例很难见到，而不典型伤寒反而增加，临床又可分为五种类型。

①轻型：最多见。全身毒血症状轻，稽留高热少见，相对缓脉、玫瑰疹、肝脾

肿大亦少见。病程短，1~3周可痊愈。多见于发病前曾接受伤寒菌苗注射或发病初期已用过有效抗生素或抗菌药物治疗者。由于病情轻，症状不典型，易漏诊或误诊。

②顿挫型：初期病情重，但恢复快，1~2周自愈。多见于儿童及有部分免疫力的成人。

③迁延型：由于机体免疫功能低下，发热持续不退，可达45~60天之久，而其他症状并不很重，病程可迁延数月之久，伴有慢性血吸虫病的伤寒患者常属此型。

④逍遥型：临床症状极轻，体征也不明显，能坚持日常工作，患者常不自知，部分患者以肠出血或肠穿孔为首发症状。

⑤暴发型：起病急骤，高热、毒血症状严重，常累及神经系统及心血管系统。表现为畏寒、高热、休克、中毒性脑病、中毒性心肌炎、中毒性肝炎，甚至并发DIC。若不及时抢救，可在1~2周内死亡。多见于感染严重，机体免疫力差的患者。

（3）儿童伤寒　儿童年龄越大，临床表现越似成人，年龄越小，症状越不典型。以轻型和顿挫型较多见。常起病较急，可持续发热，多呈弛张热型或不规则热型。胃肠道症状较明显，如呕吐、腹泻等。相对缓脉不明显，玫瑰疹少见，中毒症状多数较轻，肝脾肿大较常见。病程一般较短，有时仅2~3周即自然痊愈。易并发支气管肺炎，肠出血、肠穿孔等肠道并发症少见。

婴幼儿伤寒，一般起病急、病情重，常伴呕吐、惊厥、高热、腹胀、腹泻等。并发支气管炎或肺炎常见。病死率高。

（4）老年伤寒　体温多不高，临床症状多不典型，神经及心血管系统症状严重，易并发支气管肺炎、心功能不全，持续的肠功能紊乱和记忆力减退，病程迁延，恢复缓慢，病死率较高。

（5）再燃与复发　再燃是指患者进入恢复期前，即发热2~3周前后，体温逐渐下降而未达正常时，又重新上升，持续5~7天后才正常，此时症状随之加剧，可能与菌血症尚未被完全控制有关。复发指退热1~3周后，临床症状再次出现，其原因是病灶内的细菌未完全消灭，当机体抵抗力低下时，伤寒杆菌再度繁殖，再次侵入血流，多见于抗菌治疗不彻底者。复发的病情较初发者轻，病程较短，并发症较少。个别患者可有2次以上复发。

2. 并发症

（1）肠出血　常见并发症，发生率2.4%~15%，多发生在病程2~3周，是肠壁溃疡侵蚀血管所致。腹泻、饮食不当常为诱因。出血量多少不等，少者可无症状，或仅有头晕、脉快、粪便隐血试验阳性。大量出血时，体温骤降后回升，出现脉搏细速，血压下降、头晕、面色苍白，烦躁，冷汗等休克表现。粪便呈黑色或紫红色血便，腹部多无特殊体征。

（2）肠穿孔　最严重的并发症，发生率为1.4%~4%。多见于病程第2~3周。是肠壁溃疡侵蚀浆膜所致。饮食不当、滥用泻药、排便用力、治疗性灌肠、钡餐检查或肠胀气等为诱发因素。穿孔部位多在回肠末端，亦可见于结肠和其他肠段，穿孔数目多为1个，少数2~3个，表现为突然腹痛，以右下腹为主，伴恶心、呕吐、冷汗，脉细数，体温与血压下降，即休克期。1~2小时后，症状暂时缓解，即平静期。不久体温又迅速回升，并出现腹胀，持续性腹痛，腹壁紧张，腹部广泛压痛及反跳痛，肠鸣音减弱甚至消失，肝浊音区消失等腹膜炎征象。X线检查膈下有游离气体，白细胞数增高伴核左移，即腹膜炎期。

（3）中毒性心肌炎　发生率为3.5%~5%，多见于病程第2~3周，伴有严重毒血症者。表现为第一心音低钝，心律不齐，早搏，奔马律，血压降低等。心电图有异常表现，如低电压、心律失常等。

（4）支气管炎或支气管肺炎　支气管炎多见于病程早期。支气管肺炎多见于极期和病程后期。病变过程中常有咳嗽、咯痰、肺部啰音等表现，通常为继发感染所致，偶尔由伤寒杆菌引起。

（5）肾小球肾炎　伤寒患者的肾脏损害是由内毒素作用或免疫复合物沉积所致。其蛋白尿发生率大于40%，管型尿少见。

（6）溶血性尿毒综合征　一般于病程1~3周，以急性溶血性贫血、急性肾衰竭、血红蛋白尿为主要临床表现。血小板明显减少，周围血中出现破碎的红细胞，可能是由于伤寒杆菌内毒素诱使肾小球微血管内凝血所致。

（7）其他　除上述并发症外，还可引起急性胆囊炎、阑尾炎、急性胰腺炎、心内膜炎、心包炎、血小板减少性紫癜、脑膜炎、脑炎、脊髓炎及精神神经病变。而引起中耳炎、乳腺炎、睾丸炎、血栓性静脉炎、肛周脓肿等均少见或罕见。

3.病原学诊断

（1）常规检查

①血常规：白细胞减少，一般在（3~5）×10⁹/L，中性粒细胞减少，嗜酸性粒细胞减少或消失，单核细胞增多。可能是由于骨髓中粒细胞系受细菌毒素的抑制，粒细胞分布异常及破坏增加所致。嗜酸粒细胞计数随病情好转而逐渐恢复正常，复发时再度减少或消失。这对诊断和估计病情发展有一定参考价值。极期嗜酸性粒细胞大于2%，绝对计数超过40个者可除外伤寒，但合并血吸虫病者例外。不典型伤寒白细胞计数不减少反而增高。

②尿常规：高热时可有轻度蛋白尿。

③粪常规：有10%~20%病例有黑粪或肉眼血便，粪便隐血试验阳性者多。

（2）细菌学检查

①血培养：是确诊伤寒的依据，病程第1~2周阳性率最高可达80%~90%，以后逐渐减少，第3周降为30%~40%，第4周一般为阴性。复发时亦呈阳性。为提高阳性率，采血量应为5~10ml，并于体温上升阶段，抗生素应用前作血培养。对已用药者可用血块培养法，以弃去血清中所含抗生素。

②骨髓培养：由于骨髓中的巨噬细胞摄取病原菌较多，故阳性率较血培养高，且出现早，持续久。不论病程早或晚均宜应用。第1周阳性率可达90%，第5周仍可达50%左右。尤适用于已用抗生素治疗，血培养阴性患者。

③粪便培养：从潜伏期起，整个病程均可出现阳性。第1周时阳性率为10%~15%，随着病程进展，排菌量增多，第3~4周阳性率最高可达80%，第6周后阳性率迅速下降，2~3个月后尚有5%~10%的患者继续排菌。2%~3%的患者排菌可达一年，成为慢性带菌者，甚至终身排菌。为提高阳性率宜选择新鲜粪便，切勿混入尿液。

④尿培养：早期常为阴性，后期阳性率较高。病程第3~4周阳性率为25%，细菌在尿中间歇存在。采样时应避免粪便污染。

⑤玫瑰疹的刮取物或活检切片，也可获阳性培养。

⑥十二指肠引流胆汁培养：有助于诊断和发现带菌者，但操作不方便，不易被患者所接受，故目前已很少用。

（3）免疫学检查

①肥达反应：即伤寒血清凝集试验。试验采用已知的伤寒杆菌的体抗原、鞭毛抗原，包括副伤寒杆菌的甲、乙、丙鞭毛抗原，测量患者血清中各种相应抗体的凝集效价，即化验单上分别以O、H、A、B、C表示凝集试验中伤寒杆菌的菌体抗原，鞭毛抗原，副伤寒杆菌甲、乙、丙鞭毛抗原的相应特异性抗体。通常在第1个周末即

7~10 天出现阳性，且阳性率逐周递升，第 3~4 周可达 90%。病愈后可持续存在数月之久，有少数患者抗体很迟才升高或整个病程抗体效价很低。一般"O"凝集效价≥ 1∶80，"H"凝集效价≥ 1∶160 为阳性。如果只有"O"抗体增高，而"H"抗体不高，可能为伤寒早期。只有"H"抗体增高，而"O"抗体不高，可能为曾感染伤寒杆菌或注射伤寒菌苗。病程中应逐周复查，若效价逐渐升高，或恢复期效价上升 4 倍以上时，其诊断意义较大。约 10% 患者肥达反应始终为阴性，婴幼儿多见。有 10%~20% 者可出现假阳性反应。早期应用抗菌药物治疗，细菌迅速被消灭，抗体常不增高，可出现假阴性反应。接种伤寒者可出现阳性反应。由此可见，肥达氏反应对诊断伤寒的价值是有限的。

②被动血凝试验（PHA）：用伤寒杆菌体抗原致敏红细胞，使之与被检血清反应。根据红细胞凝集状况判断有无伤寒特异性抗体存在。急性期阳性率在 90% 以上，假阳性率约 5%，可用于早期诊断。其特异性与敏感性优于肥达反应。

③酶联免疫吸附试验（ELISA）：用酶促反应的放大作用来显示初级免疫学反应，即可检测抗原，又可检测抗体，阳性率达 90%。其方法简便快速，敏感性和特异性均高，可替代肥达反应作为伤寒的早期快速诊断。

④协同凝集试验（COAG）：利用金黄色葡萄球菌的葡萄球菌 A 蛋白（SPA）与抗体 ZgG 的 Fc 段结合的原理，先用伤寒抗体致敏带有 SPA 的金黄色葡萄球菌，然后与抗原发生反应，根据金黄色葡萄球菌的协同凝集情况判断结果，其阳性率为 81%~92.5%，特异性为 94%~98%。

⑤免疫荧光试验（IFT）：用伤寒杆菌菌体 Vi 悬液作抗原进行间接免疫荧光抗体检测，阳性率可达 90% 以上，假阳性率低。

⑥杀菌抗体试验（BAT）：用该法检测患者血清中伤寒杀菌性抗体，可用于早期诊断。

⑦对流免疫电泳（CIE）：本方法可用于血清中可溶性伤寒抗原或抗体的检测。操作简便，便于基层推广，特异性高，但敏感性低，可用于伤寒的早期诊断。

（4）分子生物学诊断方法

①DNA 探针：用 DNA 制备的诊断试剂，用于检测或鉴定特定的细菌。其特异性很高。

②聚合酶链反应（PCR）：其检出率较 DNA 探针高 100~10000 倍。

（二）辨证诊断

望诊：面红气粗，或身目发黄，或便下鲜血、小便短赤。舌质淡，或红，或红绛，苔白腻，脉濡缓。

闻诊：可有便下臭味。

问诊：头身困重，或胸闷脘痞，或口渴欲饮或不多饮，或知饥不食，或见烦躁。

切诊：身热不扬，或高热汗出、脉濡缓或滑数，或细弱。

1. 湿郁卫气（湿重于热）

身热不扬，午后热甚，恶寒，头身困重，胸闷脘痞，纳呆，不欲饮水，小便短少，舌质淡、苔白腻，脉濡缓。

辨证要点：身热不扬，头身困重，胸闷脘痞，苔白腻，脉濡缓。

2. 湿热中阻（湿热并重）

发热持续不退，汗出不解，渴不多饮，脘痞呕恶，大便稀溏，小便短赤，舌质红，脉滑数。

辨证要点：脘痞呕恶，便溏，发热，舌红，苔黄，脉滑数。

3. 热重于湿

高热汗出，面赤气粗，口渴欲饮，身重脘痞，舌质红，苔黄微腻，脉滑数。

辨证要点：高热，口渴，汗出，脉滑数。

4. 化燥入血

灼热烦躁，腹痛，便下鲜红，舌质红绛，苔黄，脉数。

辨证要点：灼热，便下鲜红，舌质红绛。

5. 余邪未净

身热已退，脘中微闷，知饥不食，舌质红，苔黄腻，脉数。

辨证要点：脘闷，知饥不食，舌苔黄腻。

三、鉴别诊断

（一）西医学鉴别诊断

1. 伤寒病早期（第1周）

特征尚未显露，应与下列疾病相鉴别。

（1）病毒感染　发热而无提示感染病灶的系统表现。发热可长达10~14天或更长，白细胞总数不高，肥达反应和细菌培养阴性，一般无伤寒的特征性表现，肝脾不大。

（2）疟疾　发热、体温每日波动较大，发热前有畏寒或寒战，热退时出汗较多，脾大，进行性贫血，白细胞总数不高，血片或骨髓片检查可发现疟原虫，抗疟治疗有效。

（3）钩端螺旋体病　近期有疫水接触史，起病急，表现为畏寒，发热，结膜充血，全身酸痛，尤以腓肠肌与腰背肌疼痛与压痛为著。腹股沟淋巴结肿痛，尿少或尿闭。尿常规检查发现蛋白、红白细胞和管型。白细胞总数偏高见核左移，血沉加快。血尿接种豚鼠可分离出钩端螺旋体。

2. 伤寒的极期（第2~3周）

多数病例无典型伤寒的表现，需与下列疾病鉴别。

（1）革兰阴性杆菌败血症　起病急，不规则发热，伴寒战，多汗，全身中毒症状较重，皮肤常见出血点，易发生休克，持续时间较长。白细胞总数不高，但中性粒细胞比例增高，血培养可检出致病菌。该病常见于老年人，小儿或免疫功能不全者，可发生于胆道、泌尿道、肠道等原发感染灶。

（2）粟粒性肺结核　有结核病史，长期不规则发热，盗汗，呼吸道症状突出，如呼吸急促、脉搏增快，发绀等。胸片显示粟粒型病变，血沉加快，结核菌素试验阳性，痰涂片及培养可见抗酸杆菌。抗结核治疗有效。

（3）斑疹伤寒　起病急，寒战高热，脉快，剧烈头痛，皮疹于第5~6病日出现，数量多，分布广，色暗红，压之褪色，退疹后有色素沉着，病程约2周。白细胞总数大多正常，外斐反应阳性。

（4）恶性组织细胞病　病程进展快，不规则高热，进行性贫血、出血、消瘦。淋巴结及肝脾肿大。病程约数月，外周血常规出现全血细胞显著减少，骨髓检查可发现恶性组织细胞。

（5）布氏杆菌病　长期发热，呈波状热，多汗、关节疼痛为其特征，伴肝脾大，粒细胞正常或低下。血、骨髓、脓液培养可发现布氏杆菌。一般兽医和牧区人发病率高。

（6）霍奇金病　发热、其热型多样，多汗，肝脾及淋巴结肿大，无明显毒血症状，白细胞不高，淋巴结病理检查可确诊。

（二）中医病证鉴别诊断

本病属中医"湿温"范畴，而暑温兼湿者与湿温相似，当予鉴别。暑温起病急骤，初起即表现为高热，口渴，大汗，心烦，脉洪数等暑热炽盛之征。此时虽兼有湿邪，但仍以暑热证候为突出表现。而湿温初起一般表现为湿邪偏盛之证，至湿渐化热，才演变为湿热俱盛或热邪偏盛之证。

四、临床治疗

（一）提高临床疗效的基本要素

1. 分利湿热，辨其轻重部位

本病为湿热为患，但湿热的偏盛，病变部位，要首先分清，这是提高临床疗效的关键所在。具体辨治应注意以下几个方面。

（1）分解上焦湿热　本病初起，湿重于热。既有湿郁肌表之卫分表证，又有湿遏脾胃之气分里证，属卫气同病。故治疗宜以化湿为主，使湿去热孤而易消清。常用化湿法有芳香化湿、淡渗利湿等。芳香化湿，开泄肺气，使表湿疏解；淡渗利湿，调运脾胃，使阻于气分之里湿从小便尽去。即华岫云曰："若湿阻上焦者，用开肺气，佐淡渗，通膀胱，是即启上闸，开支河，导水势下行之理也。"但要注意，此时应禁用辛温发汗，苦寒攻下，滋养阴津之法。若将头身困重，恶寒少汗，误作伤寒，治以辛温发汗，则易致湿热上蒙清窍而出现神昏、耳聋。若将胸闷，脘痞误认为积滞，而治以苦寒攻下，则易损伤脾胃阳气，致脾气下陷，洞泄寒中。若将午后热盛，误认为阴虚而治以滋润阴津，则更使湿邪腻滞不化，病情迁延难愈。

（2）清化中焦湿热　中焦若湿浊偏盛，则治宜苦、辛、温、燥为主，适当佐以清热。若湿邪化热，热势渐增，治予苦辛寒与苦辛温同时并用。若湿邪渐退，热重湿轻，则以苦泄清热为主，佐以化湿。因中焦湿阻蕴热，故不可早投寒凉，使气机闭郁，湿浊难化，病程迁延。

（3）祛除下焦湿热　若湿邪偏重，流注下焦，则治以淡渗利湿为主。若湿浊无由以泄，则上干心脏，蒙蔽清窍；阻遏小肠，泌别失职，则化为尿毒，入侵血分，血毒上脑，其症极危。故急予通窍开闭，利溺逐毒之法。

（4）关注湿邪燥化　在湿温病的发展过程中，若湿随热化，热势渐盛，湿邪渐消，可出现但热无湿之证，为湿邪燥化。燥化之后，热入营血，易致肠络损伤，出现阴血内溢而见便血。其治疗既要遵循"入血就恐耗血、动血，直须凉血散血"之原则，又须加用清肠热、止血溢之品。此外还要注意湿邪是否完全燥化，若尚有未尽之湿，则不宜纯用滋润之品，以免助湿恋邪，而应以轻清芳化之品，涤除余邪。

2. 中西合治，疗效显著

从西医学角度看，本病是由伤寒杆菌引起的，其严重者可并发肠出血或肠穿孔。故在临床中选择有效、足量的抗生素或抗菌药物是非常重要的。为提高疗效，抗生素或抗菌药物应联合应用，再配合中医辨证治疗，不失为综合治疗的有效方法。

（二）辨病治疗

1. 一般治疗

首先应进行消化道传染病隔离，待临床症状消失后，隔日送检粪便培养，连续3次阴性者可解除隔离。发热期须卧床休息，直至体温正常后才可逐渐生活自理。饮食应予营养丰富，易消化，少纤维，少渣的流质或半流质食物。忌食坚硬多渣食物，少量多餐，避免过量进食，以免诱发肠出血或肠穿孔。无肠道并发症者绝对不能禁食，一般热退后2周可以恢复正常饮食。多饮水，保证充分水量，重症者可予补液，使每日入水量保持在2000~3000ml以利毒素排泄。密切观察患者尿量，以防肾衰，并注意调节水、电解质、酸碱平衡。此外，还应注意维护皮肤及口腔清洁，预防压疮及肺部感染。

2. 对症治疗

高热时予物理降温，如冰袋、酒精擦浴等，不宜用阿司匹林等水杨酸类退热药，以免出汗过多，引起虚脱。便秘时用开塞露注肛，禁用泻剂或生理盐水灌肠，以免肠蠕动增加和肠腔内压力增高而导致肠出血或穿孔。腹泻时可用铋剂或复方颠茄片。若中毒症状严重，在应用足量有效的抗感染治疗之时，可加用小剂量的肾上腺皮质激素，以减轻毒血症，一般用地塞米松5~10mg/d加入液体中静脉滴注，用3~5天待中毒症状减轻后立即停药。因其可诱发溃疡发生肠穿孔，故应慎重，切忌滥用。

3. 病原治疗

（1）氯霉素　氯霉素历来是治疗伤寒的首选药物。其优点是，用药后退热较快，中毒症状亦随之消失，病死率及并发症发生率明显减低，具有使用方便，口服吸收完全，治疗费用低等优点。但因其耐药菌株增多，及对骨髓的抑制而引起再生障碍性贫血等，使其临床应用受到限制。目前氯霉素主要用于非暴发流行期的散发病例、广大农村地区和药敏试验结果对氯霉素敏感的病例。传统用法为成人1.5~2g/d，分3~4次，静脉滴注或口服，退热后减半，再用10~14天，总疗程2~3周，亦可间歇给药，初次剂量亦为1.5~2g/d，退热后停药，停药一周后，再用全量或半量一周，以减轻其毒副作用，儿童酌减。首选氯霉素的病例，用药3~4日，体温无下降趋势时，可用加倍量，观察至第7日，体温仍无下降趋势时，应加药或改用其他药物，一般用氯霉素加呋喃唑酮或加复方新诺明等。近年报道，用地塞米松20~80mg加入液体中静脉滴注，能提高疗效，并能减轻骨髓的毒性作用及降低死亡率。但因激素的免疫抑制作用可使机体免疫力下降，除可使复发率增高外，还有潜在继发感染和掩盖病情之危险，故一般仅用于危重型伤寒病例。

氯霉素用药期间，应定期检查血常规，如发现有骨髓抑制的不良反应时应立即换药。

（2）呋喃唑酮　有报告呋喃唑酮治疗伤寒的有效率可达90%左右。平均退热时间与复发率和氯霉素相似。剂量600~800mg/d，分3~4次口服，体温降至正常后，减为半量，继用4~5天。亦有主张该药与TMP合用可提高疗效。其主要不良反应有胃肠道反应如恶心、呕吐等。偶见皮疹，血管神经性水肿，休克等过敏反应，故用药前应询问有无过敏史。

（3）磺胺类　代表药为复方新诺明，疗效与氯霉素接近或稍差。其优点是口服方便，价格低廉，不良反应有胃肠道反应如食欲减退、恶心呕吐等，可有皮疹、药热等过敏反应。出现结晶尿或血尿，偶见白细胞减少。故肝肾功能不良，对磺胺过敏，妊娠早期及婴儿均不宜使用。一般成人每次3片，2次/天，退热后改为2片/次，2次/天，用至退热后7~14天，一般持续用药15天为一疗程。

（4）青霉素类　主要用广谱半合成青霉素，如氨苄西林、羟氨苄西林。用于对氯霉素、复方新诺明耐药的伤寒患者。

①氨苄西林：对伤寒杆菌的抗菌作用比氯霉素强，但疗效不如氯霉素。因药物浓度在胆汁内比在血液内高，故治疗后不易变成慢性带菌者。临床用于治疗带菌者效果更好。剂量成人6~8g/d，分4次口服，肌内注射或静滴。儿童60~80mg/（kg·d）。用药5~7日体温降至正常，继用药7~10天，一般14天为一疗程。

②羟氨苄西林：作用与氨苄西林相似。常用剂量75~100mg/（kg·d），分4次口服或静脉注射。

（5）头孢菌素类　第一、二代头孢菌素，体外抗伤寒杆菌活性不高，临床效果也不理想。第三代头孢菌素在体内外均有较强的抗伤寒杆菌作用。其毒副作用低，胆汁浓度高，治疗伤寒退热快，复发率低。适用于孕妇儿童，哺乳期妇女或氯霉素耐药菌所致者。因其价格昂贵，常需注射给药，故主要用于耐药菌株感染，重症伤寒或有并发症者。此类药有：头孢噻肟、头孢哌酮（头孢哌酮）、头孢曲松、头孢他啶、头孢噻肟。

（6）氨基糖苷类　此类药有庆大霉素、卡那霉素、妥布霉素、阿米卡星、小诺米星等。前三者耐药率较高，目前已少用。后二者在体外对耐药性伤寒菌株高度敏感，具有一定临床疗效。常用：阿米卡星成人0.2~0.4g/d，肌内注射或静滴，疗程不超过10天。总剂量不超过15g以免引起肾毒性和耳毒性。

（7）喹诺酮类抗菌药　含氟的喹酮类抗菌药物能阻断细菌DNA的复制，其杀菌作用强，口服吸收快，血浓度高，尤其胆汁浓度高，易渗入细胞。具有使用方便，疗程短，毒性低，副反应少，治疗费用低等优点。治疗伤寒有效率高，复发率及带菌者的发生率低，为治疗伤寒尤其是耐药性伤寒的首选药物。目前常用的有：氧氟沙星、环丙沙星等。

（8）其他抗菌药物　如利福平、利福啶等。为广谱抗生素，耐药菌少见。治疗耐药性伤寒亦有一定疗效。但因其有肝毒性，故不适用于既往有慢性肝病或并发中毒性肝炎的患者。利福平剂量：0.15g/次，3次/天，口服，疗程为2周。

为提高疗效，以上抗生素或抗菌药物可联合应用。

4. 肾上腺皮质激素的应用

仅用于有严重毒血症的患者。如用氢化可的松50~100mg/d静滴或泼尼松30mg/d，分4次口服，使用3~4天可取得理想的效果。一般主张大剂量、短疗程应用。因其易诱发肠出血、肠穿孔，故有显著腹胀的患者应慎用。

5. 并发症的治疗

（1）肠出血　多发生于病程第2~3周，治疗包括以下几个方面。

①绝对卧床休息，严密观察血压、脉搏、神志变化及便血情况，留置导尿管并记录尿量。

②暂禁饮食或予少量流食。

③及时补液，加用止血剂，静脉滴注葡萄糖盐水，注意电解质平衡，加用维生素K、卡巴克洛、氨甲环酸等止血药。

④适量使用镇静剂。如患者烦躁不安，可用安定、苯巴比妥纳。禁用泻剂及灌肠。

⑤大量出血时需迅速输血。

⑥内科积极治疗无效时，可考虑手术治疗。

（2）肠穿孔　为一严重的并发症，多发生于病程的第3周。治疗包括以下几个方面。

①禁食。

②胃肠减压。

③静脉补液，纠正电解质紊乱及酸中毒。

④除继用原抗菌药物外，可加用对肠道菌敏感的抗生素，如氨基糖苷类。

⑤穿孔并发腹膜炎时应及早手术治疗。

（3）中毒性心肌炎

①严格卧床休息。

②加用肾上腺皮质激素。

③静脉滴注高渗葡萄糖液，并加用维生素 B_1，ATP，10% 氯化钾。

④若有心功能不全时，可慎用小剂量洋地黄制剂及利尿药，并维持至临床症状好转。

（4）胆囊炎　按一般内科治疗。

（5）溶血性尿素综合征

①继续加强抗菌治疗。可用氨苄西林或羟氨苄西林。

②停用复方新诺明，按急性溶血和急性肾衰进行治疗。

③用肾上腺皮质激素，如地塞米松、泼尼松等。

④抗凝疗法：可用小剂量肝素50~100U/（kg·d），静脉注射或静脉滴注，也可用低分子右旋糖酐静滴。

⑤必要时行腹膜或血液透析，以及时清除氮质血症，促进肾功能恢复。

（6）中毒性肝炎　除护肝的治疗外，可加用肾上腺皮质激素。

（7）DIC　给予抗凝治疗，酌情输血，并应用氨苄西林控制原发感染。

6. 慢性带菌者的治疗

由于伤寒慢性带菌者多为耐药菌株感染所致，故应选择对耐药菌株有效的抗菌药物。

（1）氨苄西林或羟氨苄西林　成人氨苄西林4~6g/d，或羟氨苄西林6g/d，加丙磺舒2g/d，分3~4次口服，疗程6周。

（2）诺氟沙星或环丙诺氟沙星　诺氟沙星每次0.3g，每日2次，或环丙诺氟沙星每次0.5~0.75g，每日2次，疗程6周。

（3）手术　对抗菌治疗无效合并胆囊炎、胆石症者，应进行胆囊切除手术。术前数日至术后2~3周，使用抗菌药物治疗。

（三）辨证治疗

1. 辨证施治

（1）湿郁卫气型（湿重于热）

治法：芳香辛散，宜化表里湿邪。

方药：藿朴夏苓汤加减。

组成：藿香、半夏、茯苓、杏仁、生薏仁、厚朴、白蔻仁、泽泻、猪苓。

加减：若表邪抑郁较甚，症见恶寒而无汗者，可加苏梗、桔梗、葱白、生姜之类宣肺透表；兼湿滞经络者，身体酸楚作痛者，加炒防己、秦艽等以通经络之湿滞；若温邪化热，症见心烦口渴，小便短少而热痛者，可加连翘、栀子、芦根、瞿麦等轻清宣泄郁热，淡渗利湿，或用三仁汤加减，在化湿之时泄湿中之热；若湿热郁蒸发黄者，可酌加茵陈、栀子等清热渗湿，利尿退黄。

（2）湿热中阻型（湿热并重）

治法：芳辛通降，清热利湿。

方药：王氏连朴饮。

组成：黄连、厚朴、石菖蒲、半夏、淡豆豉、栀子、茵陈、黄芩、滑石、木通、连翘。

加减：若呕吐较甚者，加姜汁、竹茹；若兼见咽喉肿痛或身目发黄，为湿热并重，交相蕴蒸，酿成热毒，可用甘露消毒丹加减以清热解毒化湿；若兼见腹痛不食，大便溏垢如败酱，便下不爽，此为湿热积滞，郁阻胃肠，肠腑传导失司所致，可用枳实导滞汤加减以导泻湿热积滞；若兼见神识昏蒙，似清似昧，时或谵语，此为湿热酿蒸痰浊，蒙蔽心包所致；用菖蒲郁金汤加减以清热化湿，豁痰开闭。

（3）热重于湿型

治法：清泄胃热，兼化脾湿。

方药：白虎加苍术汤加减。

组成：生石膏、知母、苍术、甘草、粳米、黄连、连翘、茵陈、川厚朴。

加减：兼呕逆者，加半夏、竹茹；兼肢体酸楚者，加桑枝、秦艽；若见烦躁不安，胸腹斑点隐隐，舌质红绛，苔黄滑而腻，此为热盛陷营，湿邪未化，加犀角、丹皮、白薇等，以凉营解热。

（4）化燥入血型

治法：凉血解毒、止血。

方药：犀角地黄汤加减。

组成：犀角、生地、丹皮、赤芍、紫草、连翘、银花、茜草根、地榆炭、侧柏炭。

加减：若灼热不已，烦躁不安，小便短赤者，可加栀子、醋炒大黄、黄连；若神昏狂躁或谵语，甚则昏愦不语、皮肤斑点紫黑，此为温热燥化内陷心包，用清宫汤送服安宫牛黄丸，或上方加桃仁、丹参等，并送服安宫牛黄丸以清心开窍；若便血不止，面色苍白，汗出肢冷，体温骤降，舌淡无华，脉缓细弱，此为肠络受损，便血过多，气随血脱所致，急用独参汤频频送服以益气固脱。

（5）余邪未净型

治法：轻清芳化，涤除余邪。

方药：薛氏五叶芦根汤。

组成：藿香叶、薄荷叶、鲜荷叶、枇杷叶、佩兰叶、芦根、冬瓜仁。

加减：若知饥不食，食入即吐者，可加谷芽、山楂、厚朴以健脾助消化；若兼大便溏薄，食欲不振，可加白扁豆、薏苡仁、豆卷以健脾化湿；若见口干欲饮者，为湿热化燥，胃阴耗伤，可用五汁饮、益胃汤等，以甘寒养胃。

2. 外治疗法

（1）针刺治疗 取大椎、合谷、曲池、孔最、解溪、三阴交、阳陵泉为主穴。纳呆、腹胀满者加足三里、中脘、内关；谵妄昏迷者，加人中、神庭、十宣；动风惊厥者加风池、风府、阳陵泉；大便下血者加大肠俞、委中、上巨虚。均用捻转泻法，每次选主穴 2~3 个，配穴 1~2 个，留针15~30 分钟，每日 1~2 次，15 天为 1 疗程。

（2）灸法 用艾条灸承山、太冲、太白或脊中对脐穴。每日 3~5 壮，用于便血不止而见气脱之危重患者。

（3）耳针 取耳尖、大肠、小肠、心、肝、脾、神门、三焦、肺为主穴，除耳尖放血外，其余各穴均用针刺治疗，每次选穴 4~6 个，留针 30 分钟，每日 1 次。适用于所有证型。

（4）水针 取天枢、石门、水道、上巨虚各穴，用 12.5% 合霉素每穴注射0.5ml，每日 1 次。适用于所有证型。

3. 成药及单验方

（1）白花蛇舌草 50g。水煎服，每日 1剂，用于伤寒气分湿热。

（2）地锦草 20g。水煎服，每日 1 剂，用于实热证。

（3）黄连 12g，连翘 15g。水煎，每日1 剂，分 2 次服。用于伤寒湿热并重者。

（4）蒲黄炭 20g，丹皮炭 20g，地榆炭15g，白及 20g。水煎服，每日 1 剂，分 2次服。用于伤寒肠出血者。

五、预后转归

自抗菌药物应用以来，本病的死亡率已从过去的 10% 下降至 0.5%~1%。老年人和 1 岁以下小儿及有明显贫血、营养不良者预后较差。儿童及曾接受预防接种，病情较轻者，预后良好。并发肠出血、肠穿孔、心肌炎及重度毒血症，循环衰竭者死亡率较高。一般病后可获持久的免疫力，5%~10% 患者可复发，3% 患者可因体内病原菌未被完全消灭，从粪便持续排菌而成为慢性带菌者，有的甚至可终身带菌。慢性带菌以胆道最多，其次为尿路。

六、预防调护

（一）预防

1. 控制传染源

患者应及早隔离治疗，体温正常后 15日或每周一次，连续 2 次大便培养均为阴性者，方可解除隔离。接触者应进行医学观察 23 天。对有发热的可疑者，应及早隔离治疗观察。对患者的大小便、便器、食具、衣服和其他用具等应严格消毒。对保育员、饮食业从业人员，应作尿粪及"Vi"抗体检测，及时发现带菌者，并进行治疗、监督和管理。

2. 切断传播途径

搞好粪便、污水、垃圾和饮食卫生管理，注意个卫生，提倡餐前便后洗手，不吃生冷不洁食物，大力消灭苍蝇，杜绝传染媒介。这是预防和降低伤寒发病率的主要措施。

3. 保护易感人群

为提高机体免疫力，对易感人群应定期进行预防接种。通常采用伤寒、副伤寒甲、乙三联菌苗接种。成人每周1次，连续3次，分别以0.5ml，1.0ml，皮下注射。儿童酌减。注射后可有发冷、局部肿痛等反应。接种后2~3周可产生免疫力，一般可维持1年，以后每年应加强接种1次（1ml）。一般在夏季之前如3~5月完成，以便在伤寒流行前形成最强的免疫力。

此外还有口服菌苗及气雾免疫接种菌苗，但其免疫效果尚不确定。

（二）调护

1. 休息

伤寒早期不论病情是否严重或有无并发症，均应绝对卧床休息。休息不仅可减少患者的消耗，减轻病损器官的负担，而且可以预防其并发症。热退后一周左右可下床活动，每次时间不宜过长，要逐渐增加活动量，否则，过早下床活动或活动量过大，均不利于疾病的恢复，且易诱发并发症。

2. 饮食

本病发热期应予营养丰富、易消化、少纤维、少渣的流质食物。至热退后一周或恢复期，饮食可逐渐增加，改为高热量的不易产生肠胀气的半流质或普通饮食，忌食坚硬、多渣食物。因肠道病变尚未完全恢复，饮食过量易诱发并发症。故应控制饮食量，以少食多餐为原则。

3. 起居

注意适寒温，尤其在夏秋季节，要避免时令之邪，且应注意调情志，避免精神刺激。

4. 护理

注意口腔及皮肤护理，应经常用温水擦洗皮肤，改善皮肤血液循环，以促进散热。但擦浴时要注意保暖，勿吹风，以免受凉。保持患者床铺的干燥，清洁和平整，定时更换体位，对受压骨突部位如骶部、臀部、足跟、肘部等处应经常按摩，以防压疮和静脉血栓形成。每日用生理盐水清洁口腔3~4次，饭前饭后要漱口，两餐之间可咀嚼橡皮糖，一来可清除口腔遗留食物残渣，二来可刺激唾液分泌，帮助消化。

5. 食疗

（1）车前子粥　新鲜车前叶30~60g，葱白3根，粳米100g，将车前叶洗净、切碎，同葱白煮汁后去渣，放入粳米同煮成粥，每日食用。用于湿热内盛者。

（2）白茅根粥　白茅根50g，粳米100g，将茅根煎汁600ml纳入粳米同煮成粥，每日食用。用于湿热偏盛者。

参考文献

[1] 张婷，李国民，杨继先，等. 两起伤寒沙门菌感染暴发流行病原的相似度研究 [J]. 实用预防医学，2013，20（1）：96-98.

[2] 杜军. 左氧氟沙星联合头孢哌酮舒巴坦钠治疗肠型伤寒的效果分析 [J]. 中国冶金工业医学杂志，2020，36（1）：78-80.

[3] 李兰娟，任红. 传染病学 [M]. 北京：人民卫生出版社，2013：180.

第五节　霍乱

霍乱是由霍乱弧菌引起的烈性肠道传染病。据我国传染病防治法，它被列为甲类传染病，属国际检疫传染病。其病理变化主要是由霍乱弧菌产生的肠毒素引起。临床表现轻重不一：轻者仅有轻度腹泻，重者有剧烈吐泻、排泄大量米汤样内容物、脱水、肌肉痉挛、代谢性酸中毒、失水性休克、急性肾衰竭等表现。

中医霍乱与西医学的霍乱，其病名及部分临床特性基本相同。是一种以发病急骤、猝然发作、上吐下泻、腹痛或不痛为特征的疾病。后世医学据其不同病因和证候特点而有不同的命名，如寒霍乱、热霍乱、干霍乱、瘪螺痧、绞肠痧、吊脚痧等。

一、病因病机

（一）西医学认识

1. 病原学

（1）形态、染色及培养特征 霍乱弧菌革兰染色阴性。菌体弯曲呈弧形成逗点状、无芽孢和荚孢，尾端有一长度为菌体 4~5 倍的鞭毛、运动活泼。取粪便直接涂片镜检，常见弧菌平行纵列，呈"鱼群"样。其培养温度以 37℃ 为宜，需氧、耐碱不耐酸，在 pH 值 8.8~9.0 碱性蛋白胨水中生长良好，且能大量繁殖，在表面形成透明菌膜。在碱性琼脂平板上生长良好。分离弧菌所用选择性培养基国内常用庆大霉素琼脂、亚碲酸钾琼脂、双氢链霉素琼脂等。

（2）生化特性、分类及抗原性 1980 年世界卫生组织（WHO）腹泻控制中心将霍乱弧菌分为三群：即 O1 群霍乱弧菌、不典型 O1 群霍乱弧菌、非 O1 群霍乱弧菌。前两者，均能发酵蔗糖和甘露糖，不发酵阿拉伯糖，分解糖类时产酸不产气，霍乱红试验反应阳性。后者对蔗糖和甘露糖发酵情况各不相同。

霍乱弧菌各群均具有耐热的菌体（O）抗原，和不耐热的鞭毛（H）抗原。H 抗原为霍乱弧菌所共有；O 抗原有群特异性和型特异性两种抗原，是霍乱弧菌分群和分型的基础。

（3）存活率、抵抗力及致病性 一般来说，霍乱弧菌在外界环境中能存活一定时间。对干燥、日光、热、酸及一切消毒剂均甚敏感。对碘剂及胺盐亦敏感。其致病性是指能产生强烈的外毒素即霍乱肠毒素，不耐热、不耐酸。此外其分泌的神经氨酸酶、黏液酶、溶血素以及菌体裂解释放出的内毒素等均有一定的致病作用。

2. 流行病学

（1）传染源 患者和带菌者是霍乱的传染源。典型患者的吐泻物含菌量甚多，每毫升粪便可含有 $10^7 \sim 10^9$ 弧菌，这对疾病传播起重要作用。轻型患者和隐性感染者，由于症状不典型，易被误诊或漏诊，因未能及时隔离而带菌活动，亦为主要传染源。恢复期带菌者排菌时间虽不长，但亦可成为传染源。

（2）传播途径 主要经水、食物、苍蝇及日常生活接触而传播。水是主要传播途径。患者的吐泻物和带菌者的粪便最易污染水源如江河、池塘、井水等，而霍乱弧菌在水中存活时间较长，被污染的水可使许多食品在生产、输送、加工以及贮存过程中受到污染而引起疾病传播。生活接触主要是通过手被污染而发生传染，多发生于人口密集、卫生条件差、卫生习惯不良的地区。苍蝇污染食物也是霍乱弧菌传播的重要途径。

（3）易感人群 男女老幼对本病均普遍易感。营养不良、胃酸缺失、胃大部切除术等皆可成为感染的诱发因素。病后可获一定的免疫力，但不巩固，可发生再感染。

（4）流行特点 具有来势猛、传播快、波及面广、传播时间长、可远距离传播的特点。

①流行方式：有暴发和散发两种形式。在沿海或沿江河城镇及附近村庄，短时间内，发生大量病例，形成流行高峰，常为水型和食物型暴发流行。另一种流行方式为长期散发，即缓慢地持续流行，在数周至数月内有少数病例发生。两种形式相互间常无明显的联系，可以并存，新疫区以暴发型多见，老疫区以散发为多。发病一般无周期性。

②扩散方式：本病呈近程和远程传播。

近程传播为疫区的逐渐扩大，主要通过水源污染、患者及带菌者的扩散以及食品运输等方式传播。远程传播通过航空、海运及铁路运输等实现。由于国际交往增多、交通便利，霍乱远程传播日益显著。我国历次霍乱流行都是从国外传入。

③地区分布：印度恒河三角洲是地方性疫源地。霍乱常从这里向东南亚传播并造成世界性流行。

④季节分布：赤道两侧地区发病无严格季节性。北纬15°以北季节性较明显。7~10月为高峰季节，一般流行多在4~11月。热带和亚热带四季均可发病。

⑤人群分布：霍乱的发病以港湾工人、渔民、船民较多。新流行区以成人发病为多，老疫区内，幼儿发病率较高。

3. 发病机制

正常胃酸可杀死霍乱弧菌。当胃酸低下，或入侵人体的霍乱弧菌数很多时，未被胃酸杀死的弧菌进入小肠，在碱性肠液内大量繁殖，产生大量外毒素即霍乱肠毒素，并释放内毒素。

霍乱肠毒素有 A、B 两个亚单位。肠毒素到达肠黏膜后，通过肠毒素亚单位 B 与肠黏膜上皮细胞刷状缘细胞膜的受体——GM 神经节苷脂结合；肠毒素的亚单位 A 穿过细胞膜，激活腺苷环酶。腺苷环酶使三磷腺苷复制成环磷酸腺苷。环磷酸腺苷积聚在黏膜细胞内，当其浓度增高时，即发挥第二信使作用。环磷酸腺苷可刺激隐窝细胞，使其分泌水、氯离子、碳酸氢根离子功能增强。同时抑制绒毛细胞对氯离子、钠离子的正常吸收，从而使肠黏膜分泌增加而回收减少。导致肠液分泌大量增加，以至超过肠道再吸收能力，使大量水分和电解质聚集在肠腔内而排出，形成本病特征性的剧烈水样腹泻，导致等渗性失水。

由于剧烈的腹泻而造成迅速而严重的脱水，血容量明显减少，血液浓缩，出现微循环衰竭。大量的钾、钠、钙及氯化物的丧失可致肌肉痉挛和低钠、低钾、低钙血症。碳酸氢根的丧失，导致代谢性酸中毒。胆汁分泌的减少，使呕吐物呈米泔水样。由于循环衰竭、肾脏缺血、低钾和毒素对肾脏的直接作用，可致肾功能严重受损以至衰竭。

（二）中医学认识

中医学认为本病主要是由于感受暑湿、寒湿秽浊之气及饮食不洁，土犯脾胃，升降失司，清浊不分，气机逆乱，脾不能升清，秽浊下趋肠道，胃不能降浊，浊邪上逆，而出现吐泻交作、挥霍缭乱。若治疗不及时，在短时间内会致津液过量丧失，而出现目眶下陷，形容憔悴、筋脉挛急、手足厥冷等危重证候。

1. 感受时邪

夏秋之际，天暑下逼，地湿上蒸，暑湿蒸腾。若调摄失宜，感受暑湿秽浊之气；或贪凉露宿，寝卧湿地，则寒湿入侵，秽气客邪郁遏中焦，致使脾胃受伤、运化失常、升降失司、清浊相干、胃肠逆乱而致上吐下泻。如《景岳全书·霍乱》曰："有外感风寒，寒气入脏而病者……有水土气令寒湿伤脾而病者……有旱潦暴雨、清浊相混，误中痧气阴毒而病者。"《仁斋直指方》亦指出："胃伤暑毒，露卧卑湿，当风取凉，风冷邪气入于肠胃……于是，邪正相干，中脘节闭，气不得通，吐利暴作。"

2. 饮食不洁

过食凉饮，或饮污染之水，恣食生冷瓜果，误食腐馊变质不洁之物，损伤脾胃、升降失调，清浊混淆，乱于肠胃发于本病。如《肘后备急方·治卒霍乱诸急方》曰："凡所以霍乱者，多起饮食，或饮食生冷杂物以肥腻酒脍，而当风履湿，薄衣露坐，或夜卧失覆之所致。"

综上所述，霍乱的发生，其病位在肠

胃，其致病因素包括感受时邪和饮食不洁两方面。此两者相互为因。正如《丹溪心法·霍乱》所云："内有所积，外有所感，致成吐泻。"临床上将其分为干霍乱、湿霍乱，而后者又可分为寒霍乱、热霍乱。

若感受寒邪秽浊之气，或素体中阳虚弱，脾不健运，复感寒湿，或过食生冷瓜果，贪凉饮冷，则病易从寒化而成为寒霍乱；若感受暑热之邪，或素体阳盛，或内蕴湿热，复感暑湿，或过食辛辣、醇酒厚味，则病易从热化，而成为热霍乱；由于饮食先伤脾胃、重感秽浊之气，邪阻中焦、气机壅塞，上下不通，而致腹中绞痛，症见欲吐不得吐、欲泻不得泻，成为干霍乱，此为霍乱之重证；若治疗失时或不当，吐泻不止，甚则皮肤弛皱、目眶凹陷，手指螺纹干瘪，则为"瘪螺痧"；若因亡津而见下肢拘挛不伸、转筋者则为"吊脚痧"。

二、临床诊断

（一）辨病诊断

1.临床诊断

潜伏期一般为1~3天，最短者为3~6小时，最长可达7天。除少数患者在发病前1~2天有头昏、疲倦、腹胀和轻度腹泻等前驱症状外，多数病例均起病急骤，病情轻重不一。典型病例临床经过分以下三期。

（1）泻吐期　大多数病例突起剧烈腹泻，继而呕吐。个别病例先吐后泻，腹泻为无痛性，亦无里急后重。少数患者可因腹直肌痉挛而发生阵发性绞痛。大便开始为糊状或水样、尚有粪质，迅速变为米泔水样或无色透明水样、无粪质、稍有鱼腥味、含大量片状黏液。少数重症患者可有血性便。镜检偶有成堆的中性粒细胞、单核细胞和破碎上皮细胞。大便量多，严重者每次排便量可超过100ml，每日大便数十次甚至无法计数。呕吐一般在腹泻后出现，常为喷射状，呈连续性。部分病例伴有恶心，呕吐物先为胃内容物，以后渐呈米泔水样或清水样。本期持续数小时至1~2天，期间不发热，肛温可达37.2~38.5℃。

（2）脱水期　由于持续而频繁的腹泻和呕吐，大量水和电解质丧失，患者迅速出现脱水，甚至周围循环衰竭。表现为烦躁不安或神志淡漠，表情呆滞，口渴，声音嘶哑，唇干皮皱，眼球下陷，面颊深凹，皮肤寒冷，弹性消失，手指皱瘪、发绀等，各处肌肉痉挛，多见于腓肠肌和腹直肌，舟状腹，呼吸短促，脉搏细弱而速，心音低弱，少尿或无尿，血压下降或测不到，成人常可神志尚清而死于虚脱。此期持续数小时至2~3天。

（3）恢复期　若患者脱水得到及时治疗、纠正，大多数症状可逐渐消失而恢复正常。吐泻逐渐停止，血压、脉搏恢复，体温回升，皮肤湿润，尿量增加。若虚脱期过长，可因残余毒素吸收或继发感染而引起反应性发病，极少数患者尤其是儿童可因高热或过高热而致死。

2.临床类型

根据脱水程度，临床上将霍乱分成5种类型，具体叙述如下。

（1）无症状型　感染后无任何症状，仅呈排菌状态，称接触者或健康带菌者。排菌期一般为5~10天，个别患者可迁延至数月或数年，成为慢性带菌者。

（2）轻型　患者微感不适，每日腹泻数次，大便稀薄，有粪质，一般无呕吐及脱水表现，亦无腓肠肌痉挛，血压、脉搏、尿量无明显改变。血浆比重在1.025~1.030之间。

（3）中型　吐泻次数较多，每日可达10~20次。大便呈米泔样，有轻度腓肠肌痉挛，有一定脱水症状，血压下降，收缩压在90~70mmHg，脉细数，24小时尿量在500ml以下。血浆比重在1.030~1.040之间。

（4）重型　患者腹泻次数很多，有明显腓肠肌痉挛，极度软弱，重度脱水、休克，收缩压低于70mmHg甚至测不到，脉细数或不能扪及，尿极少或无尿。血浆比重在1.040以上。

（5）暴发型　亦称干霍乱，极罕见。起病急，不待吐泻症状出现即因循环衰竭而死亡。

本病病程不长，轻型、无并发症者，平均3~7天内可恢复，个别病例腹泻可持续1周左右，并发尿毒症者恢复期可延迟至2周以上。

3. 并发症

（1）肾衰竭　由低血容量休克得不到及时纠正和低血钾引起，表现为不同程度的尿量减少和氮质血症，严重者出现尿闭，可因尿毒症而死亡。

（2）急性肺水肿　代谢性酸中毒可导致肺循环高压，后者又因补充大量含碱的盐水而加重。为避免肺水肿的发生，应及时纠正酸中毒，同时应避免补液过快、过多。

（3）此外，还可引起低钾综合征、心律不齐或孕妇流产等。

4. 病原学诊断

（1）一般检查

①血液检查：大量水和电解质的丧失导致血容量减少和血液浓缩。故血浆比重和红细胞总数、压缩容积均增高。红细胞总数可达6.0×10^{12}/L以上，白细胞可增至（25~60）$\times 10^9$/L，中性粒细胞和大单核细胞增多。血清电解质检查：血清钾、钠、氯及二氧化碳结合力均降低，血pH下降，尿素氮可增加。

②尿液检查：少数患者尿中可有蛋白质，红、白细胞和管型。

（2）病原学检查　主要自粪便或呕吐物找出霍乱弧菌。此外被粪便污染的衣物或尸体的肠内容物亦可作为检查。

①常规镜检：粪便标本应在发病早期，服用抗菌药物之前采集。常规镜检可见黏液和少数红、白细胞。采集标本后立即进行直接悬滴检查，可发现运动力强、活泼、呈穿梭状运动的弧菌。用暗视野检查可见流星样特征性运动。

②涂片染色：取粪便或早期培养物涂片，用革兰染色镜检，可见革兰阴性稍弯曲的弧菌，排成渔网群状。

③制动试验：粪便悬滴片上观察有穿梭运动物时，加霍乱免疫血清一滴，运动即停止，并凝集成块。免疫血清最好不要加防腐剂，浓度一般为1：64效价。

④增菌培养：所有怀疑霍乱患者的粪便，除作显微镜检外，均应作增菌培养。粪便留取应在使用抗菌药物之前，并应尽快送到实验室作培养。若需送较远的实验室，即可放至文－腊二氏保存液中。其培养基一般用pH值8.4的碱性蛋白胨水，36~37℃条件下培养6~8小时后表面能形成菌膜，然后再进一步作分离培养，并进行动力观察和制动试验，有助于早期诊断。

⑤荧光菌球试验：将水样便接种含霍乱荧光抗体蛋白胨水中，于31℃培养4~6小时之后，再在荧光显微镜下观察，或将标本与荧光抗体混合，离心沉淀，在镜下观察。若出现一定结构的荧光菌球即为阳性。

⑥分离培养：分离培养基有选择性强弱两种。庆大霉素琼脂或亚碲酸盐洗衣粉琼脂为强选择性培养基，36~37℃培养8~10小时，霍乱弧菌即可长成小菌落。而碱性琼脂或碱性胆碱琼脂，为弱选择性培养基，需培养10~20小时方可长成小菌落。选择可疑或典型菌落，应用霍乱弧菌"O"抗原的抗血清作玻片凝集试验，若阳性者即可报告。

（3）血清学检查　常用者有血清凝集试验和杀弧菌试验。如6周内未接受过预防接种的患者，凝集效价于病程第二周达

1：100 以上。已接种者效价超过 1：200，或初次检查凝集效价低于 1：100，但复查时逐渐升高者皆有诊断价值。凝集试验一般在 1 周内出现，1 月达高峰，半年至 10 个月可恢复正常水平。慢性带菌者可保持高水平。杀弧菌试验出现较早，但可有非特异性反应。此外还有毒素中和试验等。血清诊断一般应取双份血清，如效价升高 4 倍即可做出诊断。

（二）辨证诊断

望诊：泻下或有稀粪，或为米泔水样，尿少或无尿，面色㿠白或青惨，或有大汗淋漓或眼眶凹陷，指螺皱瘪，呼吸微弱或急促，舌淡或红，苔白或黄。

闻诊：大便臭秽，或呕吐物酸臭。

问诊：有腹痛，或筋脉拘挛，或心烦口渴，或脘闷不渴。

切诊：肌肤发热，或四肢厥冷，脉沉微细数或弱。

1. 寒霍乱

吐泻物不甚臭秽，腹部冷痛，四肢清冷，舌淡苔白，脉微弱。

（1）轻证　暴起呕吐下利，初起泻下带有稀粪，继则下利清稀或呈米泔水样，不甚臭秽，腹痛或不痛，伴有四肢清冷，胸膈痞闷，口不渴，舌淡、苔白腻，脉濡弱。

（2）重证　吐泻不止，吐泻物如米泔水样，面色苍白，眼眶凹陷，指螺皱瘪，手足厥冷，甚则筋脉拘挛，四肢抽搐，舌质淡、苔薄白，脉沉微或沉迟或沉细。

（3）危证（亡阳证）　吐泻剧烈，面色㿠白，四肢厥冷，大汗淋漓，神志朦胧，语言低怯，呼吸微弱，舌淡苔少，脉细欲绝。

2. 热霍乱

吐泻较急，呕吐如喷，吐泻物臭秽难闻，腹痛如绞，发热烦渴，小便黄赤，舌红苔黄，脉数。

（1）轻证　吐泻交作，腹痛如绞，呕

吐物酸腐热臭，混有食物或黏液，泻下物为黄色水液，臭秽难闻，心烦口渴，或有发热，小便短赤，苔黄腻，脉数。

（2）重证　吐泻骤作，呕吐如喷，泻下如注，呈米泔水样，臭秽难闻，伴发热、口渴、脘闷、心烦、腹中绞痛，甚则转筋拘挛，舌红苔黄，脉濡数。

（3）危证（亡阴证）　吐泻频作，神疲乏力，声音嘶哑，目眶凹陷，螺纹干瘪，或烦躁，口渴引饮，尿少或闭，呼吸急促，舌质干红，苔少，脉细数。

3. 干霍乱

欲吐不得吐，欲泻不得泻，腹中绞痛，烦躁闷乱。

（1）中焦壅闭证　猝然腹中绞痛，欲吐不得吐，欲泻不得泻，烦躁闷乱。

（2）内闭外脱证　面色青惨，四肢厥冷，大汗淋漓，脉沉伏。

三、鉴别诊断

（一）西医学的鉴别诊断

1. 非 O_1 群霍乱弧菌（即不凝集弧菌）

其生化反应与霍乱弧菌相同，临床鉴别较难，须根据病原学检查。该病常在近海水域居民中引起轻度腹泻，一般不致严重腹泻和引起大流行。血清凝集反应阴性。

2. 产肠毒素性大肠埃希菌感染

其病原体可产生不耐热和耐热两种肠毒素。前者性质与霍乱肠毒素相似，临床也类似霍乱。但一般病程短，少于 36 小时，可致休克型腹泻。其病原体形态及生化反应可与霍乱区别。

3. 细菌性食物中毒

有进食不洁食物史，同食者常集体发病。潜伏期短，数小时至十余小时不等。常先吐后泻，排便前有阵发性腹痛，大便不呈米泔水样，常为黄水样，偶带脓血，有臭味。大便量虽有时也较多，但很少出现明显失水和循环衰竭。

4. 急性细菌性痢疾

其腹泻常伴腹痛和里急后重，粪便量少，呈黏液脓血样，多有发热，镜检可见大量脓细胞，培养可发现痢疾杆菌（具体可参照"细菌性痢疾"）。

5. 胃肠型恶性疟疾

不同程度发热，剧烈呕吐和腹泻为其主要表现，部分患者腹痛剧烈，类似急腹症。血片和骨髓片中可找到疟原虫，粪便培养无霍乱弧菌。

6. 病毒性肠炎

常伴有上呼吸道感染症状及低热，流行时，同一地区有较多较轻病例出现，一般腹泻次数多，多无呕吐，大便呈稀便或黄水便，病毒分离阳性。

（二）中医病证鉴别诊断

1. 呕吐

呕吐是呕恶泛吐，呕吐物以食物残渣或水黏液为主，不伴腹泻；而霍乱是以上吐下泻，吐泻交作为主，吐泻物为米泔水样。

2. 泄泻

两者均发生于夏秋季节，但泄泻亦可发生于其他季节。其病因均有感受外邪和饮食内伤史。泄泻大便清稀如水或溏薄，或有食物残渣，腹痛，泻后痛减，无呕吐之症，而霍乱则吐泻兼作，泻下如米泔水样。

3. 痢疾重症

两者均有腹痛、上吐下泻或下痢症状，但痢疾有里急后重，下痢赤白脓血；霍乱则无里急后重，泻下如米泔水样，可有脓血。

四、临床治疗

（一）提高临床疗效的基本要素

1. 首辨干湿，次分寒热

霍乱一病，有干湿之别。临证时，首先应注重干湿辨异：干霍乱乃由饮食先伤脾胃，重感秽浊之气，邪阻中焦、升降之气壅塞，上下不通所致，为霍乱之危候。其症见大小便不通，求吐不出、求利不下，腹中绞痛，脘闷难忍。治疗不及时，可危及生命。一旦出现干霍乱，因其发病急骤、病变迅速，必须立即抢救。其抢救用药时间的早晚，对临床疗效、疾病预后尤为重要。湿霍乱虽也有腹中绞痛，但吐利可出。依其临床表现，又有寒热之分。两者治法方药迥异，必须分清。根据饮水与否及吐下物的色、量、味及其临床症状，进行综合分析、判别寒热之不同而采用不同的治疗原则。

2. 审明轻重，护液救危

霍乱之各证型中均有轻、重、危之分，临证时须详细观察、进行辨别，及时给予相应治疗。由于本病吐泻严重，易致津液匮乏，出现亡阴亡阳、内闭外脱之危症，故需时时刻刻顾护津液，配合西医学手段进行救治。

3. 邪冷转筋，阴血亏虚

《诸病源候论》曰："夫霍乱大吐下之后，阴阳俱虚，其血气虚极，则手足逆冷而荣卫不理。冷搏于筋，则筋为之转。冷入于足之三阴三阳，则脚筋转；入于手之三阴三阳，则手筋转，随冷所入之筋，筋则转。"由此可知，转筋乃为阴血虚极、邪冷入侵所致。故在临床中发现转筋者，必须顾护津液、温通经络。

（二）辨病治疗

1. 一般治疗

（1）严格隔离　确诊及疑诊病例应严格按肠道传染病及时隔离，至症状消失后6天，大便培养霍乱弧菌，每日1次，连续2次阴性者，方可解除隔离。慢性带菌者，大便培养，每日1次，连续7次阴性；胆汁培养，每周1次，连续2次阴性，方可解除隔离。

（2）合理饮食　患病初期要暂停饮食，病情好转后，先予流质饮食，以后逐渐改为半流质饮食或普食，以易消化、富含营养为主。

2. 补液疗法

及时足量的液体补充，是治疗本病的关键。应根据患者的病情及脱水程度选择补液方式、补充剂量和速度。

（1）静脉补液

适用于重症失水而又不能口服者。

①输液原则：应遵循"丢什么、补什么；丢多少、补多少"的原则，早期、快速、足量，"先盐后糖，先快后慢，纠酸补钙，见尿补钾"。补液总量应包括脱水量和维持量两部分。

②液体的配制：a. 2:1液，即生理盐水2份，等渗碱液1份。等渗碱液用1.4%碳酸氢钠或1/6mol/L乳酸钠。b. 3:2:1液，即5%葡萄糖液3份，生理盐水2份，等渗碱液1份。c. 5:4:1液，其每升含氯化钠5g，碳酸氢钠4g，氯化钾1g，为防低血糖另加50%葡萄糖20ml。d. 4:3:2液，生理盐水4份，5%~10%葡萄糖液3份，等渗碱液2份。

③液体的选择、输液量及速度：输液的剂量和速度，应根据病情轻重、脱水速度、血压、脉搏、尿量及血浆比重等而定。a. 重型：重度脱水，即体液丧失体重8%以上。休克期前24小时，成人补液量多数为10000~18000ml，个别多达20000ml以上，儿童为200~250ml/kg，含钠液量100~120ml/kg。须采用多条输液管或取双侧静脉，用较粗针头并加压输液，先输入2:1液或生理盐水1500~3000ml，按每分钟40~80ml，甚至100ml的速度进行。争取在治疗后5~10分钟，使血压测出或回升，半小时内使收缩稳定在12kPa（90mmHg）以上。待血压回升后可加滴葡萄糖液，常改

用3:2:1液或4:3:2液，按20~40ml/min速度进行，维持2~3小时或据病情适当延长。血压正常后，纠正组织脱水，用生理盐水与5%或10%葡萄糖等量交替使用，按每分钟5~10ml/min输入，维持3小时至72小时长短不一。然后再予维持补液，可口服补液，每日2000~3000ml，维持2~3日。也可选用其他疗法，如3:2:1液。有尿补钾，每日补钾3~6g。b. 中型：中度脱水，即体液丧失为体重的4%~8%，前24小时成人补液总量多数为4000~8000ml，儿童为150~200ml/kg，含钠液量80~100ml/kg。开始给予生理盐水或2:1液2000ml，后用4:3:2液。最初2小时输液速度按20~30ml/min进行。待血压恢复正常后，减至5~10ml/min维持。此时也可改用生理盐水和5%~10%葡萄糖液等量交替使用。血压稳定后，可用口服补液法。见尿补钾，每日补钾3g左右。c. 轻型：轻度脱水，即体液丧失在体重的4%以下者，可口服补液，成人每日2000~4000ml，儿童100~150ml/kg，含钠液量60~80ml/kg。对呕吐、腹泻次数多者或老年、儿童患者，宜静脉补液。选用生理盐水或葡萄糖盐水，按3~5ml/min速度输入。

④静脉补液应注意事项：a. 严格无菌操作；b. 快速大量补液时，液体应加温至38℃左右；c. 加压快速补液时，必须严密观察，因输液过快易发生肺水肿，对老、幼患者尤应观察心脏情况；d. 补液量不足或时间拖延过久易发生急性肾衰竭，应注意观察尿量，尿量每小时60ml或每日1000ml，表示补液量已足，应减慢速度；e. 遇输液反应，应立即调换液体及输液量，查明原因，选用异丙嗪25mg肌内注射或地塞米松5mg或氢化可的松50mg静脉滴注或推注；f. 输液时应密切观察脉搏、血压、颈静脉充盈情况及肺部有无啰音等，在休克未纠正时输液应快，纠正以后血压已接近正常，脉速和

脉力已恢复正常者，宜减慢速度；g. 大便及呕吐物于短期内超过补液量，应继续补液，吐泻停止后，可考虑减少或停止静脉补液；h. 补液也可根据血浆比重计算，血浆比重每升高0.001（正常值为1.025）成人的补液量应每4ml/kg，婴儿和幼年儿童为10ml/kg。

（2）口服补液　主要适于轻、中型霍乱患者，或重型患者经过静脉补液，情况改善，休克得以纠正，呕吐停止后也可改用口服补液。对无呕吐的中、重型病例，可静脉与口服补液同时并用。临床证明，采用口服补液，不增加腹泻量，其方法简单易行，并可防止输液反应和过量等并发症。其配方有以下几种。

①葡萄糖22g，氯化钠3.5g，碳酸氢钠2.5g，氯化钾1.5g加水至1000ml。

②葡萄糖24g，氯化钠4g，碳酸氢钠3.5g，枸橼酸钠2.5g加水至1000ml。

③葡萄糖20g，氯化钠3.5g，枸橼酸钠2.9g，氯化钾1.5g加水至1000ml。

应加温后口服或经鼻饲管注入。成人口服液量，第一个6小时按750ml/h口服，小儿每小时15~25ml/kg，以后再根据腹泻量增减，每6小时的摄入量为前6小时吐泻量的1.5倍。另外，用蔗糖代替葡萄糖也获满意疗效，但用量应加倍。

3. 抗菌治疗

是治疗霍乱的一种重要辅助手段，可缩短吐泻期和排菌期、减少腹泻量和补液量，但不能替代补液疗法，常用抗菌药物如下。

（1）四环素　为广谱抗生素，对霍乱弧菌有抑制生长作用。用法：成人0.5g/次，每6小时1次；儿童30~40mg/（kg·d），分3~4次用，疗程3~5日。其主要不良反应有胃肠道反应，影响婴幼儿骨骼生长、可使牙齿黄染，偶有皮疹和药热，可致畸，故孕妇、哺乳期妇女、8岁以下儿童、肝肾功能不全者禁用或慎用。

（2）多西环素　为半合成四环素类抗生素。抗菌谱与四环素相似，但抗菌作用比四环素强，口服吸收良好。用法：成人0.2g/次、1日2次，或首日200mg、次日100mg或顿服300mg；小儿3mg/（kg·d），分2次服，连服3天。不良反应与四环素相似。

（3）复方新诺明　其疗效与四环素相似。用法：成人2片/次，2次/天；小儿30mg/（kg·d），分2次服用，连服3日。其不良反应有胃肠道反应、皮疹、药热，偶可引起血尿或结晶尿、白细胞减少。故肝肾功能不良、对磺胺过敏、妊娠早期及婴幼儿不宜使用。

（4）呋喃唑酮（呋喃唑酮）　对霍乱弧菌有抑制作用。用法：成人0.2g/次，2次/天；小儿10mg/（kg·d），分2次，连服3日。其不良反应有胃肠道反应、皮疹、药热等。

（5）喹诺酮类药物　为一种新合成的抗菌药，可影响细菌DNA而造成其染色体不可逆损害。

①吡哌酸：成人口服400mg/次，3次/天；儿童15mg/（kg·d），分2次服，连服3天。其不良反应有胃肠道反应、药疹、药热、白细胞减少等。

②诺氟沙星：成人口服0.2g/次，3次/天，连服3天。不良反应与吡哌酸相似但较轻。

③诺氟沙星：成人每次200mg，每日3次。

④环丙沙星：成人每次250~500mg，每日2次。

（6）红霉素　适用于带菌者，用法：成人0.5g/次，3次/天，7~10天为一疗程。

4. 对症治疗

（1）肌肉痉挛者可静脉注射10%葡萄糖酸钙10~20ml，亦可热敷、按摩，或针刺承山、阳陵泉等。

（2）呕吐、腹痛者可用阿托品等。

（3）出现急性肺水肿和心功能不全

时，除暂停补液外，可用镇痛剂如哌替啶 25~50mg 皮下注射，或利尿剂如呋塞米 20~40mg 加入葡萄糖液 20ml 中静脉注射，并用强心剂如西地兰 0.4mg 加入 25% 葡萄糖液 40ml 中缓慢推注。

（4）重型患者补液后，估计液体已补足，但血压仍低或测不出者，可能存在脓毒症休克，可用氢化可的松 100~300mg 或地塞米松 20~30mg 加入液体内静脉滴注，并加用血管活性药物如多巴胺 20mg、间羟胺 20mg 或异丙肾上腺素 0.2mg 加入 5% 葡萄糖生理盐水 100ml 内滴注。

（5）若出现低血钾综合征时，宜静脉滴注氯化钾，常用浓度为 0.3g/100ml；轻度低血钾者加口服补钾。

（6）急性肾衰竭应纠正酸中毒及电解质紊乱，严重氮质血症者应进行血液透析。

（三）辨证治疗

1. 辨证施治

（1）寒霍乱

①轻证

治法：散寒燥湿健脾，芳香化浊和胃。

方药：藿香正气散合纯阳正气丸加减。

组成：藿香、紫苏、白芷、桔梗、白术、厚朴、半夏、大腹皮、茯苓、陈皮、大枣、甘草。

加减：在汤药未备之时，可先吞服纯阳正气丸以加强温中散寒、燥湿化浊之力；或吞服辟瘟丹以芳香开窍、辟秽化浊；或用来复丹以助阳化浊、理气和中，以图急救。

②重证

治法：温补脾肾，回阳育阴。

方药：附子理中丸加减。

组成：附子、党参、白术、炮姜、甘草。

加减：在汤药未备之时，可先予行军散灌服，以辟秽开窍，或取其细末搐鼻取

嚏以宣通窍络。若吐泻不止、转筋者可加藿香、苏叶、半夏、茯苓、吴茱萸、木瓜等以加强化湿利湿、温通经络之力。

③危证

治法：益气回阳通脉。

方药：通脉四逆加猪胆汁汤。

组成：炙甘草、干姜、生附子、猪胆汁。

加减：若见吐利不止、病势危笃，或水米不入，或手足厥冷、恶寒或烦躁汗多、欲去衣被，或口渴喜饮、得饮即吐，此为阴盛格阳之危候。不可因其"口渴喜冷，欲去衣被"而误为热证，关键在舌质淡润、得饮即吐，为无热之证。仍当以附子理中丸、四逆汤之类回阳救逆，且药宜冷服，以免药症格拒。

（2）热霍乱

①轻证

治法：清热化湿，辟秽泄浊。

方药：葛根芩连汤合燃照汤加减。

组成：葛根、黄芩、黄连、滑石、栀子、豆豉、半夏、厚朴。

加减：若病势轻浅者，可用鸡苏散煎汤，送下红灵丹，每日 2 次。

②重证

治法：清热利湿，生津和络。

方药：蚕矢汤加减。

组成：晚蚕沙、木瓜、薏苡仁、豆卷、黄连、黄芩、栀子、吴茱萸、半夏、通草。

加减：若脘闷吐甚，难服汤药或汤药未备，可先吞服玉枢丹以辟秽止呕，孕妇慎用。若阴液耗伤较甚者，可用竹叶石膏汤以泄热养阴，保胃生津。

③危证

治法：益气生津，敛阴回阳。

方药：生脉散加减。

组成：人参、麦冬、五味子、白芍、石斛、牡蛎、乌梅。

加减：阴竭阳脱者，用生脉散合通脉回逆汤加减。

（3）干霍乱

①中焦壅闭证

治法：宣壅辟浊，利气化浊。

方药：玉枢丹加减。

组成：山慈菇、雄黄、五倍子、麝香、续随子、大戟。

加减：若邪气过盛、欲吐不能者，可先用烧盐方探吐，或用行军散或红灵丹，以搐鼻取嚏、辟秽解毒、通闭开窍；若汤药可进而欲泻不能者，可用木香槟榔丸煎服或厚朴汤以通利大便；若吐泻畅通、病势已减者，可用藿香正气散以善其后。

②内闭外脱证

治法：温通阳气。

用药：参附汤。

组成：人参、制附子，急煎，或用吴茱萸、食盐。炒热布包熨脐下以温通阳气。

2.外治疗法

（1）针刺治疗　取中脘、天枢、关元、内关、足三里、内庭、三阴交、公孙、水分为主穴。呕吐甚者加合谷、胃俞；腹痛甚者加公孙、关元；腹泻甚者加天枢、脾俞；发生转筋者可针曲池、承山、津门等穴；热霍乱者加大椎、曲池，用捻转泻法；寒霍乱者加气海、解溪，用捻转补法；亡阴者加素髎、涌泉、内关，用捻转补法。一般留针10~20分钟，每日2~3次。

（2）灸法　取中脘、天枢、气海、神阙、关元等穴。用艾条，或神阙隔盐灸，余穴均用隔姜灸，每穴9壮，每日1~2次。当亡阳虚脱时，可直接灸，壮数不限。主要用于寒霍乱者。

（3）熨法　对于霍乱之寒证者，可用吴茱萸、食盐各适量炒热，包熨脐下，使腹中发热有汗，寒邪可散。或用炒盐一包，熨其脐腹或熨其背，可使手足逆冷转暖。

（4）刮痧疗法　在肩颈、脊背、胸前、胁肋、两肘臂、两膝等处，用棉纱线或苎麻绳，或边缘光滑的钱币、瓷碗口、匙子等，蘸少许植物油，自上而下、先轻后重刮之，以皮肤出现紫红色为止。适用于实证。

（5）取嚏法　用皂角水或行军散、通关散吹入鼻中，取嚏以通气；也可用大蒜捣汁滴鼻以取嚏。适用于所有证型。

（6）脐疗法　淡豆豉10粒，川连3g，巴豆3g，共研末，加姜汁调为膏状，捏成圆形如五分硬币稍大较厚药饼，用时先于脐部滴姜汁1~2滴，再放药饼，并于药饼上以艾炷灸10分钟，每日1次，直至病愈，一般3日为1疗程。此法主要治疗热霍乱。

（7）穴位注射法　①选足三里（双），加用气海与关元之间的止泻穴，取卧位注射每次每穴小檗碱注射液50mg，1日1次，或隔日1次。②取足外踝正下赤白肉际横纹处为腹泻特效穴。取平卧位，用5号针头，沿足板平行进针1.5cm深处快速推注山莨菪碱注射液，每次0.25~0.5mg/kg，每侧穴1天1次，1~5次可愈。

3.成药及单验方

（1）成药

①纯阳正气水：3g顿服，治疗腹泻较剧属寒者。

②红灵丹：0.3~0.6g/次，2~3次/天，口服。治疗干霍乱、热霍乱之急证。

③行军散：0.3~0.6g/次，2~3次/天，口服。治疗干霍乱、热霍乱之急证。

④苏合香丸：3g/次，1~2次/天，口服。用于寒霍乱、干霍乱之急证。

⑤十香丸：6g/次，2次/天，口服。用于寒霍乱之急证。

（2）单验方

①生大蒜1~2枚、捣烂，明矾3~6g，研细末，用开水冲入溶化，澄清后，取清汁服用，随吐随服，至不吐为度。适用于霍乱呕吐者。

②藿香12g，苏叶9g，煎服。适用于寒霍乱之轻症。

③鲜藿香一大把，捣汁，开水冲服。适用于寒霍乱之轻症。

④鲜马齿苋100g，鲜石榴皮30g，鲜藿香30g，红糖15g，水煎温服。服药前，先用生姜汁3~5滴滴舌面，每日1剂。适用于寒霍乱之轻症。

⑤木瓜汁100g，煎汤内服。或烧酒20ml，加入樟脑15g，令人用力摩擦其转筋坚硬之处，对霍乱转筋者有效。

⑥防风、瓜蒂各6g，藜芦3g，水煎服。用芒硝10~15g开水冲服，或大黄9g，芒硝12g，甘草6g，水煎服以导下，以泻为度。治疗欲吐不得吐、欲泻不得泻的干霍乱有效。

五、预后转归

本病以发病急骤、上吐下泻、发展迅速为特点，病死率很高，过去为20%~30%，若治疗不及时或不当病死率可达50%~75%。但近几十年来，科学技术不断进步，医疗水平逐渐提高，其病死率明显下降，一般不超过1%。而老年人、儿童、孕妇或有并发症者，其预后较差。

中医学认为霍乱之预后顺逆，全赖胃气之存亡。有胃气则生，无胃气则死。若脉象从容和缓、沉取有力不绝，即为有胃气，病虽沉重，亦必得救。若脉微弱且细，轻取则无，即是无胃气，属逆候，预后凶险。

六、预防调护

（一）预防

1.控制传染源

设置肠道门诊，加强卫生检疫，及时检出患者和带菌者。尽早予隔离治疗，直至症状消失，大便培养隔日1次，连续3次阴性，方可解除隔离。对密切接触者，应严密隔离检疫5天，进行医学观察3次粪检，并给予预防性服药，如多西环素第一天200mg，第二天100mg，或四环素0.5g/次、2次/天，连服5日，或复方新诺明2片/次，2次/天，连服3天。对动物传染源、患者尸体按规定妥善处理。

2.切断传播途径

改善环境卫生，大力开展"三管一灭"即管水、管粪、管饮食，消灭苍蝇。饮用水必须消毒，严格执行饮食卫生制度，加强厨房食堂卫生，不吃不洁瓜果等食物，饭前便后要洗手。加强粪便处理，住室、厕所、日用品随时消毒。搞好环境卫生，消除媒介昆虫滋生场所。对患者和带菌者的排泄物及用具应严格消毒处理。

3.保护易感人群

霍乱菌苗预防接种可提高人群免疫力，有一定的保护作用，其保护期为3~6个月。一般用霍乱菌苗0.5~1ml，皮下注射，间隔1周。同时加用霍乱类毒素菌苗，则效果更好。或用纯化B亚单位霍乱毒素菌苗注射，及口服菌苗，如B亚单位与灭活弧菌的联合菌苗及口服减毒活菌苗等。

（二）调护

1.休息

发病后应注意充分休息。轻型患者可在室内适当活动，重型患者应绝对卧床休息。待病情好转后，可逐渐增加活动量。

2.饮食

剧烈泻吐时应暂禁食。待呕吐停止、腹泻缓解后，可先予流质、易消化食物，但不宜用易产肠胀气食物如牛奶、豆浆等。随着病情的好转，逐渐过渡至半流质或普食。但应以少食多餐为原则，忌食不洁、生冷食物。

3.起居

注意起居适宜、勿在潮湿寒凉的地方就寝，避免外邪侵袭。

4. 护理

注意口腔及皮肤护理。经常用淡盐水漱口，每日清洁口腔 3~4 次，可根据情况用小牙刷或棉拭子擦洗。定时更换体位，保持床铺的清洁与干燥，经常按摩长时间受压皮肤，以防压疮。

5. 食疗

姜盐汤、米汤、绿豆汤、西瓜汁、雪梨汁、五汁饮频服，对霍乱亡津之证有辅助治疗作用。

七、专方选介

加味平胃散：苍术、厚朴、陈皮、炙甘草各 120g，肉桂 15g，生姜 90g。装入药袋，置于神阙及脐周，上覆以毛巾，用熨斗热熨。每天 2 次，每次 30~45 分钟。主要治疗急性胃肠炎、霍乱。

解暑利湿汤：木瓜、扁豆各 30g，广陈皮 9g。水煎服，每日 1 剂，日服 2 次（每隔 5 小时服 1 次），病重日 2 剂，木瓜用至 60g，1 剂 1 次顿服。主治霍乱。此方为黎克忠祖传三代秘方，多年使用有效率 100%。

香参止泻汤：苦参 30g，广木香 10g，二药加水 500ml，煎至 300ml，分 3~4 次服，日 1 剂。伴发热者加黄芩、柴胡；伴腹痛者加白芍、砂仁；伴里急后重者加防风、白术；伴肛门灼热者加黄芩、葛根。主要治疗急性腹泻、霍乱。

第十章 胰腺疾病

第一节 急性胰腺炎

急性胰腺炎是多种病因导致胰酶激活后在胰腺组织产生的局部炎症反应，可伴有或不伴有其他器官功能改变。成年人居多，平均发病年龄 55 岁。临床上可分为轻症急性胰腺炎、中重症急性胰腺炎、重症急性胰腺炎三类。其中以轻症急性胰腺炎多见，呈自限性，5%~10% 患者为重症急性胰腺炎，病情危重，总体病死率高。急性胰腺炎临床以突然发作的持续性上腹部疼痛，伴有发热、恶心、呕吐、腹胀为主要症状，少数伴有黄疸，重者可出现休克及或腹膜炎等表现。

中医学虽无急性胰腺炎的病名，但按其主要的临床表现，属中医"脾心痛""胃心痛""腹痛""胰瘅"等范畴。

一、病因病机

（一）西医学认识

1. 病因

引起急性胰腺炎的病因甚多，大多与胆道疾病、饮酒和高脂血症有关。

（1）胆道系统疾病　急性胰腺炎与胆道系统疾病关系密切，大多由胆道结石、炎症或胆道蛔虫阻塞引起，尤以胆石症（包括胆道微结石）最为多见。这是因为胆管和胰管共同开口于 Vater 氏壶腹（占80%），汇合后进入十二指肠。如果由上述原因造成壶腹部发生阻塞，胆汁可反流到胰管内激活胰酶原引起自身消化。

（2）胰管阻塞　胰管结石、蛔虫、水肿、痉挛、狭窄、肿瘤或纤维化是胰管堵塞的常见原因。如同时有暴饮暴食促使胰腺分泌增加，可引起急性胰腺炎。

（3）十二指肠及乳头邻近部位病变　如十二指肠肿瘤、炎症性收缩、输入袢综合征、肠系膜上动脉综合征、邻近乳头的十二指肠憩室炎等，均可使十二指肠内压增高和 Oddis 括约肌障碍而使十二指肠液反流入胰管，激活胰酶引起炎症。

（4）高甘油三酯血症性胰腺炎　发病率呈上升态势，妊娠期妇女可高达 56%。当甘油三酯大于 11.3mmol/L，临床极易发生 AP；而当甘油三酯小于 5.65mmol/L 时，发生 AP 的危险性减少。

（5）大量饮酒和暴饮暴食　酒精和暴饮暴食可致胰腺分泌过度旺盛，还可引起十二指肠乳头水肿与 Oddis 括约肌痉挛，妨碍胰液排出。慢性酒癖者胰液内蛋白增多，常发生蛋白栓子阻塞胰管，亦可使胰液排泄障碍，酒精性因素也是复发性胰腺炎的首要病因。

（6）感染　很多传染病可并发胰腺炎，常见的有伤寒、败血症、腮腺炎、单核细胞增多症，有时病毒性肝炎、柯萨奇 B 病毒感染亦可伴有胰腺炎。

（7）手术与创伤　上腹部手术或外伤可直接或间接损伤胰腺；十二指肠镜逆行胰胆管造影（ERCP）检查时，可因注入造影剂过多过快，注射压力过高，使胰腺腺泡破裂，产生胰腺炎，是 AP 最常见的医源性病因。

（8）内分泌与代谢障碍　任何引起高钙血症的原因（如甲状旁腺肿瘤、甲状旁腺功能亢进症、维生素 D 过量等），均可产生胰腺实质钙化和胰管结石、增加胰液分泌。家族性高脂血症可使胰液内脂质沉着而引起本病。

（9）药物 很多药物虽原因不明，但已确认可能诱发急性胰腺炎。如硫唑嘌呤、肾上腺皮质激素、双氢克尿噻、四环素、磺胺类药物等。

（10）其他 原因不明的特发性胰腺炎、遗传性胰腺炎等，均系少见。

2. 发病机制

正常胰腺分泌十几种酶，其中以淀粉酶、蛋白酶和脂肪酶为主，还有磷脂酶A、弹力蛋白酶、激肽酶及核酸酶等。在胰腺内除淀粉酶、脂肪酶及核酸酶为活性酶外，其余均以酶原形式存在，因而可以防止对胰腺本身发生消化作用。

胰腺在各种病因的作用下，其自身消化的防卫作用被削弱，胰腺消化酶原被激活，即导致胰腺自身消化。其中起主要作用的消化酶有磷脂酶A、弹力蛋白酶和激肽酶等，其共同作用，造成胰腺实质及邻近组织的病变、细胞的损伤和坏死。消化酶和坏死组织液，又可通过血液循环、淋巴管途径输送到全身，引起全身多脏器损害，成为重症急性胰腺炎的多种并发症和致死原因。

3. 病理

（1）间质水肿型胰腺炎（interstitial edematous pancreatitis） 大多数AP患者由于炎性水肿表现为弥漫性（偶见局部）胰腺肿大，CT表现为胰腺实质相对的均匀强化，但胰周脂肪间隙模糊，也可能伴有胰周积液，临床症状常在1周内消失。

（2）坏死型胰腺炎（necrotizing pancreatitis）部分（5%~10%）AP患者可进展为胰腺实质和/或胰周组织坏死，多为两者同时坏死，单纯的胰周坏死比较少见，单纯的胰腺实质坏死则非常罕见。胰腺灌注损伤和胰周坏死的演变需要数天，早期增强CT有可能低估胰腺及胰周坏死程度，起病1周后的增强CT更有价值。

（二）中医学认识

中医学无胰腺的病名，称胰腺为"膵脏"，病位在脾，与肝、胆、胃密切相关，可涉及心、脑、肺、肾、肠。《医林改错》："津管一物最难查看，因上有总提遮盖，总提俗称胰子，其体长，于贲门之后，幽门之左，正盖津门。"此描述似与胰腺的解剖相吻合。《灵枢·厥病》："厥心痛，痛如以锥针刺其心，心痛甚者，脾心痛也。"根据该病的病因、发病部位及临床特点，大致属中医学"腹痛""脾心痛""胰瘅""胃心痛"等范畴。

1. 病因

（1）情志不畅 临床常见恼怒之后发病。因为恼怒可以伤肝，造成肝失疏泄或肝气横逆犯胃克脾，使脾胃的升降失常，气机郁滞，膵液疏泄不利而发病。

（2）酒食不节 暴饮暴食，特别是嗜食肥甘醇酒，损伤脾胃，积滞于中，酿湿化热，邪热食滞互结，可形成阳明腑实；热与水结，又可形成热实结胸；湿热蕴蒸肝胆，尚可见到黄疸。

（3）蛔虫内扰 蛔虫窜入胆道，阻遏气机使膵脏的津液不得外泄，蕴结而发病。

（4）感受外邪 外感六淫之邪，入里化热，郁阻中焦，里热壅滞，积久成瘀，热毒血瘀互结。

（5）跌仆损伤 跌仆损伤，胰脏受损，腑气不通，致气滞血瘀。

2. 病机

本病的病性为本虚标实，以里、实、热为主，病理因素包括虚、实，病机主要为"不通则痛"，诸致病因素如湿、热、瘀、毒引起气机不畅，肝胆失于疏泄，脾胃运化失司，痰湿内阻，郁久化热，致瘀血、浊毒内生，实邪阻滞中焦，腑气不通，"不通则痛"。按八纲辨证属阳证、里证、热证、实证。若失治、误治可演变成气血暴脱、热深厥深等危证。

二、临床诊断

（一）辨病诊断

1. 临床诊断

（1）症状

①腹痛：为本病的主要表现，多突然发作，呈持续性，常于饱餐或饮酒后发生。腹痛常位于上腹中部，亦有偏右或偏左者，疼痛轻重不一，轻者为钝痛，重者为绞痛、钻顶痛或刀割样疼痛，可放射至胸背部和左侧腹部，取弯腰前倾体位可以减轻。轻症腹痛可于3~5天后缓解，重者持续时间较长，可有全腹疼痛。

②恶心、呕吐、黄疸与腹胀：起病时常有恶心、呕吐，剧烈者可吐出胆汁或咖啡样液，多同时伴有腹胀。呕吐后腹痛并不减轻，重者常有明显腹胀或麻痹性肠梗阻。部分患者可表现为黄疸。

③发热：多为中度发热，少数为高热，一般持续3~5天。如发热持续不退或逐渐升高，提示合并感染或并发胰腺脓肿。

④并发症：局部并发症有急性胰周液体积聚、急性坏死物积聚、胰腺假性囊肿、包裹性坏死和感染性胰腺坏死。全身并发症包括全身炎症性反应、脓毒血症、腹腔内高压/腹腔间隔室综合征、器官功能衰竭以及胰性脑病等。

（2）体征　轻者可仅有上腹部轻压痛，伴有局限肌紧张。重症时，可出现全腹压痛、反跳痛与肌紧张，程度不等的腹胀。少数可见胁腹皮肤呈灰紫色斑（Grey-Tuner征）或脐周皮肤青紫（Cullen征）。偶见腹部包块、胸腔积液、腹水、黄疸。

（3）实验室检查

①血清淀粉酶：是诊断急性胰腺炎最常用的指标。约75%的患者在起病24小时内淀粉酶超过正常值上限3倍，即可确诊。

一般病后6~12小时开始上升，48小时达峰值，2~3天后开始下降，历时3~7天。检测血淀粉酶准确性高，影响因素少，建议以血淀粉酶为主，尿淀粉酶仅作参考。有时重症急性胰腺炎，因胰腺已严重坏死而淀粉酶值正常，甚或低于正常。

②尿淀粉酶：一般在发病后12~24小时开始上升，48~72小时达高峰，其下降较慢，为时可达1~2周，故适用于起病后就诊较晚的患者。

③血清脂肪酶：通常血清脂肪酶于起病后4~8小时内升高，24小时达峰值，持续时间较长（8~14天）。超过正常上限3倍有诊断意义，其敏感性、特异性与淀粉酶基本相同，诊断价值甚至优于血淀粉酶，但在血清淀粉酶活性已经下降至正常时，或其他原因引起血清淀粉酶活性增高时，脂肪酶测定有互补作用。

④生化检查：白细胞增加，中性粒细胞核左移，HCT升高，甘油三酯 > 11.3mmol/L，可能是胰腺炎的病因，也可能继发于胰腺炎；重症胰腺炎时空腹血糖增高。血清AST、LDH可增高。血清钙在急性胰腺炎时一般不低于2.12mmol/L，如低于1.75mmol/L，则为预后不良征兆。此外，尿素 > 20mg/dl，HCT > 44%，血肌酐持续上升，均表示病情危重。若有低氧血症，动脉氧分压 < 7.98kPa（60mmHg），则需注意急性呼吸窘迫综合征（ARDS）的发生。血清C-反应蛋白和降钙素原（PCT）可用来评估炎症程度，发病48~72小时后才达到峰值，若72小时后CRP ≥ 150mg/L提示急性胰腺炎病情较重；PCT检测胰腺感染最敏感，其升高可作为有无进一步感染的参考指标。近来有研究显示，凝血指标可能对预测AP严重程度、并发症、预后有一定意义。

2. 现代仪器诊断

（1）X线腹部平片　可排除胃肠穿孔、

肠梗阻等急腹症，同时提供支持急性胰腺炎的间接证据：①哨兵袢征：空肠或其他肠段阶段性扩张；②结肠切割征：结肠痉挛近段肠腔扩张，含有大量气体，而远端肠腔无气体；③麻痹性肠梗阻；④胰腺区见液气平面提示脓肿。

（2）超声检查　腹部 B 超作为常规初筛检查，可在入院时或入院 48 小时内进行。作用：①发现胰腺肿大，弥漫性胰腺低回声，但难以发现灶状回声异常；②发现胰腺钙化、胰管扩张；③发现胆囊结石、胆管扩张；④发现腹腔积液；⑤发现与追踪假性囊肿。B 超检查受肠胀气影响大，诊断价值有限。对于特发性胰腺炎患者，若需排除胆道病因，应完成至少 2 次超声检查，必要时行 MRCP 或 EUS 检查。超声内镜（EUS）在诊断结石的敏感性和准确率高于常规 B 超及 CT，对不明原因的胰腺炎，超声内镜常可发现胆管微小结石，也可用于鉴别诊断恶性肿瘤和癌前病变。

（3）CT 扫描　是急性胰腺炎诊断和鉴别诊断、病情严重程度评估的最重要检查，而 3 天后动态增强 CT 扫描对诊断坏死性胰腺炎非常重要，可精确判断胰腺坏死和渗出的范围，所有的 SAP 患者需行增强 CT 或 MRI 检查评估，CECT 评估的最佳时间是在症状发作后的 72~96 小时。对于中重度重症胰腺炎，建议每 1~2 周复查 CT。CT 下可见胰腺增大、边缘不规则、胰腺内低密度区、胰周脂肪炎症改变、胰内及胰周液体积聚，甚至有气体出现，坏死灶在造影剂增强动脉期无增强显影，与周围无坏死胰腺形成鲜明对比，可发现胰腺脓肿、假性囊肿。造影剂加重胰腺坏死的证据不足，但造影剂过敏或肾功能不全为使用造影剂的禁忌证。疑有坏死合并感染，可在 CT 引导下进行穿刺检查。（表 10-1-1：CT 评分可参考 Balthazar 评分表）

表 10-1-1　CT 严重度评分表

CT 分级	评分	定义
A	0	正常胰腺
B	1	胰腺增大
C	2	胰腺和 / 或胰周脂肪炎症
D	3	单个胰周积液
E	4	≥ 2 处胰周积液和 / 或腹膜后积气

坏死程度	坏死评分	定义
无	0	胰腺强化均匀
< 30%	2	胰腺腺体无强化区域大小等同于胰头大小
30%~50%	4	30%~50% 的胰腺腺体无强化
> 50%	6	> 50% 的胰腺腺体无强化

CT 严重度	并发症率	病死率
0~1	0	0
2~3	8%	3%
4~6	35%	6%
7~10	92%	17%

注：评分越高，并发症和病死率越高。

（4）MRI 扫描　胰腺水肿时，MRI 检查较 CT 更有意义，能判断局部并发症；MRCP 有助于明确胆源性急性胰腺炎的病因。

3. 严重程度分级

参考改良版亚特兰大分型（revised Atlanta classification，RAC）和 AP 严重度要素分型（determinant-based classification，DBC）；RAC 根据是否有器官衰竭及局部或全身并发症情况，分为轻型、中度和重症 3 个类型；DBC 根据影响病死率的两个主要因素：胰腺（胰周）坏死和器官衰竭，分为轻型 AP、中度 AP、SAP、危重型 AP。（表 10-1-2，表 10-1-3）

其中 RAC 分级如下。

（1）轻症急性胰腺炎（mild acute pancreatitis，MAP）占 AP 是大多数（80%~85%），病程多呈自限性，不伴有器官功能衰竭，无局部及全身并发症，通常在 1~2 周内恢复，死亡率极低（< 1%~3%）。

（2）中度重症胰腺炎（moderately severe acute pancreatitis，MSAP）伴有一过性（≤ 48h）的器官功能衰竭，但无持续性的器官衰竭，伴有局部和 / 或全身并发症，局部并发症主要是胰周积液，全身并发症主要有胰腺炎引起的心肺疾病等。早期死亡率较低，若后期出现坏死组织合并感染，则死亡率升高。

（3）重症急性胰腺炎（severe acute pancreatitis，SAP）占 AP 的 5%~10%，伴有持续性的器官功能衰竭（> 48h），常伴有 1 种或多种并发症，早期可出现全身炎症反应综合征（Systemic inflammatory response syndrome，SIRS）死亡率高，持续的器官功能衰竭且胰腺感染坏死扩大与高死亡率密切相关。器官功能衰竭的诊断标准依据改良 Marshall 评分系统，任何器官评分 ≥ 2 分可定义存在器官功能衰竭。

4. 病程分期

①早期阶段：主要表现为胰腺损伤导致系统紊乱，该阶段通常在发病后 1~2 周结束。当细胞因子级联被胰腺炎症激活，可表现为全身炎症反应综合征（systemic

表 10-1-2　改良 Marshall 评分系统

器官或系统	评分				
	0	1	2	3	4
呼吸（PaO_2/FiO_2，mmHg）	> 400	301~400	201~300	101~200	≤ 101
血肌酐，μmol/L	≤ 134	134~169	170~310	311~439	> 439
血肌酐，mg/dL	≤ 1.4	1.4~1.8	1.9~3.6	3.6~4.9	> 4.9
心血管，收缩压（mmHg）	> 90	< 90，输液有应答	< 90，输液无应答	< 90，PH < 7.3	< 90，PH < 7.2

注：①既往有慢性肾衰竭的患者的评分依据基线肾功能进一步恶化的程度而定，对于基线血肌酐 134μmol/L 或 1.4mg/dL 者，尚无正式的修订方案；②未使用正性肌力药物，1mmHg=0.133KPa。

表 10-1-3　急性胰腺炎分级诊断系统

分级系统	轻症	中度重症	重症	危重症
RAC 分级	无器官功能障碍和局部并发症	出现一过性（≤ 48h）器官功能障碍和（或）局部并发症	出现持续性（> 48h）器官功能障碍	无
DBC 分级	无器官功能障碍和胰腺（胰周）坏死	出现一过性（≤ 48h）器官功能障碍和（或）无菌性坏死	出现持续性（> 48h）器官功能障碍或感染性坏死	出现持续性（> 48h）器官功能障碍和感染性坏死

注：RAC 分级，即修订版 Atlanta 分级，依据改良 Marshall 评分进行器官功能障碍诊断；DBC 分级，即基于决定因素的分级，依据序贯器官衰竭（SOFA）评分系统进行器官功能障碍诊断。

inflammatory response syndrome，SIRS），若SIRS 持续进展，可能引起器官功能衰竭。早期阶段可能出现局部并发症，但不能以此确定胰腺的坏死程度。

②后期阶段：主要表现为局部并发症或持久性的全身炎症反应，该阶段通常在发病 2 周后。一般只见于中度或重度的 AP 患者，影像学检查可区分不同局部并发症的形态特征，且局部并发症可能对治疗效果产生直接影响。

5. 风险评分

大部分的评分是根据患者入院时或48h 内的基本情况、临床表现、实验室及影像学检查等进行评估的，如：Ranson 评分、Galsgow-Imrie 评分、APACHE Ⅱ评分、顺序器官衰竭评分（SOFA）、CT 严重度评分、BISAP 等。床边急性胰腺炎严重度评分（BISAP）：目前预测 SAP 最精准且临床最实用的评分系统之一，APACHE Ⅱ评分虽复杂，但对 SAP 的预测精度最高。

（二）辨证诊断

急性胰腺炎按其临床表现，属中医"脾心痛""胃心痛""腹痛""胰瘅"等范畴。四诊概述如下。

望诊：嗳气频作、干呕、呕吐，或呃逆身黄，或吐蛔、面部虫斑，或面色苍白、口唇无华，或面色晦滞、神志昏沉，舌淡，苔薄，或黄厚腻。

闻诊：口气秽臭，或气息短促、呼吸微弱，或语言及气味无明显异常。

问诊：脘胁胀痛，或脘腹满痛，或大便秘结、得矢气则舒，或口干渴、口苦纳呆，或发热畏寒。

切诊：肌肤发热，或腹痛拒按，或汗出肢冷，脉弦或滑数，或沉或细。

1. 气滞食积证

脘胁胀痛，阵阵加重，嗳气频作，或干呕，嗳腐吞酸，甚则大便秘结，得矢气则舒，苔薄腻，脉弦滑。

辨证要点：脘胁胀痛，嗳气，嗳腐吞酸，脉弦滑。

2. 脾胃实热证

脘腹满痛拒按、痞塞不通，大便燥结，口干渴，尿短赤、身热，苔黄厚腻，脉滑数。

辨证要点：脘腹满痛拒按，大便不通，苔厚腻，脉滑数。

3. 肝胆湿热证

脘胁疼痛，胸脘痞满，发热，黄疸，身重倦怠，舌苔黄腻，脉弦滑或数。

辨证要点：黄疸，身重倦怠，苔黄腻，脉弦滑数。

4. 热实结胸证

胸腹痛，胁痛心下满硬，发热畏寒，口苦纳呆，气息短促，苔薄黄，脉弦数或滑数。

辨证要点：心下满硬，发热畏寒，气息短促，脉弦滑数。

5. 蛔虫内扰证

腹痛钻心，痛时汗出肢冷，痛后如常人，呕吐，时或吐蛔，面部有虫斑，苔薄白，或微黄，脉忽大忽小。

辨证要点：腹痛钻心，痛后如常人，时或吐蛔，面部有虫斑。

6. 气血暴脱证

面色苍白，口唇无华，汗出肢冷，呼吸微弱，舌淡苔薄，脉沉微细。

辨证要点：面白唇淡，汗出肢冷，脉沉细。

7. 热深厥逆证

面色晦滞，神志昏沉，口渴喜冷饮，腹胀满，肢冷不恶寒，舌红苔黄而干，脉沉而数。

辨证要点：面色晦滞，神志昏沉，肢冷而恶寒，口渴喜冷饮，舌红，脉沉。

三、鉴别诊断

（一）西医学鉴别诊断

典型病例诊断不难，有突然发作的持续剧烈的上腹痛，恶心、呕吐，发热与上腹压痛，甚者可出现休克或腹膜炎的表现，同时有血、尿淀粉酶、血脂肪酶短期显著增高，即可诊断。

鉴别诊断包括下列几种疾病。

1. 消化性溃疡急性穿孔

有典型的溃疡病史，腹痛突然加剧，腹肌紧张。查体：腹肌呈板状腹，肝浊音区消失代之以鼓音，X线见膈下游离气体，血清淀粉酶一般不超过 500U/L（Somogyi 法正常值 40~180U/L），以资鉴别。

2. 胆石症和急性胆囊炎

有典型胆绞痛发作史，疼痛、压痛和腹肌痉挛位于右上腹，可放射至右肩，黄疸多见，Murphy 征阳性，超声、X线、CT检查可有胆结石与胆囊炎的征象，血及尿淀粉酶可轻度升高。

3. 急性肠梗阻

阵发性腹绞痛，多在脐周，腹胀，不能排气，肠鸣音亢进，间隙内腹痛消失。X线平片示肠梗阻征象，可见气液平面。

4. 心肌梗死

既往有冠心病病史，常突然发病，心前区有压迫感或疼痛，疼痛亦可见于上腹部。心电图检查示心肌缺血或心肌梗死的特异性波形。心肌酶如 CK–MB、cTnT、LDH在心肌梗死时升高；血、尿淀粉酶正常。

（二）中医学鉴别诊断

急性胰腺炎以腹痛为常见症状，临床必须辨别气血和虚实，一般而论，属气、属实者多，属血、属虚者少。首先辨别气血。肝郁气滞则脘腹部以胀痛为主，或左或右，或引及两胁，或有窜痛，得嗳气或

矢气则腹痛减轻。气滞进一步可发展成血瘀，而见疼痛固定不移，甚如刀割，舌质紫暗等。其次辨别虚实，本病腹痛以实证多见，主要表现为脾胃实热，腑气不通，不通则痛。但亦有病情危重，初始即见气血暴脱之虚证者。

鉴别诊断包括以下几种疾病。

1. 胃痛

胃处腹中，与肠相连消化性溃疡穿孔往往，腹痛与胃痛从大范围看均为腹部的疼痛，腹痛常伴胃痛的症状，胃痛亦时伴腹痛的表现，故有心腹痛的提法，因此二者需要鉴别。胃痛在上腹胃脘部，位置相对较高；腹痛在胃脘以下，耻骨毛际以上灼部位，位置相对较低。胃痛常伴脘闷、嗳气、泛酸等胃失和降，胃气上逆之症；而腹痛常伴有腹胀、矢气、大便性状改变等腹部症状。相关部位的 X 线检查、纤维胃镜或肠镜检查、B 超检查等有助于鉴别诊断。

2. 内科其他疾病的腹痛

许多内科疾病中出现的腹痛，为该病的一个症状，其临床表现均以该病的特征为主。如痢疾虽有腹痛，但以里急后重、下痢赤白脓血为特征；积聚虽有腹痛，但以腹中有包块为特征；而腹痛则以腹痛为特征，鉴别不难。但若这些内科疾病以腹痛为首发症状时，仍应注意鉴别，必要时应作有关检查。

3. 外科腹痛

外科腹痛多在腹痛过程中出现发热，即先腹痛后发热，其热势逐渐加重，疼痛剧烈，痛处固定，压痛明显，伴有腹肌紧张和反跳痛，血常规常明显升高，经内科正确治疗，病情不能缓解，甚至逐渐加重者，多为外科腹痛。而内科腹痛常先发热后腹痛，疼痛不剧，压痛不明显，痛无定处，腹部柔软，血常规多无明显升高，经内科正确治疗，病情可逐渐得到控制。

4. 妇科腹痛

妇科腹痛多在小腹，与经、带、胎、产有关，伴有诸如痛经、流产、异位妊娠、输卵管破裂等经、带、胎、产的异常。若疑为妇科腹痛，应及时进行妇科检查，以明确鉴别诊断。

四、临床治疗

（一）提高临床疗效的基本要素

1. 临床辨证，首分虚实缓急

中医学认为，急性胰腺炎的病机要点为肝、胆、脾、胃功能失常，导致气滞、食积、湿热、腑实、结胸等，并可演变成血暴脱、热深厥深等危症。究其病性，在本为脾胃运化失常，属虚；在标多属实。治疗当急则治其标，以祛邪为主。病情缓解后则以健脾和胃治本为要，若出现变证则须急以救逆。

2. 知常达变，辨证与辨病结合

急性胰腺炎是消化系急症之一，且有初始即见气血暴脱之危症者，故临床在回阳救逆辨证同时，应与辨病相结合，往往会大大提高疗效。如胰腺炎因胆道蛔虫引起，可加用安蛔或驱虫药物。伴有休克者，中药可静脉滴注生脉注射液，西药给予抗休克、控制感染等治疗。

3. 谨守病机，"通"为主法

急性胰腺炎主要表现为腹痛，其病理变化主要是气滞食积、湿热蕴结肝胆、脾胃实热及热实结胸，"六腑以通为用"，不通则痛，所谓"凡病宜通""痛随利减"，故临床治疗，多以"通"字立法。但"通"并非单指攻下通利而言：调气以和血，调血以和气，谓之通；上逆者使之下行，中结者使之旁达，谓之通；虚之助之使通，寒者温之使通。临床病情千变万化，故必须灵活掌握。

（二）辨病治疗

1. 内科治疗

（1）禁食减压　停止进食，并留置鼻胃管持续引流以减少胃酸与食物刺激胰液分泌，对减轻呕吐与腹胀有重要作用，必要时留置鼻腔肠管。

（2）抑制胃酸药物　质子泵抑制剂，如艾司奥美拉唑注射液（或雷贝拉唑、泮托拉唑、兰索拉唑等）可阻止胃酸的高分泌，预防应激性溃疡，主张在 SAP 时使用。

（3）抑制胰腺分泌药物　生长抑素及其类似物如奥曲肽（Octreotide）经实验与临床研究证实，为治疗急性重症胰腺炎效果较好的药物，能减少并发症与缩短病程，降低病后 24 小时死亡率。急性轻症胰腺炎预后良好，一般无需给予。但亦有报道指出在 AP 早期应用奥曲肽（50μg/h）72h，可在一定程度上预防肥胖患者进展为 SAP。

（4）抑制胰酶活性药物　由于胰腺炎时胰腺的水肿、出血、坏死与大量胰酶有关，所以近年来抗酶疗法应用较广。一般主张早期大量静脉滴注，可以控制炎症进展，并能挽救休克。

①乌司他丁（Ulinastatin）：可有效抑制机体内胰蛋白酶活性，抑制溶酶体酶的释放，抑制心肌抑制因子产生，避免大量胰蛋白酶对胰腺的损害，从而减轻炎症，改善微循环和组织关注，阻断 SIRS，提升超氧化物歧化酶活性，发挥清除氧自由基及抑制炎症介质释放的作用。

②加贝酯（Gabexate mesilate）：为非肽类化学剂，可抑制蛋白酶、血管舒缓素、凝血酶原、弹力纤维酶等，从而阻止胰腺的自身消化，并显著地减轻或消除疼痛，也可使血、尿淀粉酶恢复。切勿溢于血管外，如有血管痛或红肿应减慢滴数或停药。2~3 天后如病情好转，可逐渐减量。不良反应有低血压、静脉炎、皮疹等。

③抑肽酶（Trasylol）：可抑制肠肽酶，中断瀑布效应。建议早期大剂量应用，注意临用前行过敏反应试验，测试量也可能导致严重的过敏反应，对任何抑肽酶过敏均禁用。

（5）抗休克及纠正水电解质平衡失调 最重要的是补液。应积极补充液体及电解质，维持有效血容量，建议早期充分液体复苏。应以等渗晶状体液作为首选，如乳酸林格液、生理盐水等，同时补充适量的胶体、维生素及微量元素；急性重症胰腺炎患者常有休克，应予白蛋白、鲜血及血浆代用品（如右旋糖酐），同时应注意弥散性血管内凝血、呼吸衰竭、肾衰竭等多脏衰的发生，及早给予治疗。早期液体复苏目标可参考，尿量＞0.5ml/(kg·h)、中心静脉压8~12mmHg、平均动脉压＞65mmHg（1mmHg=0.133kPa）、中心静脉血氧保护度≥70%。持续低血压患者可给予去甲肾上腺素升压治疗。

（6）解痉镇痛 可根据病情需要酌情注射盐酸布桂嗪注射液（强痛定）、盐酸哌替啶注射液（哌替啶）等，不建议使用吗啡类药物或胆碱能受体拮抗剂如山莨菪碱、阿托品等，必要时可适量给予麻醉类镇静药物，如右旋美托咪啶、丙泊酚、芬太尼、咪达唑仑等，可参照围手术期急性疼痛治疗方式进行镇痛治疗。

（7）抗生素 急性轻症胰腺炎系化学性炎症，一般不推荐预防使用抗生素，但病情较重者，易继发细菌感染及胆道疾病，可根据病情选用抗生素，抗生素的应用需遵循"降阶梯"原则，以针对革兰阴性菌和厌氧菌为主、脂溶性强、可有效通过血胰屏障的药物为主，如碳青霉烯类、喹诺酮类、第三代头孢菌素等；感染性坏死的AP患者，应使用可穿透坏死组织的抗生素，可联合应用甲硝唑对厌氧菌有效。疗程7~14天，特殊情况可延长。不主张常规使用抗真菌药物。

（8）控制血脂 目前高甘油三酯血症胰腺炎患者的数目逐年增多，且研究表明此类型的临床表现更为严重。因此，对于此类型患者的治疗，除以上常规治疗外，还应使用降低血脂药物及其他降脂手段控制血脂，目标推荐控制甘油三酯水平＜5.65mmol/L。

2. 内镜治疗

胆道紧急减压引流及去除嵌顿胆石对胆源性SAP有效，最好在发病后24小时内进行，对MAP在保守治疗中病情恶化时行鼻胆管引流或内镜下括约肌切开术（EST），对于预测为MAP患者不推荐行急诊ERCP治疗。

3. 外科治疗

对于感染性胰腺坏死的患者，应将经皮引流作为一线治疗，可能为以后需要的手术治疗推迟到更为有利的时机。外科干预适应证：①胰腺坏死感染：积极治疗后坏死灶无好转且伴高热和白细胞增加，CT引导下或超声内镜引导下行坏死区穿刺物涂片细菌阳性或细菌培养阳性者应立即进行坏死清除手术；②胰腺脓肿：选择外科手术引流或经皮穿刺引流；③诊断未明确而疑有腹腔脏器穿孔或肠坏死者；④黄疸加深需解除胆道或壶腹梗阻者；⑤并发胰腺囊肿或假性囊肿者；⑥AP早期腹腔高压无法控制或后期进阶式微创引流失败。

（三）辨证治疗

1. 辨证施治

（1）气滞食积型

治法：理气疏肝，清热通便。

方药：清胰汤加减。

组成：柴胡12g，黄芩12g，胡黄连12g，木香12g，连翘15g，枳实12g，厚朴12g，白芍12g，大黄（后下）10g，麦芽20g。

加减：疼痛甚者，加川楝子、延胡索；

呕吐甚者，加陈皮、半夏、竹茹。

（2）脾胃实热型

治法：通里攻下。

方药：清胰汤合大承气汤加减。

组成：大黄15~30g（后下），芒硝6~15g（冲服），厚朴15g，枳壳15g，金银花30g，柴胡15g，黄芩15g，胡黄连15g，白芍15g，木香10g，延胡索15g。

加减：口渴明显者，加生地、玄参、麦冬；腹痛便秘甚者，可同时取药液150ml保留灌肠。

（3）肝胆湿热型

治法：清肝胆，利湿热。

方药：清胰汤合龙胆泻肝汤加减。

组成：茵陈30g，栀子15g，龙胆草15g，木通6g（或滑石12g），柴胡15g，黄芩15g，胡黄连15g，白芍15g，广木香15g，延胡索15g，生大黄15g（后下），芒硝10g（冲服）。

加减：黄疸明显者，加金钱草、虎杖；呕吐甚者，加半夏、竹茹。

（4）热实结胸型

治法：清化痰热，泻肺逐饮。

方药：大、小陷胸汤加减。

组成：大黄12g（后下），芒硝6g（冲服），甘遂1g，黄连6g，半夏12g，瓜蒌30g，葶苈子15g。

加减：腹胀明显者，加川厚朴、莱菔子、大腹皮等。

（5）蛔虫内扰型

治法：清热理气，杀虫攻下。

方药：清胰汤加味。

组成：柴胡10g，黄芩10g，胡黄连10g，白芍15g，木香6g，延胡索10g，生大黄10g（后下），芒硝10g，使君子15g，苦楝根皮15g。

加减：热重者，加银花、连翘、红藤、败酱草、蒲公英；湿重者，加茵陈、栀子、金钱草、龙胆草；呕吐重者，加姜竹茹、姜半夏或玉枢丹；痛重，加川楝子、五灵脂；腹胀者，加枳壳、厚朴。

（6）气血暴脱型

治法：回阳救逆。

方药：参附汤加减。

组成：人参（另煎兑服）15g，制附子9g，炮姜6g，炙甘草6g。

加减：汗多亡阳者，取参附龙牡汤加减。

（7）热深厥深型

治法：清热凉血，解毒开窍。

方药：犀角地黄汤加减。

组成：水牛角15g，生地15g，赤芍15g，丹皮15g，黄连12g，黄芩12g，黄柏12g，栀子12g，金银花30g，板蓝根30g。神昏者，可加服安宫牛黄丸。

2.外治疗法

（1）针刺治疗　取足三里、内关、中脘、上脘、天枢、脾俞、胃俞为主穴。呕吐重者配天突；腹胀重者，配上巨虚。强刺激，得气后留针30分钟，每日1次；也可配合使用电针改善腹胀、腹痛。除气血暴脱证外，其他证型均适用。

（2）三棱针　取足三里、厉兑、下脘、天枢，以三棱针点刺放血，每日1次。除气血暴脱证外，其他证型均适用。

（3）灸法　隔盐灸神阙，脘痞加足三里；呕吐加内关；便秘加天枢；每日1次。适用于寒证。

（4）耳针　取胆区、胰区、交感、神门，强刺激，留针30分钟，每日1次或埋针。适用于所有证型。

（5）贴敷法　该法简单易行，易于接受，药物多以大黄、芒硝（常用）、桃仁、牵牛子等通腑攻下、软坚散结之品为主，可将药液浸泡纱布，或直接用散剂，也可制成膏剂后外敷脐部神阙穴而起效。适用于热证。

（6）穴位注射　如用新斯的明或甲氧氯普胺穴位注射双侧足三里穴，每日1次。适用于所有证型。

（7）灌肠治疗　生大黄30g，加水200ml煮沸后文火煎5min，过滤去渣冷却至38~40℃后灌肠，插管深度为30~35cm，保留1~2小时，每日2次。适用于实证、热证。大量研究表明，大黄治疗急性胰腺炎具有良好的临床价值。目前，应用大黄、大承气汤加减方或大柴胡汤加减方治疗急性胰腺炎主要有灌肠、灌胃、鼻饲、鼻饲联合灌肠及鼻空肠给药等多种途径，可增加胃动素水平，纠正胃电节律紊乱，缓解全身应激反应，以促进胃肠功能的恢复。大量芒硝研粉（500~1000g），用纱布包裹或装入无纺布封包内，外敷于中上腹部、左腰背部，芒硝结晶变硬后更换，每日更换2~4次，面积大于疼痛区，可促进渗液吸收，改善胰腺炎症，促进胃肠蠕动，效果明显。

3. 成药及单验方

（1）成药

①龙胆泻肝丸：每次6g，每日3次，口服。适用于肝胆湿热证。

②加味左金丸：每次6g，每日3次，口服。适用于肝胆湿热证、热实结胸证。

③六味安消胶囊：每次3粒，每日3次，口服。适用于气滞食积证。

④安宫牛黄丸：每次1丸，每日1次，口服。适用于热深厥深证。

⑤茵栀黄注射液：成人每次20~40ml，加入5%葡萄糖注射液500ml中，静脉滴注，每日1次，15天为一疗程。适用于肝胆湿热证。

⑥清开灵注射液：成人每次40~60ml，加入5%葡萄糖注射液500ml中，静脉滴注，每日1次，10天为一疗程。适用于实热证。

⑦血必净注射液：成人每次50~100ml，兑入0.9%氯化钠注射液100~250ml中，静脉滴注，每日1~2次，病情重者，可每日3~4次，7天为一疗程。适用于实热证。

⑧丹参注射液：成人每次10~20ml，兑入5%葡萄糖注射液100~500ml中，静脉滴注，每日1次，15天为一疗程。适用于热实结胸证。

⑨胰胆炎合剂：成人每次20ml，每日2次。14天为一疗程。适用于肝胆实热证。

（2）单验方

①清胰汤Ⅰ号（天津市南开医院方）：柴胡15g，黄芩10g，胡黄连10g，白芍15g，木香10g，延胡索10g，大黄（后下）15g，芒硝（冲服）10g，水煎服，每日1剂，分2次服。适于气滞食积、脾胃实热及便结腑实型。

②清胰汤Ⅱ号（天津市南开医院方）：柴胡15g，黄芩10g，胡黄连10g，木香10g，槟榔30g，使君子30g，苦楝根皮30g，细辛3g，芒硝（冲服）10g，水煎服，每日1剂，分2次服。适用于蛔虫内扰型。

③清胰Ⅲ号（遵义医学院方）：栀子15g，丹皮15g，赤芍24g，木香15g，川厚朴15g，延胡索15g，大黄（后下）24g，芒硝（冲服）10g，水煎服，每日1剂，分2次服。适用于热实结胸型、脾胃实热证。

（四）名医治疗特色

1. 刘绍武

刘绍武认为，本病的主要病机是肝郁脾滞，湿、热、瘀蕴结中焦所致。"腑气不通"为其总的症结。其病多属少阴、阳明合病，郁、结、热、瘀、厥是五个关键环节。早期用黄芩大黄汤（黄芩、大黄、大枣、枳实、厚朴）内服，对出现结胸证者，大柴胡汤极为适宜。转为慢性胰腺炎者，可用当归附子汤（当归、附子、人参、桂枝、细辛、通草、甘草、芍药、茯苓、五味子、大枣），临床应用收效较好。

2. 郑显理

郑显理认为，按照中医理论，对本病应首先进行"辨虚实、辨病邪、辨病位"，然后归纳辨认出疾病的证候，作为立法用药和分型的依据。胆胰疾病为脏腑之病，病位在肝胆、脾胃。病邪为气滞血瘀、湿热蕴结和热毒炽盛，八纲辨证以里实热为多见。急性胆源性胰腺炎多有少阳或阳明合病的证候，因此可以复方大柴胡汤或清胰汤为主方。病情较重者，可用清胰陷胸汤。运用中药要注意以下三点。①急性期重用通里攻下药，务必在入院24小时内使大便畅通，为此可重用大黄30~60g，也可加用巴黄片。清胰陷胸汤中之甘遂末，亦有峻下之意。②对内热较重，表现高热、黄疸者，除要注意发生胆源性休克外，在重用通下药的同时也要重用清热解毒药，如金银花、夏枯草、连翘、板蓝根、龙胆草、蒲公英等。③对脾虚肝郁患者，要注意养阴，以一贯煎为主，加疏肝利胆药效更佳。

3. 朱培庭

朱培庭教授运用中医"治病必求其本""异病同治"的理论，把急性胆源性胰腺炎发作期分为蕴热期、湿热期、热毒期、恢复期以气阴两虚为主，治疗上以清疏通下、养肝益阴为主，中西结合，内外兼治。临床若见痞满、胁痛、腹痛、腹胀、便结、舌淡苔薄脉弦，治拟疏肝利胆、理气通腑，方用胆宁汤（茵陈、虎杖、生大黄、生山楂、鸡内金、青皮、陈皮、郁金）加减。如有发热，加红藤、蒲公英。临床若见胁肋及上腹疼痛绞痛、拒按，发热或往来寒热、口苦咽干、恶心呕吐、不思饮食，或颜面及全身黄似橘色，便秘溲赤，舌红苔黄腻脉滑或滑数，治拟清热利胆、化湿通下，方用锦红汤（生大黄、红藤、蒲公英）加减。高热不退者，加山栀、连翘、夏枯草，口渴者加天花粉、天冬、麦冬。热毒期若见腹痛、腹胀减轻，但上腹仍痛，伴压痛、高热、潮红、口干渴甚、汗出，舌质红、紫暗或有瘀斑，苔黄，治拟清热解毒、凉血活血，方药予锦红汤加水牛角

（先煎）、丹皮、赤芍。恢复期的气阴两虚型，若见身倦肢软、胃纳不佳、腹痛隐隐、口干欲饮，舌胖或中有裂纹，苔薄，脉细软无力，方用柔肝煎加减。除中药内服外，还可以采用外治法如采用灌肠的方式，将中药浓煎200ml保留灌肠，每日1~2次；用芒硝500g外敷腹部；针刺足三里、胆俞穴内外兼治，往往取得明显的疗效。

五、预后转归

轻症急性胰腺炎预后良好，但若病因不去除，常可复发。重症急性胰腺炎，常伴发多器官功能障碍综合征，预后险恶，病死率高。国外报道，全胰腺坏死病死率甚直达90%~100%。以休克起病者，预后更差。

六、预防调护

（一）预防

（1）饮食有节，避免暴饮暴食，防止酗酒。

（2）彻底早期治愈胆囊炎、胆石症，在预防急性胰腺炎方面有积极意义。

（3）有急性胰腺炎病史的患者平时应少食多餐、少食油腻、禁酒，以减少胰液分泌，防止再发。

（4）积极防治蛔虫病。

（二）调护

治疗中避免一切有可能引起胰腺炎的药物或非药物因素，药物因素如：硫唑嘌呤、肾上腺皮质激素、四环素等；非药物因素如：饮酒、暴饮暴食、情志刺激、过度疲劳等。

1. 休息

轻症急性胰腺炎患者可适当活动，以不感觉劳累为度，重症急性胰腺炎应卧床休息，待症状基本消失，血淀粉酶恢复正

常，方可逐渐恢复正常活动。

2. 饮食

急性胰腺炎患者应禁食，以免食物刺激胰液分泌，绝对禁酒。待症状基本消失，血淀粉酶恢复正常，先宜少食清淡、易消化食物，观察血淀粉酶无变化时，方可逐渐增加进食量。

3. 食疗

（1）决明子海带汤　海带 20g，决明子 10g，加清水 2 碗煎至 1 碗，顿服。

（2）无花果叶 10g，水煎代茶饮。

七、专方选介

清胰汤：大黄（后下）15~20g，芒硝（冲服）15g，柴胡、广木香、厚朴、枳壳、金银花、连翘、茵陈、栀子、延胡索各 9g，水煎服。可配合针刺足三里或丹参注射液足三里穴位注射。

四逆散加味：柴胡、炙甘草、枳实各 15g，白芍、生地黄各 30g，木香 5g，郁金、香附、槟榔片各 20g，苦楝根皮 50g，每日 1 剂，水煎服。适用于胆道蛔虫合并急性胰腺炎。

加味复元活血汤：桃仁、天花粉、穿山甲（国家保护动物，现已禁用）各 12g，红花、当归、胡黄连、厚朴各 10g，大黄（后下）、柴胡、赤芍、延胡索各 15g，甘草 6g。加减：湿热甚者加黄芩 15g，茵陈 30g；腹胀甚腑气不通者加芒硝（冲）、枳实各 10g；热毒甚者加小红藤、败酱草各 30g。煎服法：诸药加水煎至 500ml，分 3 次口服或经胃管注入，若病情严重者可同时予上方再煎 300ml，用 150ml 保留灌肠。每日 2 次，并予以胃肠减压，维持水、酸碱、电解质平衡等常规对症处理。

四妙勇安汤：金银花、玄参各 90g，当归 60g，生甘草 30g。肝郁气滞型加柴胡、川楝子、白芍各 10g；胃肠实热型加大黄（后下）、厚朴各 15g，芒硝 10g（冲服）；

湿热蕴结型加厚朴 15g，茵陈 20g，代赭石 30g，龙胆草 9g。每日 1 剂，煎 2 次，早晚分服。

旋覆代赭汤：旋覆花 9g，半夏（洗）10g，甘草（炙）9g，人参 6g，代赭石 6g，生姜 15g，大枣（擘）4 枚。适用于 SAP 发作时临床表现为腹胀、腹痛、呕吐、发热，证属虚实夹杂，因实致虚，以虚为主。

大柴胡汤加味：柴胡 12g，黄芩 15g，赤芍 15g，制半夏 15g，枳实 15g，生大黄 15g，蒲公英 15g，败酱草 20g，丹参 20g，延胡索 15g。每日 1 剂，水煎服，疗程 7 天。

八、治疗共识

（一）病因病机

历代医家对胰腺炎的病因认识较为一致，主要有外邪侵袭、情志失畅、饮食不节及创伤等导致湿热积滞。近年随着对本病研究的进一步深入，对其病因病机有了进一步的认识，认为胰腺炎热毒血瘀最多，多属于"少阳阳明合证或阳明腑实证"，严重者表现为结胸里实证。

（二）辨证思路

1. 辨性质

腹痛拘急，疼痛暴作，痛无休止，坚满急痛，遇冷痛剧，得热则减者，为寒痛；腹痛急迫，痛处灼热，时轻时重，腹胀便秘，得凉痛减，痛在脐腹者，为热痛；腹痛胀满，时轻时重，痛处不定，攻撑作痛，得嗳气、矢气则胀痛减轻者，为气滞痛；腹部刺痛，痛无休止，痛处不移拒按，入夜尤甚者，为血瘀痛；脘腹胀满，嗳气频作，嗳气后稍舒，痛甚欲便，便后痛减者，为伤食痛；痛势急剧，痛时拒按，痛而有形，得食则甚者，为实痛；痛势绵绵，喜揉喜按，时缓时急，痛而无形，饥而痛增者，为虚痛。

2. 辨急缓

突然发病，腹痛较剧，伴随症状明显者，多因饮食不节、蛔虫内扰等，属急性腹痛；发病缓慢，病程迁延，腹痛绵绵，痛势不甚，多因内伤情志，脏腑虚弱，气血不足，属慢性腹痛。

（三）治法探讨

魏长春本着"通则不痛，痛则不通"的原理，凡急症腹痛，宜通药不宜守药；何任认为，引起脘腹痛的病因有多种，气血瘀滞属其中之一。气血瘀滞，责之于肝。肝郁气滞则腹痛，故治疗时应抓住这一关键病机。张梦侬对于停饮腹痛，以逐水涤饮为法，方用控涎丹，取得满意疗效。中国中医科学院中药研究所对腹痛用药，归为三大类：气滞腹痛以四逆散、木香槟榔丸为主加减；血瘀腹痛以少腹逐瘀汤加减；食滞腹痛以保和丸加减。谢晶日从"瘀"论治本病，常使用三棱、莪术、延胡索、赤芍等活血药，当正本清源、疏肝利胆以柴胡疏肝散加减，当清热泻火、健脾除湿以自拟"清胰汤"加减，当荡涤肠腑、洁净积垢以大承气汤配合生地、麦冬、玄参养阴等。朱培庭教授认为任何病因导致的气郁、痰湿、血瘀、热结，结聚体内，均可引发急性胆源性胰腺炎，病久则阴血亏虚；故治疗上应从肝论治，以疏肝通络、养肝益阴、清肝祛湿为法，注重利胆通腑。

（四）分型证治

将急性胰腺炎分急性期和恢复期，其中急性期分为5个证型，恢复期2个证型。分述如下。

1. 急性期

（1）肝郁气滞　治以疏肝解郁、理气通腑。主方以柴胡疏肝散加减。

（2）肝胆湿热　治以清热化湿、利胆通腑。主方以茵陈蒿汤合龙胆泻肝汤加减。

（3）腑实热结　治以清热通腑、内泄热结。方以大柴胡汤合大承气汤加减。

（4）瘀毒互结　治以清热泻火、祛瘀通腑。主方以泻心汤或大黄牡丹汤合膈下逐瘀汤。

（5）内闭外脱　治以通腑逐瘀、回阳救逆。主方小承气汤合四逆汤。

2. 恢复期

（1）肝郁脾虚　治以疏肝健脾、和胃化湿。主方柴芍六君汤。

（2）气阴两虚　治以益气生津、养阴和胃。主方生脉散或益胃汤加减。

（五）中药研究

1. 单味中药研究

近年来对大黄治疗急性胰腺炎进行了较为深入的研究。机制如下：①促进大肠蠕动；②抑制胰酶的分泌，并对胰蛋白酶、胰淀粉酶、胰脂肪酶的活性具有全面的抑制，从而避免或减少胰腺的自我消化过程；③促进胆汁的分泌，降低 Oddis 括约肌的张力并增加蠕动，有利于及时把被激活的胰酶和被其消化的坏死组织所产生的毒性物质尽快排出体外；④维护肠道屏障功能，防止细菌易位；⑤改善微循环，防止微血栓等，因此，应用大黄已经成为临床治疗 AP 的重要手段。HMGB1 及其抑制剂甘草酸苷（GL）治疗创伤性胰腺炎（TP）大鼠，可提高 7 天生存率，降低血清炎症介质，改善胰腺组织损伤，降低胰腺组织的凋亡水平，改善胰腺组织的氧化应激状态。

2. 复方及注射液的研究

（1）大柴胡汤　柴胡、黄芩、半夏、枳实、白芍、大黄、生姜、大枣。水煎服，日 1 剂，临床观察疗效显著，AP 患者经口服或灌肠，总有效率在 90% 以上。现代药理研究证实，大柴胡汤能有效地减轻腹胀、腹痛症状，迅速恢复胃肠功能，改善肠管血液循环，降低肠黏膜通透性，减轻肠组织过氧化损伤，通过机械排除作用，使大量细菌和毒素排出体外，减少毒源，抑制肠源性内毒素的吸收，还能直接破坏内毒素，促进炎症及坏死组织的吸收及消散，恢复炎症机制的平衡状态，阻止炎症级联反应的发生，还能增强机体特异性和非特异性免疫应答。

（2）大承气汤　大黄、枳实、厚朴、芒硝。水煎服，日1剂。临床应用大承气汤加味干预AP合并腹腔高压患者，或大承气汤干预SAP并发肝损伤小鼠模型，均取得了肯定的效果。现代研究证实：大承气汤能荡涤肠腑，促进肠蠕动，改善胃肠道功能和毛细血管通透性，进而清除肠麻痹和瘀滞状态；清除肠道内的细菌与内毒素，增强肠黏膜的抗病能力，保护和修复肠黏膜屏障，阻止肠道菌群移位；降低菌群移位所引起的致死性的肠源性感染和内毒素血症，减少促炎细胞因子释放，抑制炎症反应，保护胰外脏器，并治疗其损害，减轻全身炎症反应综合征，起到防治AP的作用。

（3）清胰汤　柴胡、黄芩、胡黄连、白芍、木香、延胡索、生大黄、芒硝。水煎服，日1剂。清胰汤胃管注入治疗AP临床效果显著，应用清胰汤后患者临床症状消退时间、总有效率、平均住院时间、血淀粉酶阳性率等各项观察指标均有明显改善。SAP患者并发MODS时，使用清胰汤加减联合血液净化治疗，可改善脏器功能，促进胰腺修复，降低死亡率。临床研究表明：清胰汤治疗AP的机制是多方面的，能抑制胰酶释放及其活性；增强肠蠕动，短期内促进肠排空，减轻胃肠压力及腹压；保护胰腺细胞，调节细胞因子的释放。

（六）评价及瞻望

中医药治疗急性胰腺炎的效果是肯定的，无论在提高有效率、降低并发症和死亡率等方面，均优于单纯西药组。临床观察单味大黄治疗急性胰腺炎，总有效率较高。前瞻性研究证明，中西药结合治疗急性胰腺炎在发热、腹痛等症状消失时间及血尿淀粉酶恢复至正常时间方面均较单用西药组明显缩短。但目前辨证论治个体化差异大，缺乏统一标准，今后针对中医药治疗AP的研究，应尽可能结合循证医学要求，开展多中心、大样本及更加精细化的研究，更好地发挥中医药的特色优势。

主要参考文献

［1］王春友，杨明. 急性胰腺炎诊治指南（2014）解读——急性胰腺炎外科诊治难点分析［J］. 临床外科杂志，2015，23（01）：11-13.

［2］浙江省重症急性胰腺炎诊治专家共识［J］. 浙江医学，2017，39（14）：1131-1150+1161.

［3］张声生，李慧臻. 急性胰腺炎中医诊疗专家共识意见（2017）［J］. 临床肝胆病杂志，2017，33（11）：2052-2057.

［4］杜奕奇，陈其奎，李宏宇，等. 中国急性胰腺炎诊治指南（2019年，沈阳）［J］. 临床肝胆病杂志，2019，35（12）：2706-2711.

［5］杜奕奇，李维勤，毛恩强. 中国急性胰腺炎多学科诊治共识意见［J］. 临床肝胆病杂志，2015，31（11）：1770-1775.

［6］向珂. HMGB1及其抑制剂甘草酸苷在创伤性胰腺炎中的作用与机制研究［D］. 第三军医大学，2015.

［7］易琼，戴飞跃，郭志华，等. 清胰汤加减联合血液净化对腑实热结型重症急性胰腺炎合并MODS的临床疗效［J］. 中国实验方剂学杂志，2020，26（08）：95-104.

［8］成向进，林朝亮，朱红林，等. 大承气汤加味干预急性胰腺炎合并腹腔高压患者的临床研究［J］. 中国中医急症，2020，29（02）：253-255+259.

[9] 孙文杰，陈亚峰，李红昌，等. 大承气汤干预重症急性胰腺炎并发肝损伤的作用机制 [J]. 中成药，2020，42（01）：200-203.

[10] 苏越，谢晶日. 谢晶日教授从"瘀"论治急性胰腺炎经验 [J]. 中国中医急症，2017，26（12）：2127-2129.

[11] 廖前花，刘盛冬，李兰. 李兰治疗重症急性胰腺炎的临床经验 [J]. 中医药通报，2020，19（04）：28-30.

[12] 许文捷，高炬. 名中医朱培庭治疗急性胆源性胰腺炎的经验撷要 [J]. 四川中医，2015，33（06）：13-14.

第二节　慢性胰腺炎

慢性胰腺炎是指各种病因引起的胰腺组织和（或）功能不可逆的慢性炎症性疾病。其病理特征为胰腺腺泡萎缩、破坏和间质纤维化。本病多见于中老年人，以30~50岁多见，男性较女性为多。慢性胰腺炎主要表现为反复发作或持续腹痛，胰腺内、外功能分泌不全。

中医学虽无慢性胰腺炎的病名，但按其不同的病理阶段和主要临床表现，可分别归入"腹痛""泄泻""胃脘痛""癥瘕""积聚"等范畴。

一、病因病机

（一）西医学认识

1. 病因

慢性胰腺炎的发病率逐年升高，在我国以胆道疾病（结石、炎症、蛔虫）的长期存在为主要原因，但近年来酗酒逐渐成为导致CP的又一主要原因，约占CP患者的20%。酒精性慢性胰腺炎（ACP）患者平均乙醇摄入量男性＞80g/d，女性＞20g/d，持续至少2年。因酒精长期不断的刺激，致使病变长期存在，引起慢性胰腺炎。其他则与肝脏疾病、血管病变、代谢异常、内分泌障碍、高脂血症、高钙血症、营养不良、免疫功能异常、遗传性疾病、胰腺手术或外伤、急性胰腺炎导致胰管狭窄等有关，吸烟是CP的独立危险因素，复发性急性胰腺炎（RAP）是形成CP的高危因素，约1/3的RAP最终发展为CP。

2. 病理

各种致病因素导致胰腺腺体广泛纤维化，引起腺泡和胰岛细胞萎缩或消失，假性囊肿形成以及胰腺实质钙化，胰腺的内、外分泌受损，从而出现相应的临床症状。

（二）中医学认识

中医学认为，本病以情志不畅和饮食不慎为主要致病因素。病变部位在膵胰，涉及肝、胆、脾、胃。

1. 情志失调

情志怫郁，恼怒伤肝，木失条达，气血郁滞；或肝气横逆，乘犯脾胃，以致肝胃不和，气机不畅，膵液疏泄不利而发病。

2. 饮食不节

暴饮暴食，伤及脾胃，食滞内停；或恣食肥甘厚腻辛辣之品，湿热积滞，腑气不通；或过食生冷，遏阻脾阳，寒实内结，均可影响脾胃之健运，使之气机失于调畅而发病。

总之，本病的病理主要是脾胃虚弱、肝郁气滞、肝脾不和、肝胃不和。究其病性，在本为脾胃虚弱，属虚；在标为气滞、寒实、湿滞、食积、湿热、瘀血，属实。

二、临床诊断

（一）辨病诊断

1. 临床诊断

（1）症状

①腹痛：是本病的主要表现，为反复

发作的上腹痛，疼痛多在中上腹部，可放射至左、右季胁下或背部。间隔数月至数年发作一次，以后逐渐缩短，直至变为持续性疼痛，在我国以间歇性腹痛居多，约80%以上，持续性腹痛占5%，无症状腹痛约占10%。腹痛多在进食高脂饮食或饮酒后诱发，抗酸剂无效。常伴恶心呕吐，多食欲不振。

②胰腺内、外分泌障碍表现：胰腺外分泌不足表现为食后上腹饱胀不适，厌食油腻、食欲减退、脂肪泻、营养不良、体重减轻等。并可出现脂溶性维生素（A、D、E、K）缺乏症状，表现为夜盲症、皮肤粗糙、手足抽搐、肌肉无力和出血倾向等。胰腺内分泌不足表现为糖尿病或糖耐量减低，提示胰岛 B 细胞分泌功能已受严重影响。

③其他：腹痛发作时，可伴黄疸和发热。急性发作时可出现腹水、胸腔积液；CP 可出现假性囊肿、十二指肠梗阻、胆总管狭窄、胰源性门脉高压、上消化道出血、胰瘘、假性动脉瘤、胰源性胸腹水等。

（2）体征　上腹部可有压痛，急性发作时可有腹膜刺激征，并发巨大胰腺假性囊肿时可扪及包块，并发静脉血栓时，可引起脾肿大，或出现节段性门脉高压症，当胆总管受压时可出现黄疸。

2. 实验室检查

（1）淀粉酶测定　慢性胰腺炎急性发作时可见血、尿淀粉酶增高，各种胰酶活性增高，但发作间歇期一般不增高，胰酶活性正常或偏低。

（2）粪便检查　慢性胰腺炎患者，由于胰酶分泌不足，脂肪和肌肉的消化不良，故粪便镜下可见脂肪滴和不消化的肌肉纤维。

（3）胰腺外分泌功能试验（PEI）　包括直接和间接试验。直接试验是直接通过十二指肠收集胰液，测定胰酶含量，是评估胰腺外分泌功能最敏感和最特异的方法，包括促胰泌素试验和 Lundh 试验，但因成本高，属侵入性检查，临床应用受限。间接试验包括粪便弹性蛋白酶 -1 检测（FE-1）和粪便脂肪的测量、^{13}C 混合三酰甘油呼气试验（^{13}C-MTG-BT），N- 苯甲酰 -L- 酪氨酸 - 对氨基苯甲酸试验（BT-PABA）和胰泌素刺激磁共振胆胰管成像（sMRCP）等。PEI 诊断的金标准是为期 3 天的粪便脂肪定量和测定脂肪吸收系数。FE-1 测定对中重度 PEI 敏感性较高。^{13}C-MTG-BT 检测脂肪消化不良的灵敏度高，也可用于评估胰酶替代疗法效果。sMRCP 可通过观察十二指肠充盈程度、胰腺直径和胰腺实质以评估 PEI。PEI 的敏感度和特异性较低，仅胰腺功能严重受损时有阳性表现，临床应用价值有限，不作为常规开展方法。

（4）胰腺内分泌功能测定　继发于慢性胰腺炎的糖尿病称为 3C 型或胰源性糖尿病，诊断标准为空腹血糖（FBG）≥7mmol/L，或随机血糖≥ 11.1mmol/L 或葡萄糖耐量试验（OGTT）2h 血糖≥ 11.1mmol/L，其他指标有血清胰岛素、C- 肽、糖化血红蛋白等。这些指标通常在胰腺内分泌功能损失 90% 以上才出现改变，敏感度低。

（5）基因检测　主要针对青少年（发病＜ 20 岁）、特发性以及有胰腺病家族史的 CP 患者，样品取外周静脉血 DNA，进行相关基因（如 CTRC、CFTR、PRSS1、SPINK1 等）测序分析。

（6）其他　如血淀粉酶、脂肪酶、胸腹水淀粉酶含量、血钙、血脂、血镁、血清白蛋白、甲状旁腺素、IgG$_4$、病毒、CA19-9、视黄醇结合蛋白、血清缩胆囊素（CCK）等化验。

3. 现代仪器诊断

（1）X 线腹部平片　在胰腺部位发现钙化斑或结石是诊断慢性胰腺炎的重要依据。

（2）影像学检查

①B超检查：可显示扩张至胆管，急性发作期可见胰腺水肿肿大；胰腺萎缩时可见回声增强；有结石及钙化时可见光团及声影；有囊肿时可见液性暗区等。但敏感性不高，仅作为CP的初筛。

②CT检查：慢性胰腺炎CT征象典型表现为胰腺钙化、胰管扩张、胰腺萎缩，对胰腺微小钙化影的诊断最佳，其敏感性80%，特异性90%以上，是CP诊断首选方法。

③经十二指肠镜逆行胰胆管造影（ERCP）：有创检查，主要显示胰管形态改变，可见胰管扭曲变形、狭窄及扩张、结石及梗阻等。但在急性发作期不宜进行此种检查，仅在诊断困难或需治疗操作时选用。ERCP术中组织细胞学检测有助于鉴别良恶性的胆管狭窄。

④选择性腹部血管造影：可见胰腺血管显影正常，胰腺轮廓改变，实质显影增强或呈不均匀斑点等征象。

⑤MRI/磁共振胆胰管成像（MRCP）：MRI与CT诊断价值相似，对胰腺实质改变的检测优于CT。MRCP对主胰管扩张、狭窄、结石、假性囊肿的检出率与ERCP基本相同，目前认为基本可以代替ERCP。

⑥超声内镜（EUS）：主要表现为胰腺实质异常及胰管异常，如胰管结石或胰腺钙化、胰管扩张、胰管狭窄等。EUS诊断CP的敏感性高，可用于早期CP的诊断。超声内镜引导下的细针穿刺抽吸活组织检查（EUS-FNA）对鉴别肿块型CP和胰腺癌具有优势。

⑦胰管镜：可直接观察胰管内病变，如狭窄、阻塞、结石等，用时还能进行组织学活检、细胞学刷检和收集胰液等。

（3）活组织检查　是CP诊断的确定性标准，但不作为常规检查手段，与胰腺癌难鉴别或自身免疫性CP诊断时，可在CT/超声引导下经皮或手术探查作细针穿刺吸取活组织，做组织病理学及细胞学检查，近年来，超声内镜引导下细针穿刺活检（EUS-FNA）应用逐渐广泛。

4.分类

以组织病理学为基础，慢性胰腺炎可分为慢性钙化性胰腺炎、慢性阻塞性胰腺炎、慢性炎症性胰腺炎、自身免疫性胰腺炎。

（1）慢性钙化性胰腺炎　最多见，常与酒精、高脂血症、高钙血症、遗传、药物及特发性相关。

（2）慢性阻塞性胰腺炎　常与狭窄性十二指肠乳头炎、胰腺分裂症、损伤等相关。

（3）慢性炎症性胰腺炎　常与血管病变、糖尿病等相关。

（4）自身免疫性胰腺炎　常与原发性胆汁性肝硬化、硬化性胆管炎、干燥综合征等相关。

5.分期

根据临床表现、形态学改变及胰腺内外功能受损情况，CP可分为早期、进展期、并发症期、无痛终末期。

（1）早期　以腹痛、血尿淀粉酶或血清脂肪酶升高为主，超声、CT可无特征表现，EUS、ERCP或组织学检查可有轻微改变。

（2）进展期　反复的腹痛或AP发作，胰腺实质或导管可出现特征性改变，胰腺内外分泌功能可无显著异常，病程长，可持续数年。

（3）并发症期　临床症状加重，胰腺及导管形态明显异常，胰腺实质炎性增生改变或明显纤维化，可见胆道梗阻、十二指肠梗阻、假性囊肿、胰源性门脉高压、胰源性胸腹水等，胰腺内外分泌功能异常，但无明显临床表现。

（4）无痛终末期　腹痛程度可减低甚

至消失，胰腺内外分泌功能显著异常，出现腹泻、脂肪泻、糖尿病及消瘦等。

6. 诊断标准

主要诊断依据：①影像学典型表现；②病理学典型表现。

次要诊断依据：①反复发作上腹痛；②血或尿淀粉酶异常；③胰腺分功能不全变现；④胰腺内分泌功能不全表现；⑤基因检测发现明确致病突变；⑥大量饮酒史（男 ≥ 80g/d、女 > 60g/d，持续 2 年或以上）。

以上，主要诊断依据满足一项即可确诊；影像学或组织学呈现疑似表现，同时次要诊断依据至少满足 2 项亦可确诊。（表10-2-1）

（二）辨证诊断

慢性胰腺炎按其临床表现和不同的病理阶段，属中医"腹痛""胃脘痛""癥瘕""积聚"等范畴。病名不同，病机类似，故辨证诊断合而论之。

望诊：可有面色滞垢少华，或小便短赤，或面色萎黄、倦怠乏力、形体消瘦，舌红或紫暗，有斑点瘀斑，或淡白无华，苔或薄白或厚腻。

闻诊：可有口气秽臭，或语言及气味无明显异常。

问诊：可有脘腹剧痛、胀满，或大便秘结；或腹痛经久，痛如针刺，病处固定不移；或大便稀溏，食不消化，一日数行，或口干口苦，纳差。

切诊：可有身热汗出，或腹痛拒按；或腹中可触及痞块，有触压痛，腹块坚或不移，脉弦紧或弦数，或涩，或缓弱。

1. 寒实内结证

脘腹胀满剧痛、拒按，胀满难消，汗出，呕逆不食，面色滞垢少华。舌苔薄或厚腻，脉多弦紧或兼数。

辨证要点：脘腹胀满剧痛，面色滞垢

表 10-2-1　慢性胰腺炎影像学及组织学特征表

1. 影像学特征性表现
典型表现（下列任何一项）：
（1）胰管结石
（2）分布于整个胰腺的多发钙化
（3）ERCP 显示主胰管不规则扩展和全胰腺散在不同程度的分支胰管不规则扩张
（4）ERCP 显示主胰管完全或部分梗阻（胰管结石或蛋白栓），伴上游主胰管和分支胰管不规则扩张
不典型表现（下列任何一项）：
（1）MRCP 显示主胰管不规则扩张和全胰散在不同程度的分支胰管不规则扩张
（2）ERCP 显示全胰腺散在不同程度分支胰管扩张，或单纯主胰管不规则扩张，或存在蛋白栓
（3）CT 显示主胰管全程不规则扩张伴胰腺形态不规则改变
（4）超声或 EUS 显示胰腺内高回声病变（考虑结石或蛋白栓），或胰管不规则扩张伴胰腺形态不规则改变
2. 组织学特征性表现
典型表现：胰腺外分泌实质减少伴不规则纤维化。纤维化主要分布于小叶间隙，形成"硬化"样小结节改变
不典型表现：胰腺外分泌实质减少伴小叶间纤维化，或小叶内和小叶间纤维化

少华，脉弦紧。

2. 脾胃湿热证

腹满痛拒按，发热，大便秘结，小便短赤，口干口苦，舌质红，苔黄厚腻，脉弦数。

辨证要点：腹痛发热，便秘尿赤，口干苦，舌质红，苔黄厚腻，脉弦数。

3. 气滞血瘀证

腹痛经久不愈，痛如针刺，痛定不移，腹中或见痞块，疼痛拒按，肌肤不泽，腹块或坚或不移，或渐长渐大。舌质紫暗或有瘀斑，脉涩。

辨证要点：腹痛如针刺，固定不移，或见痞块，腹块坚或不移。舌质紫暗或有瘀斑，脉涩。

4.脾虚湿盛证

病程较长，反复发作，便溏或稀，食不消化，一日数行，脘腹胀痛，食后加重，纳差，面色萎黄，倦怠乏力，形体消瘦，舌淡，苔白，脉缓弱。

辨证要点：病程较长，大便稀溏，食不消化，一日数行，面黄体瘦，舌淡，脉缓弱。

三、鉴别诊断

（一）西医学鉴别诊断

1.复发性急性胰腺炎

两者病因相似，复发性 AP 反复发作，但发作过后胰腺功能恢复正常，预后良好，病因根除后发作即终止。

2.胰腺癌

胰头癌因早期出现梗阻性黄疸，鉴别比较容易。胰体、尾癌诊断比较困难，血清 CA19-9、CA125、CA50、CA242 等检验在胰腺癌中阳性率较高，有参考价值；ERCP 取胰液若病检发现癌细胞，可确诊；EUS 及超声引导下胰腺穿刺发现癌细胞，可确诊；两者可通过超声、CT、MRI、EUS 及细胞学检查，PET 有助于鉴别。

3.溃疡病

尤其是十二指肠球部后壁穿透性溃疡，与胰腺粘连，可引起顽固性疼痛，制酸剂不易控制，可结合 X 线、胃镜、B 超、CT、MRI 等检查加以鉴别。

4.原发性胰腺萎缩

多见于 50 岁以上患者，无腹痛、脂肪泻、体重减轻、食欲缺乏和全身水肿等临床表现，超声及 CT 检查等一般能鉴别。

（二）中医病证鉴别诊断

本病癥瘕与痞满、肝病癥瘕

《诸病源候论·癥瘕候》："癥瘕者，皆由寒温不调，饮食不化，与脏器相搏结所生也。其病不动者，直名为癥，若病虽有结瘕而可推移者，名为癥瘕。瘕者假也，谓虚假可动也。"故癥具有形可征，坚硬不移的特点；瘕则有聚散无常的症状。而痞满是一种自觉症状，感觉腹部（主要是胃脘部）痞塞不通，胀满难忍，但不能触及块物。若"痞块"则属于癥瘕范围。

本病之癥瘕是指腹中结块，常伴腹痛、纳差、腹泻、嗳气等消化不良证候。化验室检查多有血、尿淀粉酶增高和胰腺内、外分泌功能异常。而肝病癥瘕多表现为胁下有积块，常伴面色晦暗，蜘蛛痣和肝掌，头颈胸腹红点赤缕，唇色紫暗，腹壁青筋暴露，或腹水等症。化验室检查，多有肝功能异常。

四、临床治疗

（一）提高临床疗效的基本要素

1.谨守病机，权衡祛邪与扶正

中医学认为，慢性胰腺炎以情志不畅和饮食不慎为主要致病因素，但由于反复发作，病程日久，可以导致脾胃虚弱而虚实夹杂，故治疗上宜消补同用，标本兼治。急性复发期以祛邪为主，治以温中导滞，通里攻下，行气祛瘀；缓解期以健脾和胃为主，佐以消积导滞。

2.知常达变，并用温涩及寒热

慢性胰腺炎由于长期慢性腹泻可以阳损及阴，也可兼杂邪热，故常虚实夹杂、寒热并见，出现复杂的变证，增加治疗上的困难，使病程迁延。故临床治疗对于泻下清稀，日久不愈，或五更泄者，辨证属脾肾阳虚者，应给予温涩合用，常可达到较好疗效。但如果夹有食滞，则固涩法宜慎用。而大便泻下夹有黏液，每多正虚邪实。正虚者，或脾气虚弱，或脾肾阳虚，邪实者，多为湿热逗留，故治疗上宜寒热并用，以苦寒燥湿清热，辛热温补脾胃，使寒热升降调和，久泻得止。

（二）辨病治疗

CP 的基本治疗原则包括去除病因、控制症状、改善胰腺内外分泌功能不全及防止并发症。

1. 内科治疗

（1）一般治疗　首先去除和治疗致病因素，如戒酒、戒烟，积极治疗胆道疾病，防止急性发作，避免高脂、高蛋白食物，避免饱食；治疗引起高钙血症、高脂血症的代谢障碍性疾病。

（2）对症治疗　主要是止痛和止吐。非镇痛类药物包括胰酶制剂、抗氧化剂等，镇痛类药物治疗应遵循世界卫生组织提出的"疼痛三阶梯治疗原则"，止痛药尽量口服，强度由弱到强。近年来，辅助镇痛药如普瑞巴林、氯胺酮、加巴喷丁等研究较多，合理使用可有效减少阿片类药物用量。如胰管梗阻性疼痛，可行内镜介入治疗，必要时手术治疗。止呕吐可予以甲氧氯普胺肌内注射，10mg/ 次，必要时每日重复 2~3 次。

（3）胰腺外分泌功能不全的治疗　主要应用外源性胰酶制剂替代治疗并辅助饮食疗法。胰酶制剂对缓解胰源性疼痛也具有一定作用。首选含高活性脂肪酶的超微微粒胰酶胶囊，并建议餐中服用。疗效不佳时可加服质子泵抑制剂、H_2 受体阻滞剂等抑酸药物。对于脂肪泻患者应补充足量脂肪（50~70g/d），推荐抑酸剂与消化酶制剂联用。

（4）胰腺内分泌不全的治疗　糖尿病采用强化的常规胰岛素治疗方案，维持 CP 患者最佳的代谢状态。由于 CP 合并糖尿病患者对胰岛素较敏感，应注意预防低血糖的发生。新型降糖药物——肠促胰岛素具有广泛的发展前景。

（5）内镜下治疗　可使部分患者疼痛消失或缓解，内镜治疗主要包括有胰腺支架置入术、胰管括约肌或胆管括约肌切开术、胰管或胆管取石术、鼻胆管和鼻胰管引流、假性囊肿引流等。

（6）体外震波碎石术（ESWL）与内镜治疗　可作为疼痛性非复杂性 CP 伴有胰头 / 体部主胰管（MPD）梗阻患者的一线治疗方案，推荐 ESWL 用于清除胰头或体部、> 5mm、不透射线的梗阻性 MPD 患者，但可能不适于仅限于胰尾部的 MPD 梗阻患者。ESWL 碎石成功的指征为：结石碎片 ≤ 2~3mm，或 X 线证实结石密度减低、表面积增加，不均匀的结石可充满 MPD 和邻近分支胰管。ESWL 可粉碎大约 90% 的胰管结石，可能因结石过大、多发或伴有胰管狭窄而需行多次治疗，术前置入胰管支架可减少 ESML 的治疗次数。该治疗的最常见并发症为胰腺炎，禁忌证为不可纠正的凝血功能障碍、冲击波传导通路有骨性结构、钙化的血管或肺组织，以及妊娠等。

2. 手术治疗

（1）适应证　①内科保守治疗或内镜微创治疗后疗效不显著，腹痛不能控制，出现营养不良者；②慢性胰腺炎所致胆管狭窄，发生梗阻型黄疸者；③胰腺假性囊肿形成或出现脓肿；④慢性胰腺炎合并瘘或疑有胰腺癌者；⑤有脾静脉血栓形成和胰源性门脉高压症引起出血者；⑥怀疑恶性变者；⑦多次内镜微创治疗失败者。

（2）手术方式　①胰切除术；②胰管减压及引流术；③神经切断手术；④联合术式（主要有 Beger 术及改良术式、Frey 术、Izbicki 术及 Berne 术）。

（三）辨证治疗

1.辨证施治

（1）寒实内结型

治法：温中导滞。

方药：大黄附子汤加味。

组成：大黄6g，细辛3g，制附子、枳实、厚朴各9g。

加减：里寒甚者，加干姜；积滞甚者，加槟榔。

（2）脾胃湿热型

治法：清热燥湿，通里攻下。

方药：清胰汤加减。

组成：柴胡10g，黄芩10g，黄连6g，白芍15g，木香6g，延胡索10g，生大黄10g（后下），芒硝10g（冲服），甘草6g。

（3）气滞血瘀型

治法：行气祛瘀。

方药：少腹逐瘀汤加减。

组成：当归15g，赤芍15g，川芎6g，蒲黄10g（包煎），五灵脂10g，没药6g，延胡索10g，乌药10g。

加减：腹部触及包块者，加桃仁、红花、香附、莪术等。

（4）脾虚湿盛型

治法：健脾利湿。

方药：参苓白术散加减。

组成：党参12g，炒白术10g，茯苓12g，山药18g，甘草6g，炒扁豆15g，陈皮10g，莲肉10g，砂仁10g，薏苡仁24g。

加减：食欲不振加山楂、神曲、麦芽；腹泻较多加诃子肉、禹余粮；久泻脾肾两伤，可合四神丸加减。

2.外治疗法

（1）针刺治疗 取中脘、足三里、胰腺穴；湿热配天枢、合谷；中虚脏寒配脾俞、胃俞、章门、气海；瘀血者配血海、膈俞、太冲、膻中。实证用泻法，虚证用补法加灸，每日1次，10次为一疗程。适用于所有证型。

（2）灸法 隔盐灸神阙，每日1次，10次为一疗程。适用于寒湿内结、脾虚湿盛证。

（3）耳针 取大肠、小肠、脾、胃、神门、交感。强刺激，留针30分钟，每5分钟行针1次，每日1次，10次为一疗程。适用于所有证型。

（4）外敷 取六合丹、双柏散、金黄散、玉露散或红宝膏，或大黄、芒硝等单药或混合醋调成糊状，外敷于腹部最痛处，每日1~2次。适用于脾胃湿热、气滞血瘀证。

3.成药及单验方

（1）成药

①胰胆舒颗粒：姜黄、赤芍、蒲公英、牡蛎、延胡索、大黄、柴胡，具有散瘀行气，活血止痛，利胆护胰之功。用于急性胰腺炎、慢性胆囊炎属气滞血瘀、热毒内盛者。一次1袋，日2~3次。

②桂枝茯苓丸：桂枝、茯苓、丹皮、赤芍、桃仁。具有活血、化瘀、消癥之功。用于血瘀证，瘀血积液积聚阻滞于左侧者。一次1丸，日1~2次。

③复方谷氨酰胺肠溶胶囊：L-谷氨酰胺、白术、茯苓、甘草。具有健脾益气之功。用于胰腺外分泌功能不全而纳差腹胀、消化不良、大便稀溏者。一次3粒，日3次。

④血府逐瘀口服液（片）：桃仁、红花、当归、川芎、地黄、赤芍、牛膝、柴胡、枳壳、桔梗、甘草。具有活血化瘀、行气止痛之功。用于瘀血内阻证。一次2支（或6片），日2次。

（2）单验方

①莲粳饮：莲子、粳米各60g，病情重者加山药60g，白扁豆30g，白术15g，加水煮粥服食，每日1剂。适用于本病属脾胃虚弱，大便稀溏，经久不愈者。

②玉米煎：玉米穗 60g，用 600ml 水煮至半量，饮其汁液。每日 1 剂，分 3 次服。适用于湿热内阻而表现为黄疸者。

③苹果粉：苹果干粉 15g，空腹时温水吞下，每天 2~3 次。适用于本病属脾虚泄泻者。

④柳马汤：柳树叶 6g，马蹄菜 500g，与适量的水一起煮，然后将马蹄菜及汁液取出食用。适用于本病表现为湿热黄疸者。

（四）名医治疗特色

据临床研究统计，各医师根据辨证论治分别选取痛泻要方、柴芍承气汤、滋水清肝饮、逐瘀汤类、参苓白术散、柴胡疏肝散、小柴胡汤等，收效良好。

五、预后转归

积极治疗者可缓解症状，但不易根治。晚期多死于并发症，如严重的营养不良衰竭、代谢紊乱、继发感染、肝硬化、肺结核，极少数可演变成胰腺癌。

六、预防调护

（一）预防

与急性胰腺炎同。

（二）调护

1. 休息

本病急性发作时应注意休息。

2. 饮食

绝对戒酒，避免饱食，急性发作时少食或禁食，发作间期应给予高热量、高蛋白、低脂肪饮食。

3. 食疗

（1）莱菔子（鲜）捣汁服或用干品 60~90g，浓煎汤汁分服。

（2）马铃薯（鲜）洗净，切碎，用纱布包扎取汁，空腹服 1~2 匙，适当加蜂蜜，

每日服 2~3 次。

（3）决明子海带汤 决明子 10g，海带 20g，加清水 2 碗煎至 1 碗，顿服，本方有清肝明目利水泄热等功能，且有软坚化痰的作用。

（4）山楂荷叶茶 山楂 30g，荷叶 12g，加清水 2 碗煎至 1 碗，去渣分服。本方有清热利头目、消积滞、化瘀结等功效，颇为实用。

七、专方选介

柴胡桂枝干姜汤（《伤寒论》）：柴胡 12g，桂枝、黄芩、白芍、党参、半夏各 9g，甘草 3g，大枣 5 枚，生姜 3 片。发热便秘者，去党参、半夏，加大黄、金钱草；腹痛较剧者，加木香；呕吐者，去党参、加黄连（吴茱萸拌炒）；腹泻者，加茯苓、莲子肉。适用于慢性胰腺炎。

柴芍六君子汤（《医宗金鉴》）：柴胡 10~12g，白芍、茯苓各 15~20g，党参、白术各 15g，陈皮、法半夏各 9g，甘草 6g。脘腹胀满、嗳气、纳差者，加枳实、厚朴、炒三仙；脘腹胀痛甚者，加延胡索、砂仁、香附；腹泻、苔厚腻者，加炒薏苡仁、佩兰、莲子、炒山药、炒白术。

八、治疗共识

（一）病因病机

现代医家对此研究多有不同，病变部位在"脾"，病机要点包括脾胃虚弱、肝郁气滞、饮食不节、湿热蕴结、瘀血阻络、肝肾阴虚等。脾胃虚弱，健运失司，积滞不化；病久气滞血瘀，气血结实，寒实结滞、实热结滞，均可致腑气不通而发本病。如裴正学教授认为 CP 的主要病因为肝郁气滞、脾胃湿热、饮食积滞、瘀血阻络、肝肾阴虚。王德明教授认为慢性胰腺炎的常

见病因有：食积、热积、痰积、酒积、虫积、七情及六淫外邪。病机为恣食肥甘厚腻、长期饮酒，使脾胃受损，中焦运化失司，肝木相乘；或忧思恼怒，使肝气郁滞，"木不疏土"；或肝胆失疏，肝脾失调，导致气机郁滞，血脉不通，气滞血瘀；或痰湿日久化热，蕴结为石，阻滞胆管。谢晶日教授认为本病的病因病机为肝郁脾胃、湿热蕴结、瘀血阻络、脾胃虚寒、脾虚湿盛五个方面，以肝郁脾胃和湿热蕴结最为常见。

（二）辨证思路

1. 辨缓急

本病在临床一般可见纳差、腹胀、泄泻、嗳气、消瘦等症，急性发作时则有不同程度的腹痛。临证时应首先分清寒热虚实缓急。若见脘腹胀满、纳呆、嗳气、便溏、体瘦等为轻、为缓，可因证施治；若见脘腹剧痛，或痛定不移则为急、为重，须急以缓急止痛。

2. 兼顾标本

慢性胰腺炎在本为脾胃虚弱证，但每因急性发作出现气滞、寒实、湿滞、食积、湿热、瘀血等标实之证。故治疗上要标本兼顾。治本重在健脾和胃，并可酌情辅以温阳、益气、养阴等法；治标重在温中导滞、通里攻下、行气化瘀，并可酌情辅以利湿解毒等法。总之，临证时要祛邪不忘安正，扶正寓于散邪，斟酌病机，调其虚实。

（三）治法探讨

目前对本病西医尚无特效疗法，急性发作期多给予止痛、止呕吐等对症治疗。中药急性期以温中导滞、通里攻下、行气化瘀为主，辅以利湿解毒。缓解期西药给予胰酶制剂，并发糖尿病者给予小剂量胰岛素。中药以健脾和胃为主，辅以温阳、益气、养阴，如人参、白术、云茯苓、山药、砂仁、补骨脂、麦冬、五味子等，对缓解症状、促进消化功能恢复十分有益。王德明教授认为治疗慢性胰腺炎的关键在于"调和肝脾、重在治脾"。蒋建教授认为慢性胰腺炎急性期应当以"从腑论治，通腑为主"，恢复期应当"脏腑并治或健脾为主"。谢晶日教授在慢性胰腺炎的中医治疗上强调以"通""调"为主。

（四）分型论治

近年来，许多医家运用专方、验方加减治疗慢性胰腺炎，取得了良好的临床疗效。如大柴胡汤、柴胡疏肝散、逐瘀汤类方、升阳益胃汤、逍遥散、胰泰复方、清胰汤、疏肝健脾方等。2020年中国中西医结合学会消化系统疾病专业委员会制定慢性胰腺炎中西医结合诊疗共识意见指出：CP主要临床表现是腹痛、胁痛、胃脘痛和纳差、腹泻，病位在肝、胆（胰）和脾胃，基于"邪在胆，逆在胃，损在肝，伤在脾"，辨证论治主要从肝脾论治和从胆胃（胰）论治，分期急性复发和缓解期论治。

（1）急性发作期 ①肝郁气滞证，治以疏肝理气、行气通腑，予柴胡疏肝散合清胰汤加减；②肝胆湿热证，治以清热利湿、通腑止痛，方以龙胆泻肝汤合茵陈蒿汤加减，便秘者用大柴胡汤合茵陈蒿汤；③气滞血瘀证，治以行气活血、理气止痛，予膈下逐瘀汤加减；④热结里实证，治以泄热通腑、消食导滞，予大承气汤合保和丸加减。

（2）恢复期 ①脾胃虚弱证，治以健脾益气，予参苓白术散加减；②气阴两虚证，治以补气健脾、益气养阴，予生脉散合七味白术散；③癥积瘀结证，治以化癥消积，方以桂枝茯苓丸合膈下逐瘀汤加减；④阴阳两虚证，治以滋阴补阳，予肾气丸或二仙汤加味。

（五）中药研究

1. 单药研究

章学林等人的研究表明，大黄及大黄素可通过提高 MMP-2、MMP-9 的表达，降低 TIMP-1 的表达，促进胰腺细胞外基质的降解而实现抗胰腺纤维化的作用。TsangSiuWai 等人通过研究发现，大黄酸可通过降低 PSC 活化来抑制 SHH/GL1 信号通路。余晓云等人研究表明：高剂量的丹酚酸 B 可能通过抑制胰腺组织脂质过氧化反应，减少 MDA 产生，抑制 PSC 活化，减少 ECM 沉积的机制从而有效抑制胰腺炎症反应和纤维化形成。

2. 复方研究

王丹等人通过实验研究发现，消痰和中方（制半夏、制天南星、茯苓、鸡内金、土鳖虫、炙甘草等）可能通过降低 LN 表达、增强 MMP-1 表达来有效改善 CP 患者一般情况，以及从根本上改善胰腺自身炎症状态及抑制胰腺纤维化形成。张天玲等人研究发现高剂量的和解利湿方（柴胡桂枝汤合茵陈蒿汤）可明显能一定程度上改善 ACP 大鼠胰腺纤维化，降低 HYP 含量、减少胶原沉积和 ECM 的含量、调节 Smad2、Smad3、TGF-β_1、ERK$_1$ 的表达水平，抑制该通路蛋白活化及 PSCs 活化等。王科军等人研究发现，胰泰复方（柴胡、白术、认识、红花、当归、桃仁等）可能通过调控与细胞凋亡因子 Bcl-x 和 p53 的表达，降低胰腺组织 TGF-β_1 mRNA 水平，从而抑制胰腺的纤维化进程。

（六）评价及瞻望

诸多临床治疗试验和基础实验研究已证实，慢性胰腺炎的中医药治疗具有多途径、多靶点、综合性强的特点，中医中药在改善胰腺炎患者症状以及改善胰腺纤维化方面具有独特优势，但目前对于慢性胰腺炎的辨证分型、理法方药及疗效评价方面仍缺乏统一的标准。今后应重视中医药对慢性胰腺炎患者临床症状、逆转胰腺纤维化、降低复发率等方面的相关研究，并建立长期的随访机制；加强中西医结合以及多学科的联合治疗，发掘中医药特色优势，为慢性胰腺炎的诊疗提供新的思路。

主要参考文献

［1］中华医学会外科学分会胰腺外科学组. 慢性胰腺炎诊治指南（2014）［J］. 中国实用外科杂志，2015，35（3）：277-282.

［2］中国医师协会胰腺专业委员会慢性胰腺炎专委会. 慢性胰腺炎诊治指南（2018，广州）［J］. 临床肝胆病杂志，2019，35（01）：45-51.

［3］李家速，李宛桐，刘枫，等.《2018 年欧洲胃肠内镜学会指南更新：慢性胰腺炎的内镜治疗》摘译［J］. 临床肝胆病杂志，2019，35（03）：514-517.

［4］陆敏，王德明，武科选. 王德明教授从脾分期论治慢性胰腺炎经验［J］. 中华中医药杂志，2011，26（01）：92-94.

［5］韩建红. 谢晶日教授治疗慢性胰腺炎的临床经验总结［D］. 黑龙江中医药大学，2017.

［6］王丹，矫健鹏，魏品康. 消痰和中方对慢性胰腺炎大鼠胰腺纤维化形成及相关蛋白表达的干预作用［J］. 中国中医药信息杂志，2013，20（10）：32-34+37.

［7］张天玲，周钱梅，杜佳，等. 和解利湿方对酒精性慢性胰腺炎大鼠胰腺纤维化及 TGF-β/Smad/ERK 信号通路的影响［J］. 中华中医药杂志，2013，28（5）：1168-1173.

［8］王科军，高丽娟，张淼，等. 胰泰复方对慢性胰腺炎胰腺纤维化大鼠 TGF-β_1 mRNA 水平的影响［J］. 世界中西医结合杂志，2015，10（11）：1593-1595.

［9］王科军，高丽娟，张淼，等．胰泰复方对慢性胰腺炎胰腺纤维化大鼠 Bcl-x 和 p53 表达的影响［J］. 中国中医急症，2015，24（10）：1705-1707.

［10］章学林，王玉凤，梁晓强，等．大黄及大黄素对大鼠胰腺细胞外基质降解作用的影响［J］. 上海中医药杂志，2012，46（06）：95-97.

［11］TsangSW，ZhangH，Lin C，et al. Rhein，a Natural Anthraquinone Derivative，Attenuates the Activation of Pancreatic Stellate Cells and Ameliorates Pancreatic Fibrosis in Mice with Experimental Chronic Pancreatitis［J］. PLo S One，2013，8（12）：1-15.

［12］余晓云，陈婕，侯晓华．丹酚酸 B 的抗氧化作用对胰腺纤维化形成的影响［J］. 中华消化杂志，2007，27（06）：409-410.

［13］陈胤仔，严晶，孙志广．慢性胰腺炎的中医药诊疗进展［J］. 辽宁中医杂志，2019，46（10）：2222-2226.

［14］张耀夫，王彤猷，洪晓哲，等．和血逐邪汤治疗慢性胰腺炎经验探析［J］. 北京中医药，2020，39（08）：785-788.

［15］中国中西医结合学会胃肠病专业委员会．慢性胰腺炎中西医结合诊疗共识意见（2020）［J］. 中国中西医结合消化杂志，2020，10（28）：731-735.

第三节　胰腺癌

胰腺癌又称胰腺导管腺癌，是常见的胰腺恶性肿瘤，恶性程度极高，近年来，发病率在国内外均呈明显的上升趋势。中国国家癌症中心最新统计数据显示，2015年我国胰腺癌发病率位居恶性肿瘤中第9位，死亡率位居恶性肿瘤中第6位。发病年龄以 45~70 岁为最多见，60 岁左右为高峰，男女之比为（0.1~2.5）：1。胰腺癌以腹痛、食欲不振、黄疸、进行性消瘦、全身乏力及消化道症状为主要临床特征。

中医学按其主要的临床表现，可归属中医学"伏梁""痞块""黄疸"等病证的范畴。

一、病因病机

（一）西医学认识

胰腺癌的病因尚不清楚，但目前公认吸烟是危险的致病因素，吸烟者发生胰腺癌是非吸烟者的 1.5 倍。据调查资料表明，接触化学物质多的人，长期大量饮咖啡、饮酒，患有胆石症、肝硬化、糖尿病及高脂肪、高动物蛋白饮食者，其发病率较高。提示本病与饮食、吸烟摄入的致癌物质及环境污染有关，极少数慢性胰腺炎有钙化者可演变为本病。

胰腺癌可发生于胰腺任何部位，胰头癌约占70%、胰体癌约占20%，胰尾癌约占10%，晚期可侵犯全胰腺。胰腺癌多属腺癌，大多起源于胰管上皮细胞（81.6%），只有少数发生于腺泡（13.4%），其余 5% 不能肯定其来源。

胰腺癌，特别是发生于胰头或壶腹者，因阻塞胆总管下端，产生胆管扩张、胆囊肿大、肝大与胆汁郁积性黄疸；如压迫与浸润十二指肠，常使其肠曲扩大、移位或梗阻。胰体、胰尾癌可破坏胰岛组织而产生糖尿病。

胰腺由于被膜很薄，淋巴及血运丰富，常有早期胰外蔓延及转移。癌肿可直接蔓延至胃、胆囊、结肠、左肾、脾及邻近大血管；较多经淋巴管转移至邻近器官、肠系膜及主动脉周围等处的淋巴结；血行转移多经门静脉至肝脏，再转移至肺，最终可转移至骨、肾、脑、肾上腺及皮下组织；也常沿神经鞘浸润或压迫腹腔神经丛，引起顽固剧烈的腹痛和腰背痛。

（二）中医学认识

1.病因

中医学认为，胰腺癌的发生主要由于情志失调、饮食不节、感染湿热毒邪或虫积等。病位在胰脏，主要涉及肝、脾两脏。

2.病机

（1）情志失调　情志为病，首先病及气分，使肝气不舒，脾气郁结，导致肝脾气机阻滞。继则由气及血，使血行不畅，经隧不利，脉络瘀阻而发本病。

（2）饮食不节　由于饮酒过度，或嗜食肥甘厚味、煎炸、辛辣之品；或饮食不节，损伤脾胃，使脾失健运，以致湿浊内停，进一步影响气血的正常运行，导致气机郁滞、血脉瘀阻，气、血、湿浊互相搏结而发本病。

（3）感染湿热毒邪或虫积　湿热毒邪长时间作用于人体，可致受病脏腑失和，气血运行不畅，气滞血瘀；若有虫积，虫阻脉道，肝脾气血不畅，脉络瘀阻，日久不愈，均可转归演变为本病。

总之，本病主要的病理变化是机体气机不畅、血行不利，毒邪蕴积而成。初期以邪实为主，可见湿热毒盛，气滞血瘀等；后期以正虚为主，或虚实夹杂。

二、临床诊断

（一）辨病诊断

1.临床诊断

（1）临床表现　胰腺癌恶性程度较高，进展迅速，但起病隐匿，早期症状不典型，临床就诊时大部分患者已属于中晚期。首发症状往往取决于肿瘤的部位和范围，如胰头癌早期便可出现梗阻性黄疸；而早期胰体尾部肿瘤一般无黄疸。主要临床表现包括如下。

胰腺癌恶性程度较高，进展迅速，但起病隐匿，早期症状不典型，临床就诊时大部分患者已属于中晚期。首发症状往往取决于肿瘤的部位和范围，如胰头癌早期便可出现梗阻性黄疸；而早期胰体尾部肿瘤一般无黄疸。主要临床表现包括如下。

①腹部不适或腹痛：是常见的首发症状。多数胰腺癌患者仅表现为上腹部不适或隐痛、钝痛和胀痛等。易与胃肠和肝胆疾病的症状混淆。若还存在胰液出口的梗阻，进食后可出现疼痛或不适加重。中晚期肿瘤侵及腹腔神经丛可出现持续性剧烈腹痛。

②消瘦和乏力：80%~90%胰腺癌患者在疾病初期即有消瘦、乏力、体重减轻，与缺乏食欲、焦虑和肿瘤消耗等有关。

③消化道症状：当肿瘤阻塞胆总管下端和胰腺导管时，胆汁和胰液体不能进入十二指肠，常出现消化不良症状。而胰腺外分泌功能损害可能导致腹泻。晚期胰腺癌侵及十二指肠，可导致消化道梗阻或出血。

④黄疸：与胆道出口梗阻有关，是胰头癌最主要的临床表现，可伴有皮肤瘙痒、深茶色尿和陶土样便。

⑤其他症状：部分患者可伴有持续或间歇低热，且一般无胆道感染。部分患者还可出现血糖异常。

（2）体征　胰腺癌早期无明显体征，随着疾病进展，可出现消瘦、上腹压痛和黄疸等体征。

①消瘦：晚期患者常出现恶病质。

②黄疸：多见于胰头癌，由于胆道出口梗阻导致胆汁淤积而出现。

③肝脏肿大：为胆汁淤积或肝脏转移的结果，肝脏质硬、大多无痛，表面光滑或结节感。

④胆囊肿大：部分患者可触及囊性、无压痛、光滑且可推动的胆囊，称为库瓦

西耶征（Courvoisier sign），是壶腹周围癌的特征。

⑤腹部肿块：晚期可触及腹部肿块，多位于上腹部，位置深，呈结节状，质地硬，不活动。

⑥其他体征：晚期胰腺癌可出现锁骨上淋巴结肿大、腹水等体征。脐周肿物，或可触及的直肠-阴道或直肠-膀胱后壁结节。

3. 实验室检查

（1）血液生化检查　早期无特异性血生化改变，肿瘤累及肝脏、阻塞胆管时可引起相应的生化指标，如谷丙转氨酶、谷草转氨酶、胆汁酸、胆红素等升高。肿瘤晚期，伴随恶病质，可出现电解质紊乱以及低蛋白血症。另外，血糖变化也与胰腺癌发病或进展有关，需注意患者的血糖变化情况。

（2）血液肿瘤标志物检测　临床上常用的与胰腺癌诊断相关肿瘤标志物有糖类抗原19-9（CA19-9）、癌胚抗原（CEA）、糖类抗原125（CA125）等，其中CA19-9是胰腺癌中应用价值最高的肿瘤标志物，可用于辅助诊断、疗效监测和复发监测。血清CA19-9 > 37U/ml作为阳性指标，重复检测通常优于单次检测，而重复测定应至少相隔14天。未经治疗的胰腺导管癌，CA19-9可表现为逐步升高，可高达1000U/ml，敏感度与肿瘤分期、大小及位置有关，特异度72%~90%。CA19-9测定值通常与临床病程有较好的相关性，外科根治术（Ⅰ期）后2~4周内，升高的CA19-9可恢复正常水平；肿瘤复发、转移时，CA19-9可再次升高。但需要指出的是3%~7%的胰腺癌患者为Lewis抗原阴性血型结构，不表达CA19-9，故此类胰腺癌患者检测不到CA19-9水平的异常。而且，CA19-9在胆道感染（胆管炎）、炎症或胆道梗阻（无论病因为何）的病例中可能出现假阳性，无

法提示肿瘤或晚期病变。因此CA19-9水平的术前检测最好在胆道减压完成和胆红素正常后进行。

4. 影像检查

影像检查是胰腺癌获得初步诊断和准确分期的重要工具，科学合理使用各种影像检查方法，对规范化诊治具有重要作用。根据病情，选择恰当的影像学技术是诊断胰腺占位病变的前提。影像学检查应遵循完整（显示整个胰腺）、精细（层厚1~2mm的薄层扫描）、动态（动态增强、定期随访）、立体（多轴面重建，全面了解毗邻关系）的基本原则。

（1）超声检查　超声检查因简便易行、灵活直观、无创无辐射、可多轴面观察等特点，是胰腺癌诊断的重要检查方法。

常规超声可以较好地显示胰腺内部结构，观察胆道有无梗阻及梗阻部位，并寻找梗阻原因。彩色多普勒超声可以帮助判断肿瘤对周围大血管有无压迫、侵犯等。实时超声造影技术可以揭示肿瘤的血流动力学改变，帮助鉴别和诊断不同性质的肿瘤，凭借实时显像和多切面显像的灵活特性，在评价肿瘤微血管灌注和引导介入治疗方面具有优势。

超声检查的局限性包括视野较小，受胃肠道内气体、患者体型等因素影响，有时难以完整观察胰腺，尤其是胰尾部。

（2）CT检查　具有较好的空间和时间分辨率，是目前检查胰腺最佳的无创性影像检查方法，主要用于胰腺癌的诊断、鉴别诊断和分期。平扫可显示病灶的大小、部位，但不能准确定性诊断胰腺病变，显示肿瘤与周围结构的关系较差。三期增强扫描能够较好地显示胰腺肿物的大小、部位、形态、内部结构及与周围结构的关系，并能够准确判断有无肝转移及显示肿大淋巴结。CT的各种后处理技术［包括多平面重建（MPR）、最大密度投影（MIP）、最小

密度投影（MinP）、表面遮盖显示（SSD）、容积再现技术（VRT）]联合应用可准确提供胰腺癌病变本身情况、病变与扩张胰管及周围结构的关系等信息，其中 MIP 和 MPR 是最常用的后处理技术。近年来 CT 灌注成像技术日趋成熟，它可以通过量化的方式反映肿瘤内部的血流特点和血管特性，以期鉴别肿瘤的良恶性、评价肿瘤疗效，预测肿瘤的恶性程度以及转归等。

（3）MRI 及磁共振胰胆管成像检查　不作为诊断胰腺癌的首选方法，随着 MR 扫描技术的改进，时间分辨率及空间分辨率的提高，大大改善了 MR 的图像质量，提高了 MRI 诊断的准确度，在显示胰腺肿瘤、判断血管受侵、准确的临床分期等方面均显示出越来越高的价值，同时 MRI 具备具有多参数、多平面成像、无辐射的特点，胰腺病变鉴别诊断困难时，可作为 CT 增强扫描的有益补充；当患者对 CT 增强对比剂过敏时，可采用 MR 代替 CT 扫描进行诊断和临床分期；磁共振胰胆管成像（magnetic resonance cholangiopancreatography，MRCP）及多期增强扫描的应用，在胰腺癌的定性诊断及鉴别诊断方面更具优势，有报道 MRI 使用特定组织的对比剂可诊断隐匿性胰头癌。MRI 还可监测胰腺癌并可预测胰腺癌的复发，血管的侵袭，也可以预测胰腺肿瘤的侵袭性，而胰腺癌组织的侵袭可作为生存预测的指标。MRCP 可以清楚显示胰胆管系统的全貌，帮助判断病变部位，从而有助于壶腹周围肿瘤的检出及鉴别诊断，与内镜下逆行胰胆管造影术（Endoscopic Retrograde Cholangiopancreatography，ERCP）及经皮胰胆管穿刺造影（PTC）相比，具有无创的优势；另外，MR 功能成像可以从微观角度定量反映肿瘤代谢信息，包括弥散加权成像（DWI）、灌注加权成像（PWI）及波谱成像（MRS），需与 MR 常规序列紧密结合才能在胰腺癌的诊断、鉴别诊断及疗效观察中发挥更大作用。

（4）正电子发射计算机断层成像（PET-CT）　显示肿瘤的代谢活性和代谢负荷，在发现胰外转移，评价全身肿瘤负荷方面具有明显优势。临床实践过程中：①不推荐作为胰腺癌诊断的常规检查方法，但它可以作为 CT 和（或）MRI 的补充手段对不能明确诊断的病灶，有助于区分肿瘤的良恶性，然而其对于诊断小胰腺癌作用有限。② PET-CT 检查在排除及检测远处转移病灶方面具有优势，对于原发病灶较大、疑有区域淋巴结转移及 CA19-9 显著升高的患者，推荐应用。③在胰腺癌治疗后随访中，鉴别术后、放疗后改变与局部肿瘤复发，对 CA19-9 升高而常规影像学检查方法阴性时，PET-CT 有助于复发转移病灶的诊断和定位。④对不能手术而行放化疗的患者可以通过葡萄糖代谢的变化早期监测疗效，为临床及时更改治疗方案以及采取更为积极的治疗方法提供依据。

（5）超声内镜（endoscopic ultrasonography，EUS）　在内镜技术的基础上结合了超声成像，提高了胰腺癌诊断的敏感度和特异度；特别是 EUS 引导细针穿刺活检（fine needle aspiration，EUS-FNA），成为目前胰腺癌定位和定性诊断最准确的方法。另外，EUS 也有助于肿瘤分期的判断。随着内镜技术的进展，该技术在胰腺肿瘤的诊疗中的作用越来越大，主要包括以下几个方面。

①超声内镜引导下细针穿刺抽吸术（EUS-FNA）：对于胰腺癌的诊断，EUS-FNA 具有极高的准确率，是胰腺肿瘤进行病理学诊断的首选方式。对于大多数胰腺肿瘤，EUS-FNA 都可以提供足够的组织进行病理评估。在近期的一个荟萃分析中，其总体敏感度和特异度可分别达到 85% 和 98%。实施 EUS-FNA 可见于以下几种情况。

a. 放化疗前需要病理学诊断，首选EUS-FNA。穿刺部位可以是胰腺癌原发灶或转移灶。与体表超声及CT引导下的细针穿刺相比，EUS-FNA检出率更高，特别是较小病变。同时，EUS-FNA还可以诊断被体表超声或CT忽略的远处淋巴结、腹膜或肝脏的转移。

b. 如果首次细针穿刺（包括US、CT或EUS引导下）结果阴性，可重复行EUS-FNA提高诊断率。

c. 胰腺良恶性病变的鉴别是许多影像诊断难点，单纯依靠影像学特点鉴别这两类疾病的特异度差。因此如果需要对怀疑胰腺癌的病变进行病理学诊断，首选EUS-FNA。

d. 对于手术已经无法切除的胰腺癌，EUS发现可疑转移灶，可以行EUS-FNA辅助分期诊断。

②超声内镜引导下细针注射治疗（EUS-FNI）：一种新兴的姑息性介入治疗技术，已逐渐被应用于中晚期胰腺癌的治疗。该技术均在EUS-FNA技术基础上进行。包括溶腺瘤病毒注射术、光动力治疗术、射频消融术、物理治疗术（局部高温、低温治疗）、放疗粒子种植术。

③超声内镜引导下胆管引流术（EUS-BD）：是指超声内镜引导下的经胃穿刺胆管或经十二指肠穿刺的胆道造影置入胆管支架进行胆管内引流，是近年来发展起来的一项新的胆管引流技术，EUS提供的精确成像使其成为较经皮经肝胆道引流更少侵入性的操作。依据途径不同分为经肝内胆管和经肝外胆管，主要根据肝内胆管的扩张情况、胃出口梗阻情况及十二指肠降部的通畅情况。主要适用于常规ERCP失败或由于胃肠管腔梗阻或外科手术后畸形（如Whipple术后，Billroth II 胃空肠吻合术，肝管空肠吻合术，胃旁路术）或先天畸形（乳头旁憩室）等造成的无法行常规乳头插管时，要首先考虑EUS-BD，其操作成功率达90%左右。

④超声内镜引导下胰管引流术：主要适用于良性胰管梗阻所造成的胰管高压和胰腺实质压力增高，出现腹痛症状，无法行ERCP或ERCP失败的患者。

⑤对于一些无法进行外科手术切除的胰腺肿瘤患者，可行超声内镜引导下的腹腔神经丛的药物封闭及阻滞，缓解患者疼痛，提高患者的生存质量。

⑥超声内镜引导下胃肠吻合术（EUS-GJ）：EUS-GJ即完全在超声内镜下经胃穿刺到近端小肠，放置导丝后，经导丝放置一大口径全覆膜支架，以打通胃和小肠之间的通路，也就是重新"造"了1条胃与小肠之间的"新路"，从而解决十二指肠梗阻的问题。相较于十二指肠支架术，EUS-GJ避免了十二指肠支架被肿瘤堵塞或者移位，从而需要再次放置支架的情况，EUS-GJ可长期有效微创地改善梗阻症。相较于以往的开腹胃空肠吻合术，本手术创伤小，手术时间短，痛苦小，恢复快，充分体现了内镜微创的优势。

（6）ERCP在胰腺癌诊断中的作用 胰腺癌最常见的ERCP表现是主胰管近端狭窄与远端扩张：主胰管狭窄，中断或移位，胰腺实质区粗大不均的腺泡影，对比剂滞留，胰液对比剂有充盈缺损或分支胰管移位；胰头癌压迫主胰管和胆总管时，可显示扩张的双管征。ERCP并不能直接显示肿瘤病变，其主要依靠胰管的改变及胆总管的形态变化对胰腺癌做出诊断，对胆道下端和胰管阻塞或有异常改变者有较大价值。另外，胰腺癌还具有一些特殊的ERCP征象，如双管征、软藤征，这些征象对胰腺癌有特异性诊断价值。

（7）经ERCP细胞病理学诊断 采用ERCP插管至胰胆管内收集胆汁、胰液、进行胰胆管内细胞刷检或钳夹活检组织，然后行胰液及胆汁相关脱落细胞学检查或病理学诊断。尤其对于无法手术的梗阻性黄疸患者，可以一次完成减黄操作及病理与细胞学检测，应当作为无手术指征伴梗阻性黄疸患者的首选处理手段。但 ERCP 下活检及细胞学刷检的敏感度与特异度并不能令人满意，效果尚有待于进一步提高。

（8）ERCP 联合胰胆管内超声检查（IDUS）诊断　ERCP 下 IDUS 是一种能够获得高分辨率的胰胆管图像的技术方法，探头可以获得 360° 的扫描，而且可以较容易地在不进行乳头切开的情况下插入胆管。IDUS 可以实时提供整个胆管以及胆管周围组织的高分辨率图像，在分辨胆管良恶性狭窄方面要优于 EUS。具有较高的敏感度，与胰胆管内活检联合应用能够更准确地探及病变处管壁以及活检钳部位，使得组织获取部位更为准确，从而提高诊断的敏感度。

（9）骨扫描　探测恶性肿瘤骨转移病变方面应用最广、经验丰富、性价比高，且具有较高的灵敏度。对高度怀疑骨转移的胰腺癌患者可以常规行术前骨扫描检查。

（二）辨证诊断

望诊：身黄、目黄、小便黄，或大便呈灰白色，或消瘦乏力，舌红或淡或紫暗，舌苔白腻或黄腻。

闻诊：口气秽臭，或声低语怯，或语言及气味无明显异常。

问诊：全身皮肤瘙痒，或腹痛、晚间加重，或低热盗汗，口干咽燥，或纳差、乏力、便溏、脘腹胀满。

切诊：肌肤发热，或腹部扪及包块，脉弦滑或弦细或濡缓或细数。

1. 湿热毒盛

纳呆厌食，上腹胀满，黄疸呈黄绿色，恶心呕吐，全身皮肤瘙痒，大便秘结呈灰白色，小便短赤。舌苔黄腻，脉弦滑。

辨证要点：腹胀纳呆，黄疸呈黄绿色，小便短赤，舌苔黄腻，脉弦滑。

2. 肝脾瘀结

上腹或左上腹疼痛，晚间加重，或可触及包块，伴恶心、呕吐、纳差，消瘦乏力。舌质紫暗，舌苔厚腻，脉细涩或弦细。

辨证要点：腹痛，腹中痞块，舌质紫暗，脉细涩或弦细。

3. 脾虚湿阻

脘腹胀满，纳差，便溏，神疲乏力，消瘦，舌质淡，苔白腻，脉缓而濡。

辨证要点：脘腹胀满，便溏，舌质淡，苔白腻，脉濡缓。

4. 阴虚内热

上腹隐痛，低热、盗汗，心烦失眠，口干咽燥，形瘦神疲。舌质红，苔少乏津。脉细数或细弱。

辨证要点：上腹隐痛、低热、盗汗，口干咽燥，舌红苔少，脉细数。

三、鉴别诊断

（一）西医学鉴别诊断

1. 慢性胰腺炎

慢性胰腺炎是一种反复发作的渐进性的广泛胰腺纤维化病变，导致胰管狭窄阻塞，胰液排出受阻，胰管扩张。主要表现为腹部疼痛，恶心，呕吐以及发热。与胰腺癌均可有上腹不适、消化不良、腹泻、食欲不振、体重下降等临床表现，二者鉴别如下。

（1）慢性胰腺炎发病缓慢，病史长，常反复发作，急性发作可出现血尿淀粉酶升高，且极少出现黄疸症状。

（2）腹部 CT 检查可见胰腺轮廓不规整，结节样隆起，胰腺实质密度不均。

（3）慢性胰腺炎患者腹部平片和 CT 检查胰腺部位的钙化点有助于诊断。

（4）血清 IgG_4 的升高是诊断慢性胰腺

炎的特殊类型——自身免疫性胰腺炎较敏感和特异的实验室指标，影像学检查难以鉴别时需要病理检查协助鉴别。

2.壶腹癌

壶腹癌发生在胆总管与胰管交汇处。黄疸是最常见症状，肿瘤发生早期即可以出现黄疸。鉴别如下。

（1）因肿瘤坏死脱落，胆道梗阻缓解，可出现间断性黄疸。

（2）十二指肠低张造影可显示十二指肠乳头部充盈缺损、黏膜破坏双边征。

（3）超声、CT、MRI、ERCP等检查可显示胰管和胆管扩张，胆道梗阻部位较低，双管征，壶腹部位占位病变。

（4）超声内镜检查　超声内镜作为一种新的诊断技术，在鉴别胰腺癌和壶腹癌有独到之处，能发现较小的病变并且能观察到病变浸润的深度、范围、周围肿大淋巴结等。

3.胰腺囊腺瘤与囊腺癌

胰腺囊性肿瘤临床少见，多发生于女性患者。影像检查是将其与胰腺癌鉴别的重要手段，肿瘤标记物CA19-9无升高。超声、CT、EUS可显示胰腺内囊性病变、囊腔规则，而胰腺癌只有中心坏死时才出现囊变且囊腔不规则。

4.胆总管结石

胆总管结石往往反复发作，病史较长，黄疸水平波动较大，发作时多伴有腹痛、寒战发热、黄疸三联征，多数不难鉴别。

5.胰腺其他占位性病变

主要包括胰腺假性囊肿、胰岛素瘤、实性假乳头状瘤等，临床上肿物生长一般较缓慢，病程较长，同时可有特定的临床表现：如胰岛素瘤可表现发作性低血糖症状，胰腺假性囊肿患者多有急性胰腺炎病史，结合CT等影像学检查一般不难鉴别，必要时可通过穿刺活检及病理检查协助诊断。

（二）中医学鉴别诊断

中医文献中的"伏梁""痞块"皆属积聚的范畴，是以腹内结块，或胀或痛为主要临床特征的一类病证。

1.与痞满相鉴别

痞满以患者自觉脘腹痞塞不通、满闷不舒为主要症状，但在检查时，腹部无气聚胀急之形可见，更不能扪及包块。临床常以此和积聚相区别。

2.与萎黄相鉴别

萎黄为气血不足致使身面皮肤萎黄不华的病证，多见于大失血或重病之后。其特征是双目不黄，往往伴有眩晕、气短、心悸等症，与黄疸病证的目黄、身黄、溲黄不同，临证易于区分。

四、临床治疗

（一）提高临床疗效的基本要素

1.谨守病机，灵活辨证，权衡攻补

胰腺癌的发生主要由于情志失调、饮食不节、感染湿热毒邪或虫积等所致。初期以邪实为主，后期以正虚为主，或虚实夹杂。故临床辨证首先应分清虚实，区别初、中、末三期，密切注意正邪状况及虚实转换，按急则治标，缓则治本或标本兼治的原则灵活处理。如初期正气未至大虚，邪气虽实而不甚，表现为积块较小、质地较软，虽有胀痛不适，但一般情况尚可，治疗以攻邪为主，予以行气活血、软坚消积；中期正气渐衰而邪气渐甚，表现为积块增大、质地较硬、疼痛持续，并有饮食日少，倦怠乏力，形体消瘦等症，故治疗宜攻补兼施；末期正气大虚而邪气实甚，表现为积块较大，质地坚硬，疼痛剧烈，并有饮食大减，神疲乏力，面色萎黄或黧黑，明显消瘦等症，治疗宜扶正培本为主，酌加理气、化瘀、消积之品，切忌

攻伐太过。

2.中西合璧，取长补短，增效减毒

胰腺癌一经诊断，手术治疗为首选的治疗方法，尚有放射治疗、化学治疗等。如能中西医结合，可以提高疗效，减轻放疗、化疗的不良反应。如术前运用中药益气健脾，可提高患者手术耐受性或为手术创造条件；术后运用中药益气养血，活血化瘀则可促进创口愈合，提高抗病能力，巩固手术疗效，改善生存质量。放疗中加用中药益气养阴，可提高机体的应激能力，减轻放射线对机体的损害，同时可防治由放疗引起的组织纤维化。化疗中合用理气和胃、益气养血之药，不仅可减轻胃肠道反应，保护骨髓，而且具有增效作用。另外，在辨证论治选方用药外，可酌情选加一些具有一定抗肿瘤作用的中草药，如半枝莲、半边莲、白花蛇舌草、重楼、夏枯草、虎杖等，以提高疗效。

（二）辨病治疗

多学科综合诊治是任何分期胰腺癌治疗的基础，可采用多学科会诊的模式，根据不同患者身体状况、肿瘤部位、侵及范围、临床症状，有计划、合理地应用现有的诊疗手段，以最大幅度地根治、控制肿瘤，减少并发症和改善患者生活质量。胰腺癌的治疗主要包括手术治疗、放射治疗、化学治疗、介入治疗和最佳支持治疗等。

1.手术治疗

手术切除是胰腺癌患者获得治愈机会和长期生存的唯一有效方法。然而，超过80%的胰腺癌患者因病期较晚而失去手术机会。外科手术应尽力实施根治性切除（R0）。外科切缘采用1mm原则判断R0/R1切除标准，即距离切缘1mm以上无肿瘤为R0切除，否则为R1切除。在对患者进行治疗前，应完成必要的影像学检查及全身情况评估，多学科会诊应包括影像诊断科、病理科、化疗科、放疗科等。

外科治疗前对肿瘤情况进行评估具有重要临床意义。术前依据影像学检查结果将肿瘤分为可切除、可能切除和不可切除三类而制定具体治疗方案。判断依据肿瘤有无远处转移，肠系膜上静脉或门静脉是否受侵；腹腔动脉干、肝动脉、肠系膜上动脉周围脂肪间隙是否存在等。规范的外科治疗是获得良好预后的最佳途径，应遵循如下原则。

（1）无瘤原则 包括肿瘤不接触原则、肿瘤整块切除原则及肿瘤供应血管的阻断等。

（2）足够的切除范围 ①标准的胰十二指肠切除术 胰十二指肠切除术的范围包括远端胃的1/3~1/2、胆总管全段和胆囊、胰头切缘在肠系膜上静脉左侧/距肿瘤3cm、十二指肠全部、近段15cm的空肠；充分切除胰腺前方的筋膜和胰腺后方的软组织。钩突部与局部淋巴液回流区域的组织、区域内的神经丛。大血管周围的疏松结缔组织等。②标准的远侧胰腺切除术：范围包括胰腺体尾部，脾及脾动静脉，淋巴清扫，可包括左侧Gerota筋膜、部分结肠系膜，但不包括结肠切除。③标准的全胰腺切除术：范围包括胰头部、颈部及体尾部，十二指肠及第一段空肠，胆囊及胆总管，脾及脾动静脉，淋巴清扫，可包括胃窦及幽门，可包括Gerota筋膜，可包括部分结肠系膜，但不包括结肠切除。

（3）安全的切缘 胰头癌行胰十二指肠切除需注意6个切缘，包括胰腺（胰颈）、胆总管（肝总管）、胃、十二指肠、腹膜后（是指肠系膜上动静脉的骨骼化清扫）、其他的软组织切缘（如胰后）等，其中胰腺的切缘要大于3cm，为保证足够的切缘可于术中对切缘行冰冻病理检查。

（4）淋巴结清扫 在标准的淋巴结清扫范围下，应获取15枚以上的淋巴结。新辅助治疗后的患者，获取淋巴结数目可少于15枚。是否进行扩大的淋巴结清扫目前仍有争议，因此不建议常规进行扩大的腹膜后淋巴结清扫。标准的胰腺癌根治术应进行的淋巴结清扫范围如下。

①胰头癌行胰十二指肠切除术标准的淋巴结清扫范围：幽门上及下淋巴结（No.5、6），肝总动脉前方淋巴结（No.8a），肝十二指肠韧带淋巴结（肝总管、胆总管及胆囊管淋巴结，No.12b1、12b2、12c），胰十二指肠背侧上缘及下缘淋巴结（No.13a、b），肠系膜上动脉右侧淋巴结（No.14a、b），胰十二指肠腹侧上缘及下缘淋巴结（No.17a、b）。

②胰体尾癌切除术标准的淋巴清扫范围：脾门淋巴结（No.10），脾动脉周围淋巴结（No.11），胰腺下缘淋巴结（No.18），上述淋巴结与标本整块切除。对于病灶位于胰体部者，可清扫腹腔动脉干周围淋巴结（No.9）加部分肠系膜上动脉（No.14）＋腹主动脉周围淋巴结（No.16）。

（5）术前减黄

①术前减黄的主要目的是缓解胆道梗阻、减轻胆管炎等症状，同时改善肝脏功能，纠正凝血异常，降低手术死亡率。但不推荐术前常规行胆道引流。

②对症状严重，伴有发热、败血症、化脓性胆管炎患者可行术前减黄处理。

③减黄可通过经鼻胆管引流或PTCD完成，无条件的医院可行胆囊造瘘。

④一般于减黄术2周以后，胆红素下降至初始数值一半以下，肝功能恢复，体温血常规正常时可施行手术。

（6）根治性手术切除指征

①年龄＜75岁，全身状况良好。

②临床分期为Ⅱ期以下的胰腺癌。

③无肝脏转移，无腹水。

④术中探查肿物局限于胰腺内，未侵犯肠系膜门静脉和肠系膜上静脉等重要血管。

⑤无远处播散和转移。

（7）手术方式

①肿瘤位于胰头、胰颈部可行胰十二指肠切除术。

②肿瘤位于胰腺体尾部可行胰体尾加脾切除术。

③肿瘤较大，范围包括胰头、颈、体时可行全胰切除术。

④微创根治性胰腺癌根治术在手术安全性、淋巴结清扫数目和R0切除率方面与开腹手术相当，但其"肿瘤学"获益性有待进一步的临床研究证实，推荐在专业的大型胰腺中心由有经验的胰腺外科医师开展。

（8）胰腺切除后残端吻合技术　胰腺切除后残端处理的目的是防止胰漏，胰肠吻合是常用的吻合方式，胰肠吻合有多种吻合方式，应选择恰当的吻合方式，减少胰漏的发生。

（9）围手术期药物管理　开腹大手术患者，无论其营养状况如何，均推荐术前使用免疫营养5~7天，并持续到术后7天或患者经口摄食＞60%需要量时为止。免疫增强型肠内营养应同时包含 ω–3PUFA、精氨酸和核苷酸3类底物。单独添加上述3类营养物中的任1种或2种，其作用需要进一步研究。首选口服肠内营养支持。

中度营养不良计划实施大手术患者或重度营养不良患者建议在术前接受营养治疗1~2周，即使手术延迟也是值得的。预期术后7天以上仍然无法通过正常饮食满足营养需求的患者，以及经口进食不能满足60%需要量1周以上的患者，应给予术后营养治疗

（10）并发症的处理及处理原则

①术后出血：术后出血在术后24小时以内为急性出血，超过24小时为延时出血。主要包括腹腔出血和消化道出血。ISGPS确

立了术后出血的临床分期系统，将术后出血分为 A 期、B 期和 C 期。

a.腹腔出血：主要是由于术中止血不彻底、术中低血压状态下出血点停止的假象或结扎线脱落、电凝痂脱落所致。凝血机制障碍也是出血的原因之一。主要预防的方法是术中严密止血，关腹前仔细检查，重要血管缝扎，术前纠正凝血功能。出现腹腔出血时应十分重视，少量出血可药物治疗、输血等保守治疗，短时间大量失血，导致失血性休克时，应尽快手术止血。

b.消化道出血：应激性溃疡出血，多发生在术后 3 天以上。其防治主要是术前纠正患者营养状况，尽量减轻手术和麻醉的打击，治疗以保守治疗为主，应用止血药物，生长抑素、质子泵抑制剂等药物治疗，留置胃肠减压，经胃管注入 8% 冰正肾盐水（去甲肾上腺素加生理盐水），还可经胃镜止血，血管造影栓塞治疗。如经保守无效者，可手术治疗。

②胰瘘：根据 2016 年版 ISGPS 的标准，明确了胰瘘的诊断标准需满足以下条件：术后第三天或以后引流液的淀粉酶数值达正常上限的 3 倍以上，同时产生了一定的临床影响，需积极临床治疗。原 2005 版的 A 级胰瘘变更为生化瘘，非术后胰瘘，与临床进程无关。B 级胰瘘的诊断需要和临床相关并影响术后进程，包括：持续引流 3 周以上；出现临床相关胰瘘治疗措施的改变；使用经皮或内镜穿刺引流；采取针对出血的血管造影介入治疗；发生除器官衰竭外的感染征象。一旦由于胰瘘感染等原因发生单个或者多个器官功能障碍，胰瘘分级由 B 级调整为 C 级。胰瘘的处理包括适当禁食，有效且充分引流，控制感染，营养支持，抑酸抑酶等。如出现腹腔出血可考虑介入栓塞止血。手术治疗主要适于引流不畅、伴有严重腹腔感染或发生大出血的胰瘘患者。

③胃排空障碍

a.胃瘫目前尚无统一的标准，常用的诊断标准是：经检查证实胃流出道无梗阻；胃液 > 800ml/d，超过 10 天；无明显水电解质及酸碱平衡异常；无导致胃乏力的基础疾病；未使用影响平滑肌收缩药物。

b.诊断主要根据病史、症状、体征、消化道造影、胃镜等检查。

c.胃瘫的治疗主要是充分胃肠减压，加强营养心理治疗或心理暗示治疗；应用胃肠道动力药物；治疗基础疾患和营养代谢的紊乱。传统中医药治疗对促进胃肠道功能恢复，缩短胃瘫恢复时间具有良好效果。

d.其他并发症还有腹腔感染、胆瘘、乳糜瘘以及术后远期并发症等。

（11）肿瘤可能切除者的外科治疗 肿瘤可能切除的患者获得 R0 切除率较低，最佳治疗策略一直存在争议。提倡新辅助治疗先行的治疗模式，即多学科讨论有可能获益患者考虑新辅助治疗（化疗，或者放化疗，或者诱导化疗后同期放化疗等），评估达到肿瘤降期，再行手术治疗。对于新辅助治疗后序贯肿瘤切除的患者，联合静脉切除如能达到 R0 根治，则患者的生存获益与可切除患者相当。联合动脉切除对患者预后的改善存在争论，尚需前瞻性大样本的数据评价。鉴于目前缺乏足够的高级别的循证医学依据，对 BRPC 患者推荐参加临床研究。如患者本人要求，亦可直接进行手术探查。不推荐这部分患者行姑息性 R2 切除，特殊情况如止血挽救生命除外。

（12）局部晚期不可切除胰腺癌的外科治疗 对于此部分患者，积极治疗仍有可能获得较好的治疗效果。对暂未出现十二指肠梗阻但预期生存期 ≥ 3 个月的患者，若有临床指征，可做预防性胃空肠吻合术；肿瘤无法切除但合并胆道梗阻患者，或预期可能出现胆道梗阻的患者，可考虑进行胆总管/肝总管空肠吻合术；十二指肠梗阻患者，如预期生存期≥3个月，可行胃空肠吻合术。术中可采用术中放疗、不可逆电穿孔治疗（纳米刀消融）等方式对肿瘤进行局部治疗，达到增加局部控制率，缓解疼痛的作用。术后需联合化疗、放疗。

3. 内科治疗

胰腺癌化学治疗疗效有限，近年来国内外开展了大量有关胰腺癌内科治疗的临床研究，化学治疗不仅可以患者的改善生存，同时改善疼痛、提高生存质量。

（1）吉西他滨（gemcitabine，GEM）为基础的化疗

①吉西他滨单药治疗：1997年JCO报告GEM治疗晚期胰腺癌，结果临床获益率23.8%，中位生存期（MOS）5~7个月，1年生存率18%，显著优于5-FU，成为晚期胰腺癌的标准化疗方案。

②吉西他滨联合治疗：2013年，一项Ⅲ期临床研究（MPACT）显示，在GEM单药基础上联合白蛋白结合型紫杉醇（Nab-P）可显著延长患者中位总生存期（8.5个月 vs. 6.7个月，$P < 0.01$）。GEM联合Nab-P在一般状况较好的晚期胰腺癌的治疗首选。

③近期吉西他滨与S1联合吉西他滨治疗晚期胰腺癌的研究显示联合治疗显著延长生存期，推荐一线治疗选择。

（2）以5-FU为基础的化疗 1996年以前，氟尿嘧啶类是治疗晚期胰腺癌的一线用药。以氟尿嘧啶类药物为基础的联合化疗方案中，PRODIGE研究比较了FOLFIRINOX（5-FU+亚叶酸钙+伊立替康+奥沙利铂）方案与GEM单药治疗转移性胰腺癌的疗效与安全性，结果显示FOLFIRINOX较GEM显著改善总生存期和无进展生存期，但FOLFIRINOX方案毒性较大，推荐FOLFIRINOX方案用于治疗体能状态好的

局部进展期或晚期胰腺癌患者。2013年，日本和中国台湾地区开展的GEST研究探索了替吉奥在晚期胰腺癌一线治疗疗效，结果证实，单药替吉奥疗效并不劣于单药GEM，且耐受性良好。替吉奥可作为晚期胰腺癌患者的标准治疗药物之一。

（3）分子靶向治疗 厄洛替尼联合GEM与单药GEM的对比研究结果，虽然联合治疗较GEM有统计学显著生存获益，但获益时间非常有限。

（4）化疗策略主要包括 术后辅助化疗，新辅助化疗，局部进展期不可切除或合并远处转移患者的姑息性化疗等。

①可切除胰腺癌：根治术后的胰腺癌患者如无禁忌证，均应行辅助化疗。辅助化疗方案推荐以吉西他滨或氟尿嘧啶类药物为主的单药治疗；体能状态良好的患者，建议联合化疗，常用方案见表10-3-1。术后体能状态恢复较好的患者，辅助化疗起始时间尽可能控制在术后8周内，疗程达到6个疗程及以上。

表10-3-1 胰腺癌术后辅助化疗的常用方案及具体用药剂量

方案	用药方案
GEM	GEM 1000mg/m² ivgtt 第1、8日 每3周重复，给药至6个月
5-FU/LV	亚叶酸钙400mg/m² ivgtt 2小时 第1日 5-FU 400mg/m² iv 第1日 5-FU 2.4g/m² civ 48小时 每2周重复
GEM+卡培他滨	GEM 1000mg/m² ivgtt 第1、8日 卡培他滨1000mg/（m²·d）po 第1~14日 每3周重复，共6个周期
替吉奥（S-1）	替吉奥80~120mg/d po 第1~14日 每3周重复，给药至6个月

推荐针对具有高危因素的可切除胰腺癌患者开展新辅助化疗，如：A.较高水平

的血清 CA19-9；B. 较大的胰腺原发肿瘤；C. 广泛的淋巴结转移；D. 严重消瘦和极度疼痛等。新辅助化疗后行根治手术且术后无复发或转移证据的可切除胰腺癌患者，建议 MDT 评估后继续开展辅助化疗，方案参考前期新辅助化疗的反应或临床研究结论。

②交界可切除胰腺癌：交界可切除胰腺癌患者的治疗策略目前缺乏大型临床研究数据支持，建议开展相关临床研究。体能状态良好的交界可切除胰腺癌患者，建议开展术前新辅助治疗；术后经 MDT 评估后再决定是否追加辅助化疗。辅助化疗方案参考对新辅助化疗的反应或临床研究结论（表 10-3-2）。

③可切除的局部进展期或合并远处转移胰腺癌

a. 一线内科治疗：不可切除的局部进展期或合并远处转移的胰腺癌总体治疗效果不佳，建议开展相关临床研究。推荐不可切除的局部进展期或合并远处转移的胰腺癌患者，依据体能状态选择一线化疗方案开展化疗（见表 10-3-3）。

b. 二线内科治疗：一线化疗后出现进展的胰腺癌可依据已使用过的药物、患者并发症和不良反应等选择非重叠药物作为二线化疗。一线化疗使用过吉西他滨，二线治疗可选择 5FU+ 亚叶酸钙＋脂质体伊立替康（国内未上市）、FOLFIRI、FOLFIRINOX、FOLFOX、CapOX、卡培他滨单药和 Pemborolizumab（仅限于微卫星不稳定患者，国内未上市）。一、二线化疗方案失败后的胰腺癌患者是否继续化疗尚存在争议，无明确化疗方案，建议开展临床研究。

3. 放射治疗

放射治疗是胰腺癌的重要治疗手段，贯穿各个分期。可手术切除局限性胰腺癌，如因内科疾病不耐受手术或拒绝手术的患

表 10-3-2　胰腺癌新辅助化疗常用方案及具体用药剂量

方案	可调整用药方案
FOLFIRINOX	奥沙利铂 68mg/m² ivgtt 第 1 日 伊立替康 135mg/m² ivgtt 第 1 日 亚叶酸钙 400mg/m² ivgtt 第 1 日 之后 5-FU 2400mg/m² civ46 小时 2 周重复
GEM+ 白蛋白结合型紫杉醇	白蛋白结合型紫杉醇 125mg/m² ivgtt 第 1、8 日 GEM 1000mg/m² ivgtt 第 1、8 日 每 3 周重复
GEM+ 替吉奥	GEM 1000mg/m² ivgtt 第 1、8 日 替吉奥 40~60mg/d bid po 第 1~14 日 每 3 周重复
GEM	GEM 1000mg/m² ivgtt 第 1、8 日 每 3 周重复

者，推荐精准根治性放射治疗，是提供这部分患者长期生存的新选择。临界可手术切除，患者可直接接受高剂量放疗或联合化疗，根据治疗后疗效决定是否行手术切除。放化疗是局部晚期胰腺癌的首选治疗手段。对于寡转移（转移灶数目及器官有限）的胰腺癌患者，可通过照射原发灶、转移灶，实施缓解梗阻、压迫或疼痛以及提高肿瘤局部控制为目的的减症放射治疗。胰腺癌的术后放疗的作用尚存争议，对于胰腺癌术后局部残存或切缘不净者，术后同步放化疗可以弥补手术的不足。调强放疗（IMRT、VMAT、TOMO）技术以及基于多线束（X 射线或 γ 射线）聚焦的立体定向放射治疗（SBRT）技术正越来越多地用于胰腺癌的治疗，放疗剂量模式也逐渐向高剂量、少分次（大分割放疗）方向改变，局部控制率、疼痛缓解率以及生存率都获得了改善和提高。

（1）胰腺癌的放疗指征

①可手术切除胰腺癌：对于拒绝接受手术治疗或因医学原因不能耐受手术治疗的可手术切除局限期胰腺癌，推荐接受高

表 10-3-3　不可切除的局部进展或合并远处转移的一线化疗方案

体能较好者		体能较差者	
方案	具体用药	方案	具体用药
GEM+ 白蛋白结合型紫杉醇	白蛋白结合型紫杉醇 125mg/m² ivgtt 第 1、8 日 GEM 1000mg/m² ivgtt 第 1、8 日 每 3 周重复	GEM	GEM 1000mg/m² ivgtt 第 1、8、15 日 每 3 周重复
FOLFIRINOX	奥沙利铂 85mg/m² ivgtt 第 1 日 伊立替康 180mg/m² ivgtt 第 1 日 亚叶酸钙 400mg/m² ivgtt 第 1 日 5-FU 400mg/m² ivgtt 第 1 日之后 5-FU 2400mg/m² civ 46 小时 每 2 周重复	持续灌注 5-FU/LV	亚叶酸钙 400mg/m² ivgtt 第 1 日 5-FU 400mg/m² ivgtt 第 1 日 之后 5-FU 2400mg/m² civ 46 小时 每 2 周重复
GEM	GEM 1000mg/m² ivgtt 第 1、8 日 3 周重复		
GEM+ 替吉奥（S1）	GEM 1000mg/m² ivgtt 第 1、8 日 替吉奥 60~100mg/d bid po 第 1~14 日 每 3 周重复	替吉奥（S1）	替吉奥 80~120mg/d po 第 1~14 日 每 3 周重复
替吉奥（S1）	替吉奥 80~120mg/d po 第 1~14 日 每 3 周重复	卡培他滨	卡培他滨 2000mg/（m²·d）po 第 1~14 日 每 3 周重复
GEM+ 厄洛替尼	GEM 1000mg/m² ivgtt 第 1、8 日 厄洛替尼 150mg/d po 每 3 周重复 1 次		

剂量小分次或 SBRT 放疗。

②临界可切除的胰腺癌：对于临界可切除胰腺癌可直接接受高剂量少分次放疗或 SBRT，放疗后行手术提高 R0 切除率，有利于改善患者生存。

③局部晚期胰腺癌：对于局部晚期胰腺癌，推荐接受高剂量小分次 IMRT 或 SBRT 联合化疗，与常规放疗模式相比，可拥有更好的预后。

④寡转移性胰腺癌：全身系统治疗疗效好，或进展速度相对慢的转移性胰腺癌患者，原发灶和转移灶均接受高剂量放疗，局部控制率可转化成生存时间延长。

⑤复发性胰腺癌：术后或射频治疗等其他局部治疗后复发性胰腺癌，因胃肠改道不利于显影及之前的治疗损伤，行放疗

较初诊患者风险高。

⑥术后辅助放疗：术后辅助放疗尚存争议，目前缺乏高级别的循证医学依据。与单独化疗相比，采用常规放疗模式联合化疗可改善肿瘤局部复发率。

（2）放疗技术　SBRT 和 IMRT 技术包括容积旋转调强放疗（VMAT）技术及螺旋断层调强放疗（TOMO）等，比三维适形放疗（3D-CRT）拥有更好的剂量分布适形性和聚焦性，结合靶中靶或靶区内同步加量（SIB）放疗剂量模式，可在不增加正常组织受照剂量的前提下，提高胰腺肿瘤照射剂量。开展胰腺癌的精准放射治疗，细化到放疗各个环节，提高靶区勾画准确度，减少摆位误差以及呼吸运动等因素干扰至关重要。

（3）放疗靶区 对于未手术切除的病变，推荐照射胰腺原发灶或复发病灶、转移性淋巴结，不包括区域淋巴结引流区。

术后放疗的靶区体积应基于术前 CT 扫描结果或手术置入的银夹来确定，应包括原发肿瘤床和区域高危淋巴结区。

（4）放疗剂量 提高放疗剂量是提高胰腺癌局控率的关键因素之一，采用剂量模式要根据设备技术决定，可选范围 40~70Gy/5~20 次，生物有效剂量（BED）越高局控率越高，前提是要保证避免或降低胃肠放射损伤发生。常规剂量模式总量为 45~54Gy，单次剂量为 1.8~2.0Gy。

（5）同步化疗 同步化疗方案单药首选采用 GEM 或氟尿嘧啶类（5-FU 持续静脉滴注，或卡培他滨，或 S-1），或者给予多药联合 GEM 或氟尿嘧啶类为基础的方案。

（6）术中放疗 术中放疗通常计划性实施或者在剖腹探查术中发现肿瘤无法切除或术中肿瘤切缘较近或切缘阳性时采用。建议术中电子线照射放疗 15~20Gy，术后（1 个月内）补充外照射（EBRT）30Gy/10f 或 40Gy/20f。

4. ERCP 及相关治疗

单纯的诊断性 ERCP 操作已不推荐作为胰胆系统疾病的诊断首选，而更多的是进行治疗性 ERCP 操作过程中进行胰胆管造影诊断。

（1）ERCP 用于胰腺癌术前减黄的治疗 胰腺癌压迫胆管狭窄导致的胆汁淤积理论上会提高手术治疗后的并发症发生率，导致术后高致死率及致残率，术前引流亦可以提高肝脏的合成功能，提高内源性毒素的清除以及改善消化道黏膜功能，从而有助于手术的顺利进行。而有手术指征的胰腺癌患者术前减黄治疗需要谨慎考虑，有随机对照试验的研究结果表明，在手术可接受的黄疸范围内（≤ 250μmol/L），直

接手术的患者术后效果要优于术前应用胆道支架进行前减黄处理的患者。因此应当严格掌控术前引流减黄者的适应证选择，术前减黄适应证如下。

①伴有发热，败血症，有较明显的胆管炎等症状，需要术前改善相关症状者。

②对症状严重，瘙痒及化脓性胆管炎患者。

③各种原因导致手术延误者。

④需要术前放化疗患者。

减黄尽量应用鼻胆引流管减黄，或可取出胆管支架，避免使用不可取出的裸金属支架。

（2）ERCP 在无手术指征胰腺癌治疗中的作用 80% 以上的胰腺癌患者在其初诊时因为局部侵犯进展或是远处转移而不能行根治性手术治疗，因此胰腺癌患者的姑息治疗显得特别重要，其目标是缓解症状、改善生活质量。晚期胰腺癌患者 70%~80% 会出现胆管梗阻症状，晚期胰腺癌姑息治疗主要目的为胆管减压。相对于经皮经肝穿刺胆管置管引流术（PTCD），内镜下胆管引流虽然有插管失败、胰腺炎等风险，但成功置管引流的机会更大，支架定位更准确，较少发生出血、胆漏等危险，总体并发症发生率较 PTD 低。一般而言，推荐 ERCP 为姑息性胆管引流的首选方法，只有当不具备 ERCP 条件、操作失败或内镜治疗效果不佳时才考虑采用 PTCD。基于疗效及成本效益分析，建议对于预期生存＜ 3 个月的患者应用塑料胆管支架植入，而对于预期生存≥ 3 个月应用金属胆管支架植入，在支架植入前必要时可先行鼻胆引流管减压引流。

5. 介入治疗

胰腺癌的介入治疗主要包括：针对胰腺癌及胰腺癌转移瘤的介入治疗及胰腺癌相关并发症的治疗，主要治疗手段包括经动脉灌注化疗、消融治疗、经皮经肝胆管

引流术（PTCD）、胆道支架植入、肠道支架植入、出血栓塞治疗。

（1）介入治疗原则

①必须具备数字减影血管造影机，严格掌握临床适应证及禁忌证，强调规范化和个体化治疗。

②介入治疗主要适用于以下情况。

A. 经影像学检查评估不能手术切除的局部晚期胰腺癌。

B. 因其他原因失去手术机会的胰腺癌。

C. 灌注化疗作为特殊形式的胰腺癌新辅助化疗方式。

D. 术后预防性灌注化疗或辅助化疗。

E. 伴肝脏转移的胰腺癌。

F. 控制疼痛、出血、消化道梗阻及梗阻性黄疸等胰腺癌相关并发症的治疗。

（2）经动脉灌注化疗

①胰腺癌的灌注化疗：将导管分别选择性置于腹腔动脉、肠系膜上动脉行动脉造影，若可见明确肿瘤供血血管，仔细分析造影表现，明确肿瘤的部位、大小、数目以及供血动脉，可选择至肿瘤供血动脉进行灌注化疗；若未见肿瘤供血动脉，则需根据影像学显示的肿瘤部位、侵犯范围及供血情况确定靶血管。原则上胰腺头部及颈部肿瘤经胃十二指肠动脉灌注化疗；胰腺体部及尾部肿瘤多经腹腔动脉、肠系膜上动脉或脾动脉灌注化疗。

②胰腺癌肝转移的灌注栓塞化疗：若患者同时伴有肝脏转移，则需同时行肝动脉灌注化疗和（或）栓塞治疗。

③灌注化疗使用药物：常用药物包括吉西他滨、氟尿嘧啶、阿霉素类（表阿霉素）、铂类药物（顺铂以及新型化疗药物洛铂）等单药或联合应用。药物剂量根据患者体表面积、肝肾功能、血常规等指标具体决定。

（3）消融治疗　操作医师必须经过严格培训和足够的实践积累，治疗前应全面充分地评估患者的全身状况，肿瘤情况（大小、位置、数目等），并注意肿瘤与周围邻近器官的关系，制定合适的穿刺路径及消融范围。强调选择合适的影像引导技术（超声、CT或MRI）及消融手段（如不可逆电穿孔治疗）。

消融范围应力求包括至少5mm的癌旁组织，以彻底杀灭肿瘤。对于部分边界不清晰、形状不规则的肿瘤，在邻近组织及结构条件允许的情况下，建议适当扩大消融范围。

（4）胰腺癌并发症的介入治疗

①黄疸的介入治疗：接近65%~75%胰腺癌的患者都伴有胆道梗阻症状，通过经皮经肝内支架引流（PTBS）及经皮经肝胆管引流术（PTCD）治疗，可有效降低患者胆红素水平，减少黄疸，减少瘙痒等症状的方式，预防其他如胆囊炎等并发症的发生，为手术及化疗提供机会。

②消化道梗阻的介入治疗：5%~10%的胰腺癌患者会伴有胃流出道梗阻及十二指肠梗阻等消化道梗阻症状，通过消化道支架植入术，可减轻早饱、恶心、餐后呕吐、体重减轻等不适，提高患者生活质量。

③出血的介入治疗：对于胰腺肿瘤原发部位出血、胰腺癌转移瘤出血及外科术后出血的患者，若经保守治疗无效，可行栓塞治疗，通过介入血管造影明确出血位置，栓塞出血血管以达到止血的目的。

6. 支持治疗

支持治疗的目的是预防或减轻痛苦，提高生活质量。

（1）控制疼痛　胰腺癌侵袭疼痛是绝大多数胰腺癌患者就诊时的主要症状。胰腺癌所致疼痛主要原因包括胰腺癌对周围神经的直接浸润；胰腺周围神经炎症；胰腺肿物所致包膜张力增加和胰头肿块致胰管内压力增高。疼痛治疗以镇痛药物治疗为基础，常需要联合运用手术、介入、神经阻滞、化疗、放疗、心理等多学科合作和多方式联合，选择最佳的镇痛治疗方法。首先需要明确疼痛的原因，对于消化道梗阻或穿孔等急症引起的非癌性疼痛，常需外科处理。镇痛药物治疗遵循 WHO 三阶梯镇痛药物治疗。轻度疼痛可口服吲哚美辛、对乙酰氨基酚、阿司匹林等非阿片类药物；中度疼痛应用弱吗啡类如可待因等药物，常用氨芬待因、洛芬待因等，每日 3~4 次；重度疼痛应及时应用口服吗啡。对于癌痛，要明确疼痛的程度，根据患者的疼痛程度，按时、足量口服阿片类止痛药。避免仅肌内注射哌替啶等。注意及时处理口服止痛药物的不良反应如恶心呕吐、便秘、头晕头痛等。

（2）改善营养状况　对胰腺癌患者需要进行常规营养筛查及评估，如果有营养风险或营养不良，应该给予积极的营养支持治疗，以预防或迟滞癌症恶病质的发生发展。建议热量 25~30kcal/kg 体重，蛋白质 1.2~2.0g/kg 体重，视患者营养及代谢状况变化调整营养供给量。有并发症者，热量可增加至 30~35kcal/kg 体重，视患者营养及代谢状况变化调整营养供给量。常用的营养支持治疗手段包括：营养教育、肠内营养、肠外营养。推荐遵循营养不良五阶梯原则进行营养治疗。当患者伴有厌食或消化不良时，可以应用甲羟孕酮或甲地孕酮及胰酶片等药物，以改善食欲，促进消化。

（三）辨证治疗

1.辨证施治

（1）湿热毒盛型

治法：清热解毒，利湿和胃。

方药：茵陈蒿汤合黄连解毒汤加减。

组成：茵陈 30g，白花蛇舌草 30g，半枝莲 30g，栀子 12g，大黄 10g，黄芩 10g，黄连 10g，黄柏 10g，金钱草 15g。

加减：毒热炽盛加山豆根、蜀羊泉；疼痛明显加五灵脂、延胡索、三七；癌肿坚硬加莪术、瓦楞子。

（2）肝脾瘀结型

治法：活血化瘀，破瘀散结。

方药：膈下逐瘀汤加减。

组成：桃仁 15g，红花 6g，丹参 30g，丹皮 15g，莪术 15g，三棱 10g，炒灵脂 10g，生蒲黄 10g，延胡索 12g，乌药 10g，当归 10g，鸡内金 10g，白花蛇舌草 20g。

加减：若痞块坚硬巨大加鳖甲、土鳖虫、生牡蛎；正虚明显加黄芪、党参、白术；食欲不振加鸡内金、焦三仙。

（3）脾虚湿阻型

治法：益气健脾，化湿和中。

方药：香砂六君子汤加减。

组成：党参 15g，炒白术 15g，云苓 15g，半夏 12g，陈皮 12g，木香 9g，砂仁 9g，薏苡仁 30g，炙甘草 6g。

加减：畏寒肢冷加炮附子、肉桂；疼痛明显加川楝子、醋延胡索。

（4）阴虚内热型

治法：滋补肝肾，养阴清热。

方药：一贯煎加减。

组成：沙参 15g，麦冬 15g，天花粉 12g，枸杞子 15g，生地 20g，地骨皮 15g，白花蛇舌草 30g，炙甘草 10g。

加减：肿块疼痛，按之坚硬加鳖甲、龟甲、牡蛎、瓦楞子；盗汗明显者加青蒿、知母、丹皮。

2.外治疗法

（1）针刺治疗

取穴肝俞、胆俞、中脘、梁门、内关、足三里、下巨虚。每次选 4~6 穴，腹痛发作时均施以泻法，留针 15~60 分钟，可以 1 日针刺数次，不灸，不计疗程。发热者，加合谷、曲池。

（2）耳针

大肠、小肠、胰、胆、屏间、下脚端、

耳神门、胰腺点。每日1~3次，每次留针1小时。

（3）贴敷疗法

黛竭消瘤散：雄黄、明矾、青黛、皮硝、乳香、没药各60g，冰片10g，血竭10g，共研细粉和匀，分成60g或30g一包。每次1包，用米醋和猪胆汁各半调成糊状，外敷患处，干后再蘸猪胆汁，保持药面湿润，每日一次，每次敷8小时。

3. 成药及单验方

（1）成药

①清胰利胆冲剂：每次1袋，每日3次，冲服。功能为活血化瘀，清胰利胆，通腑泄浊，行气止痛。适于本病瘀血内结者。

②青黛牛黄散：每次2~3g，每日3次，饭后服。

③片仔癀：每次0.6g，每日2~3次，口服。功能清热解毒，消肿止痛。适于本病热毒蕴结者。

（2）单验方

①鲜佛甲草120g，鲜荠菜180g。水煎服，1日2次，3周为1疗程。

②鸡内金30g，青黛15g，人工牛黄15g，紫金锭10g，野菊花60g，决明子30g，三七30g。共研细末。每次2g，每日3次。

③牡蛎、夏枯草各20g，浙贝母12g，玄参、青皮各15g，党参、炒白芥子、首乌各30g，白术、当归、赤芍、龙胆草、半夏各10g，木通、白芷、乌药各6g。每日1剂，水煎分2次口服。适用于正虚邪结者。

（四）名医治疗特色

徐景藩认为胰腺癌术后的治疗，应以"通"为法，提出"五通法"。①通络止痛：对于术后反复出现胸胁及左上腹疼痛者，可用新绛缓通其络，在此基础上酌加路路通，以加强搜逐伏水、治流注疼痛肿毒之效。术后患者络瘀，故可配伍五灵脂

以加强活血止痛、化瘀止血、消积解毒之功。②通管退黄：对于术后黄疸患者，临床善用二金汤（鸡内金、海金沙、厚朴、大腹皮、猪苓、白通草）及四金汤（金钱草、海金沙、鸡内金、郁金）进行治疗。③通腑散结：若术后患者疼痛经久时发，痛甚如针刺，痛位于下胸、背、胁等部位，可据证加九香虫，另可用蜣螂虫、土鳖虫。平素可嘱咐患者薏苡仁与冬瓜子煮水代茶饮服，芒硝（打碎）50g磨粉，布包外敷于肝胆胁肋处，每日1次，可持续1~2周。④通阳解郁：徐老指出术后患者右胁之间，常有不舒，胀及背部，此为肝胆气血皆郁，新血入络，旧瘀不清，清阳结阻。可选用温脾暖胃、散寒止痛之高良姜、益智仁，与白术、山药同用，另配玉米须、茵陈、马鞭草、黑丑等既可退黄疸，又可缓解患者腹部胀满不适。方中加入合欢、百合，并嘱咐患者常烹食萱草。⑤通积养正：徐老认为胰腺癌患者行伽马刀治疗或ERCP术后，中焦气滞血瘀，络脉受阻，加术后气血亏损，故以益气养血、健脾扶正为法，善用六君子汤。徐老对于此类患者，另仿东垣辈于肠胃病每取丸剂缓攻，在辨证服用汤药的同时，还常使用清热止痛解毒之六神丸（牛黄、麝香、蟾酥、雄黄、冰片、珍珠），每次5~10粒，每日1~2次。

五、预后转归

胰腺癌如不进行手术治疗，一般均于出现症状后6~9个月死亡，5年生存率不足2%。由于胰腺癌转移较早，故临床就诊者3/4为Ⅲ、Ⅳ期癌，手术切除率仅为15%，比较好的可达20%，术后5年生存率10%左右。随着诊断技术的提高，一些小胰癌（＜3cm）和早期胰腺癌能够早期得到诊断，其手术切除率高达80%~90%，早期癌的术后5年生存率也达15.9%。

六、预防调护

（一）预防

保持心情舒畅、避免情志内伤；戒除烟酒；积极治疗慢性胰腺炎、胆石症、肝硬化、糖尿病等。予低脂肪、低动物蛋白饮食。

（二）调护

1. 休息

注意休息，适当活动或卧床休息，避免过劳。

2. 饮食

宜进易消化、高能量、清淡饮食，多吃新鲜蔬菜、水果，少食肥甘厚味及辛辣刺激之品。

3. 食疗

（1）猪、牛、羊等胰脏，每日1具常服。

（2）柿饼2个，每日1次，常服。

（3）山楂制剂，如鲜山楂、山楂膏、山楂罐头等常服。

（4）藤梨根煮鸡蛋　藤梨根50g，鸡蛋2枚，将梨根浓煎取汁放火上煎沸，打入鸡蛋，煮成溏心蛋，当点心吃并喝汤。

七、专方选要

四君子汤：人参（党参）9g，茯苓9g，甘草9g，白术9g，每日一剂。本方为健脾类方剂之基础，加陈皮为异功散，功擅理气健脾；加陈皮、半夏为六君子汤，功专燥湿健脾；加当归、白芍、陈皮、半夏为归芍六君子汤，另有养血补血之力。

控涎丹：甘遂0.5g，大戟0.5g，白芥子0.5g，研磨成散，1.5g/次，每日2次，早晚服用。适用于痰湿困脾型胰腺癌患者。

六味地黄丸加减：肝肾之变，实为阴阳失衡，可仿六味地黄丸中补法之义，肝肾同治，平衡阴阳，佐以健脾以助滋补肝肾。常用药物包括熟地黄、吴茱萸、当归、山药、怀牛膝、女贞子等。温补肾阳常以桂附地黄丸加减。

五磨饮子：乌药、枳实、木香、沉香、陈皮、槟榔各6g，研为细散状，每次服6g，每日2次。气血之患，重在调和，治当理气活血，恢复气血的正常运行，气血调和，正气来复，疾病则易于康复。

八、治疗共识

（一）病因病机

中医文献论述较少，普遍认为本病为情志失调、饮食不节、感染湿热毒邪或虫积所致。正气亏虚是其发病的内在因素。本病的发生主要关系到肝、脾两脏，气滞、血瘀、毒邪蕴积是本病主要的病理变化。

总结而言，胰腺癌的病因分为内因、外因两方面：七情失调、肝气郁结、气机不畅、肝胆郁热，以及寒温失调、饮食不节、脾胃受损为内因。外感六淫之邪侵袭机体为外因，以湿热为甚。胰腺癌的核心病机有三种观点。

①实邪致病：刘鲁明认为核心病机以湿热毒邪，主张清热利湿之法；周仲瑛认为本病核心病机为湿热瘀毒，以抗癌解毒为大法；郁仁存认为本病核心病机为肝郁。

②脏腑虚损：孙桂芝、刘光宪、邱佳信、吴良村、晋献春、何裕民、吴承玉、尤建良8位医家认为胰腺癌的核心病机为中焦脾胃虚损，治当以调理中焦、健脾和胃为法；刘嘉湘、晞星、沈敏鹤、霍介格4位医家认为胰腺癌的核心病机是肝脾功能失调，治当疏肝健脾以复其常。

③核心病机动态变化：周维顺、徐经世认为胰腺癌的病机动态演变，主张分时期辨证论治。目前，多数医家认为胰腺癌的核心病机在于脏腑虚损，或注重脾胃虚

损，或注重肝脾失调、脏腑虚损、功能失常是胰腺癌发病的始动环节，外邪内侵或邪从内生，日久为变，本虚而标实。如明代李中梓《医宗必读·积聚》所言："积之成也，正气不足，而后邪气踞之。"

（二）辨证思路

刘晓丹根据胰腺癌患者末次住院时的症状及体征进行聚类分析，共分为4类，分别如下。①气滞湿阻型：脘腹胀痛，周身浮肿，口干不欲饮，小便少，舌红，苔白，脉滑。②脾虚气滞型：脘腹胀痛，全身乏力，气短懒言，纳差，恶心呕吐，大便时干时稀，舌淡，苔白，脉沉细。③湿热蕴结型：腹痛，身目黄染，口干口苦，小便黄，舌红，苔黄腻，脉滑数。④脾肾阳虚型：乏力，怕冷，意识不清，下肢浮肿，消瘦，纳差，寐差，小便量少，大便质稀，舌淡胖，舌苔白滑，脉沉细无力。

吴承玉教授认为，胰腺癌病位在膜腺，归属五脏系统的脾系统，与肝系统、肾系统密切相关。在胰腺癌的发病机制中，脾虚为发病之本，痰瘀贯穿胰腺癌的整个发病过程。常见证型包括肝胆湿热证、肝脾不调证、痰瘀互结证、肝肾阴虚证、脾虚水停证。治疗上扶正攻邪、消积化瘀为大法，结合理气、清热、利水等治法，用药重视顾护脾胃，调和阴阳，中西互参，病证结合，多靶点地综合调整患者脏腑功能。在胰腺癌的辨治过程当中，强调分清体质类型，调整体质偏颇，提倡将辨病、辨证、辨体三者有机结合的新型诊疗模式。

（三）治法探讨

1.活血化瘀

本病的主要病理因素为气滞血瘀，脉络不利，故活血化瘀乃基本大法。据现代研究，活血化瘀的治疗作用在于改善结缔组织代谢，使病变的胶原纤维变细、疏松化，对增生性病变有不同程度的软化和吸收作用。能增强网状内皮系统的吞噬功能，促进病变组织的吸收、消散；并直接作用于肿瘤细胞。动物实验初步证实具有抗肿瘤作用的活血化瘀药有赤芍、川芎、红花、郁金、延胡索、当归、丹参、水蛭、虻虫、䗪虫、三棱、莪术、水红花子等，其中尤以对莪术、丹参的研究较多。

2.清热解毒

邪毒凝聚是导致本病的一个重要原因，故清热解毒是治疗本病的一个重要治则。近十年来，经过实验筛选及临床应用证实有一定抗肿瘤作用的药物，其中相当部分属于清热解毒、消肿散结的药物。如半枝莲、半边莲、白花蛇舌草、七叶一枝花、青黛、蒲公英、夏枯草、垂盆草、龙葵、菝葜、藤梨根、虎杖、苦参等，都是可以酌情选用治疗腹部肿瘤的清热解毒药。

3.扶正培本

因正气亏虚是本病发生的内在因素，故扶正培本是治疗本病的另一重要原则。扶正培本能调节机体的免疫功能，包括影响非特异性免疫（升高外周白细胞，增强网状内皮系统的吞噬功能），影响特异性免疫等。还具有改善物质代谢，增强内分泌，改善骨髓功能，增强机体抗害能力，抗肿瘤，促进机体康复等作用。

（四）分型证治

李佩文教授认为胰腺在解剖位置上附属于脾，故在临床辨证论治中主张从脾论治胰腺癌，李教授认为脾虚是所有胰腺癌患者的特性，胰腺癌患者虽然有气滞、血瘀、阴虚、阳虚等表现，但都是在脾虚的基础上演变而来的，胰腺癌的发病多因饮食过于精细，饮食不节，饮食伤脾，脾胃虚弱所致，脾胃虚弱导致脾失健运，湿浊内生，湿从热化，日久湿热内蕴，认为湿热在胰腺癌的发病中也起重要作用。故李教授认为脾虚湿热内蕴是贯穿胰腺癌发病始终的核心病机，因此提出"健脾益气、清热化湿"为主要治则，临证常用健脾益气、清热化湿之品，方选参苓白术散化裁：党参、土茯苓、白术、砂仁、薏苡仁、陈皮、厚朴等，在临床实践中取得了良好的效果。

郁仁存教授将胰腺癌分为肝气郁滞等：肝气郁滞型多见于胰腺癌早期，临床多以柴胡疏肝散、小柴胡汤加减；肝胆湿热型多见于胰腺癌中、晚期，以经验方"胰头癌方"（柴胡、茵陈、鬼箭羽、生大黄、姜黄等组成）加减；肝郁血瘀型多见于胰腺癌中、晚期，以经验方"胰体癌方"（由柴胡、金钱草、郁金、桃仁、红花等组成）加减；中虚湿阻型多见于胰腺癌晚期，方以参苓白术散加减。

周维顺将胰腺癌分为4型：湿热阻遏型，治以健脾利湿、化浊解毒，方用茵陈五苓散加减；气滞血瘀型，治以行气化瘀、软坚散结，方用膈下逐瘀汤加减；肝郁蕴热型，治以疏肝解郁、清热解毒，方用柴胡疏肝散加减；气阴亏虚型，治以益气养阴、扶正抗癌，方用八珍汤合生脉散加减。

（五）中药研究

1. 单药研究

单味中药研究具有抗胰腺癌活性的包括大黄、薏苡仁、蟾酥、鸦胆子、苦参、木犀草、熊果、黄芪、雷公藤等。

①大黄：大黄素提取自中药大黄，功用泻下攻积、清热泻火、凉血解毒、逐瘀通经，实验证明，大黄素通过降低线粒体膜电位调控胰腺癌细胞的增殖及凋亡，并且离体实验表明其与吉西他滨联合使用可以有效抑制蛋白激酶B与核转录因子的激活，吉西他滨耐药的情况下，大黄素通过线粒体凋亡途径可逆转该效应，从而增强吉西他滨的治疗效果。

②薏苡仁：薏苡仁油提取物如康莱特注射液，可通过 PI3K/Akt/mTOR 信号通道抑制癌细胞生长、繁殖和扩散。有人以异种移植裸鼠进行实验，结果显示，进行康莱特治疗 21 天后，KLT6.25ml/kg 组瘤重减低（0.45 ± 0.21）g，KLT12.5mg/kg 组瘤重减低（0.58 ± 0.16）g，细胞凋亡率同对照组相比增加。

③蟾酥：中药蟾酥提取物功用为解毒、止痛、开窍醒神。可诱导细胞凋亡并引起 G_2/M 细胞周期停滞，具体表现在蟾毒灵可显著降低热激蛋白 27 的表达及相关分子 p-Akt；激活 Caspase 家族中 pro-Caspase-3 与 pro-Caspase-9，调节 Bcl-2/Bax 的表达来促进细胞凋亡，实验证明，与吉西他滨联合应用能增强其抑癌效果。

④苦参：苦参功用清热燥湿、杀虫、利尿。研究发现，苦参碱可以促进细胞凋亡。实验进一步证实，苦参碱下调血管相关因子，从而发挥对胰腺癌的抗血管生成作用，增强化疗效果。

2. 复方研究

（1）清胰化积方　清胰化积方为胰腺癌的代表性处方。基础方由 7 味中药组成，分别为蛇六谷、绞股蓝、白花蛇舌草、半枝莲、灵芝、蔻仁、薏苡仁，表现出明显的抗肿瘤作用。其实验证明，该方对肿瘤相关成纤维细胞有抑制作用，中药组中肿瘤相关成纤维细胞促转移及侵袭能力明显下降，同时清胰化积方能抑制肿瘤相关成纤维细胞的繁殖及 CxCL1、2、8 的产生。临床试验发现，清胰化积方联合吉西他滨组的抑瘤率高于单纯化疗组，且临床观察报道，该方联合动脉灌注化疗或者放疗对于无法手术的晚期或转移性胰腺癌，中位生存期由 4.2 个月增加为 5.1 个月。

（2）大黄䗪虫丸　徐军以大黄䗪虫丸联合 GEM+OXA 化疗方案与单纯化疗组进行临床观察，结果显示，加入中药组其消化和血液毒性明显小于单纯化疗组，且腹痛、舌质紫暗等临床症状改善程度强于单纯化疗组，体质量有所增加。

（六）外治疗法

30%~40% 的胰腺癌患者以疼痛为首诊原因，几乎所有的胰腺癌患者在病程中都会体验到不同程度的癌痛，控制疼痛不仅能改善患者的症状，而且能有效提高患者生活质量、延长生存期，目前已成为患者的第一需要和构成胰腺癌姑息治疗不可缺少的重要组成部分。中医外治疗法因具有止痛迅速、使用安全、毒副作用小、无成瘾性及戒断性等优点而逐渐得到重视，在胰腺癌疼痛治疗中发挥着极为重要的作用。可给予针灸干预，选择神门、足三里、胰胆、阿是穴，单侧取穴，3 天后换对侧足三里、三焦俞、胰俞、阳陵穴，双侧取穴，给予患者针灸，1 次 / 天，行针 20 分钟，5 次 / 周。或取莪术、乳香、生黄芪、白花蛇舌草、铁树叶、玄明粉等适量，研磨后，加蜜、醋调敷于中上腹相应的疼痛部位 4~6 小时，每日 1 次。

（七）评价及展望

对于胰腺癌的西医治疗研究进展，袁世珍教授指出手术学的进步使 whipple 手术死亡率由 20% 下降到 5%，部分报道患者术后 5 年生存率已接近 20%。但只有极少数早期患者能进行根治性手术。放疗对 40% 不能手术切除，且肿瘤相对局限的患者可能有效。术前放疗能增加根治性手术的机会，术后放疗患者的中位生存期比单纯手术治疗者长，术中放疗减少对周围正常组织损伤，减轻 50%~93% 患者的疼痛症状。目前治疗胰腺癌进展缓慢，疗效不满意，

化疗或加靶向治疗能给部分晚期胰腺癌带来生存获益。目前一线化疗仍以含吉西他滨的方案为主，S-1 单药被证明不劣于吉西他滨单药，但仍需更多研究证实。除了最新公布的吉西他滨联合白蛋白结合型紫杉醇优于单药吉西他滨外，其他多数联合化疗方案未能证实在总生存率上优于吉西他滨单药。分子靶向治疗是当前研究热点，但截至目前，仅有厄洛替尼证实能给晚期胰腺癌一线治疗带来生存获益，而获益程度较小，因此亟须寻找新的靶点和有效药物以期提高胰腺癌治疗水平。较有希望的药物是紫杉醇类和 Ara-c 的类似物 gemcitabine，后者还能减少镇痛药的用量，改善机体营养状态。其他抗雌激素和生长抑素类治疗胰腺癌有一定疗效，无明显不良反应，但缺乏大规模的随机性研究。单克隆抗体可携带放射性核素、抗癌药物及免疫毒素，增加对肿瘤细胞杀伤强度。细胞因子及其活化杀伤细胞能调节患者的免疫状态，增强机体的防御能力。运用反义寡核苷酸技术治疗胰腺癌的实验研究已获得初步成功，基因疗法将可能为胰腺癌治疗增添新途径。

主要参考文献

[1] 吴超勇，张培彤，刘槟，等. 近 10 年现代医家治疗胰腺癌临床经验总结 [J]. 辽宁中医杂志，2019，03：656-659.

[2] 刘晓丹，高宏，唐广义. 胰腺癌中医辨证分型与预后相关性探索 [J]. 山西中医，2018，10：44-46.

[3] 王彤. 胰腺癌辨证规律研究 [D]. 南京中医药大学，2016.

[4] 张稚淳，贾梦冉，田劲丹，等. 李佩文教授治疗胰腺癌经验探讨 [J]. 天津中医药，2019，12：1160-1162.

[5] 袁莉，刘传波，周琴，等. 胰腺癌疼痛的中医外治治疗策略 [J]. 北京中医药大学学

报（中医临床版），2013，06：52-54.

［6］虞志宝，赵宇栋，徐丹华. 国医大师徐景藩论治胰腺癌术后经验浅析［J］. 中华中医药杂志，2021，36（07）：4012-4014.

［7］刘小英. 基于"痰湿致癌"理论研究古方控涎丹治疗痰湿困脾证胰腺癌患者的临床疗效［D］. 山东中医药大学，2022.

［8］夏宁俊，王国方，田永立. 胰腺癌常用中医治法探讨［J］. 中医学，2018，33（01）：30-33.

第十一章 腹膜、网膜及肠系膜疾病

第一节 腹膜炎

细菌性腹膜炎

细菌性腹膜炎是一种常见的急腹症，本病是由细菌感染引起的腹膜炎症性病变。其常见病因有腹腔内器官穿孔、损伤破裂或手术污染等，因其起病较急，也称急性细菌性腹膜炎、继发性急性细菌性腹膜炎。

细菌性腹膜炎的主要临床症状为腹痛，通常临床可见腹痛、腹部触痛、腹肌紧张等，严重者可见高热、败血症等全身症状。中医学虽无腹膜炎的病名，依据其主要临床表现，一般认为其属"腹痛"病范畴。

一、病因病机

（一）西医研究

1. 病因

腹腔脏器破裂穿孔是本病最常见的病因，占所有病因中的60%~70%。首先，破裂或穿孔的原因一般为脏器疾病或外伤，较常见的如阑尾炎化脓穿孔、消化性溃疡穿孔，胃肠道炎症或肿瘤的穿孔、胆囊穿孔等，肝脓肿破裂或肝癌结节破裂、胰腺假性囊肿破裂、女性盆腔生殖器官破裂等为其少见原因。脏器破裂或穿孔后其内容物如食糜、胃酸、胆汁酸、胰液等化学物质流入腹腔，可形成化学性腹膜炎。得以进入腹膜腔的细菌，在适宜的条件下迅速繁殖，继而导致细菌性腹膜炎。子宫或输卵管的穿孔亦可引起腹膜炎，但其病变范围多局限于下腹部。其次，腹部脏器的炎症或部分血管性疾患如胰腺炎、胆管炎、肠梗阻、肠系膜动脉栓塞等亦可导致急性腹膜炎的发生。此外，医源性因素也可诱发细菌性腹膜炎，如腹部穿刺后渗漏、电子内窥镜所致的损伤、手术后吻合口瘘、异物残留、手术污染、人工流产导致子宫甚至肠管损伤等，以上因素均有可能致使脏器破裂穿孔，细菌得以进入腹腔，诱发腹膜炎。细菌性腹膜炎的致病菌多种多样。其中最为常见的是大肠埃希菌，其次为粪链球菌、屎肠球菌、克雷伯杆菌属、变形杆菌属等，厌氧菌如脆弱类杆菌等和铜绿假单胞菌一般多为混合感染。尤其需要注意的是，金黄色葡萄球菌是医源性污染引起腹膜炎的主要病原菌，但目前已较少见；肺炎链球菌性腹膜炎、链球菌性腹膜炎多为继发或并发其他疾病的感染，临床也较少见。

2. 发病机制

腹膜受到细菌或消化液（胃液、肠液、胰液、胆汁酸等）刺激后充血、水肿，会产生大量渗出液。这些渗液中含有大量吞噬细胞，以及纤维蛋白，这有助于将穿孔部位与周围器官、腹膜等粘连，防止感染扩散。随后大量中性粒细胞的死亡、组织坏死，细菌和纤维蛋白凝固，渗液由清变浊，多呈脓性渗液。脓性渗液的特点与感染细菌的种类有关。由于本病最常见的致病菌为大肠埃希菌，故脓液多呈黄绿色，而与其他致病菌混合感染时渗液会变得黏稠，或有粪臭味。细菌及其内毒素可引起自主神经功能紊乱和局部循环障碍，诱发肠麻痹、脓毒血症和感染性休克等，甚至死亡。腹膜炎症减轻后腹腔内渗液会逐渐吸收。当纤维素性渗出物较多时吸收不完全，逐渐机化而形成纤维性粘连，这也是肠粘连发生的主要原因之一。如果炎症局限而未能被完全吸收，会形成腹腔脓肿，如膈下脓肿、肠系膜间脓肿、盆腔脓肿等。

（二）中医学认识

中医学认为，腹膜炎的发生，乃外感时邪、饮食不节、情志失调及素体阳虚等因素所致，以脏腑气机不利、经脉气血阻滞、脏腑经络失养为基本病机，以不通则痛为本。其病位在腹，根据腹痛部位有脐腹、胁腹、小腹、少腹之分，病变脏腑有肝、胆、脾、肾、膀胱、大小肠、胞宫等。临床以饮食停滞、湿热壅滞、气滞血瘀等里实证居多。

1. 外感六淫

外感六淫，内传于里，侵入腹中，可引起腹痛。伤于风寒暑热，经脉受阻，不通则痛。如《素问·举痛论》曰："寒气客于肠胃，厥逆上出，故痛而呕也。寒气客于小肠，小肠不得成聚，故后泄腹痛矣。若伤于暑热，或寒邪不解，郁而化热，或湿热壅滞，以致传导失司，腑气不通而发生腹痛。热气留于小肠，肠中痛，瘅热焦渴，则坚干不得出，故痛而闭不通矣。"

2. 饮食内伤

恣食肥甘、厚腻辛辣，酿生湿热，蕴蓄肠胃；或误食馊腐，饮食不洁；或过食生冷，寒湿内停；或暴饮暴食，饮食停滞等，均可损伤脾胃，腑气通降不利而发生腹痛。如《素问·痹论》曰："饮食自倍，脾胃乃伤。"

3. 七情失调

情志失调，抑郁恼怒，肝失条达，气机不畅，气滞而痛；或忧思伤脾或肝郁克脾，肝脾不和，气机不利，腑气通降不顺而致腹痛；或气滞日久，血行不畅，气滞血瘀，或跌扑损伤，络脉瘀阻，或腹部手术，血络受损，均可形成腹中瘀血，而致腹痛。如《证治汇补·腹痛》谓："暴触怒气，则两胁先痛而后入腹。"

4. 禀赋不足

素体脾阳不振，或过服寒凉，损伤脾阳，或寒湿内停，脾阳渐衰，气血不足，脏腑失煦，而致腹痛；久病及肾，肾阳不足，肾失温煦，脏腑虚寒，腹痛日久，迁延不愈。正如《诸病源候论·久腹痛》所说："久腹痛者，脏腑虚而有寒，客于腹内，连滞不歇，发作有时。发则肠鸣而腹绞痛，谓之寒中。"

总之，腹膜炎的病因不外寒、热、虚、实、气、血等几个方面，且常相互联系，或相兼而为病。如寒邪客久，郁久化热，郁热内结；或气滞日久，血行不畅，瘀血内阻；或阳气素虚，脏腑失煦；诸病因可致经脉不通，不通则痛或脏腑失煦，不荣则痛，发为腹痛。

二、临床诊断

（一）辨病诊断

1. 症状

本病最突出的症状是腹痛，多突然发病，偶尔也有较缓慢发病者，腹痛常先发生于炎症部位，继而波及全腹。其疼痛多为持续性腹痛，性质多为烧灼样疼痛，活动后可加重。当疼痛范围缩小或程度减轻时多提示炎症局限，反之则表示炎症扩散。其伴随症状有恶心呕吐、食欲不振、口渴、发热等，后期多有尿少及便秘。

导致腹膜炎的病因不同，其临床表现也各有特点。如消化性溃疡穿孔导致的腹膜炎多表现为突然发作的剑突下或右上腹剧痛，然后腹痛向右侧腹部乃至全腹部蔓延。亦可引起牵涉性疼痛，如胃穿孔可引起右肩痛。急性阑尾炎化脓穿孔形成的腹膜炎表现为腹痛自右下向全腹扩展。肠梗阻引起的腹膜炎多表现为阵发的绞痛，其后则出现持续性疼痛，伴有阵发性加重。

急性腹膜炎可引起反射性的恶心、呕吐。随着病情的进展，腹腔渗出液及细菌入血则出现全身中毒症状，如体温、脉搏、呼吸及血压等生命体征的变化。如果患者出现脉搏细弱而数、体温不升等，则说明预后极差；如果发生心动过速或脉搏减弱，多为循环容量过少或神经原性所致。急性腹膜炎患者呼吸多为浅快呼吸，发热时尤甚。由于深呼吸会导致疼痛加剧，故腹式呼吸常减弱或消失。病变早期一般患者血压尚可维持，如病情进展则血压逐渐下降。腹膜炎急性发病时可无发热，随着病情的进展常引起发热。急性腹膜炎后期可使肠蠕动减少甚至消失，诱发肠麻痹。严重的可发生感染性休克甚至死亡。

2. 体征

（1）腹部压痛、反跳痛、叩击痛 腹膜受到炎症刺激时按压腹壁可引起明显的疼痛或疼痛加剧。通常来说，压痛最明显的位置，就是病灶所在处。当突然去除腹壁的按压使腹痛更加剧烈时，称为反跳痛。叩击时出现疼痛称叩击痛。

（2）腹肌紧张 随着病情紧张，腹膜炎患者的腹肌由早期的肌抵抗会逐渐发展为肌紧张。腹膜受刺激越强烈，肌肉痉挛也越重。当发生急性消化道穿孔时腹壁肌肉可发生强烈痉挛，腹壁坚硬如板，故称"板状腹"。但特殊人群如老年患者、体弱者、经产妇及小儿等则腹肌紧张程度较差，可不明显，易被忽略。

（3）腹胀与肠鸣音的改变 腹膜炎患者早期腹胀不明显，随着病情进展腹胀显著加重。由于肠麻痹及肠内积气，腹部叩诊多呈鼓音。在空腔器官穿孔时可有气腹征，肺肝界叩诊不清或完全消失。腹膜炎病变早期时尚可听到肠鸣音，随着炎症扩散后肠鸣音则常减弱甚至消失。

（4）直肠或阴道指诊时有触痛或出现盆腔压痛性肿物说明盆腔腹膜已受累。

3. 实验室检查

（1）血常规 当患者发生急性腹膜炎时，白细胞多升高并有核左移现象。病变早期白细胞计数较少有超过 $20 \times 10^9/L$ 以上者，但当后期感染严重时，白细胞会显著增高，甚至可出现类白血病血常规。病情险恶或体弱患者白细胞计数也可不升高，仅见中性粒细胞比例升高，甚至中毒颗粒出现。红细胞计数、血红蛋白及红细胞压积下降则提示腹腔内出血可能。

（2）血生化 急性腹膜炎患者血生化学检查变异较大。通常可反映血液浓缩及是否合并有代谢性酸中毒。患者血电解质一般早期变化不大，后期则随肠胃失液情况而变化亦可表现为血尿素氮增高、血淀粉酶、尿淀粉酶增高等。

（3）腹腔积液常规、生化等 在必要的时候亦进行腹腔穿刺通过吸出腹腔渗液，观察其性状有时可利判断急性腹膜炎的原因。当腹腔渗出液中含有胆汁样液则考虑存在胆囊穿孔或十二指肠溃疡穿孔；若腹腔渗出液为粪样则多考虑为下段小肠或盲肠穿孔所致；若腹腔渗液为肠内容物则表示可能有肠管破裂；若在闭合性腹部外伤后行腹腔穿刺吸出不凝血则说明有腹内实质脏器如肝、脾的损伤。骨盆骨折患者在进行腹腔穿刺时也会穿刺吸出不凝血，但不一定存在腹内脏器损伤，这是由于下腹及盆腔腹膜外出血穿过腹膜而致。

4. 影像学检查

推荐针对不同的病因进行不同的影像学检查：如 X 线腹部透视或站立位腹部 DR 有助于观察有无胃肠穿孔引起的膈下积气、有无肠管扩张及液平面等；多普勒检查有助于判断有无肝脓肿、有无肿大的胆囊及腹腔积液等。CT 检查则对腹腔内实质性脏器的病变诊断帮助较大，对评估腹腔渗液量亦有一定的帮助。

（二）临床诊断标准

急性腹膜炎是一种常见的外科急腹症，根据发病的机制可分为原发性和继发性两类；按病因可分为细菌性和非细菌性两类；按累及的范围可分为弥漫性和局限性两类。临床上针对具体患者，结合发病机制、病因和病变范围做出相应的分类和诊断。

1. 临床分型

①继发性急性细菌性腹膜炎；②原发性腹膜炎；③第三型腹膜炎；④腹膜透析相关性腹膜炎。

2. 各临床分型的诊断依据

（1）继发性急性细菌性腹膜炎　急性腹膜炎常继发于腹腔内脏器的病变，细菌的种类多为肠道菌群属，通常是混合性的多菌种感染，需氧菌和厌氧菌的混合感染特别常见。胃肠道内菌群分布情况与腹膜炎的细菌学之间有密切关系。

全身症状：表现为严重的全身性感染反应、毒血症、菌血症；若感染持续存在可导致多系统器官衰竭，最常遇到的是急性肺功能衰竭、肾衰竭，这也是急性腹膜炎的主要死亡原因。

腹部症状：除了腹腔脏器原发疾病的临床症状外，常伴有弥漫性的腹部压痛及反跳痛，疼痛最剧烈的部位常与原发病变的位置有关；腹壁肌肉强直；肠鸣音减弱消失；肠麻痹、腹胀；肠腔内积气、积液；腹式呼吸运动抑制或消失；直肠指诊空虚、触痛；腹腔穿刺液或腹腔灌洗液检查（1000ml灌洗液）可见白细胞计数超过 0.5×10^9/L。

实验室检查：白细胞计数和中性多核白细胞增高，血细胞比容、尿常规、粪便常规、血培养、肝功能、胰腺功能、心肌酶、血尿素氮等应作为急性腹膜炎患者的常规实验室检查项目。

急性腹膜炎主要通过临床症状、体征及实验室检查来确定诊断。影像学检查亦为诊断本病的常用手段。影像学检查可进一步提高腹腔内脓肿的早期诊断并协助处理，可常用于确定弥漫性腹膜炎的腹内原发病灶。也可早期诊断腹腔内脓肿，引导经皮肤腹腔内穿刺及引流。常用的影像学诊断方法包括：X 射线、多普勒超声、CT、磁共振成像、放射性核素 γ 照像等。

在做出临床诊断时，应首先明确腹膜刺激征，确定其是否为化脓性腹膜炎，原发性或是继发性。若属继发性，则进一步明确继发于哪个器官、何种病变以及病程发展的阶段，对患者的全身状况特别是主要脏器功能受损的状况等做出判断，为后续的治疗提供依据。若已有手术剖腹探查的适应证，则应尽快作好手术准备进行剖腹探查。如系局限性腹膜炎不需手术者，可在观察治疗过程中进一步做出诊断及处理。

（2）原发性腹膜炎　原发性腹膜炎指腹腔内并无原发病灶，病原菌经由血行、淋巴途径或女性生殖系而进入腹腔引起的腹膜炎，临床较少见。

根据患者发热、腹膜刺激症状和体征，以及白细胞计数升高可做出腹膜炎的诊断，但要确定其为原发性则比较困难，需要排除继发于腹腔原发病灶的可能。儿童有上呼吸道感染，或患者有严重的肝、肾疾病，可作为诊断的参考。女性患者应做妇科检查以排除生殖系统感染源。在幼儿特别要注意和急性阑尾炎鉴别。

腹腔穿刺对于诊断有较大意义。腹腔渗出液应作涂片革兰染色法寻找细菌，如为阴性杆菌，则应多考虑继发性的可能。

（3）第三型腹膜炎　第三型腹膜炎指

继发性腹膜炎经积极治疗后感染不能控制，或缓解后再次发作，最终发展成难以处理、感染灶不明确的持续性、弥漫性腹膜炎。此类腹膜炎多见于危重、免疫功能低下、老年及严重营养不良的患者，一般治疗难以扭转病情发展，最终患者多死于序贯性的多脏器功能衰竭。

第三型腹膜炎除腹膜炎的共同症状及体征外，全身表现如低灌注、高代谢状态、感染性休克、多脏器功能衰竭等会更明显。积极治疗72小时无明显好转且有脓毒血症表现。多数患者可出现发热，但白细胞计数通常不高，手术探查时，可未见局限性病灶，但出现弥漫性血清样稀薄渗液。

（4）腹膜透析相关型腹膜炎　腹膜透析相关性腹膜炎是指在腹膜透析治疗过程中，由于污染、肠源性感染、导管感染及医源性操作等原因，使致病菌侵入腹腔，导致腹腔内急性感染性炎症。本病是终末期肾病患者在进行持续性非卧床腹膜透析治疗中常见且严重的并发症之一，也是导致腹膜透析终止而永久转换为血液透析的主要原因，严重者可致患者死亡。

全身症状：临床常表现为腹膜透出液浑浊、腹痛、伴或不伴发热、腹部压痛及反跳痛，老年患者腹部症状及体征可不明显。严重腹膜炎患者可表现出脓毒血症或感染性休克的症状。

实验室检查：腹腔透出液白细胞计数及分类、病原学培养、血培养、便培养、腹部平片，其他如腹部超声、CT、胃肠镜检查等。

诊断依据：至少符合以下3项中的2项或以上即可诊断：①符合腹膜炎的临床特征，如腹痛和/或透析液浑浊；②透析流出液白细胞计数＞100/μL或＞0.1×10^9/L（存腹时间至少2小时），多形核细胞＞50%；③透析流出液细菌培养阳性。

（三）辨证诊断

细菌性腹膜炎临床一般归属"腹痛"范畴。临床辨证，应注意辨其部位、急缓、性质，以区分其寒热虚实，在气在血，在腑在脏。

1. 辨部位

大腹部疼痛，多为脾、胃、大肠、小肠受病；脐腹部疼痛，多为虫积所致；小腹疼痛则多考虑为膀胱病变；胁腹、少腹疼痛，多为厥阴肝经病变所致。

2. 辨急缓

腹痛突然生，痛势较剧，且多有伴随症状者，多因外感时邪、饮食不节、蛔虫内扰等所致，属急性腹痛；腹痛发病缓慢，病程迁延，腹痛绵绵，病势不甚者，则多由内伤情志、脏腑虚弱、气血不足等所致，属慢性腹痛。

3. 辨性质

腹部疼痛暴作，腹痛拘急，痛无间断，坚满急痛，遇冷加剧，得温痛减者，为寒痛；腹痛急迫，灼热而痛，时轻时重，腹胀便秘，遇热加重，得凉则舒者，为热痛；腹痛胀满，时轻时重，痛无定处，攻撑作痛，得嗳气、矢气则胀痛减轻者，为气滞痛；腹部刺痛，痛无休止，痛处固定不移，痛而拒按，入夜尤甚者，为血瘀痛；脘腹胀满，痛甚欲便，便后痛减，嗳气频作，嗳后稍舒者，为伤食痛；痛势急剧，痛时拒按，痛而有形，痛势不减，得食益甚者，为实痛；痛势绵绵，喜揉喜按，时缓时急，痛而无形，饥而痛增者，为虚痛。

望诊：表情痛苦，面色不华或正常，神疲乏力，全身皮肤颜色正常或萎黄，舌红或青紫，苔白腻或黄腻。

闻诊：口气秽臭，或可闻及呻吟，嗳气、呃逆等。

问诊：除腹痛外，可有恶心、呕吐、

食欲不振、口渴、发热等症。

切诊：腹部多有胀满、压痛，腹部或可触及癥瘕痞块，肌肤发热；脉弦滑数或细涩。

4. 辨证分型

（1）寒邪内阻证 腹痛急起，剧烈拘急，得温痛减，遇寒尤甚，恶寒身蜷，手足不温，口淡不渴，小便清长，大便自可，苔白腻，脉沉紧。

辨证要点：腹痛拘急，遇寒痛甚、得温痛缓。

（2）湿热壅滞证 腹部胀痛，痞块拒按，胸闷不舒，烦渴引饮，身热，自汗，小便短赤，大便秘结，或溏滞不爽，苔黄燥或黄腻，脉滑数。

辨证要点：腹痛拒按、便秘或溏滞不爽。

（3）中虚脏寒证 腹痛绵绵，时作时止，喜热恶冷，痛时喜按，饥饿劳累后加重，得食休息后减轻，神疲乏力，气短懒言，形寒肢冷，胃纳不佳，面色无华，小便清长，大便溏薄，舌质淡，苔薄白，脉沉细。

辨证要点：腹痛喜按、便溏、怯寒、得食痛减。

（4）饮食停滞证 脘腹胀满，疼痛拒按，嗳腐吞酸，厌食，痛而欲泻，泻后痛减，粪便奇臭，或大便秘结，舌苔厚腻，脉滑。

辨证要点：腹痛拒按、恶食嗳腐吞酸。

（5）气机郁滞证 脘腹疼痛，胀满不舒，攻窜两胁，痛引少腹，时聚时散，得嗳气、矢气则舒，苔薄白，脉弦。

辨证要点：腹痛腹胀攻窜两胁，得嗳气、矢气则舒，遇忧思恼怒则剧。

（6）瘀血阻滞证 脘腹疼痛，病势较剧，痛如针刺，痛处固定不移，入夜加重，经久不愈，甚则尿血有块，舌质紫暗，脉细涩。

辨证要点：腹痛如针刺。

三、鉴别诊断

（一）西医学鉴别诊断

1. 与原发性腹膜炎相鉴别

腹腔内无原发病灶者称原发性腹膜炎，其致病菌多为溶血性链球菌和肺炎球菌，其感染病灶在身体其他部位，如呼吸道感染、软组织脓肿、败血症等，细菌经血液循环达腹腔；此外，细菌亦也可经淋巴系统、女性生殖器官等感染腹腔而引起腹膜炎。某些特殊情况，如各种原因引起的腹水患者，肾病、猩红热或营养不良等机体抵抗力低下时，肠腔内细菌会通过肠壁进入腹腔引起腹膜炎。

2. 其他

（1）下叶肺炎 特别是老年下叶肺炎患者常合并腹胀及肠麻痹，类似于缓慢发展的腹膜炎，临床可行胸腹部 X 线透视或 CT 等检查来鉴别。

（2）膈面胸膜炎 该病可引起上腹疼痛，其临床表现类似急性胆囊炎或消化性溃疡穿孔。

（3）尿毒症 肾衰竭患者通常有腹胀及肠麻痹。

（4）铅绞痛 该类患者虽腹痛剧烈，但一般无腹肌紧张，患者有铅接触史，牙龈有铅线，如末梢血液见点彩细胞，将有助于诊断。

（5）卟啉病 该病患者腹痛剧烈，尿卟啉呈阳性。

（6）胆道蛔虫病 该类患者腹痛剧烈，但体征几乎阴性。

（7）国外有蜘蛛毒汁中毒者，也表现为剧烈腹痛。

（8）全身性疾病 有一些腹膜炎是全身性疾病的一种临床表现，通常不需要手术治疗，但必须注意鉴别。腹膜脉管炎多为自身免疫性疾病（系统性红斑狼疮、结节性多动脉炎等）所致，因浆膜下动脉炎引起，肾上腺皮质激素治疗有效，不需要进行手术治疗；过敏性紫癜也可出现急性腹膜炎的症状和体征，诊断为腹型紫癜，这是由于浆液血性渗出物渗入肠壁和腹膜及浆膜下动脉出血所致；国外还有家族性阵发性多浆膜炎，大多伴有腹膜炎，并有发热，症状与急性腹膜炎极相似，但发病6~12小时后症状及体征减退，24~48小时后自愈，患者有反复发作的病史。

此外，尚有一些其他疾病如急性胃肠炎、泌尿系结石、某些盆腔疾病等临床表现均类似于早期腹膜炎。复合损伤如脊椎损伤、腹膜后出血、骨盆骨折等常见，无腹内器官损伤却表现明显腹痛症状，甚至可见腹肌紧张、腹部压痛、肠鸣音减弱或消失等腹膜炎体征。一些腹膜后病变也可导致腹痛。如急性脊柱损伤时因神经根刺激引起腹痛及腹肌紧张，急性肾盂积水时可导致剧烈腹痛及腹肌紧张类似腹膜炎，检查时可发现肌紧张往往仅限于病变侧，对侧完全柔软无压痛。临床应当审慎鉴别，以免失治误治。

（二）中医学鉴别诊断

1. 胃痛

胃处腹中，与肠相连，腹痛常伴有胃痛的症状，胃痛亦时有腹痛的表现，常需鉴别。胃痛部位在心下胃脘之处，常伴有恶心、嗳气等胃病见症，腹痛部位在胃脘以下，多伴有便秘、泄泻等肠病症状，当两症同时出现时，须辨明主症与兼症。

2. 与其他内科疾病中的腹痛症状鉴别

许多内科疾病常兼见腹痛的表现，但均以其本病特征为主，此时的腹痛只是该病的症状。如痢疾之腹痛，伴有里急后重，下痢赤白脓血；霍乱之腹痛，伴有吐泻交作；积聚之腹痛，以腹中包块为特征；

鼓胀之腹痛，以腹部外形胀大如鼓为特点等。而腹痛病证，当以腹部疼痛为主要表现。

3. 与外科腹痛、妇科腹痛相鉴别

内科腹痛常先发热后腹痛，疼痛不剧，压痛不明显，腹部柔软，痛无定处；外科腹痛先腹痛后发热，疼痛剧烈，痛有定处，压痛明显，伴有反跳痛和肌紧张当出现外科腹痛征象前，应及时确诊。另外，女性患者应与妇科腹痛相鉴别，妇科腹痛多在小腹，与经、带、胎、产有关，如痛经、流产、异位妊娠、输卵管破裂等，应及时进行妇科检查，以明确诊断。

四、临床治疗

（一）西医治疗原则

1. 内科治疗

包括积极纠正低血容量及组织器官低灌流状态；纠正酸中毒；持续胃肠减压；器官功能支持，如对呼吸功能支持、肾功能保护，预防应激性溃疡出血；使用广谱抗生素，针对需氧菌和厌氧菌的感染；代谢支持；腹腔感染的引流。

2. 手术治疗

急性细菌性腹膜炎多属于继发性，处理原发病灶和腹腔内感染为手术治疗的主要目的。大多数患者经手术处理后可以好转，也有一部分患者病情复杂、感染严重、原发灶不能彻底清除，如腹腔内感染复发，或全身抵抗力低下，处理上较为棘手，死亡率较高。

3. 中西医结合治疗

当原发性腹膜炎诊断已明确时应首先采用中西医结合非手术疗法。中药以清热解毒为主，并结合患者具体情况辨证论治，同时加用抗生素，可根据经验选对球菌感染有效的或广谱抗生素，其他措施和继发性腹膜炎相同。

（二）中医治疗原则

1. 活用通法，通则不痛

腹痛病为外感时邪、饮食不节、情志失调及素体阳虚等导致的气机郁滞、脉络痹阻及经脉失养所致。正如《临证指南医案·腹痛》所指出："腹处乎中，痛因非一，须知其无形及有形之为患，而主治之机宜，已足得其要矣。所谓无形为患者，如寒凝火郁、气阻营虚及夏秋暑湿痧秽之类是也。所谓有形为患者，如蓄血、食滞、癥瘕、蛔蛲、内疝，及平素偏好成积之类是也。"无论何种原因，均可致腹部气血运行失畅，不通则痛。故治疗腹痛，多以"通"字立法。所谓"通"并非指攻下通利而言。如《医学真传》说："夫通则不痛，理也。但通之之法，各有不同，调气以和血，调血以和气，通也；下逆者使之上行，中结者使之旁达，亦通也；虚者助之使通，寒者温之使通，无非通之之法也。若必以下泄为通，则妄矣。"可知治疗腹痛，固以"通则不痛"为原则，而其中真义，临证时又必须灵活掌握。对于"不荣则痛"者，根据叶天士久病入络之说，采取辛润活血通络之法，对缠绵不愈之腹痛，尤为常用。

2. 辨证施治

腹痛以寒、热、虚、实作为辨证纲领，但在临床时往往互为因果，互相转化，互相兼夹。如寒痛缠绵发作，可以郁而化热；热痛日久不愈，可以转化为寒，成为寒热交错之证；实痛治不及时，或治疗不当，日久饮食少进，化源不足，则实证可转化为虚证；又如素体脾虚不运，神疲，纳少，偶因饮食不节，食滞中阻，而见脘腹胀痛，嗳腐，成为虚实夹杂之证。气滞可导致血瘀，血瘀又可影响气机流通。因此，在辨证施治时，必须抓住主要矛盾，突出主要问题，首先要分辨寒热的轻重，虚实的多少，气血的浅深，然后处方用药，则可以

收到预期效果。

3. 急则治其标，注重泄热通腑，活血化瘀

细菌性腹膜炎急性期以腹胀、腹痛、恶心、呕吐、发热、便秘等为主要症状。中医认为，无论是脾胃虚弱、饮食不节、情志失调或外感时邪，皆能导致湿热互结，阻于中焦、脾失升清、胃失和降、肠失腐熟、经络不畅，诱发腹痛之疾。依据中医缓则治其本，急则治其标的原则，在急性期以泄热通腑、活血化瘀为法，常可取得佳效。

4. 判定是否需要手术，以免贻误病情

急性细菌性腹膜炎多为其他急腹症所引起，中西医结合治疗急腹症，目前已积累了一定的经验。多数腹膜炎患者可以用中西医结合的非手术疗法治疗；而对一部分需要手术治疗的患者，也可以作为术前准备。非手术治疗的适应证为：①发病时间短，病情较轻者；②局限性腹膜炎；③弥漫性腹膜炎已超过2~3日，有局限倾向且病情有好转者；④子宫、输卵管、卵巢炎引起的腹膜炎；⑤患者全身情况差，暂时不能耐受手术；⑥原发性腹膜炎；⑦急性胰腺炎引起的腹膜炎；⑧单纯性消化性溃疡的穿孔。

5. 中西合璧，益气扶正

在急性细菌性腹膜炎发病期间，由于胃肠道麻痹使营养物质的摄入受到影响，大多数患者可依靠其营养储备维持。然而，在一些重症或病程迁延较久者，营养不良常成为亟待解决的问题，特别是当腹膜炎合并某些并发症时，例如较为广泛的腹内感染及脓肿形成等病例，常处于高代谢状态。故对于急性细菌性腹膜炎，应早期给予营养支持，配合中药益气养阴、补血益精之品，供给周围组织充足的能源底物。

目前，经中心静脉补充的全胃肠道外营养成为解决急性腹膜炎患者营养不足的

最佳途径。在高代谢状态下补充非蛋白质能源时，脂肪类一般占 30%~40%，其余则由葡萄糖提供。而用于急性腹膜炎的全胃肠道营养配方应提高氨基酸的比例及用量，氨基酸量可高达 2g/kg 体重，因为增加氨基酸量可以提高肝脏的蛋白质合成，甚至可达到氮平衡状态。严重急性腹膜炎时，血浆中氨基酸谱常不平衡，支链氨基酸水平降低，而芳香族氨基酸水平升高，特别是当合并有肝脏功能损伤时，适当的调整输入氨基酸的构成比，输入富含支链氨基酸的氨基酸溶液可以起到纠正血浆氨基酸谱不平衡和促进蛋白质合成的有利作用。

（三）辨病治疗

1. 手术治疗

手术的适应证：当患者身体自然防御功能不能控制继续发生的感染时就应考虑手术治疗。在继发性急性腹膜炎时优先考虑手术治疗的情况有：①空腔脏器穿孔或破裂难以自然愈合者；②实质或空腔器官损伤合并有大出血者；③考虑病灶发生坏疽者；④弥漫性腹膜炎无局限趋势者；⑤炎症局限后又继续扩大者。

2. 控制感染

控制感染是治疗急性腹膜炎最根本的措施。经验性抗生素治疗应在正确留取微生物标本后尽早开始。经验性抗生素治疗应具有中心特异性，且须完全覆盖革兰阳性菌和阴性菌。万古霉素可能是经验性覆盖革兰阳性菌的首选。一般可使用万古霉素或第一代头孢菌素覆盖革兰阳性菌，使用三代头孢菌素或氨基糖苷类药物覆盖革兰阴性菌。氨基糖苷类抗生素（如庆大霉素或奈替米星）、头孢他啶、头孢吡肟或碳青霉烯类都是证实有效的。头孢吡肟本身针对革兰阳性菌具有合理的活性。对于头孢菌素过敏的患者，可选择氨曲南进行治疗。如果有药敏试验结果支持，氟喹诺酮

类抗生素也可以应用。研究表明，腹腔内应用奈替米星、头孢他啶经验性覆盖革兰阴性菌治疗本病效果良好。一般来说，短期应用氨基糖苷类抗生素治疗安全、有效，但应注意反复或长期应用氨基糖苷类抗生素治疗（超过 3 周）可能导致前庭毒性或耳毒性的发生，临床应当避免。通常认为腹腔内给药使得腹腔内药物浓度高，还可避免静脉穿刺，故急性腹膜炎患者应用抗生素的首选给药途径为腹腔应用，当患者发生全身败血症的征象时也可静脉给药。

3. 禁食、胃肠减压

腹膜炎较重或已有肠麻痹者，可根据情况禁食及胃肠减压，使胃排空、防止呕吐并能减少麻痹肠管中气体的潴留，避免因腹胀引起的不适和呼吸困难。

4. 纠正水与电解质失衡

补液主要选择晶状体液，以平衡液或乳酸钠林格氏液为首选。如果存在有贫血及血容量不足时，且排除心肌缺血、严重低氧血症或急性出血等情况下，可给予全血及红细胞悬液等静脉输注。若患者原有心肺疾病不适宜大量补液时可选用部分胶体液复苏。

5. 纠正感染性休克

如腹膜炎未及时控制，可迅速进展为感染性休克，对其治疗除及时补充血容量纠正休克及手术治疗消除病灶外，应注意以下用药问题。

（1）血管活性药物的应用　当充分的液体复苏治疗之后，患者血压仍不能维持时，需应用血管活性药物，其中以去甲肾上腺素和多巴胺最为常用，临床首选去甲肾上腺素，常用剂量 0.1~2.0μg/（kg·min）；当患者心律失常发生风险较低且心输出量较低时，可考虑应用多巴胺，但不推荐使用低剂量多巴胺用于保护肾脏。为了尽快将 MAP 提升至目标值或减少去甲肾上腺

素的使用量，可在去甲肾上腺素基础上加用血管升压素（最大剂量 0.03U/min）。如经过充分的液体复苏以及使用血管活性药物后，仍持续低灌注，可使用多巴酚丁胺，起始剂量 2~3μg/(kg·min)。

（2）强心药物　中老年患者合并感染性休克时，大量补液易引起充血性心力衰竭。心源性休克期间应使用正性肌力药或血管升压素使 MAP ≥ 65mmHg，目前临床多趋向应用血管扩张剂和非洋地黄正性肌力药物。强烈推荐使用去甲肾上腺素恢复灌注压。

（3）类固醇的应用　对成人感染性休克患者，如充分的液体复苏和血管活性药物能恢复血流动力学稳定，病情好转者不建议使糖皮质激素。如未达目标，可在排除存在持续免疫抑制的情况下应用静脉应用糖皮质激素，一般选择氢化可的松，剂量为 200mg/d。

（4）镇痛　在诊断不明确观察治疗期间禁用强效止痛剂如吗啡、哌替啶等，以免掩盖病情，延误治疗。必要时可采用针灸等方法缓解，待诊断明确后可给予哌替啶、吗啡等强有力的镇痛剂，以缓解患者痛苦，利于后续治疗。

（四）辨证治疗

1. 辨证施治

（1）寒邪内阻证

治法：温里散寒，理气止痛。

方药：良附丸合正气天香散。

组成：高良姜 6~10g，干姜 6~15g，紫苏 15g，乌药 15g，香附 15~20g，陈皮 10~15g。

加减：若腹中雷鸣切痛，胸胁逆满，呕吐，为寒气上逆者，用附子粳米汤温中降逆；若腹中冷痛，身体疼痛，内外皆寒者，用乌头桂枝汤温里散寒；若少腹拘急冷痛，寒滞肝脉者，用暖肝煎暖肝散寒；

若腹痛拘急，大便不通，寒实积聚者，用大黄附子汤以泄寒积。另外还可辨证选用附子理中丸、乌梅丸等。

（2）湿热壅滞证

治法：通腑泄热，缓急止痛。

方药：大承气汤。

组成：大黄 10~30g（后下），芒硝 10~15g（冲服），川厚朴 15g，枳实 15~30g。

加减：若燥结不甚，湿热较重，大便不爽者，可去芒硝，加栀子、黄芩、黄柏；若少阳阳明合病，两胁胀痛，大便秘结者，可用大柴胡汤；若小腹右侧疼痛，为肠痈者，可用大黄牡丹皮汤。另外还可辨证选用厚朴三物汤、枳实导滞丸等。

（3）中虚脏寒

治法：温中补虚，缓急止痛。

方药：小建中汤。

组成：桂枝 6~9g，生姜 6~9g，大枣 3枚，芍药 20~30g，甘草 6g。

加减：若腹中大寒痛，呕吐肢冷，可用大建中汤温中散寒；若腹痛下痢，脉微肢冷，脾肾阳虚者，可用附子理中汤；若大肠虚寒、积冷便秘者，可用温脾汤；若中气大虚，少气懒言，可用补中益气汤。还可辨证选用当归四逆汤、黄芪建中汤等。

（4）饮食积滞

治法：消食导滞，理气止痛。

方药：枳实导滞丸。

组成：大黄 6~12g，枳实 15~30g，神曲 15g，黄芩、黄连各 9g，泽泻 15g，白术 15g，云茯苓 15g。

加减：尚可加木香、莱菔子、槟榔以助消食理气之力；若食滞较轻、脘腹满闷者，可用保和丸消食化滞。

（5）气机郁滞

治法：疏肝解郁，理气止痛。

方药：柴胡疏肝散。

组成：柴胡 9~12g，枳壳 12g，香附 15g，陈皮 12g，芍药 20~30g，甘草 6g，川

芎 10~15g。

加减：若气滞较重、胸胁胀痛者，加川楝子、郁金；若痛引少腹睾丸者，加橘核、荔枝核、川楝子；若腹痛肠鸣，气滞腹泻者，可用痛泻要方；若少腹绞痛、阴囊寒疝者，可用天台乌药散。

（6）瘀血阻滞

治法：活血化瘀，通络止痛。

方药：少腹逐瘀汤。

组成：当归 15g，川芎 15g，赤芍 15g，蒲黄 9~12g，五灵脂 9~12g，没药 12g，延胡索 12g，小茴香 4g，肉桂 2g，干姜 4~6g。

加减：若腹部手术后作痛，可加泽兰、红花；若跌扑损伤作痛，可加丹参、王不留行，或吞服三七粉、云南白药；若下焦蓄血、大便色黑，可用桃核承气汤；若胁下积块，疼痛拒按，可用膈下逐瘀汤。

2. 外治疗法

（1）针刺法　取穴足三里、天枢、气海、梁门、内关及中脘等。腹胀可加大肠俞、胃俞；呕吐加上脘、合谷。急性期加用强刺激，即泻法；缓解期用中等刺激，即平补平泻法；后期则用轻刺激，即补法。一般急性期最好留针，时间可酌情掌握。腹部深刺则不宜留针。必要时于留针后再用脉冲电流刺激，效果更好。

（2）穴位注射法　按上述原则取穴后，可用阿托品、普鲁卡因、新斯的明，10%~50% 葡萄糖液等作穴位注射。一般剂量每个穴位 0.5~2ml，50% 葡萄糖液每穴 3ml，10%~25% 葡萄糖液每穴 10ml。在穴位部位作快速刺入，透过皮下后慢慢进针，有针感后推药，注意速度要慢，药物推完后迅速拔针，每日可注射 1~3 次。

（3）耳针法　取大肠、小肠、胃、神门、交感等穴。刺法：中等刺激，每次取 2~3 穴，留针 10~20 分钟，每日或隔日一次，10 次为一疗程。

（4）三棱针刺络放血　取穴：足三里、厉兑、下脘、天枢。方法：用三棱针点刺放血，每日 1 次，5 次为一疗程。

（5）隔盐灸　将炒制食盐末铺匀于神阙穴，厚约 0.3cm，直径 2~3cm，上置艾炷一壮，点燃。待烧至刚有温热感时用汤匙压灭其火，每日 1 次，10 次为 1 疗程。

（6）贴敷法

①生姜 50g，捣烂（冬季应入锅炒热），装布袋内，摊放病灶部位，上置热水袋热熨 1~2 小时，每天 2~3 次。

②艾叶适量用醋炒热，敷神阙及阿是穴，外用暖水袋频熨。

③如意金黄散（天花粉 5000g，黄柏、大黄、姜黄、白芷各 2500g，厚朴、陈皮、甘草、苍术、天南星各 1000g）。适用于阑尾周围脓肿合并腹膜炎。

④桂萸膏：以肉桂、吴茱萸各等份，共研细末，过 20 目筛。将适量凡士林加热，逐渐加入药末调匀成膏即可，取药膏适量涂于纱布中央（2cm×2cm 大小），稍烘加热后敷贴于脐部。术毕即应使用，24 小时后换药一次。可温中行气，通络止痛。治疗阑尾术后胃肠功能紊乱或肠麻痹。

（7）中药灌肠法　急性腹膜炎患者由于气机阻滞不通，遂致气滞血瘀、胃失和降、腑气不通，多出现腹胀、便秘、恶心、纳呆等症状，治当以疏通气机为主。常选用通腑行气、活血导滞之品，如大承气汤加减，配伍枳实、木香、厚朴、槟榔、砂仁、莱菔子、当归、番泻叶等药物，加水浓煎成 100~150ml，每日一剂，保留灌肠，疗效显著。

3. 成药及单验方

（1）成药

①附子理中丸：每次 1 丸，每日 2 次，口服，主治脾胃虚寒之脘腹冷痛。

②枳实导滞丸：每次 1 丸，每日 2 次，口服，主治湿热食积之腹痛。

③丁蔻理中丸：每次 1 丸，每日 2 次，

口服，主治脾胃虚寒之腹痛。

④九制大黄丸：每次 1 丸，每日 2 次，主治胃肠积滞之所引起的腹胀疼痛、大便秘结等症。

⑤健脾理肠片（黄芪、当归、党参、干姜、升麻）：每次 4~6 片，每日 3 次，口服，主治脾虚腹痛、腹泻等。

⑥十香暖脐膏：用生姜擦净患处，加温化开贴脐腹或痛处，用于脾肾虚寒引起的脘腹冷痛等症。

（2）单验方

①生姜 12g，艾叶 9g，大枣 6 枚，红、白糖各 15g，水煎服，可用于虚寒性腹痛。

②山楂 9g，炒焦成炭，研细末，加红糖，开水冲服，用于伤食腹痛泄泻。

③莪术 6g，广木香 30g，研为细末，每服 1.5~3g，用于腹痛有瘀血者。

④桃仁、生大黄各 15g，桂枝 10g，芒硝 30g（分冲），青皮、枳壳各 6g，生甘草 3g，水煎，日一剂，用于少腹痛（术后肠粘连）。

⑤公英 30g，一见喜 30g，红藤 15g，黄芩 9g，赤芍 9g，桃仁 9g，红花 9g，黄连 4.5g，广木香 4.5g，乳香、没药各 4g。水煎，日 1 剂。用于湿热血损、气血瘀滞所致腹痛。

⑥升麻 30g（醋 12g 煮干焙枯），槐子 15g，炙黄芪 12g，白术 12g，柴胡 12g，当归 12g，腹皮 30g，广木香 6g，炙甘草 9g，用于气虚下陷之腹痛。

（五）名医治疗特色

1. 魏长春

魏长春本着"通则不痛，痛则不通"的原理，凡急症腹痛，宜通药不宜守药；何任认为，引起脘腹痛的病因为多种，但气血郁滞则一。气血郁滞，责之于肝，肝郁气滞则腹痛，故治疗时应抓住这一关键病机。方用"脘腹蠲痛汤"，即延胡索 9g，白芍 12g，川楝子 9g，生甘草 9g，海螵蛸 9g，制香附 9g，蒲公英 20g，沉香曲 9g，乌药 6g。水煎服。

2. 张梦侬

张梦侬对于停饮腹痛，以逐水涤饮为法，方用控涎丹（成药），取得满意疗效。张氏用四逆散为基础方治疗腹部病证，寒痛以本方去枳实加官桂，或合四七汤；气痛以本方合天台乌药散；瘀血以本方合手拈散；食积痛以本方合保和汤。

（六）新疗法选粹

近年来对晚期弥漫性腹膜炎的研究及治疗均有了一定的进展，但本病仍属急危重症，死亡率较高。

1. 腹膜腔开放引流术

腹膜腔开放引流术可用于情况复杂的腹腔内脓肿和胰腺脓肿的切开引流，尤其适用于严重感染的弥漫性腹膜炎。具体方法是将腹膜腔作为一整个"脓肿"切开、填塞，不缝合皮肤和腹腔筋膜，使腹腔敞开，便于观察和处理继发的腹腔脓肿。但这种治疗方法需要掌握严格的适应证，一般用于弥漫性腹膜炎需再次手术探查者，或用于急性坏死性腹膜炎时治疗胰腺脓肿，因胰腺周围及腹膜后坏死组织常难于一次性彻底清除。该疗法需同时辅助支持治疗，纠正低血容量及休克、支持衰竭脏器功能、给予充分的完全胃肠外营养支持。

2. 腹腔镜手术

随着腹腔镜技术的发展，腹腔镜手术已成为诊断和治疗急性腹膜炎的常规疗法之一，在外科领域被广泛应用。腹腔镜是一种带有微型摄像头的器械，腹腔镜手术就是利用腹腔镜及其相关器械进行的手术，一般多采用 2~4 孔操作法。腹腔镜手术具有效果直观、创伤小、恢复快、痛苦小、并发症少、治愈率高等优势，尤其对可疑性腹膜炎具有诊断上的优势，可应用于多个病种的治疗。但应严格掌握腹腔镜手术的适应证与禁忌证，使之得到更合理应用。

3.腹腔灌洗引流术

腹腔灌洗引流术可用于治疗继发性弥漫性腹膜炎患者，灌洗液一般选用等渗液，如温生理盐水等。腹腔灌洗引流前应先清理病灶，尽量彻底清除腹腔内坏死组织、消化道内容物、脓血性液体等，于腹壁左、右两侧分别留置灌洗管及引流管，将灌洗液分次灌洗腹腔，直到引流液清亮为止。通过腹腔灌洗，可以降低腹腔压力、减少细菌易位，进而减轻炎症反应导致的细胞因子、炎症介质等过度释放引起的脏器功能损害，降低全身性炎症反应和腹腔脓肿形成发生的概率。随着腹腔镜技术的发展，腹腔镜下腹腔灌洗引流术可显著减低手术创伤，减少并发症。

4.计划性再手术

计划性再手术指在第一次剖腹后，只进行"暂关腹"，且腹腔内不放置引流，一般间隔24~48小时，最长间隔不超过72小时再次进行手术，直至腹腔内感染得到控制，腹腔内病变得到妥善处理，渗出液不再为脓性，腹膜腔清洁，吻合口愈合时，才将创缘对拢缝合，完全关闭腹部切口。但该疗法对手术者及术后监护、护理要求较高，须谨慎使用。

五、预后转归

腹膜炎形成后，由于患者的抵抗力不同、感染的严重程度不同，其疗效也不尽一致，轻者可局限化而成为局限性腹膜炎，重者或扩散发展成为弥漫性腹膜炎。前者趋于自愈，或形成局限性脓肿；后者如不予适当治疗，则病情逐渐恶化，产生大量脓液，肠壁充血水肿，蠕动减少甚至停止，可形成麻痹性肠梗阻。同时大量细菌、毒素被腹膜吸收或入血，更可引起毒血症、败血症，甚至发生感染性休克。同时极度

膨胀的肠管除了压迫腹腔内的脏器外，还可将膈肌向上推移，影响心肺功能，血液循环和气体交换都受到阻碍，从而导致休克或使已有的感染性休克更为加重。

急性细菌性腹膜炎病死率现已较前明显下降。符合手术适应证的患者尽早行手术治疗可取得较好效果，12小时内行手术治疗解除病因者多疗效显著。12~48小时内进行手术疗效相对差；48小时后手术者多预后不良，但肿瘤浸润引起脏器破裂所致者，预后不佳。

同时，研究表明急性腹膜炎的死亡率随着器官衰竭的出现和衰竭器官的数量增加而上升。急性腹膜炎初期发生休克与随后出现器官衰竭间有密切关系，由肠坏死和腹腔内粪便污染所致急性腹膜炎者，多器官衰竭发生率最高。当出现呼吸功能衰竭时，死亡率可升至40%~50%；当合并急性肾衰竭时，则死亡率基本为100%。因此，有效的预防器官衰竭增加急性腹膜炎患者的治愈率。

六、预防调护

（一）预防

细菌性腹膜炎常继发于腹部器官的穿孔或炎症，故对于原发病的积极治疗有很大意义。如急性阑尾炎、急性胆囊炎、肠伤寒，胃、十二指肠溃疡等疾病如能早发现、早处理，可避免细菌性腹膜炎的发生，显著降低腹膜炎的发病率及病死率。如需要进行手术，则需认真做好术前准备，术中操作细致，尽量减少腹腔污染或吻合口瘘等情况，也可降低腹膜炎的发病率。

（二）调护

1.休息

由先天回肠憩室或肠伤寒穿孔、阑尾炎、胆囊炎坏疽穿孔、消化道创伤破裂等

所致的继发性细菌性腹膜炎，原则上应及早施行手术，目的为修补穿孔，清除病灶，吸出脓液，及时引流。术前准备应做好，同时注意做好患者及家属的解释工作，消除顾虑，调畅情志，注意休息，以利疾病康复。

2.饮食

术前禁食，以减少胃肠道内容物量及消化液的分泌，减少肠内容物流入腹腔，利于控制感染。及时进行胃肠减压以防腹胀，有利于手术进行和术后恢复。待肠蠕动恢复后则尽早管饲清热解毒、行滞理气的中药，促进胃肠功能恢复，亦有利于全身情况的恢复。

3.体位

术后尽量半卧位，使脓液向下顺流进入下腹部或盆腔，经引流管引出，避免在其他部位形成脓肿。即使在盆腔内形成脓肿，因盆腔腹膜吸收能力较上腹部为差，中毒症状较轻，脓液的引流也相对容易，预后相对较好。

七、专方选介

大黄牡丹皮汤：本方出自汉代张仲景所著《伤寒杂病论》，方药组成如下：大黄12g，牡丹皮3g，冬瓜仁30g，桃仁9g，芒硝9g，败酱草15g，蒲公英15g，水煎，每日1剂，水煎滤渣后分两次服用，疗程3天。有胃肠减压管者由胃管注入。大黄牡丹汤采用多种药材相组合，具有清热解毒、通里攻下的功效，可有效对抗腹腔感染，加快肠道功能恢复。可加快内毒素排出，改善胃肠道功能，防止再灌注损伤和胃肠黏膜病变；其还能阻止细菌入血，维持肠道菌群平衡，促使腹腔内环境恢复正常，减轻全身炎症反应的程度。

八、评价及瞻望

中医药治疗细菌性腹膜炎有确切的效果，临床上以泄热通腑、活血化瘀两类药物应用较多，在辨证的基础上，佐以理气、通便、导滞、解毒等药物，可明显缓解腹痛、发热等症状。此外，单味中药及复方的研究也取得一定进展，针灸疗法在细菌性腹膜炎的治疗过程中，也能发挥积极有效的作用。

近十年来，随着内镜、B型超声、CT、核磁共振、血管造影及介入性放射医学等新的诊断和治疗方法的不断出现，使细菌性腹膜炎等腹部急症的诊断和治疗均取得长足的进步。临床实践证明，B型超声对肝、胆、胰及腹腔内积液或脓肿的诊断，具有独到之处；CT及磁共振成像（MRI）对于腹腔内脓肿、腹膜后病变检查有很好的效果；腹部X线平片探查对于胃肠道穿孔后继发性腹膜炎及腹膜炎后腹腔内脓肿的诊断，可以提供确凿依据。此外，放射性核素γ照像，采用^{67}Ga或^{111}In标记白细胞的方法，可以进入腹膜炎病灶，在扫描时显像，扫描显像亦随感染部位和时间、细菌种类、宿主反应、治疗措施等不同而有变化。这一系列现代影像诊断技术的逐步应用，使得急慢性腹膜炎的诊断水平取得长足的进步。在治疗方法方面，近年来新的技术和方法发展亦非常迅速，介入性放射医学、B型超声指引下或内镜直视下的一些新的治疗技术出现，使得许多治疗方法由手术改为非手术，明显地提高了特别是对于一些危重患者或不适于手术治疗的患者的疗效，如在X线或B超的帮助下，可经皮肤脓肿穿刺及置管引流，而免除传统的手术引流等。由于上述一系列新的诊断和治疗技术的出现，细菌性腹膜炎等腹部急症的诊治水平在不断提高，并将进一步向前发展。

主要参考文献

[1] 侯世会，杨杰，何娅妮，陈客宏. 腹膜透析相关性腹膜炎的诊治进展［J］. 临床肾脏病杂志，2022，09：779-783.

［2］罗楠，李荣宽. 肝硬化并发自发性细菌性腹膜炎诊治现状［J］. 实用肝脏病杂志，2022，05：616-619.

［3］姜欣，谷晓红. 中医辨治腹膜炎的新思考［J］. 中华中医药杂志，2021，01：90-92.

结核性腹膜炎

结核性腹膜炎（Tuberculous Peritonitis，TBP）是指由结核杆菌在腹腔内生长引起的慢性、弥漫性腹膜炎症。本病常合并有全身其他部位的结核感染，多继发于腹腔内器官结核的直接蔓延，如肠结核、盆腔结核或肠系膜淋巴结核，亦有经血行播散感染者。本病可见于任何年龄段，以20~40岁的为好发年龄段，由于女性盆腔结核较常见，故本病女多于男。本病缺乏特异性症状，且大部分患者为潜伏感染，导致诊断及治疗不及时，病情控制难度较大。我国人口基数大，是结核病高发国家之一，且每年新发结核患者数不断增多，直接影响人们的健康及生活质量。

本病的常见临床症状主要为结核中毒症状，如发热、乏力、盗汗、消瘦、腹胀、腹痛、腹腔肿块等，根据其不同阶段的临床表现，可按中医"瘰疬""积聚""鼓胀""腹痛"等病证辨证施治。

一、病因病机

（一）西医学研究

1.病因

结核性腹膜炎常见的病变来源有2种。

（1）腹腔病灶 如肠结核、肠系膜淋巴结核或盆腔结核的活动病灶，直接蔓延到腹膜。

（2）血行感染 粟粒结核和肺结核可经血行播散到腹膜；肺部原发综合征引起的血行播散，可在腹膜形成潜在的病灶，在机体抵抗力低下时，可发生结核性腹膜炎。

2.流行病学

本病与社会经济状况、静脉吸毒、免疫功能低下等有密切关系。由于人民生活水平提高，医疗卫生条件显著改善，因而结核病的发病也明显减少。但有数据显示，2018年世界新发结核病例数及利福平耐药病例数中国在结核病高负担国家中排名第二，可见结核病在我国仍然为严重的社会健康问题。

3.发病机制

结核性腹膜炎按其主要病理改变可分为渗出型、粘连型以及干酪型三型。临床以粘连型最为多见，渗出型次之，干酪型最少见。部分可有上述两种或三种类型并存，称为混合型。

（1）渗出型 腹腔内可见不同程度的浆液纤维蛋白渗出物积聚，渗出液通常为草黄色，偶尔带有血性。急性期时腹膜可见充血，上有无数粟粒样大小的灰黄色细小结节。随着病程的进展，在亚急性及慢性病例中可见纤维组织增生，腹膜增厚，结节亦明显增大且为纤维性。

（2）粘连型 此类型病例常见于腹水吸收后。由于大量纤维蛋白的沉着，继而形成纤维化，大网膜、肠系膜、肠管及壁腹膜之间发生广泛粘连，严重者可导致腹膜腔完全闭塞。在壁腹膜与脏腹膜之间，或脏层与脏腹膜之间形成一层很厚的结核性肉芽组织或纤维层，将肠管包裹成很难解开的包块，出现慢性肠梗阻症状。

（3）干酪型 亦称为小房型。此型以干酪样坏死为主要病变类型，同时可有不同程度的粘连。肠曲、大网膜、肠系膜或腹腔内其他脏器、组织之间互相粘连，将腹腔分隔成许多小房。小房腔内可有浑浊或化脓性积液、干酪样坏死的肠系膜淋巴结，形成所谓结核性脓肿。小房亦可侵蚀肠壁、阴道而形成内瘘，也可侵蚀腹壁形成外瘘。本型每由上述两型演变而来，是本病的重型。

（二）中医学认识

中医学认为，本病是由于劳倦内伤，正气虚损，痨虫入侵，留着不去，耗气伤阴，致脏腑功能虚弱，三焦决渎失权，水湿内聚，气滞血瘀所致。其中正气虚损、脏腑失和为本病的内因，痨虫入侵是本病的主要外因。邪正相搏、内外合邪是本病发病的主要机制。本病病位在肝脾，其病理机制是正虚邪犯，耗气伤阴，肝脾受损，脏腑失和，三焦决渎失权，水湿内聚，气滞血瘀。

中医学认为，正气存内，邪不可干。《灵枢·五变》云："人之善病肠中积聚者，何以候之？少俞答曰：皮肤薄而不泽，肉不坚而淖泽，如此则肠胃恶，恶则邪气留止，积聚乃伤。脾胃之间，寒温不次，邪气稍至，蓄积留止，大聚乃起。"患者多因情志郁结，饮食所伤，劳倦过度，起居无节，致正气受损，痨虫乘虚而入，耗气伤阴，久则肝脾受损，脏腑失和，气机阻滞，瘀血内停，水湿内聚共致腹胀、腹痛、腹水诸证。纵观本病，其病灶在肝脾，属本虚标实之证，因虚而致实。病变初起以邪实为主，随着病程的进展，正气日渐受损，而成邪正相争的局面，慢性患者常常邪实未去，正气大衰，迁延难愈。

二、临床诊断

（一）辨病诊断

1.临床诊断

结核性腹膜炎随原发病灶感染途径、病理类型及人体反应性不同，其临床表现各异。多数发病隐袭，患者在就医时往往已有数月；少数起病较急，数日内症状已很明显；也有部分患者由于起病隐匿或无

明显症状，仅在其他腹部疾病经外科手术或尸体剖检时偶然发现。

（1）症状　大部分结核性腹膜炎患者有发热、盗汗、乏力、腹胀、腹痛、腹泻、食欲不振、消瘦、乏力、贫血、全身不适等症状。有些腹水型或干酪型者有弛张热，体温可达 40℃。腹痛多为脐周、上腹或全腹部不适或钝痛，少数可有剧痛。排便不规律，有便秘或腹泻，腹泻者粪便稀软无黏液，在粘连型病例，便秘也较常见，有时便秘与腹泻交替出现。合并肠梗阻者可发生呕吐。腹胀是由结核毒血症，或腹膜炎伴有的肠功能紊乱等引起，亦可因大量腹水而致。后期患者常有消瘦、浮肿、面色苍白、口角炎、舌炎、维生素 A 缺乏症等。

（2）体征　结核性腹膜炎患者营养状况一般较差，约半数患者有典型的"柔韧感"体征。40% 左右的患者存在腹部压痛、轻重不等。粘连型和干酪型患者腹部可触及肿块，由粘连肥厚的网膜或包裹性积液造成，肿块多大小不一，边缘不整，表面不平，有时呈结节感，不易推动，块质多固定，压之剧痛，易误诊为肿大的肝脏、脾脏、肾脏或肿瘤。腹水型者腹部膨胀，但压痛不明显，有腹水征。如同时有肠粘连，可无移动性浊音。部分合并浅表性淋巴结肿大，或身体的其他部位可伴有结核病灶，以肺结核、肠结核最常见，其他还有结核性胸膜炎、输卵管结核、肾结核、肝结核、淋巴结核等。

（3）辅助检查

①实验室检查：绝大部分结核性腹膜炎患者的血白细胞正常，常见有不同程度的贫血，大部分患者血沉加快，C-反应蛋白可有不同程度升高。大部分病例结核菌素试验阳性，但血结核抗体阳性率低。大部分患者可出现 CA125 不同程度升高，但与性别无关，经过抗结核治疗后，可恢复

正常。结核相关的血清学指标主要包括结核抗体、结核菌素实验以及 T 细胞斑点实验。

结核性腹膜炎患者的腹水常为草绿色渗出液，少数可见浑浊或淡血性液，偶有乳糜样腹水。腹水常规化验比重 1.016~1.020，绝大部分患者腹水蛋白含量超过 30g/L，白细胞数多于 5×10^9/L，分类以单核细胞为主；也有部分患者的腹水中除蛋白增高外，其他表现可正常；目前多以血清腹水白蛋白梯度（SAAG）< 11g/L 来鉴别漏出液和渗出液，TBP 的 SAAG 均小于 11g/L，但 SAAG 不能区分癌性腹水与 TBP，对 TBP 敏感性高，但缺乏特异性。腹水抗酸染色很少能找到结核菌（5%），但腹水的结核杆菌培养阳性率较高（45%），但培养需时长，对早期诊断意义不大。腹水腺苷酸脱氨酶（ADA）目前广泛应用于 TBP 的诊断，特异性及敏感性较高，患者经抗结核治疗后 ADA 值可明显降低，可用于抗结核的治疗的临床观察指标。腹水细胞学检查可用于鉴别 TBP 和腹膜恶性肿瘤，但阳性率极低，临床意义不大。

②X 线检查：胸部透视有用于筛查有无肺结核；腹部平片可检查腹部有无钙化淋巴结；消化道钡餐造影可检查有无腹膜粘连等征象。

③超声波检查：可证实有无腹水和包裹性积液等。通过超声检查，可发现大网膜及腹膜增厚、挛缩、"肠管聚集征"等。

④CT 检查：可因 TBP 发病的病理阶段及病情轻重而有不同的影像学表现。TBP 病理类型可分为渗出型、粘连型、干酪型和混合型，其中以前两型较常见。渗出型 CT 可表现为大量高密度腹水，腹水受限，部分可呈包裹性积液，腹膜广泛增厚，多为均匀性增厚，肠管多无粘连。粘连型 CT 多表现为少量腹水，弥漫性包裹性积液，腹膜、壁膜、网膜、变化程度相对比较严重，腹膜增厚多为表面光滑，少数粗糙，且伴不同程度强化；肠系膜改变，且同时合并有散在肠系膜间的环状强化的大小不一肿大淋巴结，呈环形强化。干酪型结核性腹膜炎临床较少见，CT 可表现为腹腔多发包块样病灶，强化 CT 上可见其囊壁或分隔呈轻度强化。

⑤腹膜穿刺活检：可发现肉芽肿。该检查阳性率高、并发症少，超声引导下穿刺活检较手术探查创伤小、花费低。

⑥病原学检查：结核菌普通培养及涂片检查，由于阳性率低，检测时间长，临床实用价值不大，近年来由于分子生物基因诊断技术导入，对集合病病原学等方面的实验室诊断进入了一个新的阶段，与临床相结合大大提高了结核病的诊断水平。

⑦聚合酶联式反应（PCR）：根据文献报道应用 PCR 可检出 1~100fg 纯化结核菌 DNA，大约相当于 1~20 个结核菌，整个过程仅需 2~3 天，有利于结核病的早期诊断。目前 PCR 检测的敏感性要比涂片镜检和培养法高，其中肺外标本总阳性率提高更为明显，故 PCR 更适用于肺外结核的快速诊断。PCR 虽对结核菌检测的特异性较高，但无法区分死菌和活菌，目前主要用于快速区分结核和肺结核分枝杆菌。

⑧流式细胞术（FCM）：流式细胞术检测胞内细胞因子（ICC）对结核感染的诊断的原理是根据 IFN-γ 是细胞介导免疫的重要细胞因子，结核分枝杆菌特异的效应 T 淋巴细胞受到特异抗原刺激后释放 IFN-γ，通过检测此类 T 淋巴细胞的数量，就可以判断是否感染结核分枝杆菌。ICC 分析在检测结核的灵敏度、特异性、阳性预测值、阴性预测值方面均优于 T-SPOT，且成本较低，可作为诊断活动性结核的有效手段。基于 FCM 综合分析结核特异性 CD^{4+} 和 CD^{8+} 细胞免疫反应可有效诊断活动性结核。

⑨腹腔镜检查：可看到腹膜上的粟粒结节或粘连带，直视下活检阳性率高，对粘连型和干酪型检查时，向腹腔注气常有困难，不易成功，且有发生穿破肠管等风险。

⑩开腹探查：临床上和恶性肿瘤不能鉴别时，应早作探查。开腹后首先应注意腹膜是否增厚，表面有无结核结节，有时结核结节不易与癌转移结节区别，须作冻结切片检查。其次，应注意有无脏器原发结核病灶，并与癌肿鉴别。如发现肿大淋巴结，亦应做活检，但肠系膜淋巴结核也可与癌肿同时存在，不可疏忽大意。

⑪经自然腔道内镜手术检查（NOTES）：是一项微创内镜技术，主要是将内窥镜通过人体自然腔道（胃、直肠、脐、阴道、膀胱等）的合适位置，利用内窥镜切开腹腔，对盆腹腔内组织脏器及腹膜进行外科操作或治疗。相比于腹腔镜而言，该检查是真正的无瘢痕手术，且花费低、无需全身麻醉，但对操作者要求较高，且应注意并发症及预防感染。

（二）辨证诊断

本病属中医痨瘵、鼓胀、积聚、腹痛范畴。结合患者病史，除低热、盗汗外，尚伴有气血、阴阳及脏腑功能失调的表现。

望诊：神疲乏力、面色不华、消瘦、腹大如鼓、腹部青筋暴露、舌红苔薄白或白腻。

闻诊：可闻及呻吟、咳嗽、太息或异常腹鸣。

问诊：发热、盗汗、脘腹胀满、腹痛、腹泻、纳差、大便正常或便秘或腹泻，体倦乏力。

切诊：腹部胀大、有压痛，或扪及癥瘕痞块，脉弦数或细数。

1. 阳明腑实

发病急骤，日晡潮热或壮热不已，腹部硬满疼痛而拒按，胸闷不舒，大便秘结或溏滞不爽。舌红，苔黄燥，脉沉实。

辨证要点：日晡潮热，或壮热，腹痛拒按，舌红，苔黄燥，脉沉实。

2. 肝气郁滞

腹中气聚，攻窜胀痛，时聚时散，腹胀腹痛每随情志变化而增减，脘腹部胀闷不适，纳差，月经不调。舌质淡红苔薄白，脉弦。

辨证要点：脘腹胀痛随情志增减，舌淡红，苔薄白，脉弦。

3. 瘀血内结

腹大坚满，积块明显，硬痛不移，面黯消瘦，纳差乏力，或见腹痛、腹泻，或见呕吐、便秘，舌紫暗或有瘀点，脉细涩。

辨证要点：腹部积块硬痛不移，舌紫暗或有瘀点，脉细涩。

4. 水湿内停

腹大膨隆，纳呆恶心，腹泻或便秘，小便短少，舌淡红，苔白腻，脉弦缓。

辨证要点：腹大膨隆，尿少，舌淡红苔白腻，脉弦缓。

5. 气阴两虚

腹胀，腹痛，潮热，盗汗，消瘦，面色㿠白，颧红，手足心热，倦怠乏力，舌红或淡，苔薄，脉细数或细弱。

辨证要点：低热盗汗、手足心热、乏力，舌红或淡，苔薄，脉细数或细弱。

三、鉴别诊断

（一）西医鉴别诊断

典型的病例诊断并不困难，可根据低热、盗汗、腹部压痛、血沉快、渗出性腹水等征象进行诊断，如抗结核治疗有明显疗效，即可确诊。但本病轻重悬殊，不典型的病例容易发生误诊。

肝硬化腹水者易合并结核性腹膜炎，但其表现常被肝硬化的征象所掩盖，故易漏诊。结核性腹膜炎常被误诊为肝硬化腹水、肠梗阻、伤寒、慢性胆囊炎、胃肠道肿瘤、腹腔淋巴瘤、盆腔肿瘤、卵巢囊肿等。

腹膜转移癌患者多存在原发肿瘤病史，且一般腹水量较多，腹水多位于肠周，肠管常漂浮，壁腹膜呈结节样增厚。对任何腹水、发热、原因不明的全身不适，全腹痛或腹部压痛的患者，都应考虑结核性腹膜炎的可能性。对诊断有困难者，可行腹腔镜检查或开腹探查，以便确诊。

（二）中医病证鉴别诊断

结核性腹膜炎根据其不同证型及不同阶段的临床表现，可分别归属痨瘵、积聚、鼓胀、腹痛等病证范畴。四者可从病因病机和主症上作如下鉴别。

病因病机：痨瘵是由于痨虫侵袭肺叶而引起的一种具有传染性的慢性虚弱疾患，或称肺痨、尸注、转注、劳注、虫疰以及急痨、劳瘵骨蒸等，病理机制为阴液亏损，病在于肺，继则阴虚火旺，肺脾肾三脏同亏。积聚乃情志抑郁、饮食所伤、感受邪毒及他病转归等多种因素所致。其中，情志、饮食、邪毒等致病原因常交错夹杂，混合致病，其发生主要涉及肝脾两脏，气滞、血瘀、痰结是形成积聚的主要病理变化。鼓胀多因情志所伤、酒食不节、劳欲过度、脾虚食积、感染血吸虫、黄疸、积聚失治等转化而来，其病机重点为肝脾肾三脏功能失调，气滞、瘀血、水饮互结于腹中。腹痛乃外感时邪、饮食不节、情志失调、阳气素虚等因素造成，其病理机制为脏腑气机不利、气血运行失畅，不通则痛。

主症：痨瘵以疲劳无力、干咳或咳嗽、潮热、盗汗、咯血、形体消瘦、纳呆为主要临床表现。积聚以腹内结块，或胀或痛为主要临床表现，但积和聚又分别有不同的临床特征。积证表现为腹内结块，固定不移，并且积块大多由小渐大，由软渐硬，初觉胀痛，继则疼痛逐渐加剧。聚证则表现为腹中气聚，攻窜胀痛，时聚时散，或有如条状物聚起在腹部。鼓胀以腹胀大、皮色苍黄、脉络暴露为特征。初起腹部胀大但按之尚柔软，逐渐坚硬，脐心突起，四肢消瘦。若水液潴留亦可见四肢浮肿。腹痛以胃脘以下、耻骨毛际以上疼痛为主，其按部位可分为脐腹、胁腹、少腹、小腹，疼痛性质可表现为隐痛、胀痛、冷痛、灼痛、绞痛、刺痛。

四、临床治疗

（一）提高临床疗效的基本要素

1. 辨别标本虚实，权衡扶正祛邪

中医认为情志抑郁、饮食损伤、感受邪毒等是引起该病的主要原因，而正气亏虚是本病发生的内在因素。正如《医宗必读·积聚》说："积之成也，正气不足，而后邪气踞之。"《景岳全书·积聚》亦说："凡脾肾不足及虚弱失调之人，多有积聚之病。"即是说，积聚是在正虚感邪、正邪斗争而正不胜邪的情况下，邪气踞之，逐渐发展而成，故而在治疗本病过程中，辨别标本虚实，权衡扶正祛邪尤为重要。本病初期，正气未虚，邪气较盛，多属实证，治疗当以祛邪为先，根据气滞、湿阻、痰凝、虫积、血瘀等不同病机，分别采用理气消积、化湿行水、祛痰杀虫、活血化瘀等法，以消除胀满、积聚、腹水，这符合《内经》"中满者泻之于内""下之则胀已"之旨。临床上应根据患者的体质情况，遵"衰其大半而止"的原则，切不可攻伐太过，反伤脾胃，戕伤元气。病至中期，受病日久，邪气较深，正气较弱，常呈虚实夹杂之证。临床应根据脾肾阳虚、肝肾阴

亏之不同，采用扶正祛邪之法调之。扶正可辨证使用益气、养阴、补血、温阳之法，祛邪可择用疏肝理气、活血化瘀、化痰散结、清热解毒等法，不可妄投克伐之品以急于求成。如《格致余论》说："医不察病起于虚，急于取效，病者苦于胀急，喜行利药，以求一时之快，不知宽得一日半日，其肿愈甚，病邪甚矣，真气伤矣。"病至后期，患者形瘦神疲，正气伤残，治宜扶正培本为主，酌加理气、化瘀、消积之品，切忌攻伐太过。

总之，在本病的治疗过程中，应十分注意处理好攻法与补法的关系，正如《景岳全书·积聚》说："治积之要，在知攻补之宜，而攻补之宜，在于孰缓孰急中辨之。"在治疗中应注意"治实当顾虚""补虚勿忘实"，可根据具体情况，或先攻后补，或先补后攻，或寓攻于补，或寓补于攻。

2.活血散结，养阴贯穿始终

结核性腹膜炎以腹部积聚形成及阴虚火旺等证候为主要临床表现，在中医归属"积聚""痨瘵"等范畴。积聚的形成，中医认为与瘀血密切相关，正如王清任在《医林改错》中所说："无论如何，皆有气血，气无形不能结块，结块者必有形之血也。血受寒则凝结成块，血受热则煎熬成块。"故对于结核性腹膜炎病例，特别是对于粘连型或干酪型病例有腹部包块者，应注重理气活血、软坚散结法治疗。聚证重调气，积证重活血。聚证病在气分，以疏肝理气、行气清聚为基本治则，重在调气；积证病在血分，以活血化瘀、软坚散结为基本治则，重在活血。在活血散结、祛邪杀虫的同时，尚应注意补虚扶正。虚有气、血、阴、阳之分，但以阴虚为病本。痨虫经口鼻而入，首先侵袭肺脏，耗血伤阴，尔后进一步影响到其他脏器，"其邪辗转，乘于五脏"，因脾为肺之母，肾为肺之子，故常可致肺、脾、肾三脏同病。本病初期，以

阴虚火旺为主，日久可导致气阴两虚，甚则阴损及阳，故在本病的治疗过程中，养阴贯穿始终，根据病变发展不同阶段的证候特点，灵活掌握攻补分寸，以期获得满意疗效。

（二）辨病治疗

结核的化学药物治疗对结核病的控制起着决定性作用，合理的化疗可以痊愈，传统的休息和营养疗法起辅助作用。

1.抗结核药物治疗

（1）异烟肼（INH）　具有杀菌力强、可以口服、不良反应较少、价廉等优点，能抑制结核菌 DNA 合成，并妨碍细胞壁的合成，能够杀灭细胞内外的代谢活跃连续繁殖或近乎静止的结核菌。用量：每日 0.3~0.4g，顿服。小儿每日 5~10mg/10g（每日不超过 300mg）。标准治疗方案 18 个月为 1 疗程；短程方案 6~9 个月为 1 疗程。

（2）利福平（REP）　能抑制菌体的 RNA 聚合酶，从而阻碍 mRNA 的合成。用量为：成人每日 1 次，空腹口服 0.45~0.6g。6~9 个月为 1 疗程。近年来一些长效的利福类衍生物陆续问世，如环戊哌嗪利福霉素在人体内半衰期长，故每周口服一次，疗效与每日服用利福平相仿。有研究表明螺环哌啶利福霉素对某些已对其他抗结核药物失效的菌株的作用比利福平强。

（3）吡嗪酰胺（PZA）　能杀灭吞噬细胞内、酸性环境中的结核菌。用量为每日 15g，分 3 次口服。

（4）链霉素（SM）　能干扰结核菌的酶活性，阻碍蛋白合成。用量为：成人每日肌内注射 0.75~1.0g。间歇疗法为每周 2 次，每次肌内注射 1g。妊娠妇女慎用。

（5）乙胺丁醇（EMB）　抑制 DNA 合成，与其他结核药无交叉耐药性，能防止耐药菌产生。用量为：25mg/kg，每日 1 次口服，8 周后改为每日 15mg/kg，1.5 年为

1 疗程。

（6）对氨水杨酸钠（PAS） 可能感染结核菌生长素合成。用量为：成人每日8~12g，分2~3次口服本药饭后服用可减轻胃肠道反应，也可每日12g加入5%~10%葡萄糖液500ml避光经静脉滴注，1个月后改口服，1.5年为1疗程。

2. 化疗方案

（1）初治病例

①前2个月强化期用链霉素（或乙胺丁醇）、异烟肼、利福平和吡嗪酰胺，每日1次；后4个月继续用异烟肼和利福平，每日1次，写作2S（E）HRZ/4HR。

②亦可在巩固期隔日用药（即每周用药3次），写作2S（E）HRZ/4H₃R₃。

③亦可全程间歇用药，写作2S₃（E₃）H₃R₃Z₃/4H₃R₃。

④强化期用异烟肼、链霉素和对氨水杨酸（或乙胺丁醇），巩固期用2种药10个月，写作2HRS（E）/10HR（E）。

⑤强化期1个月用异烟肼、链霉素，巩固期11个月每周2次用药，写作1HS/11H₂S₂。

以上①、②、③为短化方案，④、⑤为"常规化疗"方案，若条件允许，宜尽量采用短化方案。

（2）复治病例

① 2S（E）HRZ/4HR，督导化疗，保证规律用药。6个月疗程结束时痰菌仍未转阴者，巩固期可延长2个月。如延长治疗仍未转阴，可采用下述复治方案。

②初治规则治疗失败的患者，可用2S₃H₃R₃Z₃E₃/6H₃R₃E₃。

③慢性排菌者可用敏感的一线药与二线药联用，如卡那霉素（K）、丙硫异烟胺（1321Th）、卷曲霉素（CP）等，在严密观察副反应情况下进行治疗，疗程以6~12个月为宜。氟喹诺酮类（氧氟沙星、环丙沙星、斯伯沙星等）有中等强度的抗结核作用，在常用药物已耐药的病例可以加入联用方案。

3. 抗结核药联合激素

对有血行播散或严重结核毒血症状者，在使用有效抗结核药物的同时，加用糖皮质激素（常用泼尼松，每日15~20mg，分3~4次口服）。以减轻炎症和过敏反应，促使渗液吸收，减少纤维组织形成和胸膜粘连的发生，毒性症状减退后，泼尼松剂量递减，至6~8周停药。

对腹水型患者，在适当的放腹水后，腹腔内注入链霉素、异烟肼及醋酸可的松，每周1~2次，临床疗效显著。

4. 手术治疗

肠梗阻是本病最常见的并发症。其次为肠穿孔、肠瘘。部分病例须进行外科手术治疗。手术适应证包括：①并发完全性、急性肠梗阻，或有不全性、慢性肠梗阻经内科治疗而未见好转者；②肠穿孔引起急性腹膜炎，或局限性化脓性腹膜炎经抗生素治疗而未见好转者；③肠瘘经加强营养与抗结核化疗而未能使闭合者；④当本病诊断有困难，和腹内肿瘤或某些原因引起的急腹症不能鉴别时，可考虑剖腹探查。一般术后尚需抗结核治疗一年以上。广泛性腹外结核、广泛粘连及干酪型病例为手术禁忌证。

（三）辨证治疗

1. 辨证施治

（1）阳明腑实

治法：泄热通腑。

方药：大承气汤加减。

组成：大黄9g，厚朴9g，枳实9g，芒硝（冲）9g。使用本方应以痞、满、燥、实及脉实为依据，中病即止，并应密切注意病情变化。

（2）肝气郁滞

治法：疏肝解郁，行气消聚。

方药：木香顺气散。

组成：广木香 9~12g，砂仁 6~9g，苍术、川朴 9~12g，甘草 3g，乌药 9g，生姜 6g，枳壳 9~12g，香附 12g，青皮 9~12g。

加减：若寒甚，腹痛较剧，得温痛减，肢冷者，可加高良姜、肉桂温中理气止痛；若兼有热象，口苦，舌质红者，去台乌药、苍术，加吴茱萸（即左金丸）泻肝清热；腹痛、肠鸣腹泻者，可加白术、茯苓、泽泻、薏苡仁以健脾利水。

（3）瘀血内结

治法：活血化瘀，软坚散结。

方药：膈下逐瘀汤合六君子汤。

组成：当归 15~30g，川芎 10~15g，桃仁 10g，红花 10g，赤芍 15g，五灵脂 10g，延胡索 12g，香附 15g，乌药 12g，枳壳 12g，甘草 3g。

加减：可酌加丹参、莪术、三棱、鳖甲、煅瓦楞等，以增强活血消积的作用。或配合服用鳖甲煎丸、化癥回生丹消癥散积。在使用膈下逐瘀汤治疗的同时，间服具有补益脾胃、扶助正气的六君子汤，以共同组成攻补兼施之法。

（4）水湿内停

治法：行气化湿，宽中利水。

方药：中满分消丸加减。

组成：厚朴 6g，枳实 10g，黄芩 10g，半夏 10g，茯苓 15g，泽泻 12g，猪苓 15g，大腹皮 12g，车前子（另包）30g，百部 10g。

（5）气阴两虚

治法：益气养阴。

方药：四君子汤合清骨散加减。

组成：银柴胡 10g，鳖甲（先煎）15g，地骨皮 12g，青蒿 10g，知母 10g，百部 10g，党参 10g，白术 10g，茯苓 10g，黄精 30g。

2.外治疗法

（1）针刺治疗　取中脘、内关、足三里为主穴。根据不同证候而配穴治疗，多

采用泻法或平补平泻法，中等度刺激，每日或隔日治疗 1 次。

（2）耳针　脾、胃、肺、交感、腹、三焦等。每次选 3~5 穴，耳针常规方法操作，留针 20 分钟，每日或隔日 1 次。

（3）温针灸　取中脘、足三里、胃俞、膏肓俞、肾俞等。以温针灸法，每日 1 次。

（4）针刺（滞针）疗法　对于有肠系膜粘连的患者可用毫针进针到粘连处，持续捻转（单方向）到滞针时，用力向上提拉针柄数次，提针有时可听到响声。

（5）日光浴疗法　对结核病已相对稳定，并伴有肠系膜粘连的患者，可用较强的阳光作局部日光照射。

3.成药及单验方

（1）成药

①中满分消丸：主治中满热胀、鼓胀、气胀、水胀。每次 6g，每日 2 次，口服。

②逍遥丸：疏肝健脾，养血调经。每次 9g，每日 2 次，口服。

③木香顺气丸：主治湿浊中阻、脾胃不和所致的胸膈痞闷、脘腹胀痛、呕吐恶心、嗳气纳呆。每次 6g，每日 2 次，口服。

④化积丸：化瘀消积，主治瘀血阻滞。每次 9g，每日 2 次，口服。

⑤鳖甲煎丸：活血化瘀，软坚散结。用于胁下癥块。每次 9g，每日 2 次，口服。

⑥化癥回生丹：活血化瘀，软坚消积。气滞血瘀之腹内癥积，疼痛拒按，面色少华，倦怠乏力者。每次 9g，每日 2 次，口服。

（2）单验方

结核散：蜈蚣、僵蚕、火硝、壁虎、全蝎、白附子。每次服 3~4 粒，每日 3 次，儿童及体弱者酌减，孕妇忌服。用于痰瘀互结型。

五、预后转归

本病多继发于肺、肠、肠系膜淋巴结

及输卵管等部位的结核病，大部分病例坚持全程正规的抗结核治疗，多获痊愈。若用药不正规，或对抗痨药物产生耐药性者，病情容易反复、病程较长，迁延不愈。如合并严重的并发症，诸如严重的肺结核或粟粒结核合并结核性脑膜炎者，预后较差。此外，女性患者常因输卵管粘连而不孕。本病的病死率较高，在抗结核化疗应用前，本病死亡率达60%。腹水型者较好，粘连型者次之，干酪型者最差。

六、预防调护

（一）预防

结核病依旧是严重威胁人类健康的传染性疾病之一，根据2019年世界卫生组织统计数据显示，2018年全球约有1000万的新发结核病患者，死亡人数达150万。数年来全球不断加大防控结核病的力度，但在一些地区，仍不能很好地控制，每年患者数仍较多。因此对肺、肠、肠系膜淋巴结及输卵管等结核病，均应争取早期诊断和积极治疗，才能有效地预防结核性腹膜炎的发生。

结核性腹膜炎的预防首先要控制传染源，发现和管理传染源是防治结核工作中的重要环节。力争做到早发现、早治疗，对疑似结核病的患者仔细排查，并定期健康检查。其次要切断传播途径，管理和处理患者的痰液。其主要方法是：开展群众性卫生运动，广泛宣传防痨知识，养成良好的卫生习惯，不随地吐痰，结核患者的痰应吐在纸上并焚烧，或咯在痰杯中加2%煤酚皂或1%甲醛溶液杀菌，接触物可直接在阳光下暴晒。

此外，还可通过接种卡介苗的方法增强人体对结核菌的抵抗力，有助于保护易感人群，预防结核病的发生。

（二）调护

1. 休息

本病首先应注意休息。尤其是活动期的患者，休息的时间视病情而定，一般为3~6个月，戒酒色，慎起居，禁恼怒，息妄想，慎寒温。

2. 饮食

饮食应适当增加一些营养，可多进食甲鱼、鲤鱼、雌鸡、老鸭、牛羊乳等蛋白质类食品，以及白木耳、百合、枇杷等富含维生素丰富的食品，忌辛辣刺激动火耗液之物，如辣椒、葱、姜等。

七、专方选介

葶苓白泽汤：葶苈子20g，茯苓12g，猪苓10g，泽泻12g，桑白皮15g，桔梗10g，白术12g，杏仁12g，冬瓜皮10g，大枣10g，苏子10g，生甘草6g，本方具有健脾利水消肿、泄热化浊功效。

紫草加减方：川芎15g，秦艽15g，延胡索10g，甘草6g，葛根20g，鳖甲10g，当归10~15g，丹参10~20g，紫草30~60g。将中药浓煎至200ml，冷却至38~41℃，分两袋（100ml）置入恒温箱内保存。患者排空大小便后采取左侧卧位，操作者采用液状石蜡润滑肛门及肛管，将100ml药液缓慢注入肛门内，早晚各1次，治疗30天并随访3个月。郝春燕等采用该方药治疗结核性腹膜炎治疗30天后，患者血清ADA、CA125、PCT水平较治疗前显著下降。

八、研究进展

（一）病因病机

该病的致病因素，主要有两个方面。一为感染痨虫，一为正气虚弱。痨虫传染是发病不可缺少的外因，正虚是发病的基础，是痨虫入侵和引起发病的主要内因，痨虫和正气虚弱相互为因果。患者先天禀赋不足，或病后失养；或后天失调；或营养不良，均可致气血不足，正气虚弱，成为痨虫入侵引起发病的主要内因。痨虫感染和正气虚弱两种病因，可以互为因果。痨虫是发病的原因，正虚是发病的基础，正气旺盛，感染后不一定发病，正气不足，则感染后易于致病。与此同时，病情的轻重与机体内在正气的强弱密切相关；另一方面，痨虫侵袭是耗伤人体气血的直接原因，同时又是反映疾病发生发展规律，区别于它病的特殊因素。

结核性腹膜炎就是在正气亏虚、痨虫感染的基础上，脏腑失和，气滞、血瘀、痰浊蕴结腹内而致。正如《诸病源候论·积聚病诸候》云："诸脏受邪，初未能为积聚，留滞不去，乃成积聚。"又如《医宗必读·积聚》说："积之成也，正气不足，而后邪气踞之。"《景岳全书·积聚》亦说："凡脾肾不足及虚弱失调之人，多有积聚之病。"即是说，积聚是在正虚感邪、正邪斗争而正不胜邪的情况下，邪气踞之，逐渐发展而成。积聚的发生主要关系到肝脾两脏，气滞、血瘀、痰结是形成积聚的主要病理变化。其中聚证以气机阻滞为主；积证则气滞、血瘀、痰结三者均有，而以血瘀为主。

（二）治法探讨

祛邪和扶正是治疗该病的两大基本治则。祛邪主要包括疏肝理气、活血化瘀、化痰散结、清热解毒；扶正主要包括益气、养阴、补血、温阳。近年来对活血化瘀、清热解毒及扶正培本方药进行了较多的研究。

1.活血化瘀

现代研究活血化瘀类药物对积聚的主要治疗作用在于改善结缔组织代谢，能抑制成纤维细胞合成胶原，使肥大细胞增多，使病变的胶原纤维变细、疏松化，对增生

性病变有不同程度的软化和吸收作用，能够改善血液流变学的相关指标，有抗血栓形成作用。

2.清热解毒

邪毒凝聚是导致积证的一个重要原因，而且气滞、痰浊、瘀血等病邪，蕴积日久化热，因此清热解毒是治疗积证的一个重要治则。

3.扶正培本

扶正培本能调节机体的免疫功能，包括影响非特异性免疫（升高外周白细胞，增强网状内皮系统的吞噬功能）和特异性免疫等，具有改善内分泌状态及骨髓造血功能，增强机体抗病能力，促进机体恢复等作用。

（三）评价及展望

在结核性腹膜炎的治疗上，临床一旦确诊，多以西医抗结核治疗为主。临床上依据舌、脉、症变化，辨证施用中药治疗，疗效尚满意，但单纯用中药治疗本病临床无成熟经验报道。西药抗结核药物一般毒副作用较大，疗程较长，部分患者在服药期间由于反应大、肝肾功能损害而被迫中断治疗，病情容易反复，且目前结核病发病有增多趋势，故开展抗结核中草药研究，筛选毒性低、疗效可靠的天然药物代替毒性较大的化学药品，显得尤为重要。由于本病病程长，长期服用汤剂比较困难，依从性差，故研制便于携带，服用方便的中药新剂型亦势在必行。

中医认为瘀血是形成本病的一个主要因素，应用活血化瘀药物治疗本病疗效显著。研究表明，活血化瘀药及其复方一般均能改善血瘀患者血液的浓、黏、凝、聚状态，其中以养血活血和活血化瘀类作用更为明显，其抗血栓形成主要作用在于抑制血小板聚集和增加纤溶酶活性，改善微循环，改善病变局部微血流、微血管形态

及降低毛细血管通透性，改善血流动力学，使病变区血流量增加，流出阻力减少，并增强网状内皮系统的吞噬功能，促进病变组织的吸收、消散。临床行之有效的药物有赤芍、川芎、红花、郁金、延胡索、当归、丹参、丹参、水蛭、三棱、莪术、水红花子等。

与此同时，非药物疗法是一个辽阔的领域，多年来荒于疏漏而少有发展，今后应加强这方面的开发研究，积极采用非药物疗法，以减轻药物对肝脏的毒副作用。

主要参考文献

[1] 张云华，朱盛华. 结核性腹膜炎的临床现状及研究进展 [J]. 中国医学科学院学报，2021，06：975-979.

[2] 贾彦海，王娅娟. 血清总胆红素、腹水腺苷脱氨酶、尿微量蛋白对肝硬化并结核性腹膜炎的疗效监测及预后分析 [J]. 肝脏，2019，02：163-165.

[3] 郝春燕，高晓明，周璞，等. 紫草加减方保留灌肠联合抗结核药物对结核性腹膜炎患者临床疗效及腹水血清 ADA、CA125、PCT 水平影响 [J]. 辽宁中医药大学学报，2019，10：164-167.

第二节　腹腔脓肿

腹腔脓肿是指发生在膈肌以下、盆底以上腹腔内及腹膜后脓肿的总称。本病多由腹内器官穿孔或炎症所继发，也可能发生于任何化脓性腹膜炎之后。

腹腔脓肿一般可分为腹腔内脓肿和腹腔后脓肿两大类。在这两类脓肿中，腹膜后脓肿发生后常表现腰部或下腹痛，患者可有寒战、发热、食欲不振、体重减轻以及跛行等。检查时常有全身感染的征象，如发热、白细胞增多等，但却没有腹膜炎体征，这类脓肿常被误诊，也可导致败血症或死亡。腹腔内脓肿又可分为膈下脓肿、肠间脓肿、盆腔脓肿、结肠上脓肿、结肠旁脓肿、髂窝脓肿等，其中前三者最多见。

膈下脓肿

一、病因病机

膈下脓肿大多数是由腹腔内器官化脓性感染、空腔脏器穿孔所致腹膜炎而引起的并发症，也可为腹部手术后的并发症，由腹部创伤或胸腔化脓性疾患扩散而来者相对少见。其致病菌主要是肠道菌群属，与化脓性腹膜炎的主要致病菌属相似，常见致病菌为大肠埃希菌、链球菌葡萄球菌等，通常为需氧菌和厌氧菌的混合感染。在脓肿形成之前，有一个膈下炎症的阶段，约2/3的患者经治疗后炎症可吸收，另外1/3的患者则会发展成为局限的脓肿。脓肿的位置和原发病有关。右膈下脓肿通常发生在阑尾穿孔，胃、十二指肠溃疡穿孔，弥漫性腹膜炎术后，肝癌，肝脓肿和肝胆外伤术后，胆道化脓性疾病等之后。门静脉高压脾切除术或分流、断流术后、脾区渗血、渗液、细菌感染、出血性坏死性胰腺炎非手术或手术引流后、胃肠外渗、腹部肿瘤术后左膈下间隙积液、积脓等引起的膈下脓肿多发生于左侧。脓肿一般为单发，亦可以为多发，弥漫性腹膜炎之后发生的脓肿多发的可能性较大。有10%~25%的脓肿可含气，其来源除原来的消化道穿孔、手术中进入等外，尚可由产气细菌发酵所致。

二、临床诊断

（一）症状

1.全身症状

主要表现为发热，由膈下感染引起的中毒性反应所致，初起多为弛张热，脓肿形成以后，可以高热不退，但也可为中等程度的持续发热，脉率增快，后期逐渐出现消瘦、乏力、衰弱、盗汗、厌食等症状。

2.局部症状

有腹部疼痛的症状，疼痛的部位和脓肿所在部位有关，疼痛性质多为钝痛，深呼吸时加重。肝上间隙感染时疼痛部位一般位于肋缘下，常可牵涉到肩、颈部；肝下间隙感染时疼痛部位常位于近中线的肋缘下或剑突下；位于肝下间隙靠后的感染可有肾区疼痛。脓肿亦可刺激邻近组织器官导致其他临床症状：若刺激膈肌，可引起呃逆；膈下感染引起膈上肺、胸膜反应时，可出现咳嗽、胸痛、气促等胸部症状。

（二）体征

不同部位的脓肿亦有不同的体征，局限性压痛常提示脓肿的所在部位。肝上间隙脓肿的常见体征为患侧肝浊音界抬高，肺下部呼吸音减弱，下胸部呼吸运动受限制，患侧肋间隙饱满，可有压痛，压痛处常有皮下水肿。当右膈下大量积脓时，右肝常向下推移、肿大，伴有右上腹压痛和肌肉紧张。左侧的膈下脓肿主要表现为左上腹的肌肉紧张、压痛等。肝下间隙脓肿可触及右上腹部的局限性炎性肿块，有压痛和肌紧张。

（三）辅助检查

1.胸腹部 X 线透视或拍平片

在多种体位或方向的 X 线透视对显示膈下脓肿的存在极为有效。常见的征象有基底肺不张及充血，患侧膈肌升高，呼吸时膈肌运动减弱、消失或反射运动，胸腔积液，还可见到对诊断膈下脓肿有重要意义的膈下或肝下的气液面。但腹部手术后的膈下游离气体常可存在 10 日至 2 周，须加以鉴别。

2.B 超检查

采用 B 型超声扫描仪不仅有助于判断膈下脓肿是否存在，而且能帮助定位及指导穿刺抽脓。

3.胃肠钡剂造影检查

较大的左侧膈下脓肿或右侧肝下脓肿可对胃或十二指肠产生一定程度的压迫，从而在钡餐检查时发现胃或十二指肠由一方向另一方的移位，有的在胃小弯侧的脓肿可引起类似淋巴瘤的征象。

4.肝核素扫描及 CT 检查

采取肝核素扫描及 CT 检查有助于排除肝内脓肿。

5.试验性穿刺

对腹膜炎后疑有膈下脓肿有重要意义，在进行上述检查特别是胸腹透视或摄片显示异常改变或超声图显示有液性暗区时，均应在相应部位做诊断性穿刺，如有穿刺液应积极行细菌学检查及抗生素敏感试验。

三、鉴别诊断

与膈下脓肿相鉴别：常易与脓胸、肝脓肿等疾病相鉴别。在 X 线片上膈位置未能清楚显出，即使在穿刺吸脓时，针尖的位置是在膈上、膈下或肝内，有时也难以绝对肯定，进一步地进行 CT 检查可能对鉴别诊断有所帮助。但有时由于脓肿的穿破扩散，膈上和膈下，肝内和肝外可以同时有脓肿存在。

四、治疗

在感染早脓肿尚未形成时，应积极采用非手术疗法，以抗生素或抗菌药物和中药为主控制感染。当脓肿形成后，大多数患者应行手术引流。手术引流脓肿在操作技术上的要点是按照脓肿的确切部位选择适当的切口和途径，力求避免污染胸腔和游离的腹腔。术前应在 X 线透视下或作正、侧体位摄片，或行超声波、CT 等检查，对脓肿进行准确定位后再进行手术，手术切开引流后患者全身症状一般会迅速改善，如果发热等中毒症状不能改善，或在改善一段时间后反复，则应排除脓肿引流不畅、出现另外的膈下脓肿、胸部出现感染如胸腔积液感染变成脓胸等情况。个别情况采取穿刺抽液、腔内注射抗生素或抗菌药物并服中药。近年来多采用经皮穿刺插管引流术，收效良好。

膈下脓肿的患者常因原发病持续不愈，或并发症的出现，迁延时日，消耗显著，因此补液、输血、补充血浆、加强营养等支持疗法也很重要。

五、预防

膈下脓肿是可以预防的。其主要的预防方式是在治疗腹膜炎时采取半坐体位，使脓液或有细菌污染的消化道内容物向下引流而不积存于膈下区；其次是选用能抑制革兰阴性杆菌和阳性球菌的广谱抗生素应用，必要时可两种抗生素或抗菌药物联合应用，并配合中药清热解毒方剂如黄连解毒汤、龙胆泻肝汤或膈下逐瘀汤等，以利于膈下炎症消散而不致成为脓肿。进行外科手术后，应根据腹腔污染情况，充分吸收或彻底冲洗膈下区并放置引流管，作为预防膈下脓肿形成的有效方法。

盆腔脓肿

一、病因病机

盆腔脓肿为育龄期妇女的常见急腹症之一，一般为盆腔炎症感染的后果，也可继发于弥漫性腹膜炎、小肠下部病变如急性阑尾炎穿孔、回肠下端穿孔、Meckel 憩室穿孔等疾病后或肠吻合术后、结肠术后等情况。一旦脓肿破裂，由于盆腔腹膜吸收毒素能力相对较低，全身中毒症状往往较轻，但病情严重者可诱发弥漫性腹膜炎，甚至合并感染性休克，危及生命。

二、临床诊断

（一）症状

盆腔脓肿通常见于性生活活跃期女性，除了由于盆腔感染引起的发热、脉速等全身症状外，常出现盆腔腹膜刺激征，如下腹痛或下腹部坠胀感，大便频数，粪便量少有黏液，小便频数、排尿后有痛感，或排尿困难等。

（二）体征

1. 腹部查体

腹部触诊可出现下腹部压痛、反跳痛、肌紧张等，有时可触及波动的盆腔包块。

2. 妇科检查

可见宫颈举痛、子宫压痛等，可伴有阴道分泌物增多。脓肿位置较低时可在后穹窿触及包块，若为输卵管、卵巢积脓或输卵管卵巢脓肿，可触及非活动性包块且压痛明显。

3. 直肠检查

直肠指检可发现直肠前壁在膀胱直肠陷窝有触痛、炎性肿块或有波动感的炎性包块突向直肠腔内，在该处穿刺可抽出脓液。

（三）临床检查

1. 实验室检查

可见白细胞、C- 反应蛋白、降钙素原、红细胞沉降率及糖类抗原 CA125 升高等。

2. 影像学检查

B 超、CT、MRI 等影像学检查可为本病提供确诊依据。目前盆腔超声是评价育龄妇女盆腔肿块、疑似盆腔脓肿的首选检查方法，可简便快捷鉴别囊性病变和实性病变，特异度较高且无辐射、更经济。与经腹超声相比，经阴道三维超声更能清晰了解脓肿的性质、脓肿壁厚度及脓肿与周围组织关系，超声下可见脓肿多为囊性改变，内部回声大小不一。

三、鉴别诊断

（一）盆腔蜂窝组织炎

盆腔蜂窝组织炎可在盆部引起压痛及全身毒血症症状，也会合并腹痛、里急后重、膀胱刺激征等。其主要特点是在直肠指诊时可触到一炎性硬性肿物，有明显压痛但无波动感。但治疗原则与盆腔脓肿不大一样，虽然它也与其他炎症一样需用抗生素等治疗，但在多数情况下，可自行吸收，一般来说不需手术治疗。

（二）妇科恶性肿瘤

妇科恶性肿瘤通常起病较慢，常伴有不规则阴道流血，影像学可见肿物边界不清，肿瘤标志物升高等。

四、治疗

应根据盆腔脓肿患者具体情况选择相应的治疗方法，在盆腔炎症尚未形成脓肿时，应以中西医结合内科治疗为主，可辅以温热盐水灌肠及物理透热疗法等，多数情况下炎症均能消散，即便形成脓肿，亦可逐渐吸收。若脓肿范围较大，临床症状重，经一段时间治疗后未见明显好转，或患者有严重基础性疾病者，宜尽早行手术治疗。超声引导下经皮穿刺引流术因具有无辐射、可重复性强，且能动态显示脓肿内部结构、临床操作相对简单便捷、对组织创伤小等诸多优点，在临床作为盆腔脓肿的一线治疗。部分盆腔脓肿患者因缺乏足够和安全的穿刺窗口，在超声或 CT 引导下穿刺引流困难时，可行内镜超声引导下引流。内镜超声引导下引流是通过内镜经直肠将支架放置在脓肿腔内，引流后观察引流液的变化情况，复查 CT 提示脓肿消退后可取出支架。但对于较复杂及病情危重

者，仍需手术治疗彻底去除脓肿灶。常见手术方式包括腹腔镜手术、开腹手术 / 阴式手术以及手术联合术后中药灌肠治疗等。

五、预防

在急性腹膜炎行手术治疗时，应尽可能地将腹腔和盆腔内积存的渗出液或脓液吸尽或放置引流管，以有效预防盆腔脓肿的形成。患有急性盆腔炎应及时治疗。日常应加强锻炼、增强体质，提高抗病能力，注意保持外阴清洁，避免不洁性生活。

肠间脓肿

一、病因病机

肠间脓肿是指发生在由小肠及网膜包裹形成的腹膜腔内脓肿，多继发弥漫性腹膜炎后由小肠包裹的残余感染，有时亦发生于小肠的炎症或穿孔被包裹后所形成的脓肿，常伴有不同程度的粘连性肠梗阻。当脓肿破溃至肠腔内时可形成内引流。

二、临床诊断

本病的临床表现以腹痛为主。可表现为持续性腹痛，或伴有阵发性加重，一般病程较长，可伴有消瘦、发热等，肠间脓肿在临床诊断和定位上较为困难，因脓肿位置相对不固定，且脓肿周围为充气的小肠所包裹、覆盖，局部体征不够明确。实验室检查可见血白细胞计数、中性粒细胞计数、CRP 等明显升高，病程长者可存在贫血、低蛋白血症等。X 线平片及超声检查对本病的诊断有一定的诊断意义，腹部 CT 对本病的诊断价值较高。当脓肿体积不大或只有薄层脓液分布于肠间时，诊断更为困难。用 ^{111}In 标记的白细胞作闪烁照相，可能有助于发现腹腔内的感染性病灶。MRI检查可多方位观察病灶，有助于及早发现脓肿。

三、临床治疗

除营养支持等一般治疗外，通常采用中西医结合非手术疗法治疗本病。如可采用清热解毒、活血化瘀中药治疗配合抗生素或抗感染药物、局部热敷理疗以及全身支持疗法，经过治疗大多数脓肿可以被吸收而消散。

在 B 型超声或 CT 引导下穿刺抽吸或经皮置管引流，可作为首先考虑的诊断和治疗措施。单纯性肠间脓肿，有可能经皮置管引流有效，但对于复杂的脓肿，如伴有小肠本身的病变、肠瘘等，则往往需要手术处理，引流脓腔并处理原发病。如果发热继续或增高，脓肿逐渐增大，提示脓腔内脓液增多，有继发穿破再度引起腹腔内感染扩散的可能，也应考虑手术治疗。

四、预防

积极有效的治疗细菌性腹膜炎，可最大限度地减少肠间脓肿的发生。

主要参考文献

［1］向逸冰. 复方黄柏液涂剂治疗腹腔脓肿的临床观察［D］. 安徽中医药大学，2021.

［2］李保璇，冯子懿，王越，等. 盆腔脓肿诊断及治疗进展［J］. 现代妇产科进展，2021，21（2）：156-158+160.

第三节 腹膜恶性间皮瘤

腹膜恶性间皮瘤又称原发性腹膜间皮瘤，是起源于腹膜上皮和间皮组织的肿瘤，临床上较罕见，发生率约占所有恶性间皮瘤的30%。该病发病率为1~2/100万，可发生于任何年龄，多见于50~69岁，男性多于女性。腹膜恶性间皮瘤大多为弥漫型，覆盖全部或部分腹膜，具有沿腹膜浆膜面和间皮下组织扩散蔓延的特性，很少直接侵及脏器内部，可通过血液及淋巴系统转移，远处转移较少见。

腹膜恶性间皮瘤是一种少见的原发性腹膜肿瘤，较胸腔间皮细胞瘤发生率低，有时可同时发病。我国有关本病的报道较少，近年随着对本病的认识及诊断技术的提高，临床上有增多趋势，但仍属少见。中医学无腹膜恶性间皮瘤的病名，但按其不同的病理阶段和临床表现，属中医"腹痛""积聚""鼓胀"等病的范畴。

一、病因病机

（一）西医学研究

1. 发病原因

腹膜恶性间皮瘤的病因目前尚不清楚，国外文献报道其发生可能与石棉粉尘接触有关，其发病与接触的间隔很长，常在30年以上。自从 Wangner 报道恶性间皮瘤的发生与接触石棉有关以来，引起了不少研究人员的注意，研究人员把石棉注入动物胸腔内，几乎百分之百的动物发生了间皮细胞瘤。而对人类大约95%的温石棉不易致病，是因温石棉的纤维细长和弯曲，不易随呼吸进入胸膜腔，而仅占5%的青石棉和铁石棉，因其纤维短粗硬直，易于随呼吸运动进入肺泡与胸膜腔接触而诱发间皮瘤。进入胸膜腔的有害石棉粉尘又通过横膈或经血液循环而进入腹膜腔。侵入组织的石棉丝，因含铁蛋白的沉积而形成金黄色或棕红色的石棉小体。石棉小体边缘可出现异物巨细胞反应，诱发间皮细胞瘤。

有30%~50%的腹膜恶性间皮瘤患者无石棉接触史，国内绝大多数病例无石棉接触史，文献报道与腹膜恶性间皮瘤发生有关的因素有慢性炎症刺激、氟石接触、玻璃纤维、结核性瘢痕、放射性物质、慢性炎症、病毒、遗传易感性。

综上所述，腹膜恶性间皮瘤的发生与

其他肿瘤一样是由多种因素造成，非单一石棉因素所能解释，还与结核性瘢痕、外照射、亚硝胺、猿猴空泡病毒40、慢性炎症、玻璃纤维、毛沸石及氟浅闪石接触史等有关。

2. 发病机制

（1）腹膜恶性间皮瘤多为间皮肉瘤，多数情况下呈弥漫性生长，腹腔内往往伴有广泛致密的粘连，有时亦可表现为血性腹水，少数为局限性。

（2）大体上分局限型与弥漫型，恶性程度低，呈大小不一、与周围脏器无粘连浸润。局限型腹膜间皮瘤部位以盆腔腹膜最多见，弥漫型腹膜恶性间皮瘤肉眼可见腹膜表面边界不清、坚硬的结节状改变，色暗红或灰白，质脆，易脱落。当本病发展至晚期，腹膜粘连严重时，可见大网膜、壁腹膜、肠系膜呈厚薄不均的胼胝样增厚，肿瘤组织与腹腔脏器特别是消化道相互粘连成一体，严重者腹腔被封闭。在众多的结节或肿块中常有一明显大于其他肿块的肿块，可能由多个生长较快的小肿瘤融合而成，称为母瘤。

（3）间皮细胞瘤具有向上皮细胞和梭形细胞分化的倾向，按组织形态可分为：梭形细胞型间皮肉瘤、上皮样型间皮肉瘤、混合型间皮肉瘤。

①梭形的间皮瘤细胞核较大有异形染色质颗粒粗细不等，核分裂像多见。胞质丰富，不产生胶原纤维，有类似纤维肉瘤细胞的结构。

②上皮样型的间皮肉瘤表现为瘤细胞大小不等，胞质多少不等，嗜酸性，核大而圆，较正常间皮细胞大2~5倍，核膜清楚，核仁明显，核染色质粗，偶可见空泡状核及核分裂像，其腺管样、乳头状结构类似腺癌。癌细胞无基底膜，可分泌透明胶质酸。有些细胞质内出血空泡而将核挤到一旁，使细胞成印戒状。

③混合型间皮细胞瘤含上述两种成分，其组织结构部分像肉瘤，部分像腺瘤。

④不论何种类型的间皮肉瘤，不论其发生在脏层或壁层，都有向腹膜腔生长的倾向，对脏器入侵不很深。大多数沿浆膜面直接蔓延到相邻器官或侵入邻近的浆膜腔，极少向远处转移。

（二）中医学认识

中医对腹膜恶性间皮瘤的认识是以发病过程及临床表现为依据的。多认为因情志抑郁，饮食所伤，感受寒湿邪毒，使脏腑失和，气机阻滞，瘀血内停，痰湿凝滞，毒邪蕴结而发病，而正气亏虚是本病发生的内在条件。正如《景岳全书·积聚》篇中说："积聚之病，凡饮食、血气、风寒之属皆能致之。"又曰："凡脾肾不足及虚弱失调之人，多有积聚之病。"

腹膜恶性间皮瘤的主要病变部位为肝脾胃肠；气滞、血瘀、痰凝、毒结是形成本病的主要病理变化。大凡情志抑郁，肝失条达，脏腑失和，气机阻滞，血瘀内停；若饮食不节，多伤中焦，水谷不布，痰食之积乃成；若寒湿伤人，有碍阳气，经脉不通，血气凝聚而为病。从临床上来看，以上因素常常相兼为病，终至气滞、血瘀、食积、痰凝聚于腹部，郁久成毒而发"腹痛""积聚""鼓胀"等病。

二、临床诊断

（一）辨病诊断

1. 临床症状

腹膜恶性间皮瘤早期多无明显症状，当肿瘤生长到一定大小并累及胃、肠等腹腔内脏时始出现腹痛、腹块、腹水、腹胀、胃肠道症状及全身改变，其中以腹胀、腹痛、腹水及腹块为常见。

（1）腹痛　不少患者有腹痛，部位不

定，全腹各部都可出现，凡病变最多部位腹痛最明显，腹痛的程度不一，轻者仅感隐痛不适，重者痛势剧烈或为绞痛；腹痛的时间长短不一，因人而异。

（2）腹块　腹块是本病主要临床体征之一，多数患者可触及腹块，有的仅以腹部肿块就诊，腹块可发生在腹腔的各个部位，腹块大小、多少不一，多数肿块为实性，个别患者的部分肿块有囊性感，且发展较迅速。亦有个别患者因腹水的存在使腹块的触诊受到影响。

（3）腹水　约90%的患者可出现腹水，尤其弥漫性者多见。腹水可早期单独出现，但多数突然出现于腹痛之后。腹水量多且顽固，常达数千毫升，甚至一万毫升以上，大多为浆液性，微黄澄清，少数为血性。腹水中蛋白质含量高，细胞呈混合型，有时可见恶性细胞。

（4）胃肠道症状　常表现为食欲差，恶心呕吐，腹胀，便秘等，甚至可发生不完全性肠梗阻。但因本病仅产生对胃肠道的压迫而不侵犯深层组织，故消化道出血的征象较少见。

（5）全身症状　有部分患者可因下腹部巨大肿块的压迫而产生下肢水肿和排尿不利等症状，晚期可出现明显的乏力和消瘦等全身症状。

2. 辅助检查

（1）实验室检查　细胞学检查是一种常用的方法，在腹水中找到异形且有恶性特征的脱落间皮细胞，对本病诊断大有帮助。胞质内的PAS（过碘酸雪夫）染色阳性颗粒的存在对本病的诊断亦也有一定价值，但常因脱落细胞较少且又容易发生退行性改变而使阳性率降低。大约1/3患者腹水中可查到透明质酸。

临床上常规的实验室检查亦可见到端倪，如常见贫血和低蛋白血症，偶有血小板增多，也可见部分患者CA 125和CA 153升高，血清中可溶性间皮素相关肽和骨桥蛋白水平显著升高。

（2）影像学检查　X线钡餐或钡剂灌肠可见胃肠道受压或移位等间接征象。腹部B超、CT对本病的确诊无特异性。当腹部B超提示腹腔积液、腹膜不规则非均匀性增厚、腹膜结节样隆起、肝脾表面隆起的结节、腹腔内肿块内有丰富的血流时，应高度怀疑本病。行超声引导下病灶多点组织活检，并进行病理组织学及免疫组化检查可确诊本病。本病在早期，检查不易发现病灶，病变发展至晚期，腹膜、大网膜和肠系膜广泛增厚粘连，检查的典型表现为腹膜及肠系膜增厚，肿块内出血及腹腔积液等征象，MRI的分辨率较高，病灶可呈局灶性或弥漫性腹膜浸润，累及浆膜全层，但很少穿透黏膜下层，弥漫性腹膜浸润可导致腹腔脏器的包裹和小肠受压。

（3）腹腔镜检查　腹腔镜检查为本病的诊断提供了新方法。局麻下取活检是诊断腹膜间皮瘤简便快捷的方法。腹腔镜检查创伤小、手术时间短、患者基本上无痛苦对患者的身体条件要求不高，除晚期衰竭明显的患者外，绝大多数患者均能耐受。

（4）病理检查　病理检查是目前确诊腹膜恶性间皮瘤的最可靠手段。目前认为腹腔穿刺活检及腹腔镜取病变组织是简单而有效的诊断方法。腹膜恶性间皮瘤属临床上罕见肿瘤，大多数为恶性或交界性肿瘤，分局限型和弥漫型，局限型腹膜间皮瘤部位以盆腔腹膜最多见，恶性程度低，与周围脏器无粘连浸润。弥漫型腹膜恶性间皮瘤肉眼可见腹膜表面呈大小不一、边界不清、坚硬的结节状改变，直径从几毫米到几厘米不等，有的融合成较大的肿块，色暗红或灰白，质脆，易脱落。当本病发展至晚期，腹膜粘连严重时，可见大网膜、壁腹膜、肠系膜呈厚薄不均的起伏样增厚，腹腔脏器被白色坚硬的肿瘤组织所覆盖，使脏器呈"冰冻"状态，肿瘤组织与腹腔脏器特别是消化道相互粘连成一体，严重者腹腔被封闭。检查腹腔空腔及实质性脏器，可发现病灶均位于脏器表面，深部组织无破坏。一般不侵及后腹膜间隙。另外，可见盆腔广泛粟粒样播散，子宫、输卵管、卵巢与肿瘤粘连，界限不清，子宫、输卵管、卵巢正常，但表面有肿瘤结节。有些患者可有腹水，腹水多为浑浊血性、极少见有乳糜样腹水。

病理分型：间皮细胞可向上皮细胞分化形成上皮样肿瘤，亦可向间质细胞分化形成梭形细胞肿瘤。光镜下WHO将其分为上皮型、肉瘤型及混合型。上皮型最多见，肉瘤型最少见。

（5）免疫组化检查　免疫组化检查是目前最常用的辅助诊断方法，但尚无高度敏感性或特异性的间皮瘤抗体，联合应用几种抗体可提高诊断准确性。上皮膜抗体、钙视网膜蛋白、WT1、细胞角蛋白5/6、抗间皮细胞抗体等在腹膜恶性间皮瘤中的阳性率较高，而CEA、B72.3、Ber-EP4、BG8、MOC-31在腹膜恶性间皮瘤中一般无表达。因此，可根据这些标志物区别腹膜恶性间皮瘤与原发性腹膜乳头状浆液癌、卵巢浆液癌及结肠弥漫性腺癌，也可用来鉴别腹膜间皮瘤的良恶性，提高对腹膜恶性间皮瘤的诊断准确性。

（6）剖腹探查　对可疑恶性腹膜间皮瘤者如无明确手术禁忌证均应行剖腹探查术以助于诊断和治疗，并尽可能地切除肿瘤。取得肿瘤组织的病理对诊断极具帮助特别是借助免疫组化或电镜等。

（二）辨证诊断

腹膜恶性间皮瘤临床以腹痛、腹块、腹水、腹胀、胃肠道症状或全身改变为主要表现。其中以腹痛为主，难以扪及腹块

和腹水者，属中医"腹痛"的范畴；能触及腹块而无腹水者，属中医"积聚"的范畴；能触及腹块而又有腹水者，似属中医"鼓胀"的范畴。病名虽异，但辨证分型均以病机为据，故辨证诊断合而述之。

望诊：面容苦楚，或面黯消瘦，或萎黄消瘦脱形，舌质暗有瘀斑，苔薄或无苔。

闻诊：口味秽臭，或语言无异常。

问诊：腹胀、腹痛，或纳差、恶心呕吐，或便秘、小便不利，或身热乏力。

切诊：腹部扪及肿块，或叩击腹水，脉弦涩，或脉细。

1. 肝郁脾虚

腹部胀满疼痛，或连及两胁，或可触及痞块，质尚软，恶心呕吐、纳差，体倦乏力，大便溏，舌淡苔薄白，脉弦。

辨证要点：腹痛连胁，或见痞块质软，恶心纳差，苔白，脉弦。

2. 气滞血阻

腹痛或见肿块，软而不坚，痛有定处，胀痛并见，或有压痛，舌质青或见瘀斑，苔薄白，脉弦涩。

辨证要点：腹部肿块软而不坚，胀痛并见，舌质青或见瘀斑，脉弦涩。

3. 痰湿凝结

腹胀或痛，便秘纳呆，痞块或条索状物聚集起胃脘或脐腹部，按之痛甚，或形瘦体倦，面黄短气，舌淡，苔厚腻，脉弦滑。

辨证要点：腹胀或痛，便秘纳呆，舌淡苔厚腻，脉弦滑。

4. 气结血瘀

腹部积块日见明显，质硬，疼痛剧烈，固定不移，多为刺痛，面黯消瘦，饮食减少，女子可见月事不下，舌青紫或有瘀斑，脉弦或弦涩。

辨证要点：腹部肿块明显，质硬，刺痛不移，面色晦暗，舌青紫或瘀斑，脉弦细涩。

5. 气血双亏

腹部积块坚硬，疼痛逐渐加重，面色萎黄或黧黑，肌肤甲错，消瘦脱形，饮食大减，肢体倦怠，舌质淡，边有齿痕，苔白或腻，脉沉细无力。

辨证要点：病久积块坚硬痛剧，面色萎黄消瘦，消瘦脱形，饮食大减，乏力，脉细弱。

6. 阴虚内热

脘腹胀痛，积块坚硬，口燥咽干欲饮，头晕耳鸣，形瘦体弱，五心烦热，小便短赤，大便秘结，舌红少苔或无苔，脉细数。

辨证要点：形瘦体弱，口燥咽干，五心烦热，舌红少苔，脉细数。

三、鉴别诊断

（一）西医学鉴别诊断

1. 良性的腹膜间皮细胞瘤

常为单发，多发生于输卵管、子宫顶部的腹膜，细胞形态表现为细胞分化好、大小不一致，近似正常的间皮细胞，术中、术后的活组织检查可资鉴别。

2. 结核性腹膜炎

既往有结核病史，可有结核性结节，多伴有午后低热、盗汗，体重减轻等症状；腹部触诊有柔韧感；X线腹部平片检查可见钙化影；结核菌素实验及 PCR-TB 有诊断价值，抗结核治疗有效。

3. 其他部位的肿瘤转移的癌性结节

多有原发病的症状和体征，结合病史多可诊断。凭胃肠 X 线检查、B 超及 CT 检查确定病变部位，排除消化道及女性生殖器肿瘤，剖腹探查或术前电镜检查可以明确诊断。

（二）中医病证鉴别诊断

1. 痞满

痞满是指患者自觉脘腹部痞塞不行，胀满不适的病症。痞满无论病情之轻重，均无形证可见，触不到包块，常据此与本病鉴别。

2. 奔豚气

奔豚气是患者自觉有气自少腹上冲胸咽，或有水气自少腹上冲心下，如奔豚之状。而本病之胀痛不适，多位于腹部，且多可触及腹部肿块，以此可以鉴别。

四、临床治疗

（一）提高临床疗效的基本要素

1. 中西结合，共治互补

腹膜恶性间皮瘤的发病率较少，临床上对该病的报道较少见，但所有的临床报道不断证实，中西医结合的办法对肿瘤的防治比单一的西医或中医治疗疗效都要好，这主要是中西医结合治疗肿瘤的手段更全面。对局限性型病例，我们首先用手术进行根治，再用放疗和化疗的方法防止其复发和转移，然后配合中药减轻放疗、化疗的毒副作用。对于中晚期病例，除尽量用手术进行姑息治疗减轻症状外，还要配合局部癌肿的放疗，以缩小病灶，同时配合全身化疗，防止转移，并用中药进行辨证施治，提高机体免疫力，扶正祛邪，调整阴阳，改变内环境，以期提高生存质量和远期生存率。

2. 瘤分三期，攻补分明

初期，积块形小而质软，人体正气未伤，治疗以攻邪为主，予以理气活血、通络消积之品；中期，积块渐大而质变硬，正气已伤，形体日渐消瘦，治疗当攻补兼施，予以祛瘀软坚、调补脾胃之品；末期，积块日渐明显且坚硬疼剧，正气大伤，消瘦脱形，治疗当以扶正培本为主，大补气血，调补脾肾，配伍活血化瘀、逐痰散结之品，以期正气恢复，再求图志。总之，治疗本病应根据患者情况决定攻补，灵活多变，切记"治实当顾其虚""补虚勿忘其实"。

3. 治癌当固本，扶正重脾胃

虽然外因致癌因素很多，而发病往往取决于正气之虚，取决于内因的个体差异。正如《素问》所说"正气存内，邪不可干，邪之所凑，其气必虚"，故治癌当固本，肾为先天之本，脾胃为后天之本。先天之躯受养于父母，后天之养受之于自身，故临床上宜扶正重脾胃。临床中大量补益药的应用，则能大大提高机体的免疫功能，增强垂体-肾上腺皮质功能，增强骨髓的造血功能，有助于机体紊乱的生理功能的复常，以及内环境失调的平衡，保持机体生存的物质基础，纠正和修复病理变化。常用的方剂有：八珍汤、补中益气汤、六味地黄丸、金匮肾气丸等。

（二）辨病治疗

目前，腹膜恶性间皮瘤尚无特效的治疗方案。局限性病灶的外科切除、放疗及化疗均有报道，但均不能明显提高整体生存率。目前多主张采用肿瘤细胞减灭术、腹膜腔内热灌注化疗、全身化疗、放疗及免疫治疗等联合疗法。

1. 外科手术治疗

许多研究者认为手术对腹膜恶性间皮瘤的治愈率很低。但对于Ⅰ期和Ⅱ期的患者还是应该考虑手术。腹膜恶性间皮瘤若累及整个腹腔，手术难以根治，在无辅助治疗的情况下，剖腹探查术或腹腔镜检查术还可导致肿瘤种植性播散，完全切除肿瘤并不能延长患者生存期。因此有人认为积极争取手术完整切除或肿瘤细胞减灭术，联合腹腔内化疗，放疗等辅助治疗、复发后再行减积切除术，有益于延长患者腹膜恶性间皮瘤患者生存期。

2. 药物治疗

腹膜恶性间皮瘤单纯静脉化疗疗效较差，静脉与腹腔内化疗可提高生存率。全身化疗目前应用单一药物行全身化疗，不论有效率还是无效，中位生存期均不理想，在化疗新药中，抗代谢类药物如培美曲塞、吉西他滨、雷替曲塞等联合化疗方案显示出一定优势。培美曲塞单药治疗胸膜恶性间皮瘤的Ⅱ期临床试验有效率为16%，中位生存期为10.7~13个月。其他适用于肿瘤不能切除的药物还有长春瑞滨和胞嘧啶核苷，可单用或联合铂化合物，有报道称单用长春瑞滨后的应答率为24%。

腹膜腔内化疗在腹膜恶性间皮瘤中的作用越来越受到临床关注，腹膜腔内化疗的优点在于腹膜腔内用药可增加化疗药物的浓度并减弱其全身的毒性作用，且化疗药物在腹膜表面的自由扩散和经毛细血管吸收的联合作用，使静脉内药物浓度升高，故腹腔内化疗的疗效比单独静脉化疗更为有效。腹腔内化疗常用有氟尿嘧啶、阿霉素、丝裂霉素C等。目前认为培美曲塞联合顺铂被认为是对于不可手术的腹膜间皮瘤全身化疗的首选方案和标准方案。

3. 放射治疗

开放野技术被应用于恶性腹膜恶性间皮瘤的治疗。临床上较常用的有^{60}Co或加速器外照射，或用腹腔内注射^{32}P或^{198}Au内照射，适用于手术不彻底或无法手术者。有文献报道，9例恶性腹膜恶性间皮瘤患者，经放射胶体^{198}Au腹腔内滴注治疗后，2例患者分别无病生存3.5年和5.0年，4例患者的临床症状明显缓解但由于肿瘤本身和既往手术引起的肠袢粘连，致使放射胶质在腹腔内呈不均一性分布，其主要并发症为小肠梗阻，发生率为2%~10%，腹膜恶性间皮瘤放疗效果较胸膜恶性间皮瘤效果差，但有一定敏感性。反轴旋转技术、光子和电子束的联合照射可在提高新疗效的同时减轻并发症。

4. 综合治疗

目前，腹膜剥脱术和肿瘤细胞减灭术联合持续温热腹膜灌流疗法（CHPP）是可切除肿瘤的标准疗法。即肿瘤减灭术后，用含有抗肿瘤药物顺铂、阿霉素、紫杉醇、丝裂霉素等的灌注液（约42.5℃）连续灌注腹膜腔90分钟。联合肿瘤完全切除术，术后先使用奥沙利铂行CHPP，联合依立替康行全身化疗后腹膜恶性间皮瘤患者的中位生存期超过100个月且年生存率达63%。

（三）辨证治疗

1. 辨证论治

（1）肝郁脾虚型

治法：疏肝和胃，健脾化湿。

方药：逍遥散加减。

组成：柴胡10g，当归12g，赤白芍各10g，白术12g，茯苓15g，郁金10g，香附10g，半夏10g。

加减：腹痛甚加延胡索、三七粉、川楝子理气止痛；恶心纳呆者加砂仁、鸡内金、生姜和胃。

（2）气滞血瘀型

治法：疏肝理气，活血止痛。

方药：金铃子散合失笑散加减。

组成：川楝子12g，延胡索12g，蒲黄（布包）10g，五灵脂（布包）10g，丹参30g，桃仁10g，红花10g，赤芍10g，川芎9g，青皮12g。

（3）痰湿凝结型

治法：行气消食，涤痰化积。

方药：太平丸加减。

组成：陈皮10g，厚朴10g，木香8g，乌药12g，白芥子12g，草豆蔻15g，三棱12g，莪术12g，干姜10g，泽泻10g。

加减：兼便秘者，可加大承气汤；若痰食瘀血互结者，可加桃仁、红花、香附大黄之类；若病程较长，脾气损伤者，可合香砂六君子汤，以扶正气。

（4）气结血瘀型

治法：祛瘀软坚，兼调脾胃。

方药：膈下逐瘀汤合六君子汤加减。

组成：当归9g，川芎6g，桃仁9g，红花9g，赤芍6g，五灵脂（布包）9g，丹皮6g，延胡索6g，香附5g，乌药6g，枳壳6g，党参12g，白术9g，茯苓12g，陈皮9g，甘草9g。

加减：本方治疗时可酌加软坚散结药和化瘀药以破瘀消结，如水蛭、虻虫、牡蛎、昆布、海藻、鳖甲等。

（5）气血双亏型

治法：大补气血，活血化瘀。

方药：八珍汤合化积丸加减。

组成：党参18g，白术12g，茯苓12g，当归15g，熟地15g，白芍12g，川芎12g，三棱9g，莪术9g，苏木9g，香附12g，槟榔12g，海浮石15g，瓦楞子30g，甘草12g。

加减：若头晕目眩，神疲乏力气虚甚者，可加黄芪、山药等；若面色苍白、心悸、眩晕等血虚甚者，可加何首乌、阿胶等；若口干咽燥、渴欲饮水，津亏明显者，可加石斛、沙参、天花粉、麦冬等；若阳虚腹水较多者，可加桂枝、车前子、猪苓等。

（6）阴虚内热型

治法：滋阴清热，益气通络。

方药：一贯煎加减。

组成：沙参15g，麦冬12g，石斛15g，生地15g，佛手15g，枳壳12g，延胡索9g，莪术12g，川楝子10g，山楂30g，太子参30g。

加减：若潮热盗汗者，可加青蒿、龟甲、鳖甲以透热外出。

2. 外治疗法

（1）针刺疗法　取中脘、天枢、气海、内关、足三里、公孙、合谷、三阴交、阴陵泉、脾俞、肝俞、太冲等主穴，每次选主穴3~4个，行补泻手法，留针30分钟。

每日针刺 1 次，2 周为 1 疗程。

（2）灸法　取中脘、天枢、气海、关元、足三里、三阴交、大椎、合谷、水分、石门等穴。每日选 3~4 个穴灸之，每日 1~2 次，1 次 15 分钟。

（3）耳针　取腹、脾、胃、大肠、小肠、肝、神门、交感等穴。一般留针 30 分钟，每日 1 次，10 次为 1 疗程。

（4）水针疗法　取阿是穴、中脘、天枢、气海、水分、石门、足三里、丰隆等穴。选延胡索、川芎、当归等中药注射液，每穴 0.5ml。每日 3~4 穴，隔日 1 次。

（5）拔罐法　取阿是穴、神阙、中脘、天枢、足三里、大椎、腰夹脊穴。每日 1 次，腰夹脊穴要用走罐法。

（6）贴敷疗法

①水红花膏：水红花子用水熬成膏，用纸摊贴肿块局部。

②独角莲外敷：用鲜独角莲去皮，搅成糊状，敷于肿瘤部位，包扎固定，或用干品研末水调成糊外敷。

③贴痞琥珀膏：大黄、朴硝各半为末，同大蒜捣膏贴肿块局部。

3. 成药

犀黄丸：清热解毒，化痰散结，活血消肿，祛瘀止痛。每次 3g，每日 2 次，温水送服。

醋煮三棱丸：主治一切远年近日积聚。每次 6~9g，每日 2 次，温水送服。

五、预后转归

腹膜恶性间皮瘤的预后不如其他软组织肉瘤好，又较胸膜恶性间皮瘤差。腹膜恶性间皮瘤预后较差，目前尚无治愈的文献报道，中位生存期为 6~12 个月，一般生存期不超过 1 年。但有报道最长生存期达 19 年。目前联合肿瘤细胞减灭术和腹膜内热灌注疗法可有效提高患者生存期，有文献报道实行该方法后有一半患者生存期可达 5 年。腹膜恶性间皮瘤的预后与诊断时病理组织类型、临床期别、性别、肿瘤细胞减灭术的完整性有关。弥漫性腹膜恶性间皮瘤预后差，上皮型间皮瘤较混合型及肉瘤型预后好。

六、预防调护

1. 预防

（1）由于本病发生与长期接触石棉制品有关，故长期从事与石棉接触工作的人，应加强防护措施。

（2）对高危人群，如长期接触致癌物，家族中有癌瘤患者，或患者有易导致癌变的疾病，应定期检查，争取一有病变早期发现，早期治疗。

（3）注意饮食卫生，少吃或不吃烟熏、油炸、盐腌和霉变变质的食品。

（4）加强身体锻炼，调节自身情绪，保证身体健康，减少疾病的发生。

2. 调护

（1）注意饮食营养　因本病为消耗性疾病，所以要注意高蛋白、高热量食物的摄入，少食多餐，增强自身抵抗力。

（2）保持心情舒畅　本病一经发现，患者往往心理负担太重，而过重的心理负担，会严重影响机体免疫力，从而加重病情，所以做好患者的思想工作，保持患者心情舒畅，对本病的治疗相当重要。

（3）适宜的运动　适宜的运动能促进患者的新陈代谢，促进胃肠蠕动，提高人体的免疫功能，利于患者的康复。经常可作的适宜活动有：太极拳、气功、散步等。

主要参考文献

陈伽，陈丹，李玥，等. 腹膜间皮瘤患者诊治中并发 Wernicke 脑病一例及文献复习［J］. 中国医学科学院学报，2019，41（01）：129-133.

第四节　网膜囊肿

网膜囊肿为一种少见的疾病，多发生于网膜的两层膜之间。网膜囊肿与肠系膜囊肿发病率之比约为 1 : 5。网膜囊肿可发生于任何年龄，但半数以上在儿童期发病，男女之比约为 3.7 : 1。

网膜囊肿多无明显症状，部分患者有腹痛、腹胀、腹内包块等症状。中医学无此病名，但按其病理和临床表现，一般归入"肠痈"等病证的范畴。

一、病因病机

（一）西医学研究

1. 病因

网膜囊肿临床较少见，具体病因不明，主要可能与以下因素相关。

（1）淋巴管堵塞　囊肿可由异位的淋巴管发展而来，淋巴管堵塞、扩大逐渐长大而形成囊肿。囊肿可巨大，也可相当小，单发或多发。

（2）胚胎细胞的变异　囊肿可由遗留或隔离的胚胎细胞增殖发展而成。皮样囊肿是由于胚胎期上皮残留，偏离原位的皮肤细胞原基发展而来，属错构瘤，囊壁除表皮细胞外，尚包含汗腺、毛囊和皮脂腺等，囊腔内有脱落的上皮细胞、皮脂等粥样物或毛发。

（3）损伤性出血　异物或手术损伤血管，导致炎性渗出、坏死组织等积聚在网膜内，刺激网膜纤维组织增生，并逐渐形成囊壁。囊肿形成一般在 2 周以上，囊壁成熟则需 4~6 周。

（4）炎症反应　网膜组织感染结核、霉菌时，病灶液化并被包裹，包虫、血吸虫感染在局部形成继发性囊肿。

2. 病理

网膜囊肿分为真性囊肿和假性囊肿两类。其病理类型包括：单发多房性囊肿、多发性囊肿和与肠系膜囊肿并存者，单发性占多数。囊内为浆液性、乳糜样或血性液体。

（1）真性囊肿　多数是由淋巴管梗阻所致，也可由先天的异位组织发展而来，少数为皮样囊肿。囊内由结缔组织和弹力纤维构成，内衬扁平上皮细胞或单柱状内皮细胞。

（2）假性囊肿　多数为炎症反应以后发生，内容物较浑浊或含血性液。囊壁亦由结缔组织和弹力纤维构成，但无内衬上皮或内皮细胞。

（二）中医学认识

因网膜囊肿是痛脓且发生于两层膜之间，故属于内痈的范畴。本病的发生多由脏腑功能失调、气滞血瘀停聚腹部所致，其中尤以脾胃功能失调、肝失疏泄最为重要。其病因病机主要包括以下几个方面。

1. 饮食不节

暴饮暴食，或嗜食膏粱厚味、辛辣、生冷，致食滞中阻，受纳传运不行、气血郁滞。或脾胃受损，水湿不运，久积生热，湿热交蒸，壅塞脉络，腐蒸气血而成痈肿。正如《灵枢·脉度》篇中曰："六腑不和则留为痈。"

2. 跌扑劳伤

跌扑损伤，损及脉络，血外溢为瘀，阻于腹中，久则成痈；或用力过度，急暴奔走，过劳耗气，气为血帅，气耗则血不得运而瘀阻，久则化热为痈。

3. 外邪侵袭

寒湿之邪，侵犯腹部，寒湿阻滞，血运不畅，瘀血滞内，腐肉酿脓而成痈。

4. 情志所伤

郁怒伤肝，横逆乘脾土，影响肠胃升降之功，致腹部气机不畅，气血凝滞，瘀久化热成痈。

总之，上述诸因素，均可致腹部气滞血瘀，瘀血停聚，久则化热，热盛肉腐，成脓成痈。

二、临床诊断

（一）辨病诊断

1.临床诊断

小囊肿一般无临床症状，常常是术中偶然发现。大囊肿临床表现差异较大，包括无症状、慢性症状、急性症状。患者往往发现腹内有包块，仰卧时腹部有重压感。若合并肠梗阻或肠扭转时可发生剧烈腹痛。若用力打击腹部或各种原因导致腹内压增加时，囊肿破裂，会突然出现剧烈腹痛、腹胀加重，伴明显贫血和腹膜炎体征。若囊肿出血感染时，囊肿会迅速增大，出现高热或长期低热，间歇性腹痛，精神不振，食欲减退，消瘦等。

腹部检查：在腹部可扪及肿块，多位于上腹部，柔软，有囊性感，活动度大，无压痛或有深在性压痛。巨形囊肿触诊不清，于仰卧位时，全腹叩诊呈浊音，仅两胁部或腰部叩诊为鼓音，在深部听到肠鸣音，全腹有振水感，但无移动性浊音。

2.辅助检查

（1）超声检查 是目前网膜囊肿的首要的检查手段。本病的超声特征性表现为单房性或多房性（多房性多见）充满液体的囊性病变。一般较巨大，将肝脏向上方、肠管向后方推移，其内可见纤维条样光带将无回声分为大小不等的多个房，光带可小幅摆动。但对于占据整个腹腔的特大囊肿，超声难以显示边界。

（2）X线钡餐检查 可发现小肠移位和压迫征。

（3）CT检查 可定位并了解腹部其他脏器情况。

（4）腹腔动脉造影可显示大网膜动脉及其分支延长并包绕囊肿的影像，为诊断提供直接证据。

（5）腹腔镜 腹腔镜的是诊断本病行之有效的方法，且明确诊断后可行腹腔镜下治疗。

（二）辨证诊断

网膜囊肿可参照"肠痈"辨证分型。

望诊：面色无华，或面部苦楚，或神疲乏力，舌红苔薄白。

闻诊：口气秽臭。

问诊：身热，或腹胀疼痛，或大便秘结，小便赤涩，或恶心呕吐，纳差。

切诊：腹部扪及肿块，按之柔软，有囊性感，腹皮绷紧，脉弦紧。

1.气血瘀滞

腹痛，固定不移，脘腹胀闷，恶心呕吐，或有包块，或大便秘结，舌暗或有瘀斑，苔薄白，脉弦。

辨证要点：腹痛或能扪及包块，痛点固定不移，舌暗脉弦。

2.瘀滞化热

腹痛加剧，腹皮绷紧，腹部包块日渐明显，发热口干，大便秘结，小便短赤，舌红苔黄，脉弦滑数。

辨证要点：腹痛腹块，大便秘结，小便短赤，发热口干，舌红苔黄，脉弦滑数。

3.热毒炽盛

腹痛剧烈，可遍及全腹，有弥漫性压痛，反跳痛，腹肌紧张，高热，舌红绛而干，苔黄厚腻，脉洪数。

辨证要点：全腹痛，高热，舌红绛而干，苔黄，脉洪数。

三、鉴别诊断

（一）西医鉴别诊断

本病症状体征均无特异性，临床需注

意与下列疾病鉴别。

1. 结核性腹膜炎

本病多数有低热，体弱，消瘦，贫血，腹泻等中毒症状，或有腹水，常有轻度压痛和肌紧张，呈"揉面感"。结核菌素实验阳性有诊断意义。

2. 肠系膜囊肿

选择性肠系膜上动脉造影检查，肠系膜囊肿可使肠系膜血管被推向上或被分开，可资鉴别。

3. 非特异性淋巴结炎

本病好发于学龄前及学龄儿童，男孩比较多，近期有上呼吸道感染史，典型症状为脐周，右下腹及右侧腹绞痛，疼痛呈阵发性，间歇期患者感觉良好，白细胞计数增高。

4. 棘球绦虫囊肿

多见于牧区居民，男性较多，结合沉淀实验、补体结合实验、Casoni 实验可以鉴别。

5. 腹膜后囊肿

腹膜后囊肿如巨大肾盂积水、囊性畸胎瘤，其活动度小，钡剂灌肠检查时结肠前移，静脉肾盂造影显示肾脏异常可协助诊断。

6. 脏器囊肿

脏器囊肿如胰腺或脾脏的囊肿，一般较大网膜囊肿体积小，注意囊肿与腹腔脏器关系。巨大卵巢囊肿主要位于下腹部，最大腹围在脐下，大网膜囊肿最大腹围在脐上，卵巢囊肿穿刺抽液为绿色或棕色黏稠液。

（二）中医病证鉴别诊断

网膜囊肿临床表现不一，小囊肿一般多无症状，大的囊肿以腹部胀满感和腹痛为特点，有的可在腹部发现大小不同的包块。临床上需与下列病症相鉴别。

1. 胃痛

二者均可见胃痛症状，但胃痛多局限于胃脘近心窝处，常伴有吐酸、嗳气、嘈杂等症状，且多与饮食有关，局部无包块。

2. 淋证

二者均可出现腹部不适症状，但淋证是以小便频数短涩、滴沥刺痛，欲出不尽，少腹拘急拒按为主症，腹部无包块。

四、临床治疗

（一）提高临床疗效的基本要素

1. 争取早期诊断

本病发病率低，症状不典型，术前确诊率仅为 50% 左右，遇见腹部特别是上腹部胀痛，包块时，要想到本病。腹腔镜的诊断本病行之有效的方法。

2. 合理外科治疗

本病一经确诊，应予以手术治疗。单发的较小囊肿，应争取完整切除；若与胃肠管粘连的，可将囊肿与该部胃肠管一并切除。巨型囊肿则应抽液减压后切除，并需长时间应用腹带以免导致腹压突然下降，影响心肺功能及血流动力平衡，或造成腹腔脏器移位和腹壁下垂；多发的囊肿应仔细检查，探查小网膜囊，胃结肠韧带，肝胃韧带、结肠小肠系膜等处有无囊肿，以免遗留。腹腔镜手术是近年来发展的一门新技术，具有损伤小、愈合快等诸多优点，可用于中小型囊肿的切除。

（二）辨证治疗

1. 辨证治疗

（1）气滞血瘀型

治法：通里攻下，泻热祛瘀。

方药：大黄牡丹汤加减。

组成：大黄 9g，桃仁 9g，冬瓜仁 15g，丹皮 9g，赤芍 12g，红藤 15g，公英 12g，地丁 10g，陈皮 10g，芒硝（后下）9g。

加减：发热可加金银花、连翘，痛

甚加延胡索、乳香、没药；腹胀加枳壳、厚朴。

（2）瘀滞化瘀型

治法：通里攻下，清热解毒，佐以活血化瘀。

方药：大黄牡丹汤合仙方活命饮加减。

组成：金银花30g，当归12g，陈皮10g，甘草9g，赤芍10g，知母10g，天花粉10g，乳香6g，穿山甲（国家保护动物，现已禁用）12g，皂刺10g，冬瓜仁15g，大黄10g，桃仁6g，丹皮10g，延胡索12g，白芷6g。

加减：湿热内盛者，加薏苡仁、败酱草；热甚加石膏、连翘。

（3）热毒炽盛型

治法：清热解毒，理气祛瘀。

方药：黄连解毒汤加减。

组成：黄连12g，黄柏12g，生大黄10g，栀子12g，丹皮15g，赤芍12g，当归10g，牛膝10g，公英30g，厚朴12g。

加减：热毒伤阴加生地、玄参。

2.外治方法

（1）针刺疗法 选足三里、上巨虚、天枢、中脘、合谷、三阴交等穴。每次2-3穴，每日1次，留针30分钟，2周为1疗程。

（2）三棱针疗法 ①风市、足三里；②委阳、曲泽。每次选1组，用三棱针点刺放血，每穴5~10ml，2~3天1次。

（3）艾灸法 取阿是穴、大敦、足三里。用艾卷行温和灸，阿是穴灸20分钟，以皮肤红润热感向内深入为度，其余每穴灸20分钟，以皮肤红润热感向内深入为度，其余每穴10分钟，并配合金银花、菊花代茶饮。

（4）耳穴 取腹、肝、脾、大肠、小肠、阑尾、交感、神门、皮质下等。每日1次，留针30分钟。

（5）贴敷法 芒硝、冰片，混匀后研为细末。每次用适量药粉撒于阿是穴上，用胶布盖严。每日1次，5次为1疗程。

3.成药

①小金丹：解毒消肿，活血软坚，化痰散结。每服2~5丸，1日2次。

②醒消丸：活血消肿，止痛。用于痈疽肿毒，坚硬疼痛。每次6g，陈酒送服，每日3次。

③犀黄丸：清热解毒，活血止痛。每次9g，每日1次。

五、预后转归

网膜囊肿属良性病变，预后一般良好，很少发现手术死亡和术后复发的情况。但若治疗不及时，容易因腹部受压引起腹膜炎或肠粘连等。

六、预防调护

本病病因复杂，故要采取多方面的预防措施，首先要注意身体锻炼，保护腹部，以防囊肿扭转或破裂；其次要合理安排饮食，少食多餐，多食富含纤维素和维生素的食物，不过食辛辣肥甘；另外注意调畅情志，慎起居。术后应尽早做适当的运动，促进胃肠蠕动，减少并发症发生。

主要参考文献

李卫平，王立环，顾文豪，等．大网膜囊肿二例并文献复习［J］．中华普通外科杂志，2021，30（1）：64-65．

第五节 肠系膜肿瘤

肠系膜肿瘤系发生于肠系膜的肿瘤，可分为囊性和实质性，根据其病情可分为良性和恶性两种，二者发病率约为2∶1，肠系膜良性肿瘤以肠系膜囊肿最常见，病变多发生于回肠系膜；恶性肿瘤则以恶性淋巴瘤最为常见，多发生于小肠系膜中或围绕在小肠系膜周围。

肠系膜肿瘤临床症状以腹痛、腹块等为主，故据其不同病理阶段和临床表现可分别归入中医学"腹痛""癥积""肠痈"等病范畴。

一、病因病机

（一）西医学研究

1.病因

肠系膜囊肿常见的病因有先天性发育异常、寄生虫性、外伤性等，详见网膜囊肿。肿瘤多由肠系膜中的细胞成分受物理、化学等因素刺激，或其他原因导致异常增生所致。

2.病理

肠系膜肿瘤常见的组织来源如下：淋巴组织、纤维组织、神经组织、平滑肌、脂肪组织、血管组织、胚胎残余组织等。其中以纤维组织和淋巴组织来源的肿瘤最为常见。

肠系膜肿瘤的主要病理类型如下。

（1）囊肿 多见的有单纯性囊肿、囊性淋巴管瘤、海绵状淋巴管瘤、海绵状淋巴管瘤等，也包括包虫囊肿。

（2）良性肿瘤 多见的有硬纤维瘤、平滑肌瘤、脂肪瘤、血管内皮瘤、外皮瘤、神经纤维瘤等。

（3）恶性肿瘤 多见的有恶性淋巴瘤、平滑肌肉瘤、纤维肉瘤等，其次有横纹肌肉瘤、脂肪肉瘤、血管外皮肉瘤、纤维组织细胞肉瘤、恶性中胚叶混合瘤等。

无论是良性肠系膜肿瘤还是恶性肠系膜肿瘤，回肠系膜均为其好发部位，此外，肠系膜肿瘤中良性好发部位是结肠系膜；恶性肠系膜肿瘤者也多见于小肠系膜根部。

（二）中医学认识

中医学认为，本病多由长期饮食不节、情志所伤、外邪侵袭、劳倦过度等影响胃肠，使脏腑失和，气机阻滞，瘀血内停，痰湿凝滞，而阻于胃肠而成，病久尚可化热腐肉成脓。

1.饮食所伤

饮食不节，损伤胃肠，气机不畅，痰湿交阻，积聚不散而发病。

2.情志所伤

情志抑郁，肝气不舒，气机阻滞或逆乱，气滞则血瘀，使血流不畅，瘀血内停而发病。

3.外邪侵袭

风寒、寒湿或邪毒等乘虚伤人，使气机受阻，血运不畅，脉络受损，瘀血久滞肠内而发病，也可化热腐肉，成脓。

4.劳伤过度

劳则气耗，伤则损脉，气为血帅，脉为血府，气血损伤，瘀血阻滞肠中而发病。

总之，本病病因复杂，且多种原因相互作用，最终导致胃肠气滞血瘀，痰湿凝滞，痰瘀交阻而发病，瘀久化热腐肉生脓。

二、临床诊断

（一）辨病诊断

1.临床症状

与肠系膜囊肿多见于儿童不同的是，肠系膜肿瘤不论良性或恶性均多见于成人。肠系膜肿瘤早期通常瘤体小而无症状，随着瘤体增大则可出现腹痛、腹胀及腹部肿块等症状。

腹痛：腹痛为本病最常见的症状，约2/3的患者出现性质不一的腹痛，疼痛性质有隐痛、胀痛、绞痛等。

腹部肿块：绝大多数患者可扪及腹部肿物。良性肿物表面多较光滑，硬度自囊性至实质性逐渐增大，通常不伴压痛，且边界清，活动度较大；恶性肿物则多质地较硬且表面不平呈结节，由于浸润性生长其位置多较固定。

其他：恶性肿瘤常同时伴有食欲减退、消瘦乏力、贫血、发热、消化道出血等症状。

无论良性还是恶性肿瘤，都可以出现肠梗阻、急性腹膜炎等。良性肿瘤由于可在腹腔内游离或瘤体重量而易引起肠扭转，故多见急性肠梗阻；恶性肿瘤常因浸润肠壁而引起肠梗阻，故多为不完全性肠梗阻。

2. 辅助检查

X线钡餐造影可见肠管受压移位，如肠壁僵硬、钡剂通过困难或缓慢则有恶性病变可能。腹部CT检查不但能定位，而且能定性，是肠系膜肿瘤的有效诊断手段。B超能确定肿瘤的位置并可引导穿刺。腹腔镜可直视肿块，以确定位置，并进行活检以定性，是本病临床确诊的重要方法。

（二）辨证诊断

肠系膜肿瘤临床虽上有恶性与良性之分，又有实质性和囊性之别，病名诊断虽有"腹痛""癥积""肠痈"之分，但辨证分型均以病机为据，故辨证诊断合而论之。

望诊：面色无华，或腹部胀大，或大便干结，舌紫暗，苔白腻。

闻诊：呕吐呃逆，或嗳气，或口秽，或大便奇臭。

问诊：腹胀痛，或纳差，倦怠乏力。

切诊：腹部可扪及包块，脉沉迟或弦细。

1. 气滞血瘀

腹部胀满疼痛，或刺痛，痛处固定，入夜尤甚，腹部可扪及包块，面色晦暗，肌肤甲错，舌质紫暗或有瘀斑，苔薄白或腻，脉细涩。

辨证要点：腹部胀或刺痛，可扪及包块，舌质暗或有瘀斑，脉细涩。

2. 瘀滞化热

腹痛腹胀，腹皮绷紧拒按，可扪及囊性肿块或发热，大便秘结，小便短赤，舌质红，苔黄，脉弦数。

辨证要点：腹痛，腹部囊性肿块，大便秘结，舌红苔黄，脉数。

3. 气血两虚

面黄，形瘦，少气懒言，乏力，腹部肿块坚硬如石，疼痛剧烈，不思饮食，动则眩晕气喘，虚烦不寐，舌淡而胖，边有齿痕，苔白或腻，脉沉细无力。

辨证要点：病程较长，腹块坚硬，少气乏力，面色无华，形瘦脱形，脉细无力。

三、鉴别诊断

（一）西医学鉴别诊断

肠系膜肿瘤部位、大小、性质不同，对胃肠道功能和全身的影响不一，很容易误诊。临床上应注意与下列疾病的鉴别。

1. 胃癌

胃癌患者多先有上腹不适，食欲不振，消瘦等，随后发现肿块，活动范围小。X线钡餐检查及胃镜检查可以确诊。

2. 脾大

脾大常伴有脾功能亢进，如白细胞、红细胞、血小板计数减少。B超、CT检查有助于诊断。

3. 小肠肿瘤

小肠肿瘤多数有间歇性痉挛性疼痛，肠梗阻多见，多有肠出血和腹泻等症状。腹部CT、气钡双重造影、电子小肠镜等检查有助于诊断。

4. 肠间囊肿

多突然发热、腹痛，肿块易活动，有明显压痛。实验室检查多见白细胞计数、CRP等升高。

5. 卵巢囊肿

肿块位于下腹部，逐渐向上增大，很少有发热及胃肠道症状。B超和妇科检查可助诊断。

6.腹膜后肿瘤

肿块边缘不清，位置较固定。X线钡剂检查，腹部 CT、MRI，选择性肠系膜上动脉造影等检查有助于鉴别。

7.回盲部结核

病史较长，腹块位于右下腹部，不活动，有结核中毒症状，其他部位常有结核，易合并不完全性肠梗阻。

8.腹主动脉瘤

位于上腹中线，不活动，有膨胀性搏动。有的可触及震颤，听诊为滚筒样杂音。腹部 X 线平片有的可见椎体被侵蚀。腹主动脉 CTA、腹主动脉造影等检查可确诊。

（二）中医病症鉴别诊断

本病临床上以腹痛、腹胀、腹块为主要症状，除有腹块可与一般内科腹痛、妇科腹痛鉴别外，还有以下不同：内科腹痛常先发热后腹痛，压痛多不明显，疼痛部位多不局限，定位多不明确；妇科腹痛多在小腹，与经带胎产相关，可资鉴别。

四、临床治疗

（一）提高疗效的基础要素

1.早期诊断和合理的外科治疗是提高疗效的第一要务

恶性肿瘤早期手术切除可显著提高生存率，良性肿瘤也存在恶性变可能，因此也应尽早切除。

2.综合治疗是改善预后的主要手段

肠系膜肿瘤尤其是肠系膜恶性肿瘤，配合合理的放疗、化疗、生物治疗、中医中药治疗及营养支持，可明显提高患者生存率，改善生存质量。

（二）辨病治疗

1.手术治疗

肠系膜囊肿多有完整的包膜，孤立的囊肿可行手术摘除。如囊肿与肠管关系密切或与系膜血管粘连，可连同该段小肠一并切除。实质性肿块有良性与恶性之分，不论何种都应将肿瘤连同系膜及一部分小肠一并切除。对于复发或转移性肿瘤，如能彻底切除，仍有根治可能。

2.药物治疗

恶性肠系膜肿瘤，尤其是恶性淋巴瘤，要强调综合治疗。放射疗法通常以组织量 $35\sim40Gy$ 的 ^{60}Co 腹腔照射。化学疗法常选用 MOPP 方案：氮芥 $60mg/m^2$ 第 1、8 天，静脉注射；长春新碱 $1.4\ mg/m^2$ 第 1、8 天，静脉注射；丙卡巴肼 50mg，第 1 天，口服；100mg 第 2 天，口服；$100mg/m^2$，第 $3\sim10$ 天，口服；泼尼松 $40mg/m^2$ 第 $1\sim6$ 天，口服。如果无禁忌证，于第 29 天开始第 2 疗程，连用 6 个疗程。

（三）辨证治疗

1.辨证施治

（1）气滞血瘀型

治法：活血化瘀，软坚散结。

方药：三棱汤合失笑散加减，配服六君子汤。

组成：三棱 10g，莪术 10g，当归 10g，白术 12g，木香 6g，槟榔 10g，蒲黄 10g，五灵脂 10g，赤白芍 12g，陈皮 10g，甘草 6g。

（2）瘀滞化热型

治法：通里攻下，清热解毒，活血化瘀。

方药：仙方活命饮合大黄牡丹汤加减。

组成：金银花 30g，防己 12g，陈皮 10g，当归 12g，赤芍 10g，贝母 10g，花粉 10g，乳香 6g，没药 6g，穿山甲（国家保护动物，现已禁用）12g，皂刺 10g，大黄 10g，桃仁 6g，冬瓜皮 15g，丹皮 10g，甘草 10g。

（3）气血两虚型

治法：大补气血，佐以消癥化积。

方药：八珍汤加味。

组成：黄芪 30g，党参 18g，白术 12g，云苓 12g，当归 10g，川芎 10g，赤白芍各 10g，熟地 12g，砂仁 6g，莪术 6g，内金 10g，麦芽 15g，山楂 15g，陈皮 10g，半夏 10g，甘草 10g。

2. 外治疗法

（1）针刺疗法

选穴：中脘、天枢、气海、足三里、三阴交、曲池、上巨虚、下巨虚、内关、合谷、阳陵泉、阿是穴等。每次可选 4~5 个穴，每日针刺 1 次，留针 30 分钟。10 次为 1 疗程。

（2）耳针治疗

选穴：神门、胃、大肠、小肠、交感、肝、脾、腹、肾等。每次可选 2~3 穴，每日或隔日 1 次，留针 30 分钟。10 次为一疗程。

（3）艾灸法

选穴：中脘、天枢、气海、足三里、合谷、三阴交、肝俞、胃俞、大肠俞、上巨虚、小肠俞等。每次选 3~5 个穴，每日或隔日一次，每次灸 15~30 分钟。10 次为一疗程。

（4）水针疗法

选中脘、气海、天枢、足三里、内关、阿是穴等穴，用红花或当归注射液，每穴 0.5ml。每次 3~4 穴，隔日 1 次。

五、调护

肠系膜肿瘤无论良、恶性，如能全部切除则一般预后良好，如未全部切除尚有复发可能。肠系膜恶性肿瘤就诊时往往已处中晚期，很难行根治切除术加上术后放疗化疗，预后欠佳。

1. 预防

（1）进行科普宣传，提高对本病的认识和警惕性，对怀疑是本病的患者，尽量早确诊、早治疗，有条件的地方要定期进行普查。

（2）调畅情志，加强体育锻炼，增强体质。

（3）注意饮食卫生。

2. 调护

（1）肠系膜肿瘤患者饮食宜清淡，要注意合理膳食。

（2）加强心理护理，作好思想工作，消除紧张恐惧情绪，对患者的治疗和康复尤为重要。

（3）恢复期患者，要适当活动，可配合五禽戏、八段锦、太极拳等，以增强体质，促进恢复。

主要参考文献

王鸿妹，赵绍光，岳燕.原发性肠系膜肿瘤误诊为卵巢肿瘤一例诊治体会［J］.临床医药文献电子杂志，2019，49：184.

附

录

临床常用检查参考值

一、血液学检查

指标			标本类型	参考区间
红细胞（RBC）	男			$（4.0\sim5.5）\times10^{12}/L$
	女			$（3.5\sim5.0）\times10^{12}/L$
血红蛋白（Hb）	新生儿			170~200g/L
	成人	男		120~160g/L
		女		110~150g/L
平均红细胞血红蛋白（MCV）				80~100fl
平均红细胞血红蛋白（MCH）				27~34pg
平均红细胞血红蛋白浓度（MCHC）				320~360g/L
红细胞比容（Hct）（温氏法）	男			0.40~0.50L/L
	女			0.37~0.48L/L
红细胞沉降率（ESR）（Westergren法）	男		全血	0~15mm/h
	女			0~20mm/h
网织红细胞百分数（Ret%）	新生儿			3%~6%
	儿童及成人			0.5%~1.5%
白细胞（WBC）	新生儿			$（15.0\sim20.0）\times10^{9}/L$
	6个月至2岁时			$（11.0\sim12.0）\times10^{9}/L$
	成人			$（4.0\sim10.0）\times10^{9}/L$
白细胞分类计数百分率	嗜中性粒细胞			50%~70%
	嗜酸性粒细胞（EOS%）			0.5%~5%
	嗜碱性粒细胞（BASO%）			0~1%
	淋巴细胞（LYMPH%）			20%~40%
	单核细胞（MONO%）			3%~8%
血小板计数（PLT）				$（100\sim300）\times10^{9}/L$

二、电解质

指标		标本类型	参考区间
二氧化碳结合力（CO_2-CP）	成人	血清	22~31mmol/L
钾（K）			3.5~5.5mmol/L
钠（Na）			135~145mmol/L
氯（Cl）			95~105mmol/L
钙（Ca）			2.25~2.58mmol/L
无机磷（P）			0.97~1.61mmol/L

三、血脂血糖

指标		标本类型	参考区间
血清总胆固醇（TC）	成人	血清	2.9~6.0mmol/L
低密度脂蛋白胆固醇（LDL-C）（沉淀法）			2.07~3.12mmol/L
血清三酰甘油（TG）			0.56~1.70mmol/L
高密度脂蛋白胆固醇（HDL-C）（沉淀法）			0.94~2.0mmol/L
血清磷脂			1.4~2.7mmol/L
α-脂蛋白			男性（517±106）mg/L
			女性（547±125）mg/L
血清总脂			4~7g/L
血糖（空腹）（葡萄糖氧化酶法）			3.9~6.1mmol/L
口服葡萄糖耐量试验服糖后2小时血糖			＜7.8mmol/L

四、肝功能检查

指标		标本类型	参考区间
总脂酸		血清	1.9~4.2g/L
胆碱酯酶测定（ChE）（比色法）	乙酰胆碱酯酶（AChE）		80000~120000U/L
	假性胆碱酯酶（PChE）		30000~80000U/L
铜蓝蛋白（成人）			0.2~0.6g/L
丙酮酸（成人）			0.06~0.1mmol/L
酸性磷酸酶（ACP）			0.9~1.90U/L
γ-谷氨酰转移酶（γ-GGT）	男		11~50U/L
	女		7~32U/L

指标			标本类型	参考区间
蛋白质类	蛋白组分	清蛋白（A）	血清	40~55g/L
		球蛋白（G）		20~30g/L
		清蛋白/球蛋白比值		（1.5~2.5）：1
	总蛋白（TP）	新生儿		46.0~70.0g/L
		＞3岁		62.0~76.0g/L
		成人		60.0~80.0g/L
	蛋白电泳（醋酸纤维膜法）	α_1球蛋白		3%~4%
		α_2球蛋白		6%~10%
		β球蛋白		7%~11%
		γ球蛋白		9%~18%
乳酸脱氢酶同工酶（LDiso）（圆盘电泳法）		LD_1		（32.7±4.60）%
		LD_2		（45.1±3.53）%
		LD_3		（18.5±2.96）%
		LD_4		（2.90±0.89）%
		LD_5		（0.85±0.55）%
肌酸激酶（CK）（速率法）		男		50~310U/L
		女		40~200U/L
肌酸激酶同工酶		CK-BB		阴性或微量
		CK-MB		＜0.05（5%）
		CK-MM		0.94~0.96（94%~96%）
		CK-MT		阴性或微量

五、血清学检查

指标	标本类型	参考区间
甲胎蛋白（AFP，αFP）	血清	＜25ng/ml（25μg/L）
小儿（3周~6个月）		＜39ng/ml（39μg/L）
包囊虫病补体结合试验		阴性
嗜异性凝集反应		（0~1）：7
布鲁斯凝集试验		（0~1）：40
冷凝集素试验		（0~1）：10
梅毒补体结合反应		阴性

指标		标本类型	参考区间
补体	总补体活性（CH50）（试管法）	血浆	50~100kU/L
补体经典途径成分	C1q（ELISA 法）	血清	0.18~0.19g/L
	C3（成人）		0.8~1.5g/L
	C4（成人）		0.2~0.6g/L
免疫球蛋白	成人		700~3500mg/L
IgD（ELISA 法）	成人		0.6~1.2mg/L
IgE（ELISA 法）			0.1~0.9mg/L
IgG	成人		7~16.6g/L
IgG/ 白蛋白比值			0.3~0.7
IgG/ 合成率			-9.9~3.3mg/24h
IgM	成人		500~2600mg/L
E- 玫瑰花环形成率		淋巴细胞	0.40~0.70
EAC- 玫瑰花环形成率			0.15~0.30
红斑狼疮细胞（LEC）		全血	阴性
类风湿因子（RF）（乳胶凝集法或浊度分析法）		血清	＜ 20U/ml
外斐反应	OX19		低于 1∶160
Widal 反应（直接凝集法）	O		低于 1∶80
	H		低于 1∶160
	A		低于 1∶80
	B		低于 1∶80
	C		低于 1∶80
结核抗体（TB-G）			阴性
抗酸性核蛋白抗体和抗核糖核蛋白抗体			阴性
抗干燥综合征 A 抗体和抗干燥综合征 B 抗体			阴性
甲状腺胶体和微粒体胶原自身抗体			阴性
骨骼肌自身抗体（ASA）			阴性
乙型肝炎病毒表面抗原（HBsAg）			阴性
乙型肝炎病毒表面抗体（HBsAb）			阴性
乙型肝炎病毒核心抗原（HBcAg）			阴性

指标	标本类型	参考区间
乙型肝炎病毒 e 抗原（HBeAg）	血清	阴性
乙型肝炎病毒 e 抗体（HBeAb）		阴性
免疫扩散法		阴性
植物血凝素皮内试验（PHA）		阴性
平滑肌自身抗体（SMA）		阴性
结核菌素皮内试验（PPD）		阴性

六、骨髓细胞的正常值

指标		标本类型	参考区间
增生程度		骨髓	增生活跃（即成熟红细胞与有核细胞之比约为 20∶1）
粒系细胞分类	原始粒细胞		0~1.8%
	早幼粒细胞		0.4%~3.9%
	中性中幼粒细胞		2.2%~12.2%
	中性晚幼粒细胞		3.5%~13.2%
	中性杆状核粒细胞		16.4%~32.1%
	中性分叶核粒细胞		4.2%~21.2%
	嗜酸性中幼粒细胞		0~1.4%
	嗜酸性晚幼粒细胞		0~1.8%
	嗜酸性杆状核粒细胞		0.2%~3.9%
	嗜酸性分叶核粒细胞		0~4.2%
	嗜碱性中幼粒细胞		0~0.2%
	嗜碱性晚幼粒细胞		0~0.3%
	嗜碱性杆状核粒细胞		0~0.4%
	嗜碱性分叶核粒细胞		0~0.2%
红细胞分类	原始红细胞		0~1.9%
	早幼红细胞		0.2%~2.6%
	中幼红细胞		2.6%~10.7%
	晚幼红细胞		5.2%~17.5%

指标		标本类型	参考区间
淋巴细胞分类	原始淋巴细胞	骨髓	0~0.4%
	幼稚淋巴细胞		0~2.1%
	淋巴细胞		10.7%~43.1%
单核细胞分类	原始单核细胞		0~0.3%
	幼稚单核细胞		0~0.6%
	单核细胞		0~6.2%
浆细胞分类	原始浆细胞		0~0.1%
	幼稚浆细胞		0~0.7%
	浆细胞		0~2.1%
其他细胞	巨核细胞		0~0.3%
	网状细胞		0~1.0%
	内皮细胞		0~0.4%
	吞噬细胞		0~0.4%
	组织嗜碱细胞		0~0.5%
	组织嗜酸细胞		0~0.2%
	脂肪细胞		0~0.1%
分类不明细胞			0~0.1%

七、血小板功能检查

指标		标本类型	参考区间
血小板聚集试验（PAgT）	连续稀释法	血浆	第五管及以上凝聚
	简易法		10~15s 内出现大聚集颗粒
血小板黏附试验（PAdT）	转动法	全血	58%~75%
	玻璃珠法		53.9%~71.1%
血小板第 3 因子		血浆	33~57s

八、凝血机制检查

指标		标本类型	参考区间
凝血活酶生成试验		全血	9~14s
简易凝血活酶生成试验（STGT）			10~14s
凝血酶时间延长的纠正试验		血浆	加甲苯胺蓝后，延长的凝血时间恢复正常或缩短 5s 以上
凝血酶原时间（PT）		全血	30~42s
凝血酶原消耗时间（PCT）	儿童		> 35s
	成人		> 20s
出血时间（BT）		刺皮血	（6.9±2.1）min，超过 9min 为异常
凝血时间（CT）	毛细管法（室温）	全血	3~7min
	玻璃试管法（室温）		4~12min
	塑料管法		10~19min
	硅试管法（37℃）		15~32min
纤维蛋白原（FIB）		血浆	2~4g/L
纤维蛋白原降解产物（PDP）（乳胶凝聚法）			0~5mg/L
活化部分凝血活酶时间（APTT）			30~42s

九、溶血性贫血的检查

指标		标本类型	参考区间
酸化溶血试验（Ham 试验）		全血	阴性
蔗糖水试验			阴性
抗人球蛋白试验（Coombs 试验）	直接法	血清	阴性
	间接法		阴性
游离血红蛋白			< 0.05g/L
红细胞脆性试验	开始溶血	全血	4.2~4.6/L NaCl 溶液
	完全溶血		2.8~3.4/L NaCl 溶液
热变性试验（HIT）		Hb 液	< 0.005
异丙醇沉淀试验		全血	30min 内不沉淀
自身溶血试验			阴性
高铁血红蛋白（MetHb）			0.3~1.3g/L
血红蛋白溶解度试验			0.88~1.02

十、其他检查

指标		标本类型	参考区间
溶菌酶（lysozyme）		血清	0~2mg/L
铁（Fe）	男（成人）		10.6~36.7μmol/L
	女（成人）		7.8~32.2μmol/L
铁蛋白（FER）	男（成人）		15~200μg/L
	女（成人）		12~150μg/L
淀粉酶（AMY）（麦芽七糖法）			35~135U/L
		尿	80~300U/L
尿卟啉		24h 尿	0~36nmol/24h
维生素 B_{12}（$VitB_{12}$）		血清	180~914pmol/L
叶酸（FOL）			5.21~20ng/ml

十一、尿液检查

指标			标本类型	参考区间
比重（SG）			尿	1.015~1.025
蛋白定性	磺基水杨酸			阴性
	加热乙酸法			阴性
蛋白定量（PRO）	儿童		24h 尿	＜ 40mg/24h
	成人			0~80mg/24h
尿沉渣检查	白细胞（LEU）		尿	＜ 5 个 /HP
	红细胞（RBC）			0~3 个 /HP
	扁平或大圆上皮细胞（EC）			少量 /HP
	透明管型（CAST）			偶见 /HP
尿沉渣 3h 计数	白细胞（WBC）	男	3h 尿	＜ 7 万 /h
		女		＜ 14 万 /h
	红细胞（RBC）	男		＜ 3 万 /h
		女		＜ 4 万 /h
	管型			0/h

指标				标本类型	参考区间
尿沉渣 12h 计数	白细胞及上皮细胞			12h 尿	< 100 万
	红细胞（RBC）				< 50 万
	透明管型（CAST）				< 5 千
	酸度（pH）				4.5~8.0
中段尿细菌培养计数				尿	< 10^6 菌落 /L
尿胆红素定性					阴性
尿胆素定性					阴性
尿胆原定性（UBG）					阴性或弱阳性
尿胆原定量				24h 尿	0.84~4.2μmol/（L · 24h）
肌酐（CREA）	成人		男		7~18mmol/24h
			女		5.3~16mmol/24h
肌酸（creatine）	成人		男		0~304μmol/24h
			女		0~456μmol/24h
尿素氮（BUN）					357~535mmol/24h
尿酸（UA）					2.4~5.9 mmol/24h
氯化物（Cl）	成人		以 Cl⁻ 计		170~255mmol/24h
			以 NaCl 计		170~255mmol/24h
钾（K）	成人				51~102mmol/24h
钠（Na）	成人				130~260mmol/24h
钙（Ca）	成人				2.5~7.5mmol/24h
磷（P）	成人				22~48mmol/24h
氨氮					20~70mmol/24h
淀粉酶（Somogyi 法）				尿	< 1000U/L

十二、肾功能检查

指标			标本类型	参考区间
尿素（UREA）			血清	1.7~8.3mmol/L
尿酸（UA）（成人酶法）	成人	男		150~416μmol/L
		女		89~357μmol/L

指标			标本类型	参考区间
肌酐（CREA）	成人	男	血清	53~106μmol/L
		女		44~97μmol/L
浓缩试验	成人		尿	禁止饮水 12h 内每次尿量 20~25ml，尿比重迅速增至 1.026~1.035
	儿童			至少有一次比重在 1.018 或以上
稀释试验				4h 排出所饮水量的 0.8~1.0，而尿的比重降至 1.003 或以下
尿比重 3 小时试验			尿	最高尿比重应达 1.025 或以上，最低比重达 1.003，白天尿量占 24 小时总尿量的 2/3~3/4
昼夜尿比重试验				最高比重 > 1.018，最高与最低比重差 ≥ 0.009，夜尿量 < 750ml，日尿量与夜尿量之比为（3~4）：1
酚磺肽（酚红）试验（FH 试验）	静脉滴注法			15min 排出量 > 0.25
				120min 排出量 > 0.55
	肌内注射法			15min 排出量 > 0.25
				120min 排出量 > 0.05
内生肌酐清除率（Ccr）	成人		24h 尿	80~120ml/min
	新生儿			40~65ml/min

十三、妇产科妊娠检查

指标			标本类型	参考区间
绒毛膜促性腺激素（hCG）			尿或血清	阴性
绒毛膜促性腺激素（HCG STAT）（快速法）	男（成人）		血清，血浆	无发现
	女（成人）	妊娠 3 周		5.4~7.2IU/L
		妊娠 4 周		10.2~708IU/L
		妊娠 7 周		4059~153767IU/L
		妊娠 10 周		44186~170409IU/L
		妊娠 12 周		27107~201615IU/L
		妊娠 14 月		24302~93646IU/L
		妊娠 15 周		12540~69747IU/L
		妊娠 16 周		8904~55332IU/L
		妊娠 17 周		8240~51793IU/L
		妊娠 18 周		9649~55271IU/L

十四、粪便检查

指标	标本类型	参考区间
胆红素（IBL）		阴性
氮总量		< 1.7g/24h
蛋白质定量（PRO）	粪便	极少
粪胆素		阳性
粪胆原定量		68~473μmol/24h
粪重量		100~300g/24h
细胞	粪便	上皮细胞或白细胞偶见 /HP
潜血		阴性

十五、胃液分析

指标		标本类型	参考区间
胃液分泌总量（空腹）			1.5~2.5L/24h
胃液酸度（pH）			0.9~1.8
五肽胃泌素胃液分析	空腹胃液量		0.01~0.10L
	空腹排酸量		0~5mmol/h
	最大排酸量	胃液	3~23mmol/L
细胞			白细胞和上皮细胞少量
细菌			阴性
性状			清晰无色，有轻度酸味含少量黏液
潜血			阴性
乳酸（LACT）			阴性

十六、脑脊液检查

指标		标本类型	参考区间
压力（卧位）	成人		80~180mmH$_2$O
	儿童		40~100mmH$_2$O
性状		脑脊液	无色或淡黄色
细胞计数			（0~8）×10^6/L（成人）
葡萄糖（GLU）			2.5~4.4mmol/L
蛋白定性（PRO）			阴性

指标		标本类型	参考区间
蛋白定量（腰椎穿刺）			0.2~0.4g/L
氯化物（以氯化钠计）	成人	脑脊液	120~130mmol/L
	儿童		111~123mmol/L
细菌			阴性

十七、内分泌腺体功能检查

指标			标本类型	参考区间
血促甲状腺激素（TSH）（放免法）			血清	2~10mU/L
促甲状腺激素释放激素（TRH）				14~168pmol/L
促卵泡成熟激素（FSH）	男		24h 尿	3~25mU/L
	女	卵泡期		5~20IU/24h
		排卵期		15~16IU/24h
		黄体期		5~15IU/24h
		月经期		50~100IU/24h
促卵泡成熟激素（FSH）	男		血清	1.27~19.26IU/L
	女	卵泡期		3.85~8.78IU/L
		排卵期		4.54~22.51IU/L
		黄体期		1.79~5.12IU/L
		绝经期		16.74~113.59IU/L
促肾上腺皮质激素（ACTH）	上午 8:00		血浆	25~100ng/L
	下午 18:00			10~80ng/L
催乳激素（PRL）	男		血清	2.64~13.13μg/L
	女	绝经前（＜50岁）		3.34~26.72μg/L
		黄体期（＞50岁）		2.74~19.64μg/L
黄体生成素（LH）	男		血清	1.24~8.62IU/L
	女	卵泡期		2.12~10.89IU/L
		排卵期		19.18~103.03IU/L
		黄体期		1.2~12.86IU/L
		绝经期		10.87~58.64IU/L

指标			标本类型	参考区间
抗利尿激素（ADH）（放免）			血浆	1.4~5.6pmol/L
生长激素（GH）（放免法）	成人	男	血清	< 2.0μg/L
		女		< 10.0μg/L
	儿童			< 20.0μg/L
反三碘甲腺原氨酸（rT₃）（放免法）				0.2~0.8nmol/L
基础代谢率（BMR）			—	-0.10~+0.10（-10%~+10%）
甲状旁腺激素（PTH）（免疫化学发光法）			血浆	12~88ng/L
甲状腺 ¹³¹I 吸收率	3h ¹³¹I 吸收率		—	5.7%~24.5%
	24h ¹³¹I 吸收率		—	15.1%~47.1%
总三碘甲腺原氨酸（TT₃）			血清	1.6~3.0nmol/L
血游离三碘甲腺原氨酸（FT₃）				6.0~11.4pmol/L
总甲状腺素（TT₄）				65~155nmol/L
游离甲状腺素（FT₄）（放免法）				10.3~25.7pmol/L
儿茶酚胺总量			24h 尿	71.0~229.5nmol/24h
香草扁桃酸	成人			5~45μmol/24h
游离儿茶酚胺	多巴胺		血浆	血浆中很少被检测到
	去甲肾上腺素（NE）			0.177~2.36pmol/L
	肾上腺素（AD）			0.164~0.546pmol/L
血皮质醇总量	上午 8:00			140~630nmol/L
	下午 16:00			80~410nmol/L
5- 羟吲哚乙酸（5-HIAA）	定性		新鲜尿	阴性
	定量		24h 尿	10.5~42μmol/24h
尿醛固酮（ALD）				普通饮食：9.4~35.2nmol/24h
血醛固酮（ALD）	普通饮食（早 6 时）	卧位	血浆	（238.6 ± 104.0）pmol/L
		立位		（418.9 ± 245.0）pmol/L
	低钠饮食	卧位		（646.6 ± 333.4）pmol/L
		立位		（945.6 ± 491.0）pmol/L
肾小管磷重吸收率			血清 / 尿	0.84~0.96
肾素	普通饮食	立位	血浆	0.30~1.90ng/（ml · h）
		卧位		0.05~0.79ng/（ml · h）
	低钠饮食	卧位		1.14~6.13ng/（ml · h）

指标			标本类型	参考区间
17-生酮类固醇	成人	男	24h 尿	34.7~69.4μmol/24h
		女		17.5~52.5μmol/24h
17-酮类固醇总量（17-KS）	成人	男		34.7~69.4μmol/24h
		女		17.5~52.5μmol/24h
血管紧张素Ⅱ（AT-Ⅱ）		立位	血浆	10~99ng/L
		卧位		9~39ng/L
血清素（5-羟色胺）（5-HT）			血清	0.22~2.06μmol/L
游离皮质醇			尿	36~137μg/24h
（肠）促胰液素			血清、血浆	（4.4±0.38）mg/L
胰高血糖素	空腹		血浆	空腹：17.2~31.6pmol/L
葡萄糖耐量试验（OGTT）	口服法	空腹	血清	3.9~6.1mmol/L
		60min		7.8~9.0mmol/L
		120min		＜7.8mmol/L
		180min		3.9~6.1mmol/L
C肽（C-P）	空腹			1.1~5.0ng/ml
胃泌素			血浆空腹	15~105ng/L

十八、肺功能

指标		参考区间
潮气量（TC）	成人	500ml
深吸气量（IC）	男性	2600ml
	女性	1900ml
补呼气容积（ERV）	男性	910ml
	女性	560ml
肺活量（VC）	男性	3470ml
	女性	2440ml
功能残气量（FRC）	男性	（2270±809）ml
	女性	（1858±552）ml
残气容积（RV）	男性	（1380±631）ml
	女性	（1301±486）ml

指标		参考区间
静息通气量（VE）	男性	（6663±200）ml/min
	女性	（4217±160）ml/min
最大通气量（MVV）	男性	（104±2.71）L/min
	女性	（82.5±2.17）L/min
肺泡通气量（VA）		4L/min
肺血流量		5L/min
通气／血流（V/Q）比值		0.8
无效腔气／潮气容积（VD/VT）		0.3~0.4
弥散功能（CO 吸入法）		198.5~276.9ml/（kPa·min）
气道阻力		1~3cmH$_2$O/（L·s）

十九、前列腺液及前列腺素

指标			标本类型	参考区间
性状			前列腺液	淡乳白色，半透明，稀薄液状
细胞	白细胞（WBC）			＜10个/HP
	红细胞（RBC）			＜5个/HP
	上皮细胞			少量
淀粉样小体				老年人易见到，约为白细胞的10倍
卵磷脂小体				多量，或可布满视野
量				数滴至1ml
前列腺素（PG）（放射免疫法）	PGA	男	血清	13.3±2.8nmol/L
		女		11.5±2.1nmol/L
	PGE	男		4.0±0.77nmol/L
		女		3.3±0.38nmol/L
	PGF	男		0.8±0.16nmol/L
		女		1.6±0.36nmol/L

二十、精液

指标	标本类型	参考区间
白细胞	精液	＜ 5 个 /HP
活动精子百分率		射精后 30~60min 内精子活动率为 80%~90%，至少＞ 60%
精子数		$39 \times 10^6/$ 次
正常形态精子		＞ 4%
量		每次 1.5~6.0ml
黏稠度		呈胶冻状，30min 后完全液化呈半透明状
色		灰白色或乳白色，久未排精液者可为淡黄色
酸碱度（pH）		7.2~8.0

《当代中医专科专病诊疗大系》
参 编 单 位

总主编单位

开封市中医院   广州中医药大学第一附属医院

海南省中医院   广东省中医院

河南中医药大学   四川省第二中医医院

执行总主编单位

首都医科大学附属北京中医医院   北京中医药大学深圳医院（龙岗）

中国中医科学院广安门医院   北京中医药大学

安阳职业技术学院   云南省中医医院

常务副总主编单位

中国中医科学院西苑医院   沈阳药科大学

吉林省辽源市中医院   中国中医科学院望京医院

江苏省中西医结合医院   河南中医药大学第一附属医院

中国中医科学院眼科医院   山东中医药大学第二附属医院

北京中医药大学东方医院   四川省中医药科学院中医研究所

山西省中医院   北京中医药大学厦门医院

副总主编单位

辽宁中医药大学附属第二医院   包头市蒙医中医医院

河南大学中医院   重庆中医药学院

浙江中医药大学附属第三医院   天水市中医医院

新疆哈密市中医院（维吾尔医医院）   中国中医科学院西苑医院济宁医院

河南省中医糖尿病医院   黄冈市中医医院

贵州中医药大学 咸宁市中医医院

广西中医药大学第一附属医院 中国中医科学院

辽宁中医药大学第一附属医院 南阳理工学院张仲景国医国药学院

南京中医药大学 长垣中西医结合医院

三亚市中医院 成都中医药大学附属医院

辽宁中医药大学 成都中医药大学第二附属医院

辽宁省中医药科学院 兰州市中医医院

青海大学 扬州市中医院

黑龙江省中医药科学院 高安市中医医院

湖北中医药大学附属医院 馆陶县中医医院

湖北省中医院 江西中医药大学

安徽中医药大学第一附属医院 辽宁中医药大学附属第三医院

汝州市中西医结合医院 盐城市中医院

湖南中医药大学附属醴陵医院 河南省人民医院

湖南医药学院 云南中医药大学

湖南中医药大学

常务编委单位
（按首字拼音排序）

安钢职工总医院 重庆市中医院

安徽中医药大学第二附属医院 重庆医科大学中医药学院

安阳市中西医结合医院 重庆医药高等专科学校

安阳市中医院 重庆中医药学院第一临床学院

安阳市肿瘤医院 德江县民族中医医院

百色市中医医院 防城港市中医医院

北海市中医医院 福建中医药大学附属康复医院

北京市昌平区中西医结合医院 广西中医药大学

北京市平谷区中医医院 广西中医药大学第一附属医院（仙葫

北京中医药大学第三附属医院 院区）

澄迈县中医院 广元市中医医院

赤水市中医医院 桂林市中医医院

重庆市北碚区中医院 海口市中医医院

河南省骨科医院

河南省洛阳正骨医院

河南省中西医结合儿童医院

河南省中医药研究院

河南省中医院

河南中医药大学第二附属医院

河南中医药大学第三附属医院

南昌市洪都中医院

南京市中医院

黑龙江省中医医院

湖北省妇幼保健院

湖北省中医院

湖南中医药大学第一附属医院

黄河科技学院附属医院

江苏省中西医结合医院

焦作市中医院

开封市第二中医院

开封市儿童医院

开封市光明医院

开封市中心医院

来宾市中医医院

兰州市西固区中医院

梨树县中医院

辽宁省肛肠医院

聊城市中医医院

洛阳市中医院

南京市溧水区中医院

南京中医药大学苏州附属医院

南阳市骨科医院

南阳张仲景健康养生研究院

南阳仲景书院

内蒙古医科大学

宁波市中医院

宁夏回族自治区中医医院暨中医研究院

宁夏医科大学附属银川市中医医院

平顶山市第二人民医院

平顶山市中医医院

钦州市中医医院

青海大学医学院

山西中医药大学

陕西省中医药研究院

陕西省中医医院

陕西中医药大学第二附属医院

上海市浦东新区光明中医医院

上海中医药大学附属岳阳中西医结合医院

上海中医药大学附属上海市中西医结合医院

上海中医药大学针灸推拿学院

深圳市中医院

沈阳市第二中医医院

苏州市中西医结合医院

天津市中医药研究院附属医院

天津武清泉达医院

天津医科大学总医院

田东县中医医院

温州市中西医结合医院

梧州市中医医院

武穴市中医医院

徐州市中医院

义乌市中医医院

银川市中医医院

英山县人民医院

张家港市中医医院

长春中医药大学附属医院　　　　　郑州大学第一附属医院

浙江省中医药研究院基础研究所　　郑州市中医院

镇江市中医院　　　　　　　　　　中国疾病预防控制中心传染病预防控

郑州大学第二附属医院　　　　　　制所

郑州大学第三附属医院　　　　　　中国中医科学院针灸研究所

编委单位
（按首字拼音排序）

安阳市人民医院　　　　　　　　　滑县第三人民医院

鞍山市中医院　　　　　　　　　　焦作市儿童医院

白城中医院　　　　　　　　　　　焦作市妇女儿童医院

北海市人民医院　　　　　　　　　焦作市妇幼保健院

北京市海淀区医疗资源统筹服务中心　开封市妇幼保健院

重庆两江新区中医院　　　　　　　开封市苹果园卫生服务中心

重庆市江津区中医院　　　　　　　开封市中医肛肠病医院

东港市中医院　　　　　　　　　　林州市中医院

福建省立医院　　　　　　　　　　灵山县中医医院

福建中医药大学附属第三人民医院　隆安县中医医院

福建中医药大学附属人民医院　　　那坡县中医医院

福建中医药大学国医堂　　　　　　南乐县中医院

福建中医药大学中医学院　　　　　南乐益民医院

广西中医药大学第一附属医院仁爱分院　南乐中医肛肠医院

广西中医药大学附属国际壮医医院　南宁市武鸣区中医医院

贵州省第二人民医院　　　　　　　南阳名仁中医院

合浦县中医医院　　　　　　　　　南阳市中医院

河南科技大学第一附属医院　　　　宁夏回族自治区中医医院

河南省立眼科医院　　　　　　　　平顶山市第一人民医院

河南省眼科研究所　　　　　　　　平南县中医医院

河南省职业病医院　　　　　　　　濮阳市第五人民医院

河南医药健康技师学院　　　　　　濮阳市中医医院

鹤壁职业技术学院医学院　　　　　日照市中医医院

滑县中医院　　　　　　　　　　　融安县中医医院

三门峡市中医院　　　　　　　　邢台市中医院
厦门市中医院　　　　　　　　　兴安界首骨伤医院
陕西省中医药研究院　　　　　　兴化市人民医院
商水县中医院　　　　　　　　　沂源县中医医院
上海仁爱医院　　　　　　　　　长治市上党区中医院
石家庄市中医院　　　　　　　　昭通市中医医院
天门市中医医院　　　　　　　　郑州大学第五附属医院
尉氏县中医院　　　　　　　　　郑州市金水区总医院
温县中医院　　　　　　　　　　郑州澍青医学高等专科学校
温州市中医院　　　　　　　　　中国人民解放军陆军第 83 集团军医院
湘潭市中医医院　　　　　　　　中国中医科学院中医临床基础医学研究所
新乡市中医院　　　　　　　　　珠海市中西医结合医院
新乡医学院第三附属医院